普通高等教育"十一五"国家级规划教材
北京大学口腔医学教材
住院医师规范化培训辅导教材
北京高等教育精品教材

U0878976

口腔颌面外科学

Oral and Maxillofacial Surgery

（第3版）

主　　编　郭传瑸　张　益
副 主 编　蔡志刚　彭　歆
编　　委　（按姓名汉语拼音排序）

安金刚（北京大学口腔医院）
蔡志刚（北京大学口腔医院）
崔念晖（北京大学口腔医院）
傅开元（北京大学口腔医院）
郭传瑸（北京大学口腔医院）
贺　洋（北京大学口腔医院）
黄明伟（北京大学口腔医院）
李彤彤（北京大学口腔医院）
李自力（北京大学口腔医院）
梁　成（北京大学口腔医院）
刘瑞昌（北京大学口腔医院）
刘筱菁（北京大学口腔医院）
刘　宇（北京大学口腔医院）
柳登高（北京大学口腔医院）
罗　奕（北京大学口腔医院）
骆泉丰（北京大学口腔医院）
马　莲（北京大学口腔医院）
马绪臣（北京大学口腔医院）
毛　驰（北京大学口腔医院）
孟娟红（北京大学口腔医院）
彭　歆（北京大学口腔医院）
单小峰（北京大学口腔医院）
苏家增（北京大学口腔医院）
王佃灿（北京大学口腔医院）
王恩博（北京大学口腔医院）
王晓霞（北京大学口腔医院）
王　兴（北京大学口腔医院）
王　洋（北京大学口腔医院）
杨旭东（北京大学口腔医院）
伊　彪（北京大学口腔医院）
俞光岩（北京大学口腔医院）
翟新利（北京大学口腔医院）
张建国（北京大学口腔医院）
张　杰（北京大学口腔医院）
张　雷（北京大学口腔医院）
张　伟（北京大学口腔医院）
张　益（北京大学口腔医院）
赵燕平（北京大学口腔医院）
郑　磊（北京大学口腔医院）
朱洪平（北京大学口腔医院）

编写秘书　苏家增
绘　　图　张建雅

北京大学医学出版社

KOUQIANG HEMIAN WAIKEXUE

图书在版编目（CIP）数据

口腔颌面外科学 / 郭传瑸，张益主编 .— 3 版 .—
北京：北京大学医学出版社，2021.6
ISBN 978-7-5659-2326-5

Ⅰ.①口… Ⅱ.①郭… ②张… Ⅲ.①口腔颌面部疾病—口腔外科学—医学院校—教材 Ⅳ.① R782

中国版本图书馆 CIP 数据核字 (2020) 第 232655 号

口腔颌面外科学（第 3 版）

主　　编：郭传瑸　张　益
出版发行：北京大学医学出版社
地　　址：（100191）北京市海淀区学院路 38 号　北京大学医学部院内
电　　话：发行部 010-82802230；图书邮购 010-82802495
网　　址：http：//www.pumpress.com.cn
E - mail：booksale@bjmu.edu.cn
印　　刷：北京信彩瑞禾印刷厂
经　　销：新华书店
责任编辑：刘云涛　　责任校对：靳新强　　责任印制：李　啸
开　　本：850 mm × 1168 mm　1/ 16　　印张：40.25　　字数：1150 千字
版　　次：2021 年 6 月第 3 版　2021 年 6 月第 1 次印刷
书　　号：ISBN 978-7-5659-2326-5
定　　价：129.00 元

北京大学口腔医学教材编委会名单

第 3 版序

八年制口腔医学教育是培养高素质口腔医学人才的重要途径。2001 年至今，北京大学口腔医学院已招收口腔医学八年制学生 765 名，培养毕业生 445 名。绝大多数毕业生已经扎根祖国大地，成为许多院校和医疗机构口腔医学的重要人才。近 20 年的教学实践证明，口腔医学八年制教育对于我国口腔医学人才培养、口腔医学教育模式探索以及口腔医疗事业的发展做出了重要贡献。

人才培养离不开优秀的教材。第 1 轮北京大学口腔医学长学制教材编撰于 2004 年，于 2014 年再版。两版教材的科学性和实用性已经得到普遍的认可和高度评价。自两轮教材发行以来，印数已逾 50 万册，成为长学制、本科五年制及其他各学制、各层次学生全面系统掌握口腔医学基本理论、基础知识、基本技能的良师益友，也是各基层口腔医院、诊所、口腔科医生的参考书、工具书。

近年来，口腔医学取得了一些有益的进展。数字化口腔医学技术在临床中普遍应用，口腔医学新知识、新技术和新疗法不断涌现并逐步成熟。第 3 轮北京大学口腔医学教材在重点介绍经典理论知识体系的同时，注意结合前沿新理念、新概念和新知识，以培养学生的创新性思维和提升临床实践能力为导向。同时，第 3 轮教材新增加了《口腔药物学》和《口腔设备学》，使整套教材体系更趋完整。在呈现方式上，本轮教材采用了现代图书出版的数字化技术，这使得教材的呈现方式更加多元化和立体化；同时，通过增强现实（AR）等方式呈现的视频、动画、临床案例等数字化素材极大地丰富了教材内容，并显著提高了教材质量。这些新型编写方式的采用既给编者们提供了更多展示教材内容的手段，也提出了新的挑战，感谢各位编委在繁忙的工作中，适应新的要求，为第 3 轮教材的编写所付出的辛勤劳动和智慧。

八年制口腔医学教材建设是北京大学口腔医学院近八十年来口腔医学教育不断进步、几代口腔人付出巨大辛劳后的丰硕教育成果的体现。教材建设在探索中前进，在曲折中前进，在改革中前进，在前进中不断完善，承载着成熟和先进的教育思想和理念。大学之“大”在于大师，北京大学拥有诸多教育教学大师，他们犹如我国口腔医学史上璀璨的群星。第 1 轮和第 2 轮教材共汇聚了 245 名口腔医学专家的集体智慧。在第 3 轮教材修订过程中，又吸纳 75 名理论扎实、业务过硬、学识丰富的中青年骨干专家参加教材编写，这为今后不断完善教材建设，打造了一支成熟稳定、朝气蓬勃、有开拓进取精神和自我更新能力的创作团队。

教育兴则国家兴，教育强则国家强。高等教育水平是衡量一个国家发展水平和发展潜力的重要标志。党和国家对高等教育人才培养的需要、对科学知识创新和优秀人才的需要就是我们的使命。北京大学口腔医院（口腔医学院）将更加积极地传授已知、更新旧知、开掘新知、探索未知，通过立德树人不断培养党和国家需要的人才，加快一流学科建设，实现口腔医学高等教育内涵式发展，为祖国口腔医学事业进步做出更大的贡献！

在此，向曾为北京大学口腔医学长学制教材建设做出过努力和贡献的全体前辈和同仁致以最崇高的敬意！向长期以来支持口腔医学教材建设的北京大学医学出版社表示最诚挚的感谢！

俞光岩　郭传瑸

2020 年 6 月

第 2 版序

2001 年教育部批准北京大学医学部开设口腔医学（八年制）专业，之后其他兄弟院校也开始培养八年制口腔专业学生。为配合口腔医学八年制学生的专业教学，2004 年第 1 版北京大学口腔医学长学制教材面世，编写内容包括口腔医学的基本概念、基本理论和基本规律，以及当时口腔医学的最新研究成果。近十年来，第 1 版的 14 本教材均多次印刷，在现代中国口腔医学教育中发挥了重要作用，反响良好，应用范围广泛：兄弟院校的长学制教材、5 年制学生的提高教材、考研学生的参考用书、研究生的学习用书，在口腔医学的诸多教材中具有一定的影响力。

社会的发展和科技的进步使口腔医学发生着日新月异的变化。第 1 版教材面世已近十年，去年我们组织百余名专家启动了第 2 版教材的编写工作，包括占编委总人数 15% 的院外乃至国外的专家，从一个崭新的视角重新审视长学制教材，并根据学科发展的特点，增加了新的口腔亚专业内容，使本套教材更加全面，保证了教材质量，增强了教材的先进性和适用性。

说完教材，我想再说些关于八年制教学，关于大学时光。同学们在高考填报志愿时肯定已对八年制有了一定了解，口腔医学专业八年制教学计划实行“八年一贯，本博融通”的原则，强调“加强基础，注重素质，整体优化，面向临床”的培养模式，目标是培养具有口腔医学博士专业学位的高层次、高素质的临床和科研人才。同学们以优异成绩考入北京大学医学部口腔医学八年制，一定是雄心勃勃、摩拳擦掌，力争顺利毕业获得博士学位，将来成为技艺精湛的口腔医生、桃李天下的口腔专业老师抑或前沿的口腔医学研究者。祝贺你们能有这样的目标和理想，这也正是八年制教育设立的初衷——培养中国乃至世界口腔医学界的精英，引领口腔医学的发展。希望你们能忠于自己的信念，克服困难，奋发向上，脚踏实地地实现自己的梦想，完善人生，升华人性，不虚度每一天，无愧于你们的青春岁月。

我以一个过来人的经历告诉你们，并且这也不是我一个人的想法：人生最美好的时光就是大学时代，二十岁上下的年纪，汗水、泪水都可以尽情挥洒，是充实自己的黄金时期。你们是幸运的，因为北京大学这所高等学府拥有一群充满责任感和正义感的老师，传道、授业、解惑。你们所要做的就是发挥自己的主观能动性，在老师的教导下，合理支配时间，学习、读书、参加社团活动、旅行……“读万卷书，行万里路”，做一切有意义的事，不被嘈杂的外界所干扰。少些浮躁，多干实事，建设内涵。时刻牢记自己的身份：你们是现在中国口腔界的希望，你们是未来中国口腔界的精英；时刻牢记自己的任务：扎实学好口腔医学知识，开拓视野，提高人文素养；时刻牢记自己的使命：为引领中国口腔的发展做好充足准备，为提高大众的口腔健康水平而努力。

从现在起，你们每个人的未来都与中国口腔医学息息相关，“厚积而薄发”，衷心祝愿大家在宝贵而美好的大学时光扎实学好口腔医学知识，为发展中国口腔医学事业打下坚实的基础。

这是一个为口腔事业奋斗几十年的过来人对初生牛犊的你们——未来中国口腔界的精英的肺腑之言，代为序。

徐 韬

二〇一三年七月

第 1 版序

北京大学医学教材口腔医学系列教材编审委员会邀请我为 14 本 8 年制口腔医学专业的教材写一个总序。我想所以邀请我写总序，也许在参加这 14 本教材编写的百余名教师中我是年长者，也许在半个世纪口腔医学教学改革和教材建设中，我是身临其境的参与者和实践者。

1952 年我作为学生进入北京大学医学院口腔医学系医预班。1953 年北京大学医学院口腔医学系更名为北京医学院口腔医学系，1985 年更名为北京医科大学口腔医学院，2000 年更名为北京大学口腔医学院。历史的轮回律使已是老教授的我又回到北京大学。新中国成立后学制改动得频繁：1949 年牙医学系为 6 年，1950 年毕业生为 5 年半，1951 年毕业生为 5 年并招收 3 年制，1952 年改为 4 年制，1954 年入学的为 4 年制，毕业时延长一年实为 5 年制，1955 年又重新定为 5 年制，1962 年变为 6 年制，1974 年招生又决定 3 年制，1977 年再次改为 5 年制，1980 年又再次定为 6 年制，1988 年首次定为 7 年制，2001 年首次招收 8 年制口腔医学生。

20 世纪 50 年代初期，没有全国统一的教科书，都是用的自编教材；到 50 年代末全国有三本统一的教科书，即《口腔内科学》《口腔颌面外科学》和《口腔矫形学》；到 70 年代除了上述三本教科书外增加了口腔基础医学的两本全国统一教材，即《口腔组织病理学》和《口腔解剖生理学》；80 年代除了上述五本教科书外又增加《口腔正畸学》《口腔材料学》《口腔颌面 X 线诊断学》和《口腔预防 · 儿童牙医学》,《口腔矫形学》更名为《口腔修复学》。至此口腔医学专业已有全国统一的九本教材；90 年代把《口腔内科学》教材分为《牙体牙髓病学》《牙周病学》《口腔黏膜病学》三本，把《口腔预防 · 儿童牙医学》分为《口腔预防学》和《儿童口腔病学》,《口腔颌面 X 线诊断学》更名为《口腔颌面医学影像诊断学》，同期还增设有《口腔临床药物学》《口腔生物学》和《口腔医学实验教程》。至此，全国已有 14 本统一编写的教材。到 21 世纪又加了一本《𬌗学》，共 15 本教材。以上学科名称的变更，学制的变换以及教材的改动，说明新中国成立后口腔医学教育在探索中前进，在曲折中前进，在改革中前进，在前进中不断完善。而这次为 8 年制编写 14 本教材是半个世纪口腔医学教育改革付出巨大辛劳后的丰硕收获。我相信，也许是在希望中相信我们的学制和课程不再有变动，而应该在教学质量上不断下功夫，应该在教材和质量上不断再提高。

书是知识的载体。口腔医学教材是口腔医学专业知识的载体。一套口腔医学专业的教材应该系统地、完整地包含口腔医学基本知识的总量，应该紧密对准培养目标所需要的知识框架和内涵去取舍和筛选。以严谨的词汇去阐述基本知识、基本概念、基本理论和基本规律。大学教材总是表达成熟的观点、多数学派和学者中公认的观点和主流派观点。也正因为是大学教材，适当反映有争议的观点、非主流派观点让大学生去思辨应该是有益的。口腔医学发展日新月异，知识的半衰期越来越短，教材在反映那些无可再更改的基本知识的同时，概括性介绍口腔医学的最新研究成果，也是必不可少的，使我们的大学生能够触摸到口腔医学科学前沿跳动的脉搏。创造性虽然是不可能教出来的，但是把教材中深邃的理论表达得深入浅出，引人入胜，激发兴趣，给予思考的空间，尽管写起来很难，却是可能的。这无疑有益于培养大学生的创造性思维能力。

本套教材共14本，是供8年制口腔医学专业的大学生用的。这14本教材为:《口腔组织学与病理学》《口腔颌面部解剖学》《牙体解剖与口腔生理学》《口腔生物学》《口腔材料学》《口腔颌面医学影像学》《牙体牙髓病学》《临床牙周病学》《儿童口腔医学》《口腔颌面外科学》《口腔修复学》《口腔正畸学》《预防口腔医学》《口腔医学导论》。可以看出这14本教材既有口腔基础医学类的，也有临床口腔医学类的，还有介于两者之间的桥梁类科目教材。这是一套完整的、系统的口腔医学专业知识体系。这不仅仅是新中国成立后第一套系统教材，也是1943年成立北大牙医学系以来的首次，还是实行8年制口腔医学学制以来的首部。为了把这套教材写好，教材编委会遴选了各学科资深的教授作为主编和副主编，百余名有丰富的教学经验并正在教学第一线工作的教授和副教授参加了编写工作。他们是尝试着按照上述的要求编写的。但是首次难免存在不足之处，好在道路已经通畅，目标已经明确，只要我们不断修订和完善，这套教材一定能成为北京大学口腔医学院的传世之作!

张震康

二○○四年五月

第 3 版前言

本教材第一版出版于 2006 年，2013 年进行了第一次再版修订。作为我国首部用于八年制口腔医学专业学生教学的口腔颌面外科学教科书，在 14 年的使用过程中，两版教材受到了广大师生的好评，并被评为北京高等教育精品教材和北京大学优秀教材，这是广大读者对本书的嘉奖与厚爱，也是对所有编者辛勤劳动的充分肯定，证明了对长学制教材的探索很有必要也很有价值。在前两版教材的基础上，为适应口腔颌面外科领域新的发展，以及多媒体教学技术新的进步，我们组织开展了《口腔颌面外科学》第 3 版的再版修订工作。

口腔颌面外科与整形美容外科息息相关，为适应新时代我国人民在整形美容方面日益增加的医疗需求，本次再版新增加了“口腔颌面部整形美容”一章。近年来，以唾液腺内镜和关节镜为代表的微创外科等新技术在临床日趋成熟，本版对相关知识进行了新增和拓展。此外，本次再版首次以“进展与趋势”的形式在正文之外介绍本学科一些最新的前沿理论，期望对学有余力的读者有所裨益。本版尚新增了“临床链接”板块，在部分临床知识点旁给出相关的解剖、病理等基础知识点的链接；在部分章节新增了“临床案例”板块，从临床应用角度将相关知识点进行串联；上述板块的增设，有助于读者就临床同一疾病现象，做到不同学科以及本学科不同知识点之间的融会贯通。

在内容更新之外，多媒体教学形式的应用，是本次再版的一个特点。利用现代信息技术和通讯设备的进展，将之前难于在传统教材中显示的内容，比如彩色的临床照片、手术视频等，以二维码的形式在正文中给出，读者可通过手机等便利工具随手获取，使得某些知识点的讲解真正做到了形象化和立体化。

除上述变动之外，本版延续了前两版的编写原则，保持了前两版的编写风格。

出于传承发展的考虑，张震康、刘克英、孙勇刚教授不再参与本版教材的编写工作，相关内容由傅开元、杨旭东、马莲教授等负责编写。另外，主编和副主编也有所调整。在此，向他们为前两版教材所做的杰出贡献表示衷心的感谢。本版教材新增了 9 位中青年编委，从而使编写队伍更加年轻化，以适应编者梯队建设和教材可持续发展的需要。

本院绘图室林冠华同志及口腔颌面外科张建雅同志修改了大量插图；苏家增副教授作为本书的主编秘书，进行了大量的编写组织及书稿整理工作，在此一并致以谢忱！

由于水平和知识面的限制，疏漏在所难免，我们诚恳欢迎广大师生和同道提出批评和建议，以便再版时改进。

郭传瑸　张　益　蔡志刚　李自力　彭　歆

2020 年 2 月

第 2 版前言

供 8 年制口腔医学专业学生使用的第 1 版《口腔颌面外科学》教材面世已经 6 年了。自出版以来，受到了广大师生的好评，并被评为北京市精品教材，这是广大读者对本书的嘉奖与厚爱，也是对所有编者辛勤劳动的充分肯定。

近些年来，随着科学技术的迅速发展，口腔颌面外科领域涌现了不少新的知识、理论和技术，其中有的已趋于成熟，诸如微创外科、功能性外科以及数字化外科等。为了适应形势的发展，更新教材内容，我们组织了这本教材的再版编写工作。

本书仍以“三基”教育为主，体现长学制教材的特点，涵盖相关执业医师资格考试的基本内容，并对口腔颌面外科专业的最新进展进行简要介绍。删去了已很少应用的牙种植术，新增了现已较为常见的疾病，如双膦酸盐骨髓炎、IgG4 相关唾液腺炎等，以及较为常用的数字化外科技术等。

编写形式保持了第 1 版的风格，将学生必须掌握的英文专业词汇编入教材之中，书中列出常用口腔颌面外科学名词的英文解释，以强化学生对英文专业名词的记忆。采用双色套印，使教材显得生动、活泼。

本版除基本保留原编者外，又充实了 14 位中青年学者，从而使编写队伍更加年轻化，以适应编者梯队建设的需要。陈仁吉教授因工作单位调动，不再参与本版的编写工作，对其为第 1 版教材所作的贡献表示感谢。

本院绘图室林冠华同志及张见雅同志补充修改了大量插图，在此一并致以谢忱！

王洋副主任医师作为本书的主编秘书，进行了大量的编写组织及书稿整理工作。

由于水平和知识面的限制，缺点和错误在所难免，我们诚恳欢迎广大师生和同道提出批评和建议，以便再版时改进。

张震康　俞光岩　张　益　郭传瑸

2013 年 5 月

第 1 版前言

根据教育部对于“十一五”期间高等教育教材建设的精神，为适应长学制学生的素质教育和创新能力的培养，适应现代教育教学改革的要求，按照北京大学医学部的统一安排，编写了这一本口腔颌面外科长学制教材。作为我国首部用于长学制的口腔颌面外科学教科书，旨在为我国培养高层次口腔医学专门人才提供基本的、重要的教材，也为口腔科和口腔颌面外科住院医师、研究生提供一部完整的、具有中国特色的专业参考书。

教材编写过程中，我们力求体现新时期教育观念的转变，适应教学内容和教学方法的改革进程，以学习者和阅读者为中心，培养阅读者的自学能力、临床思维能力及创新意识，调动阅读者的积极性，各章或节列出复习思考题，引导阅读者思路，并列出部分参考书目，便于阅读者拓展知识。

本教材在五年制教材的基础上，有一定比例的扩充，但不同于研究生专用教材。涵盖相关执业医师资格考试的基本内容，并对口腔颌面外科专业的最新进展进行了概况性介绍。

本教材力求突破原有教材的编写框架，为了适应教学过程中“双语”教学的要求，强化学生对英文专业名词的记忆，将学生必须掌握的词汇编入教材之中，书末列出常用口腔颌面外科学名词的英文解释。版面上也有一些创新，如在各章或节开始时列出要点，尽量采用图、表的形式，并采用双色套印，努力使教材生动、活泼。

本书在编写过程中，参考了邱蔚六、张震康教授等编著的卫生部规划教材《口腔颌面外科学》第五版（人民卫生出版社，2003），在此谨向主编和各位编者表示衷心感谢。本书的编者均是北京大学口腔颌面外科在教学第一线工作的老、中、青骨干教师，其中大量资料来自于本科长期工作的积累，是本科几代人共同努力的心血的结晶。章魁华教授对全书的英文翻译进行了细致的审阅和修改；绘图室林冠华同志绘制了大量图片；彭歆、李雪、李威等同志打印、整理书稿，在此一并致以谢忱。

编写长学制教材，这是一种新的探索。由于水平和知识面的限制，缺点和错误在所难免，我们诚恳地欢迎广大师生和口腔医务工作者提出批评和建议，以便再版时加以改进。

张震康　俞光岩　伊　彪

2006 年 9 月

二维码资源索引

资源名称	资源类型	页码
颈外动脉结扎	视频	206
案例分析	链接	253
舍格伦综合征血清学检查可能异常的项目	链接	351
唾液腺良性肥大的病因	链接	356
不同部位唾液腺肿瘤的发生率	链接	357
不同部位恶性唾液腺肿瘤的发生率	链接	358
69 例腮腺多原发性肿瘤的组织学类型	链接	358
不同年龄唾液腺良恶性肿瘤的比例	链接	358
案例分析	链接	365
正常盘运动	视频	382
不可复性盘前移位动态 MRI 视频	视频	382
案例分析	链接	403
三叉神经痛（国际头痛分类标准）	链接	406
经典型三叉神经痛（国际头痛分类标准）	链接	411
特发性三叉神经痛（国际头痛分类标准）	链接	411
继发性三叉神经痛（国际头痛分类标准）	链接	416
案例分析	链接	417
舌咽神经痛（国际头痛分类标准）	链接	419
特发性舌咽神经痛（国际头痛分类标准）	链接	419
继发性舌咽神经痛（国际头痛分类标准）	链接	420
案例分析	链接	421
面瘫的典型症状	视频	424
案例分析	链接	431
彩图案例（腭裂骨畸形）	链接	440
彩图案例（唇腭裂术后唇继发畸形）	链接	448
鼻咽纤维镜录像（腭咽闭合完全）	视频	469
鼻咽纤维镜录像（腭咽闭合不全）	视频	469
鼻音计	链接	469
过高鼻音录音	音频	473
腭裂代偿性发音录音	音频	473
彩图案例（完全性唇腭裂）	链接	481
病例介绍	链接	481
Ilizarov 下肢长骨 DO 病例	链接	521
McCarthy 下颌骨口外 DO 病例	链接	522
彩图案例	链接	523
唇腭裂继发重度上颌发育不足患者的上颌骨 DO 治疗前后的侧貌及咬合关系	链接	523
进展与趋势图片	链接	524
彩图案例	链接	525

资源名称	资源类型	页码
小下颌畸形患者下颌骨体 DO 矫治	链接	527
彩图案例	链接	528
牵引成骨	视频	528
彩图案例	链接	528
彩图案例	链接	529
彩图案例	链接	529
TMJ 强直患者关节结构的 DO 重建	链接	529
腓骨肌皮瓣制备术	视频	561
案例分析	链接	575
导航引导手术的患者、器械注册	视频	582
颌骨缺损重建的数字化设计	视频	583
下颌骨缺损重建的数字化设计	视频	586
正颌外科手术的数字化设计	视频	589

目　录

第一章 绪　论

INTRODUCTION

一、口腔颌面外科的定义和内容 Definition and contents of oral and maxillofacial surgery

口腔颌面外科学（oral and maxillofacial surgery，OMS）是以研究口腔器官及组织（牙、牙槽骨、唇、颊、舌、腭、咽等）、颌面诸骨（上颌骨、下颌骨、颧骨等）、面部软组织、颞下颌关节、唾液腺及颈部某些疾病的防治为主要内容，以外科治疗为主的一门临床学科。

随着医学和口腔医学科学技术与理论的发展，口腔颌面外科的内容也日益丰富，目前已形成12个分支专业：①口腔颌面部麻醉与镇痛（anesthesia and analgesia of oral and maxillofacial region）；②牙及牙槽外科（dental and alveolar surgery）；③牙颌面种植外科（dental and maxillofacial implant surgery）；④口腔颌面部感染（infections of oral and maxillofacial region）；⑤口腔颌面部创伤（oral and maxillofacial trauma）；⑥口腔颌面部肿瘤（tumors of oral and maxillofacial region）；⑦唾液腺疾病（diseases of the salivary glands）；⑧颞下颌关节疾病（temporomandibular joint disease）；⑨口腔颌面部神经疾病（neural diseases of oral and maxillofacial region）；⑩口腔颌面部先天畸形和缺损（congenital deformity and defect of oral and maxillofacial region）；⑪口腔颌面部后天畸形和缺损（required deformity and defect of oral and maxillofacial region）；⑫正颌外科（orthognathic surgery）等。

12个分支专业归纳起来可以概括为三大部分：第一部分是口腔外科，业务包括口腔颌面部麻醉与镇痛、牙及牙槽外科、牙颌面种植外科，口腔颌面部神经疾病、颞下颌关节疾病，口腔颌面部创伤，口腔颌面部感染等，这是口腔颌面外科的传统业务，有些内容与口腔医学的其他专业有重叠；第二部分是口腔颌面整形外科，业务包括各类口腔颌面部先天性和后天获得性畸形和缺损，通过整形外科、显微外科和正颌外科技术等来修复外形和重建功能，其中部分内容与整形外科有重叠；第三部分是口腔颌面和头颈部肿瘤，包括各种良性和恶性肿瘤以及类肿瘤疾患，需要采用以手术切除或综合疗法（combined and sequential management）进行治疗，这部分业务与头颈部肿瘤外科的业务有所重叠。目前国内部分专科医院和综合医院中具有一定规模的口腔颌面外科是按照上述专业内容分科或划分专业组的。

在大多数欧美国家，口腔颌面外科医师通常要求具有临床医学和牙医学双学位教育背景。从牙科学院毕业的牙科医师，只能从事传统的口腔外科业务，而要从事口腔颌面肿瘤和整形外科业务，还需要接受临床医学教育和培训，在取得口腔颌面外科专科医师证书或取得医师资格证书后才能执业。在中国内地，尚未建立完善的专科医师制度，任何口腔科医生，从口腔医学院校或口腔医学系毕业、取得执业医师资格后，都被允许从事上述业务。目前国家层面的口腔颌面外科专科医师培训工作正在试点，在接受住院医师规范化培训的基础上，进一步接受专科医师规范化培训，取得口腔颌面外科专科医师培训的合格证书，从而能更规范地开展口腔颌面外科专业工作。

二、口腔颌面外科发展简史 Brief introduction of development of oral and maxillofacial surgery

口腔颌面外科是在口腔外科基础上发展起来的，最初的口腔外科主要以拔牙为主要内容。查阅文献，人类在几千年前即有拔牙的记录。大约 5000 年前，埃及人用人工牙植入修复缺失牙。在南美洪都拉斯发现的化石证实，公元前 600 年，古人将贝壳磨成牙状，植入下颌骨切牙缺失部位。化石经 X 线检查，显示贝壳周围有致密骨环绕，表明贝壳与下颌骨的相容性好，实现了两者的牢固结合。18 世纪，法国外科医师 Pierre Fauchard 专门从事牙科医学，于 1728 年出版了近代第一本牙医学专著《外科牙医学》。至此，牙科开始从外科领域分化出来，逐渐形成一种独立的社会职业，从事这项职业的医生称为牙医（dentist）。当时的牙科业务主要是拔牙，在“外科”名称前冠以牙科，便称之为牙外科（dental surgery），相应的医师即称牙外科医师（dental surgeon）。1840 年，在美国巴尔的摩成立了第一所牙外科学院（Baltimore College of Dental Surgery）。后来授予牙医师的学位统称为牙外科博士（Doctor of Dental Surgery，DDS.），一直沿用至今。1844 年美国牙科医师 Horace Wells 首次应用笑气（N_2O）麻醉拔牙；1846 年，他的学生 Green Morton 最早应用乙醚吸入全身麻醉拔牙，并成功实施颈部肿瘤切除术。他们的工作推动和促进了牙外科向口腔外科的过渡。据相关资料，美国外科医师 James Edmund Garretson 从事口腔外科多年，于 1869 年出版了他的专著，其第 6 版的书名为 *A System of Oral Surgery*，此后“口腔外科”作为学科通用名称被口腔医学和医学界广泛使用。伴随医学的发展和外科学及口腔医学的融合，特别是第二次世界大战中积累的大量颌面部战伤救治经验，20 世纪 40 年代后期，口腔外科逐渐从传统的、主要局限在口腔内的治疗，扩展到颌骨和面颈部，开始处理颌面部的肿瘤、外伤和畸形，并相应产生“口腔颌面外科”的专业称谓。现代西方医学的经验总结，大大丰富了口腔颌面外科学的理论和实践内容，推动了口腔颌面外科的发展和进步。

回顾我国口腔颌面外科的发展历程，远在 4000 年前出土的新石器时代文物考证中国已有拔牙术，如广东省增城县贝邱遗址、山东省宁阳县与泰安县之间的大汶口遗址、江苏省和山东省边境的大墩子遗址、台湾省高山族和垦丁等墓地出土的头骨和颌骨均证实当地有拔牙习俗。距今 2000 年前，《黄帝内经 · 素问》一书中，有关于三叉神经痛症状的描述，称之为“厥逆”。关于我国古代开展唇裂修复手术的历史故事甚多。1600 年前，晋代《晋书 · 魏咏之传》一书中关于唇裂修复术有这样的记载：“对兔缺可割而补之，但须百日进粥，不得笑语……”。唇裂手术效果很好，患者魏咏之术后获得自信，进入仕途，官至荆州刺史。国外著名整形外科专家 Ralph Millard 将这一病例收入专著 *Cleft Graft* 中，被认为是世界文献中所记载的第一例唇裂手术。在宋代《唐诗记事》一书中，记录了晚唐诗人方干外伤后唇裂，医生为其成功地进行了唇裂手术。宋代《小儿卫生总微论方》也有唇裂修补的记载：“小儿生下唇缺，亦能弥缝，然不能掩其痕”。到了明代，对唇裂的修复方法及步骤有了具体论述。在王肯堂所著《疡医证治准绳》（1608 年）卷之六“舌唇口喉齿伤”条下记载：“若缺唇缺耳，先用麻药涂之，却以剪刀剪去外些皮即以绢线缝合……以鸡子黄油涂，次以金毛狗脊毛薄掺些于上，次以封口药涂之，次日以茶轻洗……八日剪去线”。据 15 世纪明代《古今图书集成 · 医部全录》记载，外科医生洪涛曾为成化皇帝第九子进行唇裂修补术，达到“如天成”的水平，人们称呼他为“补唇医生”。据文史记载，清代 1688 年，日本的魏士哲医生西渡到我国福建，向名医黄金发学习中国的唇裂修复手术，回国后给日本国王之孙尚益及其他六名患者做了唇裂修补术，疗效很好，没有留下明显瘢痕。魏士哲由此声名大噪，1987 年琉球大学为其竖立纪念碑。

公元 682 年，中国最早的临床百科全书唐朝孙思邈所著《千金要方》一书中对颞下颌关节脱位整复方法的介绍基本符合现代解剖生理学的解释："以一人提头，两手指牵其颐，以渐推之，令复入口中，安竹筒如指许大，不尔牙伤人指"。

宋朝已有牙再植术的记录。宋朝《太平圣惠方》叙述了"治牙非时脱落，令牢铜末散封牙上，日夜三度，三五日后牢定，一月内不得咬着硬物"，这是我国最早牙再植的记录。宋朝《圣济总录》一书中称此治疗为"复安"，强调"牙才落时，热粘牙槽中，贴药牙上"，所用药完全和上述相同。明朝，陈实攻著《外科正宗》一书中，有下颌智牙冠周炎所引起的骨膜下脓肿及颌骨骨髓炎的记载，称"骨槽风"："骨槽风初起生于耳前，连及腮项，痛隐筋骨，久则渐渐漫肿，寒热如疟，牙关禁闭……致肌肉腐烂……致脓多臭秽。初则坚硬难消，久则疮口难合……"。回顾这些历史，可以清楚地看到，我国古代的医学前辈在长期的医疗实践中，不断积累经验，为口腔颌面外科学的发展做出了重要贡献。

查阅我国近代口腔医学发展史的文献，早在 1917 年华西协和大学从牙科系扩建为牙学院时，在其课程设置中已有口腔外科学，这可能是我国最早使用"口腔外科"这一术语。1941 年，北平大学医学院附属医院（即现在的北京大学第一医院）设立牙科诊疗室，分设口腔外科。1943 年，南京军医学校附属牙科医院（空军军医大学口腔医院的前身）建成，其中设有口腔外科。1945 年，由司徒博创办的上海牙医专科学校中也设有口腔外科。口腔颌面外科是在新中国成立后才逐渐发展起来的。1951 年，华西大学存仁医院设立了 12 张床位的面颌外科住院部（可以理解为口腔颌面外科），这可能是新中国成立后最早建立的口腔颌面外科。但口腔颌面外科作为正式专业用名则与我国当时学习苏联的教育体制有关。1950 年，根据在卫生部高等院校教材编审会议上提出统一口腔医学名词的要求，将牙医学（dentistry）正式更名为口腔医学（stomatology）。同年，北京大学牙医学系更名为北京医学院口腔医学系，其附属的牙医学系门诊部更名为口腔门诊部。1951 年，华西大学牙学院更名为口腔病院。1952 年，震旦大学牙医学系经过调整成立了上海第二医学院牙医学系，不久更名为口腔医学系。1954 年 7 月 29 日，高等教育部和卫生部在北京联合召开了全国高等医学教育会议，决定在口腔医学系内分设口腔内科学、口腔矫形学和口腔颌面外科学三个教研室，这是政府首次定义用词"口腔颌面外科"。相应地，全国几个高等医学院校的口腔医学系陆续进行了学科合并，将原来的十几个科室合并为口腔内科、口腔矫形科（包括口腔正畸科）和口腔颌面外科三大临床学科。1953 年，华西大学内正式成立有 40 张床位的独立的口腔颌面外科病房，这是我国最早具有一定规模的口腔颌面外科病房。上海第二医学院口腔系和北京医学院口腔系也分别于 1953 年和 1955 年建立了自己的口腔颌面外科病房，此后各口腔医学系和口腔专科医院或综合医院口腔科相继成立口腔颌面外科病房，奠定了我国口腔颌面外科的客观发展基础。改革开放以后，我国口腔颌面外科进入大发展时期，许多综合医院口腔科纷纷设立并扩大病房，全国各地普遍开展大型口腔颌面外科手术。

新中国成立 70 余年来，随着科学技术和医学的发展，我国口腔颌面外科得到了快速发展，规模不断扩大，队伍逐步壮大，各种诊断和治疗的新技术、新疗法不断涌现，微创化、功能化、数字化、智能化等新的理念逐步深入和应用，疾病诊疗水平不断提高。国际交流进一步加强，大型国际学术会议的举办、国际口腔颌面外科培训中心的建立和成功运营，使得我国口腔颌面外科的国际影响力逐步提升，被誉为"中国特色的口腔颌面外科"。但是，在科学研究，无论是基础研究还是多中心性前瞻性临床研究方面，与发达国家相比，我们还有不小的距离，还需要加倍努力。

三、我国口腔颌面外科的专业特点 Professional characteristics of oral and maxillofacial surgery in China

中国的口腔颌面外科与西方国家的口腔颌面外科相比，具有自身的鲜明特点，主要表现在：

1. 口腔颌面外科医师的来源及培养模式　如前所述，在西方国家，牙医学院毕业生如果想成为一名口腔颌面外科医师，需要再去临床医学院学习 4 ~ 5 年，取得 DDS 和 MD 两个学位，也有的口腔颌面外科医师来源于临床医学院的毕业生。我国的口腔医学教学体系，在本科生期间不但学习基础医学和口腔医学知识，而且学习临床医学知识，接受了更为全面的医学教育和训练。因此，口腔医学毕业生取得执业医师资格，接受规范化住院医师和专科医师培训合格后，就可以成为口腔颌面外科医师，不需要再攻读临床医学学位。

2. 口腔颌面外科的专业范围更为广泛　我国的口腔颌面外科由前述的 12 个分支学科组成，专业范围明显宽于西方国家的口腔外科，其中的口腔颌面头颈肿瘤诊治，在西方国家多由临床医学的头颈外科完成；唇腭裂修复由整形外科医师为主承担；唾液腺疾病诊治部分由耳鼻喉科医师承担。强大的口腔颌面外科成为中国口腔医学的最大特色。

3. 口腔颌面外科的规模更大　我国的口腔颌面外科优质资源比较集中，100 张以上床位的医院不在少数，高水平口腔颌面外科医生也很集中，很多医院每年完成数千例大型口腔颌面外科手术，医疗队伍的实力强大。然而，其缺点是医疗资源的分布很不平衡，一些基层单位的口腔颌面外科力量薄弱，尚需大力加强。

四、口腔颌面外科和相关学科的关系 Relationship between oral and maxillofacial surgery and the related disciplines

（一）口腔颌面外科与临床医学的关系

口腔颌面外科在学科体系上是口腔医学的主要分支学科，在临床业务和医疗技术上也是临床医学的重要分支之一，在疾病防治的思维逻辑、理论基础、治疗原则和技术特征既相似，又互相渗透和交叉，因此一定要掌握全面的医学知识及相关学科的技能。例如：

1. 牙源性上颌窦炎症是口腔医师常遇到的上颌窦感染性疾病，其诊治原则虽有特点，但治疗原则和采用的技术方法与耳鼻咽喉科常见的其他上颌窦炎症基本相同。

2. 侵及颅底的口腔颌面部肿瘤，需要通过颅颌面联合切除进行治疗。颅底犹如一层楼板，将颅内与颅外相分隔，手术常需要神经外科医师与口腔颌面外科医师合作，共同完成。

3. 鼻筛眶骨折是较常见的与颌骨骨折相伴发的面中部多发性骨折，其治疗需要口腔颌面外科与眼科和耳鼻喉科的密切合作。

4. 口腔颌面部恶性肿瘤的综合治疗，在明确病理诊断（病理科完成）的基础上，采取手术（口腔颌面头颈肿瘤科为主）、放疗（放射治疗科完成）和化疗（肿瘤内科为主）的序列治疗。口腔颌面外科医师应对其他 3 个学科的知识有充分的了解，一个理想的口腔颌面头颈肿瘤医师不仅仅是称职的口腔颌面外科医师，还应当是半个病理医师、半个肿瘤内科医师以及半个放疗科医师。

5. 阻塞性睡眠呼吸障碍疾病，俗称鼾症。其诊治需要多学科合作，包括呼吸科、耳鼻喉科、口腔颌面外科、口腔正畸科、神经内科等，正颌外科常常是综合治疗的重要手段之一。

6. 用口腔颌面外科手段治疗其他学科疾病。随着科学技术的发展，口腔颌面外科医师不仅治疗口腔颌面外科疾病，还采用口腔颌面外科手段治疗其他学科的疾病，拓展口腔医学的专业范围。如采用下颌下腺移植治疗眼科的难治性疾病——重症干眼，将下颌下腺游离后，连同血管和导管转移到颞部，与相应血管进行吻合，下颌下腺导管转移到眼眶内，用下颌下腺的分泌液代替泪液，取得良好效果。这就需要口腔颌面外科和眼科之间的密切配合。

（二）口腔颌面外科与口腔医学其他学科的关系

口腔颌面外科作为口腔医学的一部分，与口腔医学其他学科的关系更为密切。例如：

1. 船的功能性重建、殆面畸形矫治、颞下颌关节成形、颌骨缺损的功能性重建等都会涉及咬殆关系，经常需要和其他学科，如口腔正畸科、口腔修复科以及口腔种植科等合作。

2. 唇腭裂序列治疗包括唇裂修复、腭裂修复、语音训练、咽成形、牙槽嵴裂植骨、鼻唇继发畸形矫正、正畸治疗、外科正颌治疗等多个环节，治疗组的成员组成包括：口腔颌面外科或整形外科医师、口腔正畸医师、语音病理学专家及语音治疗师、耳鼻喉科医师、口腔修复科医师、社会学及心理学专家、儿科及妇产科医师、遗传学专家等，多学科的合作可以使序列治疗最终达到形态和功能完美统一的理想效果。

3. 其他诸多疾病的诊疗与口腔医学其他学科相关，如牙源性囊肿手术前后涉及相关牙的保存治疗，与牙体牙髓科相关；口腔种植涉及种植体周围炎的防治，与牙周病学科相关；口腔颌面肿瘤的诊治，与口腔病理科及影像诊断科相关；颌骨缺损修复重建与口腔材料学密切相关。

缺少上述相关学科的基本知识、理论和技能，要想成为一名合格的口腔颌面外科医师是不可能的，要想高质量地完成口腔颌面外科手术也同样是不可能的。因此，从事口腔颌面外科工作，必须具有丰富而扎实的基础医学和临床医学基础知识，具有全面扎实的口腔医学理论知识和实践技能，具备与相关学科的交流和合作能力。此外，口腔颌面外科是一门实践性、操作性很强的临床学科，“只会理论、不会开刀”的医师不能算是好的外科医师；“不学、不懂理论，只会开刀”的医师同样也不是好的外科医师。应该处理好实践与理论的关系，努力成为理论与实践相结合、学识与技能兼优的口腔颌面外科医师。

五、口腔颌面外科发展展望 Development trends of oral and maxillofacial surgery

21 世纪是生命科学的时代，随着科学技术的发展，随着分子生物学的研究进展，我们对未来口腔颌面外科的发展有更高的期待。

1. 疾病诊断　目前对于口腔颌面部疾病的诊断，主要依据临床诊断、影像学诊断、细胞学诊断和组织病理学诊断等，随着基因组学等分子生物学技术的进展，将来将增加基因芯片等分子诊断，在形态学未发生改变的疾病早期即可做出诊断。

2. 疾病的综合治疗　目前口腔颌面部恶性肿瘤的治疗是手术治疗、放射治疗和化学药物治疗三大主流疗法，今后生物治疗将成为综合治疗的重要手段之一，采用重组人 P53 腺病毒注射液（今又生）进行基因治疗，单抗药物尼妥珠（泰欣生）进行分子靶向治疗，针对免疫检测点的免疫治疗等已经取得一定效果。采用干细胞治疗黏膜和皮肤的多形性红斑和舍格伦综合征，也展示出良好的前景。

3. 微创外科进一步广泛和深入　微创外科是指减少患者机体组织器官、生理及精神心理创伤的外科治疗方式。各种内镜如关节镜、唾液腺内镜等的应用，内镜辅助下进行骨折复位固定和正颌外科等手术，微创拔牙术，颌骨中心性动静脉畸形的介入治疗，导航仪导引下进行颅底肿瘤切除，组织间放射性粒子植入，等等，都可以纳入微创外科的范围，在保证治疗效果的同时，组织创伤明显缩小，安全性增加。

4. 功能性外科　可以分为保存性功能外科和修复性功能外科，前者指根治疾病的前提下尽可能保留正常的组织和器官的功能，如口腔癌的功能性颈淋巴清除术，腮腺浅叶良性肿瘤的部分腮腺切除术等。后者指对切除病变组织以后遗留的组织缺损进行功能性修复，如下颌骨受侵的肿瘤切除下颌骨以后，采用腓骨复合组织瓣修复颌骨缺损，再在移植的腓骨上进行种植牙修复，最后不仅恢复面部外形，而且恢复咀嚼功能，达到同时恢复形态和功能完美统一的理想效果。

5. 数字化外科　即计算机辅助外科技术，包括计算机辅助设计技术（computer assisted design，CAD）、计算机辅助制造技术（computer assisted manufacture，CAM）、手术导航技术（surgical navigation）、以及机器人辅助手术（robot assisted surgery）。其优势在于：①通过三维重建获得直观的三维可视化图像，提高诊断精确性；②术前制定个性化治疗方案，在模拟手术的过程中及时发现设计缺陷进行改进，提高手术效率；③术中实现精确引导与定位，提高手术精度；④术中精确定位重要解剖结构位置，提高手术精确性和安全性，降低手术并发症；⑤术后提供定量评价方法，利于客观地发现问题和改进，从而实现口腔颌面外科的“精准手术”。

6. 再生医学　应用少量种子细胞，借助成型的支架，形成各类软硬组织和不具特殊生理功能的器官（外耳、外鼻等），目前能产业化的组织工程组织有黏膜和皮肤，今后有望产生再生颌骨、再生唾液腺等。

目前，在口腔颌面外科领域内，虽然许多诊断方法和手术技术的发展已经发生质的飞跃，治疗水平显著提高。但大多数疾病的病因和发病机制仍然没有阐明，很多治疗不是病因治疗，因而是不彻底和不能根治的，对预防其发生更是束手无策。口腔颌面外科学还有很多的未知数有待我们去探索，有不少的方法有待我们去改进。口腔颌面外科很精彩，很迷人，很有学问可做，很有挑战性，吸引我们去学习它，探索它，发展它，为中国特色口腔颌面外科学的发展做出自己应有的贡献。

（俞光岩　郭传瑸　张　益）

参考文献

1. Anderson, DM. Dorland’s Illustrated Medical Dictionary. 29th Edition. 北京 : 人民卫生出版社 , Harcourt Asia Pte Ltd. 2001: 473, 1296, 1705, 1737.
2. 陈安玉 . 口腔种植学 . 成都 : 四川科学技术出版社 , 1991: 1.
3. 关豪光 , 于秦曦 . 国际种植义齿的发展及现状 . 中华口腔医学杂志 , 1995, 30: 310-312.
4. 张震康 , 樊明文 , 傅民魁 . 现代口腔医学 . 北京 : 科学出版社 , 2003: 5, 10-16, 36.
5. 郑麟蕃 , 张震康 , 俞光岩 . 实用口腔科学 . 北京 : 人民卫生出版社 , 2002: 2.
6. 郑麟蕃 , 吴少鹏 , 李辉奉 . 中国口腔医学发展史 . 北京 : 北京医科大学、中国协和医科大学联合出版社 , 1998:45-55, 106, 183-188, 190-193.
7. 周大成 . 中国口腔医学史考 . 北京 : 人民卫生出版社 , 1991: 6-7, 19-21, 41-61, 74, 100-101.
8. 张志愿 . 口腔颌面外科学 .7 版 . 北京：人民卫生出版社，2013.

第二章 口腔颌面外科临床检查与基本操作

The Clinical Examinations and Basic Surgical Techniques of Oral and Maxillofacial Surgery

口腔颌面外科既是口腔科学的重要分支，也是临床医学，特别是外科学的有机组成。因此，口腔颌面部疾病的诊断、鉴别诊断、治疗方法等既要遵循临床医学的原则，又要融入口腔专科知识，故这类疾病的临床特点和所在区域都具有一定的特殊性。本章在完整学习外科学检查和基本操作的基础上重点介绍口腔颌面外科的专科检查与操作的特点。

第一节 口腔颌面外科临床检查

Clinical Examinations of Oral and Maxillofacial Surgery

提　要

完善的检查和准确的判断是外科学的重要组成部分，因为这样既可以明确疾病的诊断，还可以为手术方案的设计提供可靠的依据。口腔颌面外科学作为与临床医学关系最为密切的口腔医学学科之一，其临床检查、诊断和判断过程首先应该遵循外科学的原则。同时，口腔颌面部又是结构复杂、重要结构较多的区域，因此这个区域的检查与评估方法又具有特殊性和复杂性。认真学习本节内容，能对口腔颌面部检查的内容有一个比较全面的了解。作为现代医学发展的标志，各项辅助检查手段都可分别用于口腔颌面外科的术前评估，是判断口腔颌面部疾病的性质和侵及范围的必要手段。

正确的临床检查是诊治疾病的前提和基础，是正确进行医疗实践的客观依据。恰当、合理的检查方法与结果正确性的关系甚为密切，且对疾病的明确诊断和妥善治疗起确定作用。口腔颌面外科的临床检查应该遵循方法正确、全面细致、客观有序的原则。

一、一般检查 General examinations

口腔颌面外科医生在接诊患者时，首先应该按照诊断学常规要求详细询问病史，并进行全面系统的全身检查。在全身检查完成以后，应进行口腔颌面外科专科检查。口腔颌面外科专科的一般检查包括口腔检查、颌面部检查、颈部检查、颞下颌关节检查和唾液腺检查。

（一）口腔检查

口腔检查应遵循由外到内、由前到后、由浅入深的顺序进行。必要时，应进行健、患侧对比检查。

1. 口腔前庭检查　依次检查唇、颊、牙龈黏膜、唇颊沟以及唇颊系带情况。注意有无颜色异常、质地改变；是否存在瘘管、窦道、溃疡、伪膜、组织坏死、包块或新生物；腮腺导管乳头是否红肿、溢脓等。例如，铅、汞等重金属中毒牙龈边缘可出现蓝黑色线状色素沉着；慢性颌骨骨髓炎和根尖周炎可见瘘管和窦道；溃疡性龈炎可见龈乳头消失；化脓性腮腺炎可有腮腺导管口红肿、溢脓。近年来，获得性免疫缺陷综合征（艾滋病）日益受到重视，而艾滋病早期症状又主要是口腔表现，因此对其相关的口腔表现如牙龈线形红斑、坏死性牙周炎和口炎、白假丝酵母菌感染等应引起足够重视。

2. 牙及咬合检查　牙的检查主要依靠探诊和叩诊以明确牙体硬组织、牙周和根尖周情况。如是否存在探痛、叩痛，有无龋坏、缺损、折裂和牙松动。如果临床上出现多个或成排牙松动，除颌骨广泛性炎症造成的骨组织吸收破坏外，还应考虑肿瘤性病变对颌骨的破坏和吸收。

检查咬合关系时，应着重检查咬合关系是否正常。咬合错乱在临床上常与颌骨骨折、颌骨畸形、颌骨肿瘤以及颞下颌关节病变有关。

张口度检查主要应明确是否存在张口受限，并对影响张口运动的因素进行分析。张口受限常表示咀嚼肌群（升颌肌）或颞下颌关节受到创伤、感染和肿瘤的影响，也可因骨折移位阻挡（如颧弓骨折阻挡下颌喙突运动）、瘢痕挛缩等原因所致。检查张口度时以上下中切牙切缘之间的距离为标准。正常人生理张口度范围为3.7 ~ 5.0 cm，而平均自然张口度约相当于自身示指、中指、环指三指末节合拢时的宽度。小于3.7 cm称为张口过小，满足下列指标者则称为张口受限。

临床上将张口受限分为四度：

轻度张口受限：上下切牙切缘间仅可置两横指，有2.5 ~ 3.7 cm。

中度张口受限：上下切牙切缘间仅可置一横指，为1.0 ~ 2.5 cm。

重度张口受限：上下切牙切缘间距不足一横指，为1.0 cm以内。

完全性张口受限：完全不能张口，也称牙关紧闭。

3. 固有口腔及口咽检查　固有口腔检查包括对腭、舌、口底、口咽的检查。

腭部应依次检查硬腭、软腭、腭垂（悬雍垂）黏膜的色泽、质地和形态。观察是否有充血、肿胀、包块、溃疡和坏死；是否存在畸形和缺损；对腭部肿块应仔细检查其颜色、大小、形态、质地和动度。必要时还要检查软腭、腭垂、腭舌弓、腭咽弓的运动，以及咽侧壁、咽后壁和腭咽闭合情况是否正常。

舌部主要观察舌体、舌根、舌腹黏膜的色泽、舌苔变化、舌形以及舌体大小；注意是否有舌体上抬；检查舌运动情况，观察有无运动障碍和伸舌偏斜；对卷舌音发音不清的患者，应特别注意系带附着是否正常。由于部分面瘫可出现舌味觉改变，必要时应对舌的味觉功能进行检查。

口底检查除黏膜外，还应重点检查下颌下腺导管及其开口情况。对于口底占位性病变主要借助扪诊或口内外双手合诊进行。

口咽检查包括咽后壁、咽侧壁、扁桃体、软腭和舌根检查。这部分检查由于位置深在，多需借助压舌板、口镜、直接喉镜或间接喉镜进行观察。

对于唇、颊、舌、口底和下颌下区病变，可行双指合诊（图 2-1）或双手合诊（图 2-2）检查，以便准确了解病变范围、质地、动度以及有无压痛、触痛和浸润等。检查时以一手拇指和示指或双手置于病变部位上下或两侧进行。前者适用于唇、颊、舌部检查，后者适用于口底、下颌下区检查。双合诊应按“由后向前”顺序进行。

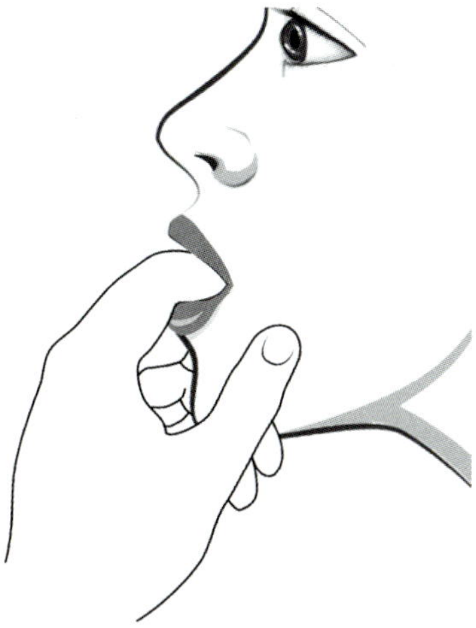

图 2-1　双指合诊

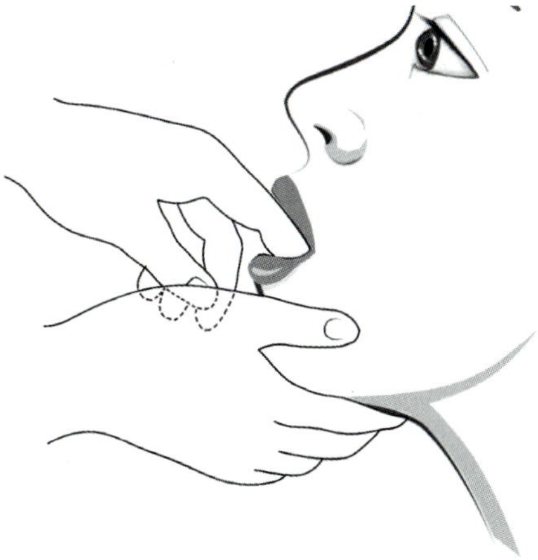

图 2-2　双手合诊

（二）颌面部检查

1. 表情与意识神态检查　颜面部表情和意识神态变化不仅是某些口腔颌面外科疾病的表现，也可是某些全身疾病和全身功能状态的反映。颅脑损伤或功能衰竭常伴有瞳孔和意识神态改变，颜面表情也可反映患者的体质状况和病情轻重。

2. 外形与色泽检查　观察颌面部外形，比较左右是否对称，比例是否协调，有无突出和凹陷。检查颌面部皮肤色泽、质地和弹性变化对某些疾病的诊断有重要意义。例如：肿瘤、外伤和畸形都有外形改变；而炎症、血管畸形或血管瘤、神经纤维瘤、恶性黑色素瘤、白斑、麻风等也伴有皮肤颜色的改变。

3. 面部器官检查　眼、耳、鼻等面部器官与某些颌面部疾病关系密切，应一并检查。

（1）眼：对颌面部患者，特别要注意瞳孔的改变，如瞳孔的大小、对光反射等。瞳孔的变化是颅脑损伤的一个重要体征。对于与眼部相关的肿瘤患者，应注意眼球的位置和运动情况、视力如何以及有无复视等。上颌窦肿瘤侵及眶底、颧骨骨折累及眶骨、鼻眶筛骨折等都可有眼球运动和视力改变。而畸形患者则应检查眼睑动度和睑裂大小。

（2）鼻：颌面部患者，要注意有无脑脊液鼻漏，这是前颅底骨折的临床体征之一。上颌窦癌患者的早期症状之一可以是患侧鼻阻塞或鼻腔内有血性分泌物。对畸形的患者应特别注意缺损的部位（鼻翼、鼻尖等）及缺损的大小。此外，还应注意检查患者的嗅觉。

（3）耳：颌面部损伤如有外耳道流血或渗液，应注意有无因中颅底骨折而致的脑脊液耳漏。髁突骨折引起的外耳道破裂，也可有外耳道溢血。畸形的患者同样要注意缺损的部位和大小。对于耳部邻近部位如颞下颌关节及腮腺区的炎症和肿瘤，均应检查听力和耳部情况。由于眼、耳、鼻的检查具有很强的专业性，必要时应邀请有关专科会诊，协助检查，以期获得正确的结论，为临床诊治提供更可靠的依据。

4. 部位和性质检查　对于已发现的病变，应作进一步的检查，以明确病变确切部位、查清病变所在的解剖区域及涉及的组织层面。同时还应明确其形态、范围、大小以及有无活动、触痛、波动感、捻发音等体征。病变的大小可以采用精确的尺寸描述或以实物（如米粒、黄豆、蚕豆、核桃等）比拟。如病变部位不明确，可通过两侧对比加以确定。对于畸形和两侧不对称者，应注意区别是一侧肿大、膨隆，还是另一侧萎缩、缺损。

对于病变的性质，可以通过扪诊有无压痛，病变软硬程度、是否与周围组织粘连、能否移动、扪之是否光滑、有无结节等体征进行初步判断。一些特殊征象对明确病变性质有直接提示作用。如脓肿出现的波动感，动静脉瘘可有搏动感，颌骨囊肿触压可有乒乓球样感，海绵状血管瘤的体位实验阳性等。对于口腔颌面部的瘘管、窦道，可用探针进行探诊。必要时可注入染色剂或行造影检查，以了解其走向和深度。

5. 语音及听诊检查　语音及听诊检查对某些疾病的诊断具有重要意义，如腭裂患者具有很重的鼻音，临床上称"腭裂语音"；舌根部肿块可有"含橄榄语音"；动静脉瘘局部可闻及明显的吹风样杂音；颞下颌关节紊乱综合征的患者可在关节区进行听诊，根据关节弹响发生的时间和性质，可协助该病的确诊和分型。

（三）颈部检查

1. 一般检查　观察颈部外形、色泽、轮廓、活动度是否异常，有无肿胀、畸形、斜颈、溃疡及瘘管。如有肿块应进一步确定其性质，明确是炎症还是肿瘤，特别应注意肿块与颈部重要神经、血管的关系（必要时可进行血管造影等特殊检查），这对确定诊断和治疗方法、估计手术难易度和预后均有参考价值。位于颈前正中的肿块或瘘管常与发育畸形有关，应做吞咽动作检查，如：甲状舌管囊肿即可随吞咽动作而上下移动。对于怀疑是发育畸形所致的颈部肿块和瘘管，可行探诊检查了解走行方向和深浅层次，从而为临床诊治提供参考。

2. 淋巴结检查　淋巴结检查对口腔颌面部炎症和肿瘤患者的诊断和治疗具有重要意义。检查时患者取坐位，检查者立于患者的右前或右后方，患者头稍低，略偏向检查侧，以使皮肤、肌群松弛便于触诊。检查者手指紧贴检查部位，按一定顺序，由浅入深，滑动触诊。一般顺序为：枕部、耳后、耳前、腮腺区、颊、下颌下、颏下；顺胸锁乳突肌前后缘、颈前后三角，直至锁骨上窝。仔细检查颈深、前淋巴结（图2-3）。颈部淋巴结的所在部位和引流方向见表2-1、表2-2及图2-4、图2-5。触诊检查淋巴结时应注意肿大淋巴结所在的部位、大小、数目、硬度、活动度、有无压痛、波动感以及与皮肤或基底部有无粘连等情况。应特别注意健、患侧的对比检查。

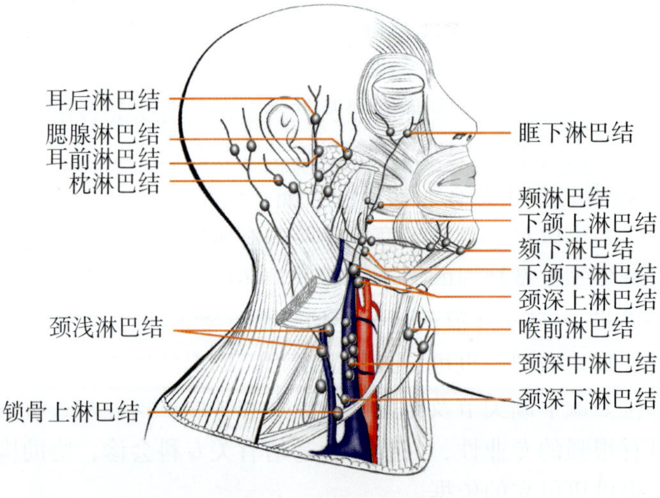

图2-3　头颈部淋巴结

表 2-1　头颈部淋巴结——环形链

淋巴结	所在部位	淋巴液来源	淋巴液引流方向
枕淋巴结群	相当于项线水平，筋膜浅面和深面	枕区	颈深淋巴结上群
耳后淋巴结群（乳突淋巴结）	耳后乳突上方，胸锁乳突肌起始部的表面	耳郭（廓）后区、颞区、顶区	腮腺淋巴结、颈深淋巴结上群
耳前淋巴结（腮腺浅淋巴结的一部分）	耳屏前方、腮腺、咬肌筋膜浅面	颞区、耳郭（廓）外区	颈深淋巴结上群
腮腺淋巴结	腮腺实质（腮腺浅淋巴结的一部分）	鼻根、眼睑、腮腺颞区、腭后部、外耳道、鼓室、鼻咽、颊部、鼻后部等	颈深淋巴结上群
咽后淋巴结	咽后壁	咽部及附近淋巴管	颈深淋巴结上群
眶下淋巴结	眶下孔	眼睑、睑结膜	下颌下淋巴结
颊及下颌上淋巴结	颊肌表面、口角、咬肌前缘、面动脉附近	鼻和颊	下颌下淋巴结
面深淋巴结	下颌支内侧，颌内动脉附近	颞区、面侧深区、腭、鼻咽部	颈深淋巴结
下颌下淋巴结群	下颌下三角内，部分位于颈深筋膜浅层的浅面；部分位于下颌下腺与下颌舌骨肌之间	颊、鼻侧、上唇、下唇外侧、舌尖、舌侧、上下颌牙（下颌切牙除外）、牙龈、面部和颏下淋巴结输出管	颈深淋巴结
颏下淋巴结群	颏下三角内、颈深筋膜浅层与下颌舌骨肌之间	下唇中部、颏部、口底、下颌切牙、舌尖	下颌下淋巴结、颈深淋巴结
颈前淋巴结群	颈中线或靠近中线的舌骨下区	颈部皮肤、颈部诸器官（喉、甲状腺、气管）	颈淋巴干或胸导管
颈浅淋巴结群	胸锁乳突肌浅面、沿颈外静脉排列	腮腺部、耳郭（廓）部和耳下区	颈深淋巴结

表 2-2　头颈部淋巴结——垂直（纵）链

淋巴结	所在部位	淋巴液来源	淋巴液引流方向
颈深淋巴结上群	胸锁乳突肌深面沿颈内静脉前后，呈链状，上达颅底、下至颈总动脉分叉处	硬腭、软腭、鼻咽、扁桃体、舌根、颏下、下颌下、腮腺、面深、枕区、耳郭（廓）、颈后、甲状腺、气管、鼻腔等诸淋巴结输出管	经颈深淋巴结下群至颈淋巴干
颈深淋巴结（中）下群	颈总动脉分叉以下，沿颈内静脉至静脉角。如以甲状腺中静脉或肩胛舌骨肌横跨颈内静脉处为界，可将其再分为两组：其上组可称为颈深淋巴结中群；其下组仍称颈深淋巴结下群	颈深淋巴结上群、枕区、颈后、胸、上肢外侧等输出管	颈淋巴干、胸导管
副链	系颈深淋巴结上群向外扩展的部分，沿副神经排列		
锁骨上淋巴结（横链）	系颈深淋巴结下群向锁骨上方扩展部分，沿颈横动脉排列		

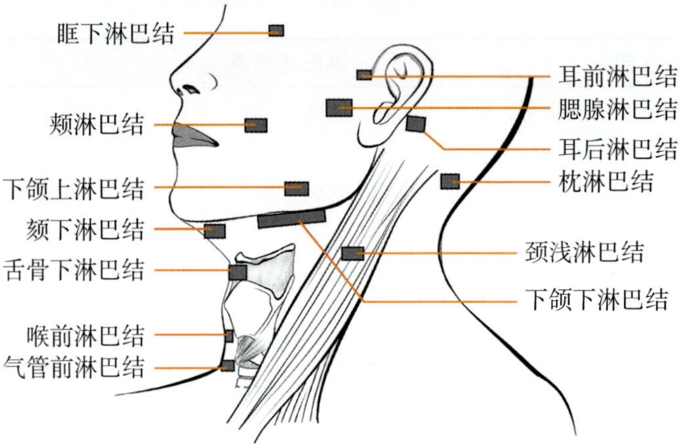

图 2-4　头颈部淋巴结环形链

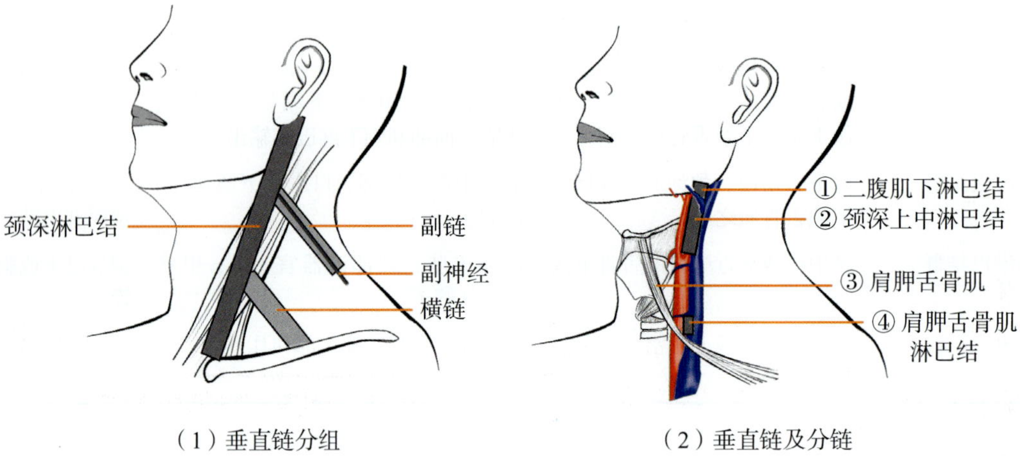

图 2-5　颈淋巴结

对于颈淋巴结的分组，国际上有不同的分类和命名。国内的习惯是按平面以组、群（group）或区（area）加以区分，其分类见表 2-3 和图 2-6。

表 2-3　颈淋巴结分组位置及名称

平面	区	组、群	位置
Ⅰ	Ⅰ	颏下、下颌下	颏下、下颌下三角内
Ⅱ	Ⅱ	颈深上	颅底至动脉分叉沿颈内静脉排列
Ⅲ	Ⅲ	颈深中	颈动脉分叉至肩胛舌骨肌与颈内静脉交叉，沿颈内静脉排列
Ⅳ	Ⅳ	颈深下	肩胛舌骨肌以下沿颈内静脉排列
Ⅴ	Ⅴ	颈后三角	颈后三角区内
Ⅵ	Ⅵ	颈前（前间隙）	气管前、气管旁及甲状腺周围

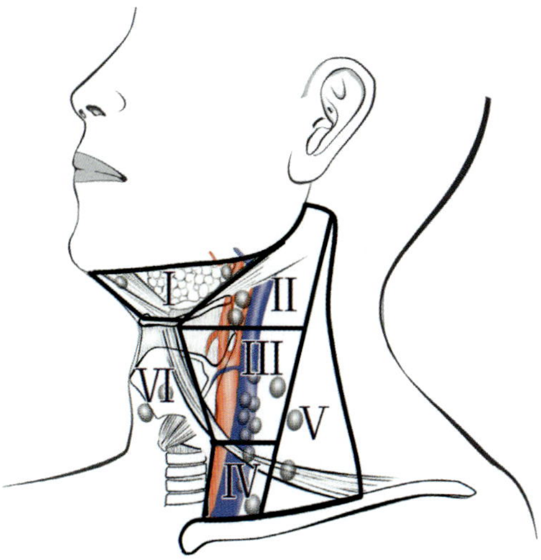

图 2-6　颈淋巴结分组

（四）颞下颌关节检查

1. 面型及关节动度检查　颞下颌关节与颌骨，特别是与下颌骨关系密切，而下颌骨参与面型构成，因此做颞下颌关节检查时，应注意观察面部左右是否对称，关节区、下颌角、下颌支和下颌体的大小和长度是否正常，两侧是否对称，此外，还应检查颏点是否居中，面下 1/3 是否协调等。

髁突活动度检查有两种方法：以双手示指或中指分别置于两侧耳屏前方。髁突外侧，让患者做开闭口运动，感触髁突动度；后将两手小指伸入外耳道内，贴外耳道前壁进行触诊（图 2-7），了解髁突活动度和冲击感，并注意两侧对比，以协助关节疾病的诊断。

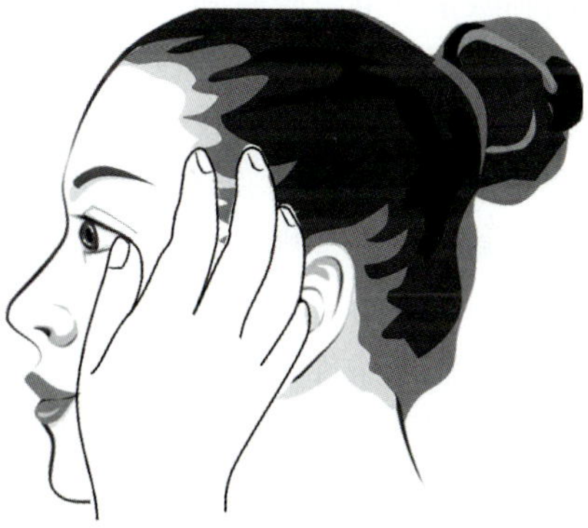

图 2-7　颞下颌关节检查法：外耳道小指触诊法

2. 咀嚼肌检查　检查颞肌、咬肌等咀嚼肌群的收缩力，触压其是否有疼痛，观察两侧是否对称、协调。在口内可按咀嚼肌的解剖部位，扪触颞肌前份（下颌之前缘向上）、翼外肌下头（上颌结节上方）和翼内肌下部（下颌磨牙舌侧后下方和下颌支内侧面），进行左右对比，检查有无压痛等异常。

3. 下颌运动检查　通过患者的开闭口运动、前伸运动和侧颌运动，检查关节功能是否正常，有无疼痛、弹响或杂音；观察弹响发生的时间、性质、次数和响度；两侧关节动度是否一致，有无偏斜；开口度和开口型是否正常，以及在开闭口运动时是否出现关节绞索等异常现象。

4. 咬合关系检查　咬合异常是颞下颌关节病病因之一，因此对咬合关系的检查切不可忽视。咬合关系检查时，首先应检查咬合关系是否正常、有无紊乱；殆覆盖情况、殆曲线、补偿曲线是否正常；牙磨耗是否均匀一致，程度如何。此外，还应检查有无龋病、牙周病、牙缺失和牙倾斜等，以便为关节疾病的诊断和治疗提供客观依据。

（五）唾液腺检查

1. 一般检查　唾液腺检查的重点是三对大唾液腺，但对某些疾病来说，小唾液腺的检查也不应忽视。唾液腺检查应采用两侧对比的方法，对两侧都有病变的患者，应与正常解剖形态、大小相比较。此外，还应注意导管口和分泌物的情况；必要时可按摩推压腺体，增加分泌，以便更好地观察分泌情况。检查中应特别注意分泌物的颜色、流量和性质，如有需要可进行实验室检查。

腮腺和下颌下腺的扪诊应包括腺体和导管。腮腺扪诊一般以示、中、环指三指平触为宜，切忌用手指提拉触摸，因此法易将腺叶误认为腮腺肿块。下颌下腺和舌下腺的扪诊则常采用双手合诊法检查。唾液腺导管的扪诊除注意有无结石外，还应注意导管的粗细和质地。对有狭窄的唾液腺导管的检查可采用探诊。探针应钝而细，且应在排除有结石存在可能后方可进行，以免将结石推向深部。在行唾液腺造影、冲洗、注药等检查和治疗时，动作应轻柔、准确，避免刺伤导管、乳头或将药物注射到导管外的软组织中。

2. 分泌功能检查　唾液腺分泌功能检查对唾液腺疾病的诊断有较大帮助。通过分泌功能检查，可以明确疾病是阻塞性病变还是萎缩性分泌抑制，是局部病变的结果还是系统疾病的表现。分泌功能的检查主要包括两个方面：

（1）定性检查：给患者以酸性物质（临床上常以 2% 枸橼酸、维生素 C 和 1% 枸橼酸等置于舌背或舌缘），使腺体分泌反射性增加；根据腺体本身变化和分泌情况，判断腺体的分泌功能和导管的通畅程度。如酸刺激后导管口有大量唾液流出，说明分泌功能正常，导管也无阻塞；如导管口唾液流出量少或无唾液流出，同时腺体迅速肿大，患者述腺体肿痛，说明分泌功能存在，但有导管阻塞；如既无唾液流出，也无腺体变化和肿痛症状，说明分泌功能可能已经丧失。

（2）定量检查：正常人每天唾液总量为 1000 ～ 1500 ml，其中 90% 为腮腺和下颌下腺分泌，舌下腺仅占 3% ～ 5%，小唾液腺分泌量更少，故唾液腺分泌功能的定量检查，是根据相同刺激条件下，腮腺和下颌下腺唾液分泌量多少来协助某些唾液腺疾病的诊断的。

唾液腺的定量检查包括唾液流量定量检查和唾液成分定量检查。唾液流量除生理性变化睡眠时分泌甚少、早晨较少、午后增加外，在某些病变时，流量也有相应改变。如急性口炎和重金属中毒等可使唾液分泌增加，而慢性唾液腺炎、唾液腺结石、淋巴上皮病等则可使唾液分泌明显减少。除常规检查外，唾液腺分泌情况也可采用放射性核素扫描进行测定。

唾液中含有的电解质、蛋白质、尿酸、尿素、镁和免疫球蛋白等，在正常人有一定的正常值。在病理条件下，各种成分会发生相应变化，因而有助于一些疾病的诊断。如唾液腺炎时钠升高，钾下降；唾液腺肥大时则钾升高，钠下降；而唾液腺炎、淋巴上皮病及口腔癌患者唾液中均可见 SIgA 升高。

二、辅助检查 Auxiliary examinations

如果一般检查时明确某些疾病的诊断仍有一定困难，就需要借助辅助检查才能确诊。临床上辅助手段和方法、设备随着科学技术的发展越来越多，若能合理使用辅助检查手段，就能在很大程度上提高临床诊断水平。但若没有进行完整和彻底的一般检查，盲目使用辅助检查手段，不仅对疾病的确诊以及治疗计划的制定没有帮助，反而会带来混乱，也增加了患者的经济负担。作为临床医师，除了掌握扎实的基础知识外，不断学习新理论，吸收新知识，学会运用新的检查方法，对提高个人临床技能和诊治能力均有重要意义。

（一）实验室检查

实验室检查（laboratory tests）是全面认识疾病的重要辅助手段，对疾病的诊断、治疗和对全身情况的监测均有参考价值。检查内容主要包括一般检查、生化检查、免疫学检查、血液学检查和微生物检查等。对口腔颌面外科而言，微生物检查涉及常规需氧菌和厌氧菌的检查；

与免疫有关的疾病应行免疫学检验；手术前准备则常需进行生化和血液学检验。

口腔颌面外科患者手术前的实验室检查，与其他外科手术患者一样，需要进行血细胞分析、凝血功能和血型检查，需要检查大小便情况，还要了解患者肝、肾功能以及全身代谢的情况（比如：血糖、总蛋白与白蛋白）。为避免交叉感染（cross infection），应除外患者患有乙型、丙型肝炎，艾滋病和梅毒等传染病可能。

（二）穿刺检查

对触诊有波动感或非实质性含液体的肿块，可用注射针做穿刺（puncture）检查。通过穿刺抽吸肿块内容物，了解内容物的颜色、透明度、黏稠度等性质，可以进一步协助诊断。穿刺检查的优点是简便、易行、直观，有时可以达到直接确诊的功效。例如，血管瘤可以抽出可凝固的血液，舌下腺囊肿可以抽出蛋清样黏液，角化囊肿抽出液中可含皮脂样物质或镜下可见的胆固醇结晶，脓肿可以抽出脓液等。必要时应将抽出物送病理或涂片检查，以进一步明确其性质。穿刺应在严格消毒的条件下进行，应注意选用适宜的针头。临床上脓肿穿刺多选用 8 号或 9 号粗针，血管瘤选用 7 号针。

（三）活体组织检查

活体组织检查（biopsy）（简称活检）是从病变部位取一小块组织制成切片，通过适当染色后在显微镜下观察细胞的形态和结构，以确定病变性质、肿瘤类型及分化程度的检查方法。这是目前比较准确可靠的，也是结论性的诊断方法。但也非绝对，必须结合临床和其他检查综合分析，才能更正确地作出诊断。另一方面，活体组织检查必须正确掌握，因为不恰当的活体组织检查不但增加患者的痛苦，而且可以促进肿瘤转移，影响治疗效果。

从原则上讲，应争取诊断和治疗同期完成；必须先行活检明确诊断者，活检时间和治疗时间应尽可能接近。常用的活体组织检查方法介绍如下：

1. 切取活体组织检查　只用于表浅或有溃疡的肿瘤。可以不用麻醉或在局部阻滞麻醉下进行，浸润麻醉不宜采用。用 11 号手术刀，最好在肿瘤边缘与正常组织交界处切取 0.5 ~ 1.0 cm 的一块楔状组织，立即放入 10% 甲醛溶液中固定，以备病理检查。局部压迫止血，不必严密缝合（图 2-8）。黏膜病变标本取材不应小于 0.2 cm × 0.6 cm。对舌根及口咽部肿瘤的钳取组织活检，因一般只能钳取到表面组织，其诊断结论有时不甚可靠，必须结合临床。切取活检时，应尽量减少机械损伤，亦不宜使用染料类消毒剂，以免肿瘤细胞变形或着色而影响诊断。因电刀可引起细胞内蛋白质变性，切取标本时也不应采用。还应注意切取组织宜深，不要在坏死部位切取，以免取到坏死组织，做出错误结论。对于有多处、多种损害的病变，可在不同病变部位多处取材。

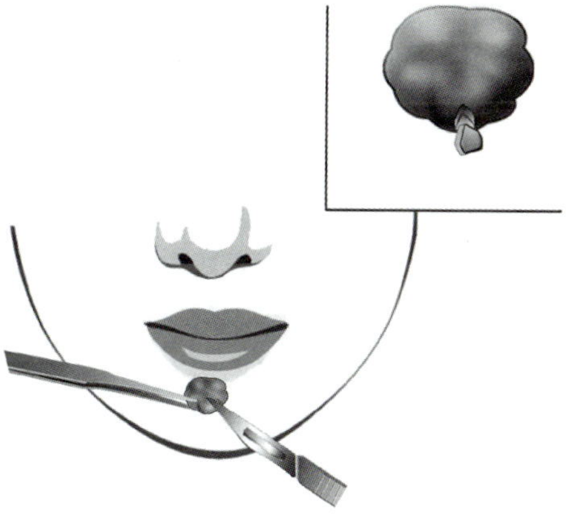

图 2-8　切取活体组织检查

需要指出的是，血管性病变和恶性黑色素瘤一般不做切取性活体组织检查，以免造成大出血或肿瘤快速转移。

2. 吸取活体组织检查　深部肿瘤或表面完整较大的肿瘤及颈部大的淋巴结可行吸取组织检查。此法操作简便，可减少患者痛苦，对面颈部肿瘤的诊断有一定的价值。但有时因吸取的组织过少，使诊断发生困难。另外的不足是可能引起内出血及存在癌细胞扩散和种植的可能。

近年来，对唾液腺肿瘤和某些深部肿瘤也可用 6 号针头行穿刺细胞学检查，或称“细针吸取活检”（fine needle aspiration biopsy），而粗针吸取活检，应使用专用的活检吸取套管针，所取得的标本能进行组织学检查，目前仅适用于口腔颌面部的深部肿瘤，其他情况多不提倡。此外，穿刺检查还应掌握正确的操作方法，要注意进针的深度和方向，以免损伤重要的组织结构。临床上如怀疑是颈动脉体瘤，则禁忌穿刺；怀疑是结核性病变或恶性肿瘤时，进针时要注意避免因穿刺形成经久不愈的窦道或肿瘤细胞种植。

操作方法：皮肤消毒，局麻后用尖刀将皮肤或黏膜刺开 0.2 cm 的破口，用带芯的穿刺针接上 50 ml 针管，自破口处刺入肿瘤。进针途径应避开重要的血管、神经和组织，进入肿瘤后，强抽针栓保持针内负压，然后将针向各个方向穿刺 2 ~ 3 次，切断吸入针管内的组织，缓慢拔除针头后方可解除负压（图 2-9）。如用粗针吸取，此时，针管内常可获得细条状肿瘤组织。推出针管内肿瘤组织，放在滤纸上，再放入 10% 甲醛溶液中固定后送检。如吸出的是液体，亦不应轻易放弃，过滤后常有组织细胞沉淀，这时可行细胞学病理检查。此后如需手术治疗，也需将穿刺点皮肤一并切除。

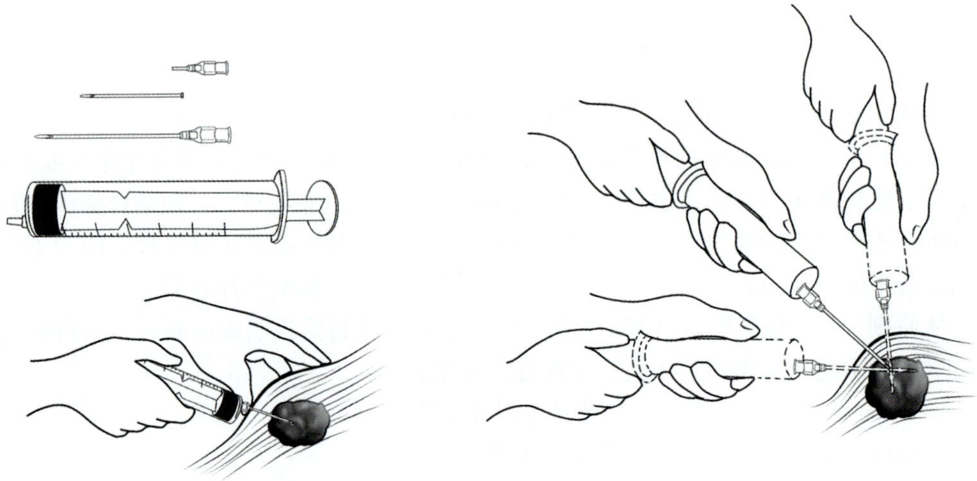

图 2-9　穿刺细胞学检查

3．切除活体组织检查　适用于皮肤黏膜完整，位于深部的可切除的小型肿瘤或淋巴结。它的优点是不打开肿瘤，不会造成肿瘤的种植或转移；整块瘤体送检，诊断信息量更多。切除活体组织检查时，边界应包括病变周围一定的正常组织。

4．冷冻活体组织检查　对已决定手术治疗的病变，应争取冷冻活体组织检查与手术同期完成。冷冻活体组织检查是一种能迅速确诊的病理检查方法，对临床上不易确诊又怀疑有恶性变的肿瘤，常可以协助迅速明确肿瘤的性质，从而确定切除的范围。比如，需判断唾液腺多形性腺瘤有无恶变时，常采用此法。但冷冻活检也有缺点，由于切片较厚，有时对肿瘤的性质及类型不易完全确定，有一定的误差。目前，冷冻活检的确诊率在 95% 以上。冷冻切片不同于石蜡切片对组织标本的要求，冷冻活检需要新鲜标本，送检前不应进行固定。

（四）涂片检查

取脓液或溃疡、创面分泌物进行涂片（smear）检查，可观察、确定分泌物的性质和感染菌种，必要时可做细菌培养和抗生素敏感试验，以指导临床用药。

（五）超声检查

超声（ultrasound）在人体内传播的时候，由于各种组织器官的密度和特性不同，正常和病变组织的声阻抗就有一定的差异，从而产生不同的回波波形、曲线和图像。据此，可以确定病变的大小、深浅和性质。超声检查的优点是：无痛、无创、软组织分辨力强、成像迅速、可观察运动的脏器。超声在口腔颌面部主要用于唾液腺、下颌下和面颈部肿块的检查，以明确是否有占位性病变，是囊性还是实性等。各型超声检查中，B 型超声准确性较高，且能分辨深部肿瘤和邻近重要血管的关系。近来，彩色超声检查在皮瓣转移血供定位上有较广的应用。

（六）X 线检查

人体各种组织器官的密度、厚度不同，经 X 线的吸收和透过量不一致，在照片上就形成黑白的密度对比。同一组织器官发生病理变化时，密度也会有别于正常状态，因而可以明确病变的部位、大小和性质。口腔颌面部 X 线检查（radiodiagnosis）可用于牙体、牙髓、牙周及颌骨病变的诊断。与造影剂联合应用还可对颌面部软组织器官的病变进行检查。颌面部 X 线检查主要包括平片检查、体层摄影检查、造影检查。荧光透视检查（简称透视），目前主要用于脏器运动功能的检查。

（七）计算机断层摄影检查

计算机断层摄影（computerized tomography，CT）（图 2-10）亦称计算机控制的 X 线断层检查，即用 X 线束对人体某一部位按一定厚度的层面进行扫描，以探测器接受透过断层的 X 线，并转换成可见光后，由光电转换器转变成电流，经模拟 / 数字转换器转为数字，输入计算机处理后，再经数字 / 模拟转换器形成 CT 图像。相对常规 X 线摄片，CT 具有更高的密度分辨率和空间分辨率，可以显示组织间 0.1% ~ 0.5% 的 X 线吸收值差异，因而可以使软组织很好地显影，并在良好的解剖图像背景上显示病变影像。CT 还可以对图像进行三维重建，对于颅面骨的显示更为全面和直观。CT 对颌面部肿瘤，特别是面深部肿瘤的早期诊断及其与周围重要组织的关系，能提供较准确的信息，对指导手术有重要意义。CT 扫描所获得的数据还成为目前方兴未艾的数字外科的重要基础。

目前，在头颈部肿瘤临床常使用 CT 增强检查（enhanced CT examination），这种检查可用于病变的诊断和分期。检查方法是通过静脉注入碘对比剂后进行 CT 扫描。由于血管内含有高浓度的碘对比剂，故血管会显影。可以用于对血管类病变的诊断。而对于病变组织，由于其与正常组织具有不同的血液供应特征，因此呈现不同的强化改变，可以据此对疾病进行定性诊断；另外病变与正常组织强化程度不同，会形成二者之间的密度差异，据此可以发现平扫呈均等密度的或者非常小的病变。

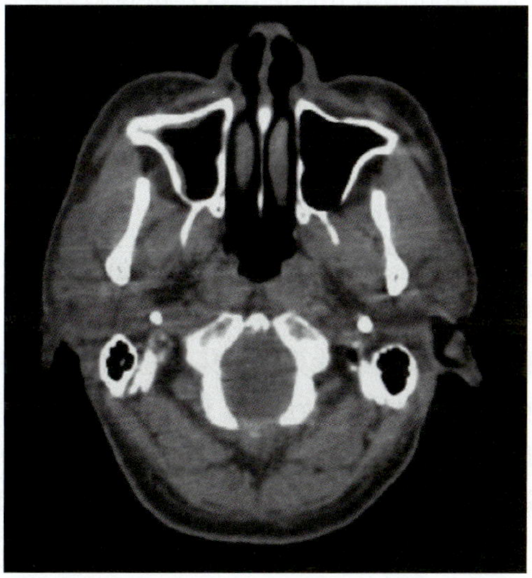

图 2-10　健康人 CT 图像（轴位）

近年来，随着口腔颌面锥形束 CT（cone beam computed tomography，CBCT）的问世和不断发展，其在牙及牙周疾病的诊断、埋伏牙定位、颞下颌关节疾病诊断、牙种植术的术前设计以及颌骨肿物及整形等方面都得到了广泛应用。CBCT 以其放射剂量小、设备简便等优势越来越受到重视。同样，CBCT 也是数字外科获取数据的重要工具。

（八）磁共振成像检查

磁共振成像（magnetic resonance image，MRI）属于生物磁自旋成像技术，是利用收集磁共振现象所产生的信号而重建图像的技术。MRI 也是一种非创伤性检查方法。其特点是显示的解剖结构逼真，病变同解剖结构的关系明确，能使血管显影，且具有三维图像，因而更有利于病变的定位。临床上，凡能够被 CT 查出的肿瘤，都能被 MRI 查出，其软组织对比度优于 CT。由于 MRI 可作任意方向的多层面成像，对重要区域的连续成像、对了解病变的全貌有极大的帮助。颌面部常用的成像方式主要为横断面和冠状面成像，偶尔可用矢状面成像。

在颌面外科，MRI 主要用于肿瘤、血管性病变及颞下颌关节疾病的检查诊断，尤其是颅内和舌根部良、恶性肿瘤的诊断和定位方面。对炎症和囊肿的检查也有临床参考价值。

（九）数字减影血管造影检查

数字减影血管造影（digital subtraction angiography，DSA）是利用计算机处理数字化影像信息，并通过减影技术消除骨骼和软组织影像的新一代血管造影技术。DSA 较常规的血管造影具有诊断敏感性高，造影剂密度低、剂量小，可观察血流动态图像等优点，已被广泛应用于心血管系统疾病的诊断和介入治疗；对了解颌面部肿瘤的血液供养和回流血管及其与周围大血管的关系有重要价值。目前多用于颌面颈部血管、动静脉瘘及血运丰富的良、恶性肿瘤的检查、诊断和治疗，特别是颌面部血管畸形的介入栓塞治疗上，有较广泛的应用。不足之处是不能显示病变与周围组织的关系，故尚需与其他检查配合使用。

（十）放射性核素检查

放射性核素检查（radioisotope examination）主要用于肿瘤的检查和诊断，也可用于唾液腺、骨组织疾病的诊断或临床和科研的示踪手段。由于肿瘤细胞与正常细胞在代谢上有区别，核素的分布也不相同。给患者服用或注射放射性核素后，可应用扫描或计数，通过测定放射性物质的分布情况来进行诊断和鉴别诊断。其中最突出的是闪烁照相的广泛应用，其优点是灵敏度和分辨率高，图片清晰，扫描时间短。目前倾向于应用半衰期短、能量低的核素，如 ^{99m}Tc、^{131}I、^{32}P、^{85}Sr、^{113}In、^{67}Ga 等。甲状腺癌和口腔内异位甲状腺可应用 ^{131}I 或 ^{125}I 诊断，^{125}I 分辨率较好。诊断颌骨恶性肿瘤主要用 ^{99m}Tc。

唾液腺炎性疾病和部分肿瘤可采用唾液腺核素显影检查，其中对炎性疾病的动态功能检查被认为是唾液腺功能检查中最佳的方法。

（十一）核素发射计算机断层摄影检查

核素发射计算机断层摄影（emission computed tomography，ECT）是当今性能最先进、最全面的核医学显影检查。其原理是由 γ 闪烁探测器围绕人体做 180° 或 360° 的自动旋转，对摄入体内的 γ 光子进行多角度的探测，经计算机采集信息，再用特定软件和快速阵列处理机重建成各种断层影像。其实质是电子计算机断层（CT）与核医学示踪原理相结合的产物。根据所使用的核素和成像原理的差异，ECT 又可分为正电子型（PET）和单光子型（SPECT）。由于后者应用更广，通常所说的 ECT 均指 SPECT。与 CT 相比，ECT 信息采集量大，示踪剂适应面广，特异性高，化学、物理及放射性负荷低，不干扰机体内环境的稳定，具有定性和定量双重功效，是唯一的活体生理、生化、功能、代谢信息的四维显像方式，故对某些疾病的诊断和对人体重要脏器的功能测定有一定的优越性。在口腔颌面外科可用于唾液腺疾病的诊断以及判断恶性肿瘤有无全身转移病灶，特别是骨转移，SPECT 常能在有 X 线表现之前查出。此外，还可用于检查移植组织（骨或软组织瓣）血运情况和协助颈部血管性疾病的诊断。

近年来 PET 的应用亦日趋增多（图 2-11），对肿瘤的诊断甚有价值，但仍不乏阳性和假阳性的病例。

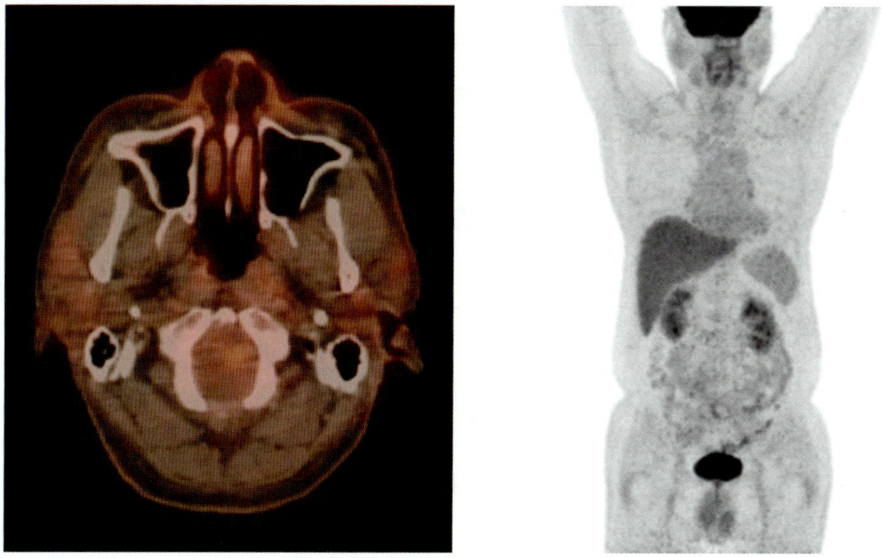

图 2-11　健康人 PET 图像

（十二）关节内镜检查

关节内镜（arthroendoscopy）在口腔颌面外科主要用于颞下颌关节疾病的检查。诊断性关节镜的临床应用，主要是针对临床上怀疑有关节病，又无法用其他检查手段进行确诊，并且能否确诊将直接影响后续治疗方案的患者。由于关节内镜可以直接获取颞下颌关节囊内的组织结构图像，通过颞下颌关节镜检查，可以对颞下颌结构紊乱、骨关节病、关节滑膜炎、关节粘连、关节运动过度（半脱位和全脱位）等进行确诊。颞下颌关节镜除了可以用于关节疾病的诊断之外，近年来治疗性关节镜也获得了长足进步。需要指出的是，尽管关节镜属于微创外科，具有损伤小、恢复快的特点，但关节镜检查仍然是一种创伤性检查手段，一般提倡关节镜检查和治疗同期完成。

（十三）手术探查

经过上述各项检查还不能明确疾病的性质，做不出确切的诊断时，可行手术探查（surgical exploration）。手术探查的目的是采用手术的方法，了解病变的性质、范围及其与周围组织的关系。必要时亦可在手术台上切取小块病变组织做病理检查，以求确诊，并根据诊断确定进一步的治疗方案。同常规手术一样，术前也应有认真的讨论和充分的准备，要避免盲目的手术探查。

完善的检查和准确的判断是外科学的重要组成部分，因为这样既可以明确疾病的诊断，还可以对手术方案的设计提供可靠的依据。口腔颌面外科学作为与临床医学关系最为密切的口腔医学学科，其检查、诊断和判断过程首先应该遵循外科学的原则；口腔颌面部同时又是结构复杂、重要结构较多的区域，因此该部位的检查与评估方法又具有其特殊性和复杂性。

认真学习本节内容，能对口腔颌面部检查的内容有一个比较全面的了解。作为现代医学发展的标志，各项辅助检查手段都可分别用于口腔颌面外科的术前评估，对判断口腔颌面部疾病的性质和侵及范围，很有帮助。

链接：
临床案例

第二节 消毒和灭菌
Disinfections and Sterilization

提 要

外科手术感染曾经是患者术后死亡的主要原因之一，也曾严重地阻碍手术的实施与发展。因此无菌术作为现代外科发展的三大支柱之一，消毒和灭菌的相关知识必须为每个医生所掌握。本节不仅对《外科学》所介绍的消毒与灭菌的知识予以复习，而且对口腔颌面外科手术对无菌术的要求进行详细介绍。口腔颌面部多污染切口，但是无菌术的要求同样严格，手术器械、手术人员和手术部位的消毒与灭菌同样马虎不得。

口腔颌面外科作为外科学的分支，应该遵循外科学的各项原则。比如，指导外科医生治疗化脓性阑尾炎和指导口腔颌面外科医生治疗牙源性蜂窝织炎的原则是完全一样的。无菌术（asepsis）是外科学的最基本技术之一，决定着每一例外科手术的成败，进行彻底的消毒和灭菌是防止术后感染和交叉感染，保证手术的效果，减少并发症的重要措施，口腔颌面外科医生也应严格遵循。但是无菌术会根据外科手术的部位不同，而发生某些变化。口腔颌面部存在的腔窦是细菌寄生和繁殖的温床，且口腔内无法达到无菌状态，故手术后发生感染的机会较多。但口腔颌面部丰富的血液供应和局部组织的抵抗力，又使得该部位有较高的抗感染能力。对一个口腔颌面外科医生而言，重要的是不仅要了解外科的基本原则，还要掌握在口腔颌面部如何运用这些原则。

虽然口腔颌面部手术中绝对严格地实行无菌术是不可能的，但仍然无任何理由完全放弃无菌术常规。口腔颌面外科无菌术最起码应该明显地去除某些交叉感染途径，比如，由患者感染医生、由医生感染患者以及通过医生或医生使用的医疗器械的污染（contamination），由一个患者感染给另一个患者。手术创口的污染首先由于隐匿于皮肤黏膜内的微生物，其次就是手术者的鼻、喉和手的污染，再次是器械和敷料消毒不彻底等。三者之中，后两者都是不可原谅的。

可见，在进行口腔颌面外科手术时，同样必须严格遵守无菌观念，一丝不苟地完成消毒和灭菌工作，保证手术的最终成功。

一、手术室与手术器材的消毒灭菌 Disinfections and sterilization of the operation room and surgical armamentarium

（一）手术室的消毒与灭菌

口腔颌面外科手术室和手术器材的消毒灭菌要求及原则与一般手术室基本相同，其使用的药品和方法也基本一致。门诊手术室应与治疗室或拔牙室分开，在连续进行多个手术时应遵循先无菌、次污染、后感染的原则，以免发生交叉感染。手术室应定期进行空气消毒，一般每日应进行1次，常用的方法有紫外线照射、电子灭菌等消毒或化学药物加热蒸气消毒，如过氧乙酸、甲醛溶液等。

（二）手术器械、敷料的消毒

1. 高压蒸汽灭菌（autoclaving）此法运用的是高压炊具的原理，所使用的是在某一特定压力下的蒸汽进行消毒。湿热消毒是现在公认的最有效的物理消毒方法，可有效地破坏某些特异性芽孢、病毒和化脓性微生物。高压灭菌消毒器是由一个带气密装置的水槽、真空泵和压力控制装置组成，其工作状态为温度 121 ℃，压力 103.4 kPa，15 min 和 134 ℃，压力 206.8 kPa，最少 3 min。消毒时间可根据气密水槽内装载的消毒物品进行设定。消毒包中应放置颜色可变化的试纸作为指示剂，监测消毒的效果。一般器械、布类、纱布、棉花类及棉胶类均可使用。过去认为难以消毒的高速涡轮机和骨动力系统均可消毒。

2. 煮沸消毒法　此方法简单，应用方便，适用于耐热、耐湿物品，但可使刀刃的锋利性受损。消毒时间应自水煮沸后开始计算。一般需 15 ~ 20 min。对肝炎患者污染的器械与物品，应煮沸 30 min。加入 2% 碳酸氢钠时，沸点即达 105 ℃，可缩短消毒时间，效果更佳（金属器械煮沸 5 min 即可达到灭菌要求），并可防锈。

目前认为，这种消毒方法效果有限，因为这种方法不足以杀灭细菌芽孢。选择这种消毒方法必须要保证所有器械都全部浸润在水中，才能保证消毒效果，而且，金属器械也不致生锈。

3. 干热灭菌法　干热灭菌法（dry heat sterilization）是利用电热或红外线烤箱高热烘烤进行灭菌。适用于玻璃、陶瓷等器具，以及不易用高压蒸汽灭菌的明胶海绵、凡士林、油脂、液状石蜡和各种粉剂等物品。不耐高热的物品，如棉织品、合成纤维、塑料及橡胶制品等，不可用此法灭菌。干热灭菌的温度和维持时间应根据消毒物品导热快慢、包装大小和安放情况而定。一般 160 ℃应持续 120 min，170 ℃应持续 90 min，180 ℃应持续 60 min。

4. 化学消毒（冷消毒）法　化学消毒（冷消毒）（chemical or cold disinfection）应选择具有杀菌谱广、毒性低、无刺激性、性能稳定、无腐蚀性、作用速度快等优点的化学消毒剂。各种化学消毒剂可按其杀灭微生物作用水平分为高、中、低三种类型，可根据不同的消毒目的选用。如：

（1）乙醇：在醇类中最常用，是良好的皮肤消毒剂。医疗器械消毒，可用 70% ~ 80% 乙醇浸泡，但仅用于一般不进入无菌组织的器械灭菌，浸泡时间为 30 min。目前对乙醇作为化学消毒剂存在争论的原因是因为其对微生物杀灭作用不佳，对细菌芽孢基本无效。使用环境中存在体液、血液和脓液（pus）等时根本不发生效果。

（2）戊二醛：此为一优良广谱消毒剂，能杀灭各种细菌繁殖体与细菌芽孢以及真菌与病毒。无色、无刺激，腐蚀性较小。有机物对其消毒效果影响极微。适用于多种医疗器械的消毒。制剂为 2% 碱性戊二醛。用其浸泡器械，在 2 min 内，可杀灭细菌繁殖体，10 min 内可杀灭真菌、结核分枝杆菌，15 ~ 30 min 可杀灭乙型肝炎病毒，杀灭细菌芽孢则需 4 ~ 12 h。

（3）聚维酮碘：是碘与表面活性剂的不定型结合物。可配成水或乙醇溶液使用。可杀灭各种细菌繁殖体与芽孢，以及真菌和病毒，乙醇溶液较水溶液杀菌作用更强。消毒器械可用 1 ~ 2 mg/ml 的有效碘溶液浸泡 1 ~ 2 h。

（4）甲醛溶液：含甲醛 36% ~ 40%，即福尔马林溶液。本品具有良好杀菌作用，可杀灭细菌繁殖体与芽孢，以及真菌和病毒。用于外科器械灭菌，使用 10% 溶液，浸泡 60 ~ 120 min，用时应以灭菌蒸馏水冲净残留药液。

（5）含氯消毒剂：消毒剂溶于水中可产生次氯酸者称为含氯消毒剂。目前常用的有漂白粉、三次氯酸钙合二氢氧化钙（三合二）、次氯酸钙、二氯异氰尿酸钠、84 消毒液等。含氯消毒剂杀菌谱广，对细菌繁殖体、病毒、真菌孢子及细菌芽孢均有杀灭作用。

（6）过氧乙酸：其气体和溶液均具有较强的杀菌作用。杀灭细菌芽孢用 1% 浓度，5 min 可奏效，而杀灭繁殖体型微生物则仅需 0.01% ~ 0.5% 的浓度，时间 0.5 ~ 10 min 即可。对乙肝病毒也有杀灭作用。

5. 特殊器械的消毒　手术室或口腔外科门诊确实有一部分器械，如气动骨动力系统的导气带以及不耐热的塑料制品等，无法使用高温和浸泡消毒。一般可采用 40% 甲醛蒸气消毒法，应持续 40 min 以上。

目前有的手术室已开展的使用环氧乙烷（ethylene oxide）气体消毒方法，也是比较可靠的方法之一。

随着内镜技术在口腔颌面外科领域内逐渐应用，对于内镜的消毒，也有一定的要求。内径的耐热部分，如各种金属套筒等可采用高压蒸汽灭菌，而不耐热的部分，如各种透镜和光导纤维组件，可使用化学消毒法，如戊二醛等浸泡。

总之，手术器械的消毒和灭菌是保证手术成功的重要一环。在消毒时，要保证器械上尽量少地带有油脂等杂质，以免影响消毒的效果。即使是高压蒸汽灭菌，也要注意其无菌期限。另外，大量的一次性器械和物品现已广泛地用于手术当中。使用国家药品监督管理部门认可的经过工厂化严格消毒灭菌处理的一次性物品，能有效地防止医院感染（nosocomial infection）的发生。

二、手术者的消毒 Disinfections of surgical team

手术者的消毒包括更换手术室的衣、裤、鞋、帽及口罩等清洁准备，手的洗刷浸泡，穿手术衣及戴橡皮手套等步骤，其原则、方法及消毒剂与外科手术的要求完全相同。

三、手术区的消毒灭菌 Disinfections and sterilization of surgical area

（一）术前准备

患者在术前应行理发、沐浴和备皮（具强有效的消毒条件或美容手术时可免去剃发）。与口腔相通的大手术，特别是需植骨、植皮者，应先做口腔洁治、龋牙充填和残根拔除，并用 1 ∶ 5000 高锰酸钾液或 1 ∶ 1000 氯己定液含漱；取皮及取骨区应在术前 1 日彻底清洗、备皮，以乙醇消毒后用无菌敷料包扎。

（二）常用消毒药物

1. 碘酊　杀菌力强，但刺激性大，故在不同部位使用浓度不同；消毒颌面颈部为 2%，口腔内为 1%，头皮部位 3%。使用后应予脱碘，碘过敏者禁用。

2. 氯己定　为广谱消毒剂，刺激性小，故使用广泛。皮肤消毒浓度为 0.5%，以 0.5% 氯己定乙醇（70% 乙醇）消毒效果更佳。口腔内及创口消毒浓度为 0.1%。

3. 聚维酮碘　含有效碘 0.5% 的聚维酮碘水溶液用于皮肤和手的消毒，同样也可用于口腔黏膜的术前消毒，其作用优于碘酊。具有消毒彻底，刺激性小，着色浅的优点。

4. 75% 乙醇　最常应用，其消毒力较弱，故常与碘酊先后使用，起脱碘作用。

（三）消毒方法与范围

1. 消毒方法　应从术区中心开始，逐步向四周环绕涂布，但感染创口相反。涂药时不可留有空白，并避免药液流入呼吸道和眼内。与口腔相同的手术及多个术区的手术应分别消毒。

2. 消毒范围　头颈部手术消毒范围应至术区外 10 cm，四肢、躯干则需扩大至 20 cm，以保证有足够的安全范围为原则。常用手术消毒范围如表 2-4 所示。

表 2-4　外科常用手术消毒范围

手术区域	消毒范围
口腔内手术	（1）全部口腔 （2）面部
面部手术	上界：眶上缘平线；下界：颈上线；侧界：两侧耳前线 上界：平发际线 下界：颈上线 侧界：两侧耳前线
腮腺区手术	上界：患侧发际上 8 cm 下界：锁骨上线 前界：中线 后界：耳后 8 cm 因麻醉或手术需要显露口腔者应消毒口内及全面部
下颌下区手术	上界：眶下平线 下界：锁骨上线 前界：过中线 后界：耳后
颏下区手术	上界：上唇全部 下界：颈下线 侧界：两侧耳前线
颈部手术	上界：颧骨至鼻翼、上唇线 下界：胸部乳头线 前界：过中线 5 cm。如系双侧或在中线处手术，对侧颈部也应全部消毒
胸部手术（包括取皮、取皮瓣、取肋骨等）	后界：颈后三角区、同侧颈部及乳突发际上 5 cm 上界：颈上线 下界：平脐 外界：过腋后线，包括全部肩关节及腋下区
腹部手术（包括取皮、皮瓣制备等）	内界：过对侧锁骨中线 上界：两乳头连线 下界：耻骨联合 外界：腋后线 内界：过中线 5 cm
股部手术（包括取皮、取皮瓣、骨瓣、取筋膜等）	上界：髋上 8 cm 下界：膝关节下 5 cm 外界：髂后上嵴 内界：过中线 5 cm
上臂部手术（包括取皮、皮瓣制备等）	上界：全肩部、腋下、前胸侧至乳头线 下界：肘关节下 5 cm 内外界：应包括上臂
小腿手术（腓骨瓣制取） 足背部手术（包括取皮瓣等）	大腿下 1/3 以下致整个足部 上界：小腿下 2/3 全部 下界：足全部
前臂部手术（取皮瓣等）	上界：肘关节以上 5 cm 下界：手全部

（四）消毒巾铺置法

口腔颌面部的外形不规则，且有腔道、孔裂存在，头皮部生有头发，其手术铺巾具有一定的难度。一般应在消毒前戴帽遮发；消毒后以消毒巾包头，以防污染，常用的铺巾法有以下几种：

1. 包头法　患者主动或被动抬头，将重叠的两块消毒巾置于头颈下手术台上，头部放下后，将上层消毒巾分别自两侧耳前或耳后向中央包绕，使头和面上部均包于消毒巾内并以巾钳固定［图2-12（1）～（4）］。

2. 手术野铺巾法

（1）孔巾铺置法：将孔巾之孔部对准术区而将头面部遮盖，以巾钳或缚带固定（图2-13）。此法适用于门诊小手术。

（2）三角形手术野铺巾法：用3块消毒巾分别铺置，呈三角形遮盖术区周围皮肤，以巾钳固定（图2-14），此法适用于口腔、鼻、唇及颊部手术。

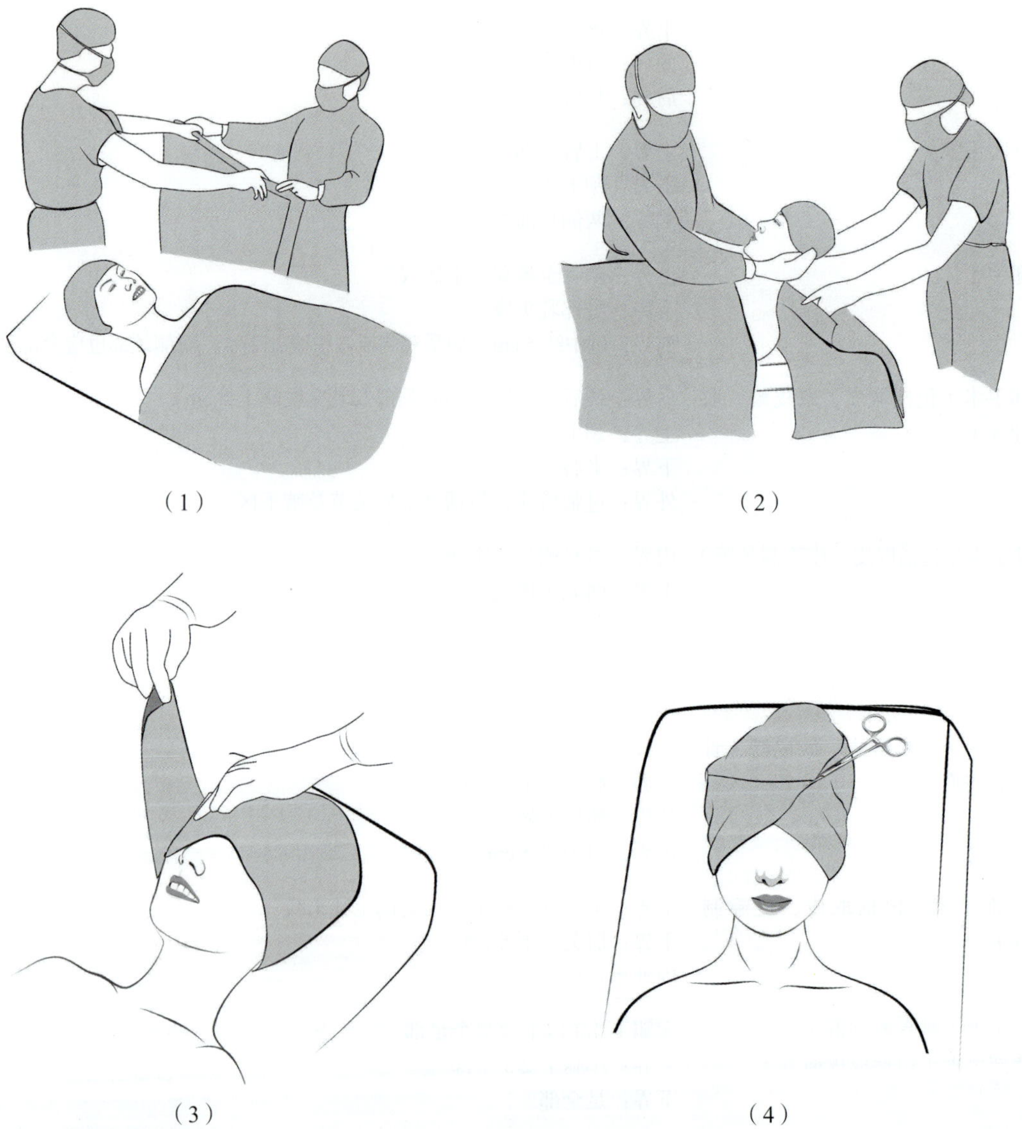

（1）　（2）　（3）　（4）

图2-12　包头法操作步骤

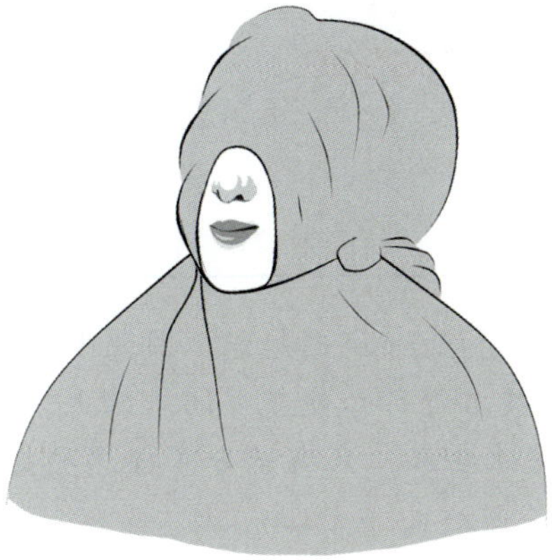

图 2-13　孔巾铺置法

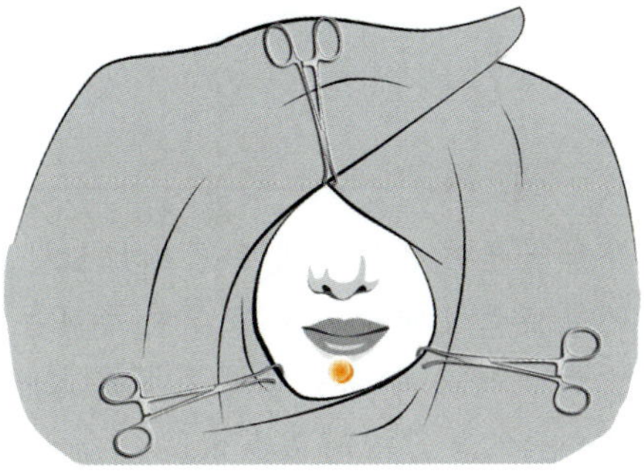

图 2-14　三角形手术野铺巾法

（3）四边形手术野铺巾法：以 4 块消毒巾分别铺置，呈四角形遮盖术区周围皮肤，以巾钳或缝合法固定（图 2-15），此法适用于腮腺区、颌下区、颈部及涉及多部位的大型手术。

使用三角形或四边形手术野铺巾法均应按手术的需要，调整其大小及形状，并保证消毒区大于术野暴露区。在术野周围铺巾后，再用消毒的中单和大单遮盖全身（术区周围最少 3 层，外层至少 2 层）。大单之孔裂要对准手术区（图 2-16）。对术中有可能扩大手术范围者，应在消毒、铺巾时有所考虑和准备，避免临时再扩大消毒和重新铺巾。手术区铺巾完毕后，再用一中单将手术区与麻醉区隔开。

口腔颌面部外科手术保持绝对无菌十分困难，口腔颌面部软组织和硬组织抵抗感染的能力较强，所有这些都不能成为该区域手术时忽略无菌观念的理由。口腔颌面外科手术亦必须严格遵守外科手术无菌操作的原则，一丝不苟地完成手术器械与装备、术者与患者、手术区域等的消毒、灭菌工作，才能确保手术效果。口腔颌面部不同于胸腹部，术前消毒、铺巾具有特殊性，也具有一定难度，在学习时应特别注意。

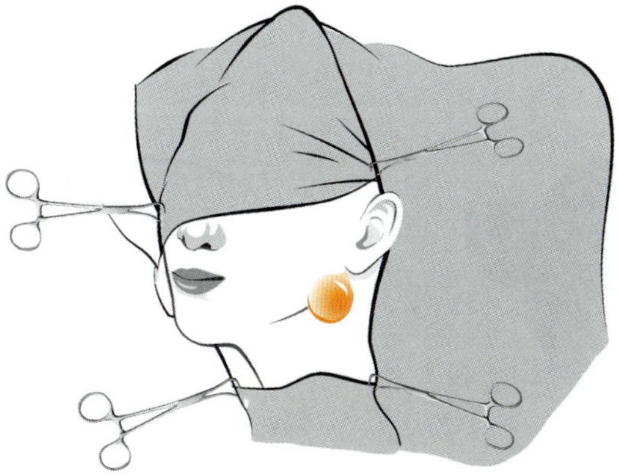

图 2-15　四边形手术野铺巾法

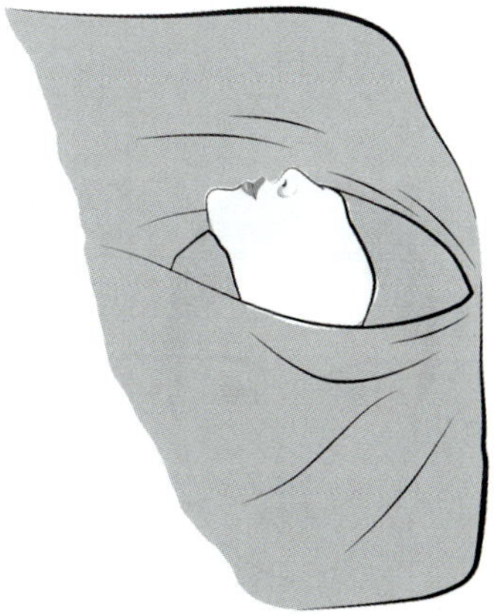

图 2-16　大单铺巾法

第三节 手术基本操作
Basic Techniques of Operation

提 要

外科医生能熟练完成手术的保证是基本操作技术和局部解剖知识，因此手术基本技术的掌握意义重大。本节在对外科手术基本操作技术进行必要复习的基础上，着重介绍了口腔颌面外科手术对手术基本操作技术的特殊要求，只有充分掌握这些知识，才能在今后的学习中游刃有余。

口腔颌面部手术的常用器械与其他外科手术器械基本相同，其使用方法也基本一致。

口腔颌面部手术的基本操作包括显露、止血、解剖分离、打结、缝合和引流6个方面，这是与外科手术相同的。鉴于口腔颌面部的解剖生理特点，在操作时又有其特殊的要求。

一、显露 Exposure of surgical field

手术野的充分显露是保证手术顺利进行的先决条件，在良好的显露情况下，可使手术野内解剖关系清楚，不但操作容易、方便，也更安全。口腔颌面部手术野的显露好坏与手术切口设计、患者体位以及照明有直接关系，手术野显露还可使用牵引拉钩和张口器等器械。

（一）切口设计

为保证手术效果和减少术后瘢痕畸形，口腔颌面部手术的切口选择，必须全面、综合地加以考虑。

1. 解剖　要考虑手术区的神经、血管、腮腺导管等重要组织结构的位置和行径，切口应尽量与之平行，以免意外损伤和不必要的牺牲。

2. 部位　由于颌面部功能和美观的要求，切口应选择比较隐蔽的部位和天然皱褶处，如下颌下、耳前、颌后、鼻唇沟等（图2-17）。切口的方向要尽量与皮纹方向一致（因皮肤张力方向与皮纹方向一致），以期获得最小、最轻微的瘢痕（图2-18）。活检手术的切口应力求与再次手术的切口一致。

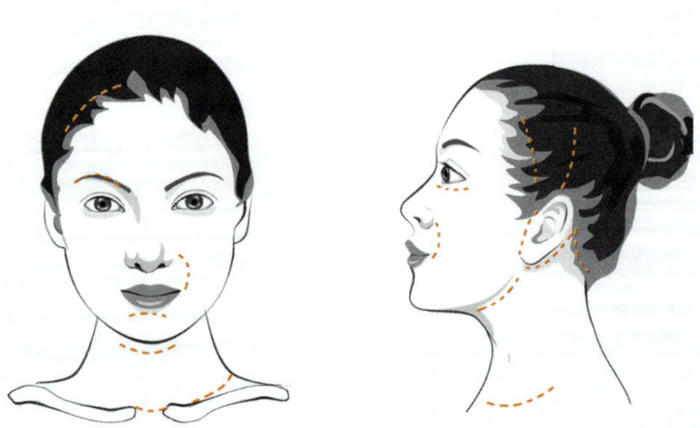

图2-17　面颈部手术切口的常用部位

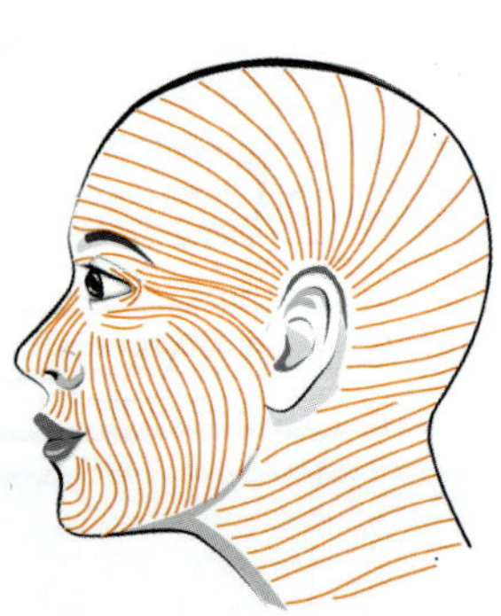

图2-18　头面颈部皮纹方向

3．切口的长短 原则上应以能充分显露为宜。设计时视具体情况而定，避免过长或过短。过长损伤组织多，术后瘢痕大；过短则显露不清，易造成意外损伤，且过分牵拉反而加重损伤。此外，在行手术切口设计时还应考虑切口的形状（弧形和“S”形为好）和延长切口的可能性，以留有余地并获得最佳效果。

（二）切开

切口选择、确定后，应以亚甲蓝画线标记，以确保其准确性，长切口者尚需在其两侧加以标记，以便缝合时对位。切开时，皮肤用手绷紧或固定，手术刀与组织垂直（起刀时垂直将刀尖刺入，移动时转至45°斜角切开皮肤，切完时又使刀呈垂直位），准确、敏捷、整齐、深度一致地一次切开。要注意层次并逐层切开（少数整复手术例外）。皮肤和黏膜切开后，肿瘤手术宜使用电刀或光刀，而整复手术不用，以期减少瘢痕。

（三）体位

应选择利于术野显露的体位，下颌下、颈部手术应常规垫高肩部。

（四）照明

良好的照明可增加术野的清晰度，利于准确操作和避免意外损伤，这在有重要组织结构和口、咽腔部位手术时尤为必要。

二、止血 Hemostasis

止血对术中减少失血、保持术野清晰、防止重要组织损伤、保证手术安全以及术后创口愈合等均具有重要意义。手术中常用的止血方法有下列几种。

（一）钳夹、结扎止血

此法为术中最基本、最常用的止血方法，即用血管钳将看得见的出血点进行快速、准确地钳夹止血。不可盲目乱夹，如出血点因出血而看不清，可用纱布块压迫一下，待看清楚后再夹。钳夹的组织宜少，以免过多地损伤血管周围的正常组织。表浅的微小血管，单纯的钳夹即可达到止血目的；而较大的出血点，则需在钳夹后用丝线予以结扎，也可使用电凝。结扎所用的线头，作为异物长期留在组织之中，可造成感染或引起组织排斥反应，甚至影响创口愈合，故在结扎后剪线时，应尽量剪短，避免遗留过长线头，这对整形手术和创面植皮尤为重要。对某些钳夹组织较多、钳夹组织的游离端过短以及钳夹的组织内有明显的血管者，为避免滑脱出血，可加用缝扎。对于大块的肌束应采取先钳夹、再剪断，最后缝扎，才能安全可靠。常用的缝扎方法为贯穿缝扎法（图2-19）。

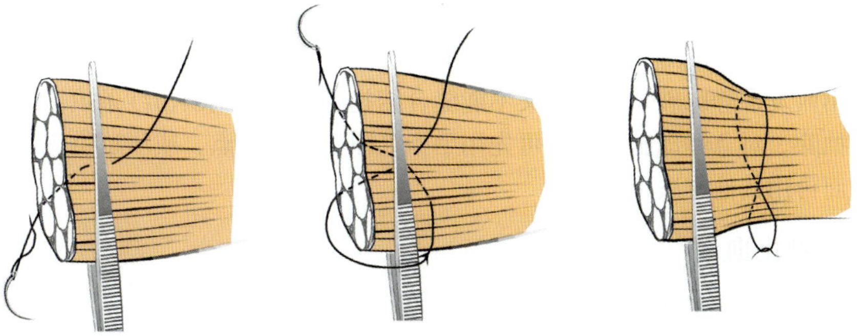

图2-19 肌束贯穿缝扎法

（二）阻断止血

此法为临床上止血效果最明显、最可靠的方法，即用钳夹、结扎和缝扎的方法阻断知名血管或术区中较粗大血管的血流，达到区域止血的目的。

1. 知名或较粗血管的阻断止血　术中处理此类血管，应顺其长轴，细心将其从血管鞘中分离解剖出来，再行两侧钳夹或结扎后剪断，即可达到防止和减少出血的目的。注意血管结扎切断后所留下的断端长度，至少应为该血管径的两倍，并应行双重甚至三重结扎，才能有效地防止滑脱。对较大动脉的第二次结扎，使用贯穿缝扎法，则更为稳妥、牢靠。

2. 颈外动脉结扎　颈外动脉是口腔颌面部血液供应的主要来源，因此，阻断结扎或结扎切断颈外动脉主干或其分支仍不失为预防和处理颌面部手术中出血的重要和有效的方法之一。由于颌面颈部血管侧支循环较多，在临床上双侧颈外动脉结扎的止血效果比单侧结扎更佳，但要注意其适应证，正确选择。

3. 区域阻断止血　对血液循环十分丰富而又不宜使用上述两种方法止血的组织可采用此法预防和处理出血。在切口周围或在切除肿物血供的近心端先行圈式或栅栏式缝扎（图2-20），即可达到减少出血的目的。

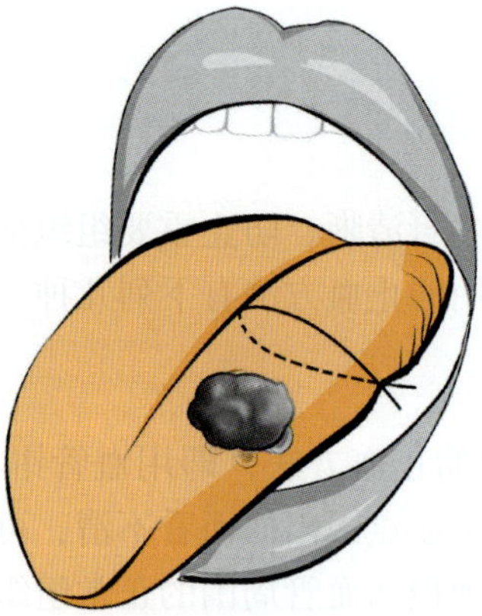

图 2-20　栅栏式缝扎止血法

（三）压迫止血

使用外力压迫局部，可使微小血管管腔闭塞，从而达到止血效果。对于较大面积的静脉渗血或瘢痕组织及某些肿瘤（如血管瘤、神经纤维瘤和嗜酸性粒细胞增生性淋巴肉芽肿等）切除时的广泛渗血，可用温热盐水纱布压迫止血。对局限性出血又查不到明显出血点的疏松组织出血区，可用荷包式或多圈式缝扎压迫止血。如组织基底移动性差，不能缝合或缝合效果不佳时，可转移邻近肌或其他组织覆盖，填塞加压止血。骨髓腔或骨孔内的出血则用骨蜡填充止血。腔窦内出血及颈静脉破裂出血而又不能缝合结扎时，则可用碘仿纱条填塞压迫止血，以后再分期逐渐抽除。对急性动脉出血，可先用手指立即压迫出血点，或压迫供应此区知名动脉的近心端，继而再用其他方法止血。

（四）药物止血

使用药物止血，可分为全身和局部用药两类。

1. 全身用药止血　主要用于凝血机制障碍的患者或在大量输血时作为辅助性用药，以增强凝血机制，常用的药物有氨甲苯酸、酚磺乙胺等。

2. 局部用药止血　术中渗血可使用吸收性明胶海绵、淀粉海绵、止血粉等药物。使用时先将上述药物敷贴于出血面上，再以盐水纱布轻压片刻，即可取得止血效果。为减少术中出血，还可局部注射含有 1 ∶ 1000 肾上腺素的普鲁卡因或生理盐水，也可用肾上腺素纱条直接压迫止血。

（五）热凝止血

使用电刀或光刀手术，可显著减少术中出血量。钳夹止血后使用电凝，可减少线扎，缩短手术时间。

（六）低温止血

低温降压麻醉（体温降至 32 ℃左右）可减少机体周围组织的血容量，从而有效地减少术中出血。局部冷冻降温（通常使用液氮）后再进行手术，也可明显地减少出血。

（七）降压止血

术中使收缩压降至 10 kPa（80 mmHg）左右，即可有效地减少术中出血量，但时间不能过长，一般以 30 min 为宜，且对有心血管疾患的患者禁用。

以上介绍的各种止血方法，应根据手术类型、术中出血情况，患者全身及局部情况酌情选用，也可联合应用，但不论使用何种方法止血，均应在手术结束冲洗后，反复仔细检查止血是否彻底，结扎是否牢靠，再次处理明显的出血点，再逐层关闭创口，以免术后继发出血。

三、解剖分离 Dissection

解剖分离是显露组织的解剖部位、保护正常和重要组织、切除病变组织从而完成手术的重要手段。解剖分离应在正常组织层次中进行，即做到手术层次清楚、逐层剖入。为此，首先应熟悉局部解剖，具有明确的解剖概念，这是顺利完成手术、保证手术效果的基础。其次是主刀与助手要相互配合，做好组织的牵引，方可显露组织之间的潜在间隙，从而沿间隙解剖分离，起到事半功倍的作用，使手术顺利进行；否则层次不清、血肉模糊、出血多、损伤大，且易损伤重要组织结构。在局部有炎症、多次手术瘢痕较多的情况下，组织粘连界限不清，解剖常遭困难，且出血也多。

（一）锐性分离

用于精细的层次解剖或分离粘连坚实的瘢痕组织。使用的器械为锐性的手术刀和手术剪。此法对组织损伤小，动作要求细巧、准确，一般应在直视下进行。

（二）钝性分离

用于正常肌和疏松结缔组织的分离和良性肿瘤的摘除。主要以血管钳进行，也可使用刀柄、手指、纱布以及剥离子等。此法比较安全，但对组织损伤较大。

上述两种分离方法，在术中常交替和结合使用，但无论使用哪种方法，均应防止粗暴和意外损伤，且应注意手术的快慢节奏和保护创面，避免长时间的暴露和干燥坏死。

四、打结 Surgical knot

打结是外科手术中不可缺少的重要基本功，是最基本的技术操作之一，主要用于结扎血管和缝合时。打结的速度和质量决定手术时间的长短和效果的好坏。颌面外科手术中的打结应与其他外科的手术打结一样，要求打方结（clove-hitch knot，square knot）、外科结，而防止打滑结，如此才能保证质量，避免返工重打和术后脱结出血。口腔颌面外科手术以单手打结（图

2-21）和持针钳打结最为常用（图2-22），前者在结扎和一般缝合使用，后者则多用于口腔内及深部缝合，在缝线过短和缝扎时也常应用。口腔内打结应打三重结，以防松脱。

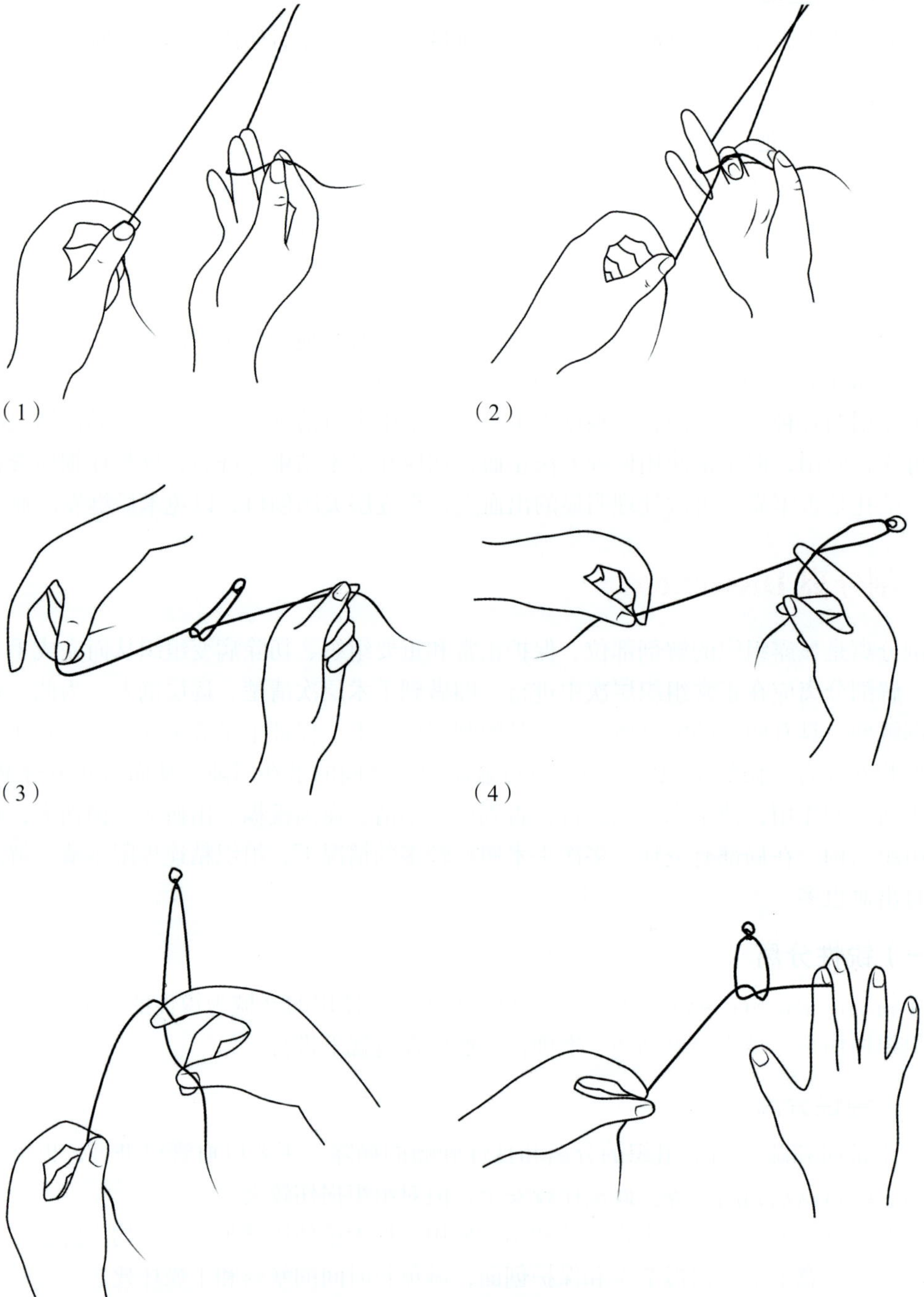

图2-21 单手打结法

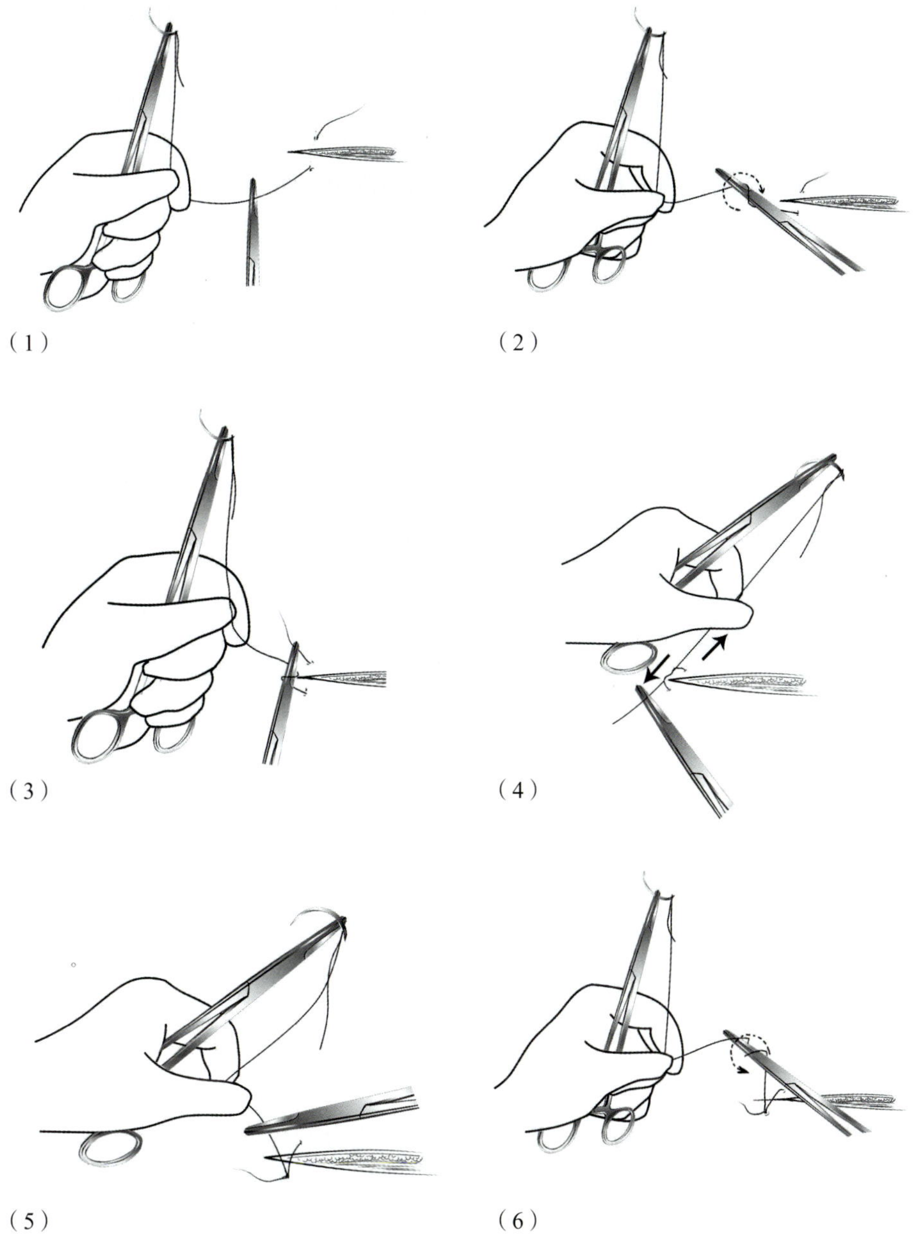

图 2-22　持针钳打结法

五、缝合 Suture

缝合是使手术解剖分离开的组织或切除病变后的剩余组织重新对位，以期达到促进创口一期愈合的目的。在愈合能力正常的情况下，愈合是否完善，愈合后的瘢痕大小，常取决于缝合的方法和操作技术是否正确，这在整形手术中尤为重要，除某些口内手术后的裸露骨面以及感染创口等特殊情况外，所有创口均应行初期缝合。

（一）缝合的原则和基本要求

1. 原则　彻底止血的基础上，自深而浅逐层进行严密而正确的对位缝合，以期达到一期愈合的目的。

2. 基本要求

（1）切口两侧组织要接触良好，缝线包括的两侧组织应该对等、对称。避免留有无效腔，否则将出现积血或积液，不但会延迟愈合过程，而且易导致感染。

（2）缝合应在无张力或最小张力下进行，以免术后裂开和愈后瘢痕过粗。根据手术性质、部位和术中情况确定合适的针距和边距，整形手术对此要求更高。

（3）缝合顺序应先游离侧，后固定侧，相反则易撕裂组织。

（4）缝合面颈部皮肤时，除沿凹陷皱纹的切口可作内卷缝合、使瘢痕与皱纹的深浅一致外，均要防止创缘内卷及过度外翻，以免导致感染和愈合后瘢痕明显。为此，缝合应包括皮肤全层，进针时针尖与皮肤垂直，并使皮肤切口两侧进出针间距等于或略小于皮下间距，才可达到满意效果。切口两侧进出针间距大于皮下间距，造成皮肤创缘内卷；相反，进出针间距小于皮下间距则皮肤创缘呈过度外翻（图2-23、图2-24）。

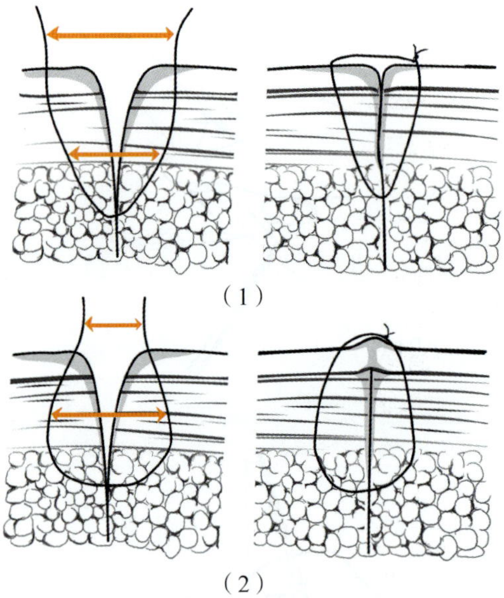

图2-23　不正确的缝合方法，易造成创缘的内卷（1）或外翻（2）

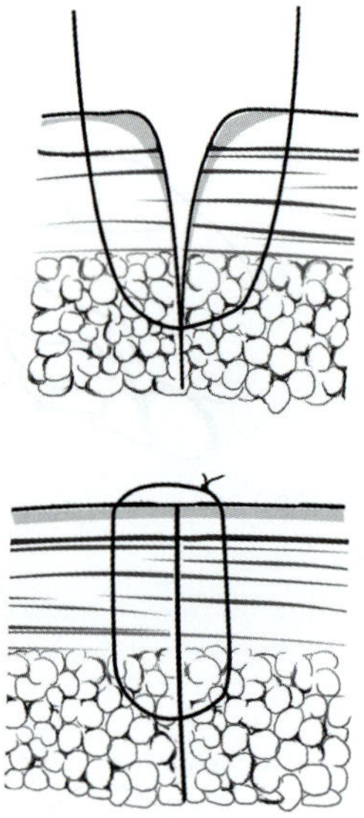

图2-24　正确的对位缝合

（5）皮肤缝合进针点离创缘的距离（边距）和缝合间隔密度（针距）应以保持创缘接触贴合而无裂隙为原则，具体要求因手术性质和部位而有所不同。一般整复手术以缝合边距2～3 mm、针距为3～5 mm，颈部手术缝合边距为3 mm、针距5 mm为宜；而组织极易撕裂的舌组织缝合时，边距和针距均应增至5 mm以上。

（6）缝合的组织之间不能夹有其他组织，以免影响愈合。

（7）缝合后打结的松紧要适度，过紧不但压迫创缘，影响血供，可导致边缘坏死和术后留缝线压迹，而且可造成组织撕裂；过松则使创缘接触不良，出现裂隙，以至发生渗血、感染，还可使组织错位愈合，瘢痕增粗。

（8）在功能部位（如口角、下睑等）要避免过长的直线缝合，否则愈后瘢痕直线收缩，导致组织器官移位，临床上常以对偶三角瓣法换位呈“Z”形曲线缝合（图2-25）。

（9）选用合适的缝线，口腔颌面外科常用1-0、3-0和1号线，应根据不同情况选用。

（10）张力过大的创口缝合，应做潜行分离和减张缝合。

（二）缝合的基本方法

1. 创口缘缝合法

（1）单纯缝合：即将切开的组织边缘对正缝合，可分为间断缝合和连续缝合两种。间断缝合即每缝一针打一个结，常用于肌肉、筋膜和皮肤的缝合，一般采用结在上的正缝法，但在皮下缝合时，为减少线头对组织愈合的刺激干扰，可采用结在下的反缝法（图 2-26）。间断缝合的优点是创缘对合整齐，且在万一出现一针断线或松脱时不致影响全局；缺点是缝合速度较慢。连续缝合又可分为单纯连续缝合和连续锁边缝合（毯边缝合），前者少用，仅用于移植皮片自身嵌接处和供组织区的缝合；后者现多用于口内牙槽的黏膜缝合。连续缝合的优点是速度快，缺点是可能发生断线引起的缝线松脱，且创口对位较差。

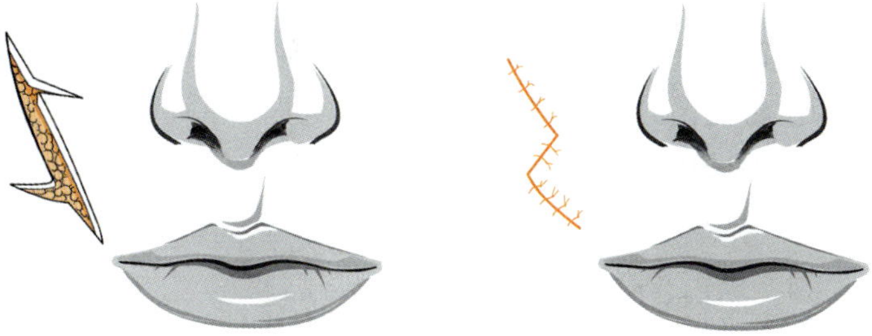

图 2-25　直线切口位辅助切口后改为曲线缝合

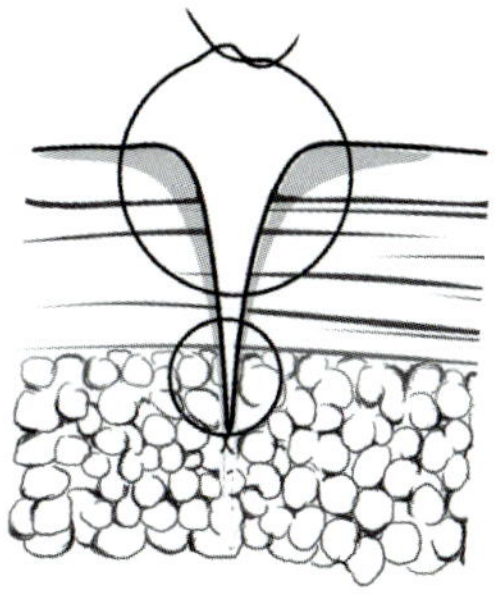

图 2-26　皮下缝合：反缝法

（2）外翻缝合（褥式缝合 mattress suture）：适用于创缘较薄的黏膜、松弛的皮肤以及有内卷现象的创缘缝合。其特点是能有更多的创缘组织面外翻接触，以保证创口愈合。外翻缝合又有纵式和横式之分，选择时应考虑创缘血供方向，使其与缝线方向一致。为防止横式外翻缝合造成创缘缺血、坏死，缝合时边距不宜过大（一般不超过 3 ～ 4 mm），针距也应适当加大，其间若加以间断缝合则效果更为理想（图 2-27）。

（3）皮内缝合：系指真皮层内的缝合，也分为间断和连续两种，其优点是术后瘢痕小，但要求技巧很高，才能达到正确对位，故仅用于整复小手术（图 2-28）。

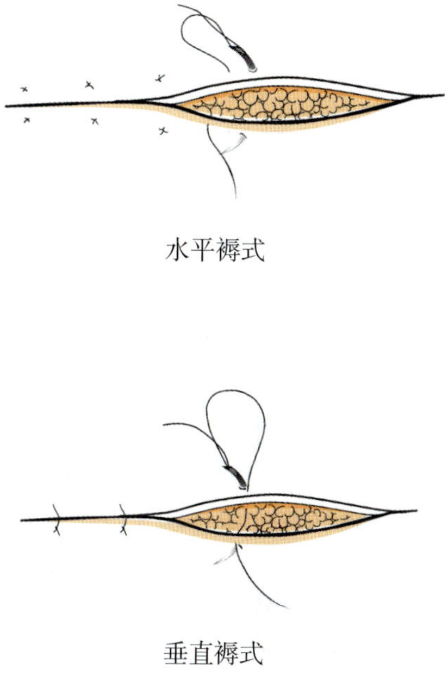

图 2-27　褥式缝合法

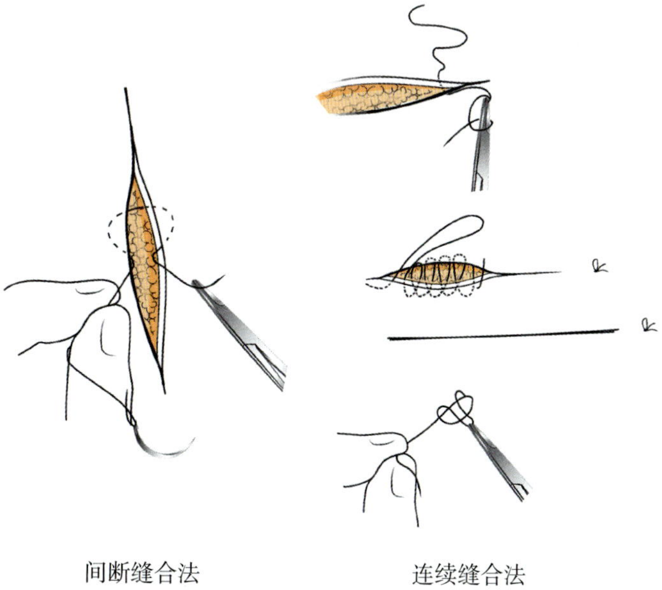

图 2-28　皮内缝合法

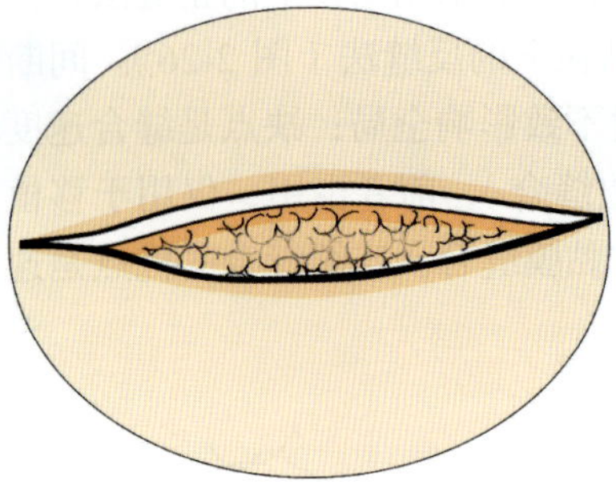

图 2-29　创缘两侧潜行分离减张的范围

2．张力创口缝合法　组织缺损在缝合时即产生张力，若不处理而勉强缝合时，势必发生创口裂开、继发感染和愈合不良等问题。因此，对有张力创口应在缝合前后采取减张措施。

（1）潜行分离：适用于张力较小的创口，即在创口两侧行锐性潜行分离（图 2-29），使其在无张力的状态下拉拢愈合。

（2）辅助减张法：潜行分离后仍感有一定张力，即可采取此法，常用的有纽扣减张法，火棉胶、松香乙醚无菌纱布、蝶形胶布粘贴减张法和唇弓减张法等（图 2-30）。

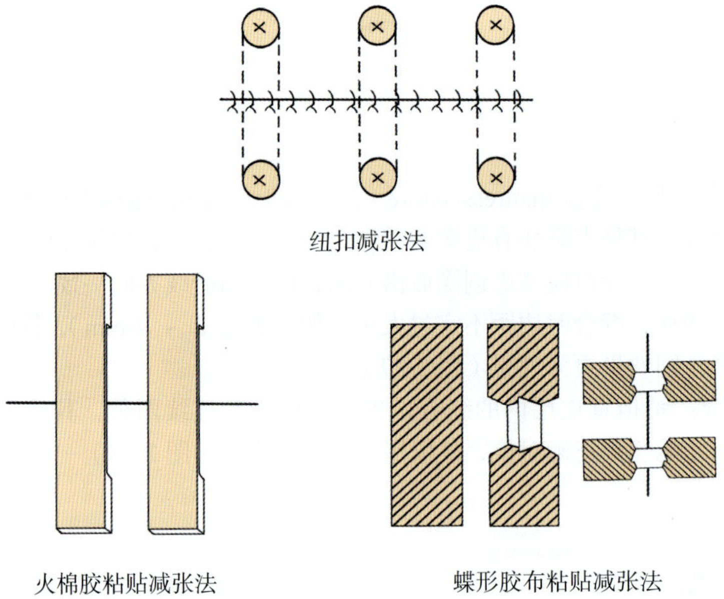

图 2-30　减小创口张力的方法

（3）附加切口减张法：组织缺损过多、广泛潜行分离后仍感张力很大时，可采取此法扩大潜行分离的范围、分散和松弛创缘张力；也可采取局部皮瓣转移的方法减轻或消除张力，保证创口愈合。

3．某些特定情况下的缝合法

（1）组织内无效腔缝合法：无效腔可形成创口内积液或积血，继而发生感染，故在缝合时应特别注意消灭无效腔，以保证创口顺利愈合。其方法是分层次地把相同组织对位缝合，必要时尚可带缝深层组织，如组织缺损过多，为消灭无效腔，可就近转移一块组织（皮下组织、肌等）即可奏效（图 2-31）。

（2）三角形皮瓣的尖端缝合法：整复手术中三角形皮瓣的尖端缝合最为重要，处理不当则影响血运，造成尖端组织坏死。其正确的缝合原则是：三角前尖角在 90° 以上者，可直接缝合。尖角小于 90° ，则在缝合尖端时，先从对侧创缘皮肤进针，再穿过尖端的皮下组织，最后从对侧创缘另一侧出针打结，即可使尖端嵌入对侧创缘中（图 2-32）。

（3）两侧创缘厚薄不均或高低不等的缝合法：当创缘两侧组织切除不等及切开组织时刀

锋偏斜即造成两侧创缘组织厚薄不均。逐层缝合时，深层组织对位不准则呈现两侧创缘高低不等的现象。这样，在缝合皮肤时，必须加以矫正，其方法是薄、低侧组织要多而深缝，而厚、高侧组织要少而浅缝，如此缝合后创缘两侧即可调整到同一水平面上（图 2-33）。

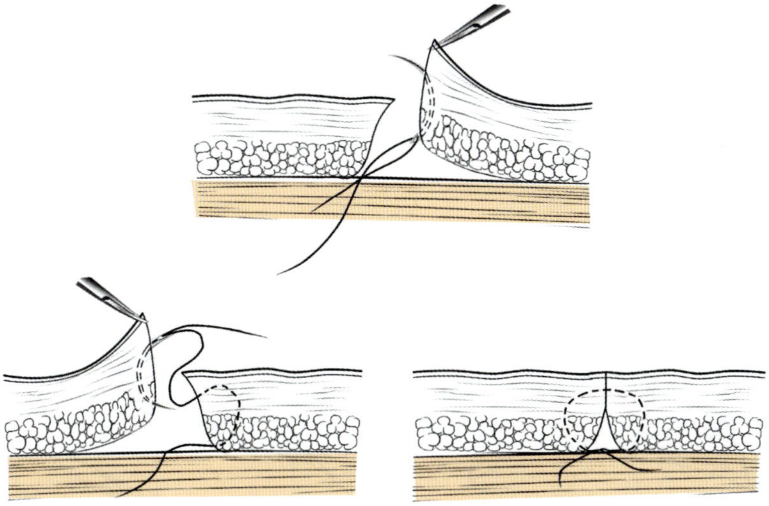

图 2-31　关闭皮下无效腔的方法

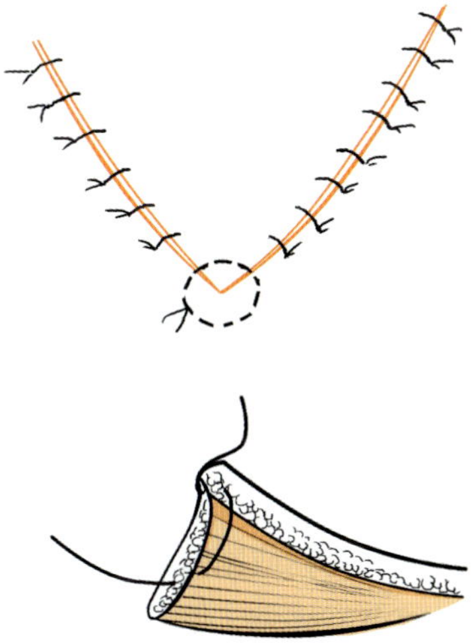

图 2-32　三角形皮瓣尖端缝合法

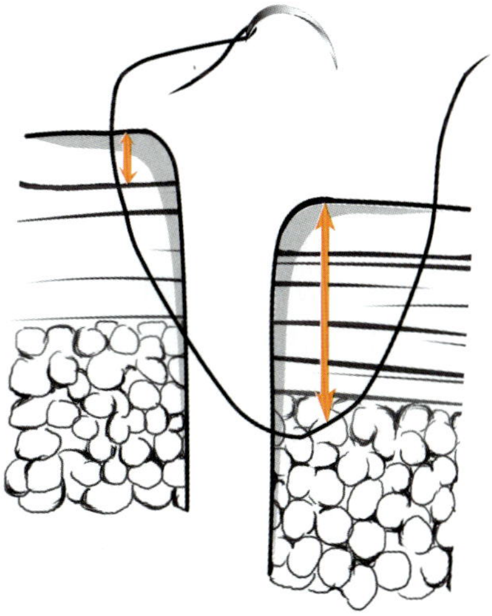

图 2-33　两侧创缘不齐的缝合法

（4）两侧创缘长度不等的缝合法：两侧创缘长度不等多因缝合皮下组织或皮肤时对位不准，致使在缝至末端时出现小的皮肤折叠突起，临床上俗称“猫耳朵”，临床上均采取附加切口、游离后转移、重新对位缝合的方法加以解决（图 2-34）；也可在创缘末端向长的一侧作一斜行切口，然后剪除三角形皮肤一块，即可使创缘对齐（图 2-35）。

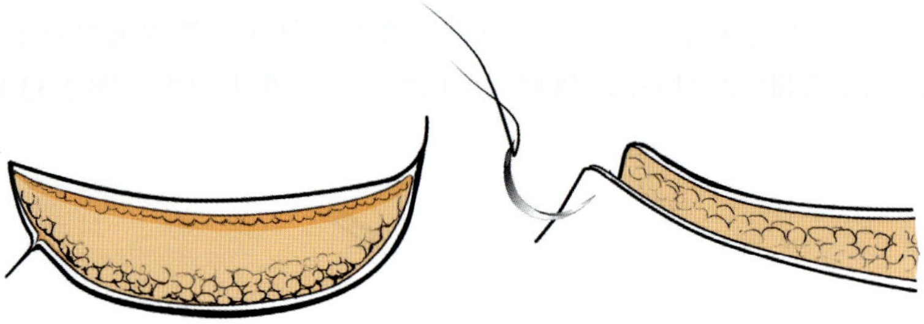

图 2-34 两侧创缘长度不等的缝合法

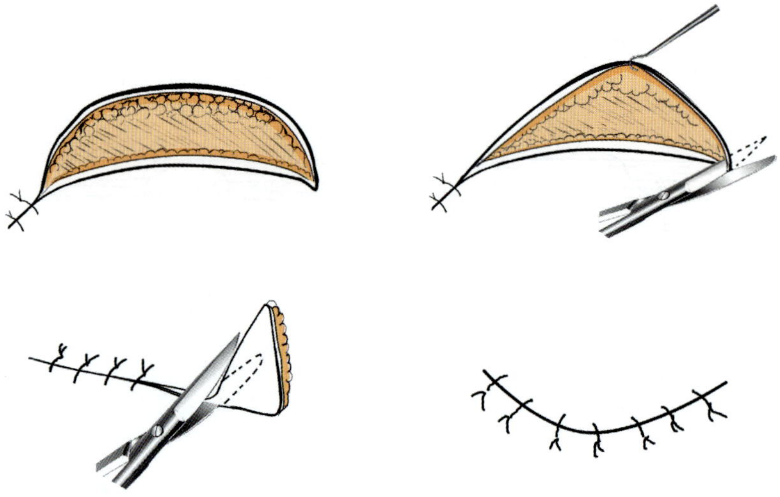

图 2-35 “猫耳”去除法

（5）在缝合时，临床上常出现的三角形、椭圆形、圆形及菱形创面，需要以几何学的原理精确设计和潜行分离、皮瓣转移等整形学方法解决。这类形状的创口，在临床上缝合关闭比较复杂，在手术当中应尽量避免。

六、引流 Drainage

引流的目的是使创口及术区组织间隙内的渗出物、血液、分泌物或脓液（感染创口）及时排出体外，从而保证创口愈合，不必要和不正确的引流常导致继发感染，使创口延迟愈合；而正确、恰当的引流，能防止感染的发生和扩散而利于愈合。

（一）放置引流的适应证

1. 感染或污染创口　感染创口必须放置引流，脓肿切开后的创口及脓液尚未形成的感染创口均须如此；对污染创口，为防止感染，也应考虑放置引流。

2. 渗液多的创口　对范围广泛的大手术及部位深在的中等手术，考虑其术后仍有部分渗血、渗液需排除，也应放置引流。较浅小的无菌创口和单纯整复手术，一般可不放置引流。

3. 留有无效腔的创口　凡术中因组织缺损较大、未能完全消灭无效腔的口内、口外创口必须放置引流，其引流物需放置至无效腔底部，才能保证彻底引流。

4. 止血不全的创口　对术中止血不彻底和凝血功能低下的患者术后创口，为防止血肿形成，也应放置引流。

（二）引流方法

口腔颌面外科常用的引流物方法有以下几种。引流物种类如图 2-36 所示。

1. 片状引流　引流物由废橡皮手套剪成条状制成。主要用于口外创口小量渗液的引流，有时口内创口引流也用。其形状、长短和宽窄视手术性质、创口的深浅和引流液的多少而定。

2. 纱条引流　多用特制的油纱条和碘仿纱条作为引流物。油纱条具有刺激肉芽组织生长的作用，主要用于脓腔引流；碘仿纱条的防腐、杀菌、除臭作用强，常用于重度和混合感染的创口引流，也用于口腔内创口的引流。

3. 管状引流　由普通细橡皮管或导尿管剪成引流物，因呈管状，故其具有引流作用强和便于冲洗及可注药的特点，多用于颌面颈部较大创口和脓腔的引流。现临床上也常应用半管引流，引流物系剖开的橡皮管，既保持了引流作用强的特点，又减少了对创口的刺激。

4. 负压引流　利用细塑料管或橡皮管在创口旁另戳创口引出，接于吸引器、吸引球或胃肠减压器上，使创口产生负压，从而达到负压吸引的引流目的。此引流法优点较多，具有较强的引流作用，而且不需加压包扎伤口，患者感觉舒适；因创口内是负压，组织间贴合紧密，利于创口愈合，也不易继发感染。主要用于颌面颈部较大手术的术后引流。

上述前三种引流方法，创口是开放的，故也称开放引流，后一种创口是密闭的，故称为闭式引流。

（三）引流应注意的事项

1. 引流的时间　引流物的放置时间应因手术不同而异。污染创口或为防止积血、积液而放置的引流物，多在 24 ~ 48 h 后去除；脓肿或无效腔的引流物应放置至脓液及渗出液完全消除为止；而负压引流的去除时间则视引流量的多少而定，一般 24 h 内引流量不超过 20 ~ 30 ml 时，即可拔除引流管。引流物为异物，在达到引流目的后，应尽早拔除。

2. 引流的部位　开放引流的引流物内端应放置在创口内深处，其外端侧应依体位放在创口最低处，以利重力引流。负压引流管应避免放在大神经血管的附近，其创口也应封闭，才能收到负压效应。引流口的大小要适当：太小，引流不畅；太大，在引流部位形成粗大瘢痕。

3. 引流物的固定　引流物应妥善固定，以免被推入创口深部或向外脱出。预防上述现象的最常用、最牢靠的方法是利用引流口附近的缝线加以缝扎固定（图 2-37），也可在引流物外端穿以安全别针，以防被推入创口内。

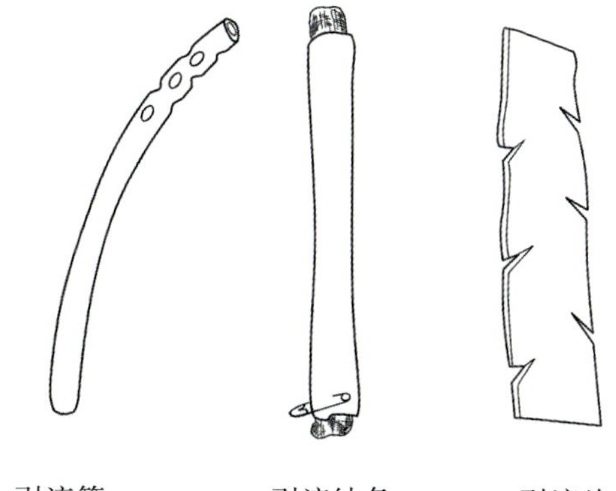

引流管　引流纱条　引流片

图 2-36　引流物的种类

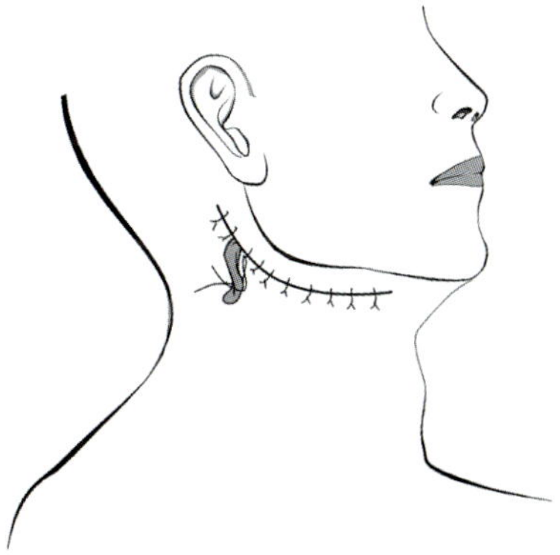

图 2-37　缝线固定引流物

4. 负压引流的装置　患者术后回病房，即应将引流管连接于吸引器、吸引球或胃肠减压器上，并认真检查是否产生负压、引流效果如何，特别要注意引流管的位置不可接错，以免反将引流物或空气压入创口，引起感染或皮下气肿；同时，应观察引流液的色、质、量，并作记录，发现问题及时处理。应该说明，口腔颌面外科各类手术的基本操作，与临床外科完全相同。只是口腔颌面手术对基本技术的要求更高，特别是有关整形外科的部分内容，尤其如此。在学习时应该引起特别的注意。

视频：
口腔颌面外科常用手术器械的使用

第四节　创口的处理
Treatment of Surgical Wound

提　要

创口的处理是保证手术后创口顺利愈合的关键。口腔颌面部腔隙多、属于暴露部位，而且污染创口多，对于创口处理的要求相对复杂一些。本节着重介绍了口腔颌面外科手术后对不同级别、不同部位创口的处理要求，在学习过程中应该特别注意各种引流的特点与应用，当然手术后换药和绷带包扎技术也是必须掌握的内容。

一、创口愈合的过程 Healing of surgical wound

用普通手术刀（钢制品）手术后的创口，在其两缘的缝隙间首先出现炎性反应，充以血液和含有纤维蛋白原的渗出液，并迅速凝集成块。同时，在组织内出现白细胞和巨噬细胞浸润，并浸入凝血块将死亡的细胞、可能存在的细菌及无活力的组织吞噬消化，以后即进入组织修复阶段，此时，主要靠组织细胞和成纤维细胞等渗入血凝块，组织细胞可分化为成纤维细胞，其具有合成胶原的功能。在结缔组织的间质内，形成胶原纤维，借以连接两侧创缘。同时，增生的毛细血管也长入凝血块内，以供应所需营养。一般这种结缔组织的成熟视不同部位和张力大小，需要 6 ~ 10 天可达到临床创口的初期愈合。创口愈合后，愈合部位就形成瘢痕，瘢痕由结缔组织和上皮组成。结缔组织内的纤维细胞和毛细血管逐渐减少，并为致密的胶原纤维束所替代，上皮仅有薄的基底膜和上皮细胞，无真皮结构及皮肤附件。

缝合的创口，一般在 7 ~ 10 天内全部愈合，成为初期或一期愈合。未经缝合的创口，其愈合往往经过肉芽组织增生，周围上皮爬行覆盖的过程，在临床上称为二期或延期愈合（拔牙创口的愈合即属此类），这种创口愈合后结缔组织多，在软组织部位，则形成明显的瘢痕。临床上进行创口处理时，应注意以下几个问题：

1. 创口的术后感染将会严重阻碍创口的正常愈合过程。在处理各类创口，特别是无菌创口时，无论是术中、术后的患者，医生均需要严格遵守无菌概念。

2. 对创口愈合不良的患者，应特别注意其全身状态。糖尿病患者、营养不良、蛋白质缺乏和氨基酸代谢障碍是导致创口愈合不良的因素之一。若患者出现创口延迟愈合，还应特别注意患者有无维生素 C 缺乏。

3. 创口周围的血运对创口的正常愈合非常重要。所以缝线不可过紧，否则会对创口产生额外的张力，影响创口周围的血液供应。

4. 创口在处理时，尽量减少损伤，是保证其正常愈合的条件之一。

5. 应妥善地完成创口内的止血，并及时清除血肿。

6. 在下列情况下，创口应被开放观察：①被致病性微生物污染可能性很大的创口，如：人畜咬伤创口；②创口已明显化脓时；③组织缺损过多，创口已不可能合拢缝合，比如唇颊大块 组织缺失时，口腔黏膜应与其周围的皮肤先行缝合，待其修复。

7. 缝合的创口若发生持续疼痛，应考虑是否缝线过紧。而伤口持续发痒，则应考虑创口对缝线、敷料、局部用药等的过敏反应。

8. 创口持续脓性渗出，患者无发热且全身健康状态良好，应除外创口内部或其周围存在异物的可能。

9. 创口发生异常的积液应该引流。橡皮引流物应放在创口的基底以便于积液的排除。当引流物减少至完全消失时，应适时去除引流。全身状态良好、无污染、少渗出的创口无须放置引流。

10. 创口愈合过程中，若发生瘢痕的不良生长，使得瘢痕表面光滑且发生多结节状隆起，称为瘢痕疙瘩（keloid）。瘢痕疙瘩被切除后复发倾向很大。故任何曾发生瘢痕疙瘩的病史应记录于患者的病历中。医生和患者都应了解其发生的可能性。

二、临床创口分类 Clinical classification of surgical wounds

（一）无菌创口

无菌创口（germ-free wound）系指未经细菌侵入的创口，多见于外科无菌切口，早期灼伤和某些化学性损伤已经及时处理者，也可以是无菌创口。口腔颌面外科的无菌创口主要是面颈部手术创口。

（二）污染创口

污染创口（contaminated wound）系指虽有细菌侵入，但尚未引起化脓性炎症的创口。口鼻腔相通或口腔内手术的创口，是在非无菌条件下进行的，故也属此类。

（三）感染创口

凡细菌已经侵入，繁殖并引起急性炎症、坏死、化脓的创口或在此情况下进行手术的创口均为感染创口（infected wound）。

三、各类创口的处理原则 Principles of treating different kinds of wound

（一）无菌创口的处理

1. 无菌创口均应严密缝合，有组织缺损者可采取皮瓣转移和植皮的方法解决。对术后有可能发生感染的，拟有污染或术后渗血较多的创口，应放置 24 ~ 48 h 的引流物，对无效腔过大或渗出物较多的创口，应延长引流时间至 72 h 以上（有时需要更换一次引流物）。

2. 无菌创口除拔除引流物及怀疑已有感染者外，一般不轻易打开敷料观察，以避免污染。对确需打开者，也应遵循无菌原则。

3. 面部严密缝合的创口可早期暴露，并及时以 3% 过氧化氢和 4% 硼酸及 95% 乙醇混合液清除渗出物，切忌渗出物凝聚、结痂、成块，造成感染或影响创口愈合。

4. 面部的无菌创口可行早期拆线，由于血循环丰富，生长力强，可在术后 5 天开始，颈部缝线可在 7 天左右拆除；光刀手术创口，拆线应推迟至术后 14 天。

（二）污染创口的处理

1. 污染创口也应行初期缝合。由损伤引起者则应在彻底清创后进行；创口较深大或可能发生感染者应置引流物；对不能进行缝合的创口可用碘仿纱条或凡士林纱条填塞覆盖，并随肉芽组织生长而更换或去除。

2. 除非高度怀疑或已确诊感染者外，一般也不宜打开敷料观察。

3. 面部的污染创口也可早期暴露。

4. 面颈部污染创口的拆线时间与无菌创口相同，但对已化脓感染者应及早拆除缝线，放置引流物。口内创口应在术后7 ~ 10天拆线，腭裂术后的创口缝线应延长至10天以上拆除。

5. 为争取污染创口一期愈合，应采取抗感染预防措施，给予抗生素、磺胺类或中草药；对污染较重且创口深在者应给以破伤风抗毒素（tetanus antitoxin，TAT）。

6. 口腔内有创口者应保持口腔卫生，漱口及含漱。

（三）感染创口的处理

1. 感染创口不做初期缝合，而应在感染控制后或病灶清除后进行，且缝合不宜过紧并做可靠的引流，其引流物应在感染完全控制，已无脓液排出后48 h去除，脓肿切开引流后不做缝合，但必须置放引流物。

2. 感染创口应覆盖和更换敷料，换药应定时：一般1日1次，分泌物多者可1日2次。

3. 有肉芽组织生长并有大量脓性分泌物的创口，应予以湿敷，湿敷药物应根据细菌培养和药物敏感试验的结果选择。一般细菌感染可用0.1%醋酸、2%苯氧乙醇、0.1% ~ 0.5%多黏菌素或0.2% ~ 0.5%庆大霉素溶液。对高出创面的不健康肉芽组织应行剪除，肉芽组织水肿则可选用高渗盐水湿敷，健康的肉芽创面可早期植皮，使其早期愈合。

4. 脓腔引流宜通畅，并可进行药物冲洗，瘘管应行刮治或烧灼。

5. 对经处理以后缝合的创口，尚应放置引流物，缝线应延期至1周后拆除，以免创口裂开。

6. 在感染创口的处理过程中，应酌情使用抗菌药物，对全身情况差，病程长的患者应考虑支持疗法，加强营养和维生素C的摄入，必要时给予输血，以促进创口的早期愈合。

四、换药的基本原则 Basic principles of dressing change

换药的主要目的是保证和促进创口的正常愈合，在创口周围或创口内更换药物谓之换药，不使用药物仅调换敷料者称为更换敷料，但临床上常把二者泛称为换药。临床上一般在更换或去除引流物、创口渗血较多或有大量分泌液溢出、疑有血肿形成或感染、敷料松脱或过紧、伤口剧痛以及需要观察创口或皮瓣情况时才进行换药。至于换药的具体要求（时间、地点、换药的准备等）、技术要求（操作程序、拆线的方法和要求；置换引流的方法和要求；无效腔、肉芽创面坏死组织及线头感染的处理）均与其他外科换药相同。

五、换药的注意事项 Precautions of dressing change

换药应严格遵守无菌操作原则，即使是感染创口也应如此，否则将造成创口感染、加重感染和混合感染。

1. 换药的动作要准确、轻巧、细致，切忌粗暴。用棉球清洁暴露创面时是“蘸”而不是“揩”“擦”。对暴露创面不可应用带刺激性的药物，动作要迅速，尽量缩短时间，勿使创面暴露时间过长。

2. 持镊应在上1/3处，勿使镊触及非换药区，应掌握并使用双手持镊，保持“一脏一净”，即一镊接触创面，一镊接触药碗和消毒敷料。使用过的棉球和纱布等物不可再置入消毒的换药碗内，而应置于另一个药碗中，两药碗严格区分。对特异性感染创口，其换药用过的敷料更不可随便弃置，要集中焚烧。

3. 多个患者换药，应遵循先无菌创口，后污染创口，再感染创口的顺序，并为每个患者换药后均必须重新洗手，以防交叉感染。

六、绷带包扎技术 Application of bandage

绷带包扎技术对保证颌面、颈部手术创口的顺利愈合和损伤救治的质量具有重要意义，正确地使用绷带包扎技术可获下列功效：①保护术区和创口，防止继发感染，避免再度受损；②止血并防止或减轻水肿；③防止或减轻骨折错位；④保湿、止血；⑤固定敷料。

绷带多用纱布或棉布制成，也可加用丝类制成弹性绷带，加石膏粉制成石膏绷带，临床上则根据需要选用。

（一）绷带包扎的基本原则

1. 包扎绷带应力求严密、稳定、舒适、美观、清洁。

2. 压力均匀，并应富有弹性。

3. 松紧适度，利于引流。

4. 注意消灭无效腔，防止出血。

5. 经常检查，发现绷带松动、脱落时，应及时予以加固或更换，如有脓血外溢或渗出，应酌情加厚或更换。

（二）绷带包扎的注意事项

颌面、颈部创口的包扎，应根据创口所在部位的解剖特点，结合创口的性质和手术的要求，综合进行考虑以下几点：

1. 无菌创口在包扎时应注意无菌操作，覆盖的无菌纱布，应有一定的厚度和范围。感染创口也要防止其再污染，所置的引流应保持通畅。

2. 绷带在包绕颌下区和颈部时，应特别注意保持呼吸道通畅，防止压迫喉头和气管。

3. 所施压力应均匀适度，防止组织因过度受压而坏死。

4. 腮腺区创口的包扎，应施以一定压力，并应富于弹性，以免发生涎瘘。

5. 对于切开引流的创口，第一次包扎应加以适当压力，以利止血，以后换药包扎时，应注意引流通畅，而不宜过紧。

6. 整形手术的创口包扎，压力不宜过大，以免影响组织的血运。游离植皮术后包扎时，覆盖创口的纱布应力求平整，外加疏松纱布和棉垫，再以绷带做适当的加压包扎。

7. 骨折复位后的创口包扎，应注意防止错位。

（三）绷带的选择

颌面部创口在使用敷料后多用绷带固定，以防止敷料的脱落或移位，并有保护创口防止污染、减轻疼痛、止血和减轻水肿的作用。绷带种类较多，常用的有卷带、四头带和三角巾，此外，还有弹性绷带和石膏绷带。绷带的包扎方法也多种多样，有条件时可根据创口的部位、特点等选择适宜的绷带和包扎方法。

在颌面部最常使用卷带，有时也可用三角巾或毛巾等代替。某些颌骨的中、小型手术之后，为止血和减轻水肿，常用四头带包扎或加压。石膏绷带用途很广，在颌面部常用于制作石膏帽，以利颌骨骨折的牵引复位、固定。四头带也用于鼻、颏部创口的包扎固定。上下颌骨骨折的固定，有时还加用弹性吊颌帽。

（四）绷带应用技术

绷带的应用最为广泛和简便，可适用于各种部位创口的包扎，包扎的方法则可因不同的部位和要求而多样。绷带取材方便，一般以纱布或普通棉布裁成长条卷成。其长度和宽度可因使用的部位不同而异，使用时根据需要确定。颌面部常用宽 8 ～ 10 cm、长 5 cm 左右的绷带。

常用的绷带包扎法有以下几种：

1. 交叉十字绷带包扎（也称环绕法） 用绷带先由额至枕部环绕两周，继而反折经一侧耳前腮腺区向下，再经颌下、颏部至对侧耳后向上，再经顶部向下至同侧耳后绕颌下、颏部至对侧耳前；如此反复缠绕，最后再如前做额枕部的环绕，以防止绷带滑脱，上端以胶布固定。缠绕时应注意勿使耳郭（廓）受压，以防止疼痛或局部坏死。此法广泛使用于颌面和上颈部术后和损伤的创口包扎（图 2-38）。

2. 面部绷带包扎（也称单眼交叉绷带包扎） 于鼻根部健侧先置一上下斜行的短绷带或纱布条，患侧耳周垫以棉垫或纱布，以免包扎时压迫耳郭（廓）。绷带自额部开始，先环绕额枕两卷，继而斜经头后绕至患侧耳下并斜行向上经同侧颏部、眶下至鼻背、健侧眶上，如此环绕数圈，每圈覆盖前一层绷带的 1/3 ～ 1/2，直至包扎妥善为止；最后再绕头周一圈，以胶布固定，将留置的短绷带或纱条打结收紧，以裸露健眼。面部绷带常用于颌骨、面、颊部手术后的创口包扎（图 2-39）。

3. 头部绷带包扎（也称回反绷带包扎） 先以绷带在额枕部做环形缠绕两周，由助手在额前固定绷带，自头中线一侧反折至枕部，并由助手固定，再反折至另一侧额部，如此反复向两侧额枕部由后向前，由前向后，来回交替进行，每一次来回均需覆盖前一层绷带的 1/3 ～ 1/2，最后再环绕头周数圈，即可包盖整个头部。头部绷带常用于头部手术的创口包扎，如皮瓣转移、游离植皮及颅颌根治手术等（图 2-40）。

4. 颈部绷带包扎 此法简便易行，仅以绷带在颈部螺旋形环绕数周即可，即每层必须覆盖部分前层（图 2-41）。包扎时应特别注意掌握其松紧度，防止过紧造成呼吸道梗阻。利用宽胶布从颈后向颈前、胸部交叉粘贴以固定颈前部敷料也为颌面外科所常用，但切忌以胶布做颈部环绕固定。

5. 颈腋“8”字绷带包扎 先以绷带在颈部做螺旋形环绕两周，继而由患部颈侧经肩上向后下至肩胛区，穿绕过腋下（应垫以棉垫），再自前胸壁外侧向上跨越锁骨上区至颈后返回绕至患颈侧，由此反复数圈即可。此法主要用于颈淋巴清扫术后锁骨上积液的创口包扎（图 2-42）。

四头带应用技术：四头带又称四尾带，其制作方法简便，临床上常用一段绷带，将其两端剪开一定长度，形成四个带头即可。带的长度一般为 70 cm，剪开的长度视需要而定。其用途如下：

（1）包扎鼻部创口：将四头带之中份至于鼻部（覆盖敷料，并于鼻孔处剪洞以利呼吸），后方两头自左右分别至枕下打结，另两头亦自左右反折向上至头顶打结（图 2-43）。

（2）包扎下颌、颏部创口：将四头带中份置于并兜住颏部（可垫以棉垫），上方两带头分左右绕至枕下打结，下方两带头分别向上经下颌部与前者交叉，上至头顶打结，即可达到下颌骨制动和限制张口的目的（图 2-43）。多用于临时性固定颌骨。

（3）压迫术后创口：与四头带中份包入纱布数块，使之卷成圆柱状，使用时将其置于创口外区，带头仍在枕下部和头顶部打结（图 2-43）。应用四头带压迫创口有减轻疼痛、止血、防止或减轻水肿，促使创口贴复、稳定之功效。使用四头带时为防止头带滑脱，可将顶枕两结之头再相互拴结。

颅颌弹性绷带的应用：系用特制的帽、颏托及弹力牵引装置等组成，用于各类颌骨骨折（主要是上颌骨骨折）及手术后的颌骨制动，其使用方法详见颌面损伤章节。

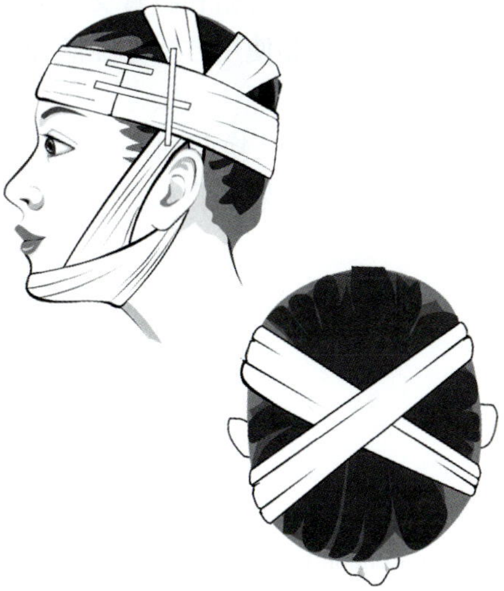

图 2-38 交叉十字绷带包扎

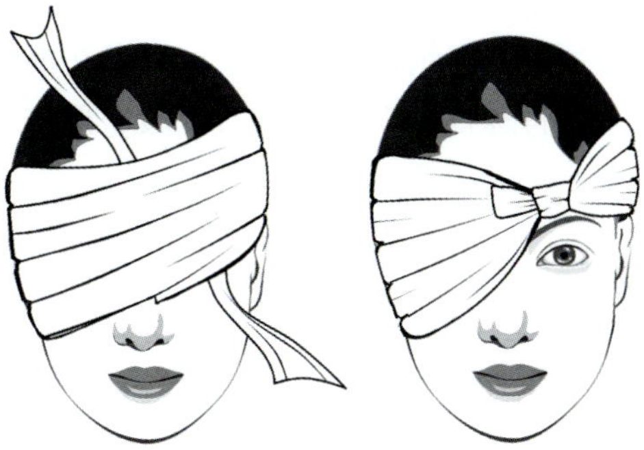

图 2-39 面部绷带包扎

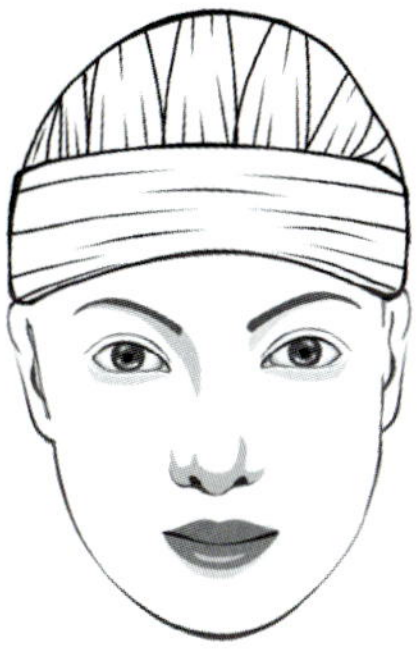

图 2-40 头部绷带包扎

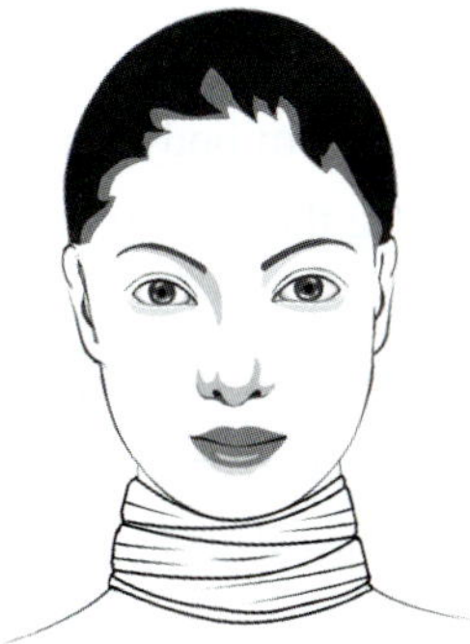

图 2-41 颈部绷带包扎

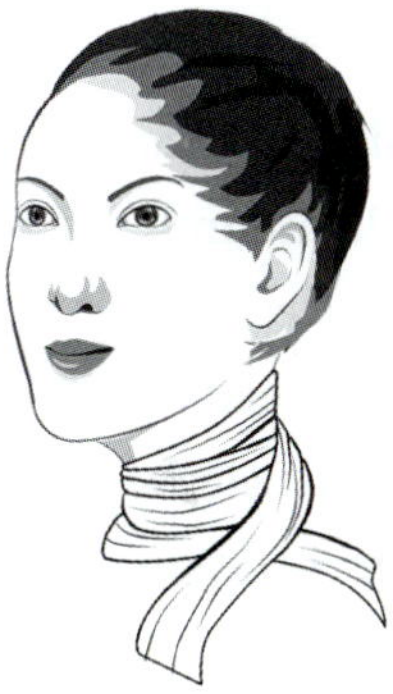

图 2-42 颈腋“8”字绷带包扎

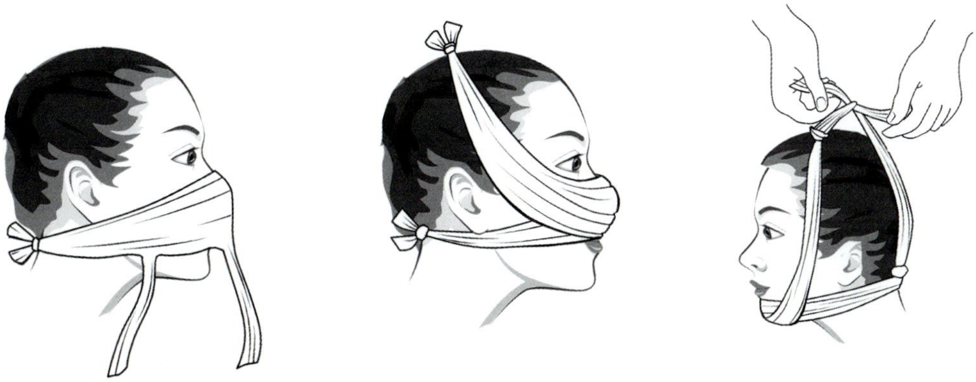

（1）包扎鼻部创口　（2）包扎下颌、颏部创口　（3）压迫术后创口

图 2-43 鼻部和下颌、颏部创口的四头带包扎

石膏绷带的应用：石膏绷带由绷带和石膏构成。使用形式主要为石膏帽和石膏交叉十字绷带。常用于上颌骨骨折的牵引复位、皮管皮瓣转移时的固定，其制作和使用方法亦在颌面损伤章节中叙述。

头颈部组织结构层次复杂，又存在消化道与呼吸道的伤口，绷带、换药和创口的处理都具有某些特殊性。根据创口的性质、部位和手术的规模精心护理，是保证手术创口良好愈合的根本。

（伊　彪）

参考文献

1. 张志愿 . 口腔颌面外科学 . 7 版 . 北京 : 人民卫生出版社 , 2012.
2. Margaret J. Parker, Vivien A. Stuck. Microbiology for nurses. 6th edition. London:English Language Book Society and Bailliere Tindall, 1982.
3. Nicola McClure. Family health encyclopaedia. London:Book Club Associates, 1983.
4. Theodore A, Lesney. Textbook of oral and maxillofacial surgery. 6th edition. St Louis Toronto:The C.V.Mosby Company, 1984:9-39.

Definition and Terminology

Biopsy： The removal of a small amount of body tissue for laboratory examination.

Ultrasound： Methods of examinating the deep tissues of the body by means of high frequency sound waves.

Disinfection： The reduction in numbers or destruction of harmful micro-organisms not usually including bacterial spores.Usually by chemical agents or some form of wet heat.

Sterilization： The destruction or removal of all micro-organisms including spores.Usually by heat.

第三章 麻醉学

Anesthesiology

麻醉学是一门消除患者手术疼痛，保障患者安全，为手术创造良好条件的科学。随着外科手术和麻醉学的发展，现代麻醉学已不仅局限于临床麻醉，还包括重症医疗，急救复苏和疼痛治疗等方面内容。近年来，新型的麻醉药物和技术不断应用于临床，使得麻醉的安全性和舒适性进一步提高。本章节将重点介绍口腔颌面外科麻醉中的局部麻醉、全身麻醉、疼痛和镇静等相关内容。

第一节 局部麻醉

Local Anesthesia

提 要

利用阻滞神经传导的药物使麻醉作用局限于身体某一部分时，称为局部麻醉（简称局麻）。感觉神经被阻滞时产生局部痛觉消失，如果运动神经同时被阻滞则产生肌肉松弛。这种阻滞作用应该是暂时的、可逆的。

局部麻醉药（简称局麻药）种类很多，按其化学结构可分为酯类和酰胺类。国内常用局麻药物有酯类的普鲁卡因、丁卡因。酰胺类的利多卡因、阿替卡因和甲哌卡因。局麻药的脂溶性、蛋白结合率、离解常数（pKa）决定着局麻药的作用强度、持续时间和显效时间。此外，临床上某些因素对麻醉效果也可产生较大影响。这些因素包括：局麻药的剂量和浓度、缩血管药、注射部位、局麻药的 pH、局麻药的联合应用。

口腔颌面外科临床常用的局部麻醉方法包括浸润麻醉、阻滞麻醉、表面麻醉和冷冻麻醉（局部低温麻醉）。冷冻麻醉应用较少。

局麻可能出现的并发症有：晕厥、变态反应（过敏反应）、毒性反应、血肿、感染、针折断、暂时性面瘫、暂时性牙关紧闭、神经损伤、暂时性复视或失明；颈丛神经阻滞时可能发生颈交感神经综合征、暂时性声带麻痹、膈神经阻滞及全脊髓麻醉。

利用阻滞神经传导的药物使麻醉作用局限于身体某一部分的方法，称为局部麻醉。感觉神经传导功能被阻滞后，局部的痛觉及感觉则被抑制或消失；如果运动神经同时被阻滞则肌肉运动减弱或完全松弛。这种阻滞作用经过一定时限后能够完全恢复。为了做到麻醉完善，术者必须熟悉口腔颌面部解剖和局麻药的性能，并熟练掌握麻醉方法。对于小儿或精神紧张的患者，除了做好思想工作外，还需配合适当的镇静技术等才能进行手术。

一、局部麻醉药 Local anesthetics

（一）局麻药的作用原理

动作电位（action potential）的产生是神经细胞传递功能的基础。动作电位的产生是 Na^+ 由细胞膜外向细胞膜内快速转移的结果。局麻药的抑制作用与其对钠通道抑制有关，导致神经细胞膜动作电位不能产生，神经传导功能即被阻断。

局麻药分子的化学结构是决定其脂溶性、蛋白结合率和离解常数（pKa）等重要理化性质的化学基础。改变理化性质可使局麻药的作用强度、显效时间、作用持续时间发生变化。局麻药的麻醉强度与其脂溶性成正比，蛋白结合率高则麻醉时效长，离解常数（pKa）是决定显效时间的主要因素（表3-1）。

表3-1　常用局麻药的理化性质及麻醉效果

药名	pKa	脂溶性	蛋白结合率（%）	强度 *	显效时间（min）	持续时间（min）	一次最大用量（mg）
普鲁卡因	8.9	0.6	6	1	1 ~ 3	45 ~ 60	1000
丁卡因	8.5	80	76	10	5 ~ 10	120 ~ 150	100
利多卡因	7.7	2.9	64	2	1 ~ 3	90 ~ 120	400
阿替卡因	7.8	1.5	54	1.5	2	20 ~ 60	500（7mg/kg）
甲哌卡因	7.7	1	75	1.9	3 ~ 20	120 ~ 150	400（6.6mg/kg）

* 以普鲁卡因等于1作为标准

（二）麻醉效果的影响因素

1. 剂量　局麻药必须与神经组织直接接触后才能发生作用。从注射部位到神经组织，局麻药必须穿透神经组织外周数层组织及包膜方能与神经组织接触。在此运转过程中，局麻药依靠其浓度梯度而弥散（diffusion）。增加药物剂量和浓度对神经阻滞的显效快慢、麻醉强度和作用持续时间均有正性增强作用。在临床应用中，还必须掌握各种局麻药的最大剂量，以避免片面追求麻醉效果而导致局麻药过量。

2. 缩血管药　局麻药液中加入适量缩血管药，可以减少血液对局麻药的吸收，使神经细胞膜处药量增加，从而达到增强麻醉强度、延长时效和减少毒性反应的目的。局部浸润麻醉时还可以起到减少出血，使术野清晰的作用。肾上腺素（adrenaline）是临床常用的缩血管药。尽管去甲肾上腺素（noradrenaline）、去氧肾上腺素（phenylephrine）及麻黄碱（ephedrine）等也有收缩血管的效能，但效果并不优于肾上腺素。

肾上腺素与局麻药液的比例为1 ∶（100 000 ~ 200 000）（即1 mg肾上腺素加入100 ~ 200 ml局麻药液），局部浸润麻醉时以1 ∶ 200 000为宜，肾上腺素一次最大剂量不得超过200 μg。如果用量过大或注射时误入血管，可引起烦躁、心动过速、血压升高等症状，严重者可导致肺水肿及心脑血管意外。局麻药中是否加入肾上腺素等血管收缩剂，需要考虑手术时间、术中止血、患者全身情况等因素。以下情况应禁用肾上腺素：①严重或不稳定心绞痛；②恶性心律失常；③未经治疗或控制的严重高血压；④甲状腺功能亢进；⑤肢体末端或供血差的部位行局部麻醉。临床使用时应严格控制肾上腺素的浓度、剂量和局麻药的注射速度。

3. 注药部位　由于神经、血管的组织结构及解剖特点各异，颌面部不同部位应用局麻药时，其阻滞剂量和起效时间也各有差异。如腭前神经阻滞麻醉时，用药剂量小、效果强，而上颌神经阻滞麻醉时用药量要求较大，起效也较慢。

4. pH　pH 的变化可改变局麻药在溶液中碱基和阳离子浓度比例，从而影响离解常数（pKa）。pH 升高，碱基浓度增加，局麻作用增强。局麻药的碳酸化就是通过改变局麻药溶液的 pH，进而缩短潜伏期和增加作用强度的措施。在临床上当人体发生组织感染或脓肿时，因该部位堆积着许多乳酸和其他酸性物质，使局部 pH 下降而影响到局麻药碱基的产生，导致局麻效能削弱，甚至失败。为此，必须应用较高浓度局麻药或提高局麻溶液的 pH（如局麻药的碳酸化），以增加麻醉效能。

5. 局麻药联合应用　临床可使用两种局麻药混合液，其目的在于利用不同局麻药的优缺点相互补偿，以期获得更好的临床效果。通常以起效快的短效局麻药与起效慢的长效局麻药联合应用，例如利多卡因与丁卡因合用于颈丛神经、下颌神经的阻滞麻醉。

（三）常用局麻药

能够完全地、暂时地阻滞神经传导功能的药物称为局部麻醉药（局麻药）。理想的局麻药应具备以下条件：局部麻醉作用确切可靠；对不同种类的神经（交感神经、感觉神经及运动神经等）有一定选择性；麻醉作用完全可逆；潜伏期短，维持时间能满足临床需要；全身毒性小；对局部组织无刺激作用；不造成神经组织损伤；理化性能稳定，易于灭菌和储存。

局麻药的种类很多，国内常用的有普鲁卡因（procaine）、丁卡因（dicaine）、利多卡因（lidocaine）、阿替卡因（articaine）和甲哌卡因（mepivacaine）。在牙槽突外科及牙齿治疗中，应用渗透性强、浓度较高、毒性较小的麻醉剂进行局部浸润麻醉，用来替代神经阻滞麻醉是今后的发展方向。复方阿替卡因注射液是近年来应用在口腔科的专用麻醉药。此药含 4% 阿替卡因和 1 ∶ 100 000 的肾上腺素，在临床上取得了良好效果。

1. 普鲁卡因　属于短效酯类（ester）局麻药。其盐酸盐水溶液不稳定，久存或高压灭菌后容易变质氧化呈淡黄色，虽然麻醉效价不变，但 pH 可降低。如为深黄色则不宜使用。此药的脂溶性、蛋白结合率和麻醉强度均较低、作用时效短。弥散能力差，不适用于表面麻醉。

静注小剂量 [<0.2 mg /（kg · min）] 普鲁卡因对中枢神经有镇痛和镇静作用，临床用于镇痛、止痒。在用硫喷妥钠诱导的全麻中，虽大剂量 [1 ~ 2 mg /（kg · min）] 亦不致引起毒性反应，并可以维持一定的全身麻醉深度。普鲁卡因对心肌和心肌传导系统有抑制作用，对血管及支气管平滑肌有明显舒张作用。在体内主要由血浆假性胆碱酯酶（pseudocholinesterase）水解，代谢速度很快，代谢产物多由肾排泄。临床常用 0.5% 或 1% 普鲁卡因行局部浸润麻醉，用 2% 溶液行神经阻滞麻醉。成人一次最大剂量为 1 g。

2. 丁卡因　为酯类长效局麻药。盐酸丁卡因水溶液不太稳定。麻醉强度为普鲁卡因的 10 倍。脂溶性高，穿透性强，表面麻醉效果可靠。

丁卡因对中枢系统有明显抑制作用。对心肌抑制较强，对血管平滑肌有松弛作用。其主要由血浆胆碱酯酶水解，代谢速度慢，代谢产物由肾排泄，少量以原型随尿排出。

丁卡因表面麻醉的浓度为 1% ~ 2%，常用于口腔牙龈黏膜、咽喉、鼻腔及气管黏膜的表面麻醉。由于丁卡因时效长、起效慢的特点，临床常用 0.3% 的丁卡因与 2% 利多卡因混合应用，以求速效和长时间的阻滞。成人一次剂量不超过 100 mg。

3. 利多卡因　为酰胺类（amide）中效局麻药。其盐酸水溶液稳定，可长时间储存和耐高压灭菌。麻醉强度大，起效快，弥散力强。

利多卡因对血管平滑肌无明显舒张作用，故可用于不适合加肾上腺素的患者。血药浓度升高时，可引起心脏传导速度减慢、房室传导阻滞，抑制心肌收缩力使心输出量下降。可用于治疗室性心律失常，对原有室内传导阻滞者应慎用。

碳酸利多卡因注射液是近期问世的药物，它通过提高溶液的 pH 使药效增加。与盐酸利多卡因溶液相比，潜伏期缩短，阻滞作用强度增加，但持续时间和毒性无明显区别。

利多卡因可用于表面麻醉，浓度为2% ~ 4%。局部浸润麻醉用0.25% ~ 0.5%溶液。1% ~ 2%溶液用于阻滞麻醉，成人一次最大量为350 ~ 400 mg。

4. 阿替卡因　为酰胺类局部麻醉药，临床上所常用的复方制剂成分为4%阿替卡因和1 ∶ 100 000肾上腺素（阿替卡因肾上腺素注射液，每支1.7 ml），盐酸阿替卡因具有酰胺功能基团，可以在注射部位阻断神经冲动沿神经纤维的传导，产生局部麻醉作用。

在阿替卡因溶液中添加1 ∶ 100 000肾上腺素的作用在于延缓麻醉剂进入全身循环，维持活性药物组织浓度，同时亦可获得出血极少的手术野。局麻作用在给药后2 ~ 3 min出现，对牙髓的麻醉可持续约60 min。

盐酸阿替卡因主要由肝代谢，5% ~ 10%剂量的药物以原型方式从尿排出。盐酸阿替卡因最大用量不超过7 mg/kg体重，4岁以上儿童最大剂量不超过5 mg/kg。

制剂中含1 ∶ 100 000肾上腺素，高血压或糖尿病患者慎用，本品可能引起局部组织坏死。需行缓慢注射，严禁注射于血管中，注药前必须反复做抽回血检查是否误入血管，尤其行神经阻滞麻醉时。

5. 甲哌卡因　是一种酰胺类局麻药，其化学结构与利多卡因相似，药理作用特征接近。甲哌卡因起效迅速，对感觉阻滞的起效时间为3 ~ 20 min，麻醉作用持续时间120 ~ 150 min，因其不具有舒张血管的作用，可用于不宜使用肾上腺素的患者，如老年人、高血压、心血管疾病、糖尿病及甲状腺功能亢进等。也可加入适量肾上腺素使用，能明显延长麻醉作用持续时间。

甲哌卡因在体内代谢迅速，主要在肝代谢、通过肾排泄，原型和代谢产物大约经过30 h从体内消除。

口腔常用剂型为3%盐酸甲哌卡因，或2%甲哌卡因加入1 ∶ 100 000肾上腺素的复方注射液，最大安全剂量成人6.6 mg/kg、儿童4.4 mg/kg。

二、局部麻醉的方法 Methods of local anesthesia

欲达到麻醉完善的目的，临床上不外乎使用几种方式：①广泛地浸润；②重复地浸润；③双重或多重阻滞；④麻醉前或麻醉中使用镇静药以降低皮质的兴奋性；⑤麻醉前向患者充分解释以取得合作；⑥并用基础麻醉或强化麻醉。对难以合作或主观拒绝局麻的患者，应视为单独使用局麻的禁忌证。口腔颌面外科局麻的方法包括冷冻麻醉、表面麻醉、浸润麻醉和神经阻滞麻醉。

采用注射局麻时，应注意把握尽量降低注射疼痛的基本原则。应选择合适的器械和麻醉剂。普通黏膜注射器针头外径在0.5 mm（25 G）以上，口腔专用压力注射器针头外径可达0.3 mm（30 G）。选择较细的注射针可以减少穿刺痛，同时压力注射器更容易控制注射方向和速度。注射过程中应控制注射速度并随时安抚患者的情绪、指导其放松和分散其注意力。还有一种计算机控制下局部麻醉注射系统采用了动态压力传感技术，可以在穿刺过程中建立麻醉通路，注射时自动匀速给药，有效缓解了穿刺和注射痛，麻醉效果好，患者感觉更加舒适。

（一）表面麻醉

表面麻醉（superficial anesthesia）是利用渗透性强的局麻药涂抹或喷雾在手术区表面，使该区域表面的神经末梢被阻滞的一种麻醉方法。常用药物为1% ~ 2%丁卡因和2% ~ 4%利多卡因。

临床上表面麻醉主要用于黏膜的麻醉。如：表浅的黏膜下脓肿切开，极松动牙的拔除，上颌窦根治术下鼻道开窗时鼻黏膜的表面麻醉，气管插管前的气管黏膜麻醉等。腭部、舌根手术前实施喷雾表面麻醉，可减少手术操作时恶心反射的发生。

麻醉前需将黏膜表面擦干，用棉球蘸麻醉剂涂抹或用喷雾法喷射于手术区，2 ~ 3 min 后即可施行手术。

（二）浸润麻醉

浸润麻醉（infiltration anesthesia）是将局麻药注射于手术区组织内麻醉神经末梢，使该区组织无痛的麻醉方法。

口腔颌面部软组织浸润麻醉适用于脓肿切开引流、外伤的清创缝合、成形和肿物切除等软组织手术。操作时先在切口的一端将注射针斜行刺入皮内，注入少许麻药，使局部成一小皮丘，再沿手术切口线分层注射。需要向远方或深层部位浸润时，应由已浸润过的组织进针，以减少疼痛。注射局麻药时应适当加压，使其在组织内形成张力性浸润，达到与神经末梢广泛接触以增强麻醉效果，进针时不应穿过感染灶和肿瘤，以防炎症扩散和肿瘤细胞的种植。

在拔除上颌前牙、前磨牙、下颌切牙和乳牙时也可采用浸润麻醉。因为这些部位的牙槽骨骨皮质薄而疏松、多孔，麻醉液能通过这些小孔渗透到牙根部神经丛。注射方法是在手术区的唇颊侧黏膜皱折处进针，先注入少量麻药，然后针尖沿骨膜面滑行至牙齿根尖，注入麻药 1.0 ~ 1.5 ml。为了避免针尖直接刺入骨膜下，当针头触抵骨面后，应退针 2 mm 左右再注入麻药。若需要麻醉几个牙齿的区域，可将针斜向前后到各牙齿的根尖部分别注射麻药（图 3-1）。此方法也称骨膜上浸润麻醉（supraperiosteal infiltration）。如果麻效不佳，可行骨膜下浸润麻醉（subperiosteal infiltration）。针尖刺入牙根中部骨膜下，沿骨面滑行至根尖处注药 1 ml（图 3-2）。骨膜下浸润麻醉应在骨膜上浸润麻醉后施行，避免针刺骨膜及注药加压造成的剧痛。

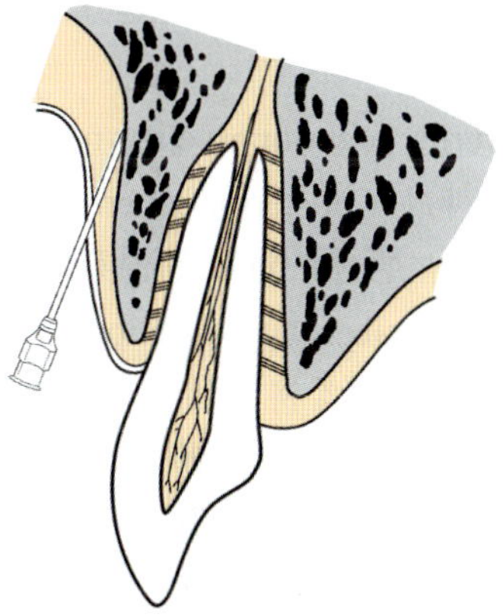

图 3-1 骨膜上浸润麻醉针的位置

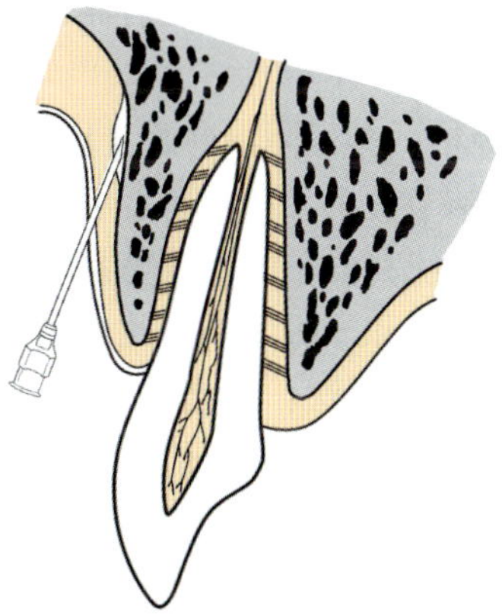

图 3-2 骨膜下浸润麻醉骨膜分离

对于伴有血友病和类似出血倾向的患者，在牙齿治疗时可采用牙周膜注射法（periodontal ligament injection，PDL）。这种麻醉方法的缺点是注射时比较疼痛，所以应用并不广泛。但因注射所致的损伤很小，所以可避免其他浸润麻醉或阻滞麻醉时产生的血肿，特别是上牙槽后神经阻滞麻醉时容易发生的颞下间隙严重出血。其次，单纯用黏膜下浸润或阻滞麻醉出现镇痛效果不全时，也可加用牙周膜注射，常可取得较好的镇痛效果。操作时需选用短而较细的注射针头，自牙的近中和远中侧刺入牙周膜，深约 0.5 cm，分别注入局麻药 0.2 ml，即可麻醉牙及牙周组织（图 3-3）。

近年来，阿替卡因已在口腔科临床上广泛应用。由于其对软硬组织具有较强的穿透性，在行上下颌单个磨牙的治疗和拔除时，采用阿替卡因局部浸润麻醉可取得很好的局麻效果。类似的方法还有牙槽嵴顶注射法，又称为牙槽间隔注射法，应用口腔专用压力注射器，将麻醉剂注射到牙槽嵴顶的部位，可以取得良好的麻醉效果，尤其是在牙髓治疗过程中。

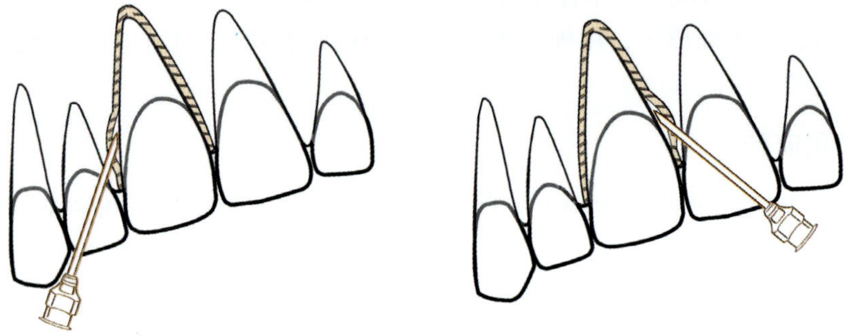

图 3-3　牙周膜注射法远中侧和近中侧注射

（三）神经阻滞麻醉

神经阻滞麻醉（nerve block anesthesia）也称传导麻醉（conduction anesthesia），是将局麻药注射至神经干周围，暂时地阻断神经末梢传入的刺激，使该神经分布的区域产生麻醉效果。神经阻滞麻醉用药量少，麻醉区域广，麻醉时间长，是口腔颌面部手术常用的麻醉方法。

口腔颌面外科临床上，分布于颌骨和牙齿的神经分支多位于颌骨深部，尤其是下颌骨的骨组织结构致密，用浸润麻醉效果差；瘢痕组织浸润麻醉注射困难，药液不易扩散，麻醉效果不好；局部有炎症或其他病灶，亦不宜用浸润麻醉。这些情况下适宜使用神经阻滞麻醉。

神经阻滞麻醉的成功，有赖于穿刺入路和注药点的准确，需要利用体表标志，并且通过扪摸、测量和针感，正确掌握进针方向和进针深度。操作时，应严守无菌原则，以防感染。每次注射麻醉药之前，必须回抽注射器针栓，如有回血，应稍退出注射针，改变方向后再进针，直至回抽无血时方可注药。

1. 上牙槽后神经阻滞麻醉（block anesthesia of posterior superior alveolar nerve） 将麻醉剂注射于上颌结节处上牙槽后神经孔附近，麻醉上牙槽后神经（posterior superior alveolar nerve）及上牙龈支，使其分布的上颌窦黏膜，第二、三磨牙及第一磨牙的远中颊根和腭根以及相应的牙周组织、骨膜和牙龈无痛。此方法又称上颌结节注射法（tuberosity injection）。

视频：上牙槽后神经阻滞麻醉

（1）口内注射法：患者取坐位，头稍后仰，半张口，术者将患者口角和颊部尽量向外上方拉开，充分暴露上磨牙区。以上颌第二磨牙颊侧远中根部黏膜皱折处为进针点，针尖斜面向着骨面，注射针沿骨膜面并与上颌牙𬌗面成 45° 角向上、向后，同时向内推进，进针 2 ~ 2.5 cm，注药 1.5 ~ 2 ml，一般 5 ~ 10 min 后显效（图 3-4）。

上颌磨牙已缺失的成年患者，则以颧牙槽嵴后 1 cm 作为进针点。在上颌第二磨牙未萌出

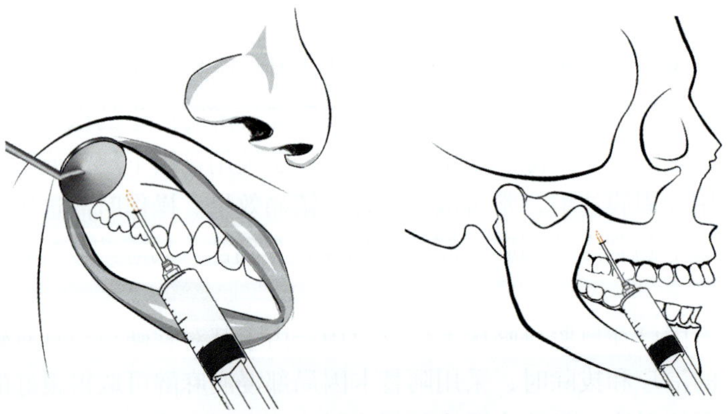

图 3-4　上牙槽后神经阻滞麻醉口内注射法

的儿童，则以上颌第一磨牙远中颊侧根部的黏膜皱折处为进针点。

操作时进针不宜过深及过上，以免刺破上颌结节后上部的翼静脉丛，引起血肿。如果进针方向不正确或向内转不够，使注药点远离上颌结节亦使麻醉失败。进针点太靠前，易被颧牙槽嵴阻挡，不能进针。

（2）口外注射法：如果口内注射法进针点有炎症或其他病灶时可采用口外注射法。用手指在颊部扪出颧牙槽嵴，在颧牙槽嵴后方颧骨下缘与上颌骨颧突所形成的交角处为进针点。注射针刺入皮肤直达骨面，然后针尖沿骨膜面向上、向内、向后进针 2 cm，即可注射麻药 2 ml（图 3-5）。

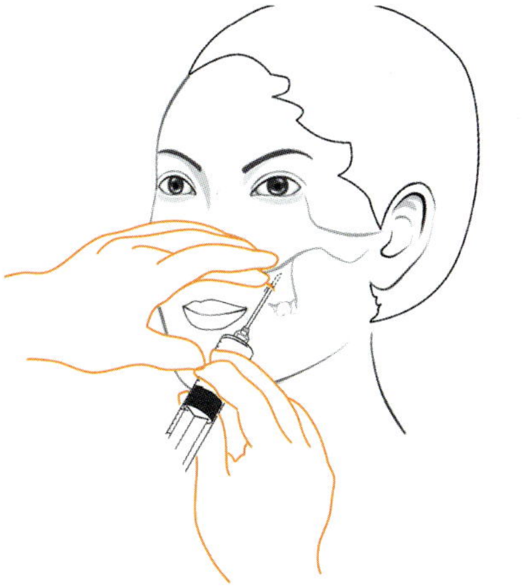

图 3-5 上牙槽后神经阻滞麻醉口外注射法

2. 腭前神经阻滞麻醉（block anesthesia of anterior palatine nerve） 将麻醉剂注射于腭大孔稍前处，麻醉腭前神经（anterior palatine nerve），使其分布的前磨牙、磨牙腭侧牙龈及黏骨膜产生麻效。又称腭大孔注射法（greater palatine foramen injection）。

腭大孔位于上颌第三磨牙腭侧龈缘至腭中线弓形凹面连线的中点；覆盖其上的黏膜可见小凹陷。如第三磨牙尚未萌出，腭大孔则位于第二磨牙的腭侧。如果磨牙缺失，腭大孔位于软硬腭交界前 0.5 cm 处。如从殆平面观，腭大孔的位置应在腭侧龈缘至腭中线连线的中外 1/3 交界处。

操作时，让患者头后仰，大张口，充分暴露腭部，注射针在腭大孔的表面标志稍前处刺入腭黏膜，注药 0.5 ml（图 3-6）。

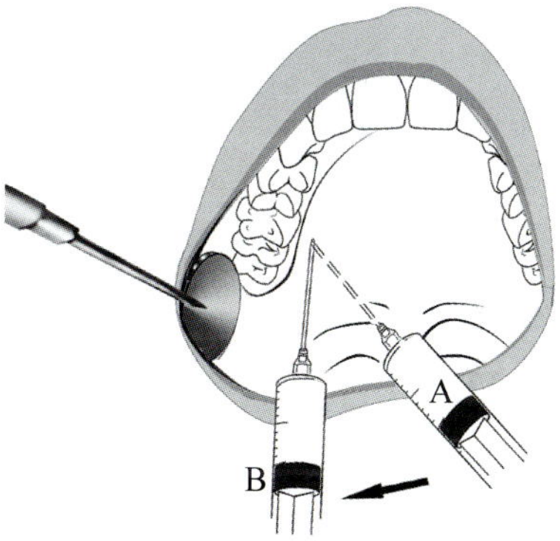

图 3-6 腭前神经阻滞麻醉及翼腭管麻醉

A. 注射针自对侧刺入腭大孔稍前方的腭黏膜

B. 注射针移至同侧并进入翼腭管

视频：腭前神经阻滞麻醉

腭前神经与鼻腭神经在尖牙腭侧相吻合，如手术涉及尖牙腭侧组织时，应同时行鼻腭神经麻醉，或行尖牙腭侧黏骨膜局部浸润麻醉。

腭大孔麻醉注射部位不宜过后，麻醉液量亦不宜过大，否则腭中、腭后神经被麻醉后产生异物感，可引起患者恶心、呕吐。如遇此种情况时，令患者深呼吸，可减轻其症状，同时，作好解释工作，消除患者紧张情绪。

3. 鼻腭神经阻滞麻醉（block anesthesia of nasopalatine nerve） 将麻醉剂注射于切牙孔（incisor foramen）内，以麻醉鼻腭神经，使上前牙区腭侧牙龈及黏骨膜麻醉。也称切牙孔注射法（incisor foramen injection）。

切牙管在腭中缝上，斜向前下与中切牙的长轴平行。其下端开口在上颌左右中切牙间腭侧牙槽突后方 6 ～ 7 mm 处，称为切牙孔。在切牙孔浅面有一前后方向呈梭形的切牙乳突，是注射的标志。

操作时让患者头后仰，暴露腭前部，自切牙乳突侧方进针，在黏膜下注射少量麻药，然后改变针的方向，使之与中切牙长轴方向一致，进针 5 ～ 7 mm 达切牙管内。该处组织致密，注射麻药时需用较大压力，一般注入量为 0.2 ～ 0.3 ml，3 ～ 5 min 显效（图 3-7）。尖牙腭

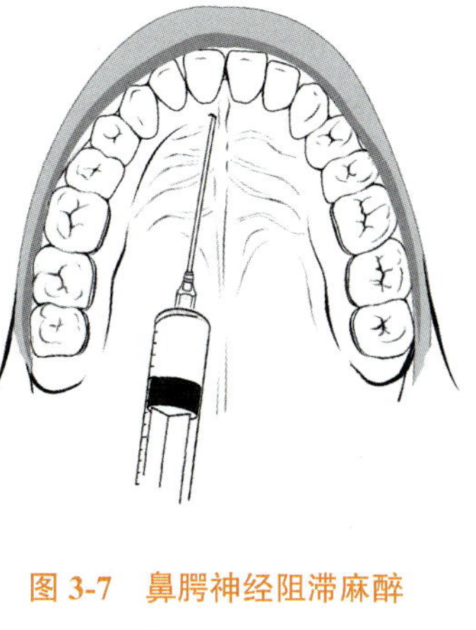

图 3-7 鼻腭神经阻滞麻醉

视频：鼻腭神经阻滞麻醉

侧远中的组织因有腭前神经交叉分布，所以该处不能获得完全的麻醉效果，必要时应辅以局部浸润麻醉。

4．眶下神经阻滞麻醉（block anesthesia of infraorbital nerve） 将麻醉剂注射于眶下孔内，以麻醉上牙槽前、中神经和眶下神经（infraorbital nerve）终末支，使其分布的上前牙、前磨牙、第一磨牙近中颊根和相应的唇颊黏膜、骨膜、上颌窦黏膜、鼻侧从下眼睑到上唇的皮肤和黏膜等组织无痛。此方法又称眶下孔注射法（infraorbital foramen injection）。

视频： 眶下神经阻滞麻醉

（1）口外注射法：眶下孔位于眶下缘中点下方 0.5 ～ 1 cm 处。注射时用左手示指置于眶下缘，以示标记。右手持注射器，注射针自同侧鼻翼旁约 1 cm 处刺入皮肤，注射少许麻药后，使注射针与皮肤呈 45°，向上、后、略向外进针约 1.5 cm，可直接刺入眶下孔，有时针尖抵触骨面不能进入管孔，可注射少量麻药，使局部无痛，然后移动针尖寻探眶下孔，直到感觉阻力消失，表明已经进入孔内（图 3-8）。随即注射麻药 1 ～ 1.5 ml。一般 3 ～ 5 min 后即显麻醉效果。注射针进入眶下管不应过深，以防刺伤眼球。

（2）口内注射法：牵引上唇向前向上，注射针与上颌中线成 45°，向上于侧切牙根尖相应部位的黏膜皱折处刺入，向上、后、外的方向进针，即可到达眶下孔，但不易进入眶下管（图 3-9）。

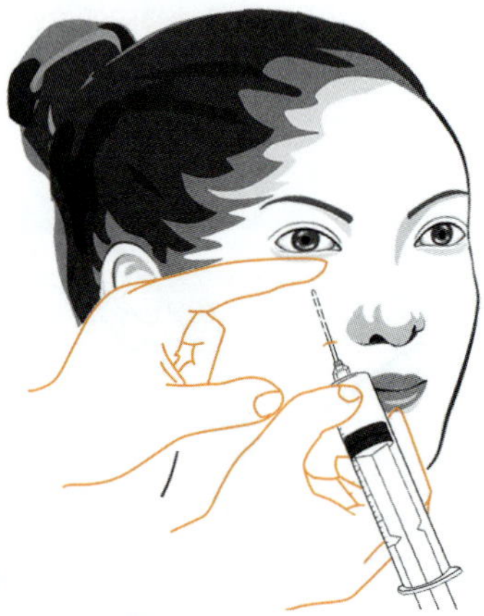

图 3-8 眶下神经阻滞麻醉口外注射法

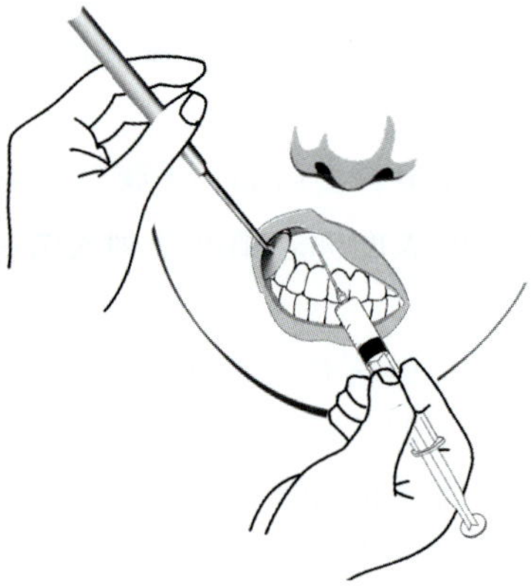

图 3-9 眶下神经阻滞麻醉口内注射法

5．上颌神经阻滞麻醉（block anesthesia of maxillary nerve） 将麻醉剂注射于翼腭凹内，麻醉出圆孔的上颌神经（maxillary nerve）（图 3-10），使一侧上颌骨及同侧鼻、下睑、上唇和软硬腭获得麻醉效果（图 3-11）。又称为圆孔注射法（foramen rotundum injection）或翼腭凹注射法（pteromedial fossa injection）。这是一种深部注射麻醉，难度较大，除非必需，一般少用。本法的适应证如下：

（1）手术范围涉及上颌窦，高位埋伏的第三磨牙拔除术，上颌骨部分切除术，上颌骨骨折复位或上颌骨畸形矫治手术等。

（2）因局部炎症而不宜进行眶下神经阻滞或浸润麻醉时。

（3）为了诊断的需要，特别是鉴别第二支三叉神经痛时。

上颌神经阻滞麻醉常用方法有翼腭管注射法及口外注射法两种。

（1）翼腭管注射法（pterygoplatine canal injection，又称翼腭管麻醉）：翼腭管的浅面为腭大孔。腭大孔的解剖位置已在腭前神经阻滞麻醉中叙述（图 3-12）。麻醉操作时让患者头后仰，大张口，以最后一颗磨牙近中距腭侧龈缘 1 cm 处为进针点，由对侧刺入黏膜下，注入少

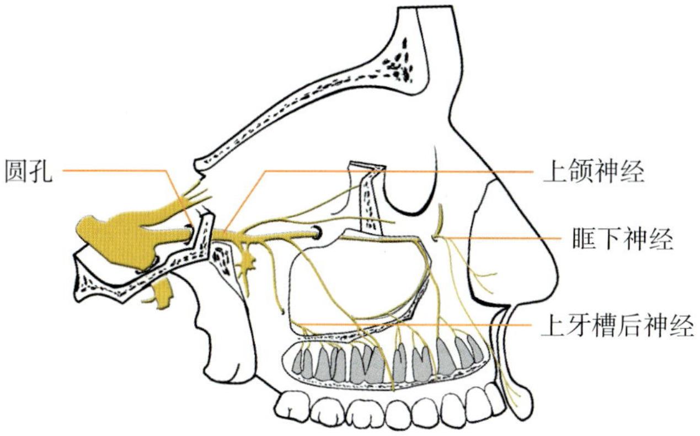

图 3-10 上颌神经及其分支

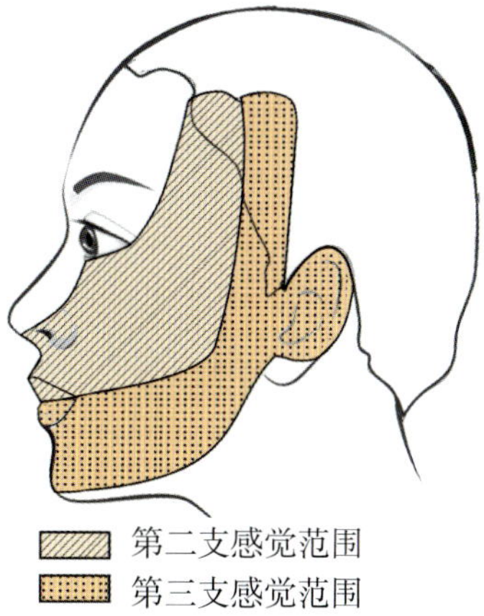

图 3-11 上、下颌神经麻醉区域

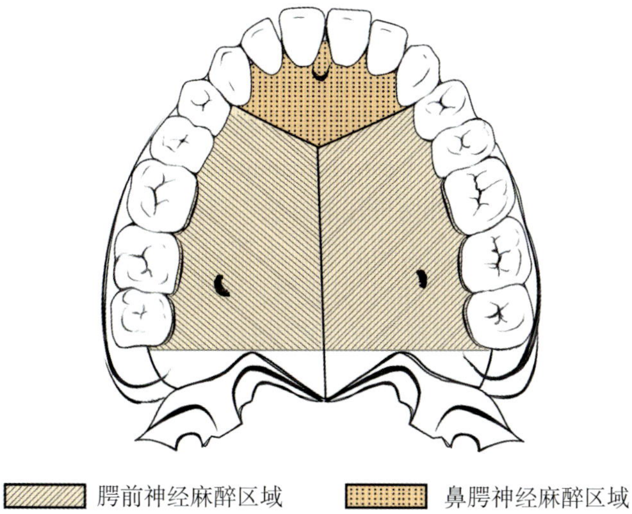

图 3-12 腭大孔及切牙孔的位置并示意腭前神经麻醉区域和鼻腭神经麻醉区域

许麻药后将注射器移至同侧，寻找腭大孔，如无阻力即为进入翼腭管，沿牙长轴平行方向进针约 3 cm，注射麻药 2 ~ 3 ml，7 ~ 8 min 显效。有时很难将注射针推到应有的深度，此时可借渗透作用使麻药渗透出翼腭管上端而麻醉上颌神经。如果触及骨面不能进入翼腭管，可稍改变进针点和进针方向，重新刺入。也有少数患者由于翼腭管弯曲使注射针不能进入。回吸有气泡者，说明注射针刺入点偏后，进入鼻咽腔，应退出更换注射器及麻醉剂，进针点向前移，重新刺入。无磨牙患者可于软硬腭交界线前 7 ~ 8 mm，距牙槽嵴约 1.5 cm 处进针。

（2）口外注射法：是避开下颌骨喙突，在其前方或后方，从颧弓下方进针直达翼腭凹以麻醉上颌神经的方法。较常用的为喙突后注射法（posterior coronoid process injection），也称颧下翼突法。选用 7 ~ 8 cm 长的针头，置一消毒橡皮片于距针尖 5 cm 处，作为进针的限制深度。以颧弓下缘，乙状切迹中点为进针点。注入少量麻药于皮下，再自皮肤垂直进针直抵翼外板。此时，调整橡皮片的位置使之距皮肤约 1 cm，即为进针至翼腭凹的深度，一般总深度不超过 5 cm 。然后退针到皮下，针尖重新向上 10°、向前 15° 进针，直到橡皮片标志处即已达到翼腭凹圆孔附近，注射麻药 4 ~ 5 ml（图 3-13）。

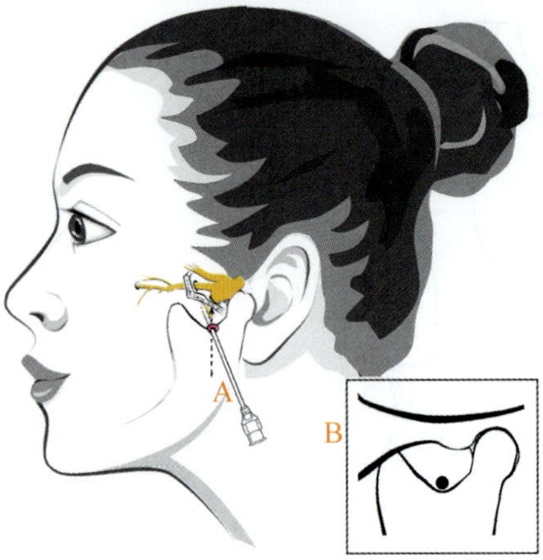

图 3-13　上颌神经圆孔阻滞麻醉口外注射法（颧下翼突法）
A. 针直达翼板的方向　　B. 示意针向前向上达圆孔（右下图示意进针点）

视频：
下牙槽神经阻滞麻醉

6. 下牙槽神经阻滞麻醉（block anesthesia of inferior alveolar nerve） 将麻药注射到下颌骨升支内侧面的下颌孔附近，麻药扩散后可麻醉下牙槽神经（inferior alveolar nerve）。使同侧下颌骨、下牙、牙周膜和第一前磨牙之前的唇侧牙龈、黏骨膜及下唇无痛。注射麻药时，针尖达到翼下颌间隙内，故又称翼下颌注射法（pterygomandibular injection）。

下牙槽神经阻滞麻醉有口内、口外两种注射方法。口内注射法是临床常用的方法。

（1）口内注射法：操作时让患者头稍后仰，大张口，并使下牙𬌗面与地面平行，将口角拉向外侧。在磨牙后方，可见一纵行的黏膜皱襞，叫作翼下颌皱襞，其深面为翼下颌韧带（pterygomandibular ligament）。另外在颊部有一底边向前、尖端正对翼下颌韧带中点的三角形颊脂垫（buccal fat pad）。此二者为重要的体表标志。将注射器摆向对侧前磨牙区，与中线呈45º角，在𬌗平面上1 cm平行进针，以颊脂垫尖为进针点。若颊脂垫不明显，可在翼下颌皱襞中点外3 mm处作为进针点（图3-14）。当进针深度2.5 cm左右时即可触及下颌升支内侧下颌孔上方的下颌神经沟骨面（图3-15），注射麻药1.5 ~ 2 ml。约5 min后，患者即感同侧下唇口角区麻木、肿胀感，刺激无痛；如超过10 min仍未出现麻醉征，可能是注射部位不准确，应重新注射。

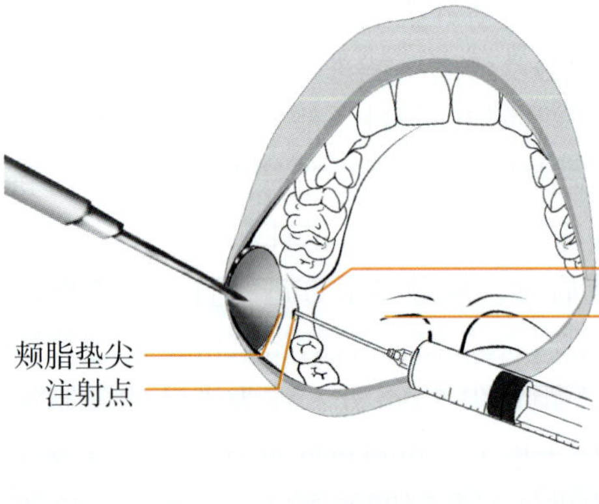

图 3-14　下牙槽神经阻滞麻醉口内注射法进针标志

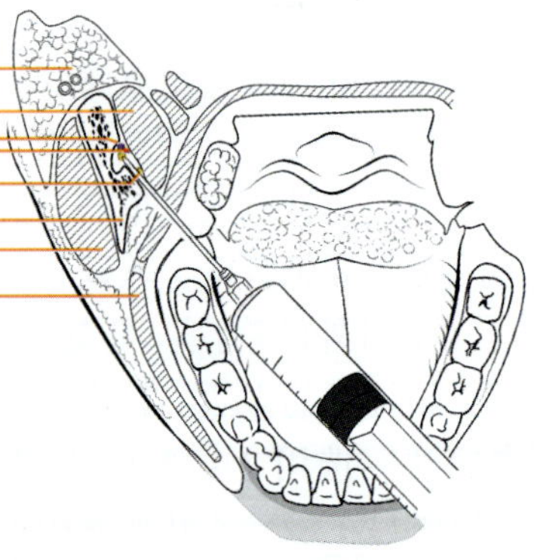

图 3-15　下牙槽神经阻滞麻醉口内注射法进针位置及比邻标志

进针点和进针方向不准确是麻醉失败的主要原因：

1）进针点偏高，进针方向太向上，使针尖高于乙状切迹，不能触及骨面。

2）进针点低或进针方向向下，使针尖的终点位于下颌小舌以下。

3）进针方向偏后，使针尖不能触及骨面，超出下颌升支后缘，会将麻药注射于腮腺内，造成面神经麻醉后的暂时性面瘫（transient facial nerve paralysis）。

4）进针点靠前，则进针很浅就触及骨面（下颌骨升支前部），使注药点远离下牙槽神经，因此失败。

行口内法注射时，为了防止注射失败，在注射麻药之前，应注意观察下颌骨形态，可能影响下颌孔位置的因素有：

1）下颌支的宽度愈大，下颌孔到下颌支前缘的距离愈大，进针深度应增加。

2）下颌骨弓愈宽，注射针管应尽量靠向磨牙区，加大与中线的夹角角度，使针头避开下颌骨内斜线的阻挡。

3）下颌角的角度愈大，下颌孔的位置相应变高，注射时进针点应适当上移。

（2）口外注射法：如果患者张口受限或口内进针区有化脓性炎症及肿瘤，可采用此方法。

自耳屏前至咬肌前缘与下颌骨下缘相交点作连线，连线的中点即为下牙槽神经沟的投影位置，亦为麻醉注药点。在下颌下缘内侧，自下颌角至咬肌前缘的中点为进针点。进针点至注药点之间的连线，即指示针刺入后的行径和深度（图 3-16）。注射前可用消毒橡皮片，按进针点至注药点的长度作标记。由进针点刺入，紧贴下颌骨升支内侧，沿指示线推进至橡皮片所标记的深度，即可注射麻药 2 ~ 4 ml。

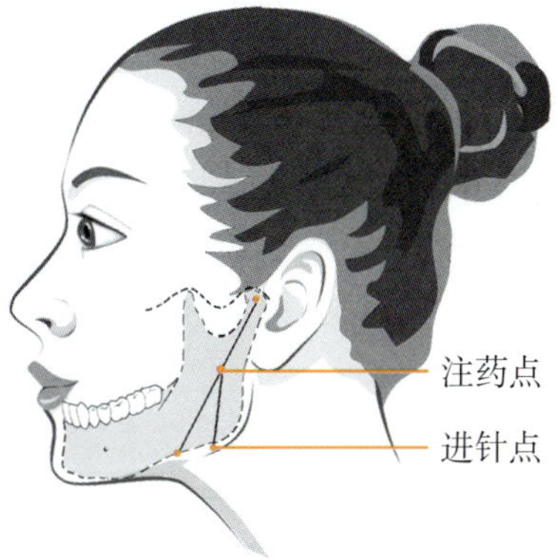

图 3-16 下牙槽神经阻滞麻醉口外注射标志

视频：舌神经阻滞麻醉

7. 舌神经阻滞麻醉（block anesthesia of lingual nerve）舌神经（lingual nerve）由下颌神经分出后在下牙槽神经前内侧下行，在下颌神经沟的水平时，舌神经位于下牙槽神经前内方约 1 cm 处。

在行下牙槽神经阻滞口内法注射后将注射针退出 1 cm，此时注射麻药 1 ml 即可麻醉舌神经。另外，舌神经在行经下颌第三磨牙内侧时，其位置十分表浅，仅有黏膜覆盖。也可在此处进行舌神经的阻滞麻醉。

舌神经阻滞麻醉后可使同侧下颌舌侧牙龈、黏骨膜、口底黏膜及舌前 2/3 区域无痛。舌可有麻木、烧灼、肿胀感，尤以舌尖部更为明显。如同时行下牙槽神经阻滞麻醉，一般舌神经出现麻醉征早于下牙槽神经。

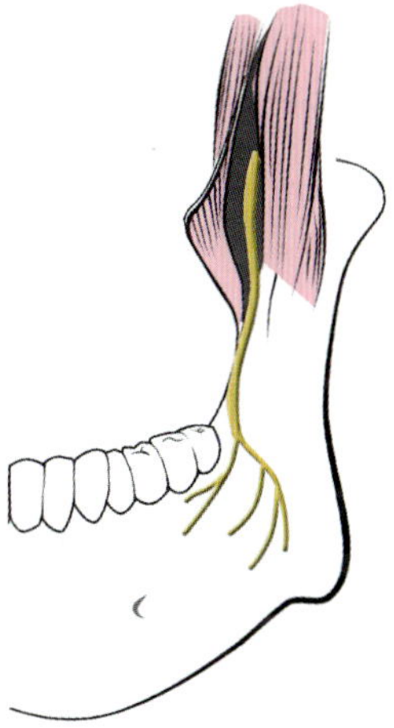

图 3-17 颊神经在升支前外侧分布的位置

视频：颊神经阻滞麻醉

8. 颊神经阻滞麻醉（block anesthesia of buccal nerve）颊神经（buccal nerve）又叫颊长神经。该神经自下颌神经分出后向下前行，在颞肌止端上份进入颞肌鞘膜，在下颌升支前缘内侧与颞肌腱平行向下。约在下颌磨牙𬌗面水平，颊神经离开鞘膜，其终末支分布于颊部黏膜、颊肌、皮肤及下颌第二双尖牙以后的颊侧牙龈、黏骨膜（图 3-17）。

由于行下牙槽神经麻醉的进针点在翼下颌韧带中点外

侧 3 mm 处，此进针点接近颊神经干，所以在行下牙槽神经阻滞麻醉过程中，针尖退至黏膜下注射麻药 0.25 ~ 1 ml，可一并将颊神经阻滞，2 ~ 3 min 即可产生麻效。亦可以下颌磨牙𬌗面的水平线与下颌支前缘交界点的颊黏膜（大致在腮腺导管口下、后约 1 cm 处）作为进针标志，进针后在黏膜下注射麻药 0.5 ~ 1 ml。如行下磨牙拔除术还可在该磨牙远中根颊侧黏膜处做局部浸润麻醉来替代颊神经阻滞麻醉。

9. 下牙槽、舌、颊神经一次阻滞麻醉　此法亦称下颌升支内侧隆突注射法（internal ramus prominence injection）。下颌升支内侧隆突位于下颌小舌的前上方，是由髁突向前下与喙突向后下汇合成的骨嵴。在此区域内由前往后有颊神经、舌神经、下牙槽神经通过，三条神经之间相距较近（图 3-18）。当大张口时，下颌升支内侧隆突可随下颌骨的运动向下移，不致被上颌骨后缘所遮挡。在翼下颌皱襞（pterygomandibular fold）外侧，相当于上颌第三磨牙𬌗平面下 0.5 cm 处为进针点。若上颌无牙，则在相当于第三磨牙牙槽嵴下 1.5 cm 处作为进针点。操作时，将针管置于对侧口角，并尽量后推，使针体与患侧颊黏膜面垂直，进针 1.5 cm 左右时，针尖触及骨面，即可注射麻药 2 ml。麻药经渗透作用可同时将下牙槽、舌、颊神经麻醉。

由于此方法掌握较为困难，与前面叙述的用下牙槽神经阻滞麻醉口内法分别注药麻醉三条神经相比，优点并不明显，所以临床采用不多。

10. 颏神经、切牙神经阻滞麻醉（block anesthesia of mental and incisive nerve）　此方法亦称颏孔注射法（mental foramen infection）。颏神经、切牙神经（mental and incisive nerve）是下牙槽神经的终末支，切牙神经分支到第一前磨牙、尖牙和切牙、牙槽骨和牙周膜。出颏孔的颏神经分布到下唇黏膜、皮肤和颏部；口内分布至第一前磨牙、尖牙和切牙的唇侧龈。颏孔位于下颌第一和第二前磨牙根尖的下方，距下颌骨下缘 1 cm 处（图 3-19）。

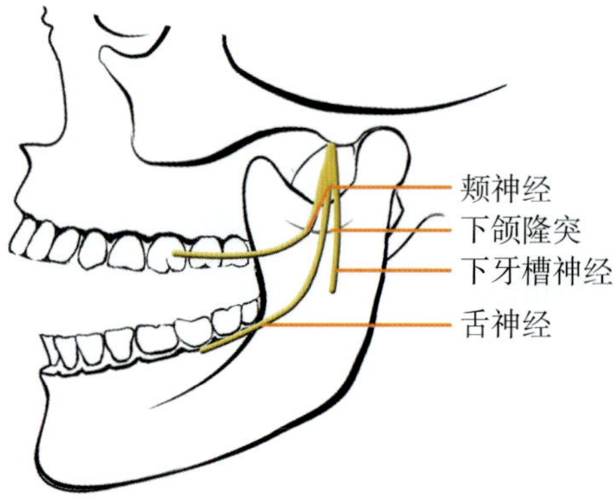

图 3-18　下颌升支内侧隆突处的神经位置

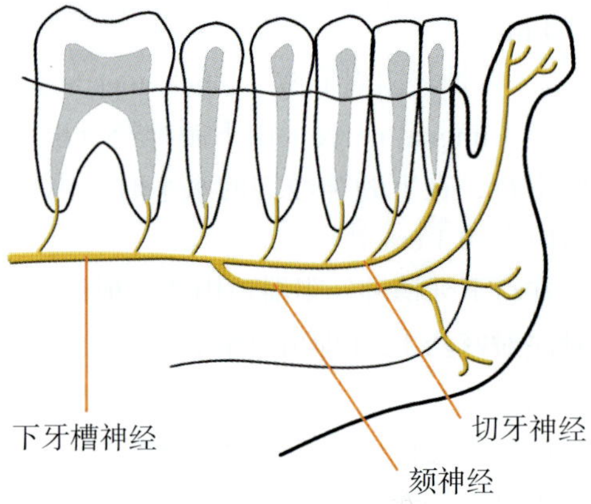

图 3-19　颏神经和切牙神经的分布

视频：颏神经阻滞麻醉

（1）口内注射法：轻拉开口角，在下颌第二前磨牙根尖相应的口腔前庭沟进针，向前、下内方寻找颏孔，一般能顺利进入孔内，注入麻药 0.5 ~ 1 ml。

（2）口外注射法：从下颌第二前磨牙根尖部稍后处皮肤进针，先注入少量麻药做一皮丘，然后推进到骨面，再用针尖向前、下、内方寻找颏孔，有落空感时，即表示进入颏孔，注入麻药 0.5 ~ 1 ml。

11. 下颌神经阻滞麻醉（block anesthesia of mandibular nerve）　将局麻药注射于卵圆孔附近，以麻醉出卵圆孔的下颌神经（mandibular nerve），使其分布的同侧下颌骨、下颌牙、舌、口底以及下颌骨周围组织、颊部组织、颞部皮肤无痛（图 3-20）。也称为卵圆孔注射法

（foramen oval injection）。

本法与上颌神经阻滞麻醉喙突后注射法相似。用 7 ～ 8 cm 长的针头套上消毒橡皮片，以颧弓下缘与下颌切迹中点为进针点，与皮肤垂直进针，直抵翼外板。将橡皮片固定于距皮肤 1 cm 处，标记深度。然后退针至皮下，重新使注射针向后、上、内偏斜 15°，推进至标记的深度，针尖即达颞下窝上壁后内侧卵圆孔附近。回抽无血，注射麻药 3 ～ 4 ml，5 ～ 10 min 显效。

12．咬肌神经阻滞麻醉（block anesthesia of masseteric nerve）　三叉神经第三支的运动神经分支，分别分布于咬肌、颞肌、翼外肌和翼内肌，因而又叫咀嚼肌神经（masseteric nerve）。麻醉该神经可以暂时解除或减轻某些炎症造成的肌肉痉挛，如冠周炎，牙源性感染等引起的牙关紧闭（trismus），增大张口度，以利病灶牙的早期拔除，缩短病程。咬肌神经封闭还可用以治疗颞下颌关节紊乱病。

注射时按照下颌神经阻滞麻醉的进针标志垂直刺入皮肤，进针 2.5 ～ 3.5 cm，注射麻药 4 ～ 6 ml（图 3-21）。5 ～ 10 min 显效后，患者有同侧面部灼热、麻木感。张口度有不同程度改善，下颌活动度加大。

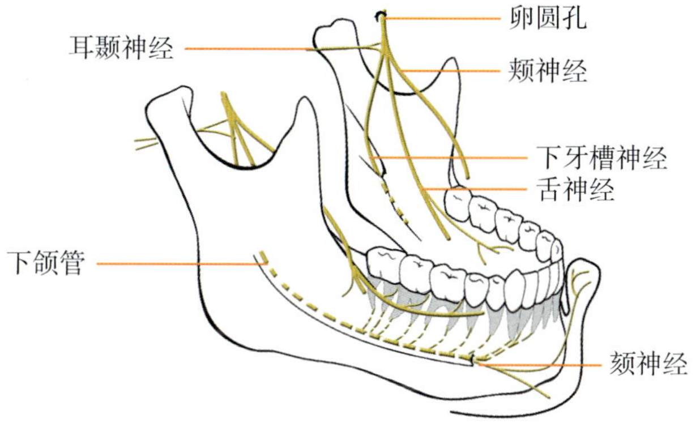

图 3-20　下颌神经分支

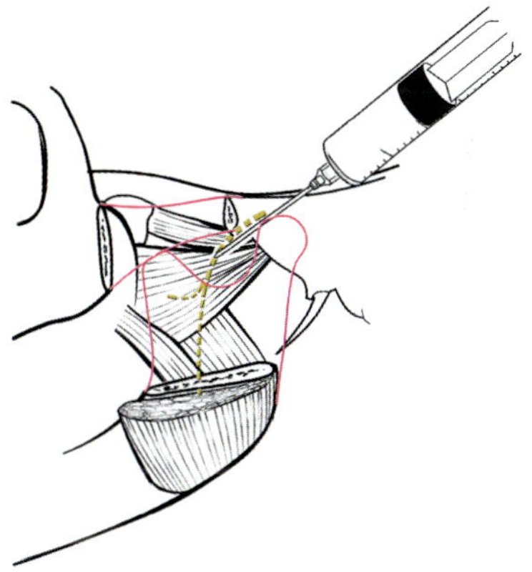

图 3-21　咬肌神经麻醉

13．颈丛神经阻滞麻醉（block anesthesia of cervical plexus nerves）　颈丛神经（cervical plexus）由第 1 ～ 4 颈神经前支组成，除第 1 颈神经主要是运动纤维外，其他均为感觉纤维。2、3、4 颈神经出椎间孔后，从后面横过椎动脉和椎静脉，到达横突的尖端，分为升支和降支。这些上下相邻的分支，在胸锁乳突肌深面相互连接形成神经袢，并发出多数分支。深支组多为分布到颈部肌的神经和膈神经。浅支组是在胸锁乳突肌后缘中点处向各方向散开的分支。浅支组包括枕小神经、耳大神经、颈横神经（颈皮神经）和锁骨上神经，又统称为颈神经丛的皮支。颈浅丛分布于颈部皮肤，上达枕部、腮腺咬肌区和耳廓，下达肩部皮肤。

（1）颈浅神经丛阻滞麻醉：患者仰卧位，头偏向对侧。在胸锁乳突肌后缘颈外静脉交叉点的后下方，注射针垂直刺入皮肤，达胸锁乳突肌后缘，分别向上、中、下三个方向注射麻醉药，即可阻滞颈丛浅支（图 3-22）。

（2）颈深神经丛阻滞麻醉：患者体位同上，表面标志可自乳突至第 6 颈椎横突前结节（相当于环状软骨水平）成一直线。在该线上确定相当于颈 2（乳突下面 1.5 ～ 1.6 cm，后面 0.7 ～ 1 cm，即下颌角水平）、颈 3（第 4 颈椎横突上 1.5 cm，相当于舌骨体水平）、颈 4（胸锁乳突肌后缘与颈外静脉交叉点之上 1.5 cm 处，相当于甲状软骨的上缘）平面的三点，分别注射麻药做小皮丘。注射针刺入皮肤向后内方向推进，2 cm 左右可触及横突侧缘；然后沿其前缘再向中线推进少许，便是脊椎前结节外侧所在。分别注射局麻药 4 ～ 5 ml（图 3-23）。

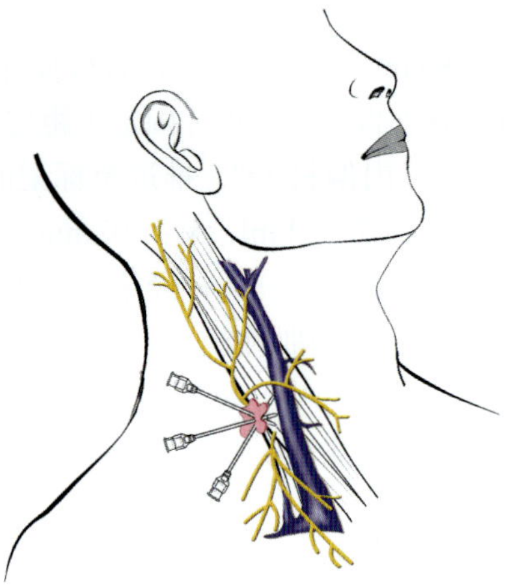

图 3-22 颈浅神经丛阻滞麻醉

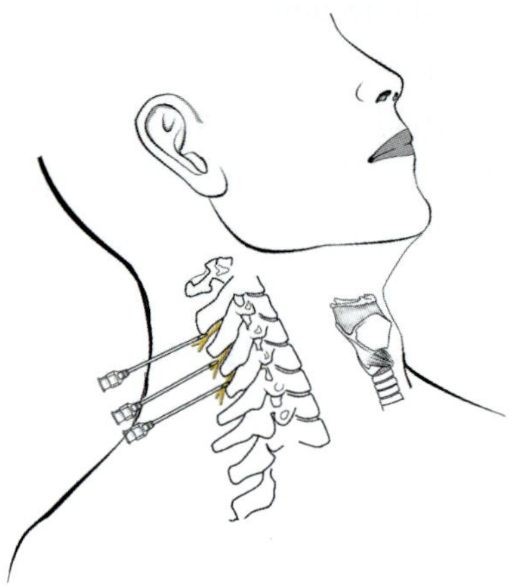

图 3-23 颈深神经丛阻滞麻醉

改良颈丛阻滞技术已为临床广泛应用，可在颈4点穿刺，针尖抵达颈4横突后注入麻药10 ~ 15 ml，同时手指压迫颈5横突处，以防药液向下扩散，这样可获得整个颈神经丛的阻滞。

三、局部麻醉的并发症 Complications of local anesthesia

（一）晕厥

晕厥（syncope）是自主神经反射引起的一时性脑缺血，并由此而发生的一系列症状群，是较常见的一种局麻并发症。

1．原因 常见原因多是紧张、恐惧、焦虑等精神心理因素。穿刺针、手术器械、出血等造成的视觉不良刺激可诱发。如遇环境闷热、疲劳、空腹、疼痛及体位不良时也易发生晕厥。

2．症状 头晕、眼花、胸闷、心悸、无力、面色苍白、全身冷汗，严重时有短暂意识丧失，脉搏缓慢无力，血压下降等症状。

3．防治 麻醉前应做好思想解释工作，指导患者全身放松，医生可用语言转移患者过于集中的注意力。对出现晕厥的患者，应立即停止注射，放平椅位，松解衣领，保持呼吸通畅，并且给以安慰。对于较轻晕厥，不需特殊治疗，一般可逐渐缓解。对于失去知觉的重症晕厥，可嗅氨水、乙醇刺激患者呼吸；压迫或针刺人中穴有助意识恢复；心率、血压降低者可静脉注射阿托品（atropine）0.5 mg、麻黄碱（ephedrine）15 ~ 30 mg，必要时吸氧。

（二）中毒反应

当血液中麻醉剂的浓度超过机体耐受浓度时，由此引起的中枢神经系统各种临床症状称为中毒反应（toxic reaction）。

1．原因 ①单位时间内所用局麻药剂量过大；②将麻药误入血管内；③机体耐受能力差。由于某些病生理和周围环境的改变，患者接受一般安全剂量的局麻药后，也可能出现中毒反应，也称为高敏反应。恶病质、严重感染、高热、脱水、酸碱失衡、室温过高等都是促成高敏反应的因素。

2．症状 临床表现可分两种类型，即兴奋型和抑制型。轻度兴奋型表现为多语好动、精神紧张、面色潮红、心率增快。加重时呼吸加深加快，患者烦躁不安，缺氧症状明显，可呈现不同程度的发绀、血压升高，肌张力剧增，肌肉震颤直至发生惊厥（convulsion）。抑制型临床较少见，症状隐蔽易被忽视。轻度者表现为神志淡漠、嗜睡、血压下降、脉细弱。重者呼吸变浅变慢、心率缓慢或心律失常，最终心搏停止。

3. 防治　应了解各种局麻药毒性大小和一次最大用量，颌面和颈部血管丰富，吸收药物较快，应适当减少局麻药用量。麻醉前应用安定（diazepam）或巴比妥类（barbiturates）药可提高机体对局麻药的耐受能力。对可能发生高敏反应的患者，应尽量排除影响因素，术前给以适当镇静药，并减少局麻药剂量，降低药液浓度和注药速度。局麻药中加入缩血管药，以延缓吸收时间。注射麻药前必须回抽无血，避免将麻药注入血管内。用较大剂量行神经阻滞时，可联合应用局麻药，因各局麻药的血药浓度峰值出现时间不同，其毒性不致完全叠加，可在一定程度上减少中毒反应的发生。

（三）变态反应

变态反应（aallergic reaction）又称超敏反应，是指曾接受过局麻药注射并无不良反应，当再次使用该药时却再出现不同程度的中毒样反应。理论上局麻药均为低分子物质，不足以成为抗原或半抗原，不致引发变态反应，但临床上有关局麻药变态反应的病例时有报道，尤以普鲁卡因引起变态反应的报道较多。普鲁卡因的代谢产物对氨基苯甲酸（PABA）和局麻药中的防腐剂对羟基苯甲酸甲脂（methylparaden）有成为过敏原的可能。

1. 症状　可分即刻反应和延迟反应。即刻反应在注药数分钟内即出现不同程度的中毒样反应，表现为全身发痒和寒战、皮肤出现荨麻疹，严重者立即出现哮喘样呼吸困难并进入休克状态，若抢救不及时可导致衰竭而死亡。延迟反应多在数小时后发生，常为血管神经性水肿体征，也可有荨麻疹、药疹、哮喘和过敏性紫癜。

2. 防治　术前询问过敏史，对酯类局麻药过敏或过敏体质者可改用酰胺类局麻药，并预先作过敏试验（allergy test）。轻症变态反应可静注 10% 葡萄糖酸钙（calcium gluconate）10 ml、地塞米松（dexamethason）5 ~ 10 mg、异丙嗪（diprozin）10 ~ 20 mg；重者给予吸氧，哮喘和血压下降时静脉注射肾上腺素 0.5 ~ 1 mg，并按休克治疗原则进行处理。

3. 局麻药过敏试验　在进行试验前，应备好肾上腺素、氧气等急救药及用品，以防发生意外。

利多卡因皮内试验：2% 利多卡因 0.1 ml 稀释至 1 ml，皮内注射 0.1 ml。20 min 看反应。局部出现红肿，红晕直径超过 1 cm 者为阳性。

局麻药可使局部血管扩张充血，假阳性率可在 50% 以上，所以常规过敏试验的做法并不可取。

临床链接

变态反应

某些特定的原因，使机体产生的免疫应答反应过度或者不适当，通常称为超敏反应。根据反应发生的速度、发病机制和临床特征，可将超敏反应分为Ⅰ、Ⅱ、Ⅲ和Ⅳ型。其中Ⅰ、Ⅱ和Ⅲ型有抗体介导，可经血清被动转移，Ⅳ型由 T 细胞介导，可经细胞被动转移。

局麻药物引起的过敏反应，通常属于Ⅰ型超敏反应，它在各型中发生速度最快，一般在第二次接触抗原后几分钟内即可出现临床症状，故又称速发型超敏反应或变态反应。

变态反应原是诱发Ⅰ型超敏反应的始动因素，凡是进入人体后能引起IgE类抗体产生并导致变态反应发生的抗原性物质都被称为变应原。药物可经口服、吸入和注射等途径进入人体内，少数人用药后出现局部或者全身药物过敏反应，如药疹、哮喘和过敏性休克等。肥大细胞和嗜碱性粒细胞表面表达高亲和性IgE Fc受体介导Ⅰ型超敏反应的发生，因此IgE的生成和调节是发生Ⅰ型超敏反应的关键因素。此外遗传因素也和特应症的发生有关，也就是过敏体质对抗原产生IgE抗体应答的倾向性较高，其对变态反应性疾病也同时具有易感性。Ⅰ型超敏反应的介质诱导产生血管通透性增强、腺体分泌增加、平滑肌痉挛等病生理改变，表现为中性粒细胞等炎性细胞的趋化、组胺等致炎、致痉挛物质的释放等。

Ⅰ型超敏反应的实验室诊断主要是变应原的皮试和特异IgE的测定。预防和治疗超敏反应的措施为变应原特异性脱敏、控制抗原抗体反应和控制生物活性介质的释放。具体来讲，肾上腺素和氨茶碱等药物可以抑制生物活性介质的释放，苯海拉明等通过抗组胺发挥作用，葡萄糖酸钙等除了可以解痉之外，还能降低毛细血管的通透性，肾上腺素同时还有解除支气管平滑肌痉挛以及通过收缩外周毛细血管升高血压的作用，可直接用于抢救过敏性休克。

（四）血肿

注射针刺破血管后，使血液渗透到组织间隙内，即为血肿（hematoma）。当刺破静脉丛或血管后，黏膜下或皮下出现紫色瘀斑肿块。还可造成局部肿胀，引起患者不适并可能发生继发性感染、牙关紧闭及疼痛。

防治：保证针尖锐利无倒钩，避免反复穿刺动作。出现血肿后，应立即压迫出血部位，并予以冷敷，必要时给予止血药物。出血后期可行热敷，促进血块吸收，并且酌情应用抗感染药物。

（五）感染

如果注射针被污染或进针区消毒不严格，针头可将细菌带入颞下凹、翼下颌间隙、咽旁间隙等深部组织，造成感染。患者多在注射后1 ~ 5天，于穿刺区出现红、肿、热、痛等炎症表现，并可伴有开口困难和全身感染症状。

防治：防止注射针被污染，严格消毒进针区。如果局麻在口腔内有两个进针点时，可各用一注射针或者先选深部的注射点，后选浅层注射点。注射时避免穿过或直接在炎症区注射。如有感染发生，应按感染治疗原则处理。

（六）注射针折断

注射针质量差是断针的主要原因，操作时使用暴力、技术不当或患者躁动也可造成针折断。

防治：注射前检查注射针质量；进针后针头至少在组织外保留1 cm；操作时针头不可过分弯曲，遇阻力时不应强力推进。发生断针后，患者保持注射时状态，减少颌骨运动，用齿钳或镊子夹出。若针完全在组织内，切勿盲目探查，需在X线片定位后再行手术取出，有条件的可用外科导航设备在导航引导下取出。

（七）暂时性面瘫

一般多见于下牙槽神经口内阻滞麻醉时，由于注药点偏向后方，针头未能触及骨面，或偏上超过乙状切迹，致使麻药注入腮腺内麻醉面神经而发生暂时性面瘫（Transient facial paralysis）；也偶见于咀嚼肌神经阻滞注射过浅。这种情况待麻醉药作用消失后，神经功能即可恢复，故不需特殊处理。但对患者需做好解释工作，并对不能闭眼者给予眼保护措施。

（八）神经损伤

注射针穿刺或注入刺激性的溶液，都可能造成神经损伤。表现为感觉异常、神经痛或麻木。临床上，多数神经损伤是暂时性、可恢复的病变，轻者数日后可自行缓解，不需治疗；重者恢复较慢，甚至不能恢复。由于对神经损伤程度的判断难以肯定，因此，凡术后较长时间麻木症状未能恢复者，即应给予积极处理，促进神经功能的恢复。可以采用针刺、理疗、激素（损伤早期）和维生素 B_1 或 B_{12} 等。

（九）暂时性牙关紧闭

牙关紧闭或张口受限，可发生于下牙槽神经口内阻滞麻醉时，但较为罕见。由于麻醉药注入翼内肌或咬肌内，使肌肉失去收缩与舒张的功能，并停滞于收缩状态，因而出现牙关紧闭。除感染所致的牙关紧闭外，一般都是暂时性的。大多在 2 ~ 3 h 内自行恢复。

（十）暂时性复视或失明

下牙槽神经阻滞时，由于误将麻药注入下牙槽动脉，麻药可逆行，经脑膜中动脉、眼动脉或其主要分支入眶，引起眼肌、视神经麻痹而出现暂时性复视或失明。这种并发症待局麻药作用消失后，眼运动和视力即可恢复。注射麻药前坚持回吸，避开血管，是预防这种并发症的有效方法。

（十一）颈丛阻滞麻醉的并发症

1. 霍纳综合征　霍纳综合征（Horner's syndrome）也称颈交感神经综合征，是由于麻醉药浸润到颈交感神经干所致。患者表现为同侧上睑下垂、眼裂变小、结膜充血、瞳孔缩小、面色潮红、皮肤干燥、鼻孔堵塞等症状。这些症状不需处理，可随麻醉作用的消退自行缓解。

2. 声带麻痹　迷走神经被局麻药浸润后，喉返神经的传导也被阻滞。患者表现为发音困难或声音嘶哑。一般不必处理，此症状随麻醉作用的消退而消失。如果双侧迷走神经均被阻滞，可出现双侧声带麻痹，甚至导致上呼吸道梗阻的严重并发症，所以不可同时行双侧颈深神经丛阻滞麻醉。

3. 膈神经阻滞　膈神经由第 4、5 颈神经组成。行颈深神经丛阻滞时，常使膈神经受累，患者可有呼吸困难、憋气症状。必要时给予氧气吸入，待其自行缓解。

4. 全脊麻醉（total spinal block）　穿刺针向上且过深，经椎间孔进入蛛网膜下腔，注射麻醉药后引起全脊髓神经麻痹。患者表现血压下降、呼吸困难、神志消失、甚至死亡。此并发症虽罕见，一旦发生则病情凶险，故应提高警惕，准确掌握注射标志和方法。出现全脊麻醉后，应立即给予升压药物、输液扩容、辅助呼吸、吸入氧气，不失时机地进行抢救。

（张　伟　崔念晖）

第二节　全身麻醉
General Anesthesia

提　要

全身麻醉是凭借药物和其他方式产生对中枢神经系统的抑制作用，从而可逆地改变中枢神经系统的某些功能，达到手术时无痛的目的，以满足手术的特殊要求。全身麻醉应该在有麻醉装置和抢救复苏条件下才能实施。口腔颌面外科全身麻醉具有特殊性，尤其体现在困难气管插管和围术期气道的管理方面。在全身麻醉实施中，充分的术前评估和准备，熟练的插管技能，恰当的麻醉方法，以及处理并发症和急救复苏的能力均必不可少。

一、口腔颌面外科全身麻醉的特殊性 Characteristics of general anesthesia for oral and maxillofacial surgery

由于口腔颌面外科手术及颌面部解剖功能上的特点，口腔颌面外科全身麻醉具有如下特殊性：

（一）麻醉医生术中远离患者头部

由于患者的气道和手术区均在头部，麻醉医生在术中无法直接进行气道操作，不利于呼吸回路和气管导管的管理。由于看不到瞳孔变化，麻醉医生只能根据血压、脉搏、呼吸及肌肉松弛的程度来判断麻醉深度。

（二）麻醉和手术共用气道

为避免误吸，全身麻醉中必须采用气管内插管（endotracheal intubation）等方法隔离口腔和呼吸道。由于气管导管常在手术区域内，二者可能存在相互干扰和影响。

为方便手术操作，口腔颌面部手术全麻中常采用异型的RAE（Ring-Adair-Elwyn）气管导管，并较多采用经鼻腔的气管插管。气管导管的气囊充气后可以有效地防止误吸。此外，还可以通过纱布填塞咽腔的方法，来防止脱落的牙齿、骨片及小型器械等遗留到喉咽腔。

图片：
异型气管导管

另一方面，外科操作可能影响导管的位置和完整性。例如术中移动患者头部、置入或撤出开口器时可导致气管导管过深、扭曲或脱出，上颌骨切除时甚至可能损伤或切断气管导管。因此，固定和保护气管导管非常重要。经鼻腔的导管由于鼻道的夹持相对稳固，经口腔的导管常置于非手术侧，粘贴固定于口腔周围皮肤。必要时可采用缝线的方法固定气管导管。

（三）口腔颌面部疾病导致困难气道多见

一些口腔、颌面部疾病可能导致面罩通气和气管内插管困难，常需要采用特殊插管方法或工具来解决困难气道问题。

1. 张口受限　下颌、腮腺嚼肌区、颞下凹及翼腭凹的肿物可侵犯开闭口肌群导致张口受限。颞下颌关节强直、颌间瘢痕挛缩、烧伤后瘢痕口周畸形患者也可存在张口受限。

2. 术前已有部分呼吸道梗阻　舌根、口底、咽旁和腭部的较大肿物可部分阻塞呼吸道。小颌畸形，严重颏后缩，由于舌后坠、咽腔变窄可发生气道梗阻或同时伴有睡眠呼吸暂停。其他常见原因包括颌面部外伤，咽部、舌根、口底、颌下区及上颈部的血肿，颌面部间隙感染等。

3. 颏颈部瘢痕　手术瘢痕可使患者头后仰受限或完全不能后仰。烧伤患者的瘢痕可使颏颈、颏胸或颈胸粘连，甚至气管移位。颈部活动受限不利于气管插管时声门的暴露。

4. 口腔内出血　多见于口腔颌面手术后、口腔急诊外伤或血管畸形患者的口腔内紧急出血。当口腔出血汹涌或同时伴有咽、口底、舌根及颈部血肿时，气管内插管及呼吸道管理相当困难。

5. 再次手术　口腔颌面部再次手术的患者常伴有口腔颌面部解剖结构的改变或缺损畸形。放疗后局部组织可发生硬化。多次手术的患者麻醉时可因张口受限、气管移位和面部塌陷造成面罩漏气及下颌托起困难，增加气管插管的难度。

（四）控制失血，防止失血性休克

口腔、颌面部血液循环丰富，手术时出血及渗血较多。有些手术是在大血管周围操作，术中不慎可发生大血管损伤。动静脉血管畸形手术时出血凶猛。上颌骨截骨或切除时需完全截骨后或颌骨切除后才能彻底止血。手术时间的长短也决定失血的多少。口腔、颌面手术时应严格计算失血量，重视血容量的补充。一般健康成年患者血红蛋白在 100 g/L 以上，HCT $>$ 30% 可不需要输血。血红蛋白$<$ 70 g/L 时需要输血。提倡成分输血，并可使用血液稀释或控制性降压技术来减少出血。

控制性降压（controlled hypotension）技术：全身麻醉时以减少出血和输血为目的，通过某种技术或药物人为地控制血压在较低的水平。通常将患者的平均动脉压（mean arterial pressure, MAP）降低到 50 ~ 65 mmHg。控制性降压常用的方法包括体位调节、加深麻醉和给予短效的降压药物等。常用降压药物包括硝普钠、硝酸甘油、艾司洛尔、压宁定、尼卡地平等。控制性降压应该保证心、脑、肾等重要脏器的基础氧供，降压的安全低限为 MAP 50 ~ 55 mmHg，此时脑的血流动力学不会产生明显变化。对于慢性高血压患者，术前若经过规范的抗高血压治疗，术中仍可安全实施控制性降压。疑有缺血性心脏病的患者，不应实施控制性降压。

（五）注意不良的神经反射

颌面部神经极为丰富，术中的外科操作有可能导致不良的神经反射，引起严重的心动过缓甚至心脏骤停。例如，术中压迫眼球引起严重的眼 - 心反射、三叉神经射频治疗时引起三叉神经 - 心反射、颈动脉附近操作引起迷走神经反射等。正颌手术、颞下颌关节手术过程中也可因强烈的外科刺激引起严重的心动过缓。发生不良的神经反射首先应暂停外科操作，若持续不缓解可给予阿托品等药物提升心率，心搏骤停的患者应迅速实施心外按压。预防的措施包括加深麻醉、提前给予阿托品、辅助局部麻醉等。

（六）预防术后气道梗阻

由于手术后患者颌面部解剖位置发生改变，以及术后出血、加压包扎等因素，口腔颌面外科手术后常需要完全清醒后才能拔除气管导管。对舌后坠的患者可留置口咽或鼻咽通气道（oropharyngeal airway or nasopharyngeal airway）。对于预计术后不能自主维持气道的患者可行预防性气管切开，或延迟拔除气管导管。对术后可疑气道危险的患者，床旁要做好紧急环甲膜穿刺（cricothyroid membrane puncture）、环甲膜切开术（cricothyrotomy）及气管切开术（tracheotomy）的准备。

二、全身麻醉方法 Methods of general anesthesia

全身麻醉因给药的方式不同，又分为吸入麻醉、静脉麻醉和静吸复合麻醉。

（一）吸入麻醉

吸入麻醉是经呼吸道吸入麻醉气体或挥发性麻醉药的蒸气而产生全身麻醉作用。吸入麻醉是最早的麻醉方法，例如乙醚（ether）吸入麻醉。目前临床常用的吸入麻醉药物包括恩氟烷（enflurane）、异氟烷（isoflurane）、七氟烷（sevoflurane）、地氟烷（desflurane）和麻醉气体氧化亚氮（nitrous oxide）。新型的吸入麻醉药物具有更高的可控性、安全性和有效性。吸入麻醉药的临床效力通常以肺泡最低有效浓度（minimal alveolar concentration, MAC）表示，MAC指在一个大气压下，使50%的个体在受到疼痛刺激（切皮）时不发生体动时所需的肺泡内吸入麻醉药物的浓度。MAC数值越低，药物的麻醉作用越强。

（二）静脉麻醉

静脉麻醉是经静脉给入麻醉药物产生全身麻醉作用。全麻药物经静脉给药后，通过血流转运迅速进入中枢系统并作用于效应部位，达到麻醉状态。常用的静脉麻醉药物包括异丙酚（丙泊酚，propofol）、咪达唑仑（midazolam）、依托咪酯（etomidate）等。完全采用静脉麻醉药及其辅助药来对患者实施麻醉的方法称为全凭静脉麻醉（total intravenous anesthesia，TIVA）。静脉麻醉的给药方式包括单次注射、恒速注射和靶控输注技术。靶控输注技术（target controlled infusion，TCI）是以群体药代动力学为基础，由计算机控制药物注射泵的输注速度，达到麻醉医生设置的靶血药浓度。广泛用于静脉麻醉的诱导和维持。

（三）静吸复合全身麻醉

静脉麻醉和吸入麻醉相结合的麻醉方法称静吸复合全身麻醉。其方法多种多样，常用的方法是静脉诱导后采用静吸复合维持麻醉。

三、ASA分级 American Society of Anesthesiologists (ASA) physical status classification system

ASA分级是美国麻醉医师协会（American Society of Anesthesiologists）发布的体检标准分级，通常被用来评估手术前患者健康状况及手术风险。

Ⅰ级：身体健康，无全身疾病的患者。

Ⅱ级：伴有轻度全身系统疾病，治疗后可耐受手术。

Ⅲ级：伴有严重全身系统疾病及功能受限，但可以代偿。

Ⅳ级：伴有严重全身系统疾病并失去代偿，对生命造成威胁。

Ⅴ级：濒死患者，不能活过24 h的患者。

Ⅵ级：确认脑死亡，用于器官移植的供体。

ASA Ⅰ～Ⅱ级的患者麻醉和手术的风险较小，能够耐受手术和麻醉，能够安全度过围手术期。ASA Ⅲ～Ⅳ级的患者对麻醉和手术的耐受性差，麻醉和手术的风险大大增加。

四、全身麻醉并发症及处理 Anesthetic complications and management

全身麻醉时，由于麻醉及手术前准备不足，麻醉药物的影响，麻醉操作和手术的创伤及不良的神经反射都可导致麻醉并发症。如不及时处理会危及患者的生命。

（一）恶心、呕吐及误吸

麻醉诱导时发生恶心、呕吐多见于小儿或饱食患者，术前准备不足。全身麻醉前应严格禁食水，婴儿禁清水2～3 h（禁母乳4 h，禁牛奶6 h）以上，儿童禁食应在6 h以上，成人吃固体食物者禁食应在8 h以上。若在术前吃较多不易消化的食物，即使禁食8 h仍有发生呕吐的可能。麻醉后拔管时发生呕吐多见于胃液较多或手术中咽下血液的患者。

麻醉时发生呕吐，患者会将呕吐物误吸入或被吹入呼吸道内，造成呼吸道梗阻，导致吸入性肺炎或肺不张。因此，手术前患者应严格禁食水，急诊饱胃患者应行清醒气管内插管。对可能咽下血液的患者应经胃管抽吸干净后再拔除气管内插管。

（二）急性上呼吸道梗阻

原因：全身麻醉后血块、痰或分泌物堵塞气道或舌后坠，喉痉挛等。

症状：突然的呼吸困难，出现发绀、三凹现象，缺氧严重时会意识消失。喉痉挛（laryngospasm）轻度时有喉鸣音，有部分气流通过；中度时，呼吸困难，吸气时喉鸣音明显增强，发绀加重；重度时，无气流通过，严重发绀和明显三凹现象。

处理：立即将下颌托起，舌后坠严重可用舌钳将舌牵出，呼吸道梗阻严重者必要时可行紧急气管内插管。痰或分泌物梗阻者应立即吸除。喉痉挛时，立即给予纯氧吸入或加压给氧一般可缓解。若仍不缓解，可静注氯化琥珀胆碱（scoline）使喉部肌肉松弛行气管内插管或采用紧急环甲膜穿刺或环甲膜切开术。

（三）急性下呼吸道梗阻

原因：血块、呕吐物的误吸，痰或分泌物阻塞小气道，脱落牙，组织碎屑等异物误入气管内和支气管痉挛（bronchospasm）。

症状：呼吸困难，可出现缺氧发绀或血氧饱和度的下降，听诊一个肺叶或一侧肺呼吸音低。支气管痉挛时，呼气阻力增加并可闻哮鸣音，肺顺应性下降，严重时氧气吸入困难。

处理：立即给予纯氧吸入，误吸或异物误入时不要加压给氧，应用长吸痰管吸除血块和分泌物。异物误入时应立即行支气管镜检查将异物取出。支气管痉挛时可给予氨茶碱（aminophylline）125 ~ 250 mg 静滴或给予地塞米松 5 ~ 10 mg 静滴，解除支气管痉挛。梗阻解除后应给予抗生素预防肺部感染。对有哮喘或慢性气管炎及慢性阻塞性肺部疾患病史的患者应高度重视，手术前应进行系统治疗控制病情稳定后再手术。经过系统治疗的患者，麻醉和手术的风险会大大降低。

（四）高血压和低血压

围术期高血压指收缩压或舒张压高于静息时血压的 20% ~ 30%，易发于合并高血压的患者。原因多为伤口疼痛、低氧血症、气管导管或尿管不适、输液过多、血管收缩药使用所致。如不及时处理可造成心力衰竭、心肌缺血、心律失常、脑血管意外等不良后果。治疗时首先要消除引起高血压的病因，如给予镇静镇痛药物、纠正缺氧和二氧化碳蓄积等。同时可应用降压药物，如硝酸甘油、尼卡地平、压宁定等。

围术期低血压指收缩压或舒张压低于静息时血压的 20% ~ 30%。常见的病因是术中出血过多、血容量补充不足、麻醉药导致外周血管扩张或心脏收缩功能减弱致心排血量下降等。治疗低血压主要是对因处理，包括补充血容量、增强心肌收缩力、纠正心律失常等，必要时可给予升压药物治疗。

（五）体温异常

多种因素可导致患者体温异常。

室温过高、无菌巾覆盖过多、麻醉药物（如阿托品）影响、感染等原因可使患者体温升高，甚至引起缺氧、代谢性酸中毒、惊厥等并发症。因此手术期间密切监测患者的体温非常重要，患者发热时应积极去除病因，进行乙醇擦拭、冰袋降温等物理降温。如果患者体温急剧升高，要考虑到恶性高热（malignant hyperthermia）的可能性。恶性高热是吸入性麻醉药、琥珀酰胆碱等麻醉药物诱发的以体温持续快速增高，骨骼肌强直性收缩为特征的一组综合征，它具有遗传因素，致死率很高，需要特效药丹曲林救治。

室温过低、术中输入大量冷液体或血液制品、麻醉药物对体温调节中枢的抑制等因素可使患者发生低体温，导致寒战、苏醒延迟、凝血异常、心律失常等并发症，在小儿和高龄患者尤其易发。因此手术时同样应注意患者的保温、避免大量冷液体的输注。

（六）术后咽痛

气管插管操作的损伤、较长时间的手术，或手术操作时反复转动头部使导管摩擦和挤压声门，均可导致患者术后出现咽痛。因此在手术操作时应尽量减少转动患者头部，避免气管与声门的创伤。手术中可给予地塞米松静脉滴入。手术后尽早给予雾化蒸汽吸入。

（七）其他

全身麻醉可能发生的并发症还包括气管插管损伤、术后躁动、术后寒战、心肌缺血、脑血管意外、肺栓塞等。较长时间的手术，可能发生局部压迫，甚至褥疮。例如经鼻气管插管的鼻翼部位因导管的压迫出现瘀斑或压疮。上肢外展或约束内收时间过长，手术体位不当时，可出现副神经损伤及臂丛神经损伤的症状。因此应充分告知患者各种并发症的可能性，积极预防并及时处理。

进展与趋势

加速康复外科的理念

近年来，加速康复外科的理念逐渐在各种手术中推广。它通过外科、麻醉、护理、营养等多学科协作，对围手术期处理的临床路径予以优化，从而减少围手术期应激反应及术后并发症，缩短住院时间，促进患者康复。在口腔颌面外科手术中，加速康复外科的措施体现在术前营养支持、术中体温管理、液体管理、术后疼痛管理、早期活动、预防恶心呕吐等围术期各个方面。通过这些措施有利于减少并发症、提高患者的术后恢复质量，其核心是强调以服务患者为中心的诊疗理念。

五、心脏骤停和心肺复苏 Cardial arrest and cardiopulmonary resuscitation（CPR）

心脏骤停是循环突然停止，患者处于濒临死亡的危急情况。若不及时进行心肺复苏会造成脑和全身组织器官的不可逆性损害，最后导致死亡。心肺复苏应在发现心脏骤停后立即开始，同时尽快启动应急预案。

（一）心脏骤停的原因

1. 心脏骤停的常见原因包括：缺氧、低钾血症 / 高钾血症、低温、低血糖、酸中毒、低血容量、气胸、心包填塞、中毒、急性心肌梗死、肺动脉栓塞等。

2. 麻醉或手术中易发生的问题有：缺氧和二氧化碳蓄积、手术刺激迷走神经反射、严重低血容量、过敏反应等。

（二）心脏骤停的诊断

1. 突然的意识丧失。

2. 呼吸暂停或残喘，口唇颜色发灰、发绀。

3. 颈动脉或股动脉搏动消失。

4. 心电图可能有如下表现：①心室颤动；②心室停搏；③心电 – 机械分离（没有脉搏的电活动）。

（三）心脏骤停的处理

1. 基本生命支持（basic life support, BLS） 根据《2015 年心肺复苏与心血管急救指南》，患者发生心脏骤停后应立即启动应急预案，尽早实施心肺复苏。心肺复苏过程中强调胸外按压（circulation），其次为保持气道通畅（airway）和施行人工呼吸（breathing），即 C → A → B 的顺序。

（1）胸外心脏按压：胸外按压位置为胸骨中下 1/3。将患者置于水平仰卧位，背部垫上硬板，操作者位于患者的一侧，两手掌放平重叠，双臂伸直，借身体重力用力按压，使胸骨下陷 5 ~ 6 cm。按压后应使胸廓充分回弹以利于血液回流。每 30 次胸外按压后给 2 次人工呼吸。胸外按压的频率应为 100 ~ 120 次 / 分。胸外按压应保证高质量完成，最大限度地减少中断。

（2）保持呼吸道通畅：首先应去除患者口内阻塞气道的异物，通过托下颌、上提颏部等方法可以减轻舌后坠，在有条件时可以置入口咽通气道或鼻咽通气道解除上呼吸道梗阻。

（3）人工呼吸

①口对口人工呼吸：方便易行，将患者的颈部伸直，使气道通畅，操作者一只手托起患者的下颌角使下颌向前，另一只手捏紧患者的鼻腔以防漏气，操作者的口对准患者的口进行吹气。操作者也可用口对患者的鼻吹气，此时应封闭患者的口腔。每一次呼吸时观察患者胸廓的起伏。

②加压给氧人工呼吸：可用简易呼吸器或麻醉机通过麻醉面罩加压给氧，或气管内插管后人工呼吸。在有复苏条件的情况下，应以 100% 纯氧吸入。人工呼吸时应注意防止多余的气体吹入胃内造成胃扩张，还应避免过度通气。

2. 进一步生命支持（advanced cardiac life support，ACLS） 是基本生命支持的延续，包括气管插管，建立静脉通路，电除颤及药物治疗。

（1）气管插管：可以控制呼吸，保证患者氧合充分。气管插管还可以作为经气管内给药的途径。

（2）开放静脉通路：复苏成功的保证，可以保证液体的入量，并维持给药的途径，药物可以进入中央循环。

（3）心肺复苏药物的给入：肾上腺素是心脏骤停的首选药物，1 mg 静注，每 3 ~ 5 min 可重复。利多卡因和胺碘酮可用于顽固性的室性心律失常，首次剂量为利多卡因 1.5 mg/kg，胺碘酮 300 mg 或 5 mg/kg。硫酸镁仅用于尖端扭转型室速。钙剂只有在高钾血症、高镁血症或钙通道阻滞剂中毒时治疗心脏骤停，可静脉给予葡萄糖酸钙或氯化钙 10 ml。碳酸氢钠并不常规使用，仅在原有代谢性酸中毒或高钾血症时使用，首次剂量 1 mmol/kg 静滴，并根据血气结果随时调整。

（4）电除颤：用高能电脉冲直接或经胸壁作用于心脏，使之转复为窦性心律。早期除颤可以增加心肺复苏的成功率。可除颤的心律包括室颤和无脉性室速。除颤时电极板可分别置于胸骨右缘第二肋间和心尖部，涂导电糊或盐水使电极板与皮肤接触严密。除颤所需能量为单向波形除颤仪 360 J（焦耳），双向波形除颤仪 200 J（焦耳），儿童 2 ~ 4 J/kg，不超过 10 J/kg。除颤后应立刻开始高质量心外按压，5 组 CPR 后再判断心律。

3. 心肺复苏后的处理原则

（1）维持有效的循环和呼吸，维持血压。

（2）防止脑水肿和脑缺氧。

（3）维持水电解质平衡。

（4）防止肾衰竭。

（5）预防继发感染。

六、困难气道的处理 Management of difficult airway

口腔颌面及整形外科的许多疾病使得麻醉处理时气管内插管相当困难，并且有可能在麻醉诱导后发生面罩通气困难，导致患者缺氧，这些在有经验的麻醉医生操作时所遇到的无法通气和（或）插管困难的情况统称为困难气道（Difficult airway）。在困难气道的处理中，保留患者自主呼吸尤为重要。清醒经鼻腔盲探气管内插管是口腔颌面外科全身麻醉经典的困难气道插管方法，近年来纤维支气管镜、可视硬镜、喉罩、视频喉镜等新型的插管工具在临床中逐渐推广，取得较好效果。另外，全面部骨折手术中的颏下插管也是独具口腔手术特色的插管方法。

（一）困难气道的插管方法

1. 经鼻腔盲探气管内插管术（blind nasotracheal intubation）

（1）适应证：经口腔插管有困难的患者，如张口困难、口咽部肿物造成部分呼吸道梗阻的患者，颞下颌关节强直患者，仰头受限患者，急诊外伤口腔内有出血的患者。

（2）经鼻腔盲探气管内插管术的条件：①合适的镇静药：最佳的给药效果是患者意识淡漠，自主呼吸，可以耐受和配合经鼻腔插管的操作，手术后没有插管的记忆。②完善的表面麻醉：1% ~ 2% 丁卡因＋ 1% 麻黄碱喷鼻三次后，行 1% ~ 2% 丁卡因 2 ml 环甲膜内注射，良好的表面麻醉可使患者耐受气管插管而不呛咳。③操作前向患者解释清楚，争取患者的配合。

（3）经鼻腔盲探气管内插管的三头位方法：①正常头位：气管导管自鼻腔插入出后鼻孔至咽腔时，采用正常头位，患者仰卧，头部放平。②仰头位：气管导管从咽腔至插入声门时应首选仰头位，这样导管尖端可以上抬，对正声门。个别患者仰头位时，导管不能进入声门，考虑采用低头位或正常头位。③低头位：导管进入声门后至插入到气管内适当深度时应采用低头位，使导管与气管长轴方向一致，减少插管进入时对气管内黏膜的损伤。

图片：可视喉镜下气管插管

2. 气管插管的可视化技术　近年来越来越多的可视化气管插管工具用于解决困难气管插管问题，包括纤维支气管镜、视频喉镜等。这些工具能够直接显示气道和声门的结构，具有可视、微创、患者易于耐受操作、插管的成功率高的特点。当口腔内分泌物或血液较多时它们的使用受到限制。

（二）困难通气的处理

患者通气困难时首先托起下颌，减轻舌后坠。效果不好时应置入口咽通气道或鼻咽通气道进行辅助通气。必要时紧急进行气管内插管或环甲膜穿刺或气管切开。对于插管困难且无法通气的患者，置入喉罩是一个较好的解决方法。

（三）经颏下插管

主要用于某些复杂的全面部骨折手术患者，由于鼻骨、颅底处骨折，无法经鼻腔气管插管，同时经口腔气管插管又影响术中 咬合关系，因此颏下置管是最佳选择。方法如下：①通过恰当的插管方法经口腔插入钢丝加强的气管导管。②紧贴下颌骨体内侧口腔黏膜做通向颌下皮肤的隧道。③用弯钳将气管导管末端由口内从隧道拉出至颌下，并连接呼吸回路。经颏下插管要求无菌操作，麻醉医生和外科医生的配合是成功的关键。

（刘瑞昌　杨旭东）

第三节 疼痛与镇痛
Pain and Analgesia

提 要

疼痛是很多疾病的症状，但一旦转变成慢性疼痛，就成为一种疾病。疼痛过程包括：传导、传递、调控和感知。疼痛评估方法很多，在临床研究中最常使用自我评估方法VAS（visual analogue scale，视觉模拟尺即划线法）和MPQ（McGill pain questionnaire，McGill疼痛问卷）。常见的口颌面疼痛，除牙痛外，还有颞下颌关节疼痛、三叉神经痛、癌症疼痛、术后疼痛等。疼痛治疗分为药物治疗和非药物治疗。药物治疗包括：非甾体类抗炎药、阿片类镇痛药、抗抑郁药、抗癫痫药等。非药物治疗包括神经刺激疗法、神经阻滞疗法、外科手术、物理治疗等。术后急性疼痛的治疗推荐多模式镇痛的方法。

人群中疼痛包括口颌面部疼痛的存在非常普遍。Von Korff等调查1016名参加健康保险组织的人群，发现近6个月内有颌面疼痛症状的达12%。最常见的口腔颌面疼痛是牙痛，近12.2%；颞下颌关节疼痛占5.3%；面颈部疼痛占1.4%。在国内的抽样调查中，既往8.6%有过颌面疼痛，其中慢性疼痛占4.2%。作为口腔科医生，日常工作中经常要处理疼痛。疼痛是很多疾病的症状，但一旦转变成慢性疼痛，则成为一种疾病。慢性疼痛的机制不同于急性疼痛，治疗困难，常伴有烦躁不安、焦虑抑郁、逃避社交、感到孤独等心理社会问题，对患者的生活质量产生破坏性的影响。

一、疼痛的定义和分类 Definition and classification of pain

国际疼痛研究学会（International Association for the Study of Pain, IASP）把疼痛（pain）定义为：确实存在的或潜在的组织损伤引起的一种不愉快的感觉和情感体验。疼痛不仅仅指一种感觉强度，还应包涵情感、动机、环境及认知的改变。对于同一种疾病，不同患者可以有不同程度和不同类型的疼痛。即使同一类型的疼痛，不同患者所表达的描述语可以各不相同。慢性疼痛往往导致了中枢神经系统功能或器质性损害，因而已被明确认为是一种疾病。

疼痛的分类一般基于疼痛的神经生理机制、部位、病因或时间来分。如，①正常疼痛；②炎症性疼痛（inflammatory pain）；③神经病理性疼痛（neuropathic pain）。根据疼痛产生的部位，可以分为：浅表皮肤痛（cutaneous pain）、深部躯体痛（deep somatic pain）、深部内脏痛（deep visceral pain）、神经源性疼痛（neurogenous pain）。按照病因分为：骨关节炎疼痛（osteoarthritis pain）、术后疼痛（post-operative pain）、癌症疼痛（cancer pain）等。根据时间，分为急性疼痛（acute pain）和慢性疼痛（chronic pain）。急性疼痛是由于明确的组织损伤所致，是给肌体发出危险信号的一种保护性反应，具有以下特点：①突然发生，有自限性；②有一特定的过程，去除炎症或者损伤愈合后疼痛停止；③非甾体类抗炎药止痛有效。慢性疼痛的特点：①疼痛持续3 ~ 6个月及以上；②疼痛持久，无特定的过程，外周往往无明确的器质性病变；③往往伴有精神症状，如抑郁、睡眠差、性欲低下等；④非甾体类抗炎药止痛往往无效。

二、疼痛过程 Pain processes

疼痛可分为四个过程：①传导（transduction），伤害性刺激因子作用于游离神经末梢（疼痛感受器），导致局部电活动（去极化，depolarization）并产生神经冲动（动作电位，

action potential）；②传递（transmission），把这一神经冲动传递到中枢神经系统；③调控（modulation），指中枢神经元活动，以衰减和控制进入中枢的疼痛信号；④感知（perception），疼痛信号最终到达高级神经中枢，使患者感觉到疼痛并产生疼痛相关的行为。我们可以抑制或影响疼痛四个过程的任何一个环节，来达到控制疼痛的目的。

三、疼痛的测量方法 Pain measurement

疼痛不只是一个纯粹的感觉过程，其涉及复杂的心理和生理变化。临床疼痛评估主要测量患者疼痛的主观过程。

（一）口头叙述法

将疼痛程度分为无痛、轻、中、重和极度疼痛，如主诉疼痛分级（verbal rating scale, VRS）。VRS 0 级即无痛；VRS 1 级即轻度疼痛：有痛感但可忍受，能正常生活，睡眠不受干扰；VRS 2 级即中度疼痛：不能忍受疼痛，要求用止痛剂，睡眠受干扰；VRS 3 级即重度疼痛：疼痛剧烈，可伴有自主神经功能紊乱（出汗、烦躁、休克），睡眠严重受干扰，须用镇痛剂。

（二）数字评估法

数字评估法（Numerical rating scales, NRS）是将疼痛程度用 0 到 10 这 11 个数字表示。0 表示无痛，10 表示难以忍受的极度疼痛。被测者根据个人疼痛感受在其中一个数字记号。0 ~ 3 为轻度，4 ~ 6 为中度，7 以上为重度疼痛。

（三）视觉模拟尺即划线法

视觉模拟尺即划线法（visual analogue scale, VAS）一条 100 mm 长的直线，直线两端标有文字说明，左端标无痛，右端标极度疼痛，然后让患者根据自己的疼痛体验在此直线上标记，测量从左端到记号的距离，所得毫米数就是疼痛分值。

（四）疼痛治疗效果评估

镇痛疗效分级包括：①完全缓解：无痛（VRS 法）或疼痛缓解 100%（NRS 法）；②部分缓解：疼痛较给药前明显减轻，睡眠不受干扰（VRS 法）或疼痛缓解大于 50%（NRS 法）；③轻微缓解：疼痛较给药前减轻，睡眠基本不受干扰（VRS 法）或疼痛缓解小于 50%（NRS 法）；④无效：与治疗前比较，疼痛无减轻。

（五）McGill 疼痛问卷表

患者有目的地去阅读 McGill 疼痛问卷表（McGill pain questionnaire, MPQ）的疼痛描述词，选择能描述其当时感受和感觉的词汇，从而得到感觉（sensory）、情感（affective）、评价（evaluative）和其他方面的评分和总分。研究表明，每种疼痛都有独特的一群描述语。患有同一或相似疼痛疾病的患者在描述词语的选择上有相当高的一致性。自从 1975 年引入 MPQ 以来，MPQ 已被应用于 100 多个急性、慢性和实验性疼痛研究中，已被翻译成 10 多种语言。

（六）行为测定法

众所周知，疼痛可引起人和动物的带有刻板动作的行为，例如疼痛刺激引起面部的扭曲、发声、舔、跛行和揉擦等。这些自然出现的反应以及外在刺激后的逃避行为都被用于痛觉的评估。对疼痛行为的测定技术具有高度的可靠性和有效性，尤其适用于婴儿、儿童，以及语言表达能力差的成年人或意识不清、不能交流的患者。如果患者能够评估自己的主观状态时，不应该用行为测量代替自我评估测量。

疼痛是一种个人的主观体验，它受文化水平、所处状态、注意力和其他心理学变量的影响。

目前疼痛评估方法很多，这些方法的测量结果不总是高度一致的，患者的自我报告是最有效的评估方法。在临床研究中，VAS 和 MPQ 被认为是进行疼痛测量时最常使用的自我评估方法。

四、口腔颌面部疼痛的临床特征 Clinical features of oral and maxillofacial pain

很多口腔疾病均可表现为疼痛，本节主要介绍颞下颌关节疼痛、咀嚼肌疼痛、外伤骨折疼痛、术后神经痛、三叉神经痛、非典型面痛、癌症疼痛。各种疼痛的临床表现均可从以下几个方面进行考察，来帮助诊断、鉴别诊断以及确定治疗方案：①疼痛强度；②疼痛的性质；③疼痛的部位和分布；④疼痛的发生和持续过程。

（一）颞下颌关节疼痛

颞下颌关节创伤、滑膜炎症、关节盘移位、骨关节炎等均可引起疼痛。疼痛特点：①多是轻度到中度疼痛，急性滑膜炎可出现强烈的疼痛；②疼痛多表现为隐痛、牵扯痛、钝痛、胀痛，有时仅表现为不适感、僵硬感或肿胀感；③疼痛部位为颞下颌关节区，有时可牵涉到颞部、耳部、半侧咀嚼肌，甚至可引起半侧头痛；④关节运动时疼痛或疼痛加重，一般下颌静止不活动时不痛。滑膜炎症可表现为自发痛。

（二）咀嚼肌疼痛

包括缺血性肌肉疼痛（ischaemic muscle pain）和机械性损伤引起的迟发性肌肉疼痛（delayed-onset muscle pain）。疼痛特点：①轻度到中度疼痛；②疼痛性质多为钝痛或隐痛，锐痛和撕裂样痛少见，但有时在触发点处有敏感的触痛（肌筋膜扳机点），肌痉挛患者有时疼痛强烈，伴痛性痉挛、强直、抽搐等肌活动异常；③局部的或广泛的肌肉压痛；④疼痛发生多表现持续性，患者常主诉咀嚼乏力、疲劳，晨起面部肌肉有胀感，活动后减轻。部分慢性疼痛患者常有全身乏力、抑郁、生活事件等心理和社会问题。

（三）外伤骨折后疼痛

疼痛是骨折的主要症状，主要来源于骨膜和周围软组织的损伤，表现为剧烈的锐痛，活动或引起反射性肌肉痉挛的任何刺激均使疼痛加重。相反，某种活动或姿势可以使痉挛和疼痛缓解。骨折复位固定可以很快解除肌肉痉挛并使疼痛明显缓解。如有合并神经血管损伤，则使原有的疼痛加重，而完全性的神经损伤疼痛可能反而消失。

（四）术后神经痛

外伤手术后局部组织不同程度的创伤、肿胀、组织受压、小的周围神经损伤或有时较大的神经离断，均可出现术后急性持续性疼痛。术后神经痛，疼痛反复发作或沿术后疤痕持续存在，特点是由通常的疼痛感觉演变成烧灼样，常伴有感觉迟钝。如损伤处形成了神经瘤，表现为皮肤痛觉敏感，或异常疼痛（轻触皮肤引起严重的疼痛）。

（五）三叉神经痛

三叉神经痛（trigeminal neuralgia）是最令人苦恼的疼痛疾病之一，三叉神经痛的疼痛特征：①疼痛剧烈；②电击样、短暂的刺痛；③疼痛局限在三叉神经分布区，单侧疼痛；④洗脸、漱口、轻触等非伤害性刺激引发疼痛（扳机点现象），疼痛突然发作，也同样突然停止，两次发作间歇患者完全没有症状。

（六）非典型面痛

常被描述为一种持续性的、烧灼样的钝痛，没有不痛间歇，没有临床上可以检查出的相关自主神经异常，牙齿及相关组织和鼻旁窦没有病理改变，所有影像学检查均正常。中年女性多见，常有心情抑郁或焦虑不安。疼痛特点有别于三叉神经痛：①疼痛虽被描述得很剧烈，但不影响进食和说话；②疼痛不是阵发性的，常被描述为持续性和烧灼样疼痛；③常为双侧或单侧，但超过三叉神经分布区而扩展到颈皮区；④没有引起疼痛突然发作的扳机点，皮肤刺激可引起感觉不一致，但很少有任何的感觉丧失。

（七）癌症疼痛

急慢性癌症疼痛很常见，患者因疼痛可引起严重的心理和躯体痛苦。癌症疼痛表现多样，可以是伤害感受性疼痛，也可以是神经病理性疼痛。①疼痛强度：中重度剧烈疼痛多见。②疼痛表现为锐痛、跳痛或压迫样疼痛。神经病理性疼痛表现为灼痛、刺痛或电击样疼痛。③癌症疼痛往往不限于一处，可以是局灶性或广泛性疼痛，有时表现为“牵涉痛（referral pain）”。④癌症疼痛可以是急性的，也可以是慢性的。慢性癌症疼痛可能与慢性病理过程有关，疼痛一般随肿瘤生长而加剧。在轻中度疼痛的基础上发生一过性的疼痛加剧，称为突破痛（breakthrough pain）。对慢性癌症疼痛所做的一项调查中，约有三分之一的患者有重度或极重度的突破痛。

五、疼痛的治疗 Pain therapy

2002 年第十届世界疼痛大会将疼痛列入继呼吸、脉搏、体温、血压后的第五大生命体征。WHO 强调消除疼痛是患者的基本人权。疼痛是一种疾病，需要及时治疗。

（一）疼痛治疗的药物和方法

疼痛治疗分为药物治疗和非药物治疗。药物治疗包括：①阿片类镇痛药；②非甾体类镇痛药；③“辅助”药物（表 3-2）。

表 3-2　疼痛治疗常用的药物

分类	作用机制	常用药物	适应证
强阿片类药物	与其特异的阿片受体结合，激活中枢疼痛抑制通路，减少疼痛传导所需的各种神经递质	吗啡（Morphine）、芬太尼（Fentanyl）、哌替啶（Meperidine）、舒芬太尼（Sufentanil）、羟考酮（Oxycodone）和氢吗啡酮（Hydromorphone）等	中、重度急慢性疼痛
弱阿片类药物		可待因（Codeine）、双氢可待因（Dihydrocodeine）、地佐辛（Dezocine）、曲马朵（Tramadol）等	轻、中度疼痛
非甾体类抗炎药	抑制环氧合酶（cyclooxygenase, COX），阻止花生四烯酸合成炎症和疼痛介质前列腺素	布洛芬（Ibuprofen）、吲哚美辛、双氯芬酸、酮洛酸（Ketorolac）、塞来昔布、氟比洛芬酯（Flurbiprofen）等	轻、中度疼痛，解热镇痛
	抗抑郁药（抑制神经终末对血清素和去甲肾上腺素的再摄取）	阿米替林（Amitriptyline）	偏头痛、非典型牙痛、治疗后神经痛、损伤性三叉神经痛等
辅助药物	抗癫痫药（稳定神经元细胞膜的功能，减弱产生动作电位的钠和钾离子的电流，抑制神经元的反复激活）	卡马西平（Carbamazepine） 加巴喷丁（Gabapentin）	三叉神经痛、舌咽神经痛、神经病理性疼痛

对于慢性疼痛还常采用非药物治疗的方法，包括：

1. 神经刺激疗法（nerve stimulating therapy） 传入神经纤维可以被经皮神经电刺激、植入电极或振动等刺激兴奋。电生理学、行为学和临床的证据证实，周围神经电刺激是控制疼痛的有效疗法。

2. 神经阻滞疗法 将局麻药注射到组织内或外周神经附近，可以引起局部或区域性痛觉丧失，用此种方法减轻疼痛称为神经阻滞疗法。局部神经阻滞疗法最广泛的临床用途之一是治疗有致痛点的肌筋膜疼痛综合征。三叉神经某一支或半月神经节阻滞用于治疗三叉神经痛、口腔癌痛或非典型面痛。

3. 外科手术 神经根和神经节手术，如半月神经后根切除术或电凝术（激光、射频）治疗顽固性三叉神经痛、癌症疼痛、疱疹后神经痛，三叉神经脊束损毁术治疗顽固性三叉神经痛等。

4. 物理疗法 加热和冷却的应用常作为疼痛治疗的辅助性方法，以减轻常常与骨骼肌系统有关的疼痛状态。临床上应用的有超声、短波、微波、激光、表面加热和冷却等物理治疗手段，还包括推拿、按摩、运动训练等。

（二）口腔颌面外科术后急性疼痛的治疗

手术造成组织损伤，引起一系列复杂的病生理反应。术后急性疼痛会导致炎性因子释放，引起应激反应，对患者机体带来危害，例如血压升高、呼吸困难、睡眠障碍、高凝状态、精神抑郁等。术后急性疼痛如不能有效控制可转变为慢性疼痛。

口腔颌面外科术后的急性疼痛大多为中等程度疼痛。术后镇痛的途径包括口服给药、肌内注射、静脉给药等。常用术后镇痛药物包括阿片类药物、非甾体抗炎药、局部麻醉药等。口腔颌面部术后常使用静脉持续镇痛的方法。患者自控镇痛（patient controlled analgesia, PCA），是通过静脉镇痛泵的输注装置，使镇痛药物在血液中保持一个稳定的浓度，并且允许患者根据自身疼痛情况额外追加单次的输注剂量，使疼痛治疗更加个体化。静脉镇痛泵内常用药物包括舒芬太尼、曲马朵、地佐辛、氟比洛芬酯等。

在外科手术切皮之前给予一定的药物治疗措施以阻断伤害性信息的产生及传递，从而降低术中疼痛和预防术后疼痛的方法称为超前镇痛（preemptive analgesia）。例如在手术开始前给予非甾体类抗炎药或阿片类等镇痛药物。对于术后急性疼痛目前更多推荐多模式镇痛（multimodal analgesia），指联合使用作用机制不同的镇痛药物或镇痛方法，通过多种机制产生镇痛作用，从而得到更好的镇痛效果，同时减少药物的剂量和副作用，是最常见的术后镇痛方式。例如：复合应用阿片类药物和非甾体类抗炎药物用于术后镇痛，术后静脉镇痛复合局部神经阻滞等。

（杨旭东）

第四节 镇 静 术
Sedation

提 要

镇静术是通过非介入性、非药物性（如行为管理），或介入性、药物诱导性的方式，对意识施行一定水平的控制，使患者在诊疗过程中降低焦虑，身心放松，生命体征平稳，有利于配合诊治顺利完成的临床技术。常用的镇静方法包括行为管理、口服镇静、吸入镇静、静脉镇静等。口腔颌面外科门诊常采用轻、中度镇静，以保障手术平稳舒适地完成。通过镇静技术能够缓解患者的焦虑，提高口腔治疗的舒适性，但应该防范风险。

牙科焦虑症（dental anxiety）又称牙科恐惧症（dental fear），在口腔临床中并不少见，指患者对牙科治疗存在不同程度的忧虑、紧张甚至恐惧心理，表现出烦躁不安、流汗不止、心悸、血压升高、对口腔内刺激敏感等，甚至回避或拒绝牙科治疗。对于此类患者，给予恰当的镇静技术有利于口腔治疗的顺利完成。另一方面，随着社会经济文化的发展和医疗模式的改变，患者对口腔治疗的舒适性提出更高要求。近年来，对于口腔门诊中焦虑紧张的患者给予适当的镇静镇痛技术，提高患者就诊的舒适度，被更多的医务人员和患者接受。

镇静术（sedation）是通过非介入性、非药物性（如行为管理）或介入性、药物诱导性的方式，对意识施行一定水平的控制，使患者在诊疗过程中降低焦虑，身心放松，生命体征平稳，有利于配合诊治顺利完成的临床技术。

1844 年，牙医出身的 Horace Wells 通过他的观察和临床实践，发现了笑气（N_2O）的麻醉镇痛作用，由此开启了牙科乃至整个医学无痛治疗的新纪元。随着麻醉学不断发展，药物的不断改进，镇静镇痛技术在口腔舒适化治疗中发挥着越来越重要的作用。

一、镇静程度的分级 Level of sedation

从镇静到全身麻醉是一个连续变化的过程，医生实施镇静时要根据诊疗的需要，取得给药剂量、效果控制、安全保障之间的最适平衡。

美国麻醉协会 2018 年出版的中度镇静镇痛操作指南将镇静程度分为 4 级（表 3-3）：

表 3-3 镇静程度的分级

	轻度镇静	中度镇静	深度镇静	全身麻醉
反应	神志清楚能配合指令	对语言和触摸有目的性的反应	对反复的呼唤和疼痛刺激可有目的性反应	疼痛刺激也无法唤醒
气道	无影响	无需干预	可能需干预	通常需干预
自主通气	无影响	充分	可能不充足	常常出现通气不足
心血管功能	无影响	可维持	可维持	可能减弱

摘自：美国麻醉学会（ASA）中度镇静镇痛操作指南（2018）

（一）轻度镇静

经药物诱导，患者在这种状态下对口头指示能做出正常反应。虽然认知功能和协调能力可能受到影响，但是呼吸和心血管功能不受影响。使用低浓度的 N_2O 吸入时可以达到轻度镇静。

（二）中度镇静

药物诱导的意识抑制，患者可以单独或者在有轻微的触觉刺激的情况下，对口头指示做出自主反应。不需要辅助维持患者的气道通畅，自主的通气足够。心血管功能一般正常维持。N_2O 浓度大于 50% 的时候可以达到中度镇静。

（三）深度镇静

药物诱导的意识抑制，患者不容易被唤醒但是疼痛或者反复的刺激可以引起自主反应。独立维持通气的功能受到影响。患者需要辅助来维持气道的通畅，自主通气不足。心血管功能一般正常维持。

（四）全身麻醉

药物诱导的知觉丧失，即使受到疼痛的刺激患者也不能被唤醒。独立维持通气功能的能力受到影响。患者需要辅助来维持气道通畅，由于自主通气的抑制或者药物导致神经肌肉功能的抑制，需要对患者进行正压通气。心血管功能常受到影响。

二、常用的镇静技术 Techniques of sedation

（一）非介入性方式

主要指行为管理、系统脱敏、生物反馈等形式，通过临床医生的语言和行动在医患间建立信任关系和积极的和谐关系，并通过分散患者注意力降低其恐惧和焦虑。特别是以积极的态度，热情的微笑，诚恳的善意，打消患者的疑虑，对于减轻恐惧和焦虑是非常必要的。非介入性镇静也可用来辅助药物镇静。

（二）口服镇静

通过口服药物取得对患者焦虑的控制。主要使用苯二氮䓬类镇静剂，例如口服咪达唑仑糖浆或片剂。口服镇静易于操作，儿童接受性好；但起效慢，不能通过剂量滴定达到适宜的镇静度，药效作用时间长。通常作为联合镇静的基础方式。

（三）肌注镇静

通过肌内注射镇静剂达到镇静效果。肌注镇静起效较快，可以获得优于口服镇静的效果，但有注射疼痛，个体剂量不易掌控。

（四）经鼻黏膜给药镇静

常用于不配合的儿童患者，也可作为开放静脉前的基础镇静。此技术需要特殊带喷雾头的注射器，药物经鼻黏膜吸收进入血液循环，作用方式和静脉途径相似。常用药物包括咪达唑仑、右美托咪定等。

（五）吸入镇静

通过吸入笑气 / 氧气或七氟醚吸入取得镇静、镇痛作用。笑气 / 氧气吸入镇静的安全边界大，控制方法易于掌握，起效快，剂量可以滴定，药物作用消失快，应用最为广泛。缺点是吸入镇静使用的鼻罩可能造成部分区域的口腔诊疗操作不便。对于极度恐惧、不能配合的儿童或无法配合鼻罩使用的患者不适用。

（六）静脉镇静

直接将药物通过静脉输入血液循环，起效快，剂量可滴定，可以制订个性化的镇静给药方案。常用药物有异丙酚、咪达唑仑、阿片类药物、非甾体类抗炎药等。给药方式有单次推注、持续输注和靶控输注（target controlled infusion, TCI）。静脉镇静可以获得满意、适宜的镇静深度，起效快，可以滴定，效果确切。但需要开放静脉，技术难度相对较高，风险高于其他镇静方法。

（七）联合镇静

目前为取得安全、起效快、效果好的镇静效果，临床上多联合使用不同的镇静方法以及不同的药物。例如口服镇静与吸入镇静结合，使患儿易于接受鼻罩吸入。又如静脉穿刺前给予吸入镇静，或镇静中辅助笑气吸入等。对于轻中度镇静的患者，适当的行为管理也是必不可少的。

镇静技术是“口腔舒适治疗”的重要手段，舒适的前提是保障安全。另一方面，舒适治疗的理念不仅仅包括镇静，还涉及无痛局麻注射、服务沟通、治疗环境等多个方面，是一种主动的、整体的、贯穿于整个医疗服务过程的模式。通过综合的措施，力求使患者在诊疗过程中在生理、心理、社会等各个层面感到舒适。

（杨旭东）

临床案例

患者男性，52 岁，因右上后牙劈裂 3 天拟行右上第一磨牙拔除术。既往有高血压病史，药物控制。术前查血压 150/90 mmHg。专科检查确认右上第一磨牙劈裂，符合拔除适应证，且无禁忌证。医生选择麻醉药物及方法后，在局部麻醉注射后即刻出现颧弓下方进行性膨隆，随后患者自觉头晕、胸闷、心悸、无力、面色苍白、全身冷汗，神情淡漠，查体心率 78 次 / 分，血压 140/80 mmHg。暂停操作，放平椅位，松解衣领，保持呼吸通畅，症状逐渐缓解。

问题：

请根据本章节知识分析该患者选择了何种麻醉药物，采用了哪些局部麻醉方法？术中为何会出现颧弓下方膨隆？头晕等症状提示出现什么问题，以及该做哪些应对？

链接：
案例分析

参考文献

1. 张震康 . 现代口腔医学 . 北京 : 科学出版社 , 2003:911-919.
2. Stanley F. Malamed . 刘克英主译 . 口腔局部麻醉手册 .5 版 . 北京：人民卫生出版社，2004:167-333.
3. 谷志远 , 傅开元 , 张震康 . 颞下颌关节紊乱病 . 北京：人民卫生出版社，2008:224-234.
4. 庄心良，曾因明，陈伯銮 . 现代麻醉学 . 3 版 . 北京 : 人民卫生出版社 , 2009:1101-1140.
5. 张震康 , 俞光岩 . 口腔颌面外科学 . 2 版 . 北京 : 北京大学医学出版社 , 2013:41-76.
6. Stanley F. Malamed . 葛立宏主译 . 实用口腔诊疗镇静技术 . 北京：人民卫生出版社，2014:8-308.
7. Wall PD, McMahon SB, Koltzenburg M. Wall and Melzack's Textbook of Pain. 5th edition. Amsterdam: Elsevier Limited, 2006:49-103.
8. Morris S. Clack, Ann L. Brunick. Handbook of Nitrous Oxide and Oxygen sedation.3rd edition. St.Louis: Mosby.2008:33-39.
9. Neumar RW, Shuster M, Callaway CW, et al. Part 1: Executive Summary: 2015 American Heart Association Guidelines Update for Cardiopulmonary Resuscitation and Emergency Cardiovascular Care. Circulation,2015,3;132(18 Suppl 2):S315-67.
10. Practice Guidelines for Moderate Procedural Sedation and Analgesia 2018: A Report by the American Society of Anesthesiologists Task Force on Moderate Procedural Sedation and Analgesia, the American Association of Oral and Maxillofacial Surgeons, American College of Radiology, American Dental Association, American Society of Dentist Anesthesiologists, and Society of interventional Radiology. Anesthesiology, 2018:437-479.

Definition and Terminology

Difficult airway: A clinical situation in which a conventionally trained anesthesiologist experiences difficulty with face mask ventilation of the upper airway, difficulty with tracheal intubation, or both.

Pain: an unpleasant sensory and emotional experience associated with actual or potential tissue damage or described in terms of such damage.

Controlled hypotension: A technique in general anesthesia in which a short-acting hypotensive agent is administered to reduce blood pressure and thus bleeding during surgery.

第四章　牙及牙槽外科

Dental and Alveolar Surgery

牙及牙槽外科目前主要涉及牙拔除术、植牙术、修复前外科和其他牙槽外科手术。牙拔除术包括一般牙的拔除术和阻生牙拔除术。植牙术现在主要指的是牙移植术和再植术，牙种植随着口腔种植学的发展和完善，已经向独立的体系分化。修复前外科是指通过外科手段，改造口腔状况，为义齿修复提供较好的条件。除以上内容外，以牙槽突为中心所涉及的疾病、畸形的外科处理也属于牙及牙槽外科的范畴。

第一节　牙拔除术

Extraction of Tooth

提　要

牙拔除术应在外科治疗原则的指导下，结合医生、患者和设施条件等多方面的因素做出术前评估，决定患牙是否属于拔牙适应证、有无禁忌证，以及所应采取的预防措施，并了解适应证与禁忌证的相对性。

分离牙龈、挺松患牙、安放牙钳、脱位和拔牙创的检查处理为拔牙的基本步骤。牙钳作为创伤最小的拔牙器械，在使用时应依据牙根的数目和形态、周围骨质状况合理地组合使用摇动、转动和牵引脱位力拔除患牙。牙挺作为主要的拔牙器械应了解其力学原理，掌握使用中应当注意的要点。拔牙操作应根据所拔牙的牙根形态和数目、周围骨质的解剖状况，使用组合动作因势利导地将患牙拔除。

同时，还应充分了解牙拔除术所可能发生并发症的原因、诊断及处理方法。

一、概述 Principles of tooth extraction

牙拔除术（exodontia）是口腔颌面外科、也是口腔医学最经典、最基础的手术，是治疗某些牙病的最终手段，也是治疗颌面部牙源性疾病或某些全身疾病的外科措施，是口腔医学应用最广泛的技术之一，口腔专业医师均应很好地掌握。

牙拔除术作为一种外科手术，不可避免地造成术区软、硬组织不同程度的损伤，产生出血、肿胀、疼痛等局部反应，同时也会引发不同程度的全身反应，可造成其他系统疾病的激化或加重，因此要求医生既要掌握牙拔除术适应证和禁忌证，更要掌握操作技术，还应对其可能引发的各种并发病症及对全身疾病的影响有深入的了解，并对牙拔除术对患者心理可能产生的影响给予充分的重视，以围手术期管理掌控手术全过程。

牙拔除术的准备和操作应遵循无痛、无菌、少创伤等一切外科原则。疼痛控制应当作为成功完成手术的先决步骤。尽管其手术是在口腔内特定的环境下进行，手术的视野、入路受到限制；唾液和口腔宿留微生物使手术几乎不可能在无菌条件下进行；但绝不能因此放松对各项手术无菌原则的要求。医生应当追求以尽量小的损伤，换取更优的治疗效果，而不应单纯为使手术操作方便或片面追求速度而盲目地扩大创伤。

口腔内是一种污染的手术环境，并且所要拔除的患牙周围通常有感染存在，拔牙过程中的挤压，可能使细菌循断裂开放的血管进入血循环，引起一过性的菌血症，多数报告拔牙造成菌血症与牙周组织状况、拔牙数目、手术时间和口腔卫生状况有关，发生率可达 50% ~ 80%，大多情况下不会引起严重不良后果，而对心血管瓣膜受损类疾病、极度衰竭的患者则可能造成严重威胁。

牙拔除术造成的损伤在组织修复和改建过程中，必然造成牙槽骨吸收和牙槽嵴萎缩，将会对常规义齿修复和种植修复带来不利影响。为减小牙槽嵴的萎缩，在拔牙术中应减小创伤，尽力保护牙槽骨，采用行之有效的辅助手段和材料抑制骨吸收，从而达到牙槽嵴保存的目的。

二、术前评估 Preoperative evaluation

作为外科手术，牙拔除术同样需要在手术前，对患者口腔颌面部局部病况、全身状况、既往病史等相关情况充分了解掌握，对各种可能发生的问题和处理考虑周全，才能安全、稳妥地完成手术。

拔牙术前评估所要达到的目的是：患牙该不该拔，能不能拔，什么时候拔，怎么拔，注意什么，预防什么，需要采取哪些辅助治疗和监测。

为了使术前评估客观、全面、完善，对于口腔医生而言，对医学病史的询问应有足够的重视，对患牙与口颌系统、口颌系统与全身系统这两种局部与系统背景的关系有清醒的认识。

（一）适应证

牙拔除术的适应证（indications）是相对的。随着口腔医学的发展，先进治疗方法的出现，性能优异的治疗器具的开发，口腔治疗技术的提高，口腔微生物学和药物学的进展，口腔材料和口腔修复手段的不断改进，拔牙适应证在逐步缩小。在口腔医学的同一发展阶段，医生的诊疗水平将起到决定性的作用。必须强调，口腔医生的责任首先是保存牙，最大限度地保持其功能和美观。决定是否拔牙要极端慎重。

1. 牙体疾患　牙体组织龋坏严重、用现有的修复手段无法恢复和利用者。如果牙冠破坏严重而牙根经治疗后可用桩核、根帽等方式利用者应尽力保留。牙隐裂经一定治疗后可考虑保留；通过显微镜观察到髓室底隐裂的，因其治疗效果不佳，也作为适应证。

2. 根尖周病　根尖周病变不能用根管治疗、根尖手术等口腔内、外科方法治愈者。应当注意的是根尖周病变的恢复需要一定的时间，应慎重判断。

3. 牙周炎　晚期牙周炎，牙槽骨支持大部丧失，采用常规和手术治疗无法取得牙的稳固和功能。

4. 牙创伤　单纯冠折通常是可以保留的。冠根折应依据断面位于龈下的位置、松动度、牙周组织状况、固定条件等综合考虑尽量保留，也可经冠延长等手术改良条件后留存患牙。根中 1/3 折断一般为拔牙适应证。根尖 1/3 折断可经治疗后观察。脱位或半脱位的牙，如牙体组织基本完整，均应复位固定后保留。

5. 移位、错位牙　影响功能、美观、造成邻近组织病变或邻牙龋坏，不能用正畸等方法恢复正常位置者均可考虑拔除。

6. 多生牙　多生牙如引起正常牙的萌出障碍或错位，造成错𬌗畸形，常为拔牙适应证。

7. 埋伏牙、阻生牙　引起邻牙牙根吸收、冠周炎、牙列不齐、邻牙龋坏均应拔除。

8. 滞留乳牙　影响恒牙萌出的乳牙应当拔除。如成人牙列滞留的乳牙，其对应恒牙先天缺失或无法就位，可暂保留。

9. 治疗需要　因正畸治疗需要进行减数的牙；因义齿修复需要拔除的牙；囊肿或良性肿瘤累及的牙，可能影响治疗效果者可为拔牙适应证。恶性肿瘤放疗前、某些药物（如双磷酸盐）治疗前，为减少治疗并发症的发生，拔牙的指征可适当放宽。

10. 病灶牙　引起颌骨骨髓炎、牙源性上颌窦炎等局部病变的病灶牙为拔除适应证。

内科疾病的病灶感染学说认为在极少数情况下，口腔内患牙的局部病变可能会成为远隔组织、器官疾病的致病因素，可能引发亚急性心内膜炎、某些肾炎、虹膜睫状体炎、视神经炎、视网膜炎等。即使行根管治疗，局部病变愈合需要时间，且有失败的可能，作为病灶牙可能造成重要器官损害。在相关学科医生的要求下可酌情考虑拔除。

（二）全身疾病对牙拔除术的影响及禁忌证

全身其他系统疾病对牙拔除术手术时机的选择、术后恢复和创口愈合必然造成影响。但牙拔除术的禁忌证亦具有相对性，受口腔局部情况、全身系统状况、患者精神心理状况、医师水平、设备药物条件等因素的综合影响。在一定程度上，牙拔除术的禁忌证是可以转化的。某些疾病经综合处理后，在一定的监测条件下可以实施拔牙手术。

在复杂的局部病情和全身背景交织的情况下，口腔医师应详细、全面地收集病情资料，会同各有关科室的医生共同商讨，审慎地决定可否拔牙。如决定进行手术则应周密准备，术前采用调控、预防措施，术中准确判断病情变化，以娴熟轻柔的动作快捷地完成手术，术后不能放松监控和预防，应避免口腔医生完成手术即可终止责任的想法，应将牙拔除术按标准外科手术进行围手术期管理，以保障在严控并发症的前提下，伤口顺利愈合。

对于存在全身系统疾病的患者，不应只了解疾病的种类，更应注意：疾病的病程、病期；疾病目前的控制水平；病情发作时的前兆征候；日常用药情况，特别是可能对手术造成影响的药物，如抗凝剂等；疾病发作时通常使用的应急药物和效果。这样可以准确地判断手术是否可以进行，提前发现疾病的不良逆转，及时有效地采取调控措施。

有系统疾病的患者，一般要承受更大的精神心理压力，而患者对手术的忧虑、紧张、恐惧会成为诱发或加重全身疾病并发症的重要原因。对这类患者精神心理疏导的重要性不容忽视。通常降低患者焦虑状况，除口服镇静剂外，术前减少等待时间，避免刺激性的语言、噪声，手术器械应避开患者的视野，多使用安慰性语言，分散注意力，术前的放松训练，采用轻柔的手法，耐心的医嘱都可取得良好的效果。有条件时，可采用吸入或静脉镇静术。

总之，要求口腔医生在全面系统了解患者情况的前提下，依据所拥有的条件、自身的手术技巧、其他人员的配合，慎重地判断患者能否耐受牙拔除术的全过程，并在保证安全的前提下完成手术。

1. 心血管疾病　心血管疾病患者拔牙是口腔医生所面对的全身不良背景中所占比率最高的，其危险程度也较高。绝大多数的心脏病患者可以耐受拔牙手术的打击。

心血管疾病患者拔牙时，紧张情绪的消除、无痛操作的保障、轻柔快速的手术、完善的术后处理至关重要，有条件的可在心电监护下完成牙拔除术。心电监护下拔牙有很多优点：通过内科医生的参与可以共同探讨手术的可行性，更好地筛查患者；可以提高患者的信任感，降低紧张情绪；相对安静的环境减少了激惹因素；连续动态的观察可以提前发现病情逆转的前兆信息，及时采取有效的防治措施；术前、术中、术后的用药针对性、准确性更高。随着设备条件的不断提高，多导多程的生理检测手段逐步引入，使拔牙术的安全性、可控性进一步提高。

心血管病患者使用的局麻药物以 2% 利多卡因为宜。但如有Ⅱ度以上房室传导阻滞不宜使用。血管收缩剂的使用对提高局麻麻醉效果，延长麻醉时间，减少术中出血起到了关键作用，但也存在加快心率、升高血压、减小心肌供血等副作用。近期的研究普遍认为加用血管收缩剂的利大于弊，但应控制剂量，主张成人每 30 min 周期内，注入含 1∶100 000 去甲肾上腺素的局麻药不要超过 4 ml，即去甲肾上腺素的总剂量应控制在 0.04 mg 以内。注射速度也应当控制。

一般认为下列情况时为拔牙禁忌证：①有近期（6 个月以内）心肌梗死病史者；②近期心绞痛频繁发作；③心功能Ⅲ～Ⅳ级；④心脏病合并高血压，血压超过 180/110 mmHg，应先控制血压后拔牙；⑤严重的、未控制的心律失常。

2．心瓣膜病　口腔某些治疗和手术，可引起一过性的菌血症。而以下情况可能会因此导致细菌性心内膜炎的发生：风湿性心脏病和其他获得性瓣膜功能不全，多数先天性心脏畸形，人工心脏瓣膜和瓣膜手术后的患者，有细菌性心内膜炎病史者。

细菌性心内膜炎的病死率很高，预防其发生极为重要。引起细菌性心内膜炎的重要因素之一是绿色链球菌（甲型溶血性链球菌）菌血症。此细菌对青霉素高度敏感，但 24 h 后即可产生耐药株，且消失慢，2 周后仍可存在。

预防性使用抗菌药物是心瓣膜病患者接受口腔内、外科处理前所必需的，这也包括龈下深刮、口腔种植体植入、某些根尖周治疗等侵入性治疗。对于心瓣膜病患者应改善口腔卫生情况后，术前按药物血浆浓度峰值产生时间使用青霉素族抗生素（无过敏史者）。但近 14 日内使用过青霉素的患者，则不得使用青霉素预防心内膜炎。为便于临床应用，可以使用阿莫西林（成人 2 g，儿童 50 mg/kg）术前 1 h 口服为标准预防用药。阿莫西林作为甲型溶血性链球菌的有效杀灭剂，胃肠道吸收好，有较高和持久的血药浓度。对于单纯青霉素过敏的患者可以使用头孢唑啉或头孢曲松。如对 β 内酰胺类抗菌药物过敏可以使用大环内酯类的抗生素，如克林霉素、红霉素、阿奇霉素、克拉霉素等口服、肌注或静脉点滴。部分患者可在术后继续使用 3 天。

3．高血压病　此处指单纯性高血压病。在无心、脑、肾并发症的情况下，高血压患者一般对拔牙手术均可以耐受。手术的激惹，如精神紧张、疼痛、手术中的声响等，均可造成血压的骤然升高，如术前血压较高，可能导致高血压危象。过高的血压还会增加术后创区出血的风险。

如血压高于 180/110 mmHg，则应先控制血压后再行拔牙。在关注手术当日的收缩压、舒张压、脉压差的同时，还应注意患者的自觉症状、既往血压最高值和近期血压的波动情况。如患者有头痛头晕症状、血压在既往最高水平、近来血压波动较大，这些状况说明患者高血压病处于不稳定状态，即使当日血压未达前述值也应暂缓拔牙。

术前可给予硝苯地平、安定类药物控制较高血压，减少血压波动，采用缓解焦虑措施。必须取得完全的麻醉效果后，方可手术。控制肾上腺素的剂量不超过 0.04 mg。术后拔牙创的处理应注重预防术后出血。术后应继续控制血压，防止拔牙后出血。对血压进行连续监测是保障安全的理想方式。

4．糖尿病　作为代谢内分泌疾病，糖尿病患者手术后发生感染的可能性大于正常人，伤口的愈合因蛋白合成障碍可能延迟。糖尿病对一般的牙拔除术的影响较小，对于严重的、未控制的，特别是有合并症的糖尿病患者应暂缓拔牙。空腹血糖控制在 8.88 mmol/L（160 mg/dL）以下，无酮症酸中毒时可以拔牙。术后应注意进食情况、继续控制血糖，可考虑预防性使用抗生素。

5．感染急性期　这里指的是口腔颌面部的急性感染。急性感染如拔牙可能因手术的创伤造成感染加剧或扩散，而且局部麻醉效果常不理想。在感染的急性期拔牙应根据感染的部位、波及的范围、病程的发展阶段、细菌的种类和毒力、拔牙创伤的大小、医生所能使用的抗生素水平、患者的全身状况、是否已存在感染并发症等因素综合考虑。为达到去除原发病灶，引流炎症产物，减轻症状的目的，如感染是牙源性的、已通过治疗使感染控制局限、拔牙后有利于引流、未发生全身并发症且易于拔除的牙，可在有效的抗生素控制下拔牙。术后应严密观察。腐败坏死性龈炎、急性传染性口炎应暂缓拔牙。

6. 肝炎　急性肝炎期间应暂缓拔牙。慢性肝炎患者可能出现凝血功能障碍。在决定能否拔牙之前，应充分了解肝功能状况，全面检查凝血功能。在肝功能代偿期、无明显出血倾向者可以拔牙，术中应止血充分，必要时局部或全身使用止血药物，同时应注意预防交叉感染。

7. 造血系统疾病　贫血患者血红蛋白在 8 g/dL 以上，红细胞压积在 30% 以上，一般可以拔牙。慢性贫血者机体的适应性和代偿功能较好时，血红蛋白在 6 g/dL 以上，一般可以耐受牙拔除术。贫血患者在注意血红蛋白的同时，也应对白细胞和血小板的水平给予评估。

粒细胞减少症的患者，中性粒细胞低于 1×10^9/L（$1000/mm^3$）时易引起严重感染和影响伤口愈合，应避免拔牙和手术。如中性粒细胞在（2 ~ 2.5）× 10^9/L、粒细胞总数在 4 × 10^9/L 以上可耐受拔牙。

急性白血病为拔牙禁忌证。慢性白血病经治疗在稳定期内、必须拔牙者，在血液内科医生指导配合下审慎进行，重点预防出血和感染。原发性血小板减少性紫癜患者拔牙应选择血小板在 50×10^9/L 以上时进行，必要时可先输血小板或新鲜全血。血友病患者第Ⅷ因子水平在正常的 30% 以上可以拔牙。

8. 甲状腺功能亢进　甲状腺功能亢进患者可因手术的刺激或创口感染诱发危及生命的甲状腺危象。拔牙术应在病情得到控制，静息脉率在 100 次 / 分、基础代谢率不超过均值 20%，方可进行。术中慎用肾上腺素，术后注意预防感染。

9. 肾病　各类急性肾病均应暂缓拔牙。各种肾病导致的慢性肾功能不全如处于肾功能代偿期，临床无症状，在注意预防感染的基础上，一般可以拔牙。

10. 妊娠期和月经期　在正常妊娠期如遇必须拔牙的情况，在严密观察下可以进行。但如为可择期进行的牙拔除术，怀孕的第 4、5、6 个月期间较为安全。妊娠前 3 个月易引发流产，后 3 个月可能早产。在妊娠期拔牙还应注意是否有妊娠合并症（贫血、高血压）的存在，最好与有关科室配合，以保证母子的安全。

月经期全身抵抗力下降，激素水平的变化可能延长出凝血时间，属择期手术的可考虑延缓拔牙。如必须拔牙，则以防止术后出血为要点进行。

11. 恶性肿瘤　受恶性肿瘤累及的牙，单纯拔牙可能激惹肿瘤并引起扩散，应视为禁忌。

对于需放射治疗的恶性肿瘤患者，照射野内的患牙，要在放射治疗前 7 ~ 10 天拔除或治疗。放射治疗后患牙的拔除应取慎重态度。传统观点认为在放疗后 3 ~ 5 年内不应拔牙，否则可能引起放射性骨坏死。也有学者提出放射性骨坏死的发生与拔牙并非必然联系，而是放射线对骨组织直接损害造成的，这类患者无法治疗的患牙，在尽量减少手术创伤，密切观察下亦可拔除，对手术创伤大、全身状况差者可预防性使用抗生素。

12. 双磷酸盐药物　双磷酸盐药物可以抑制破骨细胞的活性和骨吸收，常用于预防和治疗骨质疏松症、变形性骨炎、恶性肿瘤的骨转移、多发骨髓瘤和其他骨脆性增加的疾病。双磷酸盐药物可导致颌骨骨坏死。双磷酸盐相关性颌骨坏死的局部危险因素包括各种牙及牙槽骨手术，其中拔牙是最常见的诱因。有文献报道，静脉途径给予双磷酸盐后，牙及牙槽突手术后发生颌骨坏死的概率明显增高。目前此类颌骨坏死尚缺乏有效的治疗措施。应侧重于疾病的预防和局部保守性处理。在静脉给予双磷酸盐药物治疗之前，应对患者口腔进行全面的检查，拔除不能保留的牙齿，创伤性口腔治疗应在用药前完成。给予双磷酸盐药物治疗后，应告知患者保持良好的口腔卫生，保护好牙齿，避免进行可能导致颌骨损伤的任何治疗。

13. 长期使用抗凝药物　治疗陈旧性心肌梗死、冠心病合并高血脂、血黏滞性增高、持续性房颤或有脑血栓病史的患者现多采用抗凝剂降低血液黏滞度、防止血栓形成，以预防复发。

对长期服用小剂量阿司匹林的患者考虑停药的风险比拔牙后出血的危害更大，拔牙前通常可以不停药，如需停药应在术前5天开始，术后拔牙创内可置入碘仿海绵等止血药，并密切观察30 min后，无活动性出血即可离开。术后当日无活动性出血，即可恢复抗凝药物的服用。对心瓣膜置换术、冠状动脉搭桥或成形术后的患者，可使用巴曲酶预防术后出血。对长期使用肝素的患者，如停药，药效需在五个半衰期后方可解除，通常肝素静脉注射6 h后、皮下注射24 h后，方可进行手术。使用华法林，则停药应在术前2 ~ 3天。如停药可能导致危险的栓塞出现，不能停药的情况下，凝血酶原时间国际正常化比值（International Normalized Ratio，INR）能控制在1.5 ~ 2之间亦可考虑拔牙。

三、术前准备 Preparation

（一）患者的心理准备

患者对自己所患疾病普遍存在忧虑和焦急心理，对拔牙有紧张恐惧心理，据北京大学口腔医院（原北京医科大学口腔医院）的统计：拔牙患者牙科焦虑症患病率为38%，而精神心理状态的变化可以造成机体生理功能的变化，对于有全身系统疾病的患者其影响尤为明显。术前心理准备的目的是：增强患者对治疗的信心；取得与医生的配合；减少情绪波动对生理功能的影响，使手术顺利平稳地完成。

首先应与患者良好地沟通，通过适当的解释、安慰性的语言取得患者的信任，避免使用刺激性的字眼。对于恐惧严重的患者可以使用放松、分散注意力、呼吸放松疗法等椅旁调整缓解方法。目前国际上在牙科治疗中已广泛采用镇静术（sedation），获得了良好的效果。

在术前谈话中应向患者和家属说明手术的必要性，局麻下可能出现的术中感受，如何配合医生，术中及术后可能出现的问题和并发症，术后注意事项，使患者对手术有充分的了解和信心。对复杂、困难的牙拔除术应与患者或其监护人签署手术知情同意书。

（二）术前检查

术前检查的内容有病史采集，局部检查和全身检查，以及必要的辅助检查。应将患牙与口颌系统、口腔颌面部与全身作为相互密切关联的整体加以全面关注。在全面了解现病史的同时，既往史的追溯也要高度重视，特别是有全身其他系统疾病时。对于拔牙术可诱发或加重的重要器官疾病（如心脏病、高血压）、易发生术后感染的疾病（如糖尿病、开放性肺结核）、可能引起拔牙后出血的疾病（如血液病、肝病）、可能造成伤口愈合延迟的疾病（如糖尿病、消耗性疾病、放射治疗）应当着重了解。

全身检查除相关生命体征外，对有全身疾病者，与疾病相关的检查不应遗漏。

局部检查不应只注意患牙的状况。邻牙、对牙、邻近组织乃至整个口颌系统也应做全面的检查。

X线片作为牙拔除术非常重要的辅助检查手段，有时是必不可少的。X线片对判断牙根的数目和形态可提供直观的资料，可以用来判定阻生牙和埋伏牙在颌骨中的位置、与邻牙的关系以及重要解剖结构的相对位置，可以了解根周病变和骨质状况。拔牙前，可根据所要了解的情况，选择适用的投照位置做X线片检查。CBCT对于确定阻生牙、多生牙的位置、牙根形态以及与邻近组织（如邻牙、下颌神经管、上颌窦等）位置关系有着不可或缺的作用，有条件的机构应酌情采用。

经全面检查要明确：拔哪个牙，为什么拔，现在能不能拔，麻醉方法和药物，术中可能出现的情况和对策，准备用什么器械，用什么方法拔。做到心中有数，处置有方。

（三）患者体位

患者取半坐位。拔除上颌牙时，患者头部应稍后仰，使张口时上颌牙的咬合平面约与地平面成 45°，患者的上颌骨与术者的肩肘之间约在同一水平，便于上臂用力，避免疲劳。拔除下颌牙时，应使患者大张口时下颌牙的咬合平面与地面平行，下颌骨与术者的肘关节在同一高度或下颌略低。术者通常立于患者的右前方，如反握牙钳或用牙挺拔右下后牙等情况，术者也可立于患者的右后方。

（四）手术区准备

口腔是多种致病微生物和非致病微生物宿留的环境，但绝不能因此而放弃无菌原则，应尽可能减少口腔内的细菌量，更不能发生医源性感染。在术前准备时，最好先完成牙周龈上洁治；术前口腔冲洗或含漱是有效减少细菌量的方法，可用 3% 过氧化氢溶液或 0.05% 的醋酸氯己定溶液；较为复杂的口腔手术应使用 70% 乙醇消毒口周和面部皮肤，然后用无菌孔巾遮盖面部；拔牙术区使用 1% 碘酊消毒。

（五）器械准备

根据患牙位于牙列中的位置、牙冠大小、牙根的数目和形态、牙体组织破坏程度、周围骨质状况选择合理、适用、效率高的拔牙器械，牙龈分离器和刮匙也是必备器械。同时根据手术步骤的需要准备相应的辅助器械，如手术刀、骨膜分离器、骨凿、持针器、手术剪、缝针缝线、涡轮机等。

四、拔牙器械和用法 Instruments for extraction of tooth

（一）牙钳

牙钳（forceps）是牙拔除术所使用的最基本器械，也是所有拔牙器械中造成创伤最小的，因此牙钳应作为牙拔除术的首选器械。初学阶段使用者应对主要类型的牙钳全面掌握，特定牙位应当选用特定牙钳。熟练掌握各类牙钳的特点后，可按照牙钳的结构结合自己的临床经验，根据所拔患牙情况选择牙钳，而不必教条地沿用某种牙钳只能拔除某个牙，或某个牙必须用某种牙钳拔除，适合就是准则。

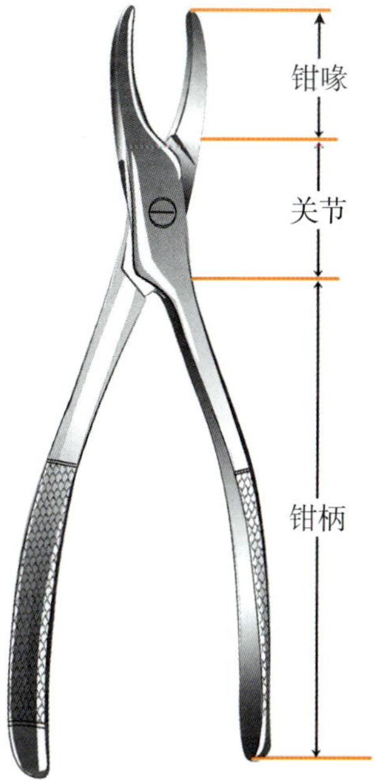

图 4-1　牙钳的结构

1. 牙钳的结构　各种牙钳的基本设计结构是相同的，即由钳柄（handle）、关节（joint）、钳喙（beak）构成（图 4-1）。

钳柄是使用者持握的部位，它有各种形态，以适应牙钳避让邻近组织而探入口腔内患牙部位的要求，并能舒适牢固地持握。钳柄的长度增加了人力的机械效率。

牙钳关节的设计目的是使钳喙、柄自由开合，在夹持患牙时不会夹住唇、颊等邻近组织。

钳喙是牙钳夹持患牙的部分。为与所要夹患牙的形态、大小、牙根数目和分布相适应，钳喙有多种形态。多数牙钳采用通用型钳喙，其形态是对称的，钳喙为外凸内凹，内凹面使牙钳与牙根成面与面的接触，非锐利的喙缘与牙面成线面形接触，锐利喙缘可使牙龈附着进一步分离，并增大牙钳与牙根接触面积。

2．牙钳的类型

（1）按形态分可分为直钳、反角式钳、刺枪式钳、直角鹰嘴式钳。

（2）按钳喙形态分可分为对称型，即通用型；非对称型是为拔上颌磨牙设计的，左、右各一，特点是颊侧钳喙中部有一角形突起，以伸入上颌磨牙两颊根分歧处更紧密地夹持磨牙。

（3）按常用于的牙位分类，如下前牙钳、上双尖牙钳、上根钳等。此分类有利于初学者识别牙钳，待熟练掌握后，选择使用牙钳不必拘泥于其名称的限制。

（4）按国际通用编码分。该分类中各厂家的产品可能外形上有某些差异，英式和美式亦有差异。与常用功能相对应的牙钳编码：No.1（上前牙钳）、No.150（上双尖牙钳）、No.53L& No.53R（左、右上颌磨牙钳）、No.151（下颌双尖牙钳）、No.17（下颌磨牙钳）。

视频：
牙钳的握持

3．牙钳的使用　牙钳的握持一般多为右手握钳，将钳柄置于手掌，以示指和中指把握一侧钳柄，另一侧钳柄紧贴掌心，而拇指按于关节上，环指与小指深入二钳柄之间，以便分开钳柄。在钳住牙冠后，将环指和小指退出两钳柄之间，和示、中指同居一侧再紧握钳柄，即可开始拔牙动作（图4-2）。也可采用反向握钳法，其动作与正握法的区别是右手拇指位于钳柄末端一侧。反握法夹持及摇动力度较大，多用于拔除牢固的牙。牙钳持握时，应注意握持区尽量靠钳柄的末端区，以增大牙钳的杠杆机械效率。

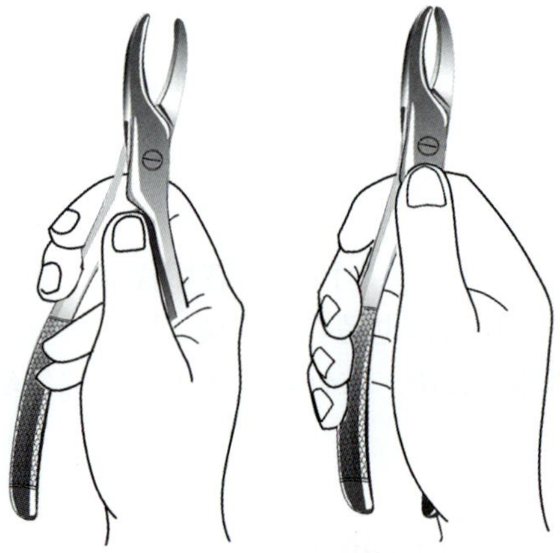

图4-2　牙钳的握持手法

牙钳的安放一般是其钳喙部位应与患牙的牙根长轴平行，以防断根及伤及邻牙。在拔牙的全过程应始终夹紧患牙，以完成各种拔牙动作。力量的控制极为重要，不允许使用未受控制的暴力，操作中力的控制依靠正确的患者体位，术者合理的位置、以上臂和肩作前臂及手的控制点，正确的握钳、使用适宜的力度。

使用牙钳时应注意保护。拔上颌牙，术者可用左手两指捏触患牙和邻牙；拔下颌牙用左手拇指扶于钳喙与钳柄交界区，起到辅助加力和防止伤及对牙的作用，其他手指托住下颌下缘，起固定颌骨及减小颞下颌关节损伤的作用。

（二）牙挺

牙挺（Elevator）也是拔牙主要的器械。对牢固的或无法直接夹持的患牙，牙挺常为首选使用的器械。牙挺对牙槽骨的创伤较大，术中要与牙钳配合使用，以在最小创伤下拔除患牙。

1．牙挺的构成　牙挺由挺刃（blade）、挺杆（shank）、挺柄（handle）三部分构成（图4-3）。

挺刃是作用于病牙的部分，它的形状及大小随使用目的而有所不同。挺刃多数中间有稍倾斜的纵行凹槽，刃端为圆弧状锐利边缘。也有的末端成尖状。

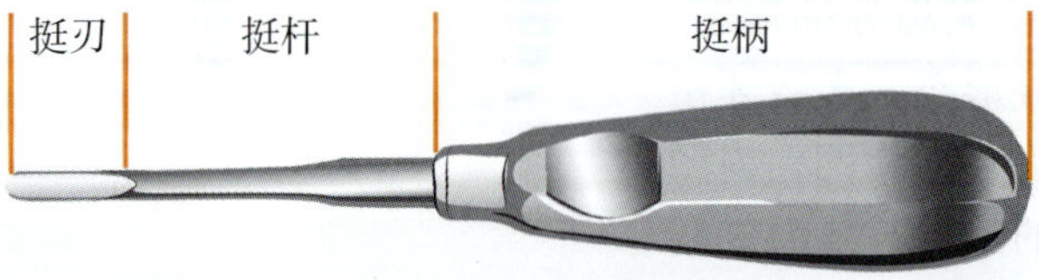

图4-3　牙挺的结构

挺柄是术者握持的部分。有直柄和横柄两种。直柄的牙挺，柄与中轴在一条直线上。横挺挺柄和挺杆的中轴约成90°角。

挺杆是挺刃和挺柄的连接部分。多为直型，也有因功能不同而成曲折状的，其角度因功能要求而不同。

2．牙挺的类型　按形状分直挺、弯挺、三角挺。按挺刃的宽窄和功能分牙挺、根挺、根尖挺（图 4-4）。

3．牙挺的工作原理

（1）杠杆原理：牙挺可被视为一个杠杆。根据力学公式：动力 × 动力臂 = 阻力 × 阻力臂，动力臂比阻力臂越长，所获得的机械效率越大。牙挺使用时以牙槽骨为支点的撬动，挺刃抵于牙槽嵴的转动，都产生杠杆力（图 4-5）。

（2）楔的原理：临床上使用的根挺及根尖挺都有楔型的挺刃，当插入牙根与牙槽骨之间时，根据“两个同样的物体不能同时存在于一个同样的空间”的原理，由楔产生斜面的机械效益，将牙根自牙槽窝内挤出（图 4-6）。

（3）轮轴原理：其公式为：动力 × 轮半径 = 阻力 × 轴半径。轮半径比轴半径越大越省力。临床上挺刃特别是三角挺的旋转使用的就是轮轴原理（图 4-7）。

在通常的情况下，牙挺使用三种力学原理的组合性动作，以达到高效、低创伤的结果。过于使用单一的力量，特别是撬动的杠杆力，易导致暴力的产生，引发较大的创伤乃至严重并发症。

4．牙挺的使用　牙挺的握法有两种：掌握法所产生的力量较大，指握法的感觉更为敏锐（图 4-8）。

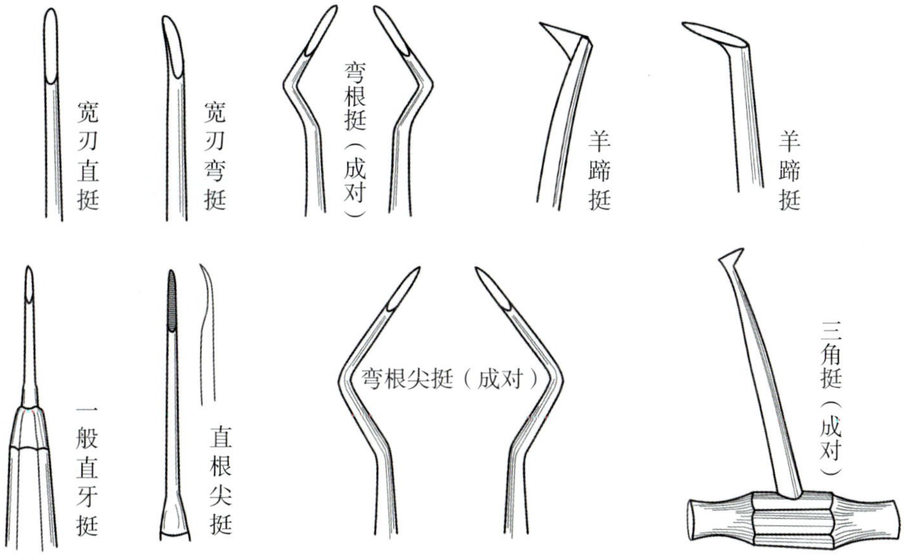

图 4-4　牙挺的类型

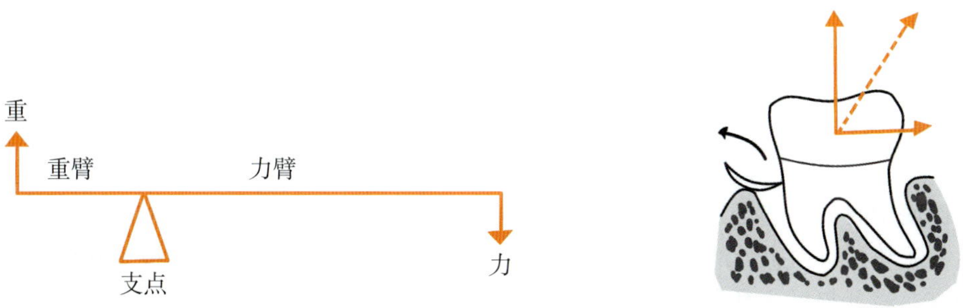

图 4-5　牙挺的杠杆原理

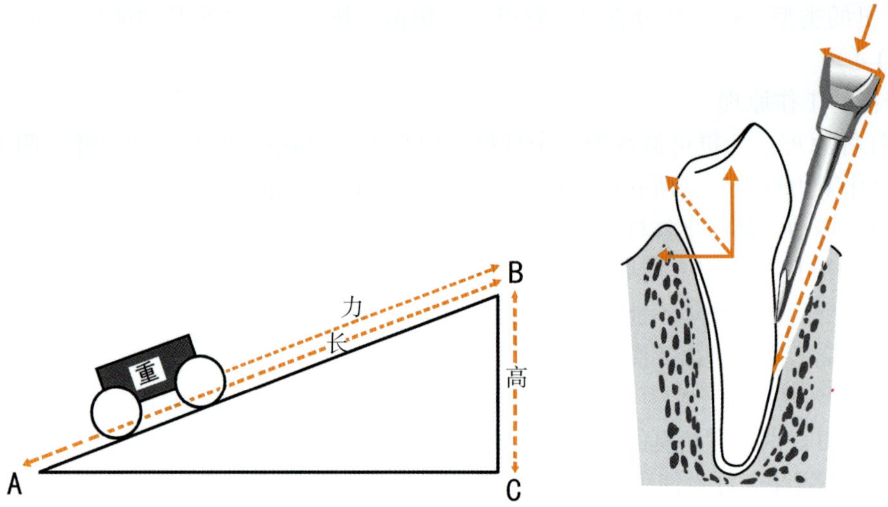

图 4-6 牙挺楔的原理

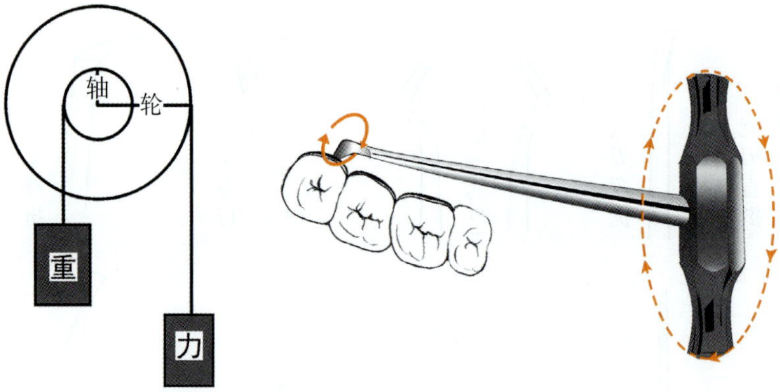

图 4-7 牙挺的轮轴原理

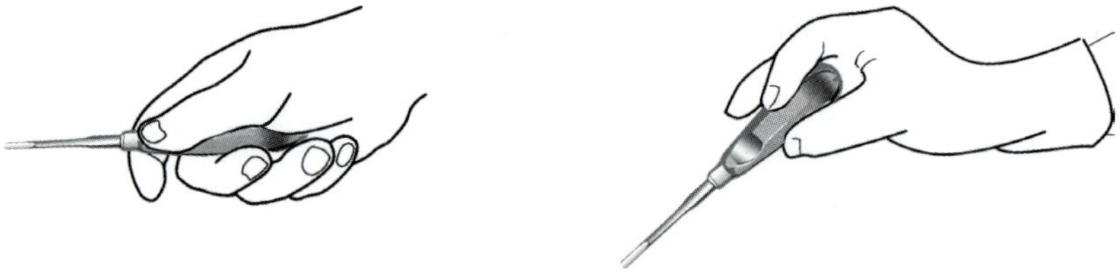

图 4-8 牙挺的握法

视频：
牙挺的握持

牙挺使用时，挑选挺刃宽窄及弧度与牙根相适应的牙挺；先选择一个切入点，继而寻求支点，通常完整牙可由患牙的近、远中轴角切入，以牙槽嵴顶为支点，残根、断根可从断面高的一侧切入；将牙挺插入牙周间隙，旋转牙挺，结合小幅度的撬动，扩大牙槽窝并撕裂牙周膜；同时向根尖方向推进，利用楔的原理，辅助牙往外脱位；在患牙松动或可用牙钳夹持时，应使用牙钳完成脱位动作。这是水平插入法。

垂直法是将直牙挺与牙轴垂直方向插入。插入点在所拔牙的近中，其支点在牙槽中隔，挺刃凹面向远中；向𬌗面方向旋转，同时推进结合撬动，牙的脱位方向是𬌗面远中。此法常用于拔除阻生智牙；而且因力量大和支点落于邻牙的可能性大，可用于邻牙也需拔除时。

牙挺使用中要避免以邻牙作支点，不得使用暴力，防止滑脱伤及邻近组织，操作中应注意保护。术者左手同时扶触患牙和邻牙，即可感知患牙的松动进展，也可发现邻牙是否受到影响，并可为右手做辅助支点，限制牙挺的活动范围。

目前市场上也有类似牙挺的牙周膜刀，其特点是挺刃薄而锋利，从而能够直接切断牙周膜，利用楔力和小幅度的轮轴力，不需要借助撬动的杠杆力，可以减少对牙槽骨的压迫。

（三）刮匙

刮匙（curette）有直、弯两种，常用的是弯刮匙。

刮匙的首要作用是探查。牙拔除后，一部分牙周膜保留在牙槽窝的骨壁上，这对拔牙创的愈合是有利的，不应盲目将其刮除或进一步破坏。

持握刮匙应为持笔式，轻握，不要急于搔刮拔牙创而应以敏锐的手感进行探查，如确认有残余的炎性肉芽组织、根尖肉芽肿或根端囊肿再用力刮净（图 4-9）。对遗留的残片不要用力搔刮，只需清理出即可。

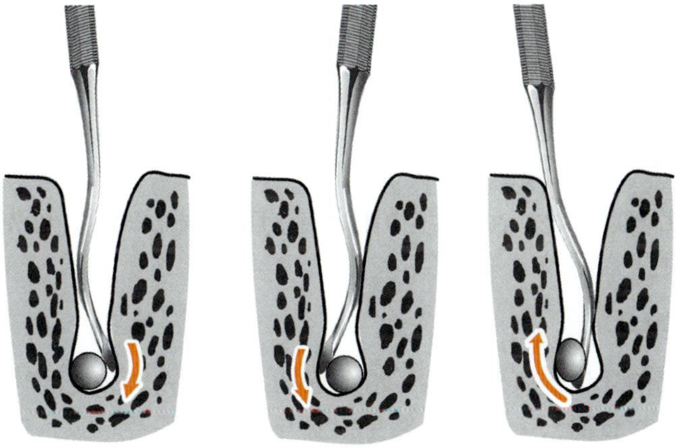

图 4-9 刮匙刮除根端囊肿的方法

有急性炎症如根尖炎时，一般不使用刮匙；有脓时，亦不宜使用。乳牙拔除后不要搔刮牙槽窝，以免伤及恒牙胚。

上颌磨牙根尖上方因生理（低位上颌窦）或病理因素（根端囊肿），可能出现牙槽窝与上颌窦底之间的骨质间隔菲薄或缺如，探查和搔刮要仔细，不使用过大向上的力，避免造成上颌窦穿孔。如病变范围不大，可不必追求彻底刮净；病变范围较大应拍 X 线片后，决定进一步处理方案。

（四）牙龈分离器

作为专用的分离牙龈器械，建议口腔医生应选为拔牙必备器械。它的设计曲度更适于贴近牙体组织外形，更彻底地分离牙周组织的附着，而不会造成牙龈被撕裂或片切等过大损伤。

（五）动力系统

牙齿及牙槽骨硬组织切割分离困难，通常需借助牙科动力系统才能完成。牙槽外科使用的动力系统是指通过各种类型的动力传动装置带动工作端完成切削骨、牙等硬组织的动力单元。按照动力的来源可以分为气动、电动和超声传动。

涡轮机属于气动装置，采用的是45°外科专用机头，转速高切割力强，弯机头角度更适合第三磨牙区操作；涡轮机产热高，多孔喷水的机头冷却效能比单路喷水好。电动机头主要是指普通外科动力和种植机，主要是直机头，也可配增速弯机头，其扭矩较大，钻针可选多种形态，选用无菌盐水冷却。超声骨刀是通过超声换能器将动能传递至各种不同磨削作用的特异型工作端。超声骨刀对创缘周边骨组织影响小，可降低对神经、上颌窦黏膜等软组织的损伤。

五、拔牙基本步骤 Basic procedures for extraction of tooth

牙根、牙周组织及牙槽骨牢固地联系在一起。牙拔除术就是通过外科手术操作将它们之间的联系完全分离，扩大牙槽窝后将病牙取出的过程。

在完成术前各项准备工作后，根据所拔患牙的位置和难易程度，选择适宜的麻醉方法进行麻醉；麻醉起效前，要严密观察患者的反应，不可离去；经检查，确认麻醉起效，认真核对应拔患牙的牙位后，按以下步骤进行：

（一）分离牙龈

分离牙龈的目的是安放牙钳时，为钳喙插入龈沟下提供空间，防止夹伤牙龈；避免拔牙动作连带造成牙龈撕裂。

持笔式握牙龈分离器，自牙的近中或远中，紧贴牙面插入龈沟，直达牙槽嵴顶（器械与骨接触），沿龈沟分离至牙的另一侧。先完成唇（颊）和舌侧，再分离邻面。

（二）挺松患牙

对于牢固的或死髓牙，或牙冠有大充填体，或冠部破坏大的牙，可先用牙挺将牙挺松至一定程度后，改用牙钳。

（三）安放牙钳

合理地选择适用的牙钳，张开钳喙，沿牙面插入已被完全分离的牙龈间隙内，推进至牙颈部外形高点以下，尽量向根方推入，保持钳喙与牙长轴平行一致，夹紧患牙。必须再次核对牙位。

对于某些多生牙、错位牙无法从唇（颊）和舌（腭）面夹持时，可从近、远中方向安放牙钳。

（四）脱位运动

牙钳夹紧后，使牙脱离牙槽窝的运动力，主要有三种：摇动，扭转和牵引。

1. 摇动　摇动是使牙松动的主要方式。主要适用于扁根的下前牙、前磨牙和多根的磨牙。目的是通过缓慢反复的摇动，利用牙槽骨的弹性和让性，将牙槽窝逐步扩大，并撕断牙周膜。摇动次序是先向弹性大、阻力小、牙槽骨比较薄的一侧进行，而后沿唇（颊）-舌（腭）方向另一侧摇动；摇动应通过敏锐的手感，在不使牙根折断的限度内，逐渐加大运动的幅度，直至感到牙根已完全松动；切忌使用暴力，或摇动幅度过大、动作过急。

2. 扭转　主要适用于圆锥形的单根牙，如上颌中切牙和尖牙。扭转是通过沿牙根纵轴方向做反复的旋转，达到撕断牙周膜、扩大牙槽窝的目的。扭转角度应逐步加大；多根牙、扁根牙、弯根牙不能进行扭转，否则将出现断根。

3. 牵引　牵引是使患牙自牙槽窝中脱出必需的、直接的力量，一般是脱位运动的最后步骤。适用于任何类型的牙。牵引运动应在牙有一定的松动度后开始，并应继续与摇动或扭动结合进行；牵引方向与牙根形态和牙槽骨阻力有关，最终脱位方向沿阻力最小路线进行，应“顺势力导”完成。直根牙可作直线牵引，弯根牙沿与根相近的弧线进行，多根牙向各根阻力合力最小的方向牵引。在牙最终松动之前，切忌使用暴力牵拉，以免发生断根和对殆牙损伤。

以上三种基本动作，在拔牙过程中不应割裂进行，而需根据拔牙的进程有机地组合，在有控制力的支配下，顺利完成手术。

（五）拔牙后的检查及拔牙创处理

牙拔出后，首先检查牙根是否完整、数目是否符合该牙的解剖规律，如发现有残缺，视情况进一步处理；检查牙龈有无撕裂，明显撕裂者应予缝合，避免术后出血；用刮匙探查拔牙窝（socket），去除异物（牙石、牙片、骨片）、炎性肉芽组织、根端小囊肿等；检查牙槽骨有无折断，折断骨片大部有骨膜附着的予以复位，基本游离者取出；过高牙槽中隔、骨嵴或牙槽骨壁，可引起疼痛、妨碍伤口愈合，并可能影响义齿修复，应加以修整；将被过度扩大的牙槽窝用手指垫以纱卷，自唇颊侧和舌侧轻压适度复位；连续拔除多个牙时，牙龈可能游离外翻应拉拢缝合。

经上述处理后，在拔牙创表面，用消毒的纱布棉卷横架于两侧牙槽嵴，嘱患者咬紧，30 min后弃除。有出血倾向者，经检查无活动性出血后方准离院。

（六）拔牙后注意事项

拔牙后 24 h 内不可刷牙或漱口；拔牙当日应进软食，食物不宜过热；避免患侧咀嚼；勿用舌舔伤口，更不可反复吸吮。这样做的目的是保护对拔牙创愈合至关重要的血凝块，以保证伤口愈合、防止术后出血。

六、各类牙拔出法的特点 Specific techniques for removal of each tooth

在拔除不同部位的病牙时，除按照一般牙拔除术的基本方法和步骤外，还要结合各类牙的牙体解剖形态和周围牙槽骨的解剖特点灵活应用各种手法。

（一）上颌切牙

上颌中切牙牙根较直，近圆锥形单根，唇侧牙槽骨弹性较腭侧大且壁薄。拔除时应先作扭转动作，如较牢固应配合适度的摇动，一定程度地松动后作直线牵引即可拔出（图 4-10）。

视频：上颌中切牙拔除

上颌侧切牙牙根稍细，两侧面略扁平，根尖微弯向远中。拔除以摇动为主，扭转幅度要小于中切牙，牵引方向宜向下前并逐渐偏向远中。

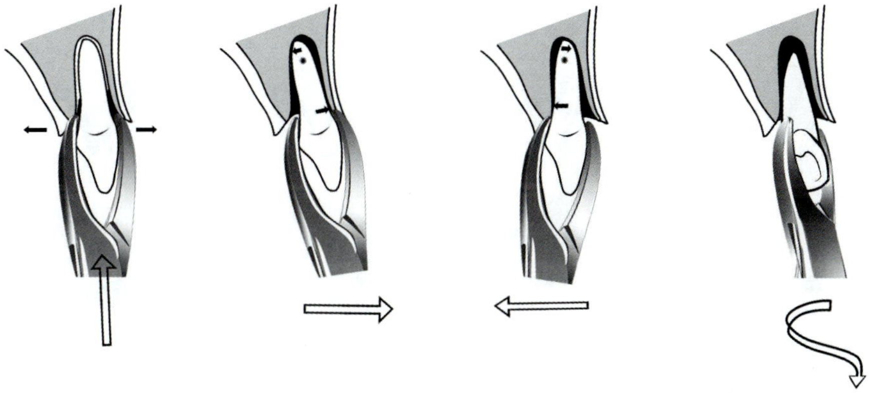

图 4-10　上颌中切牙拔除手法

（二）上颌尖牙

上颌尖牙（maxillary canine）牙根的横断面为椭圆形并略成三角形，牙根粗大是口腔中最长的，唇侧骨板较薄。拔除时先向唇侧使用摇动，结合扭转但幅度要小，最后向唇侧向牵引拔出。应注意该牙拔除时易发生唇侧牙槽骨骨折和牙龈撕裂。

视频：
上颌双尖牙拔除

（三）上颌双尖牙

上颌双尖牙（maxillary premolar）是扁根，断面呈颊腭径宽的哑铃状；上颌第一双尖牙常在根尖 1/3 或 1/2 处分为颊、腭两个较细易断的根，第二双尖牙多为单根；颊侧骨壁较腭侧薄。拔除是先向颊侧小幅度摇动，感到阻力较大后，转向腭侧，逐渐增大幅度，同时向颊侧远中牵引。该牙拔除不宜使用扭转力，以免断根（图 4-11）。

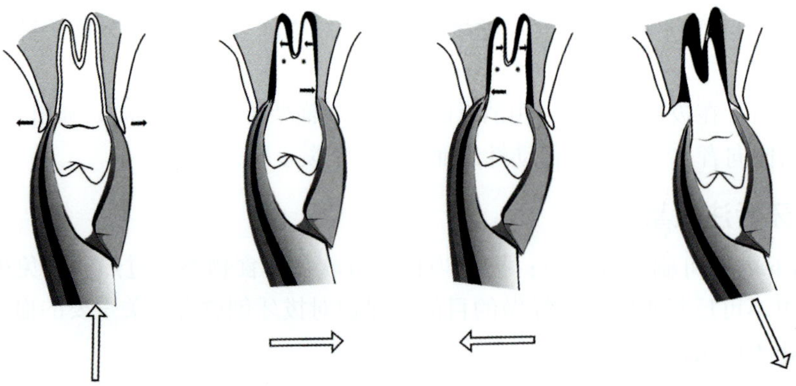

图 4-11　上颌双尖牙拔除手法

视频：
上颌磨牙拔除

（四）上颌第一、第二磨牙

上颌第一磨牙比较坚固，有三根，根分叉大，腭侧根最大，圆锥形，近中颊根多为扁平，远中颊根多为圆形较细；第二磨牙多为三根，但较第一磨牙略细，也有颊侧两个根或三根完全融合者；上颌第一、第二磨牙周围骨质坚实，颊侧稍薄，但第一磨牙的颊侧又有颧牙槽嵴的加强。拔除上颌第一、第二磨牙时，如比较牢固，可先用牙挺挺松，再用牙钳先向颊、后向腭缓慢摇动，待牙松动到一定程度，沿阻力小的方向，向下、远中、颊侧牵引拔出。切勿使用暴力（图 4-12）。

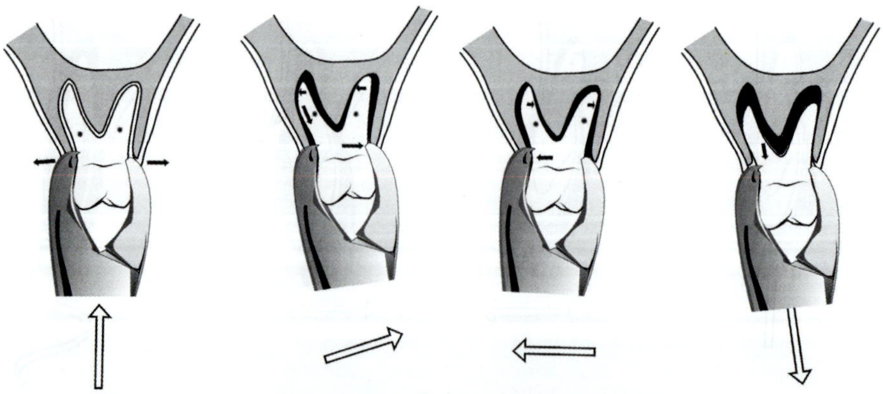

图 4-12　上颌磨牙拔除手法

（五）上颌第三磨牙

上颌第三磨牙（maxillary third molar）牙根变异较大，但多数为单根或颊、腭两根，一般向远中弯曲，周围的骨质疏松，远中为上颌结节，拔除相对较易。可用牙挺向后、下、外方施力，多可拔出；用牙钳在摇动的基础上，向下、远中颊侧牵引。应注意防止断根及上颌结节骨折。

（六）下颌切牙

视频：下颌切牙拔除

下颌切牙（mandibular incisor）牙冠小，牙根扁平而细短，近远中径小。多为直根，唇及舌侧骨板均薄，尤以唇侧更甚。脱位运动先摇动后，向唇侧上方牵引。不宜使用扭转。牵引时应用左手拇指控制牙钳，防止碰伤对牙（图 4-13）。

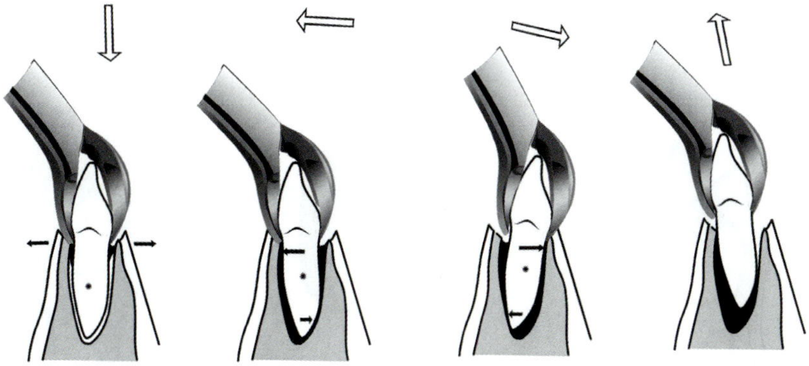

图 4-13　下颌切牙拔除手法

（七）下颌尖牙

下颌尖牙（mandibular canine）为单根牙，根较长略粗，横断面近似三角形，根尖有时向远中略弯，唇侧骨板较薄。拔除时，先向唇侧，后向舌侧反复摇动，可配合小幅度的扭转，最后向上、向唇侧牵引。

（八）下颌双尖牙

视频：下颌双尖牙拔除

下颌第一、第二双尖牙解剖形态近似，均为锥形单根，有时根尖向远中略弯，横断面为颊舌径大的扁圆形，颊侧骨板较薄。拔牙动作主要为颊舌向摇动，辅以小幅度的扭转，最后向上、颊侧、远中方向牵引（图 4-14）

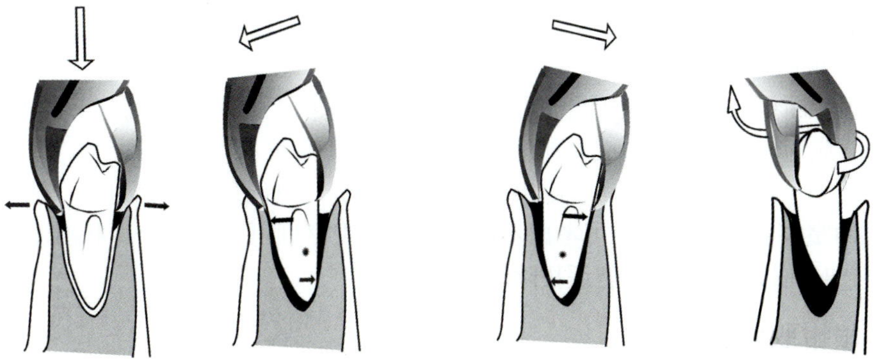

图 4-14　下颌双尖牙拔除手法

视频：
下颌磨牙拔除

（九）下颌磨牙

下颌第一磨牙多为近中及远中两根，其颊舌径大，扁平粗壮，略弯远中；有时远中可分为颊、舌二根，远中颊根边缘，与近中根相似，但稍小，远中舌根细而圆，略呈沟状弯曲，断面为圆形，术中易折断并遗留。第二磨牙多为二根，与第一磨牙相似，有时为一个融合的粗大牙根。颊、舌侧骨板坚厚，颊侧还有外斜线加强。下颌第三磨牙变异大，阻生多，将作专门论述。

拔下颌磨牙，用颊、舌向摇动力量扩大牙槽窝，松动后向颊侧上方牵引；有时舌侧骨板薄，术中应注意感知，此时可向舌侧加大力量，并向舌侧向牵引脱位（图 4-15）。

下颌第一磨牙如冠部破坏大，一般下颌磨牙钳不易夹紧，且易夹碎，此时可以选用牛角钳。将钳喙角尖插入根分歧，以牙槽骨作支点，握紧钳柄可将患牙自牙槽窝楔出。即使不能楔出也可起到分根的作用，为下一步工作创造条件。

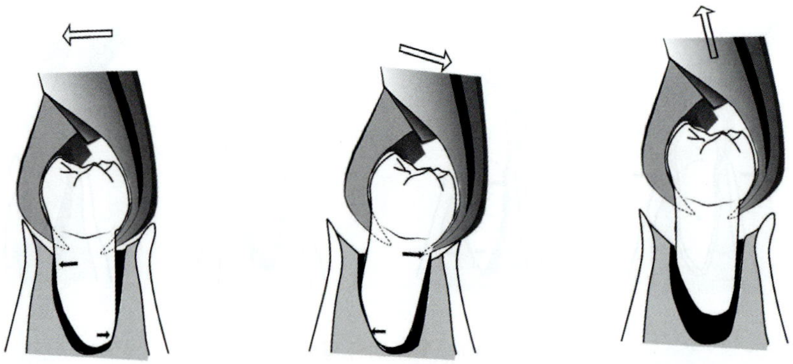

图 4-15　下颌磨牙拔除手法

七、牙根拔除术 Root extraction

牙根拔除术是指将牙冠已破坏遗留于牙槽骨内的残根和牙拔除术中折断的断根取出的方法。

牙根拔除前应仔细检查分析，判定牙根的数目、大小、部位、深浅、断端斜面情况、拔除时可能的阻力部位、与周围重要组织的相邻位置关系等。情况不明者必须做 X 线检查。根据全面的检查结果，制定手术方案，选择合适的手术器械。并应向患者说明情况，以取得患者的理解和配合。

拔断根应在充分看清断面，特别是看清牙与骨的交界面的条件下，方可进行，切忌盲目操作。要求光源明、术野清、耐心足。光线必须照入牙槽窝底，可加设辅助光源或利用口镜的反光。术区应止血充分。术中应避免急躁情绪，忌用暴力，防止出现断根的进一步移位。

（一）牙根拔除术的适应证

对于残根、断根，特别是根周组织有各种病变者，原则上都应拔除。遗留牙根可能妨碍拔牙创的愈合，成为慢性病灶，造成局部感染，引起疼痛、溢脓、瘘管等症状。

如断根短小（指 5 mm 以下），根周组织无明显病变，继续取根创伤过大，或可能引起神经损伤、上颌窦穿孔等并发症，可考虑不拔除，注意观察即可。对于全身状况不良、耐受性差、手术复杂时间长者，可考虑暂缓拔除断根。

（二）根钳取根法

对高位的残根、断根可用根钳直接拔出。断面在牙颈部或更高时，可选用根钳或钳喙宽窄与之相适应的牙钳，将牙龈分离后，插钳夹牢牙根，按拔除单根牙的手法多可拔出。邻近或略低于牙槽嵴的断根，可去除少量骨质，使根钳能够夹持。

应当注意残根的表面多为龋坏的腐质，钳喙端夹持点要在坚实的牙体组织上，力量要适度，随着拔牙的进展钳喙不断向根尖方向推进，以便多夹住牙根，防止滑脱或夹碎。

只有当牙根断面低于牙槽嵴过多，无法钳夹时才配合使用牙挺或采取翻瓣去骨法。

（三）牙挺取根法

牙挺是牙根拔除术重要的器械之一，根挺的结构与一般牙挺相似，工作原理也等同拔牙术。根尖挺挺刃更窄、更薄，喙端为尖锐突起，在取根尖时，更有利于楔入。根挺和根尖挺都有直、弯两种，用于不同的部位和深度。

选择挺刃的大小、宽窄要与牙根的表面曲度相适应，挺刃过宽不易插入根周间隙，还会增加创伤；挺刃过窄力量小，不能挺松较大的牙根。高位断根选择直牙挺，低位断根使用根挺，根尖 1/3 折断选用根尖挺。弯挺适用于后牙。

挺牙根时，支点应放在牙槽中隔、牙槽窝壁或腭侧骨板。上下前牙的唇侧骨板较薄，不可作支点，否则会使唇侧骨板折裂，甚至造成牙龈撕裂。

使用根挺拔除断根的关键是将挺刃插入牙根与牙槽骨板之间。

如牙根断面是斜面，根挺应从斜面较高的一侧插入。插挺的最初阶段应试探性用力以找到突破口，不要受限于一点，可多点多方向试探。如插挺确有困难，可用锤轻击挺柄末端，以协助挺刃的楔入。

挺插入后，主要使用楔力结合小幅的旋转撬动，在向根尖推进的同时，逐步加大旋转幅度，将牙根挺松并取出（图 4-16）。

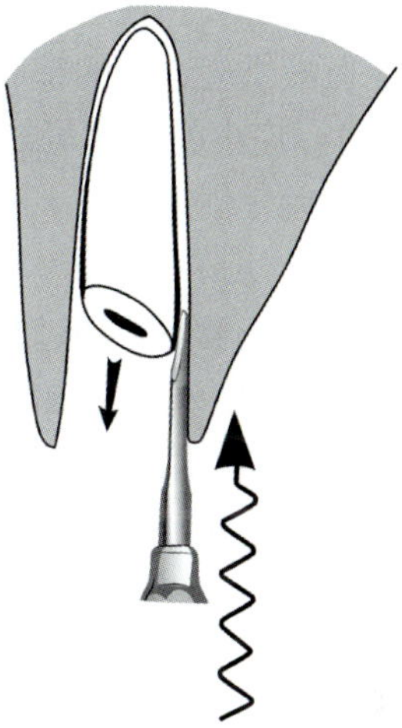

图 4-16　牙挺取根

如断根为根尖，可使用根尖挺，方法与上述相同。如根管内无充填物，可试用探针或根管扩大器，插入根管内，逐渐加力摇动，使其松动后取出。在牙周膜已撕裂，根尖松动时，较易成功。

牙根取出后，应仔细检查清理牙槽窝。牙龈缘常会粘连牙碎片，要注意清理。

对于多根牙，为简化手术，可以用牙挺插入根分歧，旋转撬动分开牙根后，按单根分别取出。如根分叉低、连接牙体组织厚，可用双面凿凿开或钻针磨开，完成分根。

下颌磨牙如一个牙根已拔除，另一牙根除用牙挺直接挺出外，也可用三角挺（Cryer 挺）。将三角挺伸入已拔出牙根的牙槽窝，挺尖抵住牙槽中隔根部，并与牙槽中隔成垂直，以牙槽嵴作支点，向上旋转用力，将牙槽中隔连带牙根一同挺出。即使未将牙根挺出，牙槽中隔被取出后，牙根阻力减小有利于下一步挺出断根。

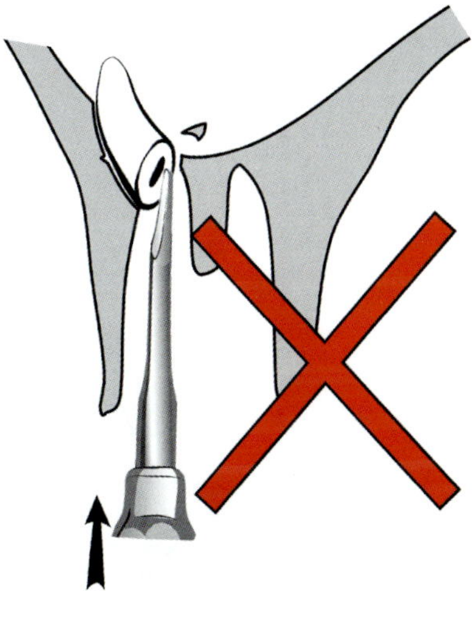

图 4-17　挺、凿错误顶与根断面施力造成断根移位

在取根过程中，应注意不可将挺、凿等器械顶在根断面上，向根尖方向垂直施力，以防断根移位（图 4-17）。在取上颌双尖牙及上颌磨牙，尤其是上颌第一磨牙的腭侧根时，要防止将断根推入上颌窦。下颌磨

牙，特别是低位的下颌第三磨牙应注意下牙槽管的位置。下颌第三磨牙的舌侧骨板薄，有时根尖骨质几乎缺如，应注意防止将根推入口底和咽旁。

（四）翻瓣去骨法

翻瓣去骨法（surgical removal of root）可用于任何用根钳和牙挺取根法无法拔出的牙根。对牙根粗大或弯曲、根端肥大、牙体组织脆而易碎、牙根与牙槽骨病理性粘连、根尖深在、断根距上颌窦等重要组织过近或断根已发生移位的情况均可采用。但此方法对组织创伤大，且去除牙槽骨会导致牙槽嵴变窄、变低，不利于义齿的修复，故不应滥用。

翻瓣术是口腔外科的基本技术之一。除用于取根外，广泛用于阻生牙、埋伏牙的拔除，牙槽嵴修整，颌骨囊肿刮治等手术中。其原理是运用外科手法，将一部分软组织，在保持自身血液供应的状况下分离掀起，以暴露下方组织，为后面的手术创造通路，达到去骨、取根、去除病灶的目的，并能复位愈合。

1. 切口　切口的选择和设计是翻瓣术的关键所在。在切口设计时，首先要考虑好手术需暴露的部位和范围，以决定切口位置和长度，瓣要有足够的大小，才能有效暴露下方的术野，便于器械的进入和使用，避免牵拉张力过大造成软组织的撕裂。为保证瓣能够正常愈合，要注意确保血液供应，瓣的基底须比游离缘宽大，有人提出其基底长度与游离长度之比一般不要超过2∶1。应事先预测可能的去骨范围，切口的位置要保证瓣复位缝合后下方有骨支持，最好切口距术后骨创缘6～8 mm，否则伤口可能因塌陷、裂开而延迟愈合（图4-18）。

常用的切口有梯形（图4-19）、角形（图4-20）和弧形（图4-21）。各种瓣的蒂都要放在龈颊沟侧。一般不要超过龈颊沟底，否则易出血，术后肿胀重。梯形切口和角形切口是龈缘连续切口的改型，通过在龈缘切口的末端作附加松弛切口，可扩大瓣翻开暴露的范围，或减小龈缘切开的长度。附加切口应位于牙面的近中或远中轴角，与龈缘约成45°角。不应在牙龈乳头作纵切口，避免破坏乳头形态；也不要切在牙面的颊侧，否则可能在颊侧附着龈形成小缺损（图4-22）。

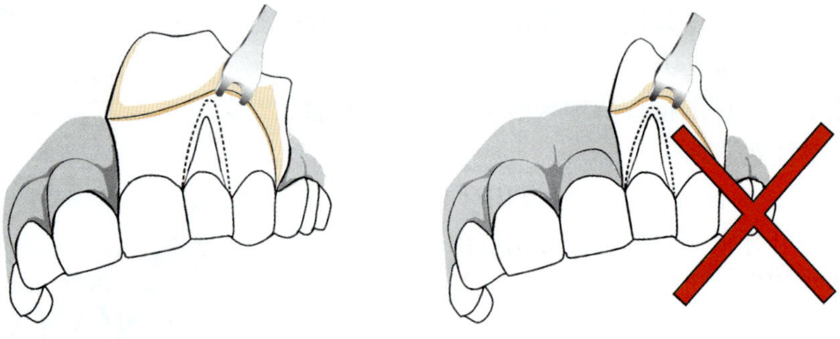

图4-18　翻瓣术

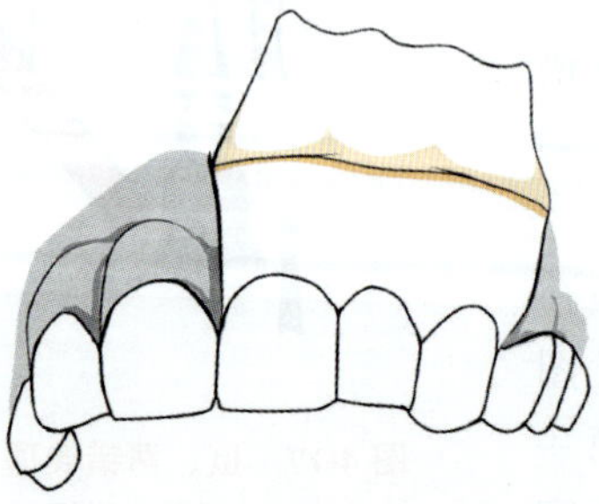

图4-19　梯形黏骨膜瓣

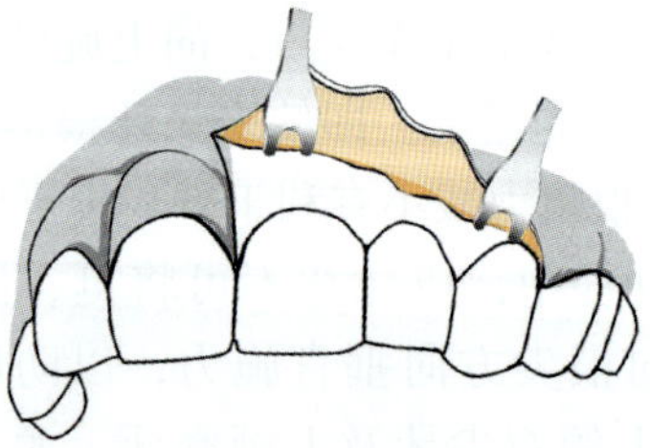

图4-20　角形黏骨膜瓣

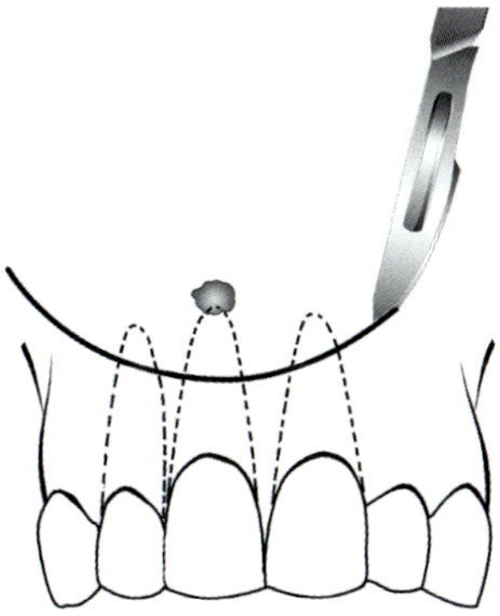

图 4-21　弧形黏骨膜瓣

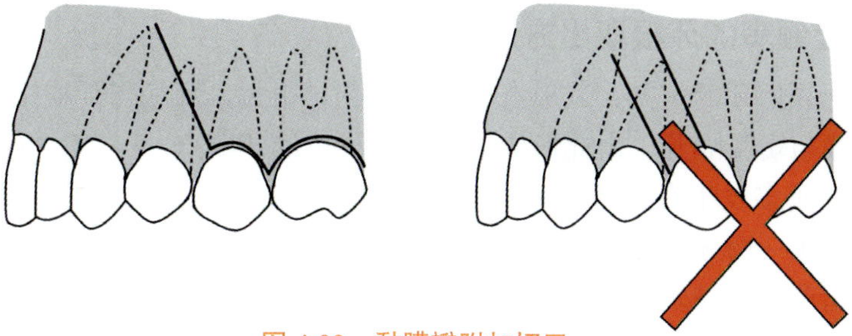

图 4-22　黏膜瓣附加切口

2．翻瓣　牙槽嵴的软组织瓣应为全厚黏骨膜瓣。这是由于骨膜是牙槽骨创区愈合的有利条件；同时口腔内黏膜与骨膜之间连接紧密，强行分离会造成出血和过大创伤。所以切开时必须切透骨膜，从骨膜下，紧贴骨面掀起牙龈瓣。

翻瓣要从二切口相交处开始，先剥离附着龈，然后向移行沟推进。骨膜分离器应有良好支点，应贴骨面向前推动，而不可强行揭起黏骨膜瓣。在下颌双尖牙区翻瓣要注意避开颏神经。

3．去骨　去骨可使用骨凿、牙钻、涡轮机和其他外科动力系统。去骨量不宜过多，以暴露牙根，能插入牙挺或根钳可以夹持为度，去骨宽度应达牙根的整个宽度，切不可暴露或伤及邻牙牙根。

骨凿去骨应有良好支点，防止滑脱。锤击时，应先告知患者。敲击下颌时，助手必须用手托住下颌骨，减小对颞下颌关节的刺激和损伤。

也可使用骨钻去骨，去骨时必须注意充分的局部冷却，防止出现骨烧灼，同时尽量保留颊舌侧骨板高度，为牙槽窝顺利愈合以及未来的牙槽嵴保存技术打下基础。去骨时，上颌要避免损伤鼻底和上颌窦壁，下颌防止损伤下颌管和颏孔。

如断根断面位置较深，也可直接在断面水平的颊侧骨板开窗进入术区，将断根从颊侧取出，从而保留牙槽嵴顶的骨板，减少术后牙槽嵴顶骨吸收。

4．分牙 / 分根　上下颌后牙常为多根，一旦断根直接取出常有困难，可借助动力系统沿着根分叉位置，将多根牙分成若干个单根，分别取出。

5．拔出牙根　暴露牙根后，视具体情况按前述原则，用根钳和牙挺拔出（图 4-23）。牙根取出后，应适度修整锐利不规则的骨缘、骨突和过高的牙槽中隔，并使之光滑移行，操作时注意尽可能保留牙槽嵴高度。彻底清理、冲洗创口。

6．缝合　根据情况修整软组织，复位缝合，压迫止血。缝线 5 ～ 7 天拆除。

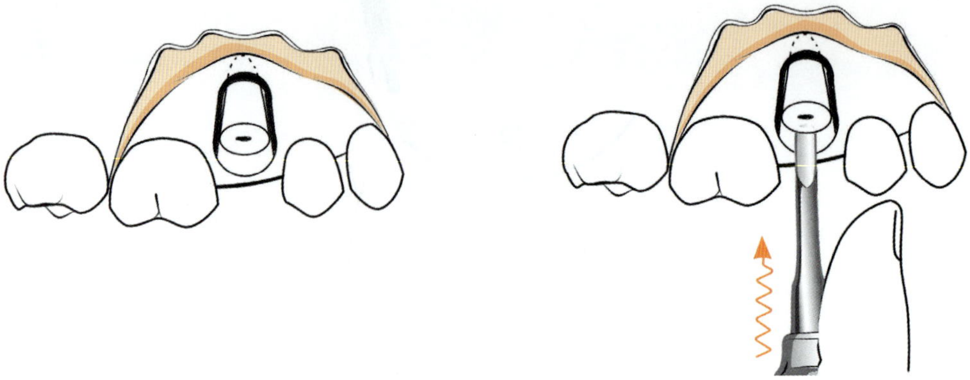

图 4-23 翻瓣去骨，拔除牙根

（五）进入上颌窦的牙根取出方法

上颌窦处于上颌后牙的上方，其形态、大小的变异很大。窦底与牙根之间的骨质，可能极薄，甚至仅靠黏膜与窦腔隔开。由此形成了牙根易移位的薄弱点。

牙根进入上颌窦多发生在拔牙器械直接顶于牙根断面并向上施力时。多发生于上颌第一、第二磨牙，特别是第一磨牙的腭侧根和第二磨牙的近中颊根。在牢固牙、死髓牙、根尖病变致窦底骨质缺如等情况下容易发生。

牙根进入上颌窦后可能出现三种情况。①牙根完全进入上颌窦，表现为阻力突然消失，牙槽窝内不见牙根，窝底出血；根尖上方探及大空腔；鼻腔鼓气时，出现牙槽嵴漏气征象；X线检查可见牙根位于窦腔内。②窦底已穿破而牙根黏附于窦底黏膜上；一般是有慢性炎症的较小断根，可能出现牙槽嵴漏气现象；X线检查牙根位于窦底穿通处的边缘，未远移。③牙根移至窦底黏膜下方，未穿破黏膜的情况：检查时可发现牙根向深方移动，但无牙槽嵴漏气征象；X线检查牙根未超越上颌窦底。

对于进入上颌窦的牙根可以使用翻瓣去骨法取出：在颊侧做一较大的梯形瓣，近中切口应考虑到作上颌窦前壁开窗的可能性，而应留有向前上延伸的余地；去除颊侧骨板，至窦底水平，如取腭根还应去除牙槽中隔；如牙根未完全进入窦腔内，此时通常可直视下发现并取出；如在窦底水平未找到牙根，可向上去除窦前壁骨板，直至找到牙根，前壁开窗要尽量小。为减小损伤可结合冲洗法：调整体位，使上牙平面与地面平行；将冲洗器伸入窦腔，用无菌生理盐水向远中方向用力冲向上颌窦上壁，使水流方向从上壁向后，再向前下流动，经扩大的穿孔流入口腔；嘱患者勿乱吐或咽下，吸引器应有过滤装置；检查冲洗物及创口，牙根是否被冲出或已冲至穿孔附近，取出牙根。

如借助锥形束CT观察，断根已完全游离于上颌窦腔之内，且窦腔黏膜无炎症性增生肥厚，也可选择上颌窦前壁开窗取出。入路是尖牙窝附近作弧形/直线切口，翻瓣显露前壁骨板，首选超声骨刀骨开窗，再打开上颌窦黏膜。前壁开窗的优点是视野清楚，保留了拔牙窝的牙槽嵴骨质，窦底黏膜破坏小。缺点是开辟了第二术区，需要向患者充分说明，知情同意后方可采用。随着上颌窦底提升技术日益广泛用于种植修复，上颌窦前壁开窗取根和上颌窦内窥镜取根技术更多被采用。

取出牙根后，窦底穿孔大者按口腔上颌窦瘘处理，穿孔小可与一般拔牙后处理相同。术后应使用抗生素和滴鼻剂防止上颌窦感染。

八、并发症 Complications

作为一种手术，牙拔除术可能在术中和术后发生一些并发症。解决并发症的最好途径是预防其发生。这要求手术者在术前仔细、全面地检查，对所应拔除患牙及周围组织情况了如指掌，对可能出现的问题有清醒的判断，并以此为依据制定详尽的手术方案。术中在坚持外科原则的基础上，以敏锐的观察和感觉及时发现并尽量减少可能造成并发症的情况。如已发生并发症，应及时完善处理，将病情尽量控制在易于处理的范围内。

术前应赋予患者和家属充分的知情权，详尽地解释手术的过程、可能发生的问题。对术中出现的变化也应及时通报。对已发生的并发症应本着积极诚恳的态度告知患者。最终取得患者及家属的理解和配合。

医师和患者也应清楚，即使进行了充分的准备、负责细心的手术，并发症仍可能发生。在做好预防的基础上，医师应对各种并发症的诊断和处理全面掌握。

（一）牙拔除术中的并发症

1. 晕厥　拔牙术中由于恐惧、疼痛等原因有时会发生晕厥。其发生原因、临床表现和防止原则与局部麻醉时发生者相同。手术中，特别是孔巾遮盖面部的情况下，要注意及早发现，及时处理。经适当处理恢复后，一般仍可继续手术。

2. 牙根折断　牙根折断是拔牙术中常出现的并发症。造成牙根折断的原因很多，归结起来有几个方面：钳喙夹持的位置不正确，未与牙长轴平行，或夹于牙冠而未夹在牙根，使牙受到的折力较大；拔牙钳的选择不当，钳喙不能紧贴抱紧牙面，与牙体的接触面小，因压力集中将牙夹碎；牙冠破坏广泛，或有较大充填体；对于一些老年人的牙、死髓牙、根管治疗后的牙，牙体组织的脆性大，容易折断；牙根外形变异，出现弯曲、根端肥大、粗大多根、额外根、根分叉过大等情况；根周骨质因各种病理生理因素（慢性根尖炎、老年人等）致密化，造成弹性降低或牙根固连；拔牙用力过大、运动幅度超过限度、脱位方向错误、不该使用旋转力的时候使用旋转力等操作失误，是造成断根的常见原因。

掌握各类牙及周围骨质的解剖特点，准确地检查和判定其病变情况，熟练掌握正确的操作手法，不断总结临床经验，可以尽量减少技术原因造成的断根。

断根发生后，原则上均应取出。但经综合分析患者状况、断根及根周情况、创伤大小、可能的并发症等多个因素后，如对患者有利，可以不取。未取的断根应严密观察。

3. 软组织损伤

（1）牙龈损伤：牙龈损伤多为撕裂伤。主要发生于拔牙安放牙钳时，将牙龈夹入钳喙与牙之间；牙龈分离不彻底，牙与牙龈仍有连接的状况下，随牙拔出而发生牙龈撕裂；使用牙挺时动作幅度过大。牙龈撕裂是术后出血的主要原因之一，牙龈撕裂后组织内的血管破裂发生出血，而且拔牙后牙龈收缩减小创口保护血凝块的功能受到影响，导致出血不止。为避免牙龈损伤，操作中要按规范进行，安放牙钳应有插钳动作，发现牙龈与患牙仍有粘连应及时分离。已撕裂的牙龈应复位缝合。

（2）邻近软组织损伤：下颌神经阻滞麻醉的状况下，患者下唇的痛觉丧失，钳柄因此可能夹住下唇而不易发觉；骨凿、牙挺使用时，支点不牢、用力过大、保护不到位导致器械滑脱，会刺伤腭、口底等邻近组织；黏骨膜瓣设计过小，术野暴露不够，强行牵拉可致黏骨膜瓣的撕裂；使用钻，尤其是高速涡轮钻，保护隔离不力，会将软组织缠卷损伤。软组织损伤后，会引起组织的出血、肿胀、疼痛，甚至感染。操作中可靠的支点、使用有控制的力、稳妥有效的保护、避免强力的牵拉可有效地避免发生软组织的损伤。软组织撕裂伤应仔细复位缝合。牙挺致穿刺伤较深，处理时可不缝合，即使有继发感染，也可由此获得引流。

4. 骨组织损伤

（1）牙槽骨骨折：牙槽骨骨折多因拔牙用力不当、牙根与牙槽骨粘连或牙根形态异常所致。拔除上颌第三磨牙时，如挺出方向不当，向远中施力过大，易造成上颌结节骨折。拔除下颌第三磨牙劈开和挺出时，可造成舌侧骨板骨折。上颌尖牙拔除时，容易发生唇侧骨瓣骨折。牙槽骨骨折后可引起术后出血、较严重的肿胀及疼痛、牙槽嵴形态发生不利于义齿修复的改变，同时牙槽嵴骨折常伴有牙龈的撕裂。预防牙槽骨骨折的方法在于术前充分估计拔牙的困难程度，操作中勿使用突然的暴力，逐步加力扩大牙槽窝。

发现牙槽骨骨折后，如骨折片与牙根粘连，不可强行将牙拔出，应用分离器仔细分离黏骨膜后再取出，避免牙龈撕裂。如牙已拔出，骨片一半以上无骨膜附着，应取出骨片，修整锐利边缘后缝合。若骨片大部有骨膜附着，可将其附位，牙龈拉拢缝合。

（2）下颌骨骨折：作为拔牙的并发症，下颌骨骨折偶有发生，且几乎皆发生在拔除下颌第三磨牙时。暴力是发生骨折的直接原因，在埋伏位置极深的阻生牙，或诸如骨质疏松症、囊肿、甲状旁腺功能亢进等病理情况下更易发生。术前仔细地分析阻生牙的位置和骨质情况，避免在凿、挺时的暴力，可防止骨折的发生。一旦发生下颌骨骨折，要及早发现，按颌骨骨折的处理原则及时处置。

5. 邻牙、对𬌗牙损伤　邻牙损伤是由于所用牙钳的钳喙过宽或安放牙钳未与牙长轴一致造成，也可因牙挺使用不当，以邻牙作支点造成。选择合适的牙钳，遵循牙钳、牙挺的使用原则是避免邻牙损伤的关键。同时，术前必须认真检查邻牙，对有大充填体、全冠修复者，应向患者解释发生修复体脱落、邻牙牙体损伤的可能性。

对𬌗牙损伤易发生在拔下颌前牙。拔下颌牙最终脱位力是向上，如使用过大的垂直向上牵引力，而未加保护，牙钳在牙脱位的瞬间突然挑起击伤对𬌗牙。因此拔下颌牙时，要待牙充分松动后再牵引，并注意左手的保护位置。

6. 神经损伤　拔牙时可能损伤的神经有颏神经、舌神经、鼻腭神经、颊神经和下牙槽神经。鼻腭神经和颊神经常在翻瓣手术时被切断，但它们可迅速恢复，一般不产生影响。颏神经损伤发生在下颌双尖牙区手术时，多由于切开翻瓣或器械滑脱造成；如为牵拉或碾压造成，可能在数月后恢复功能。

下牙槽神经损伤90%是拔下颌阻生智牙引起。其发生原因与下颌第三磨牙和下牙槽管解剖上邻近密切相关，也与拔牙难易、拔牙方法、拔牙技术有关。根尖距下牙槽管近、拔牙困难、创伤大、使用锤凿劈开、取深部断根，下牙槽神经损伤的发生率高。下牙槽神经损伤后，出现下唇及颏部皮肤不完全性麻木或兼有烧灼、刺痛、蚁走等异常感。为预防下牙槽神经的损伤，术前应仔细观察X线片，了解牙根与下牙槽管的关系；术中尽量减少对根尖方向的施力；深部取根要避免盲目操作，估计取出困难者可留置不取。治疗下牙槽神经损伤可使用减轻水肿、减压药物，如地塞米松、地巴唑；促进神经恢复药物，如维生素 B_1、B_6、B_{12} 等。亦可用理疗。下牙槽神经损伤多可在半年内恢复；但也有相当一部分不能恢复，不能恢复者的麻木区域会缩小，部分痛觉可恢复。牙髓活力电测检查可对下牙槽神经损伤恢复性的预测提供帮助，两侧牙髓活力无明显下降者，多在半年至1年内痊愈。

舌神经损伤易发生于舌侧骨板折断或器械滑脱的情况下。有人认为舌神经损伤后的恢复较下牙槽神经慢，故应力求避免。如舌侧骨板折断，分离取出骨片时应仔细操作，注意保护。

7. 颞颌关节损伤　颞颌关节可能因开口过大、时间过长而发生脱位，尤其是既往有颞颌关节脱位史的患者。拔下颌牙的摇动、锤凿，会引起颞颌关节的不适、疼痛甚至开口受限，有颞颌关节疾病者更为明显。因此，术中固定托住下颌十分重要。

8. 断根移位　断根移位通常是由于取根过程盲目操作，器械顶在断根的断面上，并向根尖方向施力造成的。易发生断根移位的部位多有解剖上的薄弱点。移位后的断根成为组织内的异物，原则上均应取出。预防断根移位应注意直视操作，凿、挺刃应插入牙周间隙，避免暴力，注意保护。

上颌磨牙区的上方有上颌窦，如上颌窦底位置低或根尖病变破坏了窦底骨质即易发生断根移入上颌窦。进入上颌窦的牙根可按前述方法取出。

下牙槽骨舌侧骨板愈向后愈薄弱，故下颌磨牙的断根甚至整个牙（多为阻生之第三磨牙）会因操作不当被推向舌侧，进入下颌骨舌侧骨膜下，或穿破骨膜进入舌下间隙、下颌下间隙乃至咽旁间隙。

拔除上颌阻生前牙时，偶可发生牙或根进入鼻腔。将其取出的手术不难，但要注意防止口鼻腔瘘。

9. 口腔上颌窦交通（oroantral communications）　口腔上颌窦交通多发生于上颌磨牙取根致牙根移入上颌窦，窦底穿孔；也可因磨牙根尖病变致窦底骨质缺如，搔刮病变时穿破窦底，这种穿孔一般较小。口腔上颌窦交通可引起上颌窦感染，或以后形成口腔上颌窦瘘。术中可用鼻腔鼓气法检查是否有口腔上颌窦交通。

已有交通时，处理方法决定于交通口的大小。如小的穿孔（口径约 2 mm），可按拔牙后常规处理，使牙槽窝内形成高质量的血凝块，待其自然愈合。术后特别注意保护血凝块，除常规注意事项外，嘱患者切忌鼻腔鼓气、吸饮料、吸烟，避免强力喷嚏，并预防感染。

中等大小穿孔（口径 2 ~ 6 mm）也可按上述方法处理，如将两侧牙龈拉拢缝合，进一步固定保护血凝块，更有利于自然愈合。滴鼻剂的使用能降低上颌窦炎的发生，避免发生口腔上颌窦瘘。

交通口径大于 7 mm，需用邻位组织瓣关闭创口。可将颊侧牙槽嵴适当降低后，利用颊侧梯形组织瓣关闭（图 4-24）。也可使用腭侧黏骨膜舌形瓣转移封闭创口（图 4-25）。组织瓣封

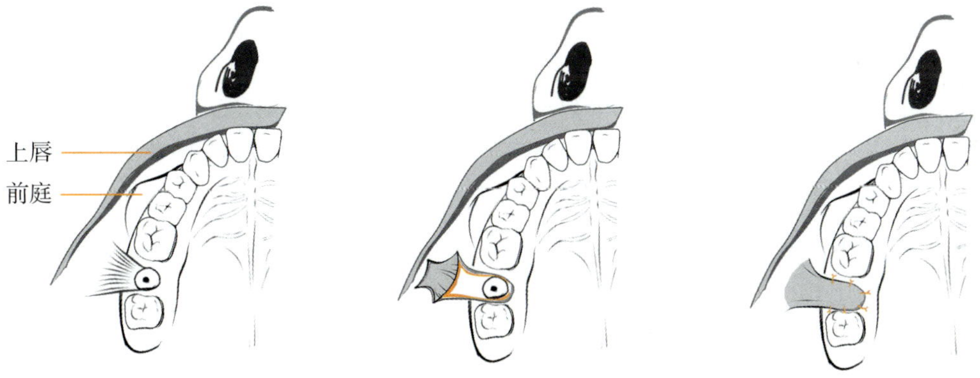

图 4-24　颊侧梯形瓣关闭口腔上颌窦交通

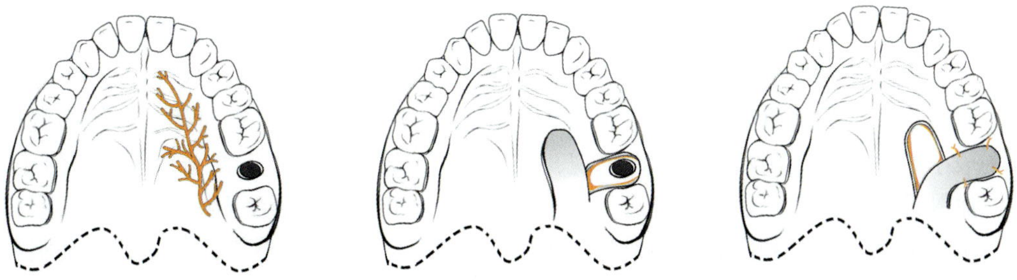

图 4-25　腭侧黏骨膜瓣关闭口腔上颌窦交通

闭交通口的关键是组织缝合区有足够的新鲜创面接触，且下方有骨支持；必须做到无张力缝合。

拔牙造成的口腔上颌窦交通，按上述方法处理后，通常愈合良好。在追踪复查时，近期可有小孔遗留，但多可自愈。如口腔上颌窦交通，同侧上颌窦存在明显的慢性炎症，愈合常受影响，导致口腔上颌窦瘘，需后期手术修补。

（二）拔牙后反应和并发症

拔牙后反应是指拔牙术对组织的创伤所引发的疼痛或肿胀，它是组织正常的应激反应。并发症是与手术直接相关的病症，不加处理可能进一步引发不良后果。而疼痛或肿胀又往往是各类并发症的首发或主要症状之一，应当认真加以鉴别。应避免将患者术后的不适不加鉴别地归为手术正常反应的倾向。

1. 拔牙后反应性疼痛　牙拔除时，骨组织和软组织皆受到不同程度的损伤，创伤造成的代谢分解产物和组织应激反应产生的活化物质刺激神经末梢，引起疼痛。除创伤外，过大的拔牙创血块易分解脱落，使牙槽骨壁上的神经末梢暴露，受到外界刺激，也可引起疼痛。

一般牙拔除术后，常无疼痛或仅有轻度疼痛，通常可不使用止痛剂。创伤较大的拔牙术后，特别是下颌阻生智牙拔除后，常会出现疼痛。北京大学口腔医院的统计表明，拔除下颌阻生智牙后复查的540名患者，有明显疼痛反应（干槽症除外）者达441例，占81.7%，其中严重疼痛占15.4%。因此术后应常规使用镇痛剂2天。

术后反应性疼痛应与干槽症鉴别。反应性疼痛术后当日即出现，拔牙创多正常，即使拔牙创空虚，也无腐臭，疼痛不严重，3 ~ 5天内消失。干槽症疼痛为3 ~ 5天后剧烈放射痛，拔牙创有腐臭，如不加处理，疼痛可持续达十余天。

尽量减小手术创伤，保护拔牙创内血凝块，给予适当的镇痛剂可预防或降低疼痛程度。

2. 术后肿胀反应　术后肿胀反应多在创伤大时，特别是翻瓣术后出现。易发生于下颌阻生牙拔除术后，出现在前颊部，可能是组织渗出物沿外斜线向前扩散所致。与翻瓣时的创伤、瓣的切口过低或缝合过紧也有关。

术后肿胀要与感染性浸润、麻药的局部过敏反应、血肿相鉴别。

为防止术后肿胀，黏骨膜瓣的切口尽量不要越过移行沟底；切口缝合不要过紧，以利渗出物的排出；术后冷敷、加压包扎。也可使用肾上腺皮质激素（如地塞米松5 mg）与麻醉药混合后术区局部注射，其预防、减轻肿胀的效果明显。

临床链接

术后肿胀

牙拔除术因手术创伤可导致不同时期出现肿胀，根据肿胀发生的时期和临床表现，可以分为血肿、水肿和脓肿，治疗及其病生理过程和转归也不相同。

出现比较早的肿胀是血肿，无论是麻醉注射穿刺抑或是手术切口，都可能造成软组织内的血管发生破裂，循环内的血液流注入组织间，在封闭的环境中就形成了血肿。一般在术中就可以出现，表现为迅速膨胀的包块，出血遇压力会停止，血肿即停止扩大。伤口经缝合等处理后关闭，如有骨和软组织渗血也可继续形成术后血肿，与水肿同属早期肿胀。血肿形成后，如无细菌感染，外流的血细胞会崩解破裂，红细胞内含的血红蛋白分解，铁离子逐渐外渗，表现为皮肤或黏膜的瘀斑，7 ~ 10 天逐渐吸收消退。如有细菌感染则可能形成脓肿。

手术造成的组织、细胞损伤，局部微循环障碍及各种化学物质生成，出现局部炎症反应，血管通透性增加，组织液渗出形成水肿。水肿开始于术后 12 ~ 24 h，3 ~ 5 天内逐渐消退。肿胀松软而有弹性，手指可捏起皮肤。肿胀程度和持续时间个体差异较大。

在此基础上炎症细胞浸润，遇到外部侵入的细菌或者残存的异物，白细胞吞噬细菌后逐渐死亡，细胞积聚在一起会形成脓液，甚至脓肿。这一现象会在术后 2 ~ 3 天才出现，疼痛明显。脓肿形成临床上触诊可以有波动感或者凹陷性水肿，表现为跳痛，如感染得不到控制，可扩散形成蜂窝组织炎（间隙感染），需要给予足够重视。

3．术后开口困难　术后的单纯反应性开口困难主要是由于拔除下颌阻生牙时，颞肌深部肌腱下段和翼内肌前部受创伤及创伤性炎症激惹，产生反射性肌痉挛造成的。应注意与术后感染、手术致颞颌关节病发作鉴别。用去骨法拔牙时，切口及翻瓣大小应适度，尽量减轻磨牙后区的创伤。明显的开口受限可用热含漱或理疗帮助恢复正常开口度。

4．拔牙后出血（postoperative hemorrhage）　拔牙后出血可分为原发性出血和继发性出血。原发性出血为拔牙后 24 h 内，取出压迫棉卷后，牙槽窝出血未止，仍有活动性出血。继发性出血是拔牙出血当时已停止，以后因创口感染等其他原因引起的出血。

拔牙后出血常为局部因素或护理不当引起，少数为全身因素。全身因素引起的出血应在术前对可能引起出血的疾病采取措施来预防。一旦发生亦应从全身和局部两方面处理。常见的局部因素有牙槽窝内残留炎性肉芽组织、软组织撕裂、牙槽骨骨折、牙槽内小血管破裂、较大知名血管（下牙槽血管、后上牙槽血管）破裂等。血块因保护不良而脱落，也会引起出血。

对拔牙后出血复诊的患者，首先应注意患者的全身情况，了解出血情况，估计出血量，测量脉搏、血压等生命体征，出血量大或反复出血者应作血液相关检查。局部检查常见有高于牙槽嵴的松软血凝块，并可见有活动性出血。进一步检查必须在麻醉下进行，去除表面的血块，仔细查找出血部位，判定出血原因，为下一步止血处理提供依据。

有术后出血的患者因血液与大量唾液混合，常误认为出血量很多而紧张恐惧，实际出血量多在 20 ml 以内，应先向患者解释安慰，稳定情绪以获取配合。对有全身背景的出血，在积极局部处理的同时，必须结合全身的处理，必要时可输液、输血。残余肉芽组织、软组织撕裂等原因引起出血者，可采用搔刮、缝合的方法解除。对广泛的渗血，可在拔牙窝内置入碘仿海绵、止血纱布等止血药具，水平褥式缝合两侧牙龈，结合纱卷压迫。如出血未止，可用长碘仿纱条自牙槽窝底紧密填塞，多可达到止血目的。一周后取出碘条，松散放入新碘条，保护创面，至骨面有肉芽组织生长，停止换药，待自行愈合。患者处理后，应观察 30 min 以上，确认无出血后方允其离开。

血液如流入邻近组织间隙中，特别是皮下，会出现瘀斑，瘀斑多出现于前颊部，可向下颌下区甚至颈部蔓延。出血量大时，会在流入组织间隙之低位水平形成血肿，血肿可位于前颊部，也可位于舌侧，特别是咽峡前间隙。血肿和瘀斑可不作特殊处理，较大血肿应使用抗生素预防感染。理疗可促进其吸收。

5. 拔牙术后感染　常规拔牙术后急性感染少见，多为牙片、骨片、牙石等异物和残余肉芽组织引起的慢性感染。

发生拔牙创慢性感染时，患者常有创口不适；检查可见伤口愈合不良，充血，有暗红色、疏松、水肿的炎性肉芽组织增生，可有脓性分泌物；X线检查常可显示牙槽窝内有高密度的残片影像。局麻下，彻底搔刮冲洗，去除异物及炎性肉芽组织，使牙槽窝重新形成血凝块而愈合。预防拔牙创慢性感染的要点是牙拔出后，应仔细检查清理拔牙创。

拔牙后急性感染主要发生在下颌阻生智牙拔除后，特别是急性炎症期拔牙选择、处理不当时。拔牙后急性感染会引起颌面部间隙感染，尤其应当注意的是咽峡前间隙感染。

咽峡前间隙位于下颌第三磨牙的舌侧下后方，是疏松的黏膜下间隙（图4-26）。咽峡前间隙感染的主要症状是开口受限和吞咽疼痛。因位置隐蔽，常被当作术后反应而误诊，使病情久拖不愈。对术后开口受限严重伴吞咽痛者，应注意检查。如发生咽峡前间隙感染，下颌角内侧有明显压痛；强行张口后，口内检查第三磨牙的舌侧下后方红肿，有明显压痛，穿刺可有脓。治疗为沿舌神经走行方向切开黏膜，分离达脓腔，引流脓液；结合使用抗生素。

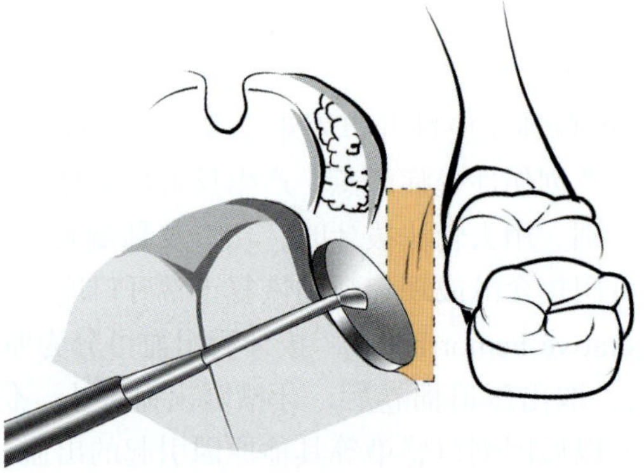

图4-26　咽峡前间隙位置

6. 干槽症　干槽症（dry socket）一词由Crawford于1896年首先提出。此后因对疾病特征、病因、病理的看法不同提出了多种命名。目前应用较广泛的是干槽症及纤维溶解性牙槽炎（fibrinolytic alveolitis）。

由于采用的判定标准和采集病例不一，报告的干槽症发病率不一。在无干预的情况下，总发病率平均为3%，在下颌阻生第三磨牙拔除术的发病率有报告可到30%。

目前认为干槽症的病因是综合性的，起作用的不是单一因素，而是多因素的综合作用结果。

干槽症的诊断标准为：拔牙2～3日后有剧烈疼痛，并可向耳颞部、下颌区或头顶部放散，一般镇痛药物不能止痛；拔牙窝内可空虚，或有腐败变性的血凝块，腐臭味强烈。有人提出有上述表现者为腐败型干槽症。而有部分患者有剧烈疼痛和拔牙创空虚，但没有明显腐败物存在，按干槽症处理后可以止痛，因此有人将这类情况归为非腐败型干槽症。耿温琦统计2000例下颌阻生智牙拔除术，腐败型干槽症发生率10%，非腐败型干槽症为4.1%。近来随着术后预防使用抗生素的加强，非腐败型干槽症发生比率有增高的趋势。

干槽症的治疗原则是通过彻底的清创及隔离外界对牙槽窝的刺激，以达到迅速止痛，缓解患者痛苦，促进愈合的目的。

干槽症的治疗方法很多。耿温琦、张尔旭对多种方法比较后，提出最佳方案：通过传导阻滞麻醉，在完全无痛的情况下彻底清创。使用3%过氧化氢溶液（双氧水）棉球反复擦拭，以去除腐败坏死物质，直至牙槽窝清洁，棉球干净无臭味；不要用刮匙反复搔刮牙槽骨壁，只

临床链接

干槽症病因学说

干槽症在组织病理学上主要表现为牙槽骨壁的骨炎或轻微的局限性骨髓炎。最初为血块分解、破坏、脱落，以致骨壁暴露并发生多处小的坏死。周围的骨髓腔内有典型的轻度急性或亚急性骨髓炎，出现炎性细胞浸润和血管栓塞。主要表现为牙槽窝骨壁的感染。随之而来的是修复过程，在坏死骨组织被破骨细胞分解并脱离之后出现。愈合开始时，有成纤维细胞及毛细血管由牙槽骨壁上的小孔长入牙槽窝，形成肉芽组织，同时，白细胞亦由血管渗出，起抗感染作用；肉芽组织的形成和生长从牙槽窝底部开始，逐渐充满牙槽窝；然后有骨小梁形成，上皮生长并覆盖表面，其过程与拔牙创的愈合相似。

干槽症有剧烈疼痛的原因有不同的解释，有人认为是由于神经末梢暴露受到各种刺激引起，有人认为是激肽产生并作用于血管周围的化学感受器而引起，有人认为是神经炎造成的。

干槽症的病因有多种学说，目前均不能全面解释干槽症的发病及临床表现。

（1）感染学说：感染学说是基于干槽症实际上表现为骨创感染，它是较早提出的病因。但迄今为止，单一的病原菌尚未发现。多数学者认为干槽症是一种混合感染，厌氧菌起重要作用。感染的作用可以是直接的，也可以是间接的，即引起血凝块的纤维蛋白溶解。基于感染学说，全身或局部使用抗菌药物可预防及治疗干槽症，针对厌氧菌的药物预防干槽症也取得了满意的效果。但也有报告不支持感染学说。

（2）创伤学说：Krogh 在 1937 年提出创伤在干槽症病因中起重要作用。许多研究认为创伤为干槽症的主要发病因素之一。创伤引起发病的机制有不同的解释，创伤使骨组织易发生继发感染；创伤使骨壁的血管栓塞，导致牙槽窝内血凝块形成障碍；创伤产生的组胺影响伤口愈合；创伤骨组织使组织活化剂释放，导致纤维蛋白溶解。确切机制有待进一步研究。

（3）解剖因素学说：此学说认为下颌磨牙区有较厚的密质骨，致使该部位血液供应不良；下颌智牙拔除后，骨腔大，血凝块不易附着；下颌牙拔除后，食物及唾液易进入拔牙创而引发感染。它解释了为什么下颌智牙拔除后，干槽症的发病率高于其他部位。依据这一观点采用缝合缩小拔牙创，以及拔牙窝内填放药剂占据空间的预防方法取得了较好的效果。

（4）纤维蛋白溶解学说：此学说认为拔牙的创伤或感染，引起骨髓的炎症，使组织活化剂释放，将血凝块中的纤维蛋白溶解酶原转化为纤维蛋白溶解酶，使血凝块中的纤维蛋白溶解导致血凝块脱落，出现干槽现象，同时产生激肽，引发疼痛。它部分解释了干槽症的发生原因，但应用活化剂抑制物和纤维蛋白溶解抑制剂预防干槽症未能取得成功。

除上述因素以外，还有许多病因被提出，如全身因素、吸烟等。

在有大块腐败坏死物时用刮匙。用生理盐水冲洗牙槽窝。将碘仿纱条（可加丁香油和2%丁卡因）填入拔牙创，先将纱条的一端填入牙槽窝底部，再依次叠列严密填满牙槽窝，松紧适度，最后将纱条末端塞入牙槽窝深部避免松脱，也可缝合两侧牙龈。经上述处理后，绝大多数可完全或基本止痛。如无明显疼痛，次日可不再换药。10日后去除碘条，此时牙槽窝虽空虚，但骨壁表面有一层肉芽组织覆盖，不需再放新碘条。牙槽窝待1 ~ 2个月后才能长满结缔组织。

干槽症引起的疼痛剧烈，迁延数日，给患者带来极大痛苦，预防其发生可减少患者病痛，提高治疗水平。预防干槽症的发生应重视减少手术创伤、保护血凝块、注意口腔卫生和术后适当休息。目前文献报告了许多预防方法，均有效果。但因对于干槽症病因的认识、诊断标准、预防条件不完全一样，很难比较判断哪种方法最优。比较好的方法有：牙槽窝内置入碘仿海绵（明胶海绵浸入10%碘仿液，晾干后剪成小块），使用后干槽症发生率为0 ~ 1.2%；羟基磷灰石柱（高7 mm，直径5 mm）也可取得良好的预防效果。

7. 皮下气肿　皮下气肿的发生可能由于：在拔牙过程中，反复牵拉已翻开的组织瓣，使气体进入组织中；使用高速涡轮机时，喷射的气流导致气体进入组织；术后患者反复漱口、咳嗽或吹奏乐器，使口腔内不断发生正负气压变化，使气体进入伤口，导致气肿产生。皮下气肿主要表现为局部肿胀，无压痛，可有捻发音。发生在颊部、下颌下及颏部较多。为预防其发生，应避免过大翻瓣。使用涡轮机时，应使组织瓣敞开。术后嘱患者避免做鼓气等造成口腔压力加大的动作。

第二节　阻生牙拔除术
Removal of Impacted Teeth

提　要

阻生牙（impacted teeth）是指由于邻牙、骨或软组织的阻碍而只能部分萌出或完全不能萌出，且以后也不能萌出的牙。阻生的主要原因是随着人类的进化，颌骨的退化与牙量的退化不一致，导致骨量相对小于牙量，颌骨缺乏足够的空间容纳全部牙齿。常见的阻生牙为下颌第三磨牙、上颌第三磨牙及上颌尖牙。

阻生牙的拔除因其阻生位置特殊、邻近重要解剖结构、与邻牙关系密切，而造成手术难度较大。术者应对阻生牙周围的局部解剖环境、阻生牙的形态和位置、与邻牙的关系、与周围重要组织的相邻状况在术前作出详细的检查和判断。以此为依据设计妥善全面的手术预案，并在术中根据实际情况及时调整。

阻生牙拔除术的基本设计思路是通过各种器械和手法，解除阻生牙周围的软组织阻力、邻牙阻力、冠部骨阻力及根部骨阻力，达到可使牙齿脱位的程度。

一、下颌阻生第三磨牙拔除术 Removal of impacted mandibular third molar

下颌第三磨牙阻生是阻生牙中最常见的。由于调查对象、调查标准不同，文献报告的下颌阻生第三磨牙的检出率差异较大。据北京医科大学口腔医学院（现北京大学口腔医院）1982年的调查，北京地区有1个以上阻生智牙者为62.8%，其中下颌智牙阻生占86.1%，上颌智牙阻生占13.9%。

(一)应用局部解剖

下颌阻生智牙位于下颌体后部与下颌升支交界处。此区域颌骨骨质由厚变薄且下颌体和下颌支的位置互成角度，应力传递受阻，加之牙体深入骨体内，使骨的连接更加薄弱。拔牙时，如使用暴力，有可能引起下颌角骨折。

下颌阻生智牙位于下颌升支前下缘内侧。在下颌支前下缘与智牙之间形成一骨性颊沟，下颌支前下缘向前与外斜线相延续，外斜嵴的上面常为凹槽状，此区域还有颊肌附丽。拔牙后的渗出物、出血及冠周炎的炎症产物或脓液，会沿这一路径向前下引流至第一、第二磨牙的颊侧，形成肿胀、血肿或脓肿。

下颌阻生智牙颊侧骨板较厚，并有外斜线的加强，成为骨阻力产生的重要部位，而且去骨困难。然而这也使之成为用挺时的有利支点。

下颌第三磨牙的颊侧骨皮质的纹理与下颌体平行，成层状排列，去骨时，凿骨线可能沿纹理向前延伸，导致邻牙颊侧骨板缺损。为避免这一问题的发生，水平凿骨前，应在邻牙的远中凿纵痕，中断骨纹理。用凿去骨时，可利用层状结构，顺纹理凿行，去除板层状骨片，提高去骨效率。

下颌阻生智牙舌侧骨板薄，自牙根的下方突出于下颌体的舌面（图 4-27），一方面其弹让性较大，牙多向舌侧脱位；另一方面，容易导致舌侧骨板骨折，引起出血、肿胀等反应。有人提出利用这一特点，用劈开舌侧骨板的方法拔除低位阻生智牙。

舌神经在下颌第三磨牙处常位于黏膜下，有的位置较高。术中切口和累及舌侧的操作应谨慎。

下颌阻生智牙是距离下牙槽管最近的牙，牙根可在下牙槽管的上方、侧方甚至直接接触。拔牙取根时，应避免损伤下牙槽神经血管束。

下颌阻生智牙的远中是磨牙后区，磨牙后区内有一下颌血管分支经过，如远中切口延及升支前缘且较偏舌侧时，可导致术中出血多而影响术野，应予以注意。

颞肌肌腱附丽大多止于磨牙后区的后部，亦有可达智牙远中，剥离难。翼内肌的前缘距智牙牙槽窝近。拔牙和冠周感染激惹颞肌肌腱和翼内肌，是造成开口受限的主要原因（图 4-28）。

下颌阻生智牙本身的变异很大。通常牙冠颊面有 2 个发育沟，近中发育沟距根分歧近，并为牙冠的薄弱部位，常作为劈开牙冠时放置凿子的部位。舌侧发育沟位于正中，颊侧劈开失败时，可尝试由此劈开。

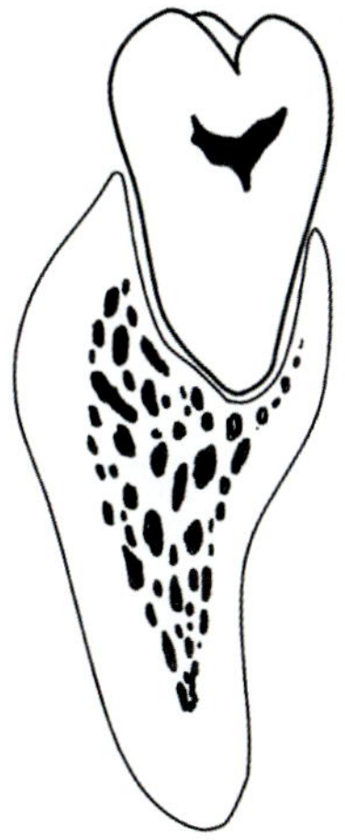

图 4-27　下颌阻生智牙舌侧骨板薄，自牙根下方突出于下颌体的舌面

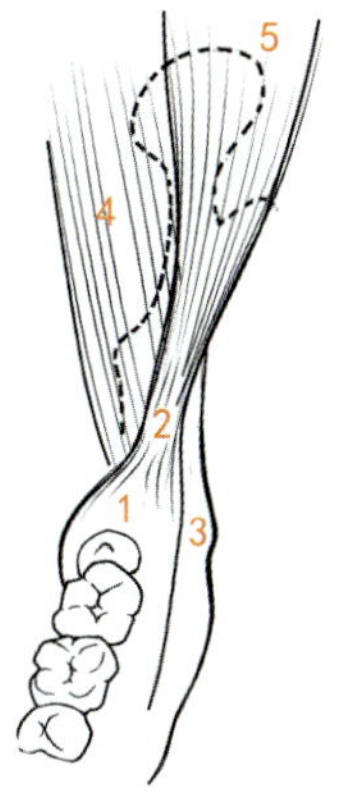

1. 磨牙后垫　2. 颞肌肌腱　3. 咬肌
4. 翼内肌　5. 颞肌

图 4-28　下颌智牙远中肌肉附丽

下颌阻生智牙以 2 根最常见，其次为合并根（包括结合根和融合根）。近中和水平阻生牙的根尖向近中弯曲较多见，成为拔牙断根的主要原因；垂直阻生时，根尖向远中弯曲多见。双侧下颌阻生智牙的牙位、牙冠、牙根、根尖形态具有一定的对称性，彼此相似者在 70% 以上，一侧拔牙的经验可为另一侧牙的拔除提供参考。

（二）下颌阻生第三磨牙拔除适应证

对于有症状或引起病变的阻生下颌智牙均主张拔除，包括：①下颌阻生智牙反复引起冠周炎者；②下颌阻生智牙本身有龋坏，或引起第二磨牙龋坏；③引起第二磨牙与第三磨牙之间食物嵌塞；④因压迫导致第二磨牙牙根或远中骨吸收；⑤已引起牙源性囊肿或肿瘤；⑥因正畸需要，为保证正畸治疗的效果；⑦下颌阻生智牙为颞颌关节紊乱综合征可能诱因；⑧因完全骨阻生而被疑为某些原因不明的神经痛病因者，或可疑为病灶牙者，亦应拔除。

由于下颌阻生智牙可以引起局部感染、邻牙损害、颞颌关节疾病，并成为牙源性囊肿及肿瘤的潜在病源，且本身无法建立正常的咬合关系而行使功能，故有人提出对无症状的下颌阻生智牙应考虑早期预防性拔除。仅在下列情况可予保留：①已正位萌出达邻牙平面，经切除远中覆盖的龈片后，可暴露远中冠面，并与对𬌗牙可建立正常咬合关系者。②当第二磨牙已缺失或因病损无法保留时，如下颌阻生智牙近中倾斜角度不超过 45°，可保留做基牙，避免游离端缺失。③虽邻牙龋坏可以治疗，但因牙间骨质吸收过多，拔除阻生智牙后邻牙可能松动者，可同时姑且保留阻生智牙和第二磨牙。④完全埋伏于骨内，与邻牙牙周无相通，无压迫神经引起疼痛症状者，可暂时保留。⑤下颌第三磨牙根尖未形成，下颌其他磨牙因病损无法保留时，可将其拔出后移植于其他磨牙处。⑥第二磨牙拔除后，如下颌第三磨牙牙根未完全形成，可以自行前移替代第二磨牙，与上颌磨牙建立咬合接触，如配合正畸治疗，可建立良好的关系。⑦ 8 ~ 10 岁的儿童第一恒磨牙龋坏无法保留，如第三磨牙非颊舌位（最好是前倾位），拔除第一磨牙后的间隙可能自然调整消失，配合正畸治疗，可获得良好的咬合关系。

下颌第三磨牙拔除的最好时机是在 16 ~ 18 岁，此时牙根形成约 1/3，牙周间隙宽，周围骨质疏松，拔除较易，创伤小，并发症少，而患者耐受力、组织修复力强，易正常愈合。

下颌阻生智牙拔除的禁忌证与一般牙拔除术禁忌证相同。

（三）下颌阻生第三磨牙的临床分类

下颌阻生第三磨牙的分类是为了对其在颌骨上的生长位态作出诊断性的描述，为临床和科研工作建立比较标准，为手术方案的设计提供参考。

1．Pell & Gregory 分类（Class Ⅰ、Ⅱ、Ⅲ，1933 年） 根据牙与下颌升支及第二磨牙的关系，分为 3 类。

Ⅰ类：在下颌支前缘和第二磨牙远中面之间，有足够的间隙可容纳阻生第三磨牙牙冠的近远中径。

Ⅱ类：下颌支前缘与第二磨牙远中面之间的间隙不大，不能容纳第三磨牙的近远中径。

Ⅲ类：阻生第三磨牙的全部或大部位于下颌支内。

2．Pell & Gregory 分类（1933 年） 根据牙在颌骨内的深度，分为高位（position A）、中位（position B）、低位（position C）阻生。

高位阻生：牙的最高部位平行或高于牙弓平面。

中位阻生：牙的最高部位低于平面，但高于第二磨牙的牙颈部。

低位阻生：牙的最高部位低于第二磨牙的牙颈部。骨埋伏阻生（即牙全部被包埋于骨内）（图 4-29）。

3．Winter 分类（1926 年） 根据阻生智牙的长轴与第二磨牙长轴的关系，分成下列各类：垂直阻生（vertical impaction）、水平阻生（horizontal impaction）、近中阻生（mesioangular impaction)、远中阻生(distoangular impaction)、颊向阻生(buccoangular impaction)、舌向阻生(linguoangular impaction)、倒置阻生(inverted impaction)(图 4-30)。

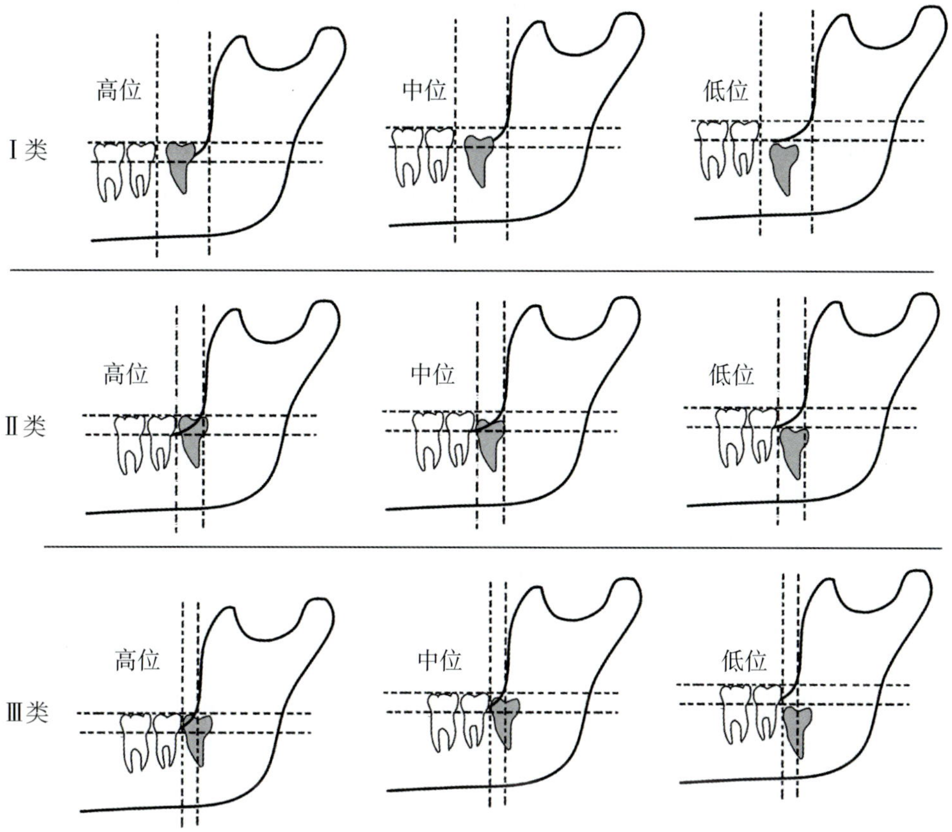

图 4-29 下颌第三磨牙阻生 Pell&Gregory 分类

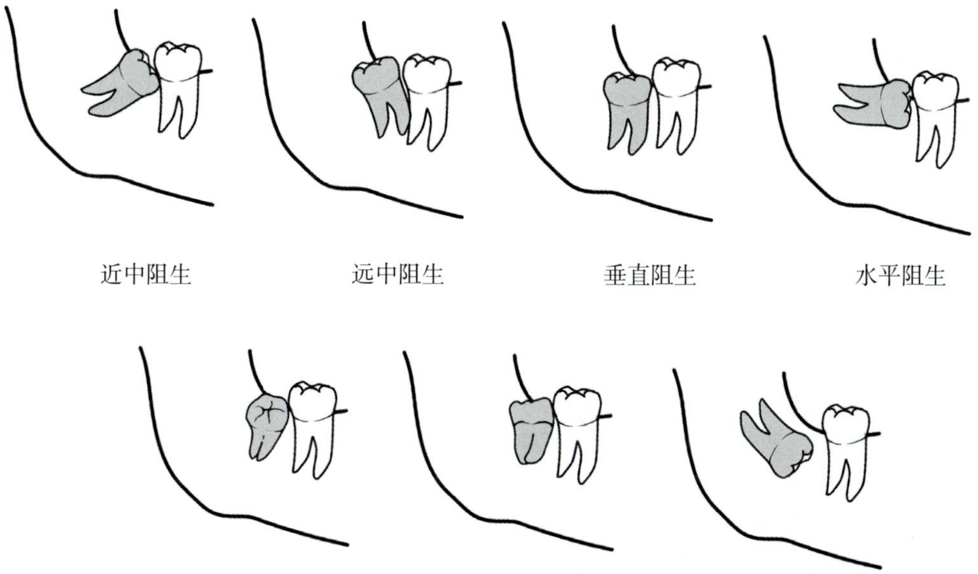

图 4-30 下颌第三磨牙阻生 Winter 分类

4. 根据在牙列中的位置，分为以下各类：颊侧移位、舌侧移位、正中位。

以上是常用的下颌阻生智牙的临床分类。为准确描述阻生牙的位态，应将各项分类结合，这样才能将牙的三维位置表述出来。

在阻生的下颌第三磨牙中，垂直阻生最常见（43.8%），同为垂直阻生拔除的难易有很大差距，Ⅰ类易于拔除，Ⅲ类甚难。近中阻生较多（28.5%）、水平阻生少（15.4%），但水平阻生拔除难度一般大于近中阻生；其他阻生情况相对较少。

（四）术前检查

同其他手术一样，阻生智牙拔除前，必须进行详细的病史询问、全面的局部和全身检查，X线片应列为术前常规检查项目。

口腔检查时应注意：颊部皮肤有无红肿或瘘管；淋巴结是否肿大，有无压痛；下唇感觉有无异常；开口度的大小。

下颌第三磨牙的检查要掌握其在颌骨中的位置、方向与邻牙的关系；远中龈片的韧性及覆盖牙冠的大小，有无红肿、压痛或糜烂；盲袋是否有脓性分泌物；牙冠有无龋洞，破坏大小。

亦应注意第二磨牙的松动度、充填体、牙周状况，特别是远中颈部有无龋洞。术后疼痛有时是第二磨牙的牙髓炎引起的，应加以鉴别。如第二磨牙的龋洞可能或已经引起牙髓炎，应在拔牙前先行牙髓失活，以免因术后张口受限而无法开髓。

通过X线片可以更清楚地了解牙阻生情况、牙根形态、周围骨质的密度，有助于阻力的分析。X线片可显示下牙槽管与牙根的关系和距离。读片时，要关注邻牙情况，更应注意周围是否存在其他病变，如有可疑之处，必须加拍其他投照位置以明确诊断，切不可贸然拔牙。

X线片虽能提供很多的信息，但应注意投照造成的重叠和失真。根尖片显示下牙槽管与牙根重叠时，易误认为根尖已突入管内，此时，应观察牙根的牙周膜和骨硬板是否连续，重叠部分的下牙槽管是否比牙根密度高、有无变窄等，以判断牙根是否已进入管内。下颌阻生智牙常位于升支前下缘内侧，在下颌体侧位片和第三磨牙根尖片上，牙冠常不同程度地与升支前缘重叠，形成骨质压盖的假象，造成设计用去骨法拔牙。故判断冠部骨阻力时，主要应根据临床检查，尤其是术中所见牙位的高低和探查。曲面断层可同时观察两侧阻生牙的情况，并可完整显示其周围存在的病变。CBCT可以三维直观地显示阻生牙位于颌骨内的状况，与邻牙、牙槽神经管的毗邻关系。

（五）阻力分析与拔牙设计

下颌第三磨牙的阻生状况具有多样性，将其拔除的关键是如何克服牙周围的各种阻力，因此术前有必要分析阻力的来源和部位，设计相应的手术方案加以解除，避免手术的盲目性，对减小手术创伤、缩短手术时间、降低并发症的发生具有积极的意义。阻力分析是下颌第三磨牙拔除术的必要步骤之一。

下颌阻生智牙拔除时的阻力产生于三个部位：

1. 冠部阻力　牙冠部的阻力有软组织阻力和骨组织阻力。

软组织阻力来自第三磨牙上方覆盖的龈片，此龈片组织质韧并保持相当的张力包绕牙冠，对智牙向远中及咬合向运动形成阻力。解除软组织阻力的唯一方法是切开。龈片覆盖超过冠部远中1/2常产生阻力，通过切开、分离即可解除。

骨阻力来源于包裹牙冠的骨组织，主要是牙冠外形高点以上的骨质。冠部骨阻力主要应根据临床所见牙位的高低和骨覆盖的多少判断，单从X线片判断常有误差。解除冠部骨阻力主要采用去骨法，有时截冠或增隙也可达到减除冠部骨阻力之目的。垂直阻生时，冠部骨阻力多在远中；近中或水平阻生智牙的冠部骨阻力则多在远中和颊侧。

2. 根部阻力　根部阻力是来自牙根周围的骨组织，是拔牙需克服的主要阻力。

根部阻力的大小取决于牙的阻生情况、牙根的数目和形态、根尖的形态、周围的骨质情况。牙根多、粗长、分叉大；根尖弯曲、肥大；根周骨质致密或与牙根形成粘连，都是增大根部骨阻力的因素。根部骨阻力可利用 X 线片分析。去除根部骨阻力的方法有分根、去骨、增隙。多根牙可用劈开或钻磨的方式分开后，分别取出。单纯去骨创伤较大，用摇动、骨凿楔入、细钻磨扩大根周间隙，亦可解除阻力。术中应综合利用各种方法。

3. 邻牙阻力　邻牙阻力是第二磨牙在拔除智牙时产生的妨碍脱位运动的阻力。

邻牙阻力视第二磨牙与阻生智牙的接触程度和阻生的位置而定。Thoma 提出在 X 线片上，以近中阻生牙的根尖为圆心，以根尖到冠部近中牙尖为半径划弧线，如果弧线与邻牙冠部远中面相重叠，可判断会有邻牙阻力。应当指出，这种方法只能做参考，临床观察更为重要。不能仅靠 X 线片显示的两牙抵触紧密情况来决定，这是因为 X 线片的投照角度、牙位高低、牙根长短对阻力的判断都产生影响。邻牙阻力的解除可采取分冠和去骨的方法。

拔牙设计是根据阻力分析、器械设备条件和个人操作经验，设计合适的拔牙手术方案。手术方案应包括：麻醉方法和麻醉药物的选择；设计黏骨膜瓣，此瓣应能充分暴露手术野，本身有充足的血运，缝合时，切口下方有骨支持；确定解除阻力的方法，估计去骨量和劈开部位；估计牙脱出的方向。由于阻力分析不是绝对可靠的，会出现不符合实际情况的推断，因此拔牙术前设计的方案，不应机械地执行，要根据术中出现的问题及时调整。

进展与趋势

下颌阻生第三磨牙牙冠切除术

下颌阻生第三磨牙拔除手术可能损伤下牙槽神经，阻生的位置越深，出现的机会越大。在没有较为有效的治疗方法之前，预防神经损伤就显得尤为迫切和重要。

牙冠切除术（coronectomy），又称部分牙切除术、冠切术，是指在拔除牙齿的设计中，不是完全拔除全部牙冠和牙根，而是仅取出牙冠部分，保留部分牙根。此项技术的病生理基础来自于拔牙手术时的牙根遗留。Plata 等通过对狗动物实验观察，发现保留的牙根可能会有三种结果，第一是被愈合的牙槽骨缩覆盖；第二种是缓慢萌出；第三种是出现疼痛、感染等不适，甚至形成窦道。结论是通过简单的操作，将健康的牙根调磨至牙槽骨断面以下一定深度，就可将其保留在健康的牙槽骨内不会发生病理性改变。以此类研究为基础，20 世纪 90 年代，临床医生逐渐开始采取主动截除牙冠、保留牙根来处理牙齿。北京大学口腔医院近年来采用改良牙冠切除术处理低位阻生、牙根贴近下牙槽神经管下颌第三磨牙，即从釉牙骨质界下方截断冠根，仅取出牙冠部分，不扰动牙根。经随访结果显示，手术降低了损伤下牙槽神经、术后下唇麻木的发生率，安全性也得到认可。

（六）拔牙步骤和方法

1. 拔牙步骤

（1）麻醉：通常选择下颌阻滞麻醉。为减少术中出血，保证术野的清晰，以利操作，应在智牙的颊侧近中、颊侧远中角及远中三点注射含血管收缩剂（肾上腺素）的药液（图 4-31）。切开前，对有炎性分泌物的盲袋，应彻底冲洗盲袋。切开后还应进一步冲洗。

（2）切开、翻瓣：高位阻生一般不需翻瓣。或以能挺出牙冠为度，仅在远中切开分离龈片。

链接：
彩图案例（局部三点注射）

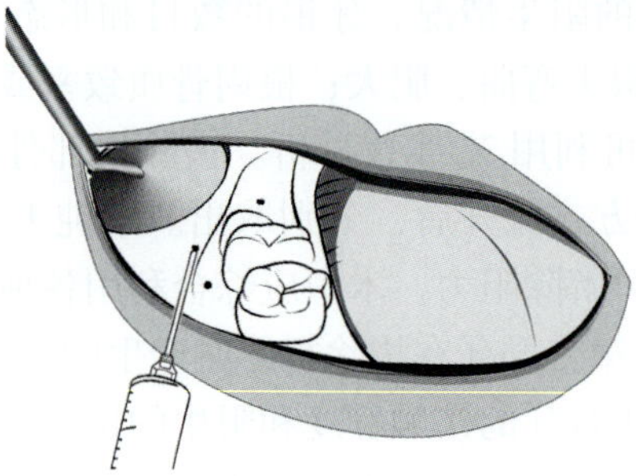

图 4-31　血管收缩剂三点浸润注射

链接：
彩图案例（颊侧切口）

常用的是角形切口。其近中颊侧切口自邻牙的远中或近中颊面轴角处，与龈缘约成 45° 角，向前下，勿超过移行沟底；远中切口从远中龈缘正中斜向外后方，勿偏舌侧。切口长度以翻瓣后能适当暴露颊侧和远中的骨面为度。切开时应直达骨面，全层切开黏骨膜。

如用涡轮机拔牙，近中切口与上述切口位置相同，远中切口宜从远中龈缘的舌侧角开始，向外后方成弧形切开。这样翻瓣后，面及远中近舌侧部分暴露较多，视野清楚，可避免在操作中舌侧软组织被卷入钻针而造成撕裂伤。

翻瓣由近中切口开始，沿骨面翻起，不可将骨膜与黏膜强力分离，否则出血多、术野不清。如遇组织因反复炎症而粘连，亦应锐剥离，避免组织撕裂。颊侧瓣掀起一般不要超过外斜嵴，以免引起过重的术后肿胀。切口舌侧黏骨膜也应稍加分离，使器械可顺利插入，避免因与牙面粘连导致在牙脱位的同时软组织撕裂。

（3）去骨：翻瓣后应检查骨质覆盖牙面的状况，决定去骨量和部位。一般垂直阻生去骨要达面外形高点以下；水平和近中阻生为分牙、去除冠部骨阻力、获得挺牙支点，颊侧可达外形高点之下，远中至牙颈部以下。

去骨最好用涡轮机或其他外科动力系统，用钻针去骨速度快，震动小，去骨量和部位把握准确。应当把握少去骨，多去牙的原则。锤凿法应逐渐取消。

（4）分牙：分牙的主要目的是解除邻牙阻力，减小骨阻力。分牙有截冠和分根。分牙的优点是创伤小，时间短，并发症少。使用涡轮机等动力系统可以将阻生牙切割成多个片段以解除各部位产生的阻力。

常用的分牙方式有横截、正中分牙（纵分）和近中分牙（斜分）。横截分牙多在牙颈部横断牙齿，是涡轮机分牙的主要方式。正中分牙线与牙长轴基本一致，将牙一分为二，在解除邻牙阻力的同时，通过分根减小了根部骨阻力，适用于双根牙且根分叉高的病例。近中分牙是将第三磨牙的近中冠截开，解除了邻牙阻力，也是常用的分牙方式之一（图 4-32）。分牙不应受到

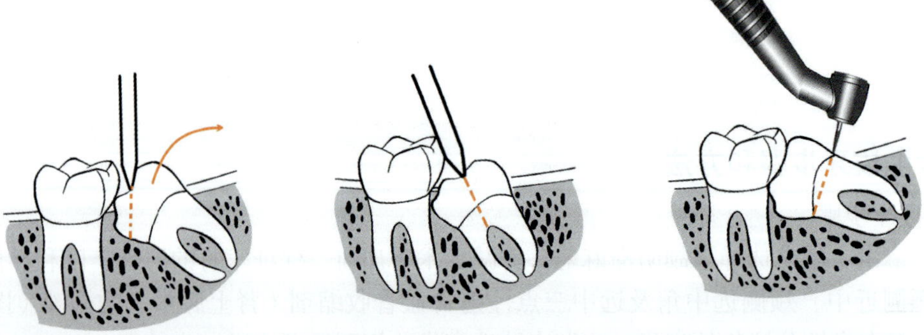

图 4-32　下颌阻生智牙分牙方式

上述经典分牙方式的限制，以降低去骨量、解除阻力、减少损伤为原则。可分多个牙块取出。

（5）增隙：所谓传统增隙是指将骨凿紧贴根面凿入，利用松质骨的可压缩性，以扩大牙周间隙，解除根周骨阻力的方法。增隙法是锤凿拔牙的重要手段之一。使用动力系统可以通过潜挖式去除根周骨质达到增隙的目的，超声骨刀具有较好的优势。水平位或近中位阻生牙的远中骨覆盖常较薄，不需去除，通过增隙法可非常容易地将该处骨质解除阻力。

（6）拔出牙：当邻牙阻力解除，骨阻力在一定程度上解除后，根据临床的情况，选择适用的牙挺，插入牙周间隙，将患牙挺松或基本挺出，最后用牙钳使牙完全脱位取出。

挺牙时，应注意保护。完成保护动作的手指要接触邻牙、智牙，感知两牙的动度，同时要抵压于舌侧，控制舌侧骨板的扩开幅度，避免舌侧骨板折断及牙移位。牙拔除亦可使用牛角钳和冲出法（图 4-33）。牙的最终脱位一般用牙钳完成，以减少牙挺滑脱和牙被误吸、误吞的可能。小片牙块可使用止血钳或咬骨钳加持牢固取出，避免使用牙镊加持。

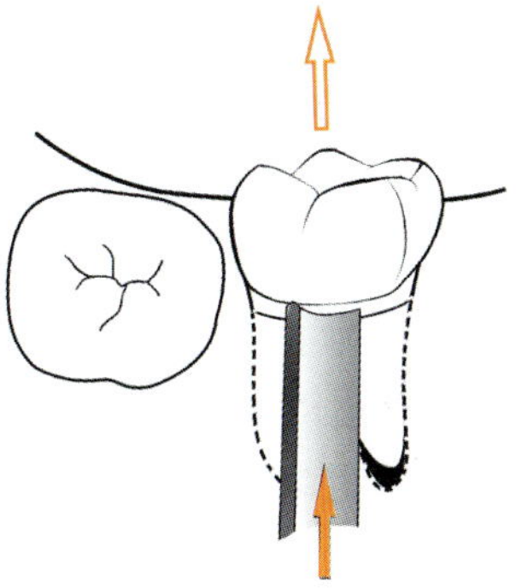
图 4-33　舌向冲出法

对分牙后拔出的牙，应将牙体组织的其他部分取出，并拼对检查是否完整。如有较大缺损，应仔细检查拔牙创，取出残片。

（7）拔牙创处理：使用分牙和去骨法拔牙，会产生碎片或碎屑，应认真清理。但不可用刮匙过度搔刮牙槽窝，以免损伤残留牙槽骨壁上的牙周膜而影响愈合。在垂直阻生牙的远中、水平阻生或近中阻生牙冠部的下方常存在肉芽组织或牙囊，X 线片显示为月牙形的低密度区。如探查为脆弱松软、易出血的炎性肉芽组织，应予以刮除；如已形成较致密的纤维结缔组织，探查有韧性感则对愈合有利，不必刮除。

低位阻生牙的牙冠常有牙囊包绕，拔牙后多与牙龈相连，为防止形成残余囊肿，应将其去除。锐利的骨边缘应加以修整，避免刺激黏膜而产生疼痛。大部游离的折断骨片应取出，骨膜附着多的骨片予以复位。

应避免过多的唾液进入拔牙窝与血液混合，唾液和血液混合后会形成质量不佳血凝块，影响拔牙创的愈合。封闭拔牙窝前，用生理盐水冲洗，去除各种残渣，以棉球拭干，使血液充满牙槽窝。

（8）缝合：缝合的目的是将组织复位以利愈合；防止术后出血；缩小拔牙创、避免食物进入，以保护血凝块。缝合不宜过于严密，通常第二磨牙远中、切口转折处可以不缝，这样既可达到缝合目的，又可使伤口内的出血和反应性产物得以引流，减轻术后周围软组织的肿胀，减少血肿的形成。

缝合时，先缝近中再缝远中（图 4-34）。近中颊侧切口的缝合不便操作。应斜向夹针，使

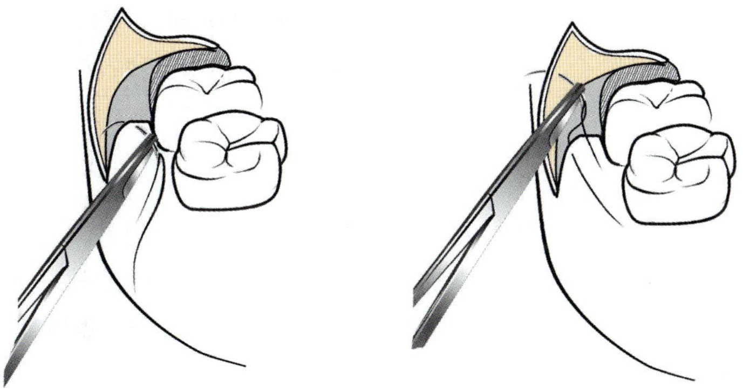
图 4-34　颊侧切口缝合法

针与切口呈垂直交叉；先从切口近中未翻瓣侧膜龈联合稍下位置刺入，使针按其弧度贴骨面自然顺畅推进，不可强行使针穿出而造成牙龈撕裂；针前部穿出后，如继续推进困难，可用持针器夹住针前段拔出，再缝向切口远中侧；线结不要过紧，以免撕脱。一般近中颊侧切口缝合一针即可。

（9）压迫止血：缝合完成后，压迫止血方法同一般牙拔除术。为预防干槽症，可放入碘仿海绵 1 ～ 2 小块。

复杂的阻生智牙拔除后，常伴有肿胀、疼痛、开口受限及吞咽疼痛。术后可予以冷敷，并给以消炎、止痛药物。加压包扎 1 ～ 2 天可减轻术后肿胀。

2. 各类下颌阻生牙的拔除方法

（1）垂直位：多数垂直位阻生牙可用挺出法拔除。将牙挺置于近中，以牙槽嵴为支点，以楔力为主，挺上缘向远中转动，可使牙槽窝向远中扩大；挺下缘向远中转动，可使牙获得向上后的运动力。

软组织阻力较大时，远中切开面龈片。根部骨阻力大时，可用宽挺自颊侧楔入，向舌向施力。对于低位、骨阻力大者采用去骨、增隙、分根结合的方法，以颊侧和远中增隙为主。对高位垂直阻生，牛角钳法和冲出法也可选用。

（2）近中阻生：高位、邻牙阻力和根阻力不大时，多可直接挺出。保护时应压紧邻牙。如牙冠下方有新月形（牙囊非炎症性骨吸收）或三角形（常为炎症性骨吸收）间隙的存在，则更有利于牙挺的插入和施力。

如邻牙阻力大，可以截开近中冠；也可以横截冠，或将牙冠分割成多段去除。正中分牙可在解除邻牙阻力的同时减小根部骨阻力，对双根牙尤为适用。分牙后，如用力不当或根阻力大，会造成远中半冠折断而增大拔牙难度，可应用牙挺向上结合向舌侧施力。如根阻力大可结合增隙和去骨法。

（3）水平阻生：水平阻生单凭挺出法能拔除者较少，多可采用与近中阻生相近的方法拔除。

水平阻生的邻牙阻力多较大，截冠时近中部分应尽量大些，最好用横截冠法。应注意，一定要遵循“少去骨，多分牙”的原则。对不易取出的近中牙冠可使用纵截冠，将牙冠分成颊、舌片段，再分别取出。

水平阻生使用涡轮机或其他动力系统采用去骨暴露牙冠，分冠并取出牙冠，多根牙可考虑分根，去除根周少量骨质，挺出牙根。

（4）舌向阻生：舌向阻生如舌倾角度在 45° 以下，可按垂直阻生的拔除方法拔牙。舌向倾斜角度大者，冠部舌侧骨板常缺如或较低，用冲出法可使牙向舌侧脱臼。使用冲出法应注意多根牙、弯根牙，舌侧骨覆盖多不宜采用，应松解软组织阻力，并防止冲出器滑脱。

3. 涡轮机动力系统拔牙

涡轮机拔牙的优点有：比锤凿法缩短手术时间 30% ～ 40%；拔牙震动小、痛苦小、患者更愿接受；涡轮机拔牙时，自动喷水将血液和碎屑冲出，配合吸引器，使术野更清晰；创伤小，避免了锤凿导致的骨折、颞颌关节损伤。

涡轮机拔牙主要用于切割牙冠、去骨、分开牙根。尤其适用于低位阻生牙或高位阻生牙牙根部有骨阻力而不能用劈开法解除者。本着“少去骨，多分牙”的原则，涡轮机多用在分断牙，并应与挺出和增隙法结合使用。

涡轮机拔除近中和水平阻生的下颌智牙时，与牙长轴垂直相交方向截冠分牙效果好，也可将牙冠切割成颊、舌片段。但正中分牙，即将牙切割成近、远中两片效率不如直机头。

目前涡轮机使用也存在一些问题。涡轮机的冷却水传输管道消毒困难，难以达到无菌要求；冷却水为避免对机件的侵蚀，只能使用低渗的蒸馏水，对组织的激惹大，术后渗出多；单孔喷射的冷却水自固定孔喷出，易受邻牙和软组织的阻碍而未达应冷却区，导致骨灼伤。

二、上颌阻生第三磨牙拔除术 Remoral of impacted maxillary third molar

（一）上颌阻生第三磨牙的分类

1. 根据在颌骨内的深度分类（图 4-35） ①低位（Pell & Gregory Class A）：阻生牙牙冠的最低部位与第二磨牙面平行；②中位（Pell & Gregory Class B）：阻生牙牙冠的最低部位在第二磨牙面与颈部之间；③高位（Pell & Gregory Class C）：阻生牙牙冠的最低部位高于第二磨牙的颈部或与之平行。

2. 根据阻生牙长轴与第二磨牙长轴之间的关系分类（图 4-36） 可分为：①垂直阻生；②水平阻生；③近中阻生；④远中阻生；⑤倒置阻生；⑥颊向阻生；⑦舌向阻生。

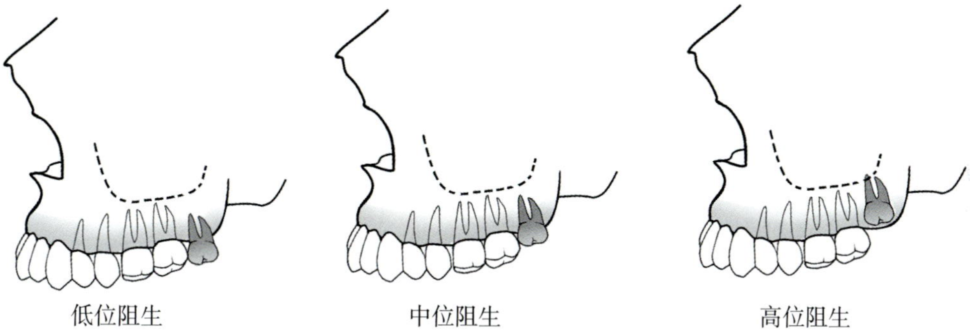

图 4-35　上颌第三磨牙阻生分类　根据颌骨内深度分类

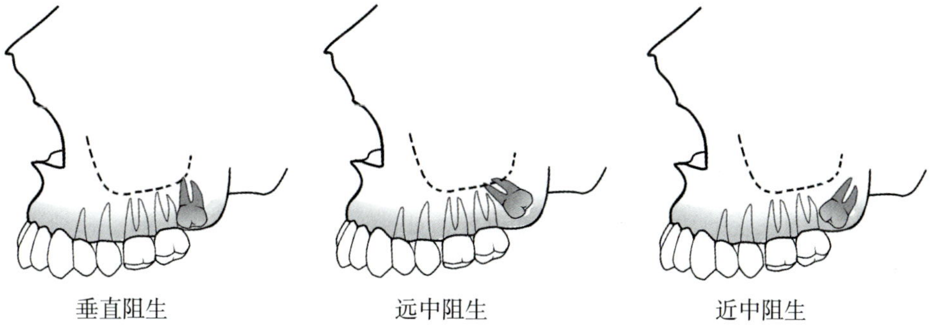

图 4-36　上颌第三磨牙阻生分类　根据牙长轴分类

3. 根据阻生牙与牙弓之间的关系分类　可分为：①颊侧错位；②舌侧错位；③正中错位。

4. 根据阻生牙与上颌窦的关系分类　①与窦底接近：阻生牙与上颌窦之间无骨质或仅有一薄层组织；②不与窦接近：阻生牙与上颌窦之间有 2 mm 以上的骨质。

（二）拔除适应证

①牙本身龋坏；②与邻牙间食物嵌塞；③无对牙而过长；④部分萌出，反复诱发冠周炎；⑤咬颊或摩擦颊黏膜；⑥有囊肿形成；⑦妨碍下颌喙突运动；⑧压迫第二磨牙，产生龋坏或疼痛；⑨妨碍义齿的制作及戴入。

（三）拔除方法

上颌第三磨牙阻生垂直位占63%，远中阻生占25%，近中阻生占12%，其他位置极少；并且颊侧错位及颊向阻生，或二者均有的情况甚为常见；加之上颌结节的骨质疏松，易于挺出。

患者取半开口位，以便拉开颊部更好暴露。多选用近、远中角形切口，翻黏骨膜瓣；去除冠部骨质，主要是颊侧骨质及颌面骨质，以能插入牙挺、远中面高点暴露为度。牙挺自近中颊角插入，将牙向颊侧、远中方向挺出（图4-37）。拔除上颌阻生第三磨牙应注意与上颌窦的关系、与邻牙牙根的距离、牙本身牙根的变异弯曲情况。同时手术区狭窄，直视困难，操作空间小，拔牙时应耐心细致。

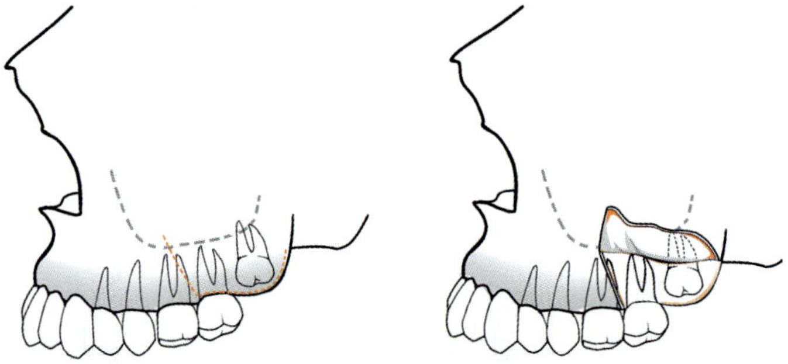

图4-37　拔除阻生上颌第三磨牙的切口设计

三、上颌阻生尖牙拔除术 Removal of impacted maxillary canine

（一）上颌阻生尖牙的分类

Ⅰ类：阻生尖牙位于腭侧，水平位；垂直位；半垂直位。

Ⅱ类：阻生尖牙位于唇侧，水平位；垂直位；半垂直位。

Ⅲ类：阻生尖牙位于腭及唇侧，如牙冠在腭侧而牙根在唇侧。

Ⅳ类：阻生尖牙位于牙槽突，多为垂直位，在侧切牙和第一双尖牙之间。

Ⅴ类：无牙颌之阻生尖牙。

（二）上颌阻生尖牙的拔除方法

上颌尖牙对牙颌系统的功能和美观非常重要，如能通过手术助萌、正畸、移植等方法治疗上颌尖牙的阻生，则不应将其拔除。

拔除上颌阻生尖牙前，必须通过临床检查结合X线定位投照，确定其位置。上颌尖牙错位于腭侧者是错位于唇侧者的3倍。应充分了解与邻牙（侧切牙和第一双尖牙）的相邻关系，注意与鼻底及上颌窦的关系。

Ⅰ类阻生尖牙拔除的切口自中切牙至第二双尖牙的远中腭侧龈缘，并沿腭中线向后延约1.5 cm；双侧阻生可将双侧第二双尖牙之间腭侧的龈缘切开；如阻生位置高可距龈缘5 mm切开。翻瓣后去骨暴露牙，如为垂直位可暴露牙冠，挺或拔出；水平位可将牙在牙颈部横断或分段截断，而后分别挺出。

Ⅱ类阻生尖牙采用唇侧梯形或弧形切口暴露，参照上述方法拔除。

对于牙冠和牙根分别位于牙弓的两侧者，手术入路应选择在牙冠所在的一侧，暴露牙冠挺松后，用牙钳试拔，如不成功，可将牙冠截除，试冲出牙根，或再由另一侧切开进入，取出牙根。

术中应注意保护邻牙，防止伤及邻牙牙根，避免与上颌窦或鼻底穿通。

四、上颌前部埋伏多生牙拔除术 Removal of supernumerary teeth

多生牙多发生于上颌前部，萌出的多生牙常因畸形而就诊，埋伏多生牙在替牙期常因为恒牙迟萌或错位而发现，部分病例在前牙区 X 线检查时发现。埋伏多生牙除造成错𬌗畸形、邻牙牙根吸收、影响正畸治疗外，还可能引发牙源性囊肿。上颌前部多生牙埋伏偏于腭侧居多。

（一）多生牙的定位

埋伏多生牙的定位是指术前通过辅助手段判定多生牙与正常恒牙或牙胚以及重要解剖结构的位置关系，是决定手术成败的关键。X 线摄片检查是必须进行的，不同的投照方式和技术所得到信息可以从不同的方位确定多生牙在颌骨的位置。

1. 根尖片　根尖片是发现多生牙的常用手段。可以用来判定多生牙的基本位置，确定与邻近恒牙牙根近远中及上下的关系。投照角度好的根尖片通常显示的比例关系为 1 ∶ 1，参照邻牙冠根比例推断多生牙至牙槽嵴顶的距离，拟定打开骨窗的位置。单一根尖片不能确定唇腭方向的位置。

2. 定位　根尖片通过不同的水平投照角度得到的影像，依据投影移动相对距离判定多生牙与对照牙的唇腭方向位置。此方法需要较为丰富的阅片经验。

3. 全口牙位　曲面体层 X 线片提供的位置信息与根尖片相似，但有放大效应，上颌前部重叠影像较多，且由于选层的不同可能导致多生牙分辨不清。

4. 上颌前部横断片　可以用来判定唇腭侧的位置关系。但投照角度要正确。

5. 锥形束 CT　锥形束 CT 是目前比较理想的判定埋伏牙位置的技术。可以在不同的轴向观察埋伏牙与邻牙的位置，还可以判断距唇腭侧骨表面的距离。锥形束 CT 虽可三维重建，但临床上仍要求医师具有三维定向的能力，多生牙在颌骨内的三维位置必须由医师确定。

（二）手术要点

1. 麻醉　可选用局部浸润麻醉，对埋伏较深、位置较高的多生牙可采用眶下神经阻滞麻醉和鼻腭神经阻滞麻醉。儿童可以配合镇静术或全麻。

2. 手术入路　位于邻牙唇侧或邻牙牙根之间的，可以选择牙槽突唇侧弧形切口或龈缘梯形切口。如位于邻牙腭侧，通常选用腭侧龈缘切口。对于埋伏位置较高、大部分位于邻牙根尖上方且偏腭侧的多生牙，唇侧入路可能比腭侧更易于暴露，易于操作。

3. 打开骨窗　除非对多生牙位置和深度有较高把握，建议初始开窗时选用骨凿，如用钻去骨，深度掌握易发生偏差，磨过牙骨界面时可造成进一步手术的困难。骨凿可以在牙骨界面处形成清晰边界，待发现多生牙后再使用骨钻扩大骨窗比较安全。超声骨刀提高去除坚硬的腭侧骨板效率，多种工作端可以找到适合的切入角度。CT 结合数字化导航技术的应用为骨埋伏多生牙拔除的定位提供了可靠支撑。

第三节　牙槽嵴保存技术
Techniques of Alveolar Ridge Preservation

提　要

拔牙创在自然愈合中，通过骨重建和骨改建机制最终可导致牙槽嵴骨量的变化。拔牙创愈合综合归纳为三期，其中包括炎性期，增殖期和骨重建、改建期等。

综合动物实验研究和人体临床观察又可将拔牙创愈合归纳为出血和血块形成，血块机化、肉芽组织形成，临时结缔组织基质和编织骨替代肉芽组织，原始纤维样骨替代结缔组织以及成熟骨组织替代不成熟骨质、牙槽突功能性改建等 5 个阶段。

微创化拔牙是在拔牙过程中尽最大程度减少手术创伤、减轻手术过程中的不适、减少并发症、消除患者的恐惧和痛苦、利于术后恢复的拔牙方法。要求以最佳的技术控制达到最小的生理创伤，以最小的创伤达到最佳的治疗效果。

牙槽嵴保存术目的是在拔牙的同时所行的任何一种局部治疗性干预措施，其通过微创拔牙，牙槽窝处理，植骨材料植入、创口关闭等一系列方法来实现牙槽嵴轮廓最大限度的软硬组织量保持。

拔牙创在自然愈合中，通过骨重建和骨改建机制最终可导致牙槽嵴骨量的变化，表现为骨高度和骨宽度减少，特别是唇颊侧骨板吸收最为明显。上皮和纤维组织也同时参与拔牙创的愈合。拔牙术后 3 ~ 6 个月内为骨吸收活跃期。因此，了解拔牙创的愈合机制，采用适宜的手段预防或限制牙槽骨的吸收、保持牙槽嵴骨量的稳定，以利于义齿的修复具有重要的临床意义。

一、拔牙创的愈合 Normal healing of extraction wounds

早在 20 世纪 20 年代即开始有对狗进行的拔牙创愈合动物实验研究，Steinhardt 在 1932 年首次报告了对人体拔牙创的愈合观察。迄今为止，人体研究由于受到样本来源，以及诸如年龄、身体状况、拔牙创大小、血液供应等多因素的影响，虽所得结论不够精确，但还是为临床判断提供了合理的依据。

拔牙创愈合分为三个时期：即炎性期、增殖期和骨重建改建期。综合动物实验研究和人体临床观察的结果，将拔牙创的正常愈合归纳为五个阶段。

（一）出血和血块形成

拔牙后由于根尖血管和牙周组织的撕裂，牙槽窝出血，血小板和纤维蛋白原组成的纤维蛋白网形成血凝块。其中的生长因子和细胞介素再引导间充质细胞、中性粒细胞和巨噬细胞迁移，消化牙槽窝内的细菌和组织碎屑，启动愈合。血块通常在拔牙后 15 min 内即可凝集，在 24 h 内完全形成。

（二）血块机化，肉芽组织形成

拔牙后数小时，牙龈组织开始收缩，保护创口及血块。术后 2 天，血块中纤维蛋白开始溶解，逐渐被致密的纤维蛋白基质取代，形成肉芽组织。同时，邻近血管内皮细胞增殖形成的多血管芽连成毛细血管网。

以上两个阶段属于拔牙创愈合的炎性期（inflammatory phase），即血块形成和炎性细胞迁移。拔牙后血管即刻断裂出血，血液充盈，继而血栓栓住断裂血管，出血停止；2 ~ 3 天时大量炎性细胞迁移至创口内清除异物；炎性细胞、血管芽及幼稚成纤维细胞组成肉芽组织。

由此可见，保证血块的充盈和稳定至关重要。故在拔牙过程中应尽量减少软硬组织的创伤，处理好拔牙后出血和止血的关系，构建拔牙创内止血架构。对拔牙窝的清创处理也很关键，搔刮牙槽窝既要彻底清除窝内的碎屑或炎性组织，也可促发窝内骨壁出血，使其有良好的血液充盈。有学者提出可在牙槽窝骨壁上钻孔，实现髓腔内的血液溢出，更有利于愈合。

（三）临时结缔组织基质和编织骨替代肉芽组织

拔牙后 3 ~ 4 天，肉芽组织中的炎性细胞完成清除，肉芽组织即逐渐被富含胶原纤维和细胞的，更为成熟的临时结缔组织基质替代。1 周时，类骨质自牙槽窝底部开始形成。2 周时窝内骨壁有骨样沉积，3 周后肉芽组织可完全被类骨质替代，这时牙槽嵴开始破骨性吸收。牙槽嵴顶及窝壁的皮质骨持续吸收，新生骨小梁在窝内分布。

拔牙后 3 ~ 4 天，拔牙创龈缘也开始出现上皮化，上皮组织自牙龈缘周边向血凝块表面生长，到第 3 周时，多数牙槽窝上皮化完成。

上述阶段属于拔牙创愈合的增殖期（proliferative phase），即纤维素增生和编织骨形成。纤维素增生表现为临时结缔组织基质的快速沉积，继而部分血管和成骨细胞渗入临时基质中，编织骨的指样突起分布于血管周围，最终完全包绕血管，形成原始骨单位。在 2 周时，在拔牙创内即可辨认出编织骨，其属于临时骨基质，不具备承重能力，在拔牙创内存留数周后最终被成熟骨替代。

影响拔牙创愈合的因素很多，其中包括拔牙创伤、牙槽窝大小及骨壁的完整性及个体差异等。若牙槽骨受慢性炎症或其他因素影响而致密化，拔牙创不易出血，不易凝结，都会影响肉芽组织的生长。一旦拔牙窝空虚，则易发干槽症，从而干扰了拔牙创的正常愈合过程。因此，缩小或封闭拔牙创是维系血块稳定及肉芽组织生长，减少外界干扰刺激的有效手段。

（四）原始纤维样骨替代结缔组织

拔牙后 6 周，牙槽窝表面已被结缔组织和上皮组织严密封闭。自牙槽窝底部起，原始纤维样骨约可占据窝内体积的 2/3，3 个月后才能完全骨化。此时骨质密度较低，在影像学上仍可见牙槽窝轮廓。4 ~ 6 个月后，窝壁的束状骨才能完全被吸收，影像学上硬骨板消失。

（五）成熟骨组织替代不成熟骨质、牙槽突功能性改建

在原有的编织骨上矿化物沉积形成板状骨，牙槽突塑形及改建，随着骨组织的变化，上皮组织适应性移动，最终与邻近嵴顶牙龈平齐。

以上二阶段属于拔牙创愈合骨塑形及改建期（bone modeling and remodeling phase）：骨塑形是指骨形态和结构的变化，而骨改建则是无形态和结构变化的骨改变。骨塑形早于骨改建，约 2/3 的骨塑形发生在愈合期的前 3 个月，牙槽窝骨壁吸收导致牙槽嵴轮廓改变。当牙槽骨受到功能压力后，其骨小梁的数目和排列会顺应变化而重新改建。4 ~ 6 个月后改建基本完成，正常骨结构形成。

拔牙过程中骨板损伤，拔牙窝扩张，微骨折形成都会对骨重建和改建造成影响。多数牙位的唇颊侧骨板薄，其在愈合期的改、重建（包括吸收、增生等）远较舌侧骨板活跃，这也是颊侧易出现骨尖、骨突的原因。因此，拔牙器械的选择也要遵循微创的原则，用牙钳拔时适度舌向用力，外加小幅扭转和牵引，减少唇颊向大幅摇动。用牙挺挺松牙时，不能在唇颊侧骨板上施力。

牙槽窝愈合机制虽多由动物实验研究获得，且成骨和改建速度是人的 3 ~ 5 倍，但在组织学上的表现基本相似。尽管人为将牙槽窝愈合分为 5 个阶段，但实际上其中许多变化也在交织进行。

二、微创化拔牙 Minimally traumatic tooth extraction

随着牙种植技术的开展，牙槽骨骨质骨量直接关系到种植体植入方向的准确度及后期义齿修复的效果。而如何保证良好的骨质骨量，减少拔牙后牙槽骨的吸收，这对拔牙手术提出了新的要求，促使拔牙理念和方法从以往的“简单粗犷”向“精细微创”方向转变，由此在遵循经典的外科“少创伤”基本原则基础上演化成微创化拔牙理念。

微创化拔牙意旨在拔牙过程中尽最大程度减少手术创伤、减轻手术过程中的不适、减少并发症、消除患者的恐惧和痛苦、利于术后恢复的拔牙方法。其包含有生理微创和心理微创。生理微创包括外科拔牙的微创化操作，体现在具体的精准性及可预测性，即以最佳的技术控制达到最小的生理创伤，以及最小的创伤达到最佳的治疗效果，通过精细化操作最大限度地减少拔牙窝骨量的损失、保持牙槽窝特别是唇颊骨壁的完整。心理微创则通过多模式的无痛、镇静等技术以及改变传统的锤敲击去骨、增隙等方法来消除患者的焦虑、紧张心理，减少心理创伤，体现人文关怀。

术前依据 X 线片评估患牙的状况，特别是牙根的数目和形态、根周骨质情况及有无重要解剖结构等，准备微创器械。

1. 技术要领　前牙及前磨牙采用切开不翻瓣方法将手术刀或牙周膜刀行龈沟内上皮内斜切割，离断附着于牙上的上皮和结缔组织；用直柄微创拔牙刀或微创拔牙挺插入牙周间隙内，近远中向往复运动，利用切割力和楔力离断牙周韧带，轻度扩大根周间隙，可稍加旋转力松动患牙，环行分离根周附着；持续根向加压，使器械自嵴顶下方持续向根尖方向深入，往复动作直至患牙出现适宜的动度；选用合适的牙钳拔除患牙。磨牙选择微动力系统进行去冠、分根，将多根牙变成单根牙，再用单根牙拔除方法分别拔除多根。也可用牵引拔牙器，将牵引针固定在牙根面上，以邻近多颗牙作为支点，利用牵引力将单根牙牵出。

2. 注意事项　微创化技术可限制或减少创伤，防止牙槽窝扩大，减少窝壁薄骨壁骨折的风险。因此，不能用牙钳颊舌侧摇动的拔法，也不建议使用旋转拔除法，因为对非圆形牙根来说，会挤压牙槽骨产生形变。牙周膜刀、微创牙挺作用是切割牙周韧带，但有楔力，对骨壁多少有一定的挤压，目前临床上常用。牵引拔牙器的设计完全能够避免对骨壁的挤压，不损伤骨壁，但仅只适用于锥形直根。微创切割器械应置于近远中及腭侧间隙内，避免在唇颊侧骨板处用力。对于断根或根周骨质有粘连无间隙的情况，可采用涡轮钻或超声骨刀去骨增隙，或纵向切磨牙根，达到减径分块拔除的目的。使用涡轮钻旋转切割时，要支点牢靠，避免损伤牙龈及去除过多的骨质。超声骨刀因其切割方式不同以及不损伤软组织的特点，在去骨、增隙上更具优势。微创化拔牙要力求做到少去骨、多分牙，不切开或少切开，不翻瓣或翻小瓣。

微创化拔牙主要针对于种植义齿修复的需要，但拓展的微创化技术还包括对非修复区域的牙即第三磨牙的拔除。特别是拔除下颌阻生第三磨牙，微创化技术多辅以用微动力系统取代锤凿。其技术特点在于使用动力系统精准去骨、增隙、显露牙冠，再行截冠、分根拔除。对于第三磨牙以外的区域均应视为待修复区，微创化拔牙注重牙槽骨骨量的保存，以少去骨为原则。

三、牙槽嵴保存 Alveolar ridge preservation（ARP）

拔牙窝在愈合过程中发生的骨吸收在 3 ~ 6 个月最为明显。表现在新骨形成的同时，牙槽嵴高度降低和宽度减少，不再达到其原有的水平。这尤以唇颊侧骨板吸收最为明显，但其程度也因牙位和个体间存在差异。拔牙后原牙槽窝束状骨由于缺少了来源于牙周韧带的血供，以及无应力支撑，外加骨壁菲薄，其在牙槽窝愈合过程中逐渐被完全吸收。

前牙区的唇颊骨板很薄，或仅是束状骨，这尤以切牙区最为明显。通过 CBCT 分析上前牙唇侧骨板平均厚度在 1 mm 上下，大部分还不足 0.5 mm。

单颗牙拔除后其牙槽骨垂直向吸收有限，但水平向吸收明显，唇颊侧吸收高于舌侧。多颗牙拔除后其牙槽嵴宽窄和高低的变化更为显著，数年后可被完全吸收。对牙槽窝骨壁吸收的研究表明，破骨细胞分布在牙槽嵴顶两侧骨壁周围及束状骨内外，虽两侧骨壁均有重建，但因舌侧骨壁厚于颊侧，故颊侧骨壁吸收量大于舌侧。有研究表明拔牙后 12 个月之内，牙槽嵴水平向吸收最高可达 50%，大约 2/3 的骨吸收是在拔牙后的 3 个月内，平均骨丧失在 5 ~ 7 mm 之间，牙槽窝平均宽度从拔牙后即刻的 12 mm 减少到 12 个月时的 5.9 mm。其中磨牙区牙槽嵴丧失更多，但前牙区对美学要求更高。另外，对无牙殆患者的研究发现，下颌骨平均吸收量约是上颌骨的 4 倍。这种改变源于解剖、代谢、功能、遗传以及医源性等多因素的作用。系统综述得出的结论是拔牙后 6 个月，牙槽嵴水平宽度平均减少 3.8 mm，垂直高度平均降低约 1.24 mm。

牙槽嵴保存的目的就是运用相关方法和技术来限制牙槽嵴高度和宽度的改变，为义齿修复特别是种植义齿修复创造条件。其体现在可降低后续种植手术的难度、避免二次植骨、缩短疗程、降低费用等方面。现今普遍认为用牙槽嵴保存技术以维系牙槽嵴高度和体积的稳定具有临床意义。

拔牙创愈合后除骨量丢失外，还会产生局部软组织高度、丰满度以及角化上皮宽度不足的缺陷。在牙拔除术中应对软组织的量和角化上皮位置给予充分关注并妥善处理。对于软组织不足的情况可以采用游离黏膜结缔组织移植或邻位黏膜瓣修复。

牙槽嵴保存术定义为在拔牙同时所行的任何一种局部治疗性干预措施，为保持牙槽嵴轮廓提供最大的软硬组织量，以期后续的种植体支持式的或牙支持式的固定义齿修复。2011 年骨研究基金会共识方案对牙槽嵴保存技术进行了区分和归类。一类是指在牙拔除同时保存牙槽窝内的体积，命名为牙槽嵴保存（ridge preservation）。另一类是指在牙拔除同时增加牙槽窝内、外的体积，并称之为牙槽嵴增量（ridge augmentation）。由此将保持和增加牙槽嵴轮廓的方法都归为牙槽嵴保存术。在此基础上，有学者将牙槽嵴保存术中的牙槽窝内植入生物材料，自体软组织或外源屏障膜封闭牙槽窝称之为牙槽窝植骨（Socket grafting，ARP-SG）；牙槽窝内不植入材料，单纯使用自体软组织或外源屏障膜封闭牙槽窝的称为牙槽窝封闭（Socket sealing，ARP-SS）。牙槽嵴增量技术是拔牙时切开、翻瓣，同时在牙槽窝内外植入生物材料，屏障膜覆盖，减张松弛黏骨膜瓣、冠向移位严密缝合，关闭创口。此方法同于引导骨再生术（guided bone regeneration，GBR）

牙槽嵴保持术适用于延期种植的病例，而不用于即刻和早期种植病例中。对于计划早期种植的牙槽窝，可用可吸收胶原塞填塞，有助于血块的初期稳定。适应证还包括无法获得种植体初期稳定性的病例、青少年人群、传统义齿修复的牙槽嵴轮廓重建以及避免上颌窦提升的病例等。对不能彻底清除感染灶，待放疗区域及使用双磷酸盐药物的患者则不适合行牙槽嵴保存术。

充分的术前评估和准备非常重要。通过临床和影像学检查，制定合理的计划，选择适宜的方法。方案制定要注重以下几方面：当牙槽窝颊侧骨壁不足 2 mm 或有一壁或多壁骨缺损时，拔牙后明显的骨质吸收可使牙槽嵴变得低矮或呈斜坡状；高笑线及薄龈型患者，前牙区骨量不足其后期种植义齿修复美学风险高；维持重要解剖结构（上颌窦和下颌神经管）部位必要的骨量，降低后续治疗的风险。

（一）牙槽嵴保存方法

1. 微创化拔牙。

2. 牙槽窝处理　彻底清除炎性和组织碎屑，可用过氧化氢液擦拭窝壁，生理盐水反复冲洗；刮匙搔刮或用小裂钻在窝底部打孔，促使骨壁出血；探查骨壁形态、厚度、有无缺损或穿通，特别是唇、颊骨壁。

3. 植骨材料植入　若骨壁完整，直接充填生物材料。若唇颊骨壁有缺损或穿通，可先在窝内侧壁上垫屏障膜，再行材料充填。充填的材料平齐于颊或舌侧嵴顶最高处，压实平整，屏障膜覆盖。牙槽嵴增量术则同时在窝内、外充填材料，植入量至少要平齐或高于骨弓轮廓，黏骨膜瓣下屏障膜衬垫及创口屏障膜覆盖。

4. 创口关闭　采用自体软组织或外源屏障膜，裁剪合适大小，对位缝合。自体软组织多选用腭部角化黏膜游离移植，并行良好的端端对位缝合。也可采用腭部邻位组织转位瓣封闭。还可采用颊侧黏骨膜瓣减张，冠向移位关闭创口。缺点是角化龈冠向移位、膜龈联合位置改变，前庭沟变浅，现已少用。外源屏障膜可选脱细胞异体或异种真皮基质（acellular dermal matrix，ADM）、异种胶原膜、合成膜、聚四氟乙烯膜（ePTFE）等。屏障膜裁剪要稍大创口，以便能插入龈缘以下，再行间断缝合。牙槽嵴增量术通常行黏骨膜瓣减张，冠向移位缝合关闭创口。

牙槽嵴保存可以大大减少种植前植骨或种植时植骨的需要，但不能否认的是即使行牙槽嵴保存，在后期种植时有些仍要再植骨，目前尚无方法能够完全阻止骨吸收。

（二）与牙槽嵴保存手术相关的几个问题

1. 牙槽窝内植骨与否　牙槽窝内植骨覆盖屏障膜或单独屏障膜封闭牙槽窝都可减少拔牙后牙槽嵴萎缩，但不能阻止牙槽嵴吸收。无机小牛骨植入人牙槽窝后牙槽嵴三维改变的影像学研究，术后4个月牙槽嵴截面积，植骨组仅缩小3%，而非植骨组则缩小25%。

2. 植骨材料选择　常用的植骨材料包括自体骨、脱矿异体冻干骨、异种骨及人工骨等。自体骨仍是植骨的金标准，可从口内下颌升支、颏部及上颌结节处获得，但多为皮质骨，一般不单独使用于牙槽嵴保存术中。异体骨包括脱矿异体骨（demineralized freeze-dried bone allograft，DFDBA）和矿化异体骨（mineralized freeze-dried bone allograft，FDBA）。因种源相同，成骨效果好，后者具备更好的维持空间及骨传导作用，但也有骨来源及安全性的考虑。异种骨多来源于小牛脱矿骨，因其化学成分和生物学特性与人骨相似，其中的羟基磷灰石能维持空间且不降解，较好地保持牙槽嵴形态和轮廓的稳定，目前较为常用，与自体骨1∶1配比效果好。配比胶原成分的异种骨胶原效果更优。人工合成材料有羟基磷灰石、生物陶瓷（bone ceramic）、硫酸钙、β 磷酸三钙等，但有不降解或降解快的问题，难以达到降解与成骨的平衡点。

3. 植骨材料颗粒大小　颗粒大小不影响植骨效果。小颗粒吸收快，但多的表面积可促进成骨。要根据缺损的大小来选择，一般来说，牙槽窝适合于放大颗粒。

4. 创口封闭　严密关闭创口可以保证植入物的稳定，防止脱落。方法有游离腭黏膜或结缔组织移植、黏骨膜瓣冠向移位等。黏骨膜瓣冠向移位最为简便直接，但需做骨膜减张，有瓣移动距离大、膜龈联合位置改变、前庭沟变浅等问题。游离组织移植较为常用，但需腭部供区有足量的组织，也有组织坏死导致软组织量不足的问题。

链接：
彩图案例（牙槽嵴保存）

5. 屏障膜覆盖　在于防止软组织向内生长，最大限度保证骨愈合。钛膜具有良好的阻挡作用，但需固定良好，且易早期暴露，细菌污染，影响骨愈合效果，现已少用。聚四氟乙烯膜是不吸收合成膜，可暴露于创面，无需严密缝合，其能有效阻止软组织向窝内生长，有助于窝内成骨，4周后去除时表面肉芽组织基本可以覆盖创面，效果较好。聚乙交酯（polyglycolic acid，PGA）或丙交酯（lactide）可吸收膜合成膜及异体或异种脱细胞真皮基质可吸收生物膜等也可用于创面的直接覆盖，也能达到阻挡软组织向内长入的效果，但其降解速度不一，至少要稳定在2周以上，才能保证创面肉芽组织的覆盖。

总之，目前合理的牙槽嵴保存技术是用外科方法植入具有骨引导作用、缓慢吸收的植骨材料（生物或合成材料），可吸收膜或结缔组织移植覆盖达到良好的软组织封闭、良好的原位固定，达到充足的骨量和轮廓保存以及获得可接受的美学效果。4 ~ 6 个月后行种植体植入，以期充足的时间来保证良好的成骨效果。牙槽嵴保存技术不仅是种植义齿修复的重要手段，而且为常规义齿修复打造更适宜的基础条件提供了新的途径。

第四节　牙　再　植
Replantation of Tooth

提　要

牙再植是指将因各种原因导致的、完全脱位的牙，经适当的处理后，原位重新植入牙槽窝内，包括即刻再植和延期再植。

牙再植愈合分为牙周膜愈合、骨性愈合和纤维性愈合三种方式。

牙再植是指将因各种原因导致的、完全脱位的牙，经适当的处理后，原位重新植入牙槽窝内。根据牙再植入距牙脱位的时间，分为即刻再植和延期再植。即刻再植是目前临床应用较多、疗效较满意的方法。

一、牙再植愈合的方式 Healing of replantation

成功的牙再植依赖于牙周膜与牙骨质建立健康的再附着。但牙脱位后，牙根上残留的牙周膜对口腔外的干燥、温度变化、污染和手术操作非常敏感，而产生不可逆转的损伤，正常结构的再附着难以获得。尽力缩短牙的离体时间，妥善保护残留牙周膜，对牙再植的成功至关重要。牙再植的愈合方式有三种。

1. 牙周膜愈合　是指损伤的牙周膜一期愈合，形成 X 线片上类似正常牙周膜的外形，这是再植最理想的愈合方式。但在组织学上再植愈合的牙周膜有别于正常牙周膜的结构，是疏松的，纤维排列与牙根平行。

2. 骨性愈合　牙植入后引起牙根替代性吸收，即牙根面吸收，肉芽组织长入吸收区，并形成骨组织，最终导致骨性粘连。这种愈合方式临床上牙稳固，能行使咀嚼功能，也被认为是成功的愈合。

3. 纤维性愈合　纤维性愈合与骨性愈合相似，但肉芽组织不能骨化，仅为纤维性粘连。这种愈合方式牙根吸收快，再植牙短时间内松动脱落，是失败的愈合。

二、即刻再植 Immediate replantation

（一）适应证

1. 因创伤脱位的牙　如脱位的牙牙体组织基本完整、无断根，原牙槽窝无根尖周病变，牙周组织无明显炎症，无牙槽骨缺损和吸收，患者无严重慢性系统性疾病，均可考虑即刻再植。即刻再植术单个牙效果最佳。2 个以上的牙脱位，常伴有周围软组织损伤和牙槽骨骨折，难于良好固定，影响再植效果。如创伤导致牙槽骨缺失则无法再植。

2. 位置不正的单根扭转牙，如无正畸条件，有足够牙间隙，牙体、牙周、根周组织基本正常，可采用原位扭转矫正，其愈合与再植相同。

3. 误拔的正常牙应立即再植。

4. 年龄愈小再植效果愈好，尤其是牙根发育尚未完成、根尖孔大呈喇叭口形者效果良好。

（二）术前准备

1. 离体牙的处理　创伤脱位离体的牙均受到程度不同的污染，并干燥暴露了一段时间。接诊后应立即用无菌的生理盐水清洗牙体，清洗中要特别注意保护残留的牙周膜组织，以棉球轻拭去除污物，切不可搔刮根面。

清洁牙体后，将牙置入抗生素液体中浸泡 5 min，浸泡时间不宜过长，可选用 0.25% 氯霉素溶液或庆大霉素生理盐水，禁忌使用有蛋白凝固作用的药液。抗生素盐水短时间浸泡后，再用生理盐水冲洗备用。

对于根尖发育未完成、根尖孔呈喇叭口形者，或离体时间短（30 min 以内）可先不做牙髓处理，待一个月后再根据情况进行根管治疗，以保证尽快植入并减少对根面的损伤。对离体时间长，根尖完全形成者，为避免牙髓坏死引起炎症反应，减少根吸收的发生，需在植入前完成根管充填，根管充填应在无菌条件下完成，操作中注意保护根面组织。

2. 扭转牙　再植前应先测量牙冠的近远中径与牙间隙是否一致，如有差距可适当调磨。做 X 线检查，了解牙根及牙周情况，特别是根尖口的大小，并可为术后对照留存资料。

3. 准备固定器材　根据需要准备结扎钢丝、牙弓夹板、树脂粘接剂、正畸用托槽和带环等。

4. 患者口腔准备　去除术区内相关牙的牙石，口腔冲洗或含漱。

（三）手术方法及步骤

1. 再植牙的处理　再植牙处理过程中，应操作迅速，争取最短的时间内将牙植入牙槽窝。应遵循无菌原则。一切操作要注意保护牙周膜，处理过程中需用温生理盐水纱布包裹牙根，尽量减少碾搓，切勿使根面干燥。

2. 受植区的处理　创伤造成牙脱位的同时，也常导致牙龈撕裂、牙槽骨骨折，伤口污染，因此脱位牙植入前，先应彻底清理牙槽窝。处理牙槽窝可使用生理盐水冲洗，去除污物和被污染的血凝块，不得用刮匙用力搔刮骨壁。牙槽骨予以复位，缝合撕裂的牙龈，最后使牙槽窝内充满新鲜血液。

3. 植牙　将处理后的离体牙按原方位植入牙槽窝，向根方用力推入，使牙回复原有位置，如复位困难，在确认无明显骨干扰的前提下，可将牙冠垫以纱布，用锤轻轻叩击后多可复位。

扭转牙最好不要使牙脱离牙槽窝，而在牙槽窝内转动就位，确实难以就位者，可拔除后简单修整牙槽窝。

牙植入后，必须检查正中位的接触，并参照对侧同名牙的位置，以保证复位的准确。

4. 固定及调𬌗　良好的固定是保证再植成功的关键之一。根据条件可选择钢丝结扎、牙弓夹板、树脂粘接剂或带环结合托槽固定等方式。为保证固定可靠，必须有足够不松动的支抗牙。采用结扎法固定时，要避免结扎丝对牙施加不正确的牵拉力。树脂粘接剂应有足够的强度，亦不可过厚，不应压迫牙龈，操作熟练者应尽可能一次成型以保证粘接夹板表面的光滑度，减少食物残渣和菌斑堆积。

调𬌗的目的是防止过大力产生创伤，调𬌗是再植必不可少的一步。除正中𬌗外，前牙还应注意前伸𬌗。调磨牙应以再植牙为主。

固定完成即应摄 X 线片留底，同时可以检查再植牙的复位情况。

固定时间一般为 2 ~ 4 周，有牙槽骨骨折者可适当延长。有研究发现固定超过一周牙根吸收率随时间延长而增加，此外固定时间长还与牙槽嵴高度的丧失显著相关。所以没有必要过度延长固定时间。

（四）术后处理常规给予抗生素预防感染

注意口腔清洁，在不破坏固定的前提下，应鼓励患者刷牙。1 个月内切勿用再植牙咬切食物。术后定期复查，固定期内宜每周一次，检查固定、咬殆关系、局部炎症、有无固定物引起的溃疡；拆除固定前必须先摄牙片检查。拆除固定后，应每月或隔月复查，检查松动度、牙周状况、牙冠颜色、根尖周组织情况。

（五）再植牙的预后

目前认为再植牙成功的标准为疼痛消失，没有感染，不松动，咀嚼功能正常，牙龈附着良好，X 线片未见根尖异常投射影，行使功能达 5 年以上。

无论再植牙以何种方式愈合，临床上均可在一段时间，获得一定程度上的功能恢复。部分牙根尚未完全发育完成的再植牙，术后有可能牙髓活力恢复，牙可长期保持。牙周膜愈合的再植牙也可保留较长时间。但多数再植牙在数年后，由于根的逐渐吸收，最终松动脱落。

临床链接

意向性再植术

Grossman 在 1982 年提出了意向性牙再植术（Intentional replantation of tooth），意指对用常规方法难以治愈的疑难患牙完整拔出，经过一系列检查及治疗后即刻再植入牙槽窝，以期获得保存患牙的目的。

意向性牙再植术适应证包括难治性根尖周炎、畸形根面沟、牙周疾病、牙根纵折等，但是否适宜应严格把握。

术前应对患牙行综合、全面评估以期符合适应证。其操作技术同于再植牙，由牙体医生和口外医生协作完成最佳。其技术要点在于体外操作时间最好控制在 10 min 以内，推荐 Hank’s 平衡盐溶液作为离体牙的首选保存剂。

再植牙术后建议行短期固定，1 周即可。有研究表明固定 4 周发生牙根吸收和粘连的比例增加。临床上多以 3 年存活率作为成功标准，有研究表明其临床成功率可达 80% ~ 100%。

进展与趋势

自体牙移植术及数字化牙移植术

自体牙移植术（autotransplantation of tooth）是将自身的阻生牙、埋伏牙或错位牙完整取出后，在自身口腔内易位植入，临床上应用最多的是将下颌第三磨牙移植到第一磨牙缺失区。牙移植术已被多数研究和临床实践证实为一种修复牙齿缺失的有效方式，影响移植牙成功的因素主要有：供体牙根表面的健康牙周膜量、受植区制备及术后固定，愈合机制与牙再植类似。

经典的牙移植术是将供体牙拔除后，以供体牙牙根为引导，逐步制备受植区牙槽窝。由于术前缺少精确的设计手段，术中临床手术医师主要是依靠临床经验、反复以拔出的供体牙为模板，制备受植区的牙槽窝，常常导致供体牙离体时间过长，受植牙槽窝与供体牙根不能很好匹配、残余牙周膜过度损伤等问题，影响了供体牙的愈合与存活。随着近年来数字化技术在临床医学及口腔医学中的应用逐渐增加，计算机辅助手术设计、3D打印、数字化手术引导等技术为口腔颌面外科手术的精准化治疗提供了可能，北京大学口腔医院采用数字化手段，术前制备“供体牙的模板代型”，术中以代型指导受植区牙槽窝预备，缩短了供体牙的离体时间；术后以“数字预成个体化夹板”固定移植牙，提高了移植成功率。

第五节　牙槽突外科
Alveolar Surgery

提　要

牙槽突外科包括修复前外科和牙槽外科相关的手术，修复前外科是利用外科手段，对不适于义齿修复的口腔条件加以改造，以取得良好的稳定和固位，软组织手术主要是对系带、肌肉的附着位置加以调整、前庭沟加深、义齿承托区的黏膜整复等。硬组织手术主要是对骨尖、骨嵴、骨隆突加以修整。修复前外科开始前，必须对口腔内的情况仔细检查，充分分析影响义齿修复的原因，针对不利条件制定适宜合理的手术方案。应当避免矫枉过正，尽量保存和利用原有组织。任何牙槽突的手术均应注意对牙槽骨和角化黏膜的保存。

一、修复前外科 Preprosthetic surgery

（一）修复前外科概述

修复前外科作为牙槽外科的主要分支，主要解决因长期缺牙而导致的牙槽骨吸收和萎缩、局部解剖形态和周围组织结构变化而导致的义齿不能稳定固位。通过对缺牙区软硬组织的手术处理，以期达到义齿良好的固位，有效行使咀嚼功能的目的。随着口腔种植技术的发展，大部分因牙槽骨吸收和萎缩而导致活动义齿固位不稳定问题，通过种植义齿修复能够得以解决。现今，仅以增加义齿稳定固位为目的的、用以改善软组织条件的部分传统修复前外科手术已大为减少，更多的是应用增量方法来改善软硬组织的条件，使其满足牙种植的要求。因此，传统的修复前外科更多地转向为种植修复前外科治疗。但不容否认的是，仍有大量的患者还需进行传统的义齿修复。因此，修复前外科仍是口腔外科医生需要掌握的基本技能。

义齿修复对口腔骨组织和软组织的要求应具备以下条件：骨组织有足够的软组织覆盖，无倒凹、无悬突、无锐利的嵴突或骨尖，舌、颊侧有足够的深度，上下颌牙槽嵴关系良好，无妨碍义齿就位的肌纤维、系带、瘢痕、软组织皱襞或增生。

为达到上述要求，手术可根据进行的时间不同而分为两组，即初期准备手术和二期准备手术。初期准备手术在拔牙时或拔牙后修复前进行，可分为矫正软组织缺陷和矫正骨组织缺陷两类。软组织准备手术包括系带矫正、瘢痕切除、高附着的肌矫正以及重新准备牙槽骨表面和新的软组织覆盖等手术。硬组织准备手术包括牙槽突修整术、骨隆突修整术等。此外，还有软硬组织的联合准备手术，如上颌结节修整术。二期准备手术矫正长期戴用义齿引起的牙槽骨过度萎缩、瘢痕组织形成、因牙槽骨及覆盖组织形态改变而发生的损伤等，其以前庭沟加深术为主。

（二）牙槽骨修整术

牙槽骨修整术的目的包括：矫正牙槽突各种妨碍义齿戴入和就位的畸形；去除牙槽突上突出的尖或嵴，防止引起局部疼痛；去除突出的骨结节或倒凹；矫正上前牙槽嵴的前突。手术应在拔牙后 2 ~ 3 个月，拔牙创基本愈合，牙槽嵴改建趋于稳定时进行。对拔牙时即发现有明显骨突者，亦可拔牙同时加以修正。

根据手术范围，选用局部浸润或阻滞麻醉。

孤立的小骨尖，可用钝器垫以纱布，直接锤击将其挤压平复。

小范围的修整术，做带在牙槽底部的弧形切口；较大范围的修整可选用梯形或“L”切口。无牙颌大范围牙槽突修整术沿牙槽嵴顶做长弧形切口，在两侧磨牙区颊侧做纵行附加切口。切口顶部应位于牙槽嵴顶偏唇颊侧，既有利于暴露骨突，又可避免修剪软组织时去除过多的承托区角化黏膜。

翻瓣时，由于牙槽嵴顶多有瘢痕组织粘连，故应从唇颊侧骨板光滑处开始，尽量少暴露正常骨面，更勿越过移行沟底，以减少术后水肿。

去除骨尖、骨突、骨嵴时，可使用咬骨钳、单面骨凿、钻针。去骨量应适度，仅去除过高尖的骨质，在尽量不降低牙槽嵴高度的基础上，必须保持牙槽嵴顶的圆弧状外形。去骨后，应磨锉平整骨面，清理碎屑，将软组织瓣复位，触摸检查骨面是否平整。过多的软组织应当修剪，然后缝合伤口。术后一周拆线。

周围牙缺失较长时间的孤立牙，根周骨质在唇（颊）和舌（腭）侧多较缺失区明显突出，应在拔牙后即刻加以修正。

多个牙拔除后轻度上颌前突，可在拔牙后将牙槽中隔去除，然后将唇侧骨板凿断，向腭侧压迫，即可矫正。

（三）上颌结节修整术

上颌结节肥大可同时伴有纤维组织肥厚，由此出现过大倒凹或下垂，将影响义齿的戴入。

对于伴有纤维组织肥厚者，可采用牙槽嵴顶入路，将嵴顶部软组织楔形切除并去除过多的骨组织和倒凹。

如软组织无过度肥厚，可采用侧方入路。侧方入路的优点是能保存较多的牙槽嵴的角化黏膜，有利于牙槽嵴承压，还可将整个带有角化层的黏骨膜瓣滑行到颊侧，加深颊沟。

上颌结节修整通常先修整一侧，且应保持足够的牙槽嵴宽度，以不妨碍义齿戴入为准。避免双侧修整后，出现义齿固位不良。

范围较大的修整，术前应拍 X 线片，评估上颌窦位置是否影响手术。

二、其他口腔内手术 Other operations in alveolar surgery

（一）唇系带矫正术

唇系带过短、附丽过近牙槽嵴顶会引起牙间隙过大、妨碍义齿固位等问题。唇系带矫正术常用“V”形切除术。在局部浸润麻醉下，用一直止血钳平行贴于牙槽骨唇面，并推进至前庭沟夹住系带。将上唇向外上拉开，使之与牙槽突成直角，用另一直止血钳平贴上唇，与已夹住系带的止血钳成直角相抵夹住系带。在两止血钳外侧面切除系带。潜行游离创口后，拉拢缝合（图 4-38）。

也可用“Z”成型术或“V-Y”成型术。

先天性唇系带异常的矫正方法与此相同。

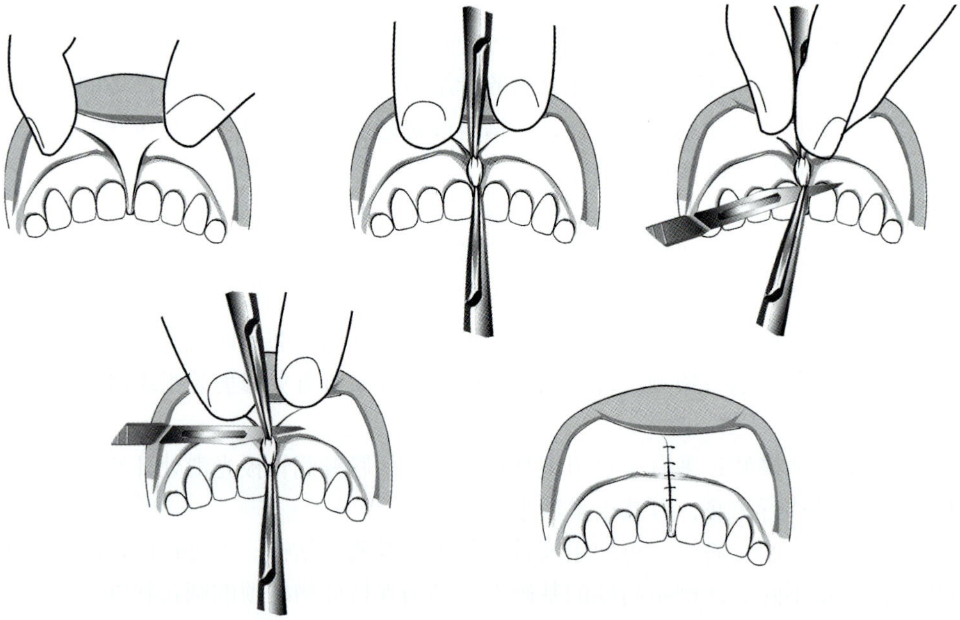

图 4-38　唇系带矫正术

（二）舌系带矫正术

舌系带过短或其附着点前移，有时颏舌肌过短，二者可同时或单独存在，导致舌运动受限。先天性舌系带过短主要表现为舌不能自由前伸运动，勉强前伸时舌尖呈“W”形；同时舌尖的上抬困难；出现卷舌音和舌腭音发音障碍。在婴幼儿期可因舌前伸时系带与下切牙切缘经常摩擦，发生压疮性溃疡。在婴儿期乳牙未萌出前，系带前部附丽可接近于牙槽嵴顶，随着年龄增大和牙的萌出，系带会逐渐相对下降移近口底，并逐渐松弛。因此，先天性舌系带异常的矫正术在 1 ~ 2 岁进行为宜。

无牙颌患者下颌牙槽嵴的吸收和萎缩，舌系带或颏舌肌的附丽接近牙槽嵴顶，常妨碍义齿的就位和固位。

手术可在局麻下进行，以缝线通过舌中央距舌尖约 1.5 cm 处，做牵引用。向上牵拉舌尖，使舌系带保持紧张，舌系带中央垂直剪开。剪开线从前向后，与口底平行，长度 2 ~ 3 cm，或剪开至舌尖在开口时能接触到上前牙的舌面为止，如有必要可剪断颏舌肌。拉拢缝合横行切开出现的菱形创面，使之成为纵行线状的缝合伤口（图 4-39）。

术中应注意避免损伤下颌下腺导管和开口处的乳头。肌纤维不可切断过多，以免因术后瘢痕再度导致舌运动受限。同时，不可损伤舌腹部的静脉。

（三）口腔上颌窦瘘

口腔上颌窦瘘多是因拔牙术中牙根移位造成，或在即刻修补口腔上颌窦交通后伤口裂开，也可能出现于上颌囊肿术后。

如口腔上颌窦交通形成慢性瘘管，即口腔上颌窦瘘，应首先控制上颌窦感染。可经瘘口行

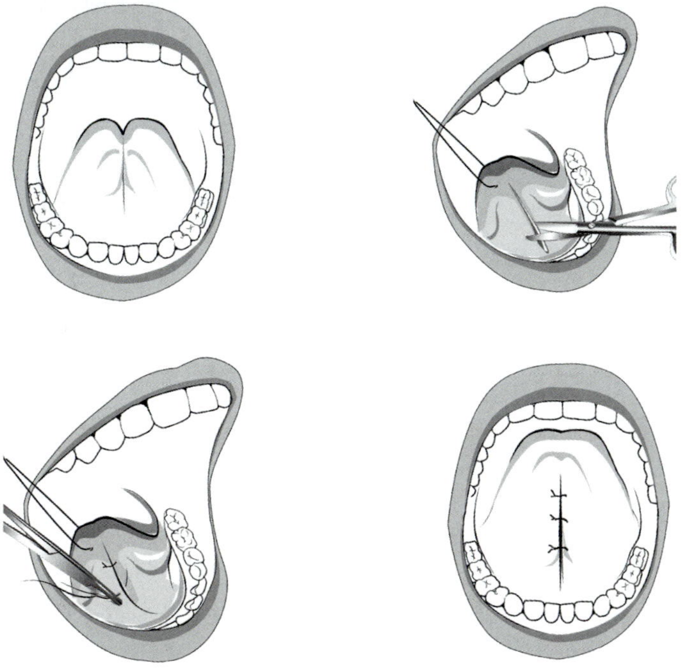

图 4-39　舌系带矫正术

上颌窦冲洗，同时给以滴鼻剂和抗生素。选用抗生素时，应考虑有厌氧菌感染的可能。

治疗后瘘口常缩小，可用硝酸银或三氯醋酸液烧灼瘘管上皮，也可用器械削刮去除上皮，重复进行可使其自然愈合。仍不愈合者，可用前述颊或腭瓣关闭瘘口。术中应先确定骨缘位置，距骨缘 2 ~ 3 mm 切开软组织，形成新鲜创面，转移瓣缝合后，下方有骨支持。如切开的瘘口周围软组织能翻转相对缝合则成为衬里，与转移瓣相贴合；不易拉拢即可切除。转移瓣必须无张力缝合。

术后注意事项同口腔上颌窦交通。

（四）埋伏阻生牙开窗术

多种原因导致的恒牙在其萌出期无法自行萌出，冠方有空间，牙根无粘连，可通过开窗助萌或开窗正畸牵引治疗。临床上多见于上颌尖牙、上颌中切牙和下颌尖牙。

临床及影像学检查（曲面体层，CBCT）确定阻生牙的位置、方向，软组织状况，与邻牙之间的关系，冠部骨壁的薄厚等。

根据手术范围，选用局部浸润或阻滞麻醉；按阻生牙位置和方向确定颊侧或腭侧手术入路。

腭向阻生对应部位做龈缘、角形或梯形切口，切开翻瓣，暴露骨面或牙面，冠方及切缘处去骨，暴露牙冠，完善止血，粘接正畸附件，若牙冠接近于牙槽嵴顶或原已有部分牙冠暴露的，可切除冠方黏骨膜瓣，直接外露牙冠，或用碘条或牙周塞治剂覆盖，一周后去除。

颊向阻生依据位置和深度可选择牙龈切除法，复位瓣法和根向复位瓣法。牙龈切除法仅适用于低位阻生牙，牙冠已接近于牙槽嵴顶、位置浅或仅有软组织覆盖，角化龈够宽、无需正畸牵引，通过牙龈切除开窗显露牙冠。一定不能将冠方角化龈全切，至少要保留 3 mm 的宽度。

复位瓣法（闭合牵引法）适用于位于前鼻棘、前庭沟或腭部的高位阻生牙开窗辅助正畸牵引。常规做龈缘、梯形或角形切口，切开翻瓣，暴露骨面或牙面，部分去骨，勿损伤冠组织，暴露冠面，完善止血，粘接正畸附件，黏骨膜瓣复位缝合，只有正畸牵引丝（链）穿出于瓣外。优点是软组织无缺损，缺点是正畸治疗过程中不能直观牙齿走向，牵引附件一旦脱落，需再行切开暴露粘接。

根向移位瓣适用于牙冠颈部在附着龈以外、不能用牙龈切除法的中位阻生牙。做梯形切口，切开翻瓣，暴露骨面或牙面，部分去骨，勿损伤冠组织，暴露冠面，完善止血，粘接正畸附件，将黏骨膜瓣根向移位，游离龈缘缝合至牙冠颈部骨膜处。优点是牙冠外露，可直观牵引走向。不足在于骨窗暴露范围大，影响愈合。骨窗大小设计要精准，控制好骨膜下翻瓣，在牙颈部处不翻起骨膜层，固定移位瓣。

（张　伟　崔念晖　王恩博）

链接：
案例分析

临床案例

患者男性，23岁，因左下后牙区曾反复肿痛半年，现已无症状3周余，拟行左下第三磨牙拔除术。既往体健。术前专科检查左下第三磨牙部分牙冠暴露，牙龈无红肿，影像学检查┌8水平阻生。

治疗过程：经术前沟通，患者知情同意后，┌8在局部麻醉下，行阻生第三磨牙切开拔除术。采用常规切开、翻瓣、去骨、动力分牙和挺松的步骤拔除，经生理盐水冲洗后填塞碘仿海绵，缝合止血，术后常规医嘱。

患者术后第5天因发热、术区疼痛（吞咽时更明显）、伴张口受限复诊。检查：体温37.6 ℃，左下颌轻度肿胀，无波动及凹陷性水肿，开口度约一横指，拔牙窝血凝块尚好，无脓性分泌物，周围软组织轻度红肿，舌侧肿胀有压痛。

问题：

1. 该病例首先考虑哪个并发症的可能性比较大？
2. 还应该做哪些检查来鉴别诊断？
3. 下一步应选择哪些治疗方法？

参考文献

1. 邱蔚六 . 口腔颌面外科理论与实践 . 北京 : 人民卫生出版社 , 1998: 227-301, 337-347 .
2. 郑麟蕃 , 张震康 . 实用口腔科学 . 北京 : 人民卫生出版社 , 1993: 938-964 .
3. 邱蔚六 . 口腔颌面外科学 . 3 版 . 北京 : 人民卫生出版社 , 1999.
4. 胡开进 . 牙及牙槽外科学 . 北京：人民卫生出版社，2016.
5. 张震康，俞光岩 . 口腔颌面外科学 . 2 版 . 北京：北京大学医学出版社，2013.
6. 张志愿 . 口腔颌面外科学 . 7 版 . 北京：人民卫生出版社，2017.
7. 魏奉才，孙善珍 . 口腔颌面外科手术规范及典型病例点评 . 济南：山东科学技术出版社，2005.
8. 钱文涛，张瑛 . 拔牙后牙槽嵴保持的临床研究现状 . 口腔颌面外科杂志 , 2010，20（3）: 210.
9. 唐淑敏，王慧明 . 意向性牙再植术的研究进展 . 全科口腔医学杂志 , 2019, 6(6): 8-10.
10. 黄定明，李继遥，徐欣 . 意向性牙再植术的临床管理 . 中华口腔医学杂志 , 2018, 53（6）: 392-396.
11. Lars Anderson，Karl-Erik K，M. Anthony Pogrel. Oral and maxillofacial surgery. New Jersey: Wiley-Blackwell Publishing. 2010.

12. James R. Hupp, Edward Ellis III, Myron R. Tucker. Contemporary Oral and maxillofacial surgery. 7th edition, Amsterdam: Elsevier, 2019.
13. Bradley, D. Becker. Intentional replantation techniques： a critical review. J of Endodontics, 2018, 44(1): 14-21.
14. Michael A. Pikos. Bone augmentation in implant dentistry. Berlin: Quintessence publishing, 2019.
15. Mauricio G. Araujo, Cleverson O. Silva, Monica Misawa, et al. Alveolar socket healing: what can we learn? Periodontology, 2000, 68, 2015: 122–134.
16. Gustavo Avila-Ortiz, Leandro Chambrone, Fabio Vignoletti. Effect of alveolar ridge preservation interventions following tooth extraction: A systematic review and meta- analysis. J Clin Periodontol. 2019, 46(Suppl. 21):195–223.
17. Christoph H.F. Hammerle, Mauricio G. Araujo, Massimo Simion, et al. Evidence-based knowledge on the biology and treatment of extraction sockets. Clin. Oral Impl. Res. 2012, 23(Suppl. 5): 80–82.
18. Neil MacBeth, Anna Trullenque-Eriksson, Nikolaos Donos, et al. Hard and soft tissue changes following alveolar ridge preservation: a systematic review. Clin. Oral Impl. Res. 2017, 28: 982–1004.
19. Ren E. Wang, Niklaus P. Lang. Ridge preservation after tooth extraction. Clin. Oral Implants Res. 2012, 23(Suppl. 6): 147–156.
20. I Darby, S Chen, R De Poi. Ridge preservation: what is it and when should it be considered. Australian Dental Journal, 2008, 53: 11–21.
21. K George Varghese. A practical guide to the management of impacted teeth. New Delhi: Jaypee brothers medical publishings, 2010 .
22. Taberner-Vallverdú M1, Sánchez-Garcés MÁ, Gay-Escoda C. Efficacy of different methods used for dry socket prevention and risk factor analysis: A systematic review. Med Oral Patol Oral Cir Bucal. 2017.22(6): e750–e758.

Definition and Terminology

Impacted tooth: An impacted tooth is one that fails to erupt into the dental arch within the expected time. The tooth becomes impacted became adjacent teeth, dense overlying bone, or excessive soft tissue prevents eruption.

Oroantral communication: A communication is between oral cavity and maxillary sinus. Removal of maxillary molars occasionally results in Oroantral communication.

第五章　口腔颌面部感染

Infection of Oral and Maxillofacial Region

第一节　概　　论

Conspectus

提　要

感染是微生物对宿主异常侵袭导致微生物与宿主之间相互作用，引起机体产生防御为主的一系列全身及局部组织反应的疾患。

口腔颌面部感染常见的病原菌有金黄色葡萄球菌、溶血性链球菌、大肠杆菌、类杆菌、梭形杆菌等，混合性感染较为常见。感染的途径有牙源性、腺源性、损伤性、血源性及医源性，其中以牙源性感染最为常见。

口腔颌面部感染的局部表现为红、肿、热、疼及功能障碍，其中功能障碍常见的有张口受限，进食、吞咽困难，呼吸困难等。全身症状为畏寒、发热、头疼、乏力及食欲减退等。治疗应从局部治疗和全身治疗两方面进行。对于较轻的感染，以局部治疗为主或仅用局部治疗即可治愈。

感染（infection）是微生物对宿主异常侵袭所致的微生物（microorganism）与宿主（host）之间相互作用的一种生态学现象，广义上也是微生物对宿主细胞、组织或血液系统的异常攻击和宿主对这种攻击反应的总和。感染可分为隐性感染、带菌状态、显性感染。

口腔颌面部位于消化道与呼吸道的起端，通过口腔和鼻腔与外界相通。由于口腔、鼻腔、鼻旁窦的腔隙，牙、牙龈、扁桃体的特殊解剖结构和这些部位的温度、湿度均适宜于细菌的寄居、滋生与繁殖，因此，正常时即有大量的微生物存在。传统的观念认为感染是由于外界环境中存在的致病微生物侵袭宿主所致的疾病，即所谓的外源性感染（exogenic infection）。近年来微生态学的研究和发展证实，感染除由外环境中致病性特殊微生物引起外，多数系由宿主各部位正常存在的大量微生物生态平衡失调所致，即所谓内源性感染（endogenic infection），它是生态平衡与生态失调相互转化的结果。口腔颌面部感染大部分是口腔内细菌引起的内源性感染，且感染常源于牙体和牙周疾病。

颜面及颌骨周围存在较多相互连通的潜在性筋膜间隙，其间含疏松的蜂窝结缔组织，形成感染易于蔓延的通道，加之颜面部血液循环丰富，鼻唇部静脉又常无瓣膜，致使在鼻根至两侧口角区域内发生的感染易向颅内扩散，该区域被称为面部的“危险三角区”。

口腔颌面颈部具有丰富的淋巴结，口腔、颜面及上呼吸道感染可顺相应淋巴引流途径扩散，发生区域性的淋巴结炎，特别是儿童淋巴结发育尚未完善，感染易穿破淋巴结被膜，形成结外蜂窝织炎。

一、病原菌 Pathogenic bacteria

从生态动力学出发，引起感染的微生物不一定是致病菌或病原体，而是正常微生物的易位或易主的结果。在人类菌群失调而发生的口腔颌面部感染中常可作为病原菌（pathogenic bacteria）的菌种有以下几种类型：

1. 葡萄球菌　它分为金黄色、表皮（白色）、腐生性葡萄球菌（staphylococcus）三类，是常见的球菌正常菌群成员之一，广泛分布于自然界的空气、土壤、水和物品上，也常存在于人和动物的皮肤和与外界相通的腔道如口鼻腔中。其中，金黄色葡萄球菌是口腔颌面部感染的常见病原菌。它们在皮肤表面生存较久，常隐藏在毛囊、汗腺和皮肤内。在人类鼻咽部带菌率可达 20% ~ 50%，而医务人员的带菌率高达 70%。表皮葡萄球菌数量较大，但很少引起疾病。而腐生性葡萄球菌一般为外源性致病菌。

2. 链球菌　链球菌是一类链状排列的革兰氏阳性球菌，兼性厌氧或专性厌氧，不形成芽孢（spore），也是口腔颌面部感染的常见病原菌之一。广泛分布于自然界，如在动物及人体的口腔、上呼吸道、食管、肠道、皮肤、泌尿道中均可被检出。目前将常见的链球菌（streptococcus）种分为 6 群，即化脓性链球菌 5 个菌种，口腔链球菌 9 个菌种，肠链球菌 4 个菌种，新链球菌 2 个菌种，厌氧链球菌 4 个菌种，其他链球菌 5 个菌种。

3. 大肠杆菌　肠杆菌种是革兰氏阴性小杆菌，嗜氧或兼性厌氧，是一类相互有关而又有一定差别的一大群细菌。广泛存在于自然界，但并非所有肠杆菌种成员都是肠道寄生菌，也不是全部都对宿主有致病性。在一般医院中培养的 80% ~ 95% 都是大肠杆菌、肺炎克雷伯菌和奇异变形杆菌。其中大肠杆菌（bacillus Coli）也称埃希菌（Escherichia Coli），它是肠菌种中的典型菌，与人类生活最为密切，与临床关系最为直接。作为正常肠道菌群成员，相当部分大肠杆菌是不致病的，但一些特殊血清型的大肠杆菌已毫无争议地被列入病原菌行列。大肠杆菌还是一个多能性病原菌，即对人和动物均可引起疾病，对人体则具有引起不同系统疾患的能力。大肠杆菌通过产生内毒素、外毒素及其侵袭能力而导致人类的胃肠道、泌尿道、脑膜和伤口等部位感染，更有甚者导致脓毒症。

4. 铜绿假单胞菌　其为革兰氏阴性杆菌，常存在于肠道及皮肤上，但多属“过路菌”，一般不致病，在原发感染中致病力不大。但在菌群失调或抗生素大量应用后，铜绿假单胞菌（bacillus pyocyaners）可成为继发感染的重要病原菌，如在口腔颌面部大面积烧伤，严重创伤或手术后创面的后期，可成为感染的主要病原菌，在大面积癌肿创面上亦可继发感染。由于其对绝大多数抗生素不敏感，故可导致严重的局部和全身感染。

5. 白色念珠菌　其为真菌的酵母（yeast）型，又称白色假丝酵母菌，是正常人口腔、消化道、上呼吸道及阴道黏膜上的正常菌群。其数量在粪便中为 10^3 ~ 10^5/g。正常情况下不致病，一旦在抗生素的诱导下或全身免疫功能下降，其数量超过一定水平或占优势时就可致病，如引起黏膜、皮肤和内脏的念珠菌病。白色念珠菌（candida albicans）造成的菌群交替症（二重感染）相当广泛，在肠道出现病变时，常同时伴有口腔或呼吸道的感染，如口腔炎、口角糜烂、玫瑰舌等。白色念珠菌的检查除了定量以外，还需作病理组织的镜检，这是可靠而又快速的方法，此外可作分离培养、生化反应、血清反应和变态反应试验等检测。

6. 变形杆菌　它是肠杆菌种的一族，革兰氏染色阴性，是健康人肠道的“过路菌”，一般3% ~ 5%的人可以检出。与口腔颌面部感染关系较密切的是变形杆菌（proteus）属中的奇异变形杆菌、普通变形杆菌、摩氏变形杆菌和雷氏变形杆菌。变形杆菌的种类与致病性无关，不论在重型或轻型菌群失调的患者中均可分离出，因此变形杆菌致病的机制是由于数量的优势。目前这类细菌已从肠道、泌尿道、伤口、烧伤创面、呼吸道、眼、耳、喉等部位感染的标本中分离出。若与其他病原菌如葡萄球菌和白色念珠菌协同作用，其危险性更大。

7．类杆菌　其为革兰氏阴性无芽孢专性厌氧杆菌，是人类口腔、泌尿生殖道尤其是肠道内的常驻菌，而以结肠内的数量最多。类杆菌（bacteroides）除具有对宿主的营养、胆汁胆固醇的代谢、免疫功能和生长发育等一定的生理功能外，其作为条件致病菌引起临床各科的感染疾患已被公认。类杆菌常引起口腔颌面部间隙感染，骨关节、脏器感染和脓毒症。

8．放线菌　其为革兰氏阴性杆菌，无芽孢，既是人和恒温动物黏膜表面定植的正常菌群成员，也是口腔正常菌丛之一，如口腔的牙菌斑、牙石、唾液和扁桃体等部位均存在放线菌（actinomycoses）。已发现的放线菌有10余种，其中与人类疾病有关的是衣氏放线菌、牛型单线菌、酿脓放线菌、黏性放线菌和梅氏放线菌等，而其他菌种尚未有确切的致病性报告。目前认为致病性的菌种实际上是机会病原菌，常因免疫制剂的应用后局部损伤或拔牙后发生的内源性感染，以及在其他炎症基础上发生混合感染。

9．梭菌　也称梭状芽孢杆菌（clostridia），为革兰氏阴性厌氧或微嗜氧杆菌，产生芽孢，有鞭毛，可运动。但其中的产气荚膜梭菌有荚膜。梭菌广泛分布于自然界，均为厌氧菌，但对厌氧条件要求不同，破伤风梭菌、肉毒梭菌和水肿梭菌对厌氧要求严格，而溶组织梭菌、产气荚膜梭菌在少量氧环境亦能生长。临床多在外伤、软组织挫裂伤、伤口内无效腔、异物存留和局部组织血供不良的条件下发病。也可发生双相性的感染，如在某些口腔颌面部间隙感染中可先有需氧菌感染，消耗氧气后继发厌氧菌感染。

10．其他菌种和病毒　与口腔颌面部关系较密切的病原菌还包括隐球菌、炭疽杆菌、球孢子菌、芽生菌、组织胞浆菌、狂犬病毒、疱疹病毒和巨细胞病毒等，可在抵抗力下降的患者中引起感染。

临床链接

头颈部相关的巨细胞病毒感染

巨细胞病毒（Cytomegalovirus，简称CMV）是一种广泛存在的疱疹病毒。据美国统计，在6岁前的人群中，CMV血清阳性率达60%，随着年龄增大该比率有所上升，到80岁时可达90%。初次感染可能来自多种途径，如唾液、生殖器分泌物、血液，以及围产期感染等。在初次感染之后，病毒在宿主体内潜伏。它可潜伏在大多数细胞和组织中，包括多形核白细胞、T淋巴细胞、唾液腺成纤维细胞、肾上皮细胞以及内皮血管组织中。当机体出现免疫抑制时，如HIV感染、器官移植或急性疾病，病毒则可能被重新激活而引发感染。

临床表现及诊断

临床上，对于免疫系统正常的个体，原发CMV感染可表现为无症状或良性CMV单核细胞增多症，而后者的特征为发热、不适、淋巴结肿大，实验室检查可见淋巴细胞增多，并存在异型性淋巴细胞。对于CMV造成的单核细胞增多症来说，其嗜异性凝集试验为阴性，而 EB 病毒造成的单核细胞增多症，试验结果为阳性。

CMV 食管炎可以表现为吞咽困难和吞咽疼痛。通过对组织内细胞核内包涵体的检验可以明确诊断。CMV 视网膜炎常见于严重免疫抑制的患者，例如艾滋病患者。艾滋病患者 CD_4 细胞低于 $50/mm^3$，则有患 CMV 视网膜炎的风险。这种视网膜病变也会发生在接受器官或骨髓移植的患者中，但是非常少见。诊断主要依靠临床表现。眼底镜检查可见视网膜白色绒毛样渗出伴有视网膜出血。

治疗

CMV 单核细胞增多症是一种自限性疾病，仅需要支持治疗。另一方面，CMV 疾病，例如 CMV 食管炎和 CMV 视网膜炎，需要抗病毒治疗，可以选择静脉注射更昔洛韦，或者口服缬更昔洛韦。诱导剂量持续 21 天，然后维持治疗。

二、口腔颌面部感染途径 Route of infection of oral and maxillofacial region

口腔颌面部感染的途径主要有以下 5 种：

1．牙源性　病原菌通过病变牙或牙周组织进入体内发生感染者，称为牙源性感染（odontogenic infection）。牙在解剖结构上与颌骨直接相连，牙髓及牙周感染可向根尖、牙槽骨、颌骨以及颌面部蜂窝组织间隙扩散。由于龋病、牙周病、智牙冠周炎均为临床常见病，故牙源性途径是口腔颌面部感染的主要来源。

2．腺源性　面颈部淋巴结既可继发于口腔、上呼吸道感染，引起炎症改变，淋巴结感染又可穿破淋巴结被膜向周围扩散，引起筋膜间隙的蜂窝织炎。

3．损伤性　继发于口腔颌面部软硬组织创伤而发生的感染。

4．血源性　机体其他部位的化脓性病灶通过血液循环在口腔颌面部形成化脓性病变。

5．医源性　医务人员行局部麻醉、手术、穿刺等操作未严格遵守无菌技术要求而造成的继发性感染称为医源性感染（iatrogenic infection）。

口腔颌面部组织遭受口腔内常驻菌群或外来病原菌的污染（contamination），不一定都会发生感染，只有当人体局部或全身的防御功能削弱，或病原菌数量过多、毒力过大时才会发病。感染的发生一方面取决于细菌的种类、数量和毒力，另一方面还取决于机体的抵抗力、易感性、患者的年龄、营养状况、免疫状况以及感染发生部位的解剖特点、局部血液循环状况、有无血肿形成或异物存在等多种因素的影响。急性感染发生后，若机体抵抗力强，并得到及时合理的治疗，则感染可被控制而局限，通过自行吸收或形成脓肿引流后痊愈。当机体抵抗力与病原菌毒力处于相持状态，或处理不当时，则感染可转为慢性过程。如细菌毒力超过人体抵抗力，或抗菌药物使用不当或无效时，感染可向周围组织蔓延，并通过淋巴管及血循环扩散，引起淋巴管炎、淋巴结炎或发生脓毒症、转移性脓肿、海绵窦血栓性静脉炎、感染性休克等严重并发症。因此口腔颌面部感染的过程与转归受患者的抵抗力、细菌的毒力和治疗措施三方面影响。

三、口腔颌面部感染的临床表现 Clinical manifestation of infection of oral and maxillofacial region

（一）局部表现

口腔颌面部解剖部位多数位置表浅，一旦发生感染，早期即可发现，感染区域出现红、肿、热、痛，但病变与正常组织间没有明显的分界线，水肿区常超过病变范围，与感染区相关的淋巴结出现肿大、压痛等炎症表现。由于感染的部位不同而有相应的功能障碍发生，软组织感染肿胀区变硬、压痛明显。通过增强机体抵抗力及合理应用抗菌药物，感染局限，有可能自行吸收而消散；若发病5～7天后，局部体征无明显消退，可能范围相对局限，此时感染中央区可出现组织坏死、渗出物集聚，并形成分界清楚、有一定范围的脓腔。浅表脓肿可扪及波动感，深部脓肿则不能触及波动感，但按压表面皮肤有凹陷性水肿（pitting edema）。

感染相邻结构（主要是颌周咀嚼肌群）受到炎症递质的激惹、神经反射而出现肌肉痉挛、引起不同程度的张口受限。舌根、口底、颌下、咽旁等部位的间隙感染可导致吞咽、咀嚼、语言及呼吸障碍。隐蔽部位如颞下间隙、翼颌间隙感染，局部可无明显的红、肿、热、痛表现，而主要表现为患侧疼痛及张口受限。腐败坏死性蜂窝织炎的受累区皮肤呈弥漫性肿胀，压之有经久不恢复的凹陷性水肿，称之为副性水肿，皮肤灰白发亮。随着细菌毒素的作用，局部循环障碍加重，皮肤色泽常为暗红或紫色，因组织间隙中有气体产生，可触及捻发音。

在炎症慢性期，由于纤维组织增生，胶原纤维的收缩，病变区组织变硬，形成浸润块。若急性炎症反复发作，则有经久不愈的瘘口或引流脓液量发生改变。急性炎症反复发作，可能是因为有死骨形成或病灶牙未及时处理所致。

（二）全身表现

口腔颌面部各种感染的全身表现差别很大，如面部疖可无明显全身症状，而急性中央性颌骨骨髓炎及多个颌周间隙蜂窝织炎则可伴较重的全身症状，如畏寒、发烧、全身不适、食欲减退、尿少而色深；血液白细胞总数不同程度升高，中性粒细胞比例增加，呈现核左移；在年老或幼儿患者、病情重而病程长者，可有水、电解质平衡失调等表现。个别病情严重者可出现脓毒症，甚至感染性休克。由于面部静脉系统与颅内硬脑膜静脉窦相通连，且无静脉瓣，发生于上唇、鼻周所谓“危险三角区”的疖、痈可导致海绵窦静脉炎或血栓形成，而引发脑膜激惹及眼静脉回流受阻症状，出现窦内的颅神经（动眼、滑车、外展、三叉神经）受累体征。

慢性炎症患者，因局部病变经久不愈，长期排脓，全身低热，进食较差，而出现全身衰弱、营养不良和贫血。

四、口腔颌面部感染的诊断 Diagnosis of infection of oral and maxillofacial region

根据病因、临床表现、影像学检查及实验室检查，大多能做出正确诊断。及时准确的诊断对缩短病程、防止感染扩散和恶化均有重要意义。

（一）临床检查

感染初期，感染区域的红、肿、热、痛以及功能障碍是主要临床表现，也是诊断局部感染的基本依据。在感染局限形成脓肿（abscess）后，波动感又是诊断脓肿的重要依据。波动试验是临床上诊断浅部脓肿的主要方法（图5-1）。深部脓肿，尤其是位于筋膜下层的脓肿，一般很难摸到波动感，但压痛点比较明确，按压脓肿区表面皮肤常出现不能很快恢复的凹陷性水肿。对深部脓肿，为了确定有无脓肿或脓肿的部位，可用穿刺法协助诊断。慢性感染患者局部有慢性增生硬块，应注意与肿瘤相鉴别。

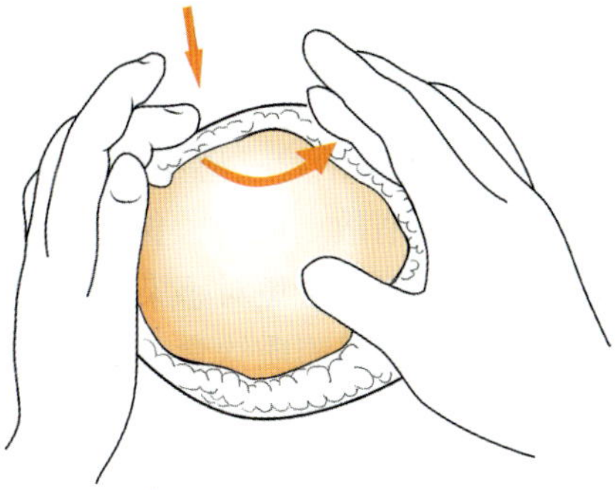

图 5-1　脓肿波动感的检查方法

（二）影像学检查

1. 平片检查　平片简便易得，所需设备较为简单。标准牙片可以很好显示病变牙牙体、根尖周、牙周的情况。曲面体层片对于病源牙的检查定位很有帮助，并对颌骨骨髓炎病变范围、破坏程度或形成死骨的部位提供可靠的依据。瓦特位可以辅助上颌窦炎症的诊断。

2. CT 和 MRI 检查　CT（computed tomography）尤其是增强 CT 对于深部脓肿的诊断很有意义。由于脓腔周围被膜区域血运丰富，增强 CT 显示为环状增强影像，而脓腔内部则显示为密度较低区域。增强 CT 检查时，应注意增强剂过敏以及肾功能不全的患者慎行。与螺旋 CT 相比，口腔科常用的 CBCT（cone beam CT）成像较快且辐射剂量更小，也可用于感染的检查。但 CBCT 对骨和牙齿等高密度组织显像较好，而对于感染时软组织病变的显像较差。MRI 检查可对深部脓肿进行较好的诊断，但其对骨骼和牙齿等结构的显示不如螺旋 CT。

3. 超声检查　彩色多普勒超声检查可用于确定是否存在脓肿，但适用于较为浅表的脓肿。此外，超声还可以引导脓肿切开引流手术。

（三）实验室检查

定期行外周血白细胞检测是观察感染进展的基本方法之一，在炎症的急性期，外周血白细胞计数增加，中性粒细胞的比率增高。在重度感染或大量抗生素应用之后，白细胞计数可无明显增加，但有核左移及中毒性颗粒出现。另外，外周血中的 C 反应蛋白水平及血清降钙素原也可以反映炎症的进展程度。血沉升高对感染也有提示作用，但不具有特异性。

（四）微生物检查

脓液的涂片及细菌培养可确定细菌种类，必要时可作细菌药物敏感试验，以选择合适的抗菌药物。如怀疑有脓毒症时，可多次抽血作细菌培养以明确诊断，并作细菌药物敏感试验，为选择有效抗菌药物做参考。

五、口腔颌面部感染的治疗 Treatment of infection of oral and maxillofacial region

口腔颌面部感染的治疗，首先根据感染的部位和进展程度，评价感染的严重程度。同时，还要对患者机体的抵抗力进行评价，应注意是否存在损害免疫系统功能的因素。常见的影响人体免疫系统功能的因素有：糖尿病（diabetes）、慢性肾病、营养不良、酒精中毒、激素治疗、恶性肿瘤等，其中糖尿病是最常见的免疫系统损害性疾病。糖尿病患者一方面存在白细胞迁移功能缺陷，另一方面还存在血管系统的缺陷，损害了血液向微血管床尤其是肢体末端等末梢循环的正常流动。糖尿病可能会降低机体对一些严重感染，例如深部间隙感染和坏死性筋膜炎的抵抗力。应根据患者局部和全身情况决定患者是否需要住院治疗。

总的治疗措施应针对全身和局部两个方面。改善患者的一般状况，调整紊乱的生理功能，增强机体抗病能力，这是治疗的基础；而针对病原菌进行抗生素治疗，切开引流并清除炎症所产生的脓液和坏死组织，则是治疗的关键。此外，应尽早去除感染因素及局部病灶，这是缩短病程、减少急性炎症反复发作的重要措施。

（一）局部治疗

1. 非手术治疗　感染性炎症的渗出期，机体免疫反应形成细胞及体液免疫屏障，促进炎症的局限和消散。此时，保持局部静态是保证这一防御反应取得良好效果的重要条件。所以，在急性炎症期应避免对感染部位的不良刺激，如口腔内和颌周间隙的感染应减少说话、咀嚼等运动，进软食或流质饮食。面部疖、痈，切忌挤压、抓搔，以免造成感染扩散。并根据炎症不同阶段给予局部处理。

炎症局部热敷（fomentation）或理疗（physical therapy）有促进血液循环、加速渗出液吸收和加强白细胞吞噬作用的效果，但鉴于口腔颌面部血液循环丰富，且与颅内有交通的特点，宜持保守态度。面部疖、痈，特别是“危险三角区”疖、痈，热敷有促成海绵窦血栓性静脉炎发生的可能，应严禁使用。在炎症形成脓肿前，外敷药物（external medicine）有消肿、止痛的效果，常用药物有鱼石脂软膏、六合丹、如意金黄散等。

2. 脓肿切开引流　化脓性感染已经形成脓肿或脓肿已溃破但引流不畅者，必须进行切开引流（incision and drainage）或扩大引流术。局部肿胀局限，但皮肤发红、发亮，压痛明显，有波动感是脓肿形成的指征；深部脓肿经影像学检查证实或穿刺抽出脓液者，均应立即切开引流。对局部炎症明显、病情发展迅速且全身出现中毒症状的病例，如腐败坏死性蜂窝织炎，宜早期切开引流，以利于炎症毒性物质、坏死组织、气体的排出，减轻局部及全身症状，阻止炎症继续扩散。结核性淋巴结炎如已有脓肿形成，其切开的指征应严格掌握，因为切开引流后其瘘口可能长期不愈，一般采用局部穿刺抽脓的闭式引流方式，在抽脓后立即在脓腔内及淋巴结周围注射抗结核药物（链霉素、异烟肼等）。但对脓肿已累及皮下，几近自行溃破的结核性脓肿，亦可切开引流。另外，加强全身及局部抗结核治疗，以促进其脓瘘早期愈合。

脓肿切开引流手术原则：①切口尽量位于脓肿的最低位，以利于脓液的自然引流。②切口尽量位于隐蔽处，如发际内、颌下区、颌后区和口内等；切口方向应与皮纹方向一致。③切口长度应由脓肿大小及深浅决定，深部脓肿切口较长，浅表脓肿切口相应缩短，但应以能充分引流脓液为原则。④颌面部皮下组织中有血管、神经，除非脓肿近表皮、几乎破溃者可直接切开脓腔外，原则上应采取二次分离脓腔的方式，如下颌下脓肿，切开皮肤及颈阔肌后，用血管钳钝性分离进入脓腔。⑤较大脓肿或多发性脓肿，用大血管钳或术者手指分离脓腔及脓腔间隔，以利坏死组织及脓液排出。动作轻柔以减少对脓腔壁的损伤，避免感染的再度扩散。切开后用生理盐水反复冲洗脓腔，加速脓液的排出。⑥切开排脓后，应放置橡皮引流条；深部脓肿，引流创道较深可能影响引流通畅，以橡皮管或乳胶管引流为宜；深部脓肿切开后创道出血明显者，可用凡士林纱条暂时填塞，次日更换橡皮引流管或引流条。⑦面部疖、痈的切开引流应非常慎重，不恰当切开可致感染扩散，发生海绵窦血栓性静脉炎及脓毒症。只有在疖的中央皮肤出现黄色脓点、痈有多发性脓肿而皮肤难以穿破时，才考虑保守性切开。⑧腐败坏死性口底蜂窝织炎，因系广泛的组织凝固性坏死，切开引流应根据浸润范围作广泛或多个切口，并用1%～3%过氧化氢液冲洗脓腔，敞开创口，建立多个引流口。

3. 感染病灶的处理　口腔颌面部感染绝大多数是牙源性感染扩散而来，虽然此时口腔颌面部感染是主要矛盾，但在治疗时应将病灶牙的处理纳入整个治疗方案之中，如中央性化脓性骨髓炎，病变区牙齿的拔除，本身即为引流和清除病灶的重要步骤。对于颌周间隙感染，若忽略病灶牙的处理，可致治疗不彻底或炎症反复发作。当急性炎症好转或脓肿切开引流后，即应进行病灶牙处理。此外，病灶还包括颌周间隙感染继发的边缘性颌骨骨髓炎及中央性骨髓炎形成的死骨，前者常需刮出受累骨面的新生炎性骨和骨破坏区域的坏死组织，后者常需切除死骨或摘除分离后的死骨块。如果是颌骨囊肿继发的感染，感染控制后，及时治疗颌骨囊肿。

（二）抗菌药物的应用

抗菌药物（antibacterial）的应用是感染治疗的基本措施之一，但治疗不当可引起细菌出现耐药性，严重影响疗效。一般说来，对局限、表浅的化脓性感染，无全身症状者，应重点放在局部脓肿的处理，可不用抗菌药物；只有在较严重的深部感染或全身感染时才给予抗菌药物。药物种类最好根据细菌培养结果来确定，在无条件作细菌培养或尚无细菌培养结果时，可根据感染来源、临床表现、脓液性状和脓液涂片检查等估计病原菌的种类来经验性选择抗菌药物，宜选用抗菌谱较广的抗菌药物。以后按照治疗效果、病情演变、细菌培养及药物敏感试验结果，调整抗菌药物种类。抗菌药物的剂量应足够，疗程应以局部炎症消失为度。对全身性感染来说，抗菌药物剂量宜大，疗程也应足够长，一般在体温下降、临床症状好转、外周血白细胞计数和分类正常后停药，以防感染反复。

尽管抗菌药物在感染的治疗中很关键，但不能完全依赖抗菌药物而忽视其他治疗方法。选用抗菌药物时既考虑其疗效，也应警惕其副作用，用药方案应根据感染病程的变化而作必要的调整。

（三）全身支持治疗

对于口腔颌面部感染来说，全身支持治疗应包括控制体温、缓解疼痛，加强营养、补液，纠正全身代谢、水、电解质平衡紊乱，以及积极治疗全身系统性疾病，比如糖尿病、高血压等。可改善患者的一般状况和增强其抵抗力，促使感染好转、局限或消散。同时，也要对口腔颌面部感染继发全身性感染的可能性有足够的警惕性，及早发现及正确治疗是预防因并发症致死的重要环节。

1．急性炎症期的病员应根据病情适当卧床休息，注意加强营养，给予易消化，富含维生素 B、C 的食物；病情严重或进食有困难者，应行静脉输液；有明显贫血者，可考虑多次小量新鲜血或血浆的输注。此外，可定期多次给予丙种球蛋白、胎盘球蛋白以增加抗体。

2．高热的处理，如果体温不超过 38.5 ℃，可以不予处理。体温过高，可采取冷敷头部、乙醇擦浴、冰袋冷敷腋窝、腹股沟部等物理降温措施，或给予解热药物。

3．感染未切开引流之前，由于局部感染因素的刺激以及脓肿所造成的张力，局部出现持续的跳痛，可给予止疼药缓解疼痛。

4．纠正水、电解质代谢和酸碱平衡失调。

5．积极控制血糖。感染可以使胰高血糖素分泌，加重糖代谢紊乱，诱发酮症酸中毒或非酮症高渗性昏迷等，从而增加严重感染的病死率。对于出现口腔颌面部感染的糖尿病患者，如果不积极控制血糖，单纯抗感染治疗效果不理想。对于这类患者，降糖治疗非常重要。一般采用胰岛素皮下注射，必要时可采用静脉输液治疗。还要定期监测血糖，及时调整胰岛素用量。

6．严重感染时，可考虑应用肾上腺皮质激素，改善重度感染时的局部和全身症状，作为高热降温、局部重度水肿引起呼吸困难、感染性休克及脑水肿时的应急措施。但应用激素有可能使急性炎症扩散，慢性炎症或潜在的感染活跃。因此激素的应用应严格掌握适应证，一般感染不用，急性感染有中毒症状时，需与足量有效的抗菌药物配合应用。若引起炎症的病原微生物具有耐药性或为病毒感染性疾病时，因无有效抗菌药物，应慎用。对结核性感染或伴有溃疡性疾病和高血压等应避免使用该类药物。

7．冬眠疗法（hibernation therapy）可用于感染性休克、病情严重者。但对伴有心血管疾病、血容量不足、肺功能不足者慎用。冬眠疗法的降温可减轻机体对炎症因子的过度反应，为抗菌药物发挥有效作用争取时间，创造条件。但冬眠时可降低机体的正常生理反射，并发肺部感染。

六、口腔颌面感染的并发症 Complications of infection of oral and maxillofacial region

口腔颌面部感染一般比较局限，但有时也会累及邻近组织结构，甚至出现全身反应，而出现一系列并发症（complication）。如呼吸道梗阻、脓毒症、纵隔炎、眼眶蜂窝织炎、海绵窦血栓性静脉炎等。这些并发症更容易发生于免疫功能低下的患者。由于上述并发症比较严重，甚至会危及生命，所以需要早期诊断和积极治疗。另外，尽管大多数并发症的明确诊断和治疗是由相关科室的专业医师联合完成，但口腔颌面外科医师必须认识到并发症的严重性，及时发现，积极治疗。

（一）呼吸道梗阻

呼吸道梗阻（airway obstruction）是口腔颌面部感染最常见的可危及生命的并发症。口底多间隙感染和颈部间隙感染容易引起呼吸道梗阻。口底抬高、伸舌困难、牙关紧闭、吞咽困难、呼吸困难、呼吸急促是呼吸道不畅的主要表现。发绀和供氧不足所致的意识改变提示患者可能出现了严重的呼吸道梗阻。如果呼吸道梗阻不严重，可以通过脓肿迅速切开引流和合理应用抗生素治疗。但是，临床医师必须认识到呼吸道梗阻可能在数小时内就会迅速加重。有呼吸道梗阻风险的患者应密切监护，并进行积极的早期干预。

（二）脓毒症

脓毒症（sepsis）是指由感染引起的全身炎症反应综合征。菌血症是指血流中存在细菌，无论是否引起全身的炎症反应。而全身炎症反应综合征（systemic inflammatory response syndrome，SIRS）是指由感染或非感染性疾病引起的全身炎症反应。多器官功能障碍综合征（multiple organ dysfunction syndrome，MODS）是指机体遭受严重创伤、休克、感染及外科大手术等急性损害 24 h 后，同时或序贯出现 2 个或 2 个以上系统或器官功能障碍或衰竭，即急性损伤患者多个器官功能改变不能维持内环境稳定的临床综合征。脓毒症和多器官功能障碍综合征是疾病发展的不同阶段。

脓毒症可进展为休克和弥散性血管内凝血多器官功能障碍综合征，最终导致患者死亡。脓毒症易发生于老年、免疫功能低下和危重患者。对成年患者，脓毒症确定的标准是可疑或已证明存在感染，且符合两条或两条以上 SIRS 的标准：①体温 >38 ℃或 <36 ℃；②心率 >90 次 / 分；③呼吸频率 >20 次 / 分或二氧化碳分压 <32 mmHg；④ WBC>12000/ μL 或 <4000/ μL 或不成熟细胞 >10%。另外，血培养可以明确血液中是否存在细菌和确定细菌的类型。

（三）纵隔炎

纵隔是胸腔的潜在间隙，它包含有心脏、大血管、气管和主支气管、食管、胸腺、结缔组织和淋巴结，而筋膜间隙把颈部和纵隔连在一起。

纵隔炎（mediastinitis）是纵隔的炎症。颌面部感染所致的纵隔炎较为少见，但其预后较差。一旦发生，即使应用抗生素和外科治疗，死亡率仍高达 40% ~ 60%。与颌面部感染相关的纵隔炎通常是由气管前间隙、咽旁间隙和咽后危险间隙的感染扩散所致。

纵隔炎患者常见的临床表现有发热、寒战、呼吸浅促、胸痛、颈部肿胀、呼吸困难及吞咽困难。CT 扫描可以显示颈部间隙和纵隔间隙内有脓腔存在。其治疗包括面颈部间隙感染切开彻底引流，抗菌药物和全身支持治疗。同时，积极请胸外科医师会诊，必要时经胸腔进行切开引流。

（四）眼眶蜂窝织炎

眼眶蜂窝织炎（orbital cellulitis）是由眶周组织（特别是鼻窦）的感染扩散至眼眶软组织

所造成的感染，牙源性感染、上颌骨骨髓炎等也是眼眶蜂窝织炎的感染来源。眼眶蜂窝织炎进展迅速，可导致失明和致命的颅内并发症。

眼眶蜂窝织炎一般从眼睑的红肿和疼痛开始。患者可出现发热，患侧眼眶存在剧痛、突眼、结膜炎、结膜水肿、眼球运动受限及视神经受损的体征（视力下降，视野缺损和色觉异常）。CT 扫描是最有效的诊断方法。如果诊断明确，及时使用抗菌药物治疗，眼部使用含有抗菌药物的滴眼液，脓肿形成，及时切开引流。

（五）海绵窦血栓性静脉炎

海绵窦位于颅骨内眼眶后方，内有动眼神经、滑车神经、视神经、三叉神经分支上颌神经、展神经和颈内动脉。大脑内的血液经海绵窦回流至心脏。

海绵窦血栓性静脉炎（cavernous sinus thrombophlebitis）是指由于炎症性血栓进入海绵窦内形成阻塞，并出现静脉内皮细胞水肿。常见的原因是鼻旁窦、眼、耳、鼻或面部皮肤来源的细菌感染或颌面部的脓肿扩散。发病突然，可出现单侧眼睑水肿、眼睑下垂、眼球突出、眼球运动受限、视力减退甚至失明、结膜水肿、视网膜出血、瞳孔扩大及对光反射消失。全身表现有高热、寒战、头疼、脉快和出汗等。

海绵窦血栓性静脉炎严重且病死率较高，需早期确诊，与神经内科医生联合积极治疗。

（六）颅内感染

常见的颅内感染（intracranial infection）包括脑膜炎（meningitis）和脑脓肿（brain abscess），这些并发症可由血液来源或邻近的海绵窦静脉炎扩散所致。

脑膜炎是最常见的颌面部感染来源的颅内并发症，其表现包括持续剧烈头疼、发热、颈项强直、呕吐、呼吸急促、抽搐及昏迷，Kernig 征和 Brudzinski 征阳性。脑膜炎的诊断是根据临床症状和体征，以及血液培养和腰穿结果得出。

脑脓肿可致颅内压增高和局灶性脑组织损伤。可出现头疼、发热、视神经盘水肿、困倦、抽搐、癫痫发作、吞咽困难、共济失调、视野缺损、轻偏瘫或发音困难等。脑脓肿通常由核磁共振检查辅助诊断。

一旦怀疑并发脑膜炎或脑脓肿，及时请神经内科和神经外科医生会诊，积极治疗。

（七）急性会厌炎

急性会厌炎（acute epiglottitis）主要累及喉部声门上区的会厌及其周围组织，是以会厌高度水肿为主要特征的急性炎症，是耳鼻喉科的急重症之一。可由口底多间隙感染向后蔓延侵及会厌黏膜而发病。

急性会厌炎起病急骤，病程进展迅速，主要症状有剧烈的咽喉疼痛；吞咽困难，常有饮水呛咳；语声含糊不清，但少有声音嘶哑；呼吸困难。重症者呼吸困难出现早，进展迅速，数小时内可以引起窒息。轻症者全身症状不明显，重症者多有发热、寒战、头痛、乏力、周身不适、食欲减退等症状。

如果怀疑口底间隙感染合并有急性会厌炎，及时请耳鼻咽喉科医师会诊治疗，积极治疗。

（安金刚）

第二节 抗菌药物在抗感染中的应用

Application of Antibiotics in Treatment of Infections

提 要

抗菌治疗是口腔颌面部中重度感染治疗的重要手段。根据抗菌药物的抗菌机制将其分为杀菌和抑菌两类。前者如青霉素、头孢菌素类等，后者如磺胺类药物等。药物敏感试验对临床选用抗生素具有重要参考价值。抗菌药还存在耐药性及不良反应等问题。抗菌药物的使用原则也是本节重点介绍的内容之一，此外还介绍了各种抗菌药物的性能及使用方法，并对抗菌药物联合应用的效应、适应证、影响因素等作了较为详细的介绍。

一、抗菌药物的作用机制 Mechanism of antibacterial

临床应用抗生素和化学合成抗菌药物应对病原微生物具有较高的选择性毒性作用，但对患者不造成明显损害。因此研究抗菌药物选择性毒性的作用机制，对于临床合理选用抗菌药物、新抗菌药物的研制开发和细菌耐药性的研究，均有重要意义。

细菌（bacterial）的基本结构为细胞壁、细胞膜、细胞质（含核糖体、质粒、线粒体等）及核质。抗菌药物的选择性毒性作用就是不同抗菌药物分别作用于病原微生物不同部位，使之与细菌基本结构发生作用：①干扰细菌细胞壁的合成，使细菌不能生长繁殖；②破坏细菌细胞膜从而破坏其屏障作用；③影响细菌的蛋白质合成使其丧失生长繁殖的物质基础；④影响核酸代谢以阻碍遗传信息的复制等。目前应用抗菌药物的主要作用靶位见表 5-1。

表 5-1 抗菌药物的主要作用靶位

作用部位	抗菌药物	主要靶位
细胞壁	青霉素类	
	头孢菌素类	转肽酶
	糖肽类	乙酰 -D- 丙氨酰 - 丙氨酸、多聚酶
	磷霉素类	丙酮酸 UDP-NAG 转移酶
	环丝氨酸	丙氨酸消旋酶 / 合成酶
	杆菌肽	异丙基磷酸盐
核糖体	氯霉素类	肽链转移酶
	大环内酯类	转位酶
	林可霉素类	肽链转移酶
	呋西地酸	伸长因子 G
	四环素类	核糖体亚基 A 位
	氨基糖甙类	初始合成阶段和转运过程
核酸	喹诺酮类	DNA 旋转酶
	利福霉素类	RNA 聚合酶
	硝基咪唑类	DNA 支架结构
	呋喃类	DNA 支架结构
细胞膜	多黏菌素	磷脂
叶酸合成	磺胺类	二氢叶酸合成酶

根据抗菌药物（antibacterial）的抗菌机制分为杀菌（sterilization）和抑菌（bacteriostasis）两类，杀菌是指直接杀死细菌，抑菌是指抑制细菌的生长繁殖。目前又将抗菌药物分为4类：①繁殖期杀菌剂，如青霉素类、头孢菌素类、万古霉素等；②静止期杀菌剂，如链霉素、卡那霉素、庆大霉素、杆菌肽和多黏菌素等；③快速抑菌剂，如氯霉素、红霉素、四环素族等；④慢效抑菌剂，如磺胺类、环丝氨酸类等。杀菌和抑菌作用也是相对的，如以上杀菌剂在低浓度时仅有抑菌作用；而红霉素在高浓度时，也可能有杀菌作用；但四环素族、氯霉素等不因浓度增加产生杀菌效果，仍仅有抑菌作用。

二、药物敏感试验及其临床价值 Drug sensitivity test and its clinical value

测定抗菌药物在体外对病原微生物有无抑制或杀灭作用的方法称为药物敏感试验（drug sensitivity test）（简称药敏试验）：不同致病菌或同一细菌的不同菌株对不同的抗菌药物的敏感性不同。由于抗菌药物的广泛应用，耐药菌株随之增加，因此药敏测定的结果对于临床选用抗菌药物有重要参考价值。

（一）药敏测定的目的和指征

进行药敏测定有两个目的：①帮助临床医师选择最合适的抗菌药物；②进行细菌耐药性监测，了解某种致病菌的耐药（drug resistance）变迁情况，以便采取有效措施，防止细菌耐药的发生和发展。

某些致病菌的药物敏感性容易推测，则可不必行药敏测定。但当致病菌是属于对常用抗菌药物能产生耐药的菌种时，如果条件允许，则需要进行药敏测定。下述情况可不做药敏测定：①已知某些抗菌药物对某种细菌有良好的抗菌作用，而且很少有耐药菌株存在，如溶血性链球菌；②可能是污染菌而不是引起发病的真正病原菌；③对一些营养要求较高，不易生长的细菌，一般也不做药敏测定。

（二）常用的药敏测定方法

1. 扩散法（即纸片法） 将含有一定量抗菌药物的纸片贴在涂有标准菌量的琼脂平板上（一般推荐用Mueller-Hinton琼脂），过夜培养。由于抗菌药物在琼脂内向四周扩散，其浓度呈梯度递减，因此在纸片周围一定距离内的细菌生长受到抑制，产生抑菌圈，其直径与药物对细菌的最低抑菌浓度成反比。测量抑菌圈直径，可判断该菌对某药的敏感或耐药程度。目前常用者为Kirby- Bauer（K-B）法，适用于需氧菌和兼性厌氧菌的药敏测定。

2. 稀释法 以一定浓度的抗菌药物与含有被试菌株的培养基进行一系列不同倍数稀释，经培养后观察其最低抑菌浓度（minimal inhibitory concentration，MIC）及最低杀菌浓度（minimal bactericidal concentration，MBC）。

（三）结果判断及临床意义

通常采用美国国家临床实验室颁布的标准（National Committee for Clinical Laboratory Standards，NCCLS）来判断药敏结果，分为敏感、中度敏感和耐药三级。临床常用量达到的稳态血浓度超过细菌最低抑菌浓度（MIC）的5倍以上者为敏感；当细菌引起的感染仅在采用大剂量抗菌药物时才有效者，此种细菌对该药为中度敏感，这时常规用药后的稳态血浓度仅相当于或略高于该细菌的最低抑菌浓度；药物在血清或体液中的浓度低于药物对细菌的最低抑菌浓度时，该细菌为耐药。有对细菌能产生灭活抗菌药物的酶，则不论其MIC值大小如何，仍应判定该菌为耐药菌。例如产青霉素酶的金黄色葡萄球菌即为对青霉素的耐药菌株。

三、抗菌药物耐药性 Drug resistance of antibiotics

抗菌药物的临床应用中发现，原来易于治疗的感染逐渐变得不容易治疗，这是由于细菌出现了耐药性，造成临床治疗中的困难。细菌耐药性又分为：①天然或突变产生的耐药性；②获得耐药性或质粒介导的耐药性。后者所带的耐药基因易于传播，在临床上占有重要地位。

临床感染细菌耐药情况有逐年增加趋势，如金黄色葡萄球菌、绿脓杆菌、大肠埃希菌、变形杆菌和结核杆菌极易产生耐药性，其中又以金黄色葡萄球菌的耐药情况最为严重，几乎90%的金黄色葡萄球菌对青霉素G具有耐药性。在引起医院内感染的致病菌株，耐药性革兰氏阴性杆菌的比例也有上升趋势。为此，在抗感染中抗菌药物种类的选择、剂量的投入及给药方法、途径应严格按指征使用，对耐药菌株所致感染应选择对其有效的两种以上抗菌药物的联合应用，有条件最好根据联合敏感试验来确定用药种类。

四、抗菌药物的不良反应及防治 Adverse reactions of antibiotics and its management

根据WHO国际药品监测中心所下的定义，抗菌药物不良反应（adverse reaction of antibiotics）是指在预防、诊断、治疗疾病或调节生理功能过程中，给予正常剂量的药物时出现的任何有害的和与使用目的无关的反应。

抗菌药物特别是抗生素的应用为感染性疾病的防治开辟了新的篇章，但抗菌药物的应用也带来很多不良反应或后果，而导致治疗失败及并发症。本节主要讨论抗菌药物可产生的毒性反应、变态反应及二重感染等问题。

（一）毒性反应

抗菌药物的毒性反应（toxic reaction）是指药物引起的生理、生化等功能异常和（或）组织器官等的病理改变，其严重程度随剂量增大和疗程延长而增加。毒性反应是抗菌药物所引起的各种不良反应中最常见的一种，主要表现在神经系统、肾、肝、血液、胃肠道和给药局部组织。

1. 神经系统　青霉素类剂量过大或静脉注射过快，可对大脑皮质产生直接刺激，出现肌痉挛、惊厥、癫痫、昏迷等青霉素脑病；尤其在肾功能损害患者应用大剂量青霉素G、氨苄西林、苯唑西林、头孢噻吩、头孢唑啉、抗氧头孢、四环素等之后更多见中枢神经系统毒性反应。精神障碍可见于应用氯霉素和四环素类患者。氨基糖苷类、万古霉素、多黏菌素类、氯霉素、利福平、红霉素和金霉素等药物可引起眼调节适应功能障碍，偶可发生视神经炎甚至视神经萎缩。磺胺类和硝基呋喃类等可致多神经炎。喹诺酮类可引起头痛、头晕、幻觉和抽搐等神经系统症状。

2. 肾　肾是多数抗菌药物的主要排泄途径，因此在抗菌药物应用过程中，肾损害相当常见。氨基糖苷类如新霉素、链霉素、卡那霉素、妥布霉素、庆大霉素和阿米卡星等均具肾毒性；多肽类如多黏菌素B，头孢菌素如头孢噻啶和头孢噻吩也具有肾毒性作用；糖肽类如万古霉素等具有潜在肾毒性作用。

3. 肝　应用大剂量四环素类患者，可引起脂肪浸润性的重症肝损害。两性霉素B、林可霉素和磺胺类可致中毒性肝炎。利福平致胆红素血症，红霉素和苯唑西林引起胆汁淤滞性肝炎，头孢菌素类及半合成青霉素类偶可引起转氨酶升高（其中青霉素发生率高），链霉素和两性霉素B引起肝细胞型黄疸。

4. 血液系统　氯霉素、两性霉素B、青霉素类和头孢菌素类可引起贫血、白细胞减少、血小板减少等，以前两者为多见。很多抗菌药物如氯霉素、磺胺药、内酰胺类、氟胞嘧啶、氨基糖苷类、四环素类和两性霉素 B 等可引起白细胞和（或）血小板减少。但发生率很低，停药后很快恢复，临床上可无症状。

5. 胃肠道 此种作用较常见，多数口服抗菌药物或注射后胆汁中浓度较高者可引起恶心、呕吐、腹泻和其他消化不良症状。以四环素类和红霉素最常见。

6. 免疫系统 对机体的免疫系统和防御机制具有毒性作用的药物有：两性霉素 B、头孢噻吩、氯霉素、四环素、土霉素、复方新诺明、磺胺甲噁唑和利福平等。

7. 心脏 大剂量青霉素类、氯霉素和链霉素可引起心脏毒性作用，临床表现为心绞痛发作、心律失常和传导障碍。两性霉素 B 可致心肌损害。

（二）变态反应

变态反应（Allergy）是应用抗菌药物后常见不良反应之一，由于抗菌药物分子结构比较简单，均非蛋白质，但大多数可作为半抗原与体内（偶或体外）的蛋白质结合而成为全抗原，从而促使人体产生特异性抗体或致敏淋巴细胞，当人体再次接触该类抗菌药物后即可产生 4 种类型的变态反应。在临床上表现为过敏性休克、皮疹、药物热、血清病型反应、血管神经性水肿、嗜酸性粒细胞增多症、溶血性贫血、再生障碍性贫血和接触性皮炎等。

1. 过敏性休克（Ⅰ型变态反应） 以青霉素引起者最多见，发生率为 0.004% ~ 0.015%。过敏性休克（allergic shock）的发生极为迅速，甚至在注射针头尚未拔出即可发生，也可在皮试时出现，约半数患者的症状发生在注射后 5 min 内，注射后 30 min 内发生者占 90%，且常见于 20 ~ 40 岁的成年患者，女性多于男性。其临床症状可分 4 类：①呼吸道阻塞症状：因喉头水肿、气管支气管痉挛和肺水肿引起，表现为喉头阻塞感，呼吸窘迫等濒危感；②微循环障碍症状：由微血管广泛扩张所致，表现为烦躁不安、冷汗、脉细和血压下降等；③中枢神经系统症状：脑组织缺氧或缺血引起昏迷和抽搐；④皮肤过敏反应：瘙痒、荨麻疹等。为防止过敏性休克的发生，用药前（尤其用青、链霉素前）必须详细询问既往过敏史及用药史，使用青霉素制剂前应先做皮试，换批号或已停用 7 天以上（小儿 3 天以上）需再次使用时应重做皮试。发生过敏性休克时必须分秒必争就地抢救，肌内或静脉注射 0.1% 肾上腺素 0.5 ~ 1.0 ml，使用肾上腺皮质激素、抗组胺药及血管活性药等。喉头水肿引起窒息（asphyxia）应行气管切开。除青霉素类和氨基糖苷类外，链霉素所致过敏性休克亦较多见，头孢菌素类、四环素、红霉素等偶亦可引起，磺胺类、四环素类、氯霉素和利福平等也偶可引起过敏性休克。

2. 药物热 药物热（drug fever）表现为弛张型或稽留热型，药物热的潜伏期多数为 7 ~ 12 天，停药 2 ~ 3 天后大多可以退热，药物热时多数伴有皮疹及周围血象中嗜酸性粒细胞增多。在感染性疾患应用抗菌药物后出现药物热的诊断依据是感染得到控制，体温下降后再次上升或应用抗菌药物后体温反较未用药前为高，而发热或热度增高不能用原有感染解释，且无继发感染的证据，结合患者虽有高热但一般情况良好，如伴皮疹及嗜酸性粒细胞增多常易作出诊断，应立即调整药物。药物热可与药疹同时出现，也可单独发生。

3. 血清病样反应及血管神经性水肿（Ⅲ型变态反应） 多发生于应用青霉素类药物后。血清病样反应的临床表现特点是发热、关节痛、荨麻疹、淋巴结肿大、腹痛、蛋白尿、嗜酸性粒细胞增多症和血管神经性水肿（angioneurotic edema）。多数为青霉素引起，极少数发生在应用磺胺类和四环素类等的过程中。血清病样反应和血管神经性水肿属轻型过敏反应，除并发喉水肿或脑部血管神经性水肿者外，无需特殊处理。

4. 接触性皮炎（Ⅳ型变态反应） 与链霉素、青霉素 G 等抗菌药物经常接触的工作人员有发生接触性皮炎（contact dermatitis）的可能，一般于接触后 3 ~ 12 个月内发生。皮疹常见于两手、手臂、眼睑和颈部等处，表现为皮肤瘙痒、发红、丘疹、眼睑水肿、湿疹等。停止接触后可逐渐消退。

（三）二重感染

1. 发生机制　二重感染（superinfection）也称菌群交替症。正常情况下，人体口腔、呼吸道、肠道和生殖系统等处都有细菌寄生繁殖，这些菌群在互相拮抗制约下维持平衡状态。当较长期应用广谱抗菌药物后敏感菌群受到抑制而未被抑制者大量繁殖；此外，原发疾病严重、大手术、应用肾上腺皮质激素和抗代谢药物等均可损害人体的免疫功能，未被抑制的细菌及外来细菌均可乘虚而入，导致二重感染。

二重感染的致病菌主要是革兰氏阴性杆菌、真菌和葡萄球菌属等，引起口腔、消化道、肺部、尿路感染及脓毒症等。

2. 临床表现

（1）口腔感染：较多见，主要为白色念珠菌引起，常伴维生素 B 缺乏症。临床表现为鹅口疮，乳白色斑块遍及口腔颊部、舌面、硬腭及咽部黏膜，严重者可蔓延至气管、食管和下消化道。

（2）脓毒症：脓毒症（sepsis）是二重感染后严重表现之一，致病菌最多见的是葡萄球菌属，其次为革兰氏阴性杆菌和真菌，有时可为两种或多种细菌引起的混合感染。也可发生多次致病菌不同的脓毒症。各类细菌引起的脓毒症其临床表现近似，由于二重感染病原菌对多种抗菌药物耐药，预后不良，死亡率高达 85%。治疗应根据血培养结果用药。

五、抗菌药物的合理应用 Application of antibiotics

合理使用抗菌药物系指在明确指征下选用适宜的抗菌药物，并采用适应的剂量和疗程，以达到杀灭致病微生物和控制感染的目的；同时采用各种相应措施以增强患者的免疫力和防止各种不良反应的发生。

（一）抗菌药物使用的基本原则

1. 尽早确立病原学诊断　确立正确诊断为合理使用抗菌药物的先决条件，应尽最大努力分离出病原微生物，分离和鉴定病原菌后必须做细菌药敏试验，并保留细菌标本，以便需要时做联合药敏和血清杀菌试验之用。

2. 熟悉选用药物的适应证、抗菌活性、药代动力学和不良反应。在药敏试验未获结果或未分离出病原菌前，可先根据临床诊断推测最可能的病原菌而进行经验治疗。口腔颌面部感染，常见的病原菌是葡萄球菌和链球菌，在药敏结果出来之前，可先选用针对球菌的抗菌药物。选用药物时应结合其抗菌活性、药代动力学特性、药效学、不良反应、药源、价格等综合考虑。药敏结果获知后，仍应根据经验治疗的效果决定是否调整用药。

3. 按照患者的生理、病理和免疫等状态合理用药。

4. 下列情况下抗菌药物的应用要严加控制或尽量避免。

（1）预防用药约占抗菌药物总用量的 30% ~ 40%，但有明显指征者仅限于少数情况。不当的预防用药不仅徒劳无益，反可引起耐药菌的继发感染。

（2）口腔颌面部的皮肤和黏膜等局部应用抗菌药物应尽量避免，因易引起耐药菌产生或变态反应。

（3）病毒性感染和发热原因不明者，除并发细菌感染或病情危急外，不宜轻易采用抗菌药物。

（4）联合应用抗菌药物必须有明确指征，如：联合后可肯定获得协同作用来减少毒性较强药物的用量；对单一用药效果不佳或长期用药细菌可能产生耐药者；多种细菌的混合感染或免疫缺陷者的严重感染等。

5. 采取综合治疗措施 在治疗细菌感染时，应用抗菌药物的同时，应采取各种综合性措施，如纠正水、电解质和酸碱平衡失调，改善微循环、补充血容量和处理原发病灶等。

（二）抗菌药物的分级

分为非限制使用、限制使用与特殊使用三级。

1. 非限制使用级抗菌药物 经长期临床应用证明安全、有效、对细菌耐药性影响较小，价格相对较低的抗菌药物。

2. 限制使用级抗菌药物 与非限制使用级抗菌药物相比较，在疗效、安全性、对细菌耐药性影响、药品价格等方面存在局限性，不宜作为非限制级药物使用。

3. 特殊使用级抗菌药物 具有明显或者严重不良反应，不宜随意使用的抗菌药物；需要严格控制使用避免细菌过快产生耐药的抗菌药物；新上市不足 5 年的抗菌药物；疗效或安全性方面的临床资料较少，不优于现用药物的抗菌药物；价格昂贵的抗菌药物。

预防感染、治疗轻度或者局部感染应当首先选用非限制使用级抗菌药物；严重感染、免疫功能低下合并感染或者病原菌只对限制使用类抗菌药物敏感时，可以选用限制使用级抗菌药物；严格控制特殊使用级抗菌药物使用。

（三）抗菌药物的给药途径

抗菌药物的给药方法分全身和局部应用两类。全身应用包括静脉推注和静脉滴注、肌注和口服；局部应用包括气溶吸入、腔内注射、滴眼、滴鼻、皮肤和黏膜应用等。

1. 全身应用 口服给药最为简单，很多抗菌药物均可口服，口服后大多迅速吸收，虽然吸收程度很不一致，但血中或尿中有效浓度于数小时内即可达到，轻度和中度感染均可用口服法给药。处理中度感染除口服用药外，亦可采用肌注给药，但四环素类、红霉素、万古霉素和两性霉素 B 等由于刺激性强，不宜肌注。严重感染尤其伴有脓毒症或感染性休克时应采用静注或静滴给药，以获得较高的血或组织浓度。

抗菌药物的剂量可按体重或体表面积计算，国内大多以体重为基础，成人以 50 ~ 60 kg 为准。同一抗菌药物可因感染程度不同和给药途径等不同而有差别。抗菌药物的疗程也因不同感染而异，一般宜用至体温正常，症状消失后 72 ~ 96 h，但脓毒症、骨髓炎、溶血性链球菌咽峡炎和结核等应视情况予以延长。急性感染在用药后 48 ~ 72 h 内临床疗效不显著者应考虑调整用药。

2. 局部用药 局部用药的原则：①能选择性抑制或杀灭局部细菌的药物；②刺激性小，且可与局麻剂同用；③不易发生过敏反应；④应选用主要供局部应用的药物，如新霉素、杆菌肽和 SD- 银盐等，尽量少用供全身应用的抗菌药，以免细菌产生耐药性；⑤用于颌面部大面积烧伤或创伤时应注意抗菌药物可因大剂量吸收而发生不良反应的可能。

（四）不同病原菌的抗菌药选择

抗菌药物依据其体外抗菌活性、药代动力学参数、不良反应发生率、临床应用效果、细菌耐药性以及药物供应、价格等方面进行选择。

1. 葡萄球菌属感染 虽然近年来革兰氏阴性杆菌感染的发生率在医院内明显增多，但葡萄球菌属（staphylococcus）特别是金黄色葡萄球菌感染仍占相当比例。葡萄球菌属可按是否具有凝固酶而分为凝固酶阳性的金黄色葡萄球菌、凝固酶阴性的表皮葡萄球菌和腐生葡萄球菌。金黄色葡萄球菌的致病性较强，分为侵袭性和毒素性两类疾病，临床上可导致口腔颌面部软组织、骨组织感染，脓毒症和感染性休克等。

敏感葡萄球菌属所致的各种感染宜以青霉素为首选，但对产生青霉素酶的葡萄球菌株，可因青霉素的诱导而增加酶的产量，导致药物灭活和治疗失败，故葡萄球菌产酶株感染宜首选耐青霉素酶的半合成青霉素类如苯唑西林、氯唑西林，第1、第2代头孢菌素及万古霉素、氟喹诺酮类。

2. 链球菌属感染　感染链球菌属（streptococcus）中常见病原菌有A组溶血性链球菌、肺炎链球菌、草绿色链球菌、B组溶血性链球菌等。A组溶血性链球菌和肺炎球菌的致病性较强，前者可引起颌面部蜂窝织炎、丹毒、扁桃体炎、脓毒症等，后者是青壮年肺炎的主要致病菌。B组溶血性链球菌感染近年来多见于儿童，表现为口腔颌面部化脓性感染、脓毒症等。草绿色链球菌为口腔正常寄生菌，可使先心病、风湿病患者诱发心内膜炎。

A组溶血性链球菌和肺炎球菌对青霉素高度敏感，草绿色链球菌和B组溶血性链球菌也相当敏感。处理这些细菌所致的各种感染当首选青霉素。对青霉素过敏者可用大环内酯类和林可霉素类，此外也可用万古霉素。

3. 奈瑟球菌属感染　感染奈瑟球菌（diplococcus of Neisser）有淋球菌和脑膜炎球菌两种重要菌种，淋球菌主要引起淋病，脑膜炎球菌则可引起化脓性脑膜炎和脓毒症。脑膜炎球菌对青霉素和氨苄西林均高度敏感，磺胺嘧啶和氯霉素也有相当的脑脊液浓度，第2、第3代头孢菌素也有较好疗效。

4. 艾氏菌属感染　艾氏菌属中的主要代表为大肠埃希菌。因各菌株对抗菌药物的敏感性有较大差别，选用药物应以药敏试验结果为准，在未获知结果前宜按感染部位和严重程度用药，喹诺酮类和头孢菌素类有较好疗效。

5. 假单胞菌属感染　假单胞菌属（pseudomonas）均为条件致病菌，其杆菌最多见。铜绿假单胞菌可引起烧伤创面及口腔颌面部恶性肿瘤溃疡感染、脓毒症和肺部感染等。拮抗铜绿假单胞菌有效的药物有头孢他啶、头孢哌酮、庆大霉素、妥布霉素、哌拉西林、阿米卡星和喹诺酮类等。可按感染部位、病情轻重、药物供应情况和药敏结果等而选用，严重病例可联合应用头孢他啶或头孢哌酮和氨基糖苷类。

6. 类杆菌属感染　类杆菌属（bacteroides）有很多菌种，其中产黑素类杆菌存在于口腔中，常与其他厌氧和需氧菌共同引起牙周炎、冠周炎及颌面部间隙感染。脆弱类杆菌感染可选用甲硝唑、氯霉素、克林霉素、哌拉西林、头孢西丁等；治疗包括产黑素类杆菌在内的类杆菌感染则以青霉素为首选，也可选用克林霉素和甲硝唑等。

7. 其他革兰氏阴性杆菌感染　不动杆菌属、沙雷菌属、肠杆菌属和变形杆菌属等均是院内感染的一些常见条件致病菌，可引起多种感染。这些致病菌均有一定耐药性，一般宜采用氨基糖苷类（庆大霉素、阿米卡星等）、第三代头孢菌素（头孢他啶、头孢噻肟等）和氟喹诺酮类等。

（五）抗菌药物的联合应用

抗菌药物联合应用的意义在于发挥抗菌药物的协同作用，扩大抗菌范围，提高疗效；延缓或减少耐药菌株的出现；减少各药剂量，降低不良反应；在未作出细菌学诊断之前，用来处理危急感染病例。

1. 抗菌药物联合应用的效应　抗菌药物联合应用在体外或动物实验中可得出拮抗、无关、累加或协同4种效应。联用两种药物时的效应比单用时差，即一种药物的活性被另一种药物削弱时为“拮抗”；联合用药的作用不超过单用两种药物时的作用，即两种抗菌药物作用互不影响为“无关”；两种抗菌药物联合应用的结果相当于两药作用之和时为“累加”；明显超过两药作用之和时为“协同”。

抗菌药物分4大类，第一类为繁殖期杀菌剂，如青霉素类、头孢菌素类、万古霉素、磷霉素等；第二类为静止期杀菌剂，如氨基糖苷类、多黏菌素类；第三类为快效抑菌剂，如四环素类、氯霉素、大环内酯类、林可霉素类等；第四类为慢效抑菌剂，如磺胺类等。

两种第一类抗菌药物联合应用有两种情况：协同作用（synergism）和拮抗作用（antagonism）。第一类和第二类药物联合应用时常得到协同作用，第一类和第三类联用时可能发生拮抗作用，第二类第四类联用时可产生无关或累加作用。第二类和第三类联合时常可获得协同或累加作用，第二类和第四类联用时可得到累加或协同作用，第三类和第四类联用可得到累加作用。

2. 抗菌药物联合应用的不良相互作用　联合应用抗菌药物的目的是提高抗菌效应。减少药物毒性，但应用不当可能适得其反，产生不良后果。如氨苄西林与氯霉素或链霉素合用，病死率及不良反应均较单用时为高。产生拮抗作用的原因是氯霉素抑制细菌蛋白质合成，使细菌从生长转为静止，因此在繁殖期起作用的青霉素类的杀菌作用被抑制，使其杀菌效力减低。

3. 抗菌药物联合应用的适应证

（1）病因尚未明确的严重感染，在患者病情危重不宜等待的情况下，可选择联合用药。

（2）单一药物不能有效控制的严重感染（例如多间隙感染）或混合感染。

（3）需较长期用药，又有可能产生耐药者。

（4）其他：如长期用药有发生二重感染可能的患者，可短期用抗真菌药物。

4. 抗菌药物联合应用的原则　联合用药较单独用药须有更明确的指征：对多数可用一种抗菌药物控制的感染则只宜用一种药物，联合用药仅适用于少数情况；一般情况采用体外试验累加或协同效应的两种抗菌药物联合应用；如果两种药物联合即可达到疗效，三联、四联既无必要，又有增加不良反应的可能；联用药物中至少有一种对致病菌具有相当强的抗菌活性，而另一种不应是致病菌对其有高度耐药性的药物；同类药物不宜合用，特别应避免联用毒性相同的药物。

六、常用抗菌药物 Common antibiotics

（一）化学合成药物

1. 磺胺类药物　是最早发现的毒性低而抗菌作用强的化学合成药，其性质稳定，生产简单，使用方便，对革兰氏阳性和阴性细菌有抗菌作用，细菌对它较易产生耐药性，由于其他抗生素的问世，目前在口腔颌面外科中的应用有减少的趋势。但其中磺胺甲噁唑（SMZ）与甲氧苄啶（TMP）复方制剂仍可用于敏感菌所致的尿路感染、慢性支气管炎急性细菌性感染、伤寒及其他沙门菌感染等。SMZ-TMP 是治疗肺孢菌的首选用药。磺胺嘧啶银、磺胺米隆均可用于烧伤后创面感染的治疗。

2. 硝基呋喃类　硝基呋喃类（nitrofurans）是以抑制乙酰辅酶 A，干扰微生物糖类的代谢，达到抑菌作用。目前在外科中应用的有呋喃西林，制成溶液作外用。

3. 喹诺酮类　常用品种有诺氟沙星、环丙沙星、氧氟沙星、依诺沙星，对肠杆菌科细菌具良好抗菌作用，对铜绿假单胞菌、不动杆菌属、甲氧西林敏感葡萄球菌亦具抗菌作用。但对肺炎链球菌、溶血性链球菌、厌氧菌的作用差，对支原体属、衣原体属、军团菌、分枝杆菌等亦具有抗微生物活性。近年来新一代喹诺酮类相继进入临床应用，如左氧氟沙星、加替沙星、莫西沙星、吉米沙星等。其抗菌作用的特点为：①对肺炎链球菌（包括青霉素敏感与不敏感株）、化脓性链球菌和葡萄球菌属等需氧革兰氏阳性球菌的抗菌活性增强；②对脆弱拟杆菌等厌氧菌的作用增强；③对支原体属、衣原体属、军团菌等的作用增强；④对需氧革兰氏阴性杆菌的作用与常用品种相仿。因此可用于社区获得上、下呼吸道感染，某些品种亦被批准用于皮肤、软组织感染和尿路感染。

4. 硝基咪唑类　甲硝唑（灭滴灵）早年用于治疗原虫感染如滴虫病、阿米巴病等，至 20

世纪60年代发现甲硝唑（metronidazole）对革兰氏阴性和阳性厌氧菌有强大杀菌作用，仅对放线菌属、乳酸杆菌属有耐药性。现已广泛应用于敏感菌所引起的牙周脓肿、冠周炎、颌骨骨髓炎、鼻窦炎、肺脓肿以及外科手术前的预防用药和手术后厌氧菌感染的治疗。

（二）抗生素

1. β 内酰胺类抗菌药物　β 内酰胺类抗菌药物是指其化学结构中具有 β 内酰胺环的一大类抗菌药物，包括青霉素、头孢菌素类、头孢霉素类、单环 β 内酰胺类、碳青霉烯类、氧头孢烯类及 β 内酰胺类与 β 内酰胺酶抑制剂复方等。该类药物均为杀菌剂，对人体重要脏器的毒性低，该类药物均属于时间依赖性抗菌药物，即其杀菌活力主要与细菌接触有效药物浓度（即药物浓度超过其最低抑菌浓度 MIC）的时间有关。

（1）青霉素类：按照其抗菌作用可分为：

1）对需氧革兰氏阳性菌具有抗菌作用的青霉素 G：是天然青霉素中应用最早、最广和最有效的制品。对“三菌一体”，即球菌（革兰氏阳性、革兰氏阴性）、杆菌（革兰氏阳性）、放线菌及螺旋体等高度敏感，常作为首选药。但对革兰氏阴性杆菌和病毒无效。

2）耐青霉素酶青霉素类：属半合成青霉素，其结构特点是在 6- 氨基青霉烷酸的 6- 氨基侧链上有较大的取代基团，由于空间位置的关系，能阻止其与青霉素酶活性部位的结合，不易被青霉素酶所水解，故称为耐青霉素酶青霉素。

3）氨基青霉素：主要有氨苄西林和阿莫西林，该类药物对革兰氏阳性球菌和杆菌（包括厌氧菌）的作用与青霉素基本相同，对革兰氏阴性菌如流感嗜血杆菌、百日咳杆菌、布鲁菌属、部分肠杆菌科细菌如奇异变形杆菌、沙门菌属，亦具抗菌作用。

4）抗铜绿假单胞菌青霉素类：有哌拉西林、阿洛西林、美洛西林、羧苄西林。本类药物主要用于肠杆菌科细菌和铜绿假单胞菌等革兰氏阴性杆菌所致血流感染，呼吸道、尿路、胆道、腹腔、盆腔、皮肤软组织等感染。

（2）头孢菌素类：根据药物研制开发时间、抗菌谱、抗菌作用、对 β 内酰胺酶的稳定性及药理作用特点等，分为第 1、第 2、第 3、第 4 代头孢菌素类。

1）第 1 代头孢菌素类对青霉素酶稳定。对葡萄球菌素、溶血性链球菌、肺炎链球菌、草绿色链球菌等革兰氏阳性菌均具有良好抗菌作用，但肠球菌属、甲氧西林耐药葡萄球菌、李斯特菌、诺卡菌等对之耐药。本组药物对需氧革兰氏阴性杆菌作用差，其注射剂具有不同程度的肾毒性，并不易透过血脑屏障。常用的注射品种有头孢唑林、头孢噻吩、头孢拉定等，口服品种有头孢氨苄、头孢拉定和头孢羟氨苄等。

2）第 2 代头孢菌素类的抗菌谱较第 1 代为广，对革兰氏阳性菌的活性与第 1 代相仿或略低，但肠球菌属耐药。对部分肠杆菌科细菌作用较第 1 代增强，但肠杆菌属、枸橼酸杆菌、沙雷菌属和糖非发酵革兰氏阴性杆菌对之多耐药。注射品种有头孢呋辛、头孢替安、头孢孟多等。口服品种有头孢呋辛酯、头孢克洛、头孢丙烯等。

3）第 3 代头孢菌素类对需氧革兰氏阴性杆菌作用强，某些品种（如头孢他啶、头孢哌酮）对铜绿假单胞菌具抗菌活性。近年来革兰氏阴性杆菌中产超光谱 β 内酰胺酶（ESBLS）或 AmpC 酶者增多，第 3 代头孢菌素易被上述酶水解而导致细菌产生耐药性，尤其大肠埃希菌、克雷伯菌、肠杆菌属、柠檬酸菌属等革兰氏阴性杆菌中耐药菌株增多。第 3 代头孢菌素对革兰氏阳性菌的作用不如第 1 代头孢菌素，肠球菌素对之耐药。

4）第 4 代头孢菌素抗菌谱与第 3 代品种相仿，但对染色体介导的 AmpC 酶稳定，因此阴沟肠杆菌、产气肠杆菌、枸橼酸菌属、黏质沙雷菌、普鲁非登菌等产生染色体介导 AmpC 酶的细菌之多数敏感，其作用与头孢他啶相仿。主要品种有头孢吡肟和头孢匹罗。第 4 代头孢菌素主要用于多重耐药革兰氏阴性杆菌（包括产 AmpC 酶者）所致医院感染和免疫缺陷者感染，但不宜用于上述细菌中产 ESBLS 株所致感染。

（3）碳青酶烯类：目前在临床应用者有亚胺培南、西司他丁、美罗培南、帕尼培南、倍他米隆和厄他培南。前三者对肠杆菌科细菌具强大抗菌作用，包括产 ESBLS 和 AmpC 酶菌株；对铜绿假单胞菌、不动杆菌属等非发酵革兰氏阴性杆菌亦具良好作用；对甲氧西林敏感金黄色葡萄球菌和凝固酶阴性葡萄球菌、溶血性链球菌、草绿色链球菌、肺炎链球菌（包括青霉素敏感、中介和耐药株）、李斯特菌、芽孢杆菌等革兰氏阳性菌也具良好抗菌药活性，但对肠球菌属仅具轻度抑菌作用；对多数厌氧菌包括脆弱拟杆菌具强大抗菌作用；但甲氧西林耐药葡萄球菌属、嗜麦芽窄食单胞菌、多数黄杆菌属对之耐药。亚胺培南与美罗培南的体外抗菌作用相仿，前者对需氧革兰氏阳性球菌作用稍强，后者对需氧革兰氏阴性杆菌的作用稍强。帕尼培南体外对铜绿假单胞菌作用较亚胺培南为弱。厄他培南的抗菌活性亦与亚胺培南相仿，但对铜绿假单胞菌作用较亚胺培南为弱。厄他培南的抗菌活性亦与亚胺培南相仿，但对铜绿假单胞菌等糖非发酵革兰氏阴性杆菌作用差。本类药物主要用于对其敏感的多重耐药需氧革兰氏阴性杆菌重症感染、医院感染及免疫缺陷患者感染，也用于需氧菌与厌氧菌混合感染的重症患者。美罗培南和帕尼培南还可用于敏感菌所致的中枢神经系统感染。厄他培南不宜用于铜绿假单胞菌等糖非发酵革兰氏阴性杆菌所致感染，因此较多用于敏感菌所致社区重症感染。碳青霉烯类的应用需严格掌握指征，以减少和延缓铜绿假单胞菌等细菌耐药性的增加。

（4）其他 β 内酰胺类：包括头孢霉素类、氧头孢烯类、β 内酰胺类与 β 内酰胺酶抑制复方制剂。

2. 氨基糖苷类　氨基糖苷类（aminoglycoside antibiotics）是由一个氨基环醇环和一个或多个氨基糖分子由配糖键相互连接的一类化合物，其共同特点为：①水溶性好，性质稳定。②通过抑制细菌的蛋白质合成，发挥强大的杀菌作用。③胃肠道吸收差，口服仅用于肠道感染。④药物大部分以原形经肾排出，应用时根据肾功能损害程度调整用药方案。⑤具有不同程度的肾毒性和耳毒性。⑥抗菌谱广，主要对革兰氏阴性杆菌如肠道杆菌属、铜绿假单胞菌、结核分枝杆菌等有强大抗菌作用，对金黄色葡萄球菌虽有一定作用，但不如青霉素及头孢菌素类。如与苯唑西林或氯唑西林氯青霉素联合应用对金黄色葡萄球菌有协同作用，但本类半合成衍生物阿米卡星、奈替米星对金黄色葡萄球菌有较强的抗菌活性。⑦细菌对本类不同品种药物有部分或完全性交叉耐药性，氨基糖苷类抗菌素用于革兰氏阴性杆菌引起的各类软、硬组织感染及脓毒症的药物有链霉素、卡那霉素、庆大霉素及半合成衍生物如阿米卡星（amikacin）、奈替米星（netilmicin）和妥布霉素（tobramycin）等。其中妥布霉素对铜绿假单胞菌的作用较强。

3. 四环素类　包括金霉素、四环素、土霉素等，是一类具有菲烷结构的广谱抗生素。作用特点如下：①抗菌谱广，主要是抑菌作用，高浓度也具有杀菌作用；②对耐药性金黄色葡萄球菌有效；③耐药性产生较缓慢，但长期用药仍可产生耐药，以金黄色葡萄球菌、大肠埃希菌及痢疾杆菌最为多见，各种抗生素之间有交叉耐药性；④大部分以原形经肾排泄，少部分经胆汁排泄且排入肠道可再吸收，形成肝 - 肠循环，这是本类抗生素长效的原因之一；⑤在酸性环境中疗效加强。

4. 氯霉素类　常用的药物有氯霉素、甲砜霉素。氯霉素类为广谱抑菌抗生素。除金黄色葡萄球菌对其耐药外，革兰氏阳性和阴性菌、放线菌、立克次体、钩端螺旋体、沙眼衣原体和血吸虫等均有效。但由于其具有抑制骨髓造血系统，甚至引起不可逆的再生障碍性贫血等毒性反应，加之敏感菌的耐药菌株出现，目前国内外已极少应用。然而由于其药理学特点如脂溶性强，易透过血脑屏障及血眼屏障，并对细胞内感染菌有效，因而仍适用于细菌性脑膜炎、脑脓肿、眼及其他沙门菌属感染。但应严格掌握适应证、剂量及疗程，定期血液学检查，有条件时进行血药浓度监测。

5. 大环内酯类　主要品种红霉素，对溶血性链球菌、甲氧西林敏感金葡菌、白喉棒状杆菌、百日咳杆菌、奈瑟菌属、产气荚膜杆菌等具有良好抗菌作用，是上述敏感株感染时青霉素的替代选用药物。红霉素还对厌氧球菌、李斯特菌、军团菌属、支原体属、衣原体属等具活性，因此是上述病原所致社区获得上、下呼吸道、皮肤软组织等感染的选用药物，但本品对革兰氏阴性杆菌无抗菌作用。本品有口服和注射剂可用于不同病情的患者。本类药物尚有麦迪霉素、交沙霉素、螺旋霉素和乙酰螺旋霉素，以及吉他霉素等，其抗菌谱与红霉素相仿，但对部分革兰氏阳性菌的作用较差。

6．林可霉素类　有林可霉素和克林霉素。本类药物对金葡菌、肺炎链球菌、溶血性链球菌等革兰氏阳性球菌具有良好抗菌作用，对脆弱拟杆菌等厌氧菌亦具抗菌活性。在骨组织中浓度高，可用于敏感革兰氏阳性球菌感染包括金葡菌骨髓炎及厌氧菌感染。克林霉素血药浓度高于林可霉素，口服吸收比林可霉素完全。但近年来国内肺炎链球菌、金葡菌等对该类药物耐药者可达 40% ～ 50%，部分菌株同时对红霉素耐药。

7．多肽类抗菌药物

（1）万古霉素和去甲万古霉素：对甲氧西林耐药葡萄球菌、肠球菌属、草绿色链球菌等具强大抗菌作用。本类药物有一定肾、耳毒性，用药时应对肾、耳毒性的发生进行严密观察，并进行血药浓度监测，据以调整剂量。

（2）替考拉宁：与万古霉素抗菌谱相仿，但对溶血葡萄球菌和部分表皮葡萄球菌的作用较差。本品消除半衰期长达 47 ～ 100 h，血清蛋白结合率 90% 以上，主要自肾排泄。本品的肾、耳毒性较万古霉素少见。本品可供肌注或静滴，临床已用于葡萄球菌属（包括耐甲氧西林菌株）、肠球菌属等所致血液感染、肺炎、皮肤软组织感染、骨髓炎等。

（3）多黏菌素类：是一组多肽抗生素，由于其不良反应明显，自氨基糖苷类、半合成青霉素和第三代头孢菌素问世，已基本取代了多黏菌素类的地位。但由于多黏菌素类（polymyxin antibiotics）的抗菌作用强，不易产生耐药性，当各种革兰氏阴性杆菌对其他抗菌药耐药或效果不佳时，仍可考虑选用。

8．磷霉素　包括磷霉素钠（注射剂）、磷霉素钙（片剂）及磷霉素氨丁三醇（散剂），磷霉素对葡萄球菌属、肠球菌属、大肠埃希菌等具广谱抗菌作用，但抗菌作用较弱。其分子小，与血浆蛋白不结合，在组织体液中分布广泛，毒性低微，与青霉素类、头孢菌素类等其他抗菌药之间无交叉过敏或交叉耐药。其注射剂可与万古霉素或去甲万古霉素联合应用治疗耐甲氧西林葡萄球菌属感染，也可用于敏感菌所致其他感染。

9．利福霉素类　利福平为一线抗结核药，可与其他抗结核药联合治疗结核病，必要时也可与万古霉素联合治疗严重甲氧西林耐药葡萄球菌感染。本品不宜单用，因易导致细菌耐药性的产生。利福喷汀（rifapentine）为长效利福霉素衍生物，其消除半衰期约 30 h，主要与其他抗结核药联合用于治疗结核病，每周用药 1 ～ 2 次。利福布汀（rifabutin）为利福霉素 S 的衍生物，主要用于艾滋病患者并发鸟分枝杆菌复合群（MAC）感染，也可用于肺结核的治疗。

10．夫西地酸（fusidic acid）　本品体外试验对金葡菌、表皮葡萄球菌（包括甲氧西林敏感株和耐药株）有良好作用，但对腐生葡萄球菌、肺炎链球菌、其他链球菌属、肠球菌属等作用差。主要用于葡萄球菌属（包括甲氧西林敏感株和耐药株）所致各种感染。其注射剂可用于较严重感染者，但一般不作为治疗严重感染时的首选药物。用于治疗耐甲氧西林葡萄球菌属感染时需与其他抗菌药联合应用。

11．抗结核药　抗结核药物（antituberculotic）可分两类，即抗结核抗生素和合成抗结核药。抗生素包括链霉素、卡那霉素、利福平、卷曲霉素，合成药物有异烟肼、对氨基水杨酸钠、乙胺丁醇、氨硫脲。目前临床将疗效较好、毒性小、主要为杀菌作用的异烟肼、利福平、吡嗪酰胺、链霉素和乙胺丁醇作为首选的第一线抗结核药；而其他药物因疗效差或毒性较大列为第二线抗结核药，仅在第一线药物产生耐药或患者不能接受时采用。

12. 抗真菌药（antifungal agents） 真菌种类繁多，真菌感染中浅部真菌病的发生率高于深部真菌病，但后者病情大多严重，危害性大。随着近年免疫抑制剂、肾上腺皮质激素和广谱抗生素应用的增多，深部真菌病的发病情况有所增加，如隐球菌引起的肺炎、脑膜炎、内脏感染；球孢子菌性骨髓炎；念珠菌性口腔炎、消化道及泌尿道感染等。但目前高效、低毒的控制深部真菌病的药物仍较少。治疗深部真菌感染的药物主要有多烯类、氟胞嘧啶、吡咯类和棘白霉素类。

（李彤彤）

第三节 智牙冠周炎
Pericoronitis of Wisdom Tooth

提 要

冠周炎（pericoronitis）是指牙齿在萌出过程中、萌出不全以及阻生时，牙冠周围软组织发生的炎症，临床中以下颌智牙冠周炎多见。

智牙冠周炎临床上以智牙周围软组织肿胀和疼痛为主，检查可见局部牙龈瓣充血、肿胀、糜烂和（或）盲袋溢脓，也可伴有张口受限。全身症状一般较轻，也可以有发热、畏寒等。

冠周炎的治疗在急性期以局部处理为主，辅以全身支持疗法。急性炎症控制后对于病灶智牙应尽早拔除。

下颌智牙冠周炎如处理不当或不及时，炎症可向周围组织扩散，引起邻近组织器官或筋膜间隙的感染。

冠周炎（pericoronitis）是指牙齿在萌出过程中、萌出不全以及阻生时，牙冠周围软组织发生的炎症。临床中以下颌智牙冠周炎多见，上颌第三磨牙冠周炎次之，其他部位的冠周炎发生率较低。本节主要介绍下颌智牙冠周炎。

【病因】

在人类漫长的演化过程中，随着食物种类的变化，带来咀嚼器官的退化，造成颌骨长度与牙列所需长度的不协调。下颌第三磨牙是牙列中最后萌出的牙，因萌出位置不足，可导致程度不同的阻生。阻生智牙及智牙萌出过程中，牙冠可部分或全部为龈瓣覆盖，龈瓣与牙冠之间形成较深的盲袋，食物及细菌极易嵌塞于盲袋内（图 5-2）；加之冠部牙龈常因咀嚼食物而损伤，

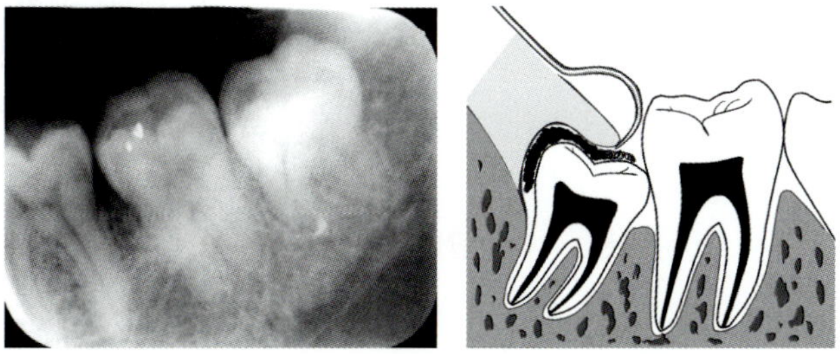

A　　B

图 5-2

A. 根尖片显示近中阻生的智牙　B. 示意图显示临床检查智牙上方的盲袋

形成溃疡，表现为慢性冠周炎。当全身抵抗力下降、局部细菌毒力增强时可引起冠周炎的急性发作。因此，智牙冠周炎主要发生在 18 ~ 30 岁智牙萌出期和最终萌出不全而阻生的青壮年患者。

【临床表现】

智牙冠周炎常以急性炎症形式出现。急性智牙冠周炎的初期，一般全身无明显反应，患者自觉患侧磨牙后区胀痛不适，当进食咀嚼、吞咽、开口活动时疼痛加重。如病情继续发展，局部可呈自发性跳痛或沿耳颞神经分布区产生放射性痛（radiant pain）。若炎症侵及咀嚼肌时，可引起咀嚼肌的反射性痉挛而出现不同程度的张口受限（limited of mouth opening），甚至出现"牙关紧闭"。由于口腔不洁，出现口臭、舌苔变厚、患牙龈袋处有咸味分泌物溢出。

全身症状可有不同程度的畏寒、发热、全身不适、食欲减退及大便秘结、白细胞总数可有增高，中性粒细胞比例上升。

慢性冠周炎在临床上多无明显症状，仅局部有轻度压痛、不适。

口腔局部检查，多数患者可见智牙萌出不全，如为低位阻生或牙冠被肿胀的龈瓣全部覆盖时，需用探针探查，才可在龈瓣下查出未全萌出的阻生牙。智牙周围的软组织及牙龈发红，伴有不同程度的肿胀。龈瓣边缘糜烂，有明显触痛，或可从龈袋内压出脓液。病情严重者，炎性肿胀可波及腭舌弓和咽侧壁，伴有明显的开口困难。但化脓性炎症局限后，可形成冠周脓肿，有时可自行溃破。相邻的第二磨牙可有叩击痛。有时第二磨牙远中颈部可因阻生牙等局部因素导致龋蚀，在检查时应多加注意，切勿遗漏。此外，通常有患侧下颌下淋巴结的肿胀、压痛。

冠周炎症可直接蔓延或由淋巴管扩散，引起邻近组织器官或筋膜间隙的感染：

1. 炎症常向磨牙后区扩散，形成骨膜下脓肿（subperiosteal abscess），脓肿向外穿破，在咬肌前缘与颊肌后缘间的薄弱处发生皮下脓肿，当穿破皮肤后可形成经久不愈的面颊瘘。

2. 炎症沿下颌骨外斜线向前，可在相当于下颌第一磨牙颊侧黏膜转折处的骨膜下形成脓肿或破溃成瘘。

3. 炎症沿下颌支外侧或内侧向后扩散，可分别引起咬肌间隙、翼下颌间隙感染。此外，亦可导致颊间隙、下颌下间隙、口底间隙、咽旁间隙感染或扁桃体周围脓肿的发生（图 5-3）。

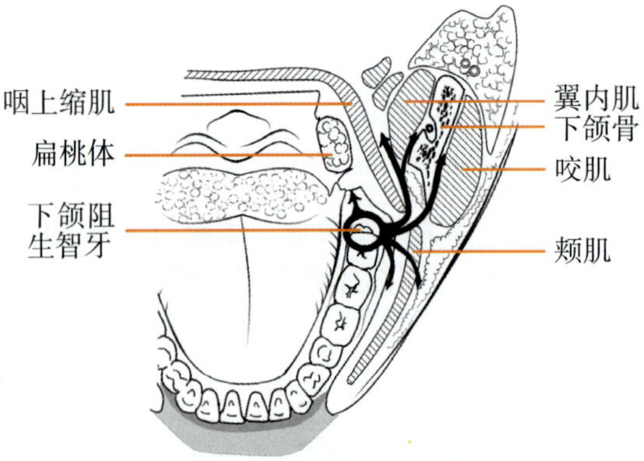

（1）

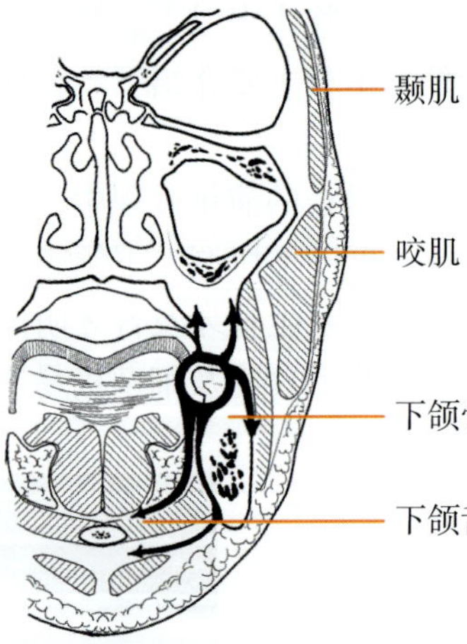

（2）

图 5-3 智牙冠周炎感染扩散途径

【诊断】

根据病史，临床症状和检查所见，一般不难做出正确诊断。用探针检查可触及未萌出或阻生的智牙牙冠。开口度允许的情况下可以拍摄 X 线片，以便了解智牙的生长方向、位置、牙根的形态及邻牙情况；在慢性冠周炎的 X 线片上，有时可发现冠周和根周骨质阴影（病理性骨袋）的存在。

必须注意，在下颌智牙冠周炎合并面颊瘘或下颌第一磨牙颊侧瘘时，可被误认为第一磨牙的炎症所致，特别在第一磨牙及其牙周组织存在病变时，更易误诊。此外，还应与第二磨牙远中颈部深龋引起的根尖周炎、第三磨牙区牙龈的良、恶性肿瘤相鉴别。

【治疗】

智牙冠周炎发病初期，仅有轻微的症状，常被患者忽视而延误及时治疗，致使炎症迅速发展甚至引起严重的并发症。因此，早期诊断、及时治疗是非常重要的。

智牙冠周炎的治疗原则：在急性期应以消炎、镇痛、切开引流、增强全身抵抗力的治疗为主。当炎症转入慢性期后，若为不可能萌出的阻生牙则应尽早拔除，以防感染再发。

1. 局部冲洗　智牙冠周炎的治疗以局部处理为重点，局部又以清除龈袋内食物碎屑、坏死组织、脓液为主。常用生理盐水、1% ~ 3% 过氧化氢溶液，1 ∶ 5000 高锰酸钾溶液、0.1% 氯己定（洗必泰）液等反复冲洗龈袋，至溢出液清亮为止。擦干局部，用探针蘸 2% 碘酒、碘甘油或少量浓台氏液导入龈袋内，每日 1 ~ 3 次，并用温热水等含漱剂漱口。

2. 抗菌药物及全身支持疗法　根据局部炎症及全身反应程度和有无其他并发症做出选择。

3. 切开引流术　如龈瓣附近形成脓肿，应及时切开并置引流条，定期换药。

4. 冠周龈瓣切除术　当急性炎症消退，对有足够萌出空间、有可能建立咬合关系且牙位基本正常的智牙，可考虑在局麻下切除智牙冠周龈瓣，充分暴露牙冠，以消除盲袋。

5. 下颌智牙拔除术　下颌智牙牙位不正，无足够萌出位置，相对的上颌第三磨牙位置不正或缺失者，冠周炎反复发作形成病灶牙者，均应尽早予以拔除。伴有颊瘘者，在拔牙的同时应切除瘘管，刮尽肉芽，缝合面部皮肤瘘口。

（崔念晖）

第四节　面颈部淋巴结炎
Faciocervical Lymphnoditis

提　要

面颈部淋巴结炎常继发于口腔颌面部感染，成年人以牙源性感染最常见，儿童则多由上呼吸道感染等引起。

急性化脓性淋巴结炎表现为局部的肿胀、疼痛和较为明显的全身症状，脓肿形成后临床检查可有波动感或凹陷性水肿。慢性淋巴结炎症状较轻，但在机体抵抗力低时可出现急性发作。

急性淋巴结炎应全身应用抗生素，必要时需切开引流。慢性淋巴结炎一般不需治疗，但对于结核性淋巴结炎，应按结核治疗方案进行，并注意与肿瘤的鉴别诊断。

面颈部有丰富的淋巴组织，它能将口腔、颌面部的淋巴回流、汇集到所属的区域淋巴结内，最后经过颈深淋巴结及颈淋巴干进入颈内静脉。

淋巴结有过滤与吞噬进入淋巴液中的微生物、颗粒物质（如尘埃、异物、含铁血黄素）与细胞（如肿瘤细胞等）的功能，而且还有破坏毒素的作用。因此，它是防御炎症侵袭和阻止肿瘤细胞扩散的重要屏障。口腔颌面部的许多疾病，特别是炎症和肿瘤，常出现相应引流淋巴结的肿大。因而熟悉淋巴引流的解剖对各部位发生淋巴结肿大的诊断有重要意义。

面颈部淋巴结炎（lymphnoditis）与口腔及牙源性感染的关系密切，多主要表现为下颌下、颏下及颈深上群淋巴结炎，有时也可见到面部、耳前、耳下淋巴结炎。

【感染来源】

面颈部淋巴结炎以继发于牙源性及口腔感染最为多见，也可来源于颜面部皮肤的损伤、疖、痈等。小儿大多数由上呼吸道感染及扁桃体炎引起。由化脓性细菌如葡萄球菌及链球菌等引起的称为化脓性淋巴结炎，由结核杆菌感染引起的为结核性淋巴结炎。

【临床表现】

1. 化脓性淋巴结炎　临床上一般分为急性和慢性两类。急性化脓性淋巴结炎（acute pyogenic lymphnoditis）的经过主要表现为由浆液性逐渐向化脓性转化。浆液性炎症（serous inflammation）的特征是局部淋巴结肿大变硬，自觉疼痛或压痛；病变主要在淋巴结内出现充血、水肿。因此，淋巴结尚可移动，边界清楚，与周围组织无粘连。全身反应甚微或有低热，体温一般在38 ℃以下。此期常被患者忽视而未及时治疗。感染发展成脓肿后，局部疼痛加重，淋巴结包膜化脓溶解破溃后，侵及周围软组织则出现炎性浸润块；浅表皮肤充血、肿、硬，此时淋巴结与周围组织粘连，不能移动。脓肿形成时，皮肤有局部明显压痛点及凹陷性水肿；浅在的脓肿可查出明显波动感。此时全身反应加重、高热、寒战、头痛、全身无力、食欲减退，小儿可烦躁不安；白细胞总数急剧上升，达（20 ~ 30）$\times 10^9$/L以上，如不及时治疗，可并发脓毒症（sepsis）、甚至出现感染性休克（septic shock）。临床上儿童的病情比成人更严重，必须提高警惕。

慢性淋巴结炎多发生在患者抵抗力强而细菌毒力较弱的情况下。临床常见于慢性牙源性及咽部感染，或急性淋巴结炎控制不彻底，转变成慢性。病变常表现为慢性增殖性过程。临床特征是淋巴结内结缔组织增生形成微痛的硬结，淋巴结活动、有压痛，但全身无明显症状；如此可持续较长时间，但机体抵抗力下降，可反复急性发作。增生长大的淋巴结，即使原发感染病灶清除，也不可能完全消退。

2. 结核性淋巴结炎　常见于儿童及青年。颈淋巴结核中医称为“瘰疬”，轻者仅有淋巴结肿大而无全身症状；重者可伴有体质虚弱、营养不良或贫血、低热、盗汗、疲倦等症状；并可同时有肺、肾、肠、骨等器官的结核病变或病史。局部临床表现，最初可在下颌下或颈侧发现单个或多个成串的淋巴结，缓慢肿大、较硬，无疼痛，与周围组织无粘连；病变继续发展，淋巴结中心因有干酪样坏死，组织溶解液化变软。炎症波及周围组织时，淋巴结可彼此粘连成团，或与皮肤粘连，但皮肤表面无红、热及明显压痛，扪之有波动感。此种液化现象称为冷脓肿（cold abscess）。颈部淋巴结结核可发生于一侧或双侧，常位于胸锁乳突肌前、后缘或沿颈内静脉分布的淋巴结，故可形成颈深部冷脓肿。脓肿破溃后形成经久不愈的窦道或瘘管。

【诊断】

根据病史、临床表现可以确定诊断。化脓性淋巴结炎与结核性淋巴结炎形成脓肿后，可借抽吸出的脓液进行鉴别诊断：冷脓肿的脓液稀薄污浊，暗灰色似米汤，夹杂有干酪样坏死物（caseous necrosis）；而化脓性淋巴结炎抽吸物多呈淡黄黏稠脓液。

化脓性下颌下淋巴结炎应与化脓性下颌下腺炎相鉴别，后者可因结石阻塞、导管异物或损伤而继发感染。双手触诊检查时下颌下腺较下颌下淋巴结的位置深而固定，导管口乳头有红肿，并可挤出脓液。

结核性淋巴结炎应与恶性淋巴瘤、唾液腺混合瘤以及颈部转移性癌相鉴别，必要时可手术摘除淋巴结做病理检查以明确诊断。

【治疗】

急性淋巴结炎多见于幼儿。炎症初期需要休息，全身给抗菌药物，局部用物理疗法（湿热敷、超短波等），或用中药六合丹等外敷治疗。已化脓者应及时切开引流，同时进行原发病灶（如病灶牙等）的处理。对慢性淋巴结炎一般不需治疗，但有反复急性发作者应寻找病灶，予以清除，如淋巴结肿大明显或需行鉴别诊断时，也可采用手术摘除。

结核性淋巴结炎应注意全身治疗，加强营养。药物治疗需遵循抗结核基本原则，选用高效、敏感、低毒的药物。抗结核药物单独应用易产生耐药性，临床上必须采用联合用药方案。一线抗结核药物可选择异烟肼、利福平、吡嗪酰胺、链霉素和乙胺丁醇等，再根据患者现阶段的病情、既往是否有抗结核治疗史、治疗周期等决定三联或者四联用药。对于局限的、可移动的结核性淋巴结，或虽属多个淋巴结但经药物治疗效果不明显者，可予以手术摘除。诊断尚不肯定时，为了排除肿瘤，也可摘除淋巴结，送病理检查。

对已化脓的淋巴结结核或小型潜在的冷脓肿，皮肤未破溃者可以施行穿刺抽脓，同时注入异烟肼 50 ~ 100 mg，隔日 1 次或每周 2 次。每次穿刺时应从脓肿周围的正常皮肤进针，以免造成脓肿破溃或感染扩散。

（崔念辉）

第五节　面部疖痈
Furuncle and Carbuncle of Facial Region

提　要

面部皮肤易发生损伤引起感染，由单一毛囊及其附件的急性化脓性炎症者称为疖，由相邻多数毛囊及其附件同时发生急性化脓性炎症者称为痈。

疖的病变局限于皮肤浅层组织，表现为红肿疼痛的皮肤硬结。痈则波及皮肤深层毛囊间组织，甚至造成较大范围的炎性浸润或组织坏死，除局部症状外还伴有较为严重的全身中毒症状，其中以海绵窦血栓性静脉炎更为凶险。

疖肿通过局部治疗可以缓解。痈的局部治疗严禁局部挤压、挑刺，以避免炎症扩散，同时需要给予抗生素及全身支持疗法。

面部皮肤是人体毛囊及皮脂腺、汗腺最丰富的部位之一，又是人体暴露部分，接触外界尘土、污物、细菌机会多，易招致损伤。引起单一毛囊及其附件的急性化脓性炎症者称为疖（furuncle），其病变局限于皮肤浅层组织。相邻多数毛囊及其附件同时发生急性化脓性炎症者称为痈（carbuncle），其病变波及皮肤深层毛囊间组织时，可顺筋膜浅面扩散波及皮下脂肪层，造成较大范围的炎性浸润或组织坏死（图 5-4）。

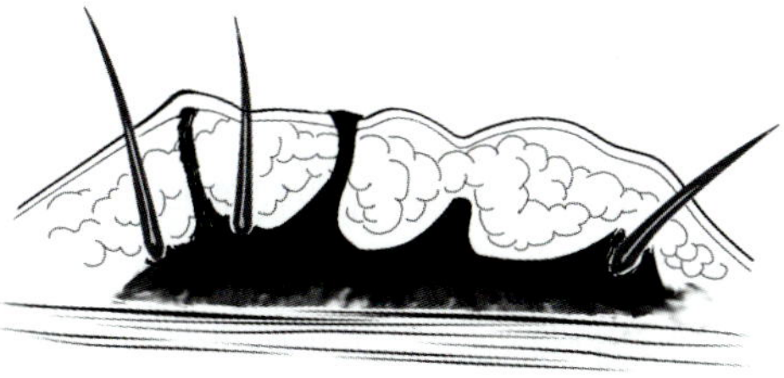

图 5-4　痈的组织病损模式图

【病因】

颜面部疖、痈常见的病原菌是金黄色葡萄球菌。正常的毛囊及其附件内常有细菌存在，但只有在局部因素影响或全身抵抗力下降时，细菌才开始活跃引起炎症。皮肤不洁或剃须等原因引起皮肤的损伤均可成为局部诱因；全身衰竭、患消耗性疾病或糖尿病的患者，也易发生疖、痈。

【临床表现】

疖初期为皮肤上出现红、肿、热、痛小硬结，呈锥形隆起，有触痛；2 ~ 3天内硬结顶部出现黄白色脓头，周围为红色硬结，自觉局部瘙痒、烧灼感及跳痛；以后脓头破溃，排出少许脓液后疼痛减轻；或其顶端形成一个脓栓，与周围组织分离而脱落，炎症逐渐消退，创口自行愈合。病程中除引流区淋巴结可伴轻度肿痛外，一般无明显全身症状。疖若处理不当，如随意搔抓或挤压排脓、热敷、药物烧灼腐蚀以及不恰当的切开等，都可促使炎症扩散。如位于上、下唇、鼻部的疖，可因此导致局部红、肿痛范围增大，伴发蜂窝织炎或演变成痈，甚至并发海绵窦血栓性静脉炎（cavernous sinus thrombophlebitis）或脓毒症。

痈好发于唇部，称为唇痈，上唇多于下唇，男性多于女性。感染的范围和组织坏死的深度均较疖严重并伴剧烈的疼痛。当多数毛囊、皮脂腺及其周围组织发生急性炎症与坏死时，可形成迅速增大的紫红色炎性浸润块；其后皮肤上出现多数黄白色脓头，破溃后溢出脓血样分泌物；继之脓头周围组织亦有坏死，坏死组织溶解排出后，可形成多数蜂窝状腔洞。感染可波及皮下筋膜层及肌组织，引起皮下组织坏死，致使整个痈的病变区组织呈酱紫色浸润块；痈周围和深部的组织则呈弥散性水肿。

唇痈患者因唇部极度肿胀、疼痛、张口受限而致进食、言语困难。局部区域淋巴结肿大、压痛。全身中毒症状明显，如畏寒、高热、头痛、食欲减退、白细胞计数及中性粒细胞比例升高。唇痈较疖更易伴发颅内海绵窦静脉炎、脓毒症以及感染性休克和水电解质紊乱，从而导致较高的死亡率。

【并发症】

在口腔颌面部感染中面部疖、痈较易发生全身并发症。这是由于疖、痈的病原菌毒力较强、上唇与鼻部“危险三角区”内的静脉常无瓣膜以及颜面表情肌和唇部的生理性活动易使感染扩散等因素所致。

当感染侵入面静脉发生静脉炎及血栓形成时，静脉回流受阻，可出现颜面广泛水肿、疼痛。感染沿无瓣膜面前静脉逆行引起海绵窦血栓性静脉炎。表现为患侧眼睑水肿、眼球突出、眼压增高、运动受限、视力减退、畏光流泪以及结膜下水肿或淤血，全身高热、头痛，甚至昏迷。若同时发生脑膜炎、脑脓肿，则出现剧烈头痛、恶心、呕吐、颈项强直、血压升高、呼吸深缓、惊厥、昏迷等脑膜激惹、颅内高压和颅内占位性病变的体征。细菌随血循环扩散，可引起脓毒症，表现为全身高热（常在39 ℃以上）、患者烦躁、谵妄或神情淡漠、反应迟钝、嗜睡、甚至昏迷，皮肤有出血点或小脓点，白细胞总数及中性粒细胞比例明显增高。但出现感染性休克时，则有血压下降、脉搏细速，如未及时和正确治疗可导致死亡。在脓毒血症时尚可出现重要脏器（如肝、肺等）及躯干、四肢的转移性脓肿。

【治疗】

面部疖、痈的治疗应局部与全身治疗相结合。在炎症早期，无显著全身症状时应以局部治疗为主，同时选择必要的药物治疗。局部治疗宜保守，避免损伤，严禁挤压、挑刺、热敷或用腐蚀性药物烧灼，以防止感染扩散。唇痈还应限制唇部活动，如语言及咀嚼等。进食可用管喂或鼻饲流质。

疖初起时可用2% 碘酊点涂局部，每日1次，并保持局部清洁。痈的局部治疗可用高渗盐水、含抗生素的盐水或乳酸依沙吖啶纱布局部持续湿敷，促进早期痈的局限、软化和穿破。在急性炎症得到控制、局部肿胀局限、并已形成明显的皮下脓肿而又久不溃破时，才可考虑在脓肿表面中心、皮肤变薄的区域作保守性的切开引出脓液，切忌分离脓腔。已溃破或切开引流后，局部仍应以高渗盐水纱布持续湿敷，可收到良好的拔脓效果。湿敷一般应持续到脓液消失、创面趋于平复为止。过早停止湿敷，可因脓道阻塞而使病情反复加重。有时，脓栓一时难以排出，可使用镊子轻轻钳出；但对未分离的脓栓或坏死组织切不可勉强牵拉，以防撕裂伤促使感染扩散。

对面部疖、痈伴有局部蜂窝织炎和面痈患者应全身给抗菌药物，最好从脓头处取材做细菌培养及药敏试验，以便正确选用抗生素。疑有脓毒症或海绵窦静脉炎等全身化脓性感染并发症患者应反复作血细菌培养，根据结果选择用药。如致病菌一时未能确定，可暂时先进行经验性治疗，选用对可能致病菌敏感的药物。以后根据治疗效果、病情演变及细菌培养结果，调整药物种类。抗菌药物应足量，疗程亦应足够，以防病情反复。一般应在体温下降、临床表现好转、局部病灶控制 1 ~ 2 周后方可停药。

重症患者应加强全身支持疗法，包括：卧床休息，加强营养，输液或小量输血，补充电解质溶液纠正酸中毒。出现感染性休克时，应积极采取综合措施，并尽快纠正循环衰竭所出现的低血压，表现出颅内高压时应给予正确脱水疗法。患者昏迷或伴严重肺部并发症时，呼吸道分泌物多，咳嗽反射差，可行气管切开术以利分泌物的抽吸及改善缺氧状态。临床出现全身合并症时，应采取相应针对性措施。

（崔念晖）

第六节 口腔颌面部间隙感染

Oral and Maxillofacial Space Infections

提 要

口腔颌面部间隙感染以牙源性、腺源性的继发感染最为常见，且多为需氧菌和厌氧菌引起的混合性感染。

口腔颌面部间隙感染临床表现除有感染共同的表现外，由于间隙之解剖部位不同，感染涉及的间隙数量不同而有不同的表现，如张口受限、吞咽困难等。其全身症状也因此而有所不同。口腔颌面部间隙感染治疗原则为全身应用抗菌药物联合局部治疗，局部治疗以脓肿切开引流为主。

口腔颌面及颈部深面的知名解剖结构均有致密的筋膜包绕。在这些解剖结构的筋膜之间有数量不等而又彼此连续的疏松结缔组织或脂肪组织填充。由于感染常沿这些阻力薄弱的结构扩散，故将其视为感染发生和扩散的潜在间隙。根据口腔颌面颈部各个间隙的解剖部位和相互关系，临床上可以将这些间隙大致分为 4 组：皮下间隙（subcutaneous spaces），包括眶下间隙和颊间隙；下颌骨周围间隙（perimandibular spaces），包括颏下间隙、舌下间隙、下颌下间隙；咀嚼肌间隙（masticator spaces），包括嚼肌间隙、翼颌间隙、颞间隙、颞下间隙；颈深间隙（deep neck spaces），包括咽旁间隙、咽后间隙及气管前间隙。

口腔颌面部间隙感染均为继发性，常见为牙源性或腺源性感染扩散所致，损伤性、医源性、血源性较少见。

感染多为需氧和厌氧菌引起的混合感染（mixed infection），也可为葡萄球菌、链球菌等引起的化脓性感染（suppurative infection），或厌氧菌引起的腐败坏死性感染。感染累及潜在筋膜间隙内结构，初期表现为蜂窝织炎；在脂肪结缔组织变性坏死后，则可形成脓肿；化脓性炎症可局限于一个间隙内，也可波及相邻的几个间隙，形成弥散性蜂窝织炎或脓肿；甚至可沿神经、血管扩散，引起海绵窦血栓性静脉炎、脑脓肿、脓毒症、纵隔炎等严重并发症。在感染发生、发展过程中表现出程度不同的化脓性感染的全身症状。

根据间隙感染对重要解剖结构或器官，如颅脑、气道及纵隔等的威胁程度，可以对间隙感染的严重程度进行划分，颊间隙和眶下间隙由于不会危害气道和其他重要解剖结构，被认为严重程度较低，但是如果眶下间隙感染向眶内和颅内扩散，则严重程度就很高；咀嚼肌间隙和下颌骨周围间隙可造成肿胀和张口受限，可能妨碍气道，所以这些间隙感染的严重程度为中等；而颈深间隙感染可直接阻塞气道，并威胁纵隔等部位，严重程度高。

下面分别叙述各间隙的临床特点及局部处理原则。

一、皮下间隙感染 Subcutaneous spaces infection

皮下间隙位置表浅，包括眶下间隙和颊间隙。

（一）眶下间隙感染

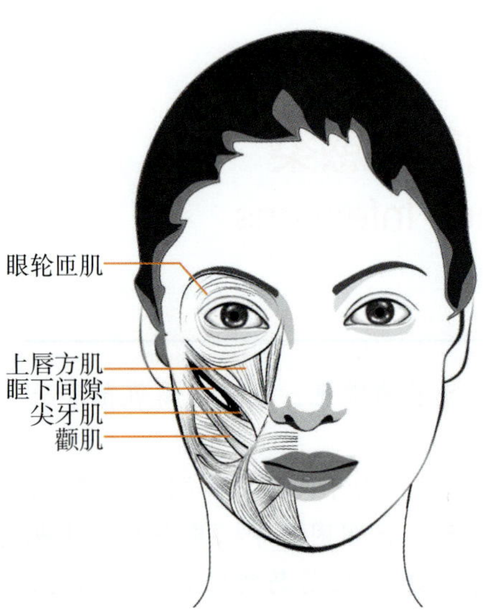

图 5-5　眶下间隙的解剖位置

眶下间隙（infraorbital space）位于眼眶下方、上颌骨前壁与面部表情肌之间。其上界为眶下缘，下界为上颌骨牙槽突，内界为鼻侧缘，外界为颧骨。间隙中有从眶下孔穿出的眶下神经、血管以及眶下淋巴结。此外，尚有行走于肌间的内眦动脉、面静脉及其与眼静脉、眶下静脉、面深静脉的交通支（图 5-5）。

【感染来源】

眶下间隙感染多来自上颌尖牙、第一前磨牙和上颌切牙的根尖化脓性炎症和牙槽脓肿。此外，上颌骨骨髓炎的脓液可以穿破骨膜，或上唇的化脓性炎症可以扩散至眶下间隙。

【临床特点】

眶下区肿胀范围为内眦、眼睑、颧部皮肤，皮肤发红、张力增大，眼睑水肿、睑裂变窄、鼻唇沟消失。脓肿形成后，眶下区可触及波动感，口腔前庭龈颊沟处常有明显肿胀、压痛和明显的波动感，少数可由此自行破溃后溢出脓液。由于肿胀及炎症激惹眶下神经，可引起不同程度的疼痛。

眶下间隙感染可向眶内直接扩散，形成眶内蜂窝织炎；亦可沿面静脉、内眦静脉、眼静脉向颅内扩散，并发海绵窦血栓性静脉炎。

【治疗】

蜂窝织炎阶段可以先局部外敷中药，积极处理病灶牙。一旦脓肿形成应及时切开引流。常在口内上颌尖牙及前磨牙唇侧口腔前庭黏膜转折处作切口（图 5-6）；横行切开黏骨膜达骨面，用血管钳向尖牙窝方向分离脓肿，使脓液充分引流，生理盐水冲洗脓腔，留置橡皮引流条。待感染控制后应立即处理病灶牙。

（二）颊间隙感染

颊间隙（buccal space）有广义和狭义之分。广义的颊间隙是指位于颊部皮肤与颊黏膜之间颊肌周围的间隙。其上界为颧骨下缘，下界为下颌骨下缘，前界从颧骨下缘至鼻唇沟经口角至下颌骨下缘的连线，后界浅面相当于咬肌前缘，深面为翼下颌韧带（图 5-7）。间隙内除含

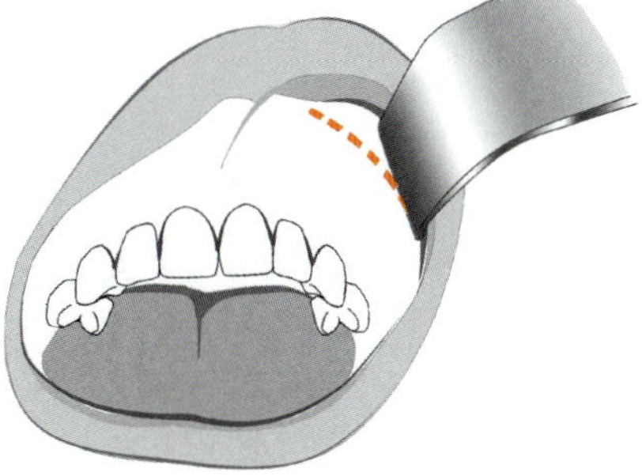

（1）口内切口线

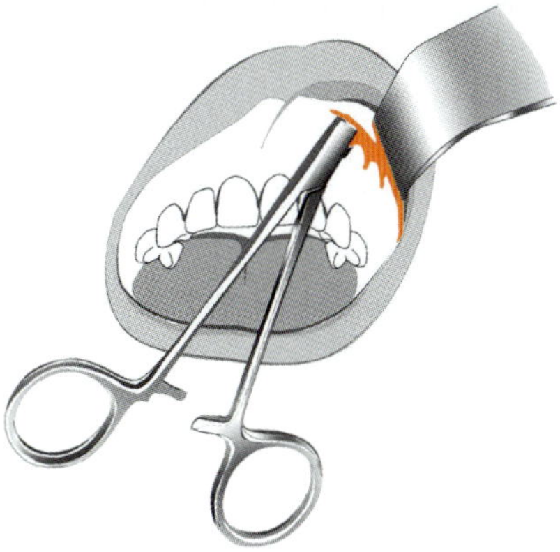

（2）分离脓腔

图 5-6　眶下间隙脓肿切开引流术

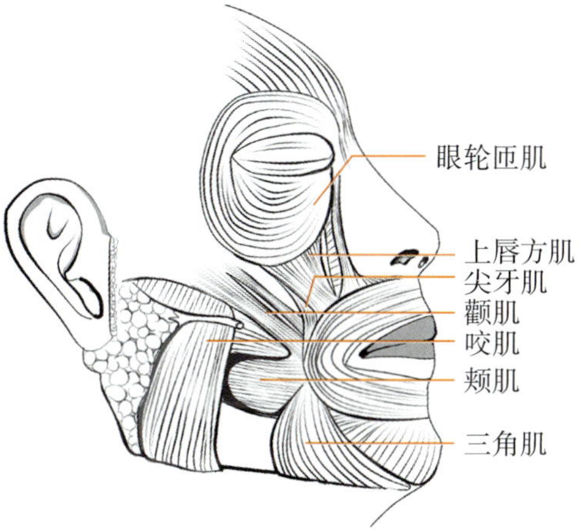

图 5-7　颊间隙的解剖位置

蜂窝组织、脂肪组织及颊脂垫外，还有面神经分支、腮腺导管、面动脉、面静脉，以及颊淋巴结、颌上淋巴结等。狭义的颊间隙是指咬肌与颊肌之间存在的一个狭小筋膜间隙，颊脂体位于其中，此间隙也称为咬颊间隙（masseteric-buccal space）。

颊间隙借血管、颊脂体突及脂肪结缔组织与颞下间隙、颞间隙、咬肌间隙、翼下颌间隙、眶下间隙相通，成为感染相互扩散的通道。

【感染来源】

颊间隙感染常源于上、下颌磨牙的根尖脓肿或牙槽脓肿，感染可穿破骨膜，侵入颊间隙；也可因颊部皮肤损伤、颊黏膜溃疡继发感染，或颊、颌上淋巴结的炎症扩散所致。

【临床特点】

颊间隙感染的临床特点取决于脓肿形成的部位，在颊部皮下或黏膜下的脓肿，病程进展缓慢，肿胀及脓肿的范围较为局限。但感染波及颊脂体时，则炎症发展迅速，肿胀范围波及整个颊部，并可向周围间隙扩散，形成多间隙感染。

【治疗】

脓肿形成后，应按脓肿部位决定由口内或口外切开引流。口内切口应在脓肿低位，即口腔前庭、下颌龈颊沟之上切开（图 5-8）。颊部皮下脓肿可沿脓肿浅表皮肤纹理切开。广泛颊间隙感染则应从下颌骨下缘以下 1 ~ 2 cm 处作平行于下颌骨下缘的切口，从切开的皮下向上钝性分离进入颊部脓肿。应注意避免损伤面神经下颌缘支、面动脉、面静脉等结构（图 5-9）。

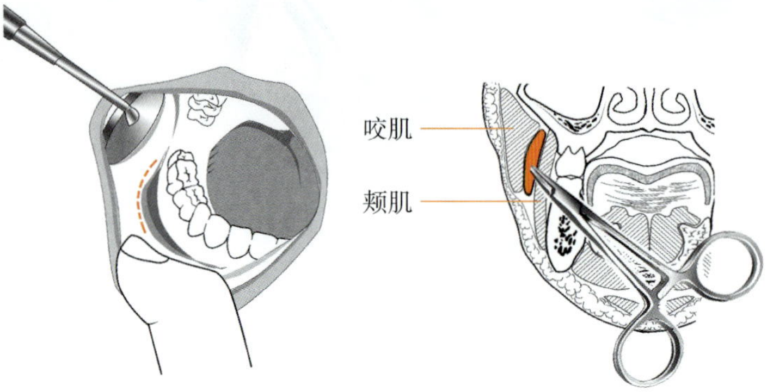

（1）口内切口线　　（2）分离脓腔

图 5-8　颊间隙脓肿口内切开引流术

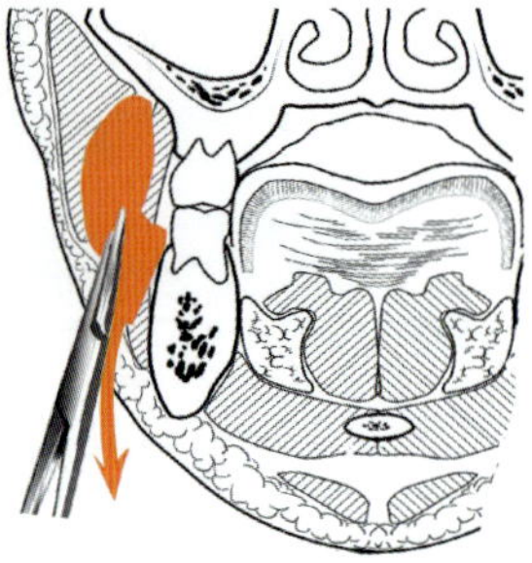

图 5-9　颊间隙脓肿口外切开引流术

二、下颌骨周围间隙感染 Perimandibular spaces infection

下颌骨周围间隙包括舌下间隙、下颌下间隙和颏下间隙。

（一）舌下间隙感染

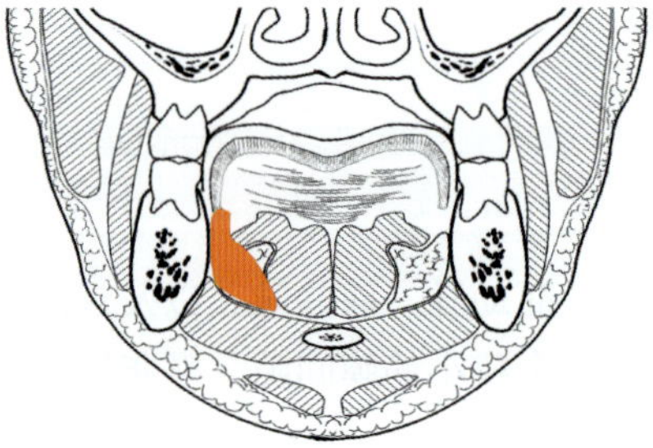

图 5-10　舌下间隙的解剖位置

舌下间隙（sublingual space）位于舌和口底黏膜之下，下颌舌骨肌及舌骨舌肌之上。前界及两侧为下颌体的内侧面，后部止于舌根。颏舌肌及颏舌骨肌又可将舌下间隙分为左右两部分，二者在舌下肉阜深面相连通。舌下间隙后上与咽旁间隙、翼下颌间隙相通，后下通下颌下间隙（图 5-10）。

【感染来源】

下颌牙的牙源性感染，口底黏膜损伤、溃疡以及下颌下腺、舌下腺导管的炎症均可引起舌下间隙感染。

【临床特点】

舌下间隙感染不多见，临床表现为一侧或双侧的舌下肉阜或颌舌沟区口底肿胀，黏膜充血，舌体被挤压抬高、推向健侧、运动受限，语言、进食、吞咽出现不同程度的困难和疼痛。感染向口底后份扩散时，可出现张口受限和呼吸不畅。脓肿形成后在口底可扪及波动，如自发穿破则有脓液溢出。如感染为唾液腺来源，下颌下腺导管口可有脓液排出。相邻间隙受累时可出现相应颌周及下颌下脓肿的临床表现。

【治疗】

脓肿形成后，一般在口底肿胀最明显或波动部位，与下颌体平行切开黏膜，钝性分离进入脓腔引流。注意勿损伤舌神经、舌动脉、下颌下腺导管。对已破溃者，沿破溃口稍扩大置入引流条（图 5-11）。

舌下间隙感染易于下颌舌骨肌后缘借下颌下腺腺体进入颌下间隙。一旦形成下颌下脓肿，仅从口底引流效果不佳，应及时由下颌下区切开引流。

（二）下颌下间隙感染

下颌下间隙（submandibular space）位于下颌下三角内，其边界与下颌下三角相同。间隙内包含下颌下腺和下颌下淋巴结，并有面动脉、面静脉、舌神经、舌下神经通过。该间隙向上经下颌舌骨肌后缘与舌下间隙相延续，向后内毗邻翼下颌间隙、咽旁间隙，向前通颏下间隙，向下借疏松结缔组织与颈动脉三角和颈前间隙相连。因此下颌下间隙感染可蔓延成口底多间隙感染（图 5-12）。

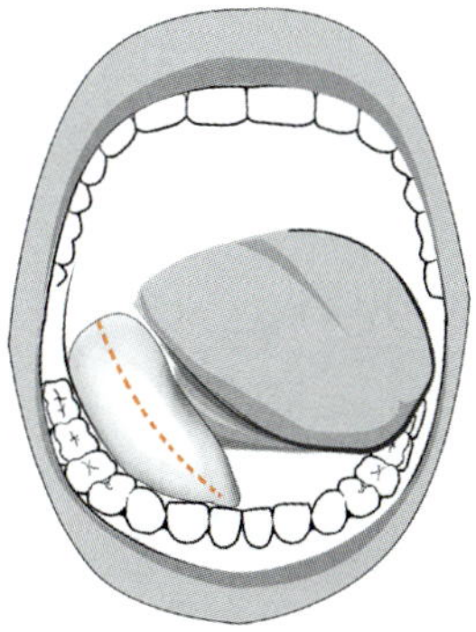

图 5-11　舌下间隙脓肿口内切开引流切口

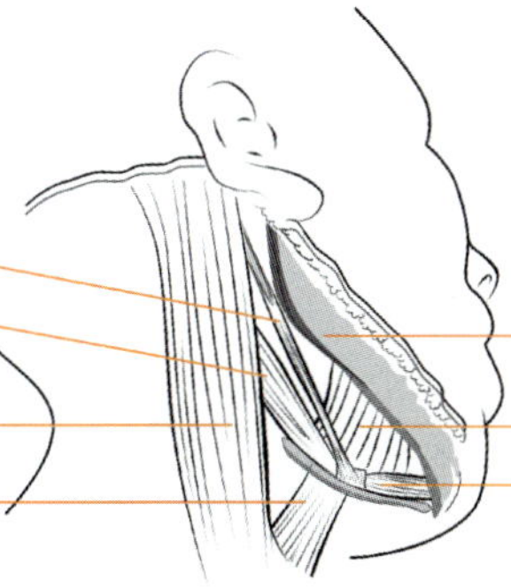

图 5-12　下颌下间隙的解剖位置

【感染来源】

多见于下颌智牙冠周炎，下颌后牙根尖周炎、牙槽脓肿等牙源性感染或下颌下淋巴结炎的扩散。化脓性下颌下腺炎有时亦可继发下颌下间隙感染。

【临床特点】

多数下颌下间隙感染是以下颌下淋巴结炎为其早期表现。临床表现为下颌下区丰满，检查有明确边界的淋巴结肿大、压痛。化脓性下颌下淋巴结炎向结外扩散形成蜂窝织炎。下颌下间隙蜂窝织炎临床表现为下颌下三角区肿胀，下颌骨下缘轮廓消失，皮肤紧张、压痛，按压有凹陷性水肿。脓肿形成后，中心区皮肤充血，可触及明显波动。下颌下间隙因与舌下间隙相延续，感染极易向舌下间隙扩散（图 5-13），此时可伴有口底后份肿胀，舌运动时疼痛，吞咽不适等症状。

下颌下间隙感染应注意与化脓性淋巴结炎和阻塞性下颌下腺炎相鉴别。

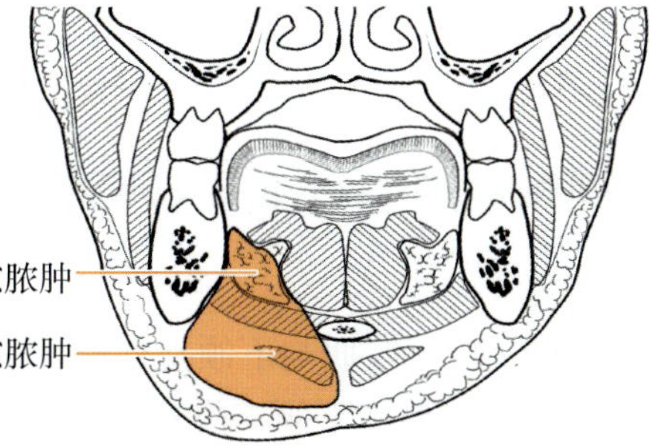

图 5-13　下颌下间隙脓肿引起舌下间隙脓肿的解剖关系

【治疗】

下颌下间隙脓肿切开引流的切口部位、长度应根据脓肿部位和范围决定。一般在下颌骨体部下缘以下 2 cm 与下颌骨下缘平行切开皮肤、皮下、颈阔肌后，用血管钳钝性分离进入脓腔。如系淋巴结内脓肿应分开淋巴结包膜，同时注意多个淋巴结脓肿的可能，术中应仔细检查，分别予以引流。

（三）颏下间隙感染

颏下间隙（submental space）位于舌骨上区，为以颏下三角为界的单一间隙。间隙内有少量脂肪组织及淋巴结，此间隙借下颌舌骨肌、颏舌骨肌与舌下间隙相隔。两侧与下颌下间隙相连，感染易相互扩散（图 5-14）。

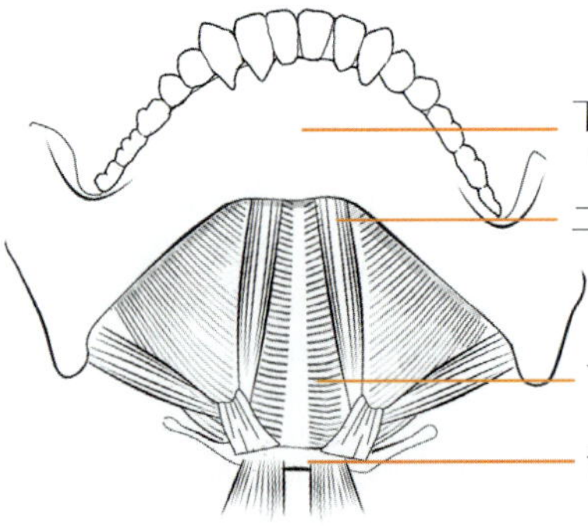

（1）颏下间隙的解剖位置

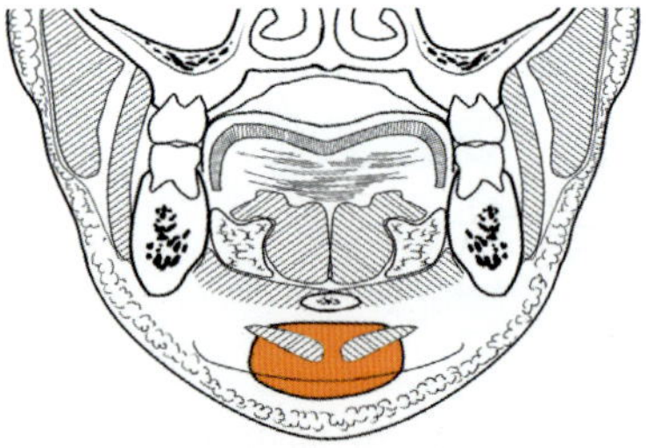

（2）颏下间隙脓肿的形成部位

图 5-14　颏下间隙的解剖位置及脓肿形成

【感染来源】

多来自于淋巴结炎症。下唇、颏部、舌尖、口底舌下肉阜、下颌前牙及牙周组织的淋巴回流可直接汇于颏下淋巴结，故以上区域的各种炎症、溃疡、损伤等均可引起颏下淋巴结炎，然后继发颏下间隙蜂窝织炎。

【临床特点】

由于颏下间隙感染多为淋巴结炎扩散引起，故病情一般进展缓慢，早期仅限于淋巴结肿大，临床症状不明显。当淋巴结炎症扩散至结外后，才引起间隙蜂窝织炎，此时肿胀范围扩展至整个颏下三角区，皮肤充血、发红，有压痛。脓肿形成后局部皮肤紫红，扪压有凹陷性水肿及波动感。感染向后波及下颌下间隙时，可表现出相应的症状。

【治疗】

脓肿形成后，可在颏下肿胀最突出部位做横行皮肤切口，分开颈阔肌达颏下间隙，建立引流。

三、咀嚼肌间隙感染 Masticator spaces infection

咀嚼肌间隙多位于咀嚼肌和相邻骨之间，包括咬肌间隙、翼下颌间隙、颞间隙和颞下间隙。

（一）咬肌间隙感染

咬肌间隙（masseteric space）位于咬肌与下颌支外侧骨壁之间。前界为咬肌前缘，后界为下颌支后缘，上平颧弓下缘，下以咬肌在下颌支附着为界。由于咬肌在下颌支及其角部附着宽广紧密，故潜在性咬肌间隙存在于下颌支上段的外侧部位，借颊脂体、咬肌神经、血管与颊、翼下颌、颞、颞下等间隙相通（图 5-15）。

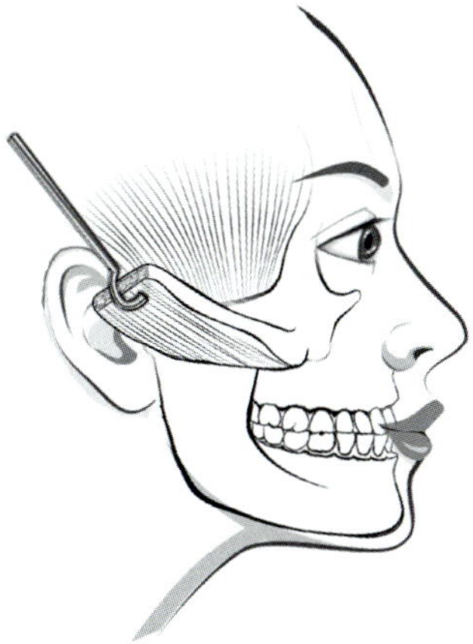

图 5-15 咬肌间隙解剖位置

【感染来源】

主要来自下颌智牙冠周炎，下颌磨牙的根尖周炎、牙槽脓肿，亦可来自相邻间隙如颞下间隙感染的扩散，偶有因化脓性腮腺炎波及者。

【临床特点】

咬肌间隙感染是最常见的颌面部间隙感染之一。咬肌间隙感染的典型症状是以下颌支及下颌角为中心的咬肌区肿胀、变硬、压痛，伴有明显张口受限。由于咬肌肥厚坚实，脓肿难以自行溃破，也不易触到波动感。若炎症在 1 周以上，压痛点局限或有凹陷性水肿，经穿刺有脓液时，应积极切开引流，否则由于长期脓液蓄积，易形成下颌骨升支部的边缘性骨髓炎。

【治疗】

发生咬肌间隙蜂窝织炎时，除全身应用抗生素外，局部可理疗或外敷中药，一旦脓肿形成应及时切开引流。咬肌间隙脓肿切开引流的路径，虽可从口内翼下颌皱襞稍外侧切开，分离进入脓腔引流，但因引流口常在脓腔的前上份，引流不畅，感染不易控制，发生边缘性骨髓炎的机会也相应增加。因此，临床常经口外切开引流。口外切口从下颌支后缘绕过下颌角，距下颌下缘 2 cm 处切开，切口长 3 ~ 5 cm，逐层切开皮肤、皮下组织、颈阔肌以及咬肌在下颌角区的部分附着，用骨膜剥离器将咬肌附着从骨面剥起，进入脓腔，引出脓液，冲洗脓腔后放置橡皮引流管或引流条（图 5-16）。如果出血较多，也可用油纱填塞，次日换敷料时抽去油纱，换

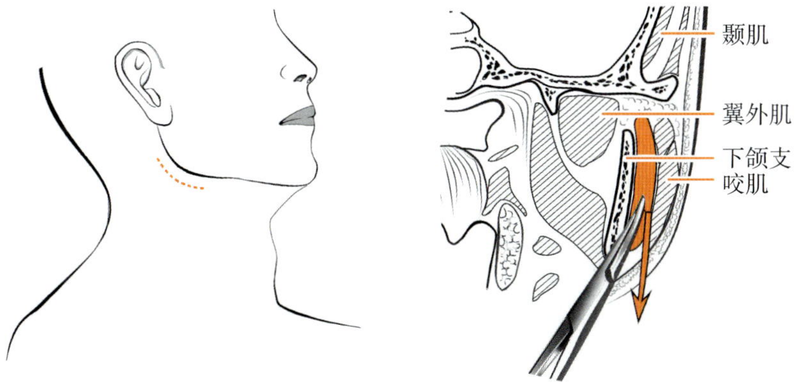

（1）口外切口线 （2）分离进入脓腔

图 5-16 咬肌间隙脓肿口外切开引流术

成橡皮管或橡皮条引流。如已形成边缘性骨髓炎，在脓液减少后应早期手术，术中彻底刮除骨面死骨及新生炎性骨质，以利创口早期愈合。

咬肌间隙感染缓解或被控制后，应及早处理病灶牙。

（二）翼下颌间隙感染

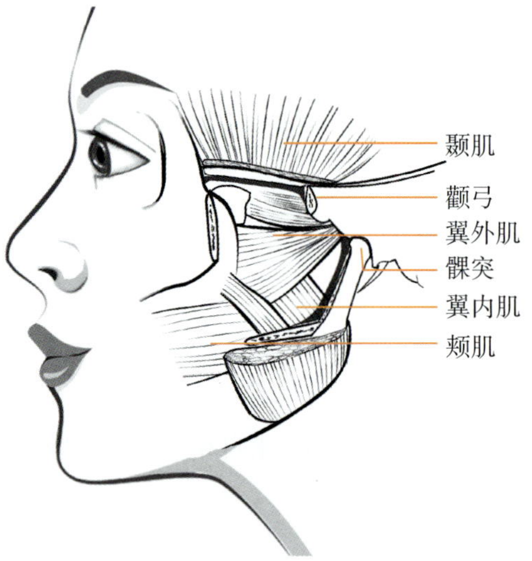

图 5-17 翼下颌间隙的解剖位置

翼下颌间隙（pterygomandibular space）位于下颌支内侧骨壁与翼内肌外侧面之间。前界为颞肌及颊肌，后为腮腺鞘，上为翼外肌的下缘，下为翼内肌附着于下颌支处，呈底在上、尖在下的三角形。此间隙中有从颅底卵圆孔出颅的下颌神经分支及下牙槽动、静脉穿过，借蜂窝组织与相邻的颞下、颞、颊、下颌下、舌下、咽旁、咬肌间隙相通，经颅底血管、神经还可通入颅内（图 5-17）。

【感染来源】

常见为下颌智牙冠周炎及下颌磨牙根尖周炎扩散所致；下牙槽神经阻滞麻醉时消毒不严或拔除下颌智牙时创伤过大，也可引起翼下颌间隙感染；此外，相邻间隙，如颞下间隙、咽旁间隙炎症也可扩散造成该间隙感染。

【临床特点】

常先有牙痛史，继而出现张口受限、咀嚼食物及吞咽疼痛。口腔检查可见翼下颌皱襞处黏膜水肿，下颌支后缘稍内侧可有轻度肿胀、深压痛。由于翼下颌间隙位置深在，即使脓肿已形成，但很难直接触及波动，多需穿刺才可确定，因而常易延误诊断，致使感染向邻近间隙扩散，可形成颞下、咽旁、下颌下、颌后等多间隙感染。

【治疗】

感染初期应全身应用足量抗生素，以控制感染的发展和扩散。脓肿切开引流可从口内或口外进行。口内切开因受张口度的限制，较少采用；口外切开易于暴露和引流。

口内切口在下颌支前缘稍内侧，即翼下颌皱襞稍外侧，纵行切开 2 ~ 3 cm，血管钳钝性分开颊肌后，即可沿下颌支内侧进入翼下颌间隙（图 5-18）。

口外切口与咬肌间隙切口相类似，分离暴露下颌角下缘，在其内侧切开部分翼内肌附着及骨膜，用骨膜分离器剥开翼内肌后，进入间隙放出脓液，用生理盐水冲洗脓腔，并放置橡皮管或橡皮条引流（图 5-19）。

（三）颞间隙感染

颞间隙（temporal space）位于颧弓上方的颞区，借颞肌分为颞浅与颞深两间隙，借脂肪结缔组织与颞下间隙、咬肌间隙、翼下颌间隙、颊间隙相通（图 5-20）。

【感染来源】

颞间隙感染常由咬肌间隙、翼下颌间隙、颞下间隙、颊间隙感染扩散引起。耳源性感染（化脓性中耳炎、颞骨乳突炎）、颞部疖痈以及颞部损伤继发感染也可波及颞间隙。

【临床特点】

肿胀范围可仅局限于颞部或同时有腮腺咬肌区、颊部、眶部、颧部等区域广泛肿胀。病变区表现有凹陷性水肿、压痛、咀嚼疼痛和不同程度的张口受限。脓肿形成后，颞浅间隙脓肿可触及波动感，颞深间隙脓肿则需借助穿刺抽出脓液才能明确诊断。

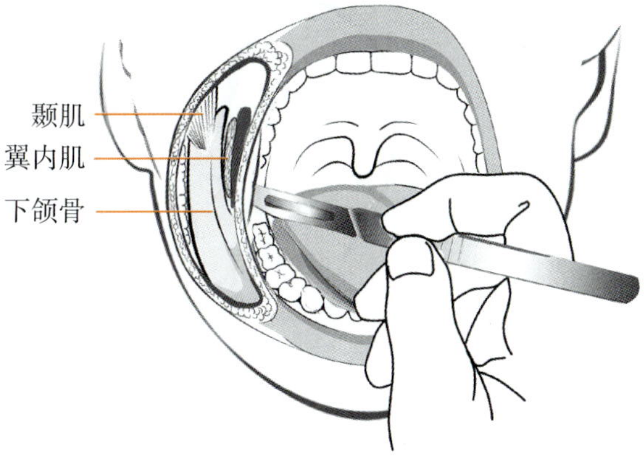

图 5-18　翼下颌间隙脓肿口内切开引流术

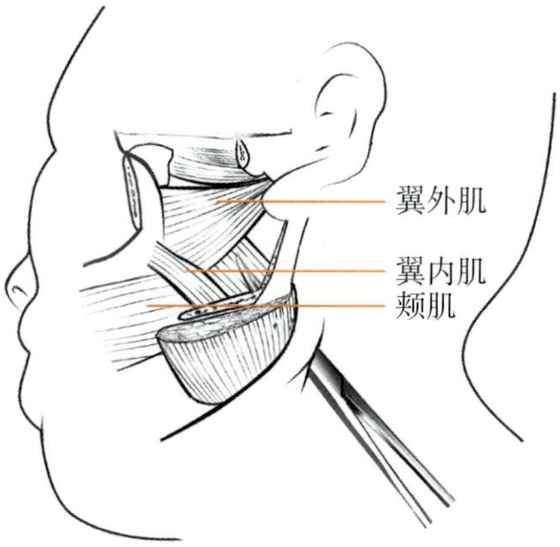

图 5-19　翼下颌间隙脓肿口外切开引流术

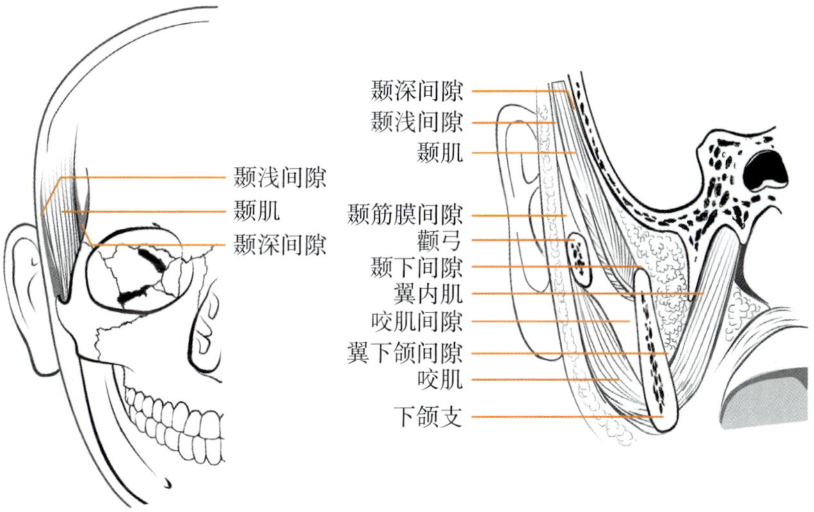

（1）颞间隙的局部解剖　　（2）颞间隙的比邻解剖关系

图 5-20　颞间隙的解剖位置

颞肌坚厚，颞筋膜致密，深部脓肿难以自行穿破，脓液长期积存于颞骨表面，可引起骨髓炎。颞骨鳞部骨壁薄，内外骨板间板障少，感染可直接从骨缝或通过进入脑膜的血管蔓延，导致脑膜炎、脑脓肿等并发症。

【治疗】

继发于相邻间隙感染的颞间隙蜂窝织炎，可因其他间隙脓肿切开引流后，颞间隙的感染也随之消退。但颞间隙脓肿形成后则需切开引流，根据脓肿的深浅、脓腔的大小而采用不同形式的切口：浅部脓肿在颞部发际内做单个皮肤切口即可；深部脓肿可做两个以上与颞肌纤维方向一致的直切口；当疑有颞骨骨髓炎时，可沿颞肌附着做弧形皮肤切口，切开颞肌附着，由骨面翻起颞肌，使颞鳞部完全敞开引流。注意行弧形切口时，切忌在颞肌上做与肌纤维相交的横行切口，因为切断颞肌的同时可损伤颞肌的神经、血管，破坏颞肌的功能（图 5-21）。如为多间隙感染，还应在下颌下区另做切口行上下贯通式引流（图 5-22）。

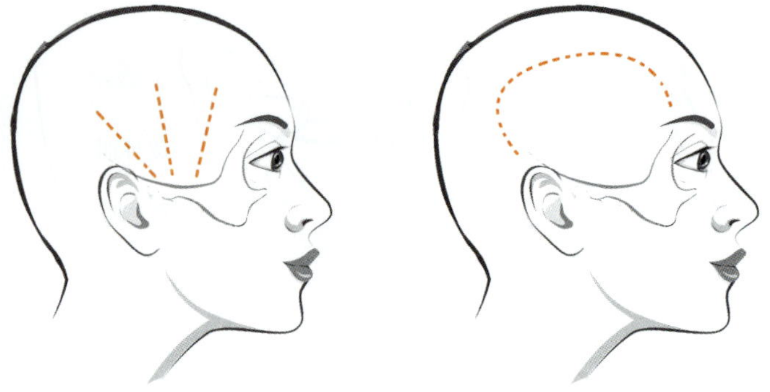

（1）直切口　　（2）弧形切口

图 5-21　颞间隙脓肿切开引流术切口

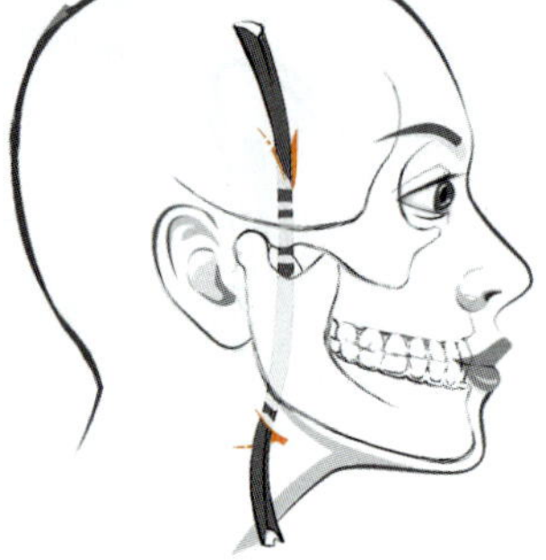

图 5-22　颞间隙及颞下间隙脓肿的贯通式引流

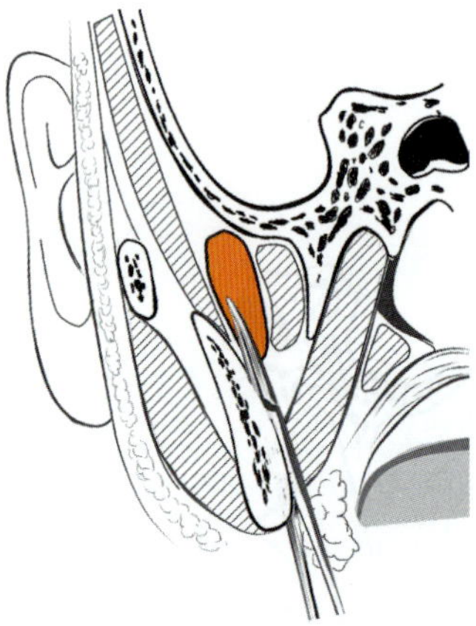

图 5-23　颞下间隙的解剖位置及口外下颌角区切开引流术

颞间隙脓肿切开引流后，如肿胀不消，脓液不减，探得骨面粗糙，经影像学检查确定已发生骨髓炎时，应积极行死骨及病灶清除术，以免进一步发生颅内感染。

（四）颞下间隙感染

颞下间隙（infratemporal space）位于颅中窝底。前界为上颌结节及上颌颧突后面，后界为茎突及茎突诸肌，内界为蝶骨翼突外板的外侧面，外界为下颌支上份及颧弓，上界为蝶骨大翼的颞下面和颞下嵴，下界借助翼外肌下缘平面与翼下颌间隙分界。该间隙中的脂肪组织、上颌动静脉、翼静脉丛、三叉神经上、下颌支的分支分别与颞、翼下颌、咽旁、颊、翼腭等间隙相通；还可借眶下裂、卵圆孔和棘孔分别与眶内、颅内通连，借翼静脉丛与海绵窦（cavernous sinus）相通（图5-23）。

【感染来源】

可从相邻间隙，如翼下颌间隙等感染扩散而来；也可因上颌结节、卵圆孔、圆孔阻滞麻醉时带入感染；或由上颌磨牙的根周感染或拔牙后感染引起。

【临床特点】

颞下间隙位置深在、隐蔽，故感染发生时外观异常多不明显，仔细检查可发现颧弓上、下及下颌支后方微肿，有深压痛，伴有不同程度的张口受限。但颞下间隙感染常合并相邻间隙的感染，因此可伴有颞部、腮腺咬肌区、颊部和口内上颌结节区的肿胀，以及出现合并间隙感染的相应症状。临床表现有同侧眼球突出、眼球运动障碍、眼睑水肿、头痛、恶心等症状时，应警惕海绵窦血栓性静脉炎的可能。

【治疗】

应积极应用抗生素治疗。若症状缓解不明显，经口内（上颌结节外侧）或口外（颧弓与下颌乙状切迹之间）路径穿刺有脓时，应及时切开引流。

切开引流可由口内或口外进行。口内在上颌结节外侧前庭黏膜转折处切开，以血管钳沿下颌支喙突内侧向后上分离至脓腔。口外多沿下颌角下做弧形切口，切开颈阔肌后，通过下颌支后缘与翼内肌之间进入脓腔（图5-23）。若伴有相邻间隙感染，则原则应与相应间隙贯通一并引流。

四、颈深间隙感染 Deep neck spaces infection

颈深间隙包括咽旁间隙、咽后间隙及气管前间隙，这里仅对咽旁间隙感染进行叙述。

咽旁间隙（parapharyngeal space）位于咽腔侧方的咽上缩肌与翼内肌和腮腺深叶之间。前界为翼下颌韧带及下颌下腺上缘，后为椎前筋膜。间隙呈倒锥体形，底在上为颅底的颞骨和蝶骨，尖向下止于舌骨。由茎突及附着其上的诸肌将该间隙分为前后两部，前部称咽旁前间隙（preparapharyngeal space），后部为咽旁后间隙（postparpharyngeal space）。前间隙小，其中有咽深动、静脉及淋巴、蜂窝组织；后间隙大，有出入颅底的颈内动、静脉，第 9 ~ 12 对脑神经及颈深上淋巴结等。咽旁间隙与翼下颌间隙、颞下、舌下、下颌下及咽后诸间隙相通。血管神经束上通颅内，下连纵隔，可成为感染蔓延的路径（图 5-24）。

【感染来源】

多为牙源性，特别是下颌智牙冠周炎，以及扁桃体炎和相邻间隙感染的扩散。偶继发于腮腺炎、耳源性炎症和颈深上淋巴结炎。

【临床特点】

局部症状主要表现为咽侧壁红肿、腭扁桃体突出，肿胀可波及同侧软腭、腭舌弓和腭咽弓，腭垂被推向健侧。如伴有翼下颌间隙、下颌下间隙炎症时，则咽侧及颈上部肿胀更为广泛明显。

患者自觉吞咽疼痛、进食困难、张口受限；若伴有喉头水肿，可出现声音嘶哑以及不同程度的呼吸困难和进食呛咳。咽旁间隙感染如处理不及时，可导致严重的肺部感染、脓毒症和颈内静脉血栓性静脉炎等并发症。

临床上应注意与局部表现相类似的疾病，如咽侧部发展迅速的恶性肿瘤、囊性病变继发感染等鉴别。

【治疗】

咽旁间隙位置深在，脓肿形成与否一般采用穿刺方法确诊。穿刺系经口内翼下颌皱襞内侧进入咽上缩肌与翼内肌之间，抽出脓液后立即行切开引流。

口内路径切开引流术：张口无明显受限的患者，可在翼下颌皱襞稍内侧，纵行切开黏膜层，黏膜下用血管钳顺翼内肌内侧钝性分离进入脓腔。黏膜切口不宜过深，以防误伤大血管和神经（图 5-25）。

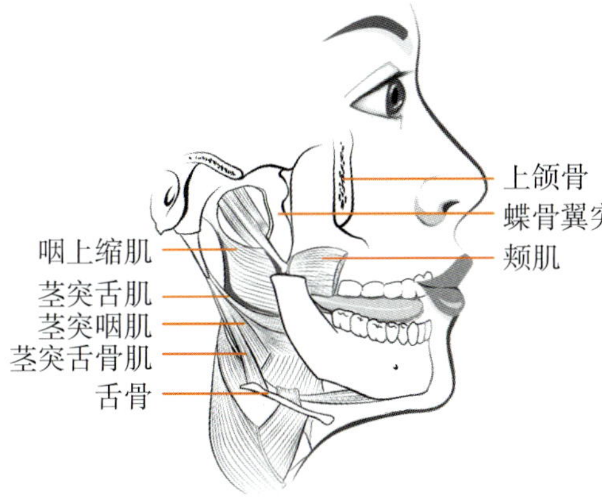

图 5-24　咽旁间隙的解剖位置

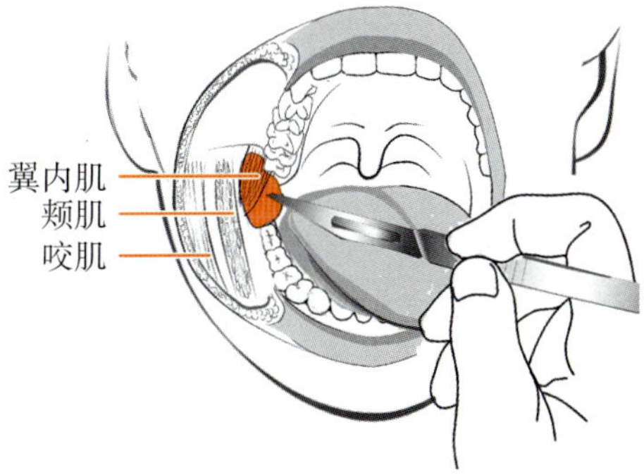

图 5-25　咽旁间隙脓肿口内切开引流术

口外路径切开引流术：以患侧下颌角为中心，距下颌骨下缘 2 cm 做约 5 cm 长的弧形切口。分层切开皮肤、皮下、颈阔肌后，顺翼内肌内侧，用血管钳向前、上、内方向钝性分离进入咽旁间隙，放出脓液后以盐水冲洗创口，用橡皮条引流。

口外路径远不如口内路径易于接近脓腔，操作要求较高，除非严重牙关紧闭，一般选用口内路径。

五、口底多间隙感染 Cellulitis of the floor of the mouth

口底多间隙感染又称为口底蜂窝织炎（cellulitis of the floor of the mouth），曾被认为是口腔颌面部最严重而治疗最困难的感染之一。下颌骨与舌及舌骨之间有多组肌肉，其行走又互相交错，在肌肉与肌肉之间，肌肉与下颌骨之间充满着疏松结缔组织及淋巴结，因此，口底各间隙之间相互连通（图5-26），一个间隙感染，十分容易向各间隙蔓延而引起广泛的蜂窝织炎。口底多间隙感染一般指双侧下颌下、舌下以及颏下间隙同时受累。其感染可能是金黄色葡萄球菌为主引起的化脓性口底蜂窝织炎；也可能是厌氧菌或腐败坏死性细菌为主引起的腐败坏死性口底蜂窝织炎，后者又称为路德维希咽峡炎（Ludwig's angina），临床上全身及局部反应均甚严重。

进展与趋势

路德维希咽峡炎

路德维希咽峡炎（Ludwig's angina）是指双侧下颌下、舌下和颏下间隙急性发作的，全身中毒症状明显的蜂窝织炎。早在1796年，拔除化脓期的患牙就属于禁忌证，因为“拔牙会引起广泛的炎症和咽峡炎，甚至达到危险的程度”。在第一次书面描述咽峡炎之前，学者们就总结出它具有“3F”的特点：很可怕（feared），很少产生波动感（fluctuant），经常是致命的（fatal）。1836年，威廉·弗里德里希·冯·路德维希（Wilhelm Friedrich von Ludwig）发表了对该疾病的观察报告，当时他是符腾堡国王的宫廷医生和符腾堡王国医学会主席。此后，这种令人产生窒息之感的疾病（angina）就与第一次全面描述它的作者的名字（Ludwig）结合起来。多年来，尽管该疾病的治疗和预后有了很大的提高，但他对该疾病的描述在今天看来依然是正确的：

. . . amidst the symptoms which herald the approach—an erysepalous angina, temperature swings . . . discomfort upon swallowing, there develops on one or both sides of the neck a firm connective tissue with which it comes in contact . . . it extends. . .

路德维希并没有提出针对这种疾病病因的“科学有效”的假说，但他指出“这种疾病与其他有症状的颈部炎症或唾液腺的特发性肿胀是有区别的”。对于治疗，他推荐局部和全身放血治疗，软化膏药外敷，内服和外用汞剂，并使用泻药、利尿剂等。他报告了一位名叫N.N小姐的治疗情况。她患有路德维希咽峡炎，接受的治疗方法包括水蛭吸血、麦麸膏药、牙石催吐剂、干热疗法、蜀葵和蜂蜜水漱口等，最后“在肿胀中心处覆盖一块六克洛兹（Krenzer）硬币大小的硝酸银，最终使皮肤坏死”。由于（或尽管）进行了上述治疗（化学性切开引流），N.N小姐最终幸运地活了下来，而且“在发病3周后，仍能感觉到硬结的最后痕迹，患者已经恢复了健康和体力”。

差不多60年之后，牙齿疾病与路德维希咽峡炎之间的因果关系才被揭示出来。路德维希时代，龋齿在人群中很普遍，而和他同名的咽峡炎相对并不多见。因此，他从未意识到两者之间的联系。在当时的情况下，疾病的微生物理论尚未被提出，抗生素尚未被发现，麻醉学还不存在，以及外科医生在未明确发现“黄稠脓”时，并不愿意切开引流，N.N 小姐能活下来确实很幸运。奇怪的是，路德维希本人也因咽喉发炎而于 1865 年逝世，享年 75 岁。

今天，路德维希咽峡炎是一种以牙齿感染为主要病因的疾病。某些病例报道显示牙源性感染比例可达 90%，包括原发性牙齿感染和拔牙后感染。其他病因包括下颌下腺涎腺炎、下颌骨复合骨折、口腔软组织裂伤、口底穿通伤和口腔恶性肿瘤继发感染。路德维希咽峡炎曾发生于一例新生儿。假性路德维希咽峡炎（pseudo-Ludwig’s angina）是指非牙源性路德维希咽峡炎。

在前抗生素时代，据报道路德维希咽峡炎的死亡率大于 50%，但应用青霉素后降为 5%。多数早期病例因未能在感染快速向深部扩散前使用抗生素而治疗失败。该类患者在所有口腔颌面外科住院患者中的比例小于 1%，最常见于机体状况不佳的患者。如果不予治疗，路德维希咽峡炎的死亡率接近 100%。真性路德维希咽峡炎必须入院治疗。

建立和维持气道通畅是治疗的先决条件。感染早期死于气道阻塞而不是脓毒症的可能性更大。在 21 世纪，对于该类疾病，气管切开术几乎成为常规。但在感染的晚期阶段，广泛的颈部水肿和组织变形导致气管切开很难操作。由于舌体肿胀抬高和声门水肿，试图盲目进行气管插管可能比较耗时，还不一定成功，并且充满了危险，尤其是由经验不丰富的麻醉医师来操作时。如果感染已经侵及咽旁间隙或咽后间隙，则存在咽旁或咽后膨隆的脓肿破裂的可能。如果时间允许，应该拍颈部软组织平片和 CT 扫描。纤维喉镜检查对路德维希咽峡炎的气道管理是有帮助的，但需要经验丰富的麻醉医师操作，患者必须配合并给予术前用药。深度吸入麻醉的患者行气管插管容易成功，通常可以避免行气管切开术。不推荐使用镇静剂和麻醉剂，因为会使呼吸系统状况更快恶化。

尽管某些专家推荐使用高剂量的抗生素治疗而不行手术切开，除非波动感形成，但是多数外科医生的经验是，完全形成的路德维希咽峡炎需要迅速充分地切开，因为波动感并不常见而且经常较晚出现。路德维希咽峡炎是深部筋膜的弥漫性蜂窝织炎，70% 的病例需要切开引流，必须充分引流双侧下颌下间隙、舌下间隙和继发累及的间隙。如果出现牙关紧闭，则需引流咀嚼肌间隙。对路德维希咽峡炎，外科医生必须记住：“切开的机会就是治愈的机会”。

路德维希咽峡炎切开引流的经典入路是选择在颏部和舌骨中间水平切开，但是实践证明，这种“割喉式”切口没有必要，也不美观。应选择双侧切口进入双侧下颌下间隙，向中线方向钝性分离，双侧放置引流物并在中线处汇合。上述操作结合舌下间隙充分引流，可以缓解水肿组织对气道过大的压力，并取出脓液为革兰氏染色和细菌培养提供标本。

经过充分引流和抗生素治疗后，路德维希咽峡炎的后遗症并不常见。但是，如果引流不充分或过早关闭手术切口会导致感染复发。后期阶段感染可向其他筋膜间隙扩散，全身脓毒症是始终存在的危险。未拔除病源牙也会导致感染复发。路德维希咽峡炎的死亡率随着外科手术、气道维护技术和抗生素治疗的出现而明显降低。（节选并译自 Hupp JR，Ferneini EM. Head，neck, and orofacial infection: an interdisciplinary approach. St Louis: Saunders, 2016:216-218.）

【感染来源】

口底多间隙感染可来自下颌牙的根尖周炎、牙周脓肿、骨膜下脓肿、冠周炎、颌骨骨髓炎的感染扩散，或下颌下腺炎、淋巴结炎、急性扁桃体炎，口底软组织和颌骨的损伤等。

引起化脓性口底蜂窝织炎的病原菌，主要是葡萄球菌、链球菌；腐败坏死性口底蜂窝织炎的病原菌则是以厌氧菌、腐败坏死性细菌为主的混合性感染，除葡萄球菌、链球菌外，常见产气荚膜杆菌、厌氧链球菌、败血梭形芽孢杆菌、水肿梭形芽孢杆菌、产气梭形芽孢杆菌以及溶解梭形芽孢杆菌等。

【临床特点】

化脓性病原菌引起的口底蜂窝织炎，病变初期肿胀多在一侧下颌下间隙或舌下间隙。因此，局部特征与下颌下间隙或舌下间隙蜂窝织炎相似。如炎症继续发展扩散至整个口底间隙时，则双侧下颌下、舌下及颏部均出现弥漫性肿胀（图5-27）。

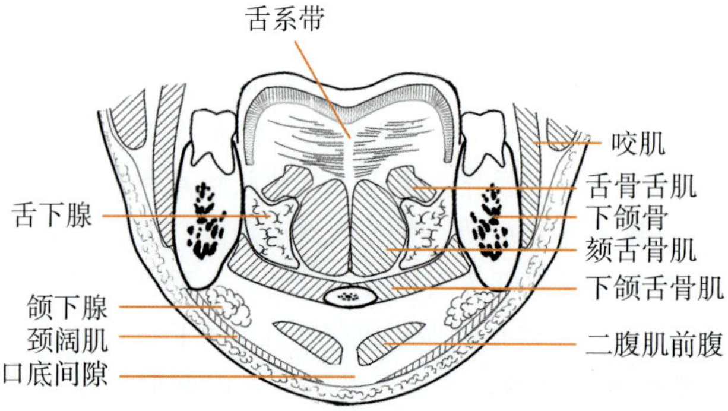

图5-26 口底间隙的解剖位置

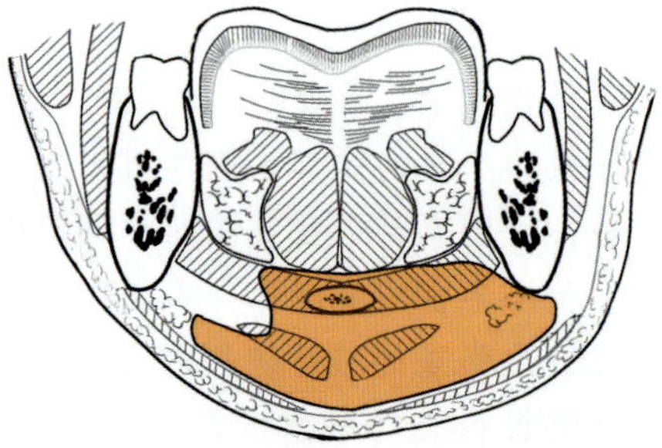

图5-27 口底间隙蜂窝织炎及脓肿形成部位

腐败坏死性病原菌引起的口底蜂窝织炎，则表现为软组织的广泛副性水肿，范围向上可及面颊部，下至颈部锁骨水平，严重者甚至可达胸上部。颌周有自发性剧痛、灼热感，皮肤表面略粗糙而红肿坚硬。肿胀区皮肤呈紫红色、压痛、凹陷性水肿明显，无弹性。随着病变发展，深层肌肉等组织发生坏死、溶解，有液体积聚而出现波动感。皮下因有气体产生，可扪及捻发音。切开后有大量咖啡色、稀薄、恶臭、混有气泡的液体，并可见肌组织呈棕黑色，结缔组织为灰白色，但无明显出血。病情发展过程中，口底黏膜出现水肿，舌体被挤压抬高，舌尖可推至上下前牙之间致前牙呈开𬌗状态。舌下肉阜区黏膜有出血，可见青紫色瘀斑。由于舌体僵硬、运动受限，常使患者语言不清、吞咽困难，而不能正常进食。如肿胀向舌根发展，则可出现呼吸困难，以至患者不能平卧。严重者烦躁不安，呼吸短促，口唇青紫、发绀，甚至出现"三凹"征，此时有发生窒息（asphyxia）的危险。个别患者的感染可向纵隔扩散，出现纵隔炎。

全身症状常很严重，多伴有发热、寒战，体温可达39～40℃甚至以上。但在腐败坏死性蜂窝织炎时，由于机体中毒症状严重，体温可不升高。患者呼吸短浅，脉搏频弱，甚至血压下降，出现休克。

【治疗】

口底蜂窝织炎不论是化脓性病原菌引起的感染，还是腐败坏死性病原菌引起的感染，局部及全身症状均很严重。其主要危险是呼吸道的梗阻及全身中毒反应。在治疗上，除经静脉有针对性应用足量广谱抗菌药物，控制感染的发展外，还应着重进行全身支持疗法，如输液、输血，必要时给予吸氧、维持水电解质平衡等治疗。若有呼吸困难或窒息症状时应及早行气管切开，以保证呼吸通畅，并应积极早期切开减压引流。

切开引流时，一般根据肿胀部位和范围，从口外进行切开。选择皮肤发红、有波动感的部位进行切开较为容易。如局部肿胀呈弥漫性或有副性水肿，而且脓肿在深层组织内很难确定脓肿形成的部位时，也可先行穿刺，确定脓肿部位后，再行切开。如肿胀范围广泛，或已有呼吸困难现象时，则应做广泛性切开。其切口可在双侧下颌下、颏下做与下颌骨相平行的“衣领”形或倒“T”形切口（图 5-28）。术中除应将口底广泛切开外，还应充分分离口底肌肉，使口

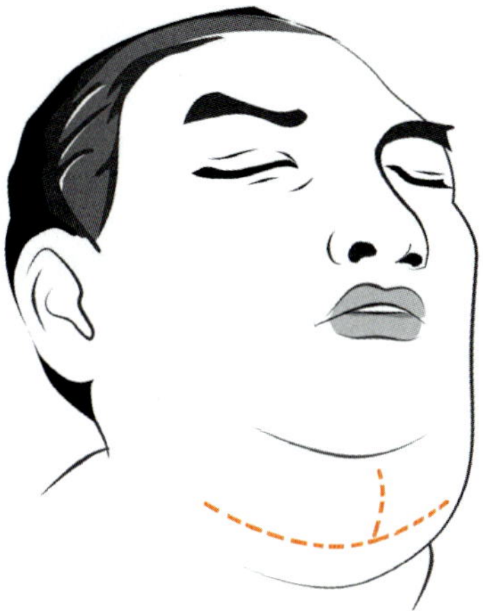

图 5-28　口底间隙蜂窝织炎
广泛切开的倒“T”形切口

视频：
口底多间隙感染切开引流术

底各个间隙的坏死组织及脓液能得到充分引流。如为腐败坏死性病原菌引起的口底蜂窝织炎，肿胀一旦波及颈部及胸前区，皮下又触到捻发音时，应按皮纹行多处切开，达到敞开创口，改变厌氧环境和充分引流的目的。然后用 3% 过氧化氢液或 1 ∶ 5000 高锰酸钾溶液反复冲洗，每日 4 ~ 6 次，创口内置橡皮管引流。

（安金刚）

第七节　颌骨骨髓炎
Osteomyelitis of the Jaw

提　要

颌骨骨髓炎是指由细菌感染或物理、化学因素使颌骨的骨膜、骨皮质、骨髓及骨髓腔内的血管、神经等产生的炎性病变。

化脓性颌骨骨髓炎以牙源性感染为常见，主要发生于下颌骨。临床上分为中央性颌骨骨髓炎和边缘性颌骨骨髓炎。急性期治疗原则与一般急性炎症相同，慢性期则以手术清除病灶死骨为主。婴幼儿颌骨骨髓炎大多发生于上颌骨。主要为血源性感染，临床上起病急，发展快。治疗除全身应用抗生素外，必要时行早期切开引流以防感染扩散。

放射性颌骨坏死是指由放射线引起的颌骨坏死，常继发颌骨骨髓炎。病程发展缓慢，表现为局部疼痛，软组织破溃，死骨形成的发展过程。其放射性颌骨坏死的预防是关键。

药物相关性颌骨坏死是由双磷酸盐等药物治疗所引起的颌骨坏死。病程发展相对缓慢，局部有牙齿疼痛、松动、死骨形成等表现。目前尚无统一的治疗方案。

由细菌感染以及物理或化学因素，使颌骨产生的炎性病变，称为颌骨骨髓炎（osteomyelitis of the jaw）。颌骨骨髓炎的含义，并不单纯限于骨髓腔内的炎症，而系指包括骨膜、骨皮质、骨髓以及骨髓腔内的血管、神经等整个骨组织成分发生的炎症过程。

根据颌骨骨髓炎的临床病理特点和致病因素的不同，可分为化脓性、非化脓性骨髓炎。化脓性骨髓炎包括急性化脓性牙髓炎、慢性化脓性骨髓炎和婴幼儿颌骨骨髓炎，而非化脓性包括慢性硬化性颌骨骨髓炎和特异性颌骨骨髓炎（结核菌、放线菌等引起）。另外，还有物理性（放射线）、化学性以及药物因素引起的颌骨损害而继发感染的骨髓炎。

临床上以牙源性感染引起的化脓性颌骨骨髓炎最为多见，特异性骨髓炎（结核、梅毒等）较少（见本章第八节）。近年来，由于口腔颌面部恶性肿瘤放射治疗的广泛应用，致使放射性颌骨坏死及其伴发的骨髓炎有增多的趋势；由于双磷酸盐等药物被逐渐应用于预防和治疗由破骨细胞活性增强所致的骨质降解性病症，药物相关性颌骨坏死亦逐渐引起临床医师的重视。

一、化脓性颌骨骨髓炎 Suppurative osteomyelitis of the jaw

化脓性颌骨骨髓炎（suppurative osteomyelitis of the jaw）以脓肿形成和骨组织坏死为特点，是各类型颌骨骨髓炎较为常见的类型。主要发生于下颌骨。但婴幼儿化脓性颌骨骨髓炎则以上颌骨最为多见。

【感染来源】

大部分情况下，化脓性颌骨骨髓炎与牙源性感染的微生物学来源相类似，主要为金黄色葡萄球菌，其次是溶血性链球菌以及肺炎双球菌、大肠杆菌、变形杆菌等；其他化脓菌也可引起颌骨骨髓炎。临床上多为混合性细菌感染。

【感染途径】

1. 牙源性感染　最为多见，约占化脓性颌骨骨髓炎的90%左右。常在机体抵抗力下降和细菌毒力强时由急性根尖周炎、牙周炎、智牙冠周炎等牙源性感染直接扩散引起。

2. 损伤性感染　口腔颌面部皮肤和黏膜的损伤、开放性颌骨粉碎性骨折、火器伤伴异物存留等因素均有利于细菌直接侵及颌骨，引起损伤性颌骨骨髓炎。

3. 血源性感染　多见于儿童，感染经血行扩散至颌骨而发生的骨髓炎，一般都有颌面部或全身其他部位化脓性病变或脓毒症史，但有时无明显全身病灶。

4. 其他　例如：种植体周围炎、囊肿或肿瘤继发感染等。

【临床表现】

根据感染的原因及病变特点，临床上又将化脓性颌骨骨髓炎分为两种类型：中央性颌骨骨髓炎和边缘性颌骨骨髓炎。

1. 中央性颌骨骨髓炎　中央性颌骨骨髓炎（central osteomyelitis）的病因多为急性化脓性根尖周炎及根尖脓肿。炎症先在骨髓腔内发展，再由颌骨中央向外扩散，可累及骨皮质及骨膜。中央性颌骨骨髓炎绝大多数发生在下颌骨，这与颌骨解剖有密切关系。因上颌骨有窦腔，骨质疏松，骨板薄，血管丰富，侧支循环多，感染易穿破骨壁向低位的口腔引流，骨营养障碍及骨组织坏死的机会少，死骨形成的区域小，不易发展成弥散性骨髓炎。而下颌骨骨外板厚、致密，其血供由单一血管供应，侧支循环少，炎症发生时不易穿破骨板引流，血管栓塞后可造成大块骨组织营养障碍，并形成死骨。

中央性颌骨骨髓炎按临床发展过程又分为急性期和慢性期。

（1）急性期：由于细菌的毒性、患者的全身状态、病变发展的程度与范围不同，其临床表现会有明显差异。

骨髓炎初期，全身寒战、发热、体温可达39 ~ 40 ℃；食欲减退，头疼；白细胞计数可

高达 20×10^9/L 以上；炎症进入化脓期后，患者全身抵抗力下降，常出现中毒症状，全身表现加重；炎症如经血行播散，可引起脓毒症。此时，炎症常局限于牙槽骨或颌骨体部的骨髓腔内。由于炎症被致密骨板包围，不易向外扩散，患者自觉病变区牙齿疼痛剧烈，疼痛可向半侧颌骨或三叉神经分布区放射。

急性期感染如不能及时得以控制，受累部位牙龈明显丰满、充血，有脓液从松动牙的龈袋溢出。感染继续发展，破坏骨板，溶解骨膜后，脓液可由口腔黏膜和面部皮肤溃破。如果感染在骨髓腔内扩散，可在颌骨内形成弥散型骨髓炎。骨髓炎可沿下牙槽神经管扩散，波及一侧下颌骨，甚至越过中线累及对侧下颌骨；下牙槽神经受压时，可出现下唇麻木症状。如果病变波及下颌支、髁突及喙突时，翼内肌、咬肌等受到炎症激惹而出现不同程度的张口受限。在少数患者，炎症还可能向颅底或中耳蔓延。

上颌骨中央性颌骨骨髓炎罕见，很少形成广泛的骨质破坏。在感染波及整个上颌骨体时，常伴有化脓性上颌窦炎，导致鼻腔脓液外溢。感染突破骨外板，可向眶下、颊、颧部、翼腭窝或颞下等部位扩散，或直接侵入眼眶，引起眶内及球后脓肿。

急性期内如果感染未得到控制，颌骨内出现血管栓塞，导致营养障碍，并形成死骨，从而进入慢性期。

（2）慢性期：慢性颌骨骨髓炎常由急性阶段治疗方法不当、治疗不及时或不彻底所致。例如治疗过程中未能及时拔除病灶牙；切开引流为时过晚或引流不通畅，致化脓性炎症在颌骨内缓慢发展。

颌骨骨髓炎常在发病 2 周以后由急性转为慢性。炎症逐渐向慢性过渡，并逐渐进入死骨形成及分离阶段。此阶段患者体温可保持正常，或仍有低热。饮食、睡眠逐渐恢复正常。慢性颌骨骨髓炎的临床特点主要是口腔内黏膜及颌面部皮肤形成多个瘘孔，大量炎性肉芽组织增生，触之易出血，长期排脓，有时可从瘘孔排出死骨片。如有大块死骨或多块死骨形成，下颌骨可发生病理性骨折，出现咬合紊乱与面部畸形。影像学检查可见骨皮质及骨松质不同程度的破坏。如不进行及时有效的治疗，病情可延续不愈，造成机体慢性消耗，出现中毒、消瘦、贫血等。从口腔黏膜破溃瘘孔排出的脓液不断进入消化道，可引起明显的胃肠道症状。慢性中央性颌骨骨髓炎的临床特点见图 5-29。

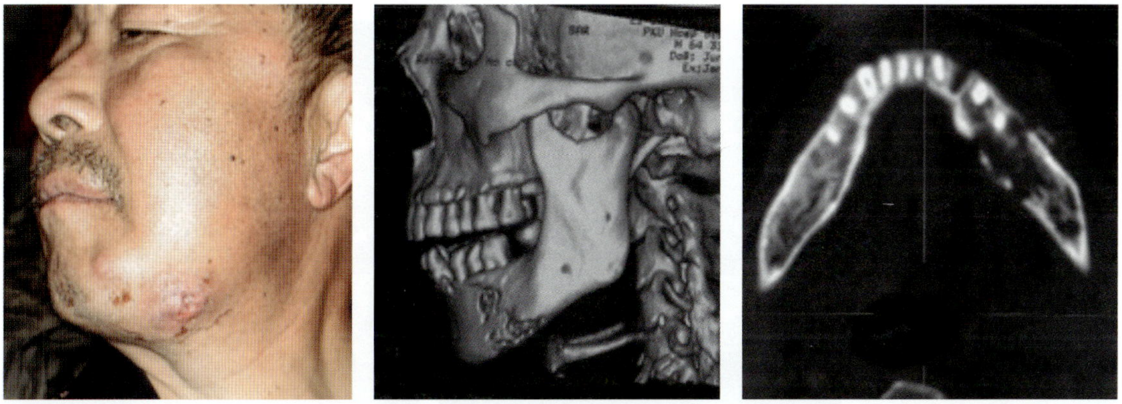

A　　B　　C

图 5-29　下颌骨中央性颌骨骨髓炎的临床表现

A. 患侧皮肤瘘口　B. 三维 CT 图像显示患侧下颌体骨皮质破坏

C. 轴位 CT 图像显示骨松质破坏吸收，骨皮质不连续儿童化脓性颌骨骨髓炎多由上颌乳牙根尖周炎而导致。病变可破坏颌骨内的牙胚组织，导致恒牙不能正常萌出或缺失，出现咬合错乱，并将影响患侧颌骨正常发育，导致面部严重发育畸形。

2. 边缘性颌骨骨髓炎　边缘性颌骨骨髓炎（marginal osteomyelitis）系指继发于骨膜炎（periostitis）或骨膜下脓肿（subperiosteal abscess）的骨皮质外板的炎性病变，常在颌周间隙感染基础上发生。下颌骨为好发部位，以下颌支及下颌角部居多。边缘性颌骨骨髓炎的病程也有急性与慢性之分，病变可呈局限型或弥散型表现。

边缘性颌骨骨髓炎感染来源多为牙源性，以下颌智牙冠周炎最多见。感染的途径：炎症首先累及咬肌间隙或翼下颌间隙，侵犯下颌骨骨膜，发生骨膜炎，形成骨膜下脓肿（即咬肌或翼下颌间隙脓肿）。当骨膜被溶解后，出现血管栓塞，引起该区骨皮质营养障碍，发生骨皮质坏死，小块片状死骨形成，骨面粗糙，有脓性肉芽。边缘性骨髓炎如不及时治疗，病变可继续向颌骨深层髓腔内发展。

边缘性骨髓炎急性期的临床表现与颌周间隙感染如咬肌间隙、翼下颌间隙感染的表现相似。

边缘性颌骨骨髓炎慢性期的临床表现主要是腮腺咬肌区弥漫型肿胀、坚硬，有轻微压痛，无波动感。由于炎症侵犯咬肌，存在不同程度的张口受限。全身症状一般不严重。病程可长期延续而不缓解，或缓解后反复发作。

根据骨质损害的病理特点，边缘性骨髓炎可分为骨质增生型与骨质破坏型两种类型。

（1）增生型：多发生于青年人，由于患者机体抵抗力较强，致病病原菌毒力相对较弱，骨质破坏不明显，主要呈增生型改变。病理组织学检查可见有骨皮质增生，骨松质硬化；骨膜反应活跃，有炎性新骨形成，轻度炎症细胞浸润。本型骨髓炎即所谓的 Garré 骨髓炎。

增生型骨髓炎主要临床特点：全身症状一般不明显，局部病变发展缓慢。患侧下颌支及腮腺咬肌区肿胀、发硬、张口受限，局部压迫有不适感或轻微疼痛。其影像学表现可见骨皮质表面有新骨形成，骨面粗糙不光滑。下颌骨边缘性颌骨骨髓炎（增生型）的临床表现见图 5-30。

（2）破坏型：本型多发生在急性化脓性颌周间隙感染之后。骨膜、骨皮质被溶解破坏，常在骨膜或黏膜下形成脓肿，一旦自溃或切开引流，常常久治不愈，长期从瘘孔溢脓。

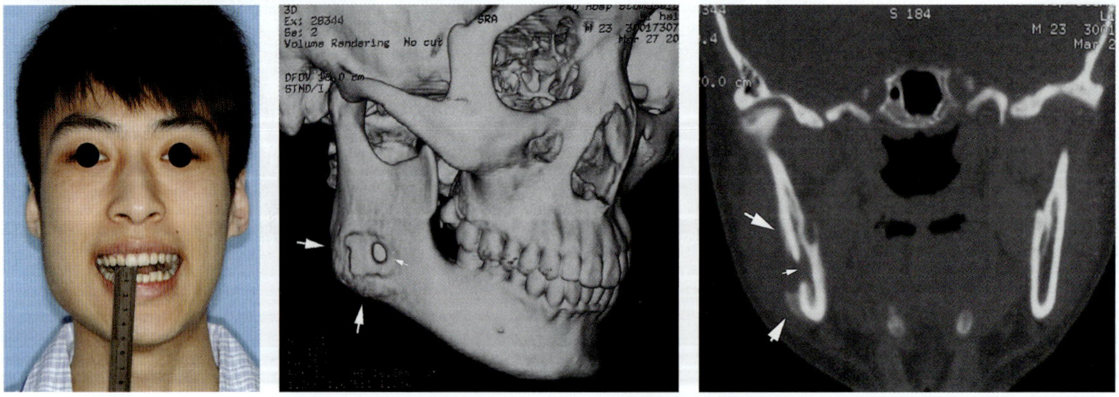

A　　　　B　　　　C

图 5-30　下颌骨边缘性颌骨骨髓炎（增生型）的临床表现

A. 患者右侧咬肌区肿胀，张口受限

B. 三维 CT 图像显示患侧下颌角及升支区域存在骨膜反应、炎性骨增生（大箭头），骨皮质骨小面积吸收破坏（小箭头）

C. 冠状位 CT 图像显示患侧下颌角及升支区域炎性骨增生（大箭头）和骨皮质破坏（小箭头）

破坏型骨髓炎其影像学表现为病变以骨破坏为主，呈弥散性骨皮质破坏，边界不清，也可有不同程度的骨膜成骨。术中肉眼观骨破坏区域很像蜡样骨质，伴有脓性肉芽组织及小块薄片状死骨形成，很少有大块死骨形成。如果病情未能得到彻底控制，虽为慢性炎症，但可反复急性发作，病变逐渐向颌骨内扩展而波及骨髓腔，形成广泛骨坏死。

【诊断】

根据病史、病因、临床表现及影像学表现等，对颌骨骨髓炎一般不难正确诊断。

急性颌骨骨髓炎的主要诊断依据是全身及局部症状明显，与间隙感染急性期表现相似。病源牙以及相邻的多个牙出现叩痛、松动，甚至牙槽溢脓。患侧下唇麻木是诊断下颌骨骨髓炎的有力证据。上颌骨骨髓炎波及上颌窦时，可有上颌窦炎的表现，可从患侧的鼻腔溢脓。

慢性颌骨骨髓炎的主要诊断依据是瘘管形成和溢脓；死骨形成后，可从瘘孔排出小块死骨；用探针检查瘘管可触及粗糙骨面。全身症状不明显，进食、睡眠正常。

在骨髓炎的急性期，影像学检查常无法显示骨质破坏。一般在发病 2 ～ 4 周进入慢性期，颌骨有明显破坏后，影像学检查才具有诊断价值。儿童颌骨骨髓炎一般 7 ～ 10 天后可开始形成死骨。颌骨骨髓炎的影像学表现有骨质破坏与骨质增生，前者的典型表现是骨小梁排列紊乱与死骨形成；后者主要表现为骨膜反应性增生。中央性颌骨骨髓炎与边缘性颌骨骨髓炎的鉴别如表 5-2 所示。

下颌边缘性骨髓炎的增生型应与骨肉瘤及纤维骨瘤相鉴别；下颌骨中央性颌骨骨髓炎应注意勿与下颌骨中央性颌骨癌相混淆，诊断上颌骨骨髓炎时应排除上颌窦癌的可能。

表 5-2　中央性颌骨骨髓炎与边缘性颌骨骨髓炎的鉴别诊断

中央性颌骨骨髓炎	边缘性颌骨骨髓炎
1. 感染来源以根尖周炎、牙周炎多见	1. 感染来源以下颌智牙冠周炎为主
2. 感染途径是先破坏骨髓，后破坏骨皮质，再形成骨膜下脓肿或蜂窝织炎。病变可累及松质骨与密质骨	2. 感染途径是先形成骨膜下脓肿或蜂窝织炎，主要破坏密质骨，很少破坏松质骨
3. 临床表现可以是局限性的，但以弥漫性较多	3. 临床表现多为局限性，弥漫性较少
4. 累及的牙多数松动，牙周有明显的炎症	4. 病源牙多无明显炎症或松动
5. 病变多在下颌体，也可波及下颌支	5. 病变多发生在下颌角及下颌支，很少波及下颌体
6. 慢性期影像学所见可以有大块死骨形成，与周围骨质分界清楚或伴有病理性骨折	6. 慢性期影像学所见系皮质骨疏松脱钙或骨质增生，或有小死骨块

【治疗】

1. 急性化脓性颌骨骨髓炎的治疗　在炎症初期，应积极有效地进行治疗，以控制病变的发展。

急性化脓性颌骨骨髓炎的治疗原则与一般急性炎症相同。但急性化脓性颌骨骨髓炎一般都来势迅猛，病情较重，还可能引起血行感染。因此，治疗应首先注意全身支持及药物治疗，同时应采取必要的外科手术治疗。

（1）药物治疗：急性化脓性颌骨骨髓炎，尤其是中央性颌骨骨髓炎，应根据临床反应、细菌培养及药物敏感试验的结果，给予足量、有效的抗生素，以控制炎症的发展，同时注意采取必要的全身支持疗法。

（2）外科治疗：外科治疗的目的是引流排脓及除去病灶。急性中央性颌骨骨髓炎，一旦判定骨髓腔内有化脓性病灶，应及早拔除病灶牙及相邻的松动牙，使脓液从拔牙窝内引流排出。这样既可防止脓液向骨髓腔内扩散，加重病情，又能减轻剧烈的疼痛。如经拔牙未能达到引流目的，则应考虑凿除部分颌骨外板，打开髓腔充分排脓，解除疼痛。如果颌骨内炎症自行穿破骨板，形成骨膜下脓肿或颌周间隙蜂窝织炎，单纯拔牙引流已无效，可根据脓肿的部位切开引流。

2. 慢性化脓性颌骨骨髓炎的治疗　颌骨骨髓炎进入慢性期有死骨形成时，必须手术摘除已形成的死骨和病灶后方能痊愈。

由于中央性及边缘性颌骨骨髓炎的颌骨损害特点不同，故手术方法及侧重点也不尽一致。慢性中央性颌骨骨髓炎，常常病变范围广泛并形成较大的死骨块。病灶清除应以摘除死骨为主，如死骨已完全分离则手术较易进行。慢性边缘性颌骨骨髓炎，受累区骨皮质变软，仅有散在的浅表性死骨形成，故常用刮除方式加以清除。但感染侵入松质骨时，骨外板可呈腔洞状损害，病灶腔洞内充满大量炎性肉芽组织，病变区松质骨表面常有新形成的炎性骨组织，此时手术应以刮除病理性肉芽组织和炎性成骨为主。

死骨摘除及病灶清除术：

（1）手术指征

1）经药物治疗、拔牙或切开引流以后，仍遗留久治不愈的瘘管，长期流脓；从瘘管探得骨面粗糙，甚至发现已有活动的死骨。或虽无瘘管，但炎症反复发作者。

2）影像学检查已发现有颌骨骨质破坏者。

3）患者全身条件能耐受手术。

（2）手术时间

1）慢性中央性颌骨骨髓炎病变比较局限者，死骨与周围组织分离的时间约在发病后3～4周；如病变呈广泛弥散者，则需5～6周或更长一段时间。一般应在死骨与周围骨质分离后进行手术。

2）慢性边缘性颌骨骨髓炎：如已明确骨质破坏的部位和范围，一般在病程2～4周后，即可施行病灶清除术。

（3）术前准备：术前应配合抗菌药物治疗。机体抵抗力弱而有贫血者，应给小量输血及相应的支持疗法。

（4）麻醉：死骨较小，手术范围不大及术时较短者，可采用局部阻滞麻醉。死骨范围大，手术时间较长，应采用全身麻醉较为适宜。

（5）手术切口：根据死骨所在的部位、死骨的大小、瘘孔在口腔黏膜和面部皮肤的位置选择口内和面部切口。

（6）术中注意事项：位于牙槽骨部位的死骨一般在切开与剥离黏骨膜以后就可显露出来。可用刮匙刮除死骨及脓性肉芽组织直至骨面光滑为止。

上颌骨手术中如发现病变已波及上颌窦时，应彻底清除上颌窦内的炎性组织，但应尽量保留健康的上颌窦黏膜。下颌骨手术中注意勿损伤下牙槽神经。从面部做切口时应注意逐层切开皮肤、皮下组织、肌层及骨膜，尽量避免损伤手术区域内的重要解剖结构如腮腺、面神经、颌外动脉等。

中央性颌骨骨髓炎死骨已分离，除摘除死骨外，尚应刮除不健康的炎性肉芽组织。分散的多个病灶要仔细地一一刮除。儿童患者手术中还应注意勿损伤健康牙胚；如牙胚已感染化脓，也应同时摘除。

边缘性颌骨骨髓炎应刮除坏死的骨质和肉芽组织，骨破坏区域周围一般有大量炎性成骨，也应彻底去除，并将骨面打磨光滑，露出正常的骨皮质。

牙源性颌骨骨髓炎手术时应同时拔除病灶牙。手术创口用生理盐水冲洗干净，修整锐利的骨缘，使呈平坦的碟形，以利于消除无效腔。最后严密缝合，放置引流条。

（7）术后处理

1）术后应配合抗菌药物，根据病情行肌内注射或静脉滴注。

2）引流条可在术后 2 天抽出，也可根据病情需要定期更换引流条。

3）上颌窦内填塞的碘仿纱条，可分期抽出；口腔及皮肤缝线，可于术后 7 天拆除。

4）大块死骨摘除后，为防止发生颌骨骨折或畸形，可利用口腔内剩余的牙，视情况作单颌结扎或颌间夹板固定；如已发生骨折，更应立即固定，以维持正常的咬合关系。死骨摘除后造成颌骨缺失过多，影响功能时，应同期或后期酌情行骨移植术及义颌修复。

5）若因颌骨体缺失而引起舌后坠，出现呼吸困难，并有可能发生窒息的危险时，应行气管切开术。

6）为了加速创口愈合，改善局部血运及张口度，术后可配合理疗。

上颌死骨及病灶清除术的步骤如图 5-31 ~ 图 5-35 所示。

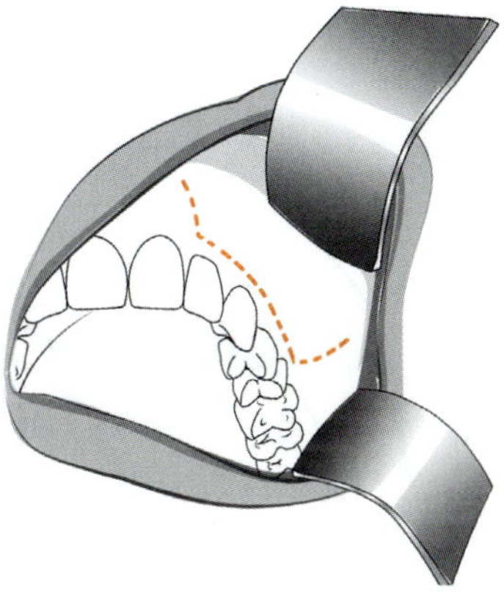

图 5-31　上颌骨死骨及病灶清除术之一
口内切口

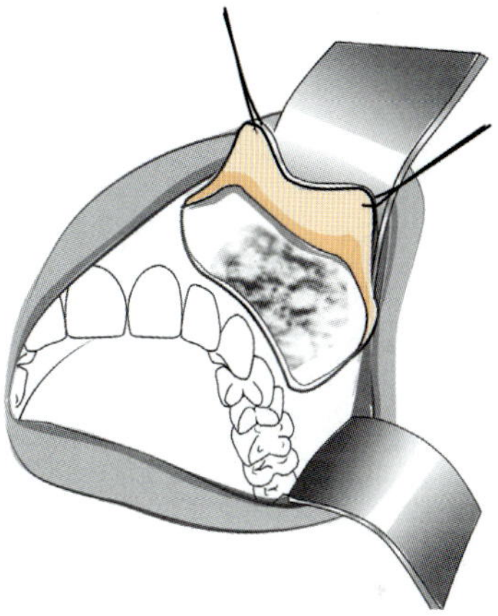

图 5-32　上颌骨死骨及病灶清除术之二
显露死骨

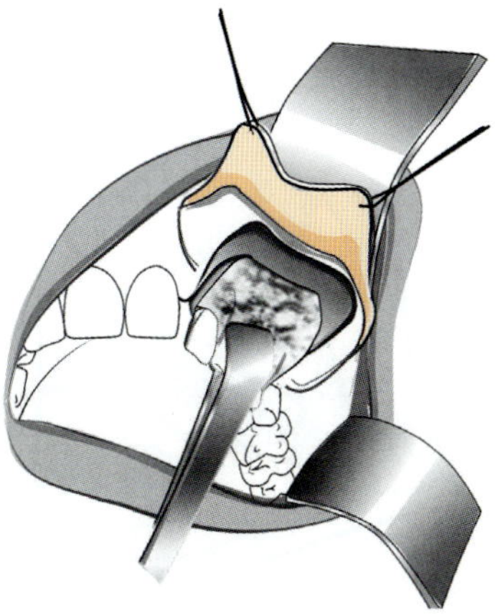

图 5-33　上颌骨死骨及病灶清除术之三
摘除死骨

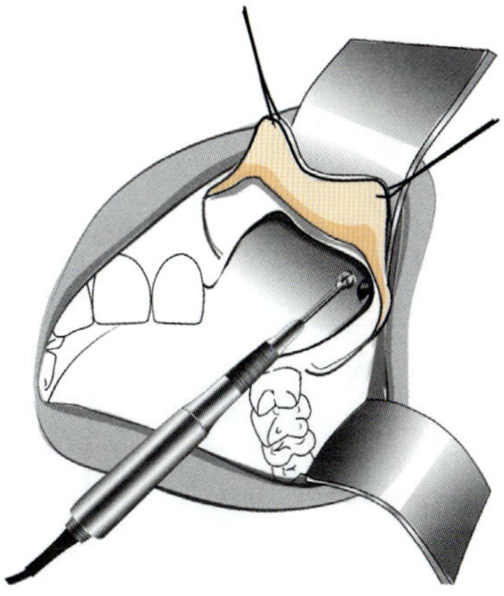

图 5-34　上颌骨死骨及病灶清除术之四
修整骨创

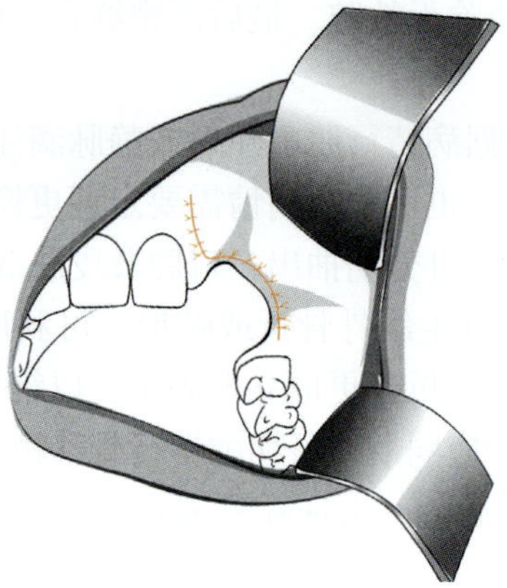

图 5-35　上颌骨死骨及病灶清除术之五
创口缝合

下颌死骨及病灶清除术的步骤如图 5-36 ~图 5-41 所示。

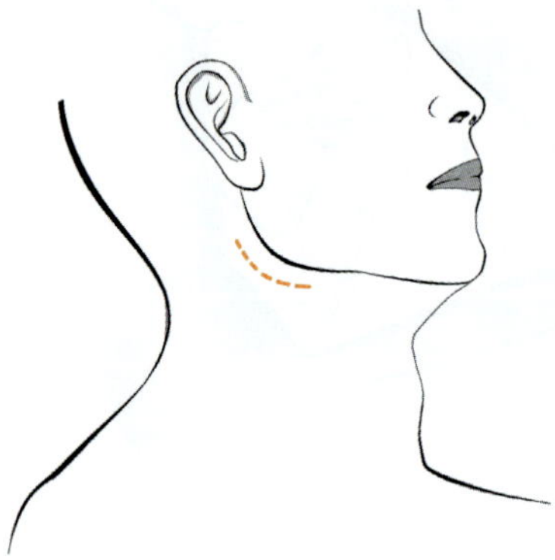

图 5-36　下颌骨死骨及病灶清除术之一
下颌下切口

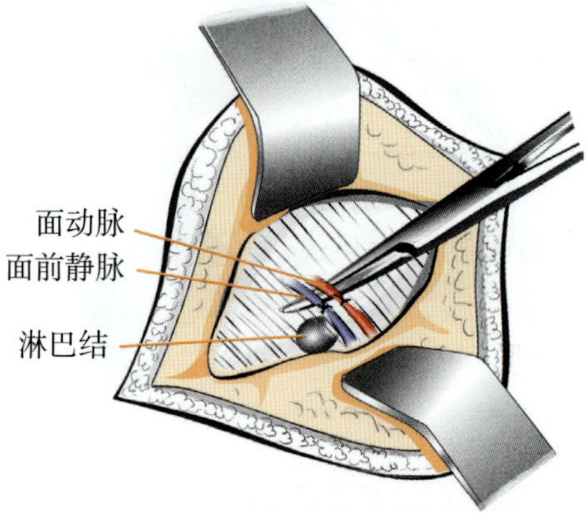

图 5-37　下颌骨死骨及病灶清除术之二
结扎颌外动脉与面前静脉

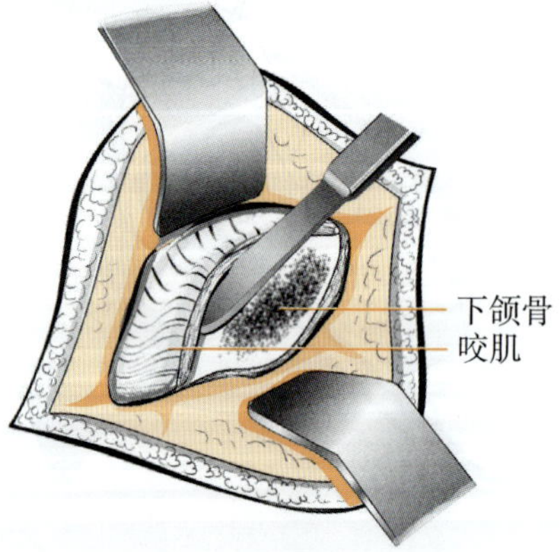

图 5-38　下颌骨死骨及病灶清除术之三
显露死骨及病灶

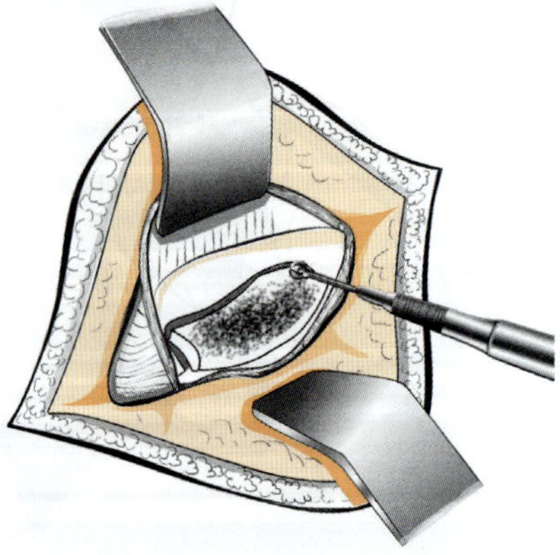

图 5-39　下颌骨死骨及病灶清除术之四
咬除死骨，清除病灶

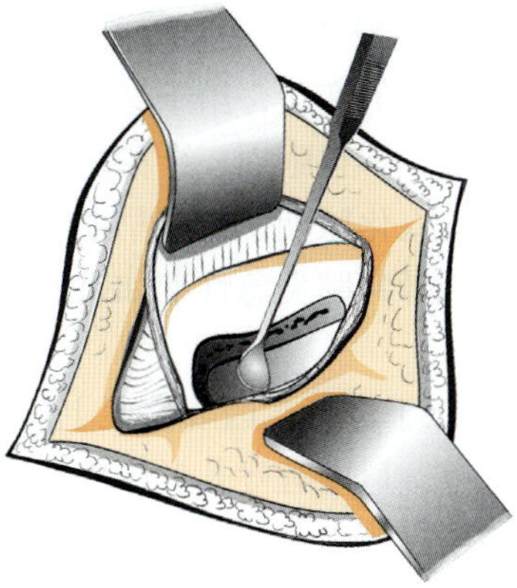

图 5-40　下颌骨死骨及病灶清除术之五
刮除死骨及炎性肉芽组织

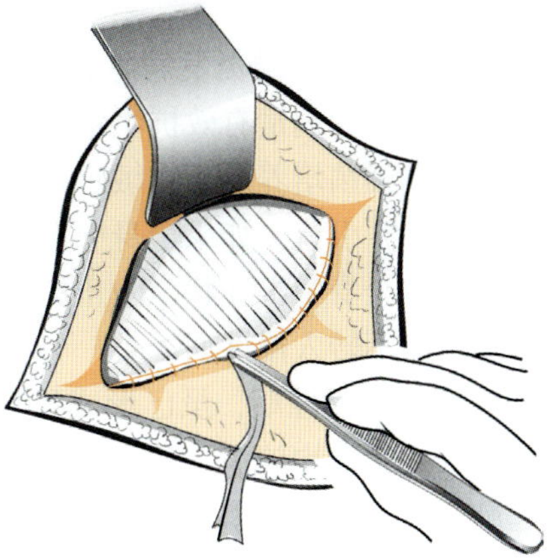

图 5-41　下颌骨死骨及病灶清除术之六
缝合肌组织及骨膜，放置引流物

二、婴幼儿颌骨骨髓炎 Infantile osteomyelitis of the jaw

婴幼儿颌骨骨髓炎一般指出生后 3 个月内发生的化脓性中央性颌骨骨髓炎，所以也有人称其为新生儿颌骨骨髓炎。其病因、病程、治疗原则等均有别于前述化脓性骨髓炎。婴幼儿颌骨骨髓炎主要发生在上颌骨，下颌骨极为罕见，故本节主要讨论婴幼儿上颌骨骨髓炎。

【感染来源】

婴幼儿上颌骨骨髓炎多为血源性感染（hematogenous infection），但亦可因牙龈损伤或母亲患化脓性乳腺炎，哺乳时病原菌直接侵入而引起。泪囊炎或鼻泪管炎有时也可伴发上颌骨骨髓炎。

婴幼儿上颌骨骨髓炎的感染细菌多为金黄色葡萄球菌、链球菌，肺炎球菌感染也时有发生。

【临床表现】

患儿发病突然，全身表现有高热、寒战、脉快，哭啼、烦躁不安，甚至呕吐；重者可出现脓毒症而出现昏睡、意识不清以及休克等表现。白细胞计数明显增高，中性多型核粒细胞增加。

早期局部表现有面部、眶下及内眦部皮肤红肿，之后病变迅速向眼睑周围扩散，出现眼睑肿胀，睑裂狭窄甚至完全闭合，结膜外翻或眼球外突，提示已发展成为眶周蜂窝织炎。

由于婴幼儿的上颌骨发育未成熟，上颌窦尚未形成，故感染很快波及上颌骨牙槽突而出现上牙龈及硬腭黏膜红肿。感染向外扩散穿破骨板或骨膜，形成骨膜下脓肿、眶下区皮下脓肿，经切开或自溃流出脓液。脓液也常从龈缘、腭部及鼻腔破溃溢出，形成脓瘘。在脓肿引流后，全身症状可趋缓解，局部症状也逐渐转入慢性。

婴幼儿上颌骨骨髓炎很少形成大块死骨，这是因为上颌骨质松软，骨皮质较薄而又富有营养孔，化脓性炎症容易突破骨板而引流。但常有眶下缘或颧骨的骨质破坏，形成颗粒状死骨从瘘管排出。如果炎症不能得到及早控制，可损伤上颌乳牙牙胚而影响恒牙的正常萌出。

婴幼儿上颌骨骨髓炎可导致上颌骨及牙颌系统发育障碍，死骨排出后骨质缺损，加之眶下区瘢痕形成，可导致下睑外翻、颧面部塌陷等继发畸形。

目前临床上很少能见到婴幼儿颌骨骨髓炎，因初发病时大多在产科及小儿科就诊，待转入慢性期后才到口腔颌面外科诊治。

【治疗】

婴幼儿上颌骨骨髓炎发病急、病情重、病情变化快，在治疗上应采取积极而有效的措施。临床上首先应用大剂量有效抗生素，同时应注意患儿全身情况的变化，给予必要的对症及支持治疗，并根据细菌培养及药物敏感试验结果及时调整抗生素。一旦眶周、牙槽突或腭部形成脓肿，要及早切开引流。如果全身中毒症状明显，病程虽未进入化脓期，也应早期施行切开引流术，及时缓解全身中毒症状，防止局部感染扩散。婴幼儿颌骨骨髓炎急性期如果处理得当，可得到治愈，而不转入慢性期。

如病情转入慢性期，虽已形成死骨，死骨清除术亦不急于进行。因婴幼儿上颌骨壁较薄，骨质松软，死骨片均较小，往往可随脓液从瘘孔排出而自愈。口内有瘘孔者应注意防止脓液误吸引起肺部并发症。如果牙胚受炎症侵及而坏死，不能从瘘管排出时，可略扩大创口取出坏死牙胚，但未感染的牙胚要尽量保留。如死骨较大不能排出，手术摘除时也要尽量保守，仅摘除已分离的死骨，否则会加重颌骨破坏，影响颌骨发育，遗留颌面及牙颌系统畸形或咬合功能紊乱。

婴幼儿上颌骨骨髓炎治愈后，面部及眶周遗留的瘢痕及塌陷畸形，可待适当时机进行二期整复手术。

三、放射性颌骨坏死 Osteoradionecrosis of the jaw

头颈部恶性肿瘤应用放射治疗已日趋普及，由放疗引起的放射性颌骨坏死（radionecrosis of the jaw）及在骨坏死基础上继发的骨髓炎也有增多的趋势。

电离辐射对人的损伤程度与照射时间、照射剂量有关，而人体不同组织对辐射的耐受剂量也有明显的差异。生长中的骨及软骨对辐射比成人相同组织更敏感。一般认为成人骨是相当耐辐射的组织。在现代所用高能量放疗中很少产生骨坏死。但照射后的骨再生能力低下，易受创伤和感染。因此在头颈部肿瘤患者选用放射治疗时，应充分考虑颌骨坏死发生的可能性及采取预防和减少其发生的相应措施。

【病因】

放射线能对恶性肿瘤细胞的分裂起到抑制作用，但也能对正常组织产生损害作用。关于放射性骨坏死的原因多年来一直主张血管栓塞学说，骨组织经辐射后在实质组织受损的同时，血管因辐射也发生系列形态及功能上的变化。照射后早期的形态变化可见因血管内膜肿胀而发生血供减少；晚期则因管壁增厚和内皮细胞增生突向管腔造成血管狭窄和闭塞，导致血供锐减或终止，局部低血供、低氧状态进一步损害了骨细胞的活力。但近年有研究证实，颌骨放射性骨损害主要是射线对骨细胞的直接损伤，而不是由于局部血管闭锁导致血循环障碍的继发损害，从而对血管栓塞学说提出了异议。颌骨尤其是下颌骨主要为密质骨，含钙量高，吸收射线量大，因此在头颈部恶性肿瘤给予根治性照射时有发生无菌性坏死的可能，并使其对感染的防御能力明显降低。在此基础上，如口腔卫生不佳、牙源性感染以及损伤或施行拔牙手术等，均可导致继发感染，形成颌骨骨髓炎。

放射性颌骨骨坏死的发生与射线种类、个体耐受性、照射方式、局部防护，特别是照射剂量和分次照射方案等均有一定关系。口腔软组织对射线平均耐受量为 6 ~ 8 周内给予 60 ~ 80 Gy，而颌骨的放射剂量超过 50 Gy 即可导致骨细胞坏死及进行性阻塞性动脉炎。

【临床表现】

放射性颌骨坏死可发生在任何受照射骨，但是颌骨容易发生，尤其是下颌骨，而上颌骨较少，其他面骨更为少见。放射性颌骨骨坏死病程发展缓慢，往往在放射治疗后数月乃至十余年才出现症状。发病初期呈持续性针刺样剧痛；黏膜或皮肤破溃，致牙槽骨、颌骨骨面外露，呈黑褐色；继发感染后在骨面暴露部位长期溢脓，经久不愈。病变发生于下颌支部位时，因肌肉萎缩及纤维化可出现明显的张口受限。放射后颌骨的破骨细胞与成骨细胞再生能力低下，致死骨分离的速度非常缓慢，因此，死骨与正常骨常界限不清。口腔及颌面部软组织同样受到放射线损害，局部血运有不同程度障碍，故极易因感染而造成组织坏死，形成口腔和面颊部久治不愈的溃疡或洞穿型缺损畸形。

放射性颌骨骨坏死病程长，患者呈慢性消耗状态，常表现为消瘦及贫血。

【治疗】

放射性颌骨坏死与化脓性骨髓炎不同，虽已形成死骨，却无明显界限，且为慢性进行性发展。因此，治疗应考虑全身及局部两个方面。

1. 全身治疗　应用抗菌药物控制感染。疼痛剧烈时给予止疼药。同时应积极增强营养，必要时给予输血、高压氧等治疗，以待死骨分离。

2. 局部治疗

（1）放射性骨坏死：死骨在未分离前，应控制感染。每天应使用低浓度过氧化氢液进行冲洗。对已暴露的死骨，可用咬骨钳分次逐步咬除，以减轻对局部软组织的刺激。

（2）外科手术：将已分离的死骨摘除，但必须将骨残留病灶彻底清除干净，否则仍有病变再发的可能。目前，多数人主张，如果已经确定为放射性骨坏死，不必待死骨完全分离，应在健康骨质范围内施行死骨切除术，可收到预防病变扩大的效果。遗留的组织缺损，可待二期修复，也可采用带蒂或吻合血管的复合组织瓣即刻修复。

口腔黏膜与皮肤被放射线累及部分，根据局部具体条件，在切除颌骨同时也可一并切除，以免术后创口不愈合。术后还应继续加强全身支持疗法。

【预防】

放射性骨坏死预防的关键在于根据肿瘤对射线敏感度及放疗在综合治疗中的地位，确定选择指征；在放射源、照射方式、分次照射方案以及剂量选择等方面全面安排治疗计划，其中剂量的正确掌握又是最主要的因素。放射治疗前即应估计到有可能发生放射性骨坏死，因此应采取相应的预防措施：

1. 放疗前准备　放疗前应常规行牙周洁治，注意口腔卫生。对口腔内可引起感染的病灶牙要进行处理：对仍能保留的龋患、牙周炎等病牙应先治疗，而无法治愈的病牙应予以拔除。放射前应取出口腔内已有的金属义齿；活动义齿需在放射疗程终止，经过一段时期后再行配戴，以免造成黏膜损伤。

2. 放疗过程中　口腔内发现溃疡时，可局部涂抗生素软膏并加强口腔护理，以防发生感染。局部应用氟化物有预防放射后继发性龋的效果。对非照射区应用屏障物予以隔离保护。

3. 放疗后　一旦发生牙源性炎症，必须进行手术或拔牙时，应尽量减少手术损伤，术中适当降低牙槽骨，严密缝合伤口；术前术后均应使用有效的抗生素，以避免可能发生的继发感染。如果颌骨已经坏死，即使采取上述措施，也很难完全避免不发生感染，或使潜伏的感染显露出来。因此，放疗前对病牙的处理远胜于术后发生牙病再行处理，对这些应有充足的认识。放疗过程中以及放疗后嘱患者长期注意口腔卫生，防止出现牙齿感染疾病以及周围组织的牙源性感染是预防放射性骨坏死的关键环节。

四、药物相关性颌骨坏死 Medication related osteonecrosis of the jaw

双磷酸盐药物可以抑制破骨细胞的活性，从而抑制骨吸收，常用于预防和治疗骨质疏松症、变形性骨炎、恶性肿瘤的骨转移、多发骨髓瘤和其他骨脆性增加的疾病。该类药物已在临床上大量使用，静脉给药主要用于治疗恶性肿瘤骨转移，口服制剂主要用于治疗骨质疏松。双磷酸盐相关性颌骨坏死（bisphosphonates related osteonecrosis of the jaw，BRONJ）是双磷酸盐类药物的副作用之一，由 Marx 于 2003 年首次报道。近年来，越来越多的文献报道显示应用某些新型抗骨吸收和抗血管生成药物后也可发生颌骨坏死。除了双磷酸盐药物，导致颌骨坏死的其他常见药物有 RANKL 抑制剂（如狄诺塞麦）、VEGF 信号通路抑制剂（如贝伐单抗）、络氨酸激酶抑制剂（如舒尼替尼）、mTOR 抑制剂（如西罗莫司）等。2014 年，美国口腔颌面外科医师协会（AAOMS）建议将这一类疾病重新命名为药物相关性颌骨坏死（medication related osteonecrosis of the jaw，MRONJ）。

【病因和危险因素】

双磷酸盐相关性颌骨坏死是一种多因素疾病，可能的发病机制包括破骨细胞功能受抑制、血管生成减少、直接细胞毒性、感染、微创伤、免疫功能紊乱等。双磷酸盐药物抑制破骨细胞（损害骨骼自然改建过程）和抑制血管生成（减慢软硬组织损伤的愈合过程）是发病的关键环节。双磷酸盐药物可抑制破骨细胞的活性，导致骨组织矿化程度增加，继而骨脆性增加，最终导致骨改建能力以及微创伤修复能力降低。双磷酸盐药物可致循环内血管内皮生长因子（VEGF）减少，以及新生血管形成减少。双磷酸盐药物除了降低破骨细胞的活性，还可诱导破骨细胞凋亡，最终出现下颌骨微小创伤的愈合代偿能力被破坏以及黏膜愈合障碍，伤口长期不愈合，颌骨坏死，且死骨不易分离。而新药导致颌骨坏死的发病机制和双磷酸盐药物抑制破骨细胞功能、抑制血管生成相类似。例如狄诺塞麦主要通过抑制 RANKL 而抑制破骨细胞活性，降低骨吸收和骨转化；贝伐单抗是一种单克隆抗体，能阻止 VEGF 和血管内皮生长因子受体（VEGFR）结合，从而产生抗血管生成作用。但还没有文献证明这些药物所致的颌骨坏死与直接细胞毒性、免疫功能紊乱等有关系。

药物相关性颌骨坏死的危险因素包括药物性危险因素、局部危险因素和全身危险因素。静脉途径治疗恶性肿瘤是双磷酸盐相关性颌骨坏死的主要危险因素，颌骨坏死的发生率约为 1% ~ 10%，口服双磷酸盐药物所致颌骨坏死的发生率则低得多，小于 0.1%。由于双磷酸盐药物的半衰期很长，骨坏死和双磷酸盐药物的剂量、使用时间以及总剂量有关。局部危险因素包括解剖因素，颌骨皮质外突且覆盖软组织较薄的部位容易发生；各种牙及牙槽骨手术，如牙拔除术、牙种植术、根尖周手术及牙周手术导致牙槽骨损伤等。有文献报道，静脉途径给予双磷酸盐后，牙及牙槽突手术后发生颌骨坏死的概率明显增高；局部危险因素还包括牙周及牙齿本身的病变，越来越多的证据表明，牙源性感染是重要的局部危险因素。全身危险因素包括人种（有报道称高加索人种易感）、高龄、恶性肿瘤、化疗、糖皮质激素治疗等。

【临床表现】

1. 颌骨坏死发展较缓慢，初期表现为颌骨病变部位间歇性或持续性针刺样疼痛、黏膜肿胀、红斑和溃疡。

2. 疾病进展阶段可出现牙龈肿胀、牙齿疼痛、松动、脱落或被拔除。拔牙创不愈合，溢脓。严重时局部牙槽骨暴露于口腔中，周围软组织红肿。

3. 后期可出现口外皮肤红肿、破溃、瘘口形成，瘘口溢脓，可有明显口臭。颌骨持续破坏可出现病理性骨折。

4. 患者常伴有体质衰弱、营养不良、消瘦和贫血等全身症状。

5. 颌骨坏死早期，影像学表现不明显，随着疾病进展，影像学表现有骨溶解破坏特征，可见骨皮质破坏，骨小梁结构丧失，骨密度下降，骨破坏区和正常骨质界限不清。还可能存在牙周膜间隙增宽、骨质硬化（位于骨破坏区周围）、骨膜成骨、死骨形成、病理性骨折以及鼻旁窦炎症等表现。

【诊断】

目前，还没有国际公认的 MRONJ 的诊断标准。根据 2014 年 AAOMS 的指南，如果存在如下3个特征，可以考虑诊断为MRONJ：①以前或正在使用骨吸收抑制药物或抗血管生成药物；②颌面部有暴露的死骨，或通过口内、口外瘘管可探及死骨，并持续存在8周以上；③颌骨未曾接受过放射治疗，且无明确的颌骨转移癌。

【治疗】

美国口腔颌面外科医师协会针对病变的不同发展阶段，提出了相应的治疗原则：

具有罹患本病风险的患者：即接受双磷酸盐等药物治疗的患者，即使无明显暴露的死骨，亦被认为具有患病风险。这类患者不需治疗，但应告知其存在患病的风险。0期：无死骨暴露，可能存在下颌疼痛等表现。可使用止痛药和抗菌药物治疗。1期：可见暴露的死骨或通过瘘口探及死骨，但无疼痛和感染症状。可使用抗菌的含漱剂，无需手术治疗。2期：可见暴露的死骨，并有疼痛和感染症状。应积极止痛，使用抗菌的含漱剂，联合应用抗菌药物治疗。也可以进行浅表性清创，以解除对软组织的不良刺激。3期：可见暴露的死骨，有疼痛和感染症状，并伴有一项或多项下列情况：骨质破坏范围超过了牙槽骨范围（例如侵犯以下结构：下颌骨下缘和升支、上颌窦、颧骨）导致病理性骨折、口外瘘口、口腔上颌窦瘘或口鼻瘘；或者骨破坏的范围达到下颌骨下缘或上颌窦底。抗生素治疗，积极止痛、手术清创或截骨切除病变。

MRONJ治疗方法包括：非手术治疗，包括使用含漱剂、止痛药和抗菌药物治疗以及低剂量激光治疗等；手术治疗，一种为局部保守手术（conservative surgery），去除松动的死骨或对周围软组织造成刺激的暴露死骨，但不要过分剥离软组织和干扰软组织愈合。另一种为扩大手术（extensive surgery），包括方块截骨或区段截骨，尽可能去除坏死骨组织，然后选择重建接骨板桥接固定或植骨修复骨缺损。

目前对于MRONJ的治疗尚缺乏足够的经验，手术治疗主要针对第2、3期患者，手术治疗是否适合于广泛性骨坏死的患者，是否同期进行颌骨缺损的修复，以何种方式修复，截骨的范围如何确定等问题尚缺乏统一的意见。

尽管拔牙等有创外科操作被认为是该类型颌骨坏死的一个危险因素，但对于存在明显感染而不能保留的患牙，还应及时拔除。临床上患牙如果到了需要拔除的阶段，其下方的颌骨坏死多已开始或到了早期阶段，拔牙更利于感染的引流，终止疾病的进展。但拔牙后需要去除可疑的不良骨质，适当去除牙槽间隔、降低牙槽骨，严密缝合伤口，注意口腔卫生，一般均会实现黏膜的正常愈合。

【预防】

在给药之前，患者应进行全面的口腔检查，拔除不能保留的牙齿，任何有创的牙科治疗都要预先完成，保持良好的牙周状态。如果全身情况允许，等口腔卫生状态得到很好维护之后，再开始药物治疗。一旦药物治疗开始，要避免进行任何能导致骨损伤的治疗。这类颌骨坏死绝大多数都发生在牙源性感染之后，因此，应告知患者在药物治疗过程中和之后，保持良好的口腔卫生，避免出现牙源性感染。

进展与趋势

下颌骨弥漫性硬化性骨髓炎的临床进展概述

下颌骨弥漫性硬化性骨髓炎（Diffuse Sclerosing Osteomyelitis of Mandible，以下简称DSOM）是一种少见的慢性复发性非化脓性颌骨炎症性疾病。该疾病于1969年由

Marzola 等首次报道并命名。

该疾病在文献中的名称并不统一，还有其他名词用来描述这类由不明原因引起的非感染性下颌骨骨髓炎，例如慢性无菌性骨髓炎（Chronic Nonbacterial Osteomyelitis, CNO）、骨化性骨髓炎（Ossifying Osteomylitis）、原发性慢性骨髓炎（Primary Chronic Osteomyelitis, PCO）、青少年下颌骨慢性骨髓炎（Juvenile Mandibular Chronic Osteomyelitis，JMCO）。后者在全身多个部位发病时，也被称为慢性复发性多灶性骨髓炎（Chronic Recurrent Multifocal Osteomyelitis，CRMO）或青少年弥漫性硬化性骨髓炎（Juvenile Diffuse Sclerosing Osteomyelitis, JDSO）。

目前，有观点认为，DSOM 应属于 SAPHO 综合征的一种局部表现，这种观点现在已被广泛接受。SAPHO 综合征（Synovitis, Acne, Pustulosis, Hyperostosis and Osteitis Syndrome, SAPHO Syndrome）是一种以滑膜炎、痤疮、脓疱病、骨肥厚和骨炎为主要表现的自身免疫性疾病，其主要特征为骨关节损害，伴或不伴有皮肤损害。它是一种较为罕见的疾病，有报道估计其发病率小于 1/10 000。在成年 SAPHO 综合征患者中，最常见的骨骼受累部位是胸前壁，其次是骶髂关节，不到 10% 的患者存在下颌骨病变。

该疾病的病因尚不明确，目前主要有以下四种假说：免疫相关性疾病假说、低毒性感染假说、咀嚼肌筋膜炎假说、遗传病假说。

DSOM 一般发生在下颌骨，女性好发，该疾病在各个年龄段都有发生，病程持续时间很长。该疾病症状不典型，以反复发作的疼痛、肿胀和张口受限为主要表现，临床表现与化脓性骨髓炎、骨纤维异常增殖症继发感染有相似之处；影像学表现如骨膜反应性成骨与边缘性骨髓炎等疾病类似；病理学表现与骨纤维异常增殖症等疾病相近。疾病发作过程中，一般除了血沉、C 反应蛋白升高之外，并没有发现其他实验室检查指标出现异常。因此该疾病的诊断需要结合相应的临床表现、影像学表现、病理学表现及实验室检查进行综合诊断或者排除性诊断。

在 DSOM 的治疗方面，由于该疾病病因不明，且缺少针对治疗效果的大样本研究数据，因此尚无统一的治疗方案。目前常见的治疗方法包括：手术治疗、药物治疗、高压氧治疗及殆垫治疗等。DSOM 的手术治疗包括病灶搔刮术、去皮质术、颌骨部分切除术等。手术治疗往往创伤较大且难以取得较为长远的疗效；药物治疗中常用的药物有抗生素、非甾体类消炎药、激素类药物等，对于该疾病有一定的效果，用药期间症状改善，但是停药后容易复发。随着双磷酸盐类药物在恶性肿瘤骨转移、骨质疏松等骨代谢疾病治疗中的广泛应用，有学者将双磷酸盐类药物用于治疗 DSOM，主要采用二代或三代双磷酸盐药物静脉注射，可明显缓解肿胀和疼痛，改善张口受限，并且疗效持久。

（安金刚）

第八节　口腔颌面部特异性感染
Specific Infection of Oral and Maxillofacial Region

提　要

面颈部结核性淋巴结炎和颌面骨结核一般为渐进性发展，可伴有低热、盗汗、疲倦等症状。以全身抗结核治疗为主，对形成冷脓肿者，可行穿刺抽脓，对颌面骨结核已形成死骨者，可行手术去除死骨并配合全身抗结核治疗。

放线菌病是由放线菌引起的慢性感染性肉芽肿性疾病。表现为局部无痛性硬结，板块状浸润，逐步发展到中央液化，表面破溃，在分泌物中有特征性的硫磺颗粒。以抗生素治疗为主，必要时配合外科手术。

梅毒是由苍白螺旋体引起的一种全身性慢性传染病。口腔颌面部梅毒为该病的局部表现。根据感染途径分为先天性（胎传性）和后天性（获得性）梅毒两类。其临床表现依病程分别为口唇下疳、梅毒疹和树胶样肿，可出现骨坏死，继而出现面部畸形及相应功能障碍。其诊断应以临床表现与实验室检查相结合。采用全身治疗，首选青霉素 G 及砷剂联合治疗。全身病变控制后方可考虑口腔颌面部组织缺损的修复。

一、颌面骨结核 Tuberculosis of facial and jaw bones

颌面骨结核多由血源性播散所致，常见于儿童和青少年，因骨发育旺盛时期骨内血供丰富，感染机会较多。好发部位在上颌骨颧骨结合部和下颌支。

【感染来源】

感染途径可因体内其他脏器结核病沿血行播散所致，开放性肺结核可经口腔黏膜或牙龈创口感染，也可以是口腔黏膜及牙龈结核直接累及颌骨。

【临床特征】

骨结核一般为无症状的渐进性发展，偶有自发痛和全身低热。病变部位的软组织呈弥漫性肿胀，其下可扪及质地坚硬的骨性隆起，有压痛，肿胀区表面皮肤或黏膜常无化脓性感染的充血发红表现。但骨质缓慢被破坏，感染穿透密质骨侵及软组织时，可在黏膜下或皮下形成冷脓肿。脓肿自行穿破或切开引流后，有稀薄脓性分泌物溢出；脓液中混有灰白色块状或棉团状物质。引流口形成经久不愈的瘘管，间或随脓液有小死骨碎块排出。颌骨结核可继发化脓性感染而出现局部红肿热痛等急性骨髓炎的症状，脓液也变成黄色黏稠。

【诊断】

青少年患者常为无痛性眶下及颧部肿胀，局部可有冷脓肿或经久不愈的瘘管形成。脓液涂片可查见抗酸杆菌。X 线摄片表现为边缘清晰而不整齐的局限性骨破坏，但死骨及骨膜增生均少见。当继发化脓性感染时，鉴别诊断有一定困难。此外，全身其他部位可有结核病灶及相应体征。

【治疗】

无论全身其他部位是否合并有结核病灶，均应进行全身支持、营养疗法和抗结核治疗。药物可选用对氨基水杨酸、异烟肼、利福平及链霉素等，由于骨结核的抗结核药物治疗疗程一般需 6 ~ 12 个月甚至以上，为减少耐药菌株出现，一般主张采用两种药物的联合用药方案。为了提高疗效，缩短药物疗程，对颌骨病变处于静止期而局部已有死骨形成者，应行死骨及病灶清除术。由于患者多为青少年，为避免骨质缺损造成后续的发育畸形，除有大块死骨分离外，一般选用较保守的刮扒术，以去除小死骨碎块及肉芽组织，同时继续配合全身抗结核治疗。

二、颌面部放线菌病 Actionmycosis of maxillofacial region

放线菌病（actinomycosis）是由放线菌（actinomyces）引起的慢性感染性肉芽肿性疾病。发生在人体的主要是 Wolff-Israel 型放线菌，此菌为革兰氏阳性的非抗酸性、无芽孢的厌氧性丝状杆菌，是人口腔正常菌群中的腐物寄生菌，常在牙石、唾液、牙菌斑、牙龈沟及扁桃体等部位发现该菌。当人体抵抗力降低或被其他细菌分泌的酶所激活时它就会侵入组织。临床上由于免疫抑制剂的大量应用，导致机体免疫力降低，也是本病的诱发因素，故本病绝大多数是内源性感染。脓液中常含有浅黄色放线菌丝，称为放线菌颗粒（actinomycosis granules）或称硫磺颗粒（sulphur granules）。

【感染途径】

放线菌可从死髓牙的根尖孔、牙周袋或智牙的盲袋、慢性牙龈瘘管、拔牙创口或口腔黏膜创口以及扁桃体等进入深层组织而发病。

【临床表现】

放线菌病以 20 ~ 60 岁的男性多见。发生于面颈部的放线菌病占全身放线菌病的 60% 以上。此外，极少数可经呼吸道或消化道引起肺、胸或腹部放线菌病。颌面部放线菌病主要发生于面部软组织，软组织与颌骨同时受累者仅占 1/5。软组织的好发部位以腮腺咬肌区为多，其次是下颌下、颈、舌及颊部；颌骨的放线菌病则以下颌角及下颌支部为多见。

临床上多在腮腺及下颌角部出现无痛性硬结，表面皮肤呈棕红色，病程缓慢，早期无自觉症状。炎症侵及深层咬肌时，出现张口受限，咀嚼、吞咽时可诱发疼痛。面部软组织患区触诊硬似板状，有压痛，与周围正常组织无明显分界线。病变继续发展，中央区逐渐液化，则皮肤表面变软，形成多数小脓肿，自溃或切开后有浅黄色黏稠脓液溢出。肉眼或取脓液染色检查，可查出硫磺样颗粒。破溃的创口可经久不愈，形成多数瘘孔，脓腔可相互连通而转入慢性期。以后若伴有化脓性感染时，还可急性发作出现急性蜂窝织炎的症状。这种急性炎症与一般颌周炎症不同，虽经切开排脓后炎症趋向好转，但放线菌的局部板状硬性肿胀，不会完全消退。

放线菌病不受正常组织分层限制，可直接向深层组织蔓延，当累及颌骨时，可出现局限性骨膜炎和骨髓炎，部分骨质被溶解、破坏或有骨质增生。X 线片上可见有多发性骨质破坏的稀疏透光区。如果病变侵入颌骨中心，造成严重骨质破坏时，可在颌骨内形成囊肿样膨胀，称为中央性颌骨放线菌病（central actinomycosis of jaws）。

【诊断】

颌面部放线菌病的诊断，主要根据临床表现及细菌学的检查。组织呈硬板状，多发性脓肿或瘘孔，从脓肿或从瘘孔排出的脓液中可获得硫磺颗粒，涂片可发现革兰氏阳性、呈放射状的菌丝。急性期可伴白细胞计数升高，血沉降率加快。不能确诊时，可做活体组织检查。临床上应与结核病变相鉴别。中央型颌骨放线菌病 X 线片显示的多囊性改变，需排除颌骨成釉细胞瘤及黏液瘤等肿瘤性疾病的可能。

【治疗】

颌面部软组织放线菌病以抗生素治疗为主，必要时配合外科手术。

1. 药物治疗

（1）抗生素：放线菌对青霉素、头孢菌素类高度敏感。临床一般首选大剂量青霉素 G 治疗，每日 200 万 ~ 500 万 U 以上，肌内注射，6 ~ 12 周为一疗程。亦可用青霉素 G 加普鲁卡因行局部病灶封闭。如与磺胺联合应用，可能提高疗效。此外，红霉素、林可霉素、四环素、氯霉素、克林霉素等亦有一定疗效。

（2）碘制剂：口服碘制剂对颌面部病程较长的放线菌病可获得一定效果。常用 5% ~ 10% 碘化钾口服，每日 3 次。

（3）免疫疗法：有人推崇使用免疫疗法，认为有一定效果。用放线菌溶素做皮内注射，首次剂量 0.5 ml，以后每 2 ~ 3 天注射 1 次，剂量逐渐增至 0.7 ~ 0.9 ml，以后每次增加 0.1 ml，全疗程为 14 次，或达到每次注射 2 ml 为止。

2. 手术治疗　在应用抗生素的同时，如有以下情况可考虑配合手术治疗。

（1）切开引流及肉芽组织刮除术：放线菌病已形成脓肿或破溃后遗留瘘孔，常有坏死肉芽组织增生，可采用外科手术切开排脓或刮除肉芽组织，以加强抗菌药物治疗的效果。

（2）死骨刮除术：放线菌病侵及颌骨或已形成死骨时，应采用死骨刮除术，将增生的病变和已形成的死骨彻底刮除。

（3）病灶切除术：经以上治疗无效，且反复伴发化脓性感染的病例，亦可考虑病灶切除。但因局部血供丰富，应有血源准备。术前每日给青霉素 G1000 万 ~ 2000 万 U；术后每日 200 万 ~ 300 万 U，持续应用 12 周或更长时间，以防复发。

三、颌面部梅毒 Syphilis of maxillofacial region

梅毒（syphilis）是一种性病，系由苍白螺旋体（treponema pallidum，TP）引起的一种可治愈的慢性传染病。该疾病最初发生于性器官，但病变发展过程中可侵犯皮肤、黏膜以及人体任何组织器官，包括大脑和心脏而表现出各种症状，其症状可反复发作，但个别患者也可潜伏多年。

【感染途径】

梅毒根据感染途径可分为获得性梅毒（acquired syphilis）和先天性（胎传）梅毒（congenital syphilis）。获得性梅毒绝大多数通过性行为感染，极少数患者可通过接吻、共同饮食器皿、烟斗、玩具、喂奶时传播；亦有因输带菌血而感染者。先天梅毒为母体内梅毒螺旋体借母血侵犯胎盘绒毛后，沿脐带静脉周围淋巴间隙或血流侵入胎儿体内。胎儿感染梅毒的时间系在妊娠 4 个月，胎盘循环已建立后。

【临床表现】

获得性梅毒可分为一、二、三期及隐性梅毒。一、二期均属早期梅毒，多在感染后 4 年内出现症状，传染性强；三期梅毒又称晚期梅毒，系在感染 4 年后表现，一般无传染性。隐性梅毒指感染后除血清反应阳性外，无任何临床症状者。亦可按感染后 4 年为界分为早期和晚期。隐性梅毒可终生不出现症状，但也有早期无症状而晚期发病者。

先天性梅毒也可分为二期：在 2 岁以内发病者为早期，2 岁以后发病者为晚期。

1. 获得性梅毒　获得性梅毒在口腔颌面部的主要表现有三方面，依病程分别分为口唇下疳（labial chancre）、梅毒疹（syphilid）和树胶样肿（gumma）（梅毒瘤）。前二者的临床特点将在《口腔黏膜学》黏膜病章中详加叙述，本节只着重讨论树胶样肿。

梅毒树胶样肿除累及软组织外还可累及颌面骨及骨膜组织。临床上以硬腭部最常见，其次为上颌切牙牙槽突、鼻中隔。间或也可见于颧骨、下颌角部。

腭部树胶样肿常位于腭中线（有时原发于鼻中隔），呈结节型或弥散状。树胶样肿浸润灶很快软化，形成溃疡。初起溃疡底面为骨质，以后骨质坏死，死骨脱落后遗留腭骨穿孔，发生口腔与鼻腔交通。以后穿通口边缘逐渐变平，鼻黏膜与腭黏膜相连，形成瘢痕。腭部树胶样肿波及鼻中隔、鼻骨、上颌骨时，可在颜面部表现为鼻梁塌陷的鞍鼻畸形；若鼻骨、鼻软骨、软组织全部破坏则呈现全鼻缺损的洞穿畸形。上颌骨牙槽突树胶样肿，初无自觉症状，上唇被肿块抬起，以后肿块溃破造成牙槽骨坏死，死骨脱落后遗留骨质缺损；当瘢痕形成后则进一步牵引上唇底部，表现出明显的上唇内陷畸形。

树胶样肿如波及颧骨，可在眶外下部出现瘘孔，最终也形成内陷畸形。

2．先天性梅毒　早期先天胎传梅毒多在出生后第3周到3个月，甚至一年半后出现症状。婴儿常为早产儿，表现为营养障碍，貌似老人。鼻黏膜受累，致鼻腔变窄，呼吸不畅，有带血的脓性黏液分泌。口腔黏膜可发生与获得性梅毒相似的黏膜斑。口周斑丘疹互相融合而表现弥漫性浸润、增厚；表面光滑脱皮、呈棕红色，皮肤失去弹性，在口角及唇缘辐射出深的皲裂，愈合以后形成辐射状浅瘢痕。

晚期先天梅毒多发生于儿童及青春期。除有早期先天梅毒的遗留特征外，一般与后天三期梅毒相似。可发生结节型梅毒疹及树胶样肿，从而导致软、硬腭穿孔，鼻中隔穿孔及鞍状鼻。

先天梅毒的另一特征性表现是牙的发育异常：哈钦森牙（Hutchinson tooth）和桑葚状磨牙，这部分内容将在《牙体牙髓病学》中详述。

此外，因梅毒性间质性角膜炎出现角膜混浊，损害第8对脑神经的神经性耳聋以及哈钦森牙，被称为先天性梅毒的哈钦森三征（Hutchinson triad）。

【诊断】

诊断需审慎，应根据详细而准确的病史、临床表现、实验室检查及X线检查综合分析判断，损害性质不能确定时可行组织病理检查。实验室检查包括梅毒下疳、二期梅毒黏膜斑分泌物涂片直接检查梅毒螺旋体。血清学检查主要为性病研究实验室试验（VDRL），以及未灭活血清反应素试验（USR）、快速血浆反应素环状卡片试验（RPR）等，其结果对梅毒的诊断、治疗效果的判断以及发现隐性梅毒均有重要意义。但各期梅毒的血清反应阳性率与病期、病型、治疗的情况以及患者的反应性有关，也可因其他疾病而出现假阳性。为此，近年采用荧光梅毒螺旋体抗体吸附试验（fluorescent treponemal antibody absorption test，FTA-ABS）、免疫组化、聚合酶链式反应（PCR）、反转录聚合酶链式反应（RT-PCR）等方法提高诊断的敏感性及特异性，且作为最后诊断的依据。

【治疗】

口腔颌面部梅毒损害无论胎传或后天感染，均为全身性疾病的局部表现，因此应行全身性治疗。驱梅治疗药首选青霉素G及砷铋剂联合疗法。患者的监测期至少应持续两年，期间应重复进行血清学检查。必须在全身及局部的梅毒病变基本控制以后，才可能考虑病变遗留组织缺损和畸形的修复及矫正治疗。

（安金刚）

临床案例

患者女性，63岁，主因“右下后牙间断疼痛1个月，右面部肿痛10天”于门诊就诊。

患者1个月前右下后疼痛不适，但不明显，患者未在意。大约10天前，右面部开始出现肿胀、疼痛，渐加重。外院输液消炎治疗，效果不明显。体温曾升高至38 ℃以上。现肿痛明显，张口困难，影响进食。无发音异常，无呼吸困难。

临床检查：面部不对称，右侧下颌角腮腺区域肿胀明显，右侧颞部也较对侧丰满（案例图1）。肿胀区域皮色略红，皮温略高，波动感不明显，有明显压痛。

张口度一指。门诊查全血细胞分析，可见白细胞计数为 $15.4 \times 10^9/L$，中性粒细胞百分比 88.3%，其余未见异常。余见案例图 2，图 3。

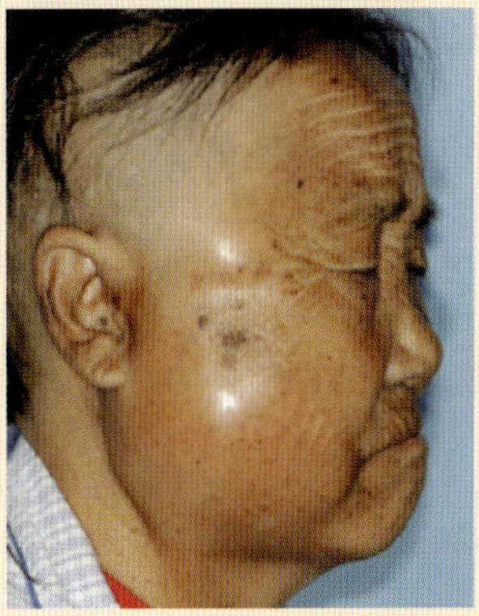

案例图 1　患者右面部肿胀，以下颌角腮腺区以及颞部为明显

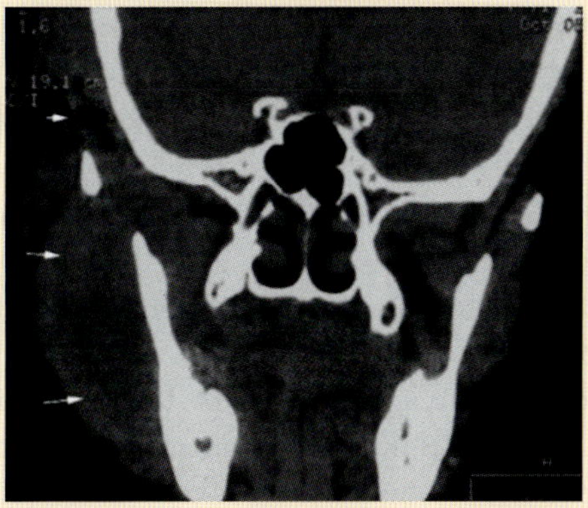

案例图 2　CT 冠状位图像显示右侧咬肌深部低密度影（箭头），颞肌增厚，内有气体影（箭头）

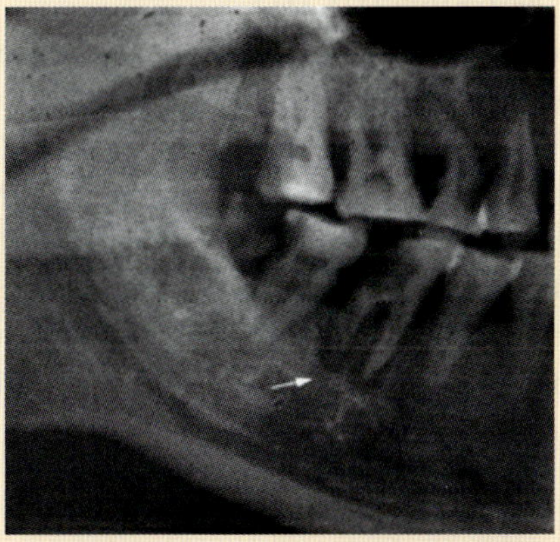

案例图 3　患者曲面体层片显示右下颌第一磨牙根尖病变，为可疑病原牙（箭头），第二磨牙龋坏，第三磨牙残冠

链接：
案例分析

问题：

1. 通过上述病史及临床检查，该患者的初步临床诊断是什么？

2. 为明确诊断和进行下一步治疗，还需做哪些检查？

3. 患者入院后及时进行了相应的影像学检查，见图 2 和图 3，该患者确定的间隙感染的诊断是什么？

4. 简述该患者的治疗方案。

参考文献

1. 肖永红．临床抗生素学．重庆：重庆出版社，2004: 8-11，20，96-101.
2. 陈新谦，金有豫，汤光．新编药物学．16版．北京：人民卫生出版社，2007: 44.
3. 王爱霞．抗菌药物临床合理应用．北京：人民卫生出版社，2009: 10-16，18，107.
4. Peterson口腔颌面外科学．Michael Miloro. 蔡志刚主译．2版．北京：人民卫生出版社，2011: 255-269.
5. 李兰娟．感染微生态学．北京：人民卫生出版社，2012: 9.
6. 王辰，席修明．危重症医学．北京：人民卫生出版社，2012: 131-132，190-191.
7. 张震康，俞光岩．口腔颌面外科学．2版．北京：北京大学医学出版社，2013: 124-178.
8. 姚咏明，林洪远，盛志勇．脓毒症发病机制、诊断标准与防治策略进展．解放军医学杂志，2006, 31（6）: 29.
9. Topazian R, Goldberg MH, Hupp JR. Oral and maxillofacial infections. 4th ed. Philadelphia: Saunders, 2002: 188-242.
10. Wray D, Stenhouse D, Lee D, et al. Textbook of general and oral surgery. Edinburgh：Churchill Livingstone, 2003: 220–222.
11. Andersson L, Kahnberg KE, Pogrel MA. Oral and maxillofacial surgery. Chichester: Blackwell, 2010: 467-582.
12. Bagheri SC, Bell RB, Khan HA. Current therapy in oral and maxillofacial surgery. New York: Saunders, 2012: 1080-1098.
13. Hupp JR, Ellis E, Tucker MR. Contemporary oral and maxillofacial surgery. 6th ed. St Louis: Mosby, 2014: 296-381.
14. Hupp JR, Ferneini EM. Head, neck, and orofacial infection: an interdisciplinary approach. St Louis: Saunders, 2016: 38-308.
15. Kademani D, Tiwana P. Atlas oral and maxillofacial surgery. St Louis: Saunders, 2016: 145-152.
16. Marx RE. Pamidronate (Aredia) and zoledronate (Zometa) induced avascular necrosis of the jaws: a growing epidemic. J Oral Maxillofac Surg, 2003, 61(9): 1115-1117.
17. Marx RE, Sawatari Y, Fortin M, et al. Bisphosphonate-induced exposed bone (osteonecrosis/osteopetrosis) of the jaws: risk factors, recognition, prevention, and treatment. J Oral Maxillofac Surg, 2005, 63(11): 1567-1575.
18. Ruggiero SL, Dodson TB, Fantasia J, et al. American Association of Oral and Maxillofacial Surgeons position paper on medication-related osteonecrosis of the jaw--2014 update. J Oral Maxillofac Surg, 2014, 72(10): 1938-1956.
19. Ruggiero SL, Kohn N. Disease stage and mode of therapy are important determinants of treatment outcomes for medication-related osteonecrosis of the jaw. J Oral Maxillofac Surg, 2015, 73(12): 94-100.
20. Caldroney S, Ghazali N, Dyalram D, et al. Surgical resection and vascularized bone reconstruction in advanced stage medication-related osteonecrosis of the jaw. Int J Oral Maxillofac Surg, 2017, 46(7): 871-876.

Definition and Terminology

Infection：A detrimental colonization of a host organism by a foreign microorganism.

Drug sensitivity test：A method of testing the function of bacteriostasis and sterilizaton of antibiotics that finished in laboratory.

Adverse drug reactions（ADRs）：A harmful reaction or it is not related to the purpoes of the treatment, with the normal dose, during the course of diseases of prevention, diagnosis and treatment or physiologic functon of regulation.

Pericoronitis：An inflammation of the soft tissues surrounding the crown of a partially erupted tooth. Most commonly occurs with a partially erupted or impacted mandibular third molar (lower wisdom tooth).

Furuncle：An acute pyogenic inflammation taking place in one hair follicle and its appendix.

Carbuncle：An acute pyogenic inflammation taking place in many hair follicle and their appendix.

Ludwig's angina: A putrefactive and necrogenic cellulites of the floor of the mouth caused by anaerobe and putrefactive and necrogenic bacterium.

Osteomyelitis: An inflammation of bone marrow. Infection often extends to involve the cortical bone and the periosteum of the affected area.

第六章　口腔颌面部创伤

Oral and Maxillofacial Trauma

第一节　概论

Conspectus

提　要

口腔颌面部创伤是口腔颌面外科的常见病、多发病。在创伤发生人群中，男女比例约为 3 ∶ 1，20 ～ 40 岁为高发年龄段。伤因排序中，道路交通事故居首位，达 50% 以上。专科伤约占全身伤的 20%，伴发伤以颅脑创伤最为多见。窒息和出血性休克是颌面部创伤的主要致死原因。预防窒息、有效止血和抗休克是创伤急救的首要任务。目前，国际上普遍采用简明损伤评分法和损伤严重度记分法对创伤严重度进行评分和定级。

口腔颌面部创伤的伤情特点是致死性小，对面容和功能的破坏性大。颌面部血运丰富，开放伤出血较多，但组织修复、愈合能力和抗感染能力较强。恢复牙齿的伤前咬合关系是颌骨骨折复位的临床标准。口腔是消化道的入口和呼吸道的上端，口腔损伤可以造成张口、咀嚼和吞咽困难。严重的口腔颌面部创伤容易继发永久性功能障碍和面部畸形，并给伤员的心理健康造成损害。

一、口腔颌面部创伤的流行病趋势 Epidemiologic tendency of oral and maxillofacial trauma

创伤（trauma）作为“发达社会疾病”已逐渐成为人类主要公害之一。因伤致死、致残日趋严重地影响到人口素质及其生存质量。在致伤原因中，道路交通事故伤（road traffic accidents injury）从 20 世纪 90 年代初至 21 世纪初始终居首位。

口腔颌面部创伤（oral and maxillofacial trauma）占全身创伤的 10% ～ 20%。1992 年，Oller 取北卡罗来纳州创伤数据库 13 834 例创伤病员资料的统计显示，颌面创伤占 9.61%。1995 年，Sastry 调查了美国 87 174 名伤员的创伤部位分布，颌面部创伤在全身伤中占 34%。20 世纪 90 年代国内一项综合调查显示，口腔颌面部创伤占全身伤的 7% ～ 20%。北京大学口腔医院 1990—2002 年 1084 例骨折患者中，19%（206 例）伴发全身损伤。2012 年，谭颖徽等统计了全国 4 家大型综合医院口腔科收治的 4869 例口腔颌面部创伤患者，伴发伤共 1524 例，占全部创伤患者的 31.3%，占面骨骨折患者的 45.3%。其中，颅脑损伤占比为 11.7%（570

例），肢体骨折占比为 11.2%（545 例），胸部伤占比为 3.49%（170 例）。口腔颌面部创伤分软组织伤和骨组织伤两大类，以单纯软组织伤居多，骨损伤占 24% ~ 47%。

口腔颌面部创伤的致伤原因在 20 世纪 60—80 年代以工业事故为主，交通事故仅占 5% ~ 15%。至 90 年代，交通事故已升至首位。据 2000 年第二届全国口腔颌面创伤会议统计，交通事故伤达 57% 左右。2001 年，北京大学口腔医院对 9 家综合医院和 1 家专科医院的 902 例口腔颌面部创伤住院病例的统计显示，交通事故伤占 41.9%（378 例）。而北京大学口腔医院 1990—2002 年的 1084 例骨折致伤原因中，交通事故伤占 49.2%。Hogg（2000）统计了加拿大安大略省 12 家创伤中心 1992—1997 年的 2969 例颌面部创伤急救病例，其中 70% 是交通事故伤，而且 66% 未系安全带。交通事故伤呈现伤度重、伴发伤多、医疗消耗大等特点，交通事故伤还常连带民事纠纷、法医鉴定、医疗保险与赔偿等社会问题。

口腔颌面部创伤以男性居多，男女比例约为 3∶1。青壮年是口腔颌面部创伤的多发群体。Sastry 报道，62.3% 的伤员年龄分布在 15 ~ 39 岁之间，其他依次为老年人（> 54 岁）13.8%、儿童（< 15 岁）12.4%、成年人（40 ~ 54 岁）11.5%。北京大学口腔医院 1084 例颌面部骨折（maxillofacial fracture）患者中，男女比例为 3.37∶1，平均 29.5 岁，多发年龄段 20 ~ 40 岁（688 例，占 63.5%）。2012 年谭颖徽报道，男女比例为 4.1∶1，年龄主要分布在 21 ~ 60 岁年龄段，占 82.5%，其中，41 ~ 50 岁年龄段最多，占 25.4%。

近 10 年来，口腔颌面部创伤的发生总体呈逐步稳定态势，但伤情复杂。口腔颌面部创伤对生命的直接威胁不大，但对功能和面容的破坏及其伴随的心理残疾往往较重。口腔颌面部存在解剖结构和生理功能上的特殊性，对专科处理的要求较高。

二、口腔颌面部创伤的分类 Classification of oral and maxillofacial trauma

（一）伤型分类

根据体表是否完整，可将创伤分为闭合伤和开放伤。擦伤（abrasion）、挫伤（contusion）、扭伤（wrick）、冻伤（frostbite）等属于闭合伤，刺伤（stab）、切割伤（incisions）、撕裂伤（lacerations）、撕脱伤（avulsions）、咬伤（bites）、火器伤（firearm injury）等属于开放伤。

中华医学会创伤分会（2001）定义了多处伤（multi-site injury）、多发伤和复合伤（compound injury）的概念。多处伤是指在特定解剖部位同时存在多个损伤，如上颌骨骨折（maxillary fracture）同时伴有颧骨骨折（zygomatic fracture）；多发伤是两个或两个以上特定解剖部位同时存在的损伤，如口腔颌面部伤同时伴有颅脑伤、胸腹伤或四肢伤等；复合伤是指两种或两种以上的致伤原因同时造成多种损伤，如枪伤（gunshot wound）与冲击波伤（shockwave wound）并存。

（二）伤因分类

根据致伤原因可将创伤分为物理伤（mechanical wound）、化学伤（chemical burn）和生物伤（biological wound）三大类。物理伤，如枪弹伤、烧伤（burn）、冻伤、核武器伤（nuclear weapon wound）、撞击伤（impact injury）等；化学伤，如神经性毒剂、芥子气、路易气损伤；生物伤，如咬伤。致伤原因也可分为火器伤和非火器伤两大类。

和平时期致伤原因以非火器性物理损伤为主，可分为：坠落伤（fall impact injury）、非坠伤（non-fall impact injury）、暴力伤（assault injury）、交通事故伤、运动伤（sports injury）、工伤（occupational injury）和其他伤。原第四军医大学（现空军军医大学）口腔医学院调查显示：平时，97% 的口腔颌面部创伤系钝性撞击所致，钝性撞击伤多造成闭合性损伤，交通事故伤多表现为钝性撞击伤。现代战争中，口腔颌面部战伤以火器伤为主。致伤物的运动速度属于中速（400 ~ 760 m/s）和高速（760 m/s 以上）范围，绝大多数损伤是开放性的。火器伤的致伤因素比较复杂，一般由投射物（枪弹、弹片、铁砂等）、压力波、“继发弹片”（碎牙片、碎骨片、碎石子等）和污染物构成。其中，因爆炸性武器所致的破片加冲击伤（破—冲复合伤）始终占有较高的比例（50% ~ 70%）。

（三）伤情分类

伤情分类是国际通用的创伤分类方法，在战争时期或遇到重大灾害事故需要接收大批伤员时，便于迅速做出伤情判断，在有限的时间、人力和物力条件下，根据伤情轻重确定救治和后送的先后次序，尽最大努力抢救危重伤员的生命，也使其他伤员及时得到合理的治疗。

有关创伤严重度（injury severity）分级，国际上普遍采用简明损伤评分法（abbreviated injury scale，AIS）和损伤严重度记分法（injury severity score，ISS）系统，简称 AIS-ISS 系统。

三、创伤评分 Trauma scoring

对伤员的生理指标或诊断名称通过量化和权重处理作为参数，经数学计算以显示伤情严重程度的方案称为创伤评分。创伤评分法是依据伤员的生理指标、损伤部位、损伤类型等对伤情严重程度评定的基本方法。业已建立的评分方法主要包括院前评分（pre-hospital scoring system）和院内评分（in-hospital scoring system），目前多数研究主要集中在院内评分。AIS-ISS 法是临床最通用的创伤评分标准。

创伤评分不仅便于在现场对伤情轻重进行快速判断，以指导分类救治和安全转送，而且便于在院内根据客观检查结果决定治疗方案和疗效评价。根据大量评分数据的分析研究，对相同原因致伤造成的损伤严重程度的差异和不同原因造成的多系统损害的差异进行比较研究，可以为创伤救治和创伤防护提供决策数据，也可用来判断预后。采用统一的诊断标准还可以使创伤资料具有共享性，就创伤严重度来讲，同一医院内不同时期的病例资料或国内外各医疗单位之间的病例资料均可以进行比较。

简明损伤评分法（AIS）是 1971 年由美国创伤定级标准委员会制订并提出的，它以解剖部位损伤为依据，采用国际疾病分类 9- 临床医学诊断名称，每名伤员的每一种损伤只有一个 AIS 定级。AIS 只评定伤情本身而不评定损伤后果，不能用以评残。AIS 提示的损伤严重性与致死性和生存概率密切相关，但不能单纯用来预测损伤死亡率。

AIS 对每一处损伤根据严重程度分为 6 级：AIS1 为轻度伤；AIS2 为中度伤；AIS3 为重度伤；AIS4 为危重伤（危及生命，可能存活）；AIS5 为极重伤（危及生命，生死难断）；AIS6 为致死伤（存活可能性极小）。对损伤确实存在，但器官或部位尚未明确，如闭合性腹部损伤，则编为 AIS9。AIS 的缺点是只评估创伤本身，不涉及预后。1974 年，Baker 等研究发现，损伤严重度和死亡率与 AIS 定级数的平方和呈规律性变化，且在多发伤中其平方和关系仍存在，据此提出损伤严重度记分法（ISS）。ISS 将人体划分为 6 个部分：头或颈部、面部、胸部、腹部或盆腔内脏器、四肢或骨盆、体表。ISS 计算公式只取 3 个最重损伤区的最高 AIS 值，求其平方之和，即为该损伤严重度的分值（ISS 值）。如损伤为 3 个区域以下时，计算也只取最高 AIS 值的平方。ISS 的分值范围为 1 ~ 75 分。一般以 ISS > 15 作为判断严重创伤的分界线。

口腔颌面部创伤的特点是伤度轻、伤情致死性小，对生存质量影响大。鉴于 AIS-ISS 记分法对口腔颌面部创伤严重度评分定级敏感性不高的缺点，空军军医大学口腔医学院（2001）提出了 ISS 改良记分法（revised injury severity score，RISS）。它仍以 AIS 为基础，在不改变 ISS

与 AIS 函数关系的前提下，增加了对同一解剖部位中其他损伤的 AIS 定级，但不作平方处理，以提高计分的敏感性。计算方法为：RISS = $A_1+A_2+A_3+\cdots+A_n$（A_1 为 1 个最高 AIS 值，A_n 为同一解剖部位中其他损伤的 AIS 值）。RISS 既遵循了 AIS 的原则性，又避免了 ISS 对多处伤严重度估价不足的缺陷，弥补了 ISS 的断码区，能够更准确、合理、敏感地反映出颌面部多处伤的严重程度。

考虑到口腔颌面部创伤的功能和面形损害结局，北京大学口腔医院（2005）又提出了颌面部专科损伤严重度记分法（Maxillofacial Injury Severity Score，MFISS）。计算公式为 MFISS =（$A_1+A_2+A_3$）×（MO + LMO + FD）。A_1、A_2、A_3 是颌面部 3 个最重伤的 AIS 值；MO、LMO、FD 分别代表错𬌗、开口受限和面部畸形。该评分方法首次将体征和结局因素作为评分参数，可以更突出地反映颌面部创伤的专科特点。

四、口腔颌面部创伤的临床特点 Clinical features of oral and maxillofacial trauma

口腔颌面部血运丰富，开放伤出血较多，闭合伤易形成血肿，伤后组织肿胀迅速而严重。发生在口底、舌根或颌下区的血肿，可以压迫呼吸道，引起呼吸困难，甚至发生窒息。血运丰富又有利于组织修复，由于再生能力与抗感染能力强，伤口容易愈合。伤后 3 ~ 5 日内，只要没有明显的化脓性感染，在彻底清创（debridement）处理后，伤口仍可做初期缝合。口腔颌面部创伤常伴有牙齿损伤，牙齿在受到高速弹丸、弹片打击时会发生折断或脱位，牙碎片向周围组织内飞溅，可形成“继发弹片伤”。牙齿错位和咬合紊乱常作为颌骨骨折的诊断依据，骨折段上存留的牙齿常被用来进行骨折复位（reduction）和固定（fixation），恢复牙齿的正常咬合关系是颌骨骨折复位的金标准。口腔是消化道的入口和呼吸道上端。口腔损伤常造成组织肿胀移位、舌后坠、误吸血凝块和分泌物等而阻塞上呼吸道，容易发生窒息。口腔损伤还可能造成张口、咀嚼和吞咽困难，妨碍正常进食，同时也失去了自洁能力。救治过程中应为伤员选择适当的食物和补充营养的方法，加强口腔护理，预防感染。口腔、咽腔、鼻腔、鼻旁窦平常就存在一定数量的致病菌，伤口与这些腔窦相通易发生感染。在清创处理时应首先关闭腔窦伤口，以减少感染的机会。颌面部创伤最常见的伴发伤是颅脑损伤。常见的损伤类型为脑震荡（brain concussion）、颅底骨折（skull base fracture），其次为脑挫伤（brain contusion）和颅内血肿（intracranial hematoma）。急诊处置时要特别注意有无昏迷，注意鼻孔和外耳道有无脑脊液（cerebro spinal fluid，CSF）流出。

颌面部骨折中以下颌骨骨折最常见，约占颌面骨骨折的 60% 以上，面中部骨折约占 22%。多处骨折的发生率是单处骨折的 1.9 倍。口腔颌面部创伤处理不及时或处理不当可造成伤员永久性功能障碍和面部畸形，如：软、硬组织缺损，颞下颌关节强直（temporal mandibular joint ankylosis）、咀嚼、吞咽困难和语言障碍、口腔皮肤瘘（fistula）、视力损害（visual loss）、面瘫（facial paralysis）、瘢痕挛缩（scar shrinkage）等，严重影响伤员的生存质量。由于生物、心理和社会因素的综合作用，伤员的心理健康水平随损伤严重程度的增大而显著降低。口腔颌面部伤员的心理健康水平显著低于正常人群，其中抑郁、焦虑、恐怖和精神病性 4 种症状表现得最为显著。

五、颌面部交通事故伤 Maxillofacial traffic injuries

近 40 年来，我国机动车保有量急剧增加，城市机动化程度快速提高，由于交通管理、交通工程发展滞后和人群交通安全意识淡漠，车祸发生次数和人员伤亡数一直处于增加状态。随着全国禁酒令的颁布和严格实施，这一状态得到有效控制。

交通事故所致的创伤一般较为严重，且多呈多发性、范围广、伤病复杂、失血量多、死亡率较高。我国道路交通事故伤以头面部伤和下肢伤居多，其次为体表外伤和上肢伤；重伤比例近 40%；在各类损伤中，以挫伤、撕裂伤、压伤和闭合性骨折最多见。引起早期死亡的主要原因是颅脑伤（2/3）和胸部伤（1/3），大出血亦是主要原因之一。提高伤者的存活率、减少伤残率是救治交通伤的主要目标。交通事故伤中，男女比例为（2 ~ 3）∶1，高发年龄段在 16 ~ 40 岁。在伤因排序中，自行车伤占 34.25%；其次分别为行人、摩托车和汽车致伤。

颌面部交通事故伤最常见的严重伴发损伤是颅脑损伤，这是因为颌面部受撞击力可直接通过骨传导和加速度效应而导致颅脑损伤。当颈部受到钝性撞击后，还可能发生颈内动脉血栓、颈动脉假性动脉瘤和动静脉瘘，严重危及患者生命。颌面撞击伤在交通事故中发生率高、危害大，因而对其防护研究较多。预防措施中安全带的使用最广泛。安全带可有效地缓冲头面部向前、下的冲力，将动能传给车内物体，乘员受损伤的概率大大减小，特别是驾驶员与方向盘、仪表盘和挡风窗相撞击的损伤明显减少，损伤的严重性也大为减轻。对于自行车与摩托车的乘员来说，戴头盔是避免头面撞击伤的有效防护办法，头盔能分散缓冲撞击力，相对增加了头面部耐受损伤的程度，从而减少了损伤。据统计，自行车驾驶者戴头盔可减少 2/5 的致死病例和 1/5 的致伤病例。摩托车速度比自行车快得多，戴头盔显得更为重要。

六、灾难医学与颌面部创伤救治 Disaster medicine and treatment of maxillofacial trauma

灾难是指客观条件变异给人类社会造成人员伤亡、财产损失、生态破坏等现象。一般分为自然灾难和人为灾难。自然灾难包括气象性灾难，如风暴、洪涝等；地质性灾难，如地震、火山爆发等；生物性灾难，如传染病流行等。人为灾难主要指工矿事故、交通事故、战争和社会动乱等。

灾难医学是指研究为受灾伤病员提供医疗卫生服务的科学，它是介于灾害学和医学之间的边缘科学。其主要任务是现场急救、灾区防疫、治疗灾后精神创伤和组织医疗救灾网络。灾难多种多样，对人体伤害的特点也不相同。地震灾难是世界上最为严重的自然灾难之一。世界地震史上死亡最多的几次地震都发生在我国，即 1556 年 1 月 23 日陕西华县 8.0 级地震，死亡 83 万人。1976 年 7 月 28 日河北唐山 7.8 级地震，死亡 24.2 万人。2008 年 5 月 12 日，我国四川汶川发生 8.0 级地震，共造成约 7 万人死亡，近 40 万人受伤，约 2 万人失踪。

盛磊等对汶川地震中 419 名颌面部软组织伤伤情特点进行分析。软组织伤的伤员数为 381 名，占总伤员人数的 91%。软组织伤远高于骨折伤的原因可能是大量骨折伤员伴有严重的颅脑损伤和重要脏器损伤，而且未能得到及时救助，在地震中死亡。其他学者的调查也发现，颅脑损伤和重要脏器损伤是地震中的主要致死原因。受伤机制主要为挤压掩埋伤，占比为 38.6%，其次是跌倒伤，占比为 27.8%，而钝器伤和坠落伤总共占 33.6%。受伤部位以额部和颧部受伤概率最高，主要是它们的位置比较突出，容易受到伤害。并发伤的发生率很高，以四肢伤最多，其次为颅脑损伤。在这些软组织伤中，22% 的伤员伴有伤口感染，提示我们在现场进行救治的过程中，需要关注伤口感染的情况，并及时进行抗感染治疗。

积极总结地震等灾难中颌面创伤的伤情特点，对于颌面创伤的现场急救、伤员后送以及专科治疗等都有重要的意义，可以最大限度地降低伤残率。

第二节　伤情判断与急救
Initial Assessment of Injury and Emergency Management

提　要

急救首先应着眼于对危及生命和重要器官损伤的抢救，待生命体征平稳和重要器官损伤得到妥善处理后，再实施口腔颌面部创伤的分类救治。

急性呼吸道梗阻和出血性休克是口腔颌面部创伤致死的两个最直接原因。对急性呼吸道梗阻的抢救，要迅速明确原因、解除梗阻、有效吸氧。气管插管、环甲膜切开和紧急气管切开是快速建立通气道的有效应急手段。对颌面部急性出血的急救，应根据部位、出血源、出血程度和持续时间采取相应的止血措施。同时要及时补充血容量，积极防治出血性休克。

口腔颌面部创伤常伴发颅脑或其他部位严重损伤，如抢救不及时可能致死或严重致残。创伤致死一般发生在3个时期：第一个时期在伤后几分钟内，死亡原因通常与脑干、高位脊髓、心脏和主动脉损伤有关；第二个时期在伤后几分钟至几小时内，死亡原因多为颅脑损伤、血气胸、肝脾肾破裂和多发伤伴大量失血等，这一时期是挽救生命的重要阶段，如能组织有效的现场抢救，可以大大降低死亡率；第三个时期在伤后数日或数周内，死亡原因多与感染和器官功能衰竭有关。

一、院前急救与伤员运送 Pre-hospital urgent care and transfer of patients

1. 院前急救　院前急救是挽救生命的首要环节，救治者应采取直接、简明、准确的方法检查伤员，初步判断有无急性上呼吸道梗阻，意识丧失及大出血，这一过程应在十几秒或几十秒内完成。

急性上呼吸道梗阻是导致颌面部创伤伤员院前死亡的主要原因，特别是儿童和伴发颅脑损伤或因失血休克而处于昏迷状态的伤员，由于呛咳反射迟钝或丧失，又不能通过体位自动调整进行通气道自我保护，很容易发生误吸，造成呼吸道急性梗阻。遇此情况，首先要设法撬开牙齿，并用长条木塞或纱布卷挡在后牙列间保持张口状态。然后用示指和中指直接伸入口咽腔清理梗阻物（异物、骨块、牙片、凝血块），同时拉下颌向前，牵舌向外，经鼻插入通气导管至舌根下和声门上，并进行有效吸氧。这一过程应在2 ~ 3 min内完成。有时因口咽部伤势严重，如上下颌骨广泛开放性骨折、口咽区枪弹伤、爆炸伤等，经口清理上呼吸道十分困难，在急救过程中容易发生窒息（asphyxia），这时必须立即行环甲膜穿刺（needle cricothyroidotomy）或用随身利器在环甲膜部位直接穿刺气管，随后行环甲膜切开（cricothyroidotomy），开放气管，并在气管内插入通气导管。

颌面部创伤伤员院前死亡的另一个主要原因是大出血。颈动脉破裂（carotid artery rupture）罕见，如一旦发生，来势凶猛，出血呈喷射状，往往抢救不及。颈静脉破裂（jugular vein rupture）出血呈涌出状，现场急救主要靠局部填塞和压迫止血。在没有充分准备的情况下，不要盲目探查伤口，否则可能会引起更严重的出血。颌面部急性出血常见于颞部和面颊部刀砍伤致颞浅动脉或面动脉断裂，也见于上颌骨粉碎性骨折造成上颌动脉破裂，虽然出血状态较颈部血管破裂缓和，但如果不及时处理，同样可引起出血性休克。颞浅动脉及面动脉断裂可以先用指压法控制出血，然后加压包扎。上颌动脉出血主要靠填塞止血，勿盲目牵拉骨折块以致造成破裂的动脉发生断裂。鼻出血（rhinorrhagia）有时也很严重，现场处理可以经鼻腔填塞止血。在抢救急性出血的过程中，必须始终注意伤员的呼吸情况，一旦发现呼吸不畅，应优先处理呼吸道问题。

2. 安全运送　快速而安全地运送是保证伤员生命的第二个重要环节，当现场急救解除呼吸危象并控制出血后，应立即组织人员和交通工具运送伤员。昏迷伤员可采用俯卧位，额部垫高，使口鼻悬空，便于唾液外流和防止舌后坠。一般伤员可采取侧卧位或头侧向位，避免血凝块及分泌物堆积在口咽部。在运送过程中，要保证呼吸道通畅，随身必备可移动光源、吸引器和氧气袋。重症伤员的运送应有专业人员陪同，特别是气管切开和处于昏迷状态的伤员，必须在医护人员的监护下运送。运送的目的地应事先明确，一般以就近运送为原则，但对于以颌面部创伤为最重伤的伤员应直接送到具有专科处理能力的医院，避免二次转送。在运送前或运送过程中，应及时通知接收医院，简要陈述伤情并告知可能到达的时间，以便对方做好抢救准备。

二、伤情判断与复苏 Primary assessment of injury severity and resuscitation

伤员急救必须强调树立全身观念、克服局部观念，始终遵循“先救命、后治伤”的原则。应首先着眼于对生命体征和全身危重伤的抢救，待生命体征平稳、重要脏器损伤得到妥善处理后，再有步骤地实施口腔颌面创伤的分类救治。

伤情判断和处理应按顺序进行。首先检查呼吸、血压、脉搏、意识、瞳孔和神经反射，重点了解伤因和现场急救对呼吸道及出血情况的处理，迅速判断呼吸道是否通畅，心、肺状况如何，有无进行性出血，有无严重的颅脑、脊髓及重要脏器损伤。一旦发现有危及生命的情况存在，必须尽快组织抢救，以挽救生命，降低病员死亡率。

急性上呼吸道梗阻和出血性休克是口腔颌面部创伤导致伤员死亡的两个主要原因。要重点检查口腔、咽腔和鼻腔，及时发现进行性出血和可能造成呼吸道梗阻的异物，并予以处理。检查自外耳道和鼻腔流出的液体，仔细辨别有无脑脊液漏（cerebrospinal fluid leak），估计颅底骨折情况，并结合伤史和意识变化进一步判断颅脑伤情。检查眼科情况，包括视力、眼球运动、瞳孔大小、对称性和反射灵敏性，特别要注意与颅脑损伤相关的体征以及必须紧急处理的眼球损伤。检查耳、喉，初步判断有无失听、失声和呛咳。检查颈部，观察有无大面积淤血和颈侧血肿，注意有无气管偏移。胸腔、腹腔、四肢和神经系统的物理检查和选择性的影像学检查也要同步进行，所有异常情况和救治前后的变化都要做详细记录。对颅脑、胸腹和四肢的损伤应及时请相关科室医生进行会诊处理，待生命体征平稳并解除危重病症后，再对颌面部创伤按伤势的轻重缓急和器官的致残伤度有计划地做相应的外科处理。

（一）上呼吸道梗阻的急救

1. 上呼吸道梗阻的原因

（1）吸入性梗阻：多见于儿童、老年人和昏迷患者，因咳嗽和吞咽反射减弱或消失，很容易发生误吸，将血凝块、涎液分泌物、呕吐物、碎骨块、碎牙片、游离组织块或其他异物吸入气管、支气管或肺泡内而造成急性呼吸道梗阻。

（2）堵塞性梗阻：主要见于组织肿胀和组织移位两种情况。肿胀性梗阻多发生于口底、舌根、颈部、咽喉部的火器伤、烧伤和重度机械损伤引起的软组织广泛性水肿；也可发生于口底、颌下和颈部内出血造成的大面积血肿。水肿和血肿达到一定程度，便可压迫呼吸道或使气管移位，造成呼吸道不完全性梗阻。移位性梗阻常见于颏部粉碎性骨折使下颌弓缩窄、舌后坠堵塞咽腔（图 6-1），上颌骨横断骨折，骨折块向后下移位，使软腭下垂，堵塞咽腔（图 6-2）。

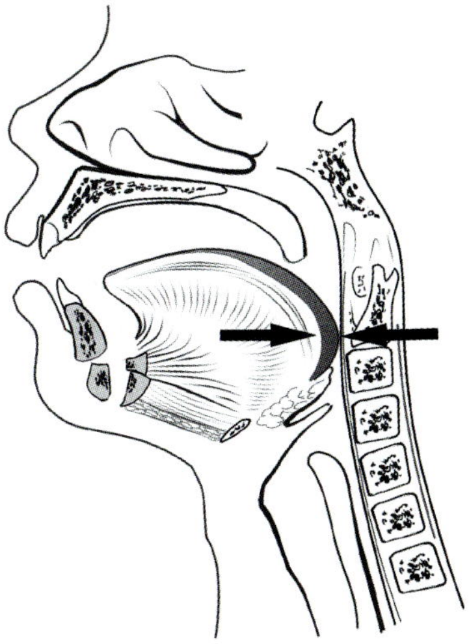

图 6-1　颏部粉碎性骨折，舌后坠堵塞咽腔

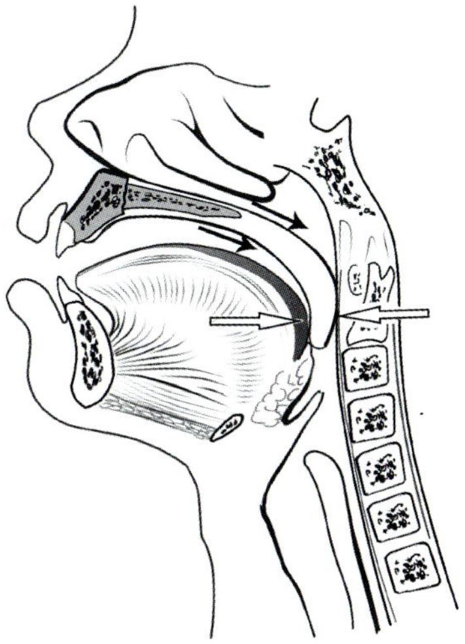

图 6-2　上颌骨横断骨折向后下移位，软腭下垂，堵塞咽腔

上呼吸道梗阻的发生可以是完全性的，也可以是不完全性的。完全性梗阻呈急性表现，呼吸急迫，在几秒或十几秒内即可出现三凹征（锁骨上窝、剑突下和肋间凹陷），随之昏迷，如抢救不及时，将因窒息而死亡，或者因大脑严重缺氧继发不可逆性损害，成为植物人。不完全性梗阻的临床表现相对较缓，为允许抢救以分计时的过程。开始时，伤员呼吸急促、烦躁不安、出冷汗；继而呈端坐呼吸、鼻翼煽动、口唇发绀，用力吸气伴喉鸣音；这时如不及时抢救，将迅速转为挣扎呼吸，并出现三凹征，呼吸变得浅而快、脉搏变得细而弱、血压快速下降，伤员昏迷，瞳孔散大、对光反射消失，最终死亡。

2．上呼吸道梗阻的紧急处理

（1）迅速解除梗阻原因：防止上呼吸道急性梗阻、避免窒息死亡的关键在于准确预测、早期发现和及时抢救。

备好光源、吸引器、输氧装置和气管切开包。仔细清除口咽腔和鼻腔的异物、分泌物、血凝块、碎牙片和游离组织块，完善止血。如在此期间或之前发生急性梗阻，应立即放弃操作，行环甲膜穿刺或者直接气管切开，以最快速度解除梗阻，进行有效吸氧。

因组织肿胀或血肿造成的阻塞性呼吸困难多呈渐进性加重。开始阶段，应主动开放伤口，以减轻水肿压迫，同时清除血肿，完善止血。如情况紧急，应立即经口或经鼻插入通气导管，并根据伤情的发展行预防性气管切开。紧急因素解除后，可以考虑全身应用止血药物，防止局部出血。同时，可以考虑给予地塞米松、七叶皂苷钠等药物，缓解后期组织水肿，防止出现再次呼吸梗阻。

对因组织移位造成的呼吸道不完全性梗阻，应在镇静和局麻下进行组织复位和临时固定。上颌骨横断骨折，可试行复位，牵上颌骨向前、向上，然后用一块竹板水平放置在双侧前磨牙间，托上颌向上，两端用绷带悬吊固定于颅顶。如为下颌颏部粉碎性骨折，复位容易，但固定费时，可先将舌体牵引向外，用大圆针和粗线贯穿舌体缝吊在口外，然后再用牙弓夹板（arch bar）做单颌固定。

解除上呼吸道梗阻原因后，如患者仍有呼吸困难，应进一步检查是否存在胸、肺损伤。开放性气胸、活瓣性气胸、严重的血胸和心脏压塞，以及支气管破裂、横膈膜破裂、心肌挫伤、肺挫伤等同样可导致呼吸困难，并危及生命。

（2）气管插管：气管插管（endotracheal intubation）可以在最短时间内建立人工通气道。主要适用于呼吸道不完全性梗阻，经非手术方法不能及时清除梗阻物，或在清除过程中发生呼吸困难的情况；也适用于昏迷伤员防止误吸或上呼吸道需要支撑保护的情况。气管插管首选经口途径插管（orotracheal intubation），通常需借助直接喉镜在直视下完成。经鼻途径插管只选择在张口受限或口腔内出血视野不清的情况下使用，经鼻插管最好采用可视喉镜辅助。插管操作不当可能发生意外或并发损伤。如：刺激舌根部引起反射性呕吐可能发生窒息；插管方向靠前可能误入食管，过深可能误入支气管；操作粗暴可能继发颞下颌关节脱臼、牙齿损伤、会厌骨折；反复试插可以造成上呼吸道黏膜出血和血肿，以及声带挫伤；插管时将头过度后仰和搬动，可能导致颈椎脱臼（cervical spine luxation）和韧带损伤。气管插管后，需要严密监护和精心护理，以防出现导管堵塞和脱出，并引起窒息。

（3）环甲膜切开：环甲膜切开属于应急处理手段，主要针对窒息伤员不能及时通过气管插管解除上呼吸道梗阻，又来不及气管切开时使用。这种情况常见于口咽部急性出血和呼吸道异物窒息。

最紧急情况下可以先行环甲膜穿刺。伤员取头后仰位，用注射针头于甲状软骨和环状软骨间正中部位，向后下大约 45° 方向经皮穿刺环甲膜至声门下区气管内，以缓解气道阻塞症状。穿刺时要注意控制深度，避免穿刺过浅，针头未入气道，穿刺过深，针头刺入气管后壁。穿刺成功后，可在针头尾端接一根“Y”形软管，接氧气管进行氧气交换。环甲膜穿刺的通气交换量十分有限，不能用作滞留式通气道。穿刺后应迅速准备环甲膜切开。方法是摸清甲状软骨和环状软骨间的凹陷，沿环状软骨上缘，横行切开皮肤、皮下，切口长约 3 cm。钝性分离颈前肌群，探知环甲膜间隙，用尖刀挑开环甲膜，再用血管钳适当撑开，随即插入一根塑料导管，并缝合固定（图 6-3），同时取出穿刺针头。导管的留置一般不应超过 24 h。

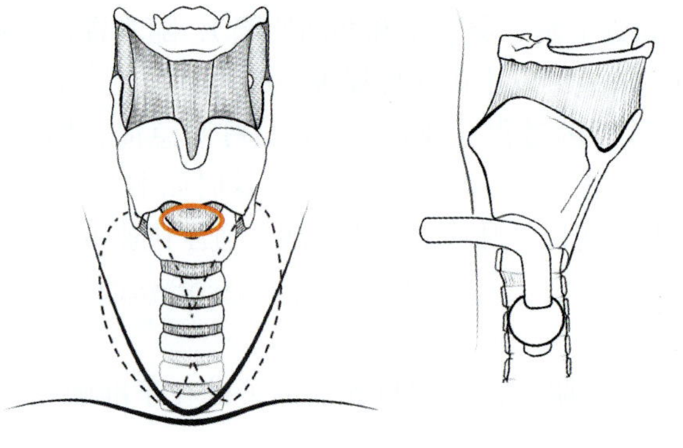

图 6-3 环甲膜切开

（4）气管切开：气管位于气管三角区内，由马蹄形软骨环组成。颈部气管表面有皮肤、颈阔肌和颈筋膜覆盖。颈筋膜的浅面有连接两侧颈前静脉的横支跨越。包绕气管两侧的胸骨舌骨肌和胸骨甲状肌在颈中线相连接形成白线，气管切开术应循白线切开。在气管的第 2 ～ 3 软骨环处，有甲状腺峡横越。此峡内有左、右甲状腺上、下动脉终末支相吻合。气管的两侧有颈内静脉和颈总动脉等重要血管；越近胸骨上缘，这些大血管越靠近气管，所以在切开气管时，切口应保持正中位置，以免损伤重要血管。颈部气管上、下段的深浅不同，近环状软骨处最浅，胸骨上缘的气管段则较深。颈部气管的深浅又和头的俯仰有密切关系，俯时深，仰时浅。

气管切开有两种情况：一种是预防性气管切开，针对伤后口咽及喉部水肿、血肿，呈进行性加重，可能或已经出现呼吸困难者；另一种是紧急气管切开，针对上呼吸道急性梗阻，呼吸困难严重，经非手术方法不能及时解除梗阻者。

手术时，伤员取仰卧位，肩下垫枕，头后仰，尽可能使气管上提，以便手术暴露。沿中线从甲状软骨下缘至胸骨上窝做局部浸润麻醉。手术一般采用颈中线纵向切口，从甲状软骨下缘向下至胸骨上窝上一横指处，也可以在胸骨上窝上两横指处做 3 ～ 4 cm 长的横切口（图 6-4）。

切开皮肤、皮下，沿颈中线钝性分离颈前肌群，遇颈前静脉时，予以切断、结扎。有时甲状腺峡部过低，妨碍手术进路，可经下缘分离，向上提拉，如提拉困难也可切断、结扎。在甲状腺下方找到气管环，气管前筋膜不宜切开，以免产生纵隔气肿。对于儿童和颈部创伤伤员，应仔细辨认气管，以免误伤。儿童的气管细而软，容易与颈侧大血管混淆。颈侧水肿和血肿推气管移位，容易与食管混淆。确认气管无误后，用尖刀反挑切开第 2 ～ 4 气管软骨环，如切口太小，可以在切口两侧少量切除第 3 软骨环。用气管钳撑开气管切口，用吸引器吸净气管内分泌物，插入带管芯的气管外管，随即拔出管芯，放入内套管。用纱布丝置于导管口，观察是否随呼吸漂浮，以确认导管已准确插入气管内。

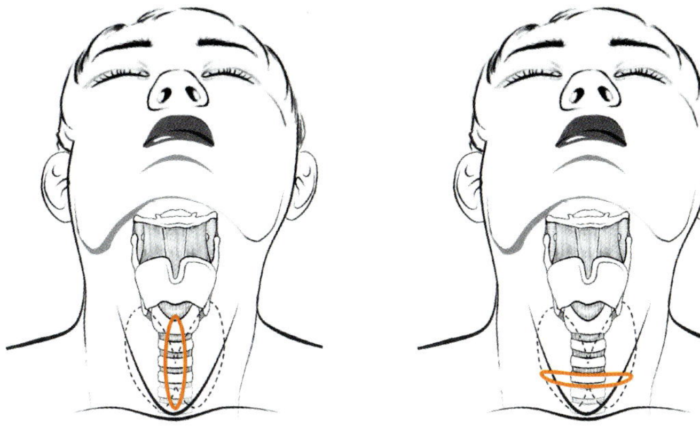

图 6-4　气管切开

气管切开时，切口过大或缝合过紧，气体由气管切口逸出进入皮下间隙，可以引起皮下气肿（subcutaneous emphysema）。紧急气管切开时，可能止血不彻底，造成气管旁血肿和出血，血液顺气管外管的管壁渗入气管内，可以引起窒息。儿童及颈部创伤造成气管移位的伤员，解剖结构不易辨认，可能误伤喉上神经继发声音嘶哑和呛咳。切开气管软骨环时，刀尖刺入过深，损伤气管后壁和食管前壁，可以导致气管食管漏；气管切口过于靠上，损伤第 1 软骨环和环状软骨，可以造成气管狭窄。暴露气管时，分离过于靠下，可能损伤胸膜顶，引起气胸。气管前筋膜分离过多，气体可以沿筋膜下进入纵隔，形成纵隔气肿。这些都是可能出现的并发症。

气管切开后 1 周内不做外管更换，以免导管周围软组织封闭气管切口发生呼吸意外。术后应定时吸痰，每 6 ～ 8 h 清洁、消毒气管内套管一次，以防伤口感染和内套管堵塞。此外，要经常检查内套管是否在外管内，外管有无脱出，以免发生窒息。拔管前，应先堵管 24 h，经观察，如呼吸平稳，再行拔管。

（二）颌面部出血的救治

颌面部严重创伤可导致大出血，如处理不及时，可发生出血性休克而危及生命。动脉出血呈喷射状，血色鲜红；静脉出血呈涌出状，血色暗红。医务人员要注意观察，及时发现隐性出血，特别是儿童和意识状态不佳的伤员，如出现频繁吞咽，多次呕血，应仔细检查鼻腔和咽腔是否存在活泼性出血。软组织清创术中，偶尔会发生知名血管再出血，这种情况多见于颈部及面深部。血管损伤一般在受伤时即可发现。少数情况下，由于皮肤伤口小，血肿压迫血管或致伤物封闭了血管伤口，暂时不出血，但清创处理时，在缺乏准备的情况下盲目清除血凝块或拔除致伤物，结果导致急性大出血。

大出血的急救应根据创伤部位、出血源、出血程度和出血持续时间，采取相应的措施进行止血。同时要尽可能准确地估计出血量，应将现场出血和出血浸及的物件计算在内，再根据伤员的意识、血压、脉搏、肢体温度、尿量等因素评估休克发生的可能性，及时补充血容量，积极防治出血性休克。

1. 直接止血法

（1）指压止血：用手指压迫血管阻断出血区供血动脉的近心端，起到暂时止血的应急手段。指压部位依据知名血管的体表标志而定。头皮及额颞部出血可压迫颞浅动脉（图 6-5A），压迫部位在耳屏前上方。面部出血可压迫颌外动脉（图 6-5B），压迫部位在下颌下缘水平的咬肌前缘，抵住下颌骨表面。鼻、咽及面侧深区的严重出血可压迫颈总动脉（图 6-5C），部位在环状软骨水平的气管旁和胸锁乳突肌前缘，抵住第 5 或 第 6 颈椎横突表面，颈总动脉只能做单侧压迫，每次压迫持续时间不得超过 5 min，否则可能造成脑供血不全的症状。

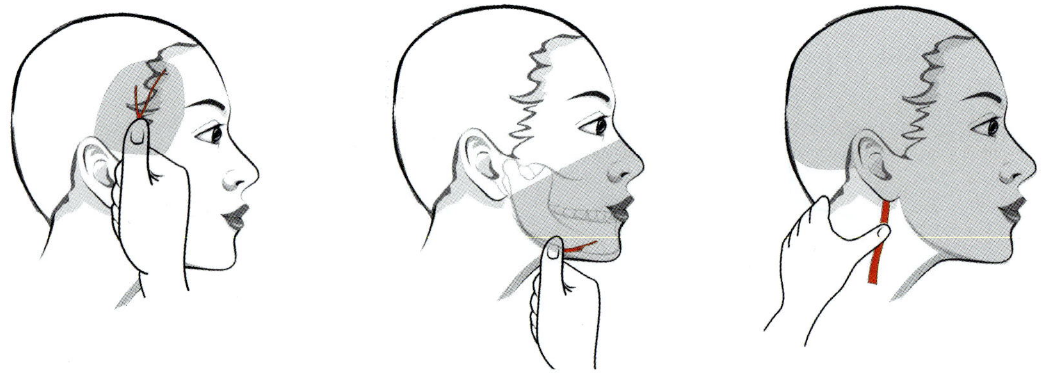
A　　B　　C

图 6-5　指压止血法

A．压迫颞浅动脉　B．压迫颌外动脉　C．颈总动脉

（2）包扎止血：主要用于面颈部大面积创面的出血和面侧深区静脉（颈内静脉和翼静脉丛）渗血。方法是先清理创面，结扎可探知的活泼性出血，用明胶海绵填塞渗血的深部静脉，之后复位软组织瓣和骨组织块，再用多层网纱敷料覆盖损伤区，外面用绷带做加压包扎（图 6-6）。包扎时要注意压力适度，特别是颈部包扎，切勿因压力过大造成呼吸不畅。

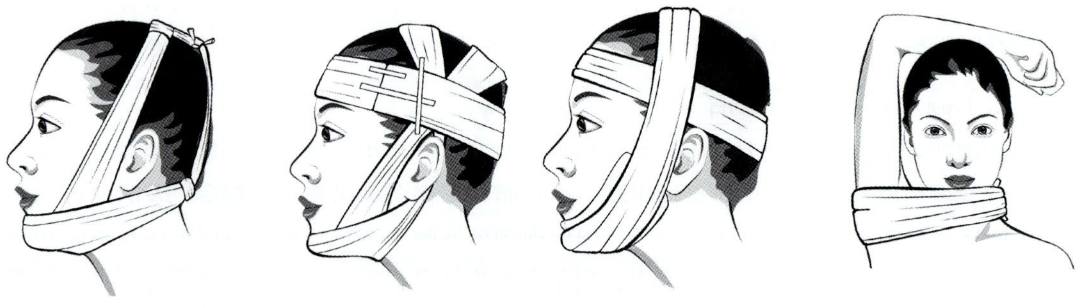
A　　B　　C

图 6-6　几种常用的包扎方法

A．四尾绷带包扎　B．十字绷带交叉包扎　C．颈侧包扎

（3）填塞止血：多用于颌面部窦腔出血，如鼻腔、上颌窦、筛窦、额窦，这些窦腔部位深、视野差、出血多呈渗出状，主要靠填塞止血。填塞物一般用碘纱条或油纱条，注意用多根纱条填塞时，要彼此缝扎牢固连接，由深及浅“S”形顺序填塞，并记住纱条数目，防止抽除时遗留纱条。

（4）结扎止血：面部深区和颈部出血，在止血前先要备好吸引器、调好光源、扩大切口、充分显露手术野，然后清除血肿和异物，再行止血。一时难以找到出血点时，可先用纱布填塞止血，然后从一端逐渐撤出纱布，同时跟踪吸引，直达出血点，迅速钳夹止血，再予以结扎或缝扎。颈外动脉和颈外动脉的分支血管均可结扎。

（5）鼻出血填塞法：外伤性鼻出血多因鼻黏膜撕裂所致，止血主要采用鼻腔填塞法。先用 0.1% 的肾上腺素棉片加数滴 1% ～ 2% 丁卡因溶液浸及鼻腔，后鼻孔填塞者需增加翼腭管麻醉。填塞物用凡士林纱条或碘仿纱条外涂凡士林。将纱条反折 8 ～ 10 cm，用血管钳顶住反折端插入鼻腔至后鼻孔，张开反折条，短头贴于鼻腔上方，长头贴于鼻底，形成一个类似口袋样的空间。然后将纱条长头尾端塞入“口袋”底部，以上下折叠方式由后向前顺序填入两反折条之间，填塞压紧。鼻腔填塞后仍出血不止，可能与填塞不紧有关，可改用后鼻孔填塞法止血。方法是将纱条经鼻腔从后鼻孔绕软腭引至口腔（图 6-7A），用纱条卷成一锥形体，系在口腔侧纱条端（图 6-7B），缓慢提拉使纱条卷堵在后鼻孔，然后进行填塞（图 6-7C）。

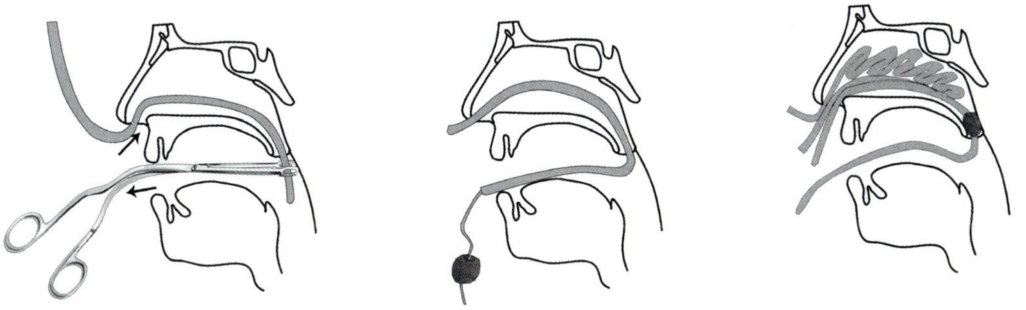

图 6-7　后鼻孔填塞止血法

A．从口腔侧引出纱条　B．纱条卷系在口腔侧纱条端　C．填塞鼻腔

鼻腔填塞时，应注意无菌操作，勿使咽鼓管咽口受压，以防中耳炎的发生。填塞在鼻腔内的沙卷一般 2 ～ 3 天后取出，如有出血，需再次填塞。伴发颅底骨折脑脊液鼻漏的伤员原则上禁忌鼻腔填塞，可先试行直接止血，用吸引器吸干净鼻腔内的血液，寻找出血部位，电灼止血。如止血困难，再考虑进行鼻腔填塞，但止血后应尽早撤出填塞的沙卷。

2．颈外动脉结扎　颌面部大出血经局部止血难以控制时，可行颈外动脉结扎。伤员取平卧位，头后仰，偏向健侧，肩部垫高，突显胸锁乳突肌前上缘。自下颌角前、下各 1 cm 的交汇处，沿胸锁乳突肌前缘斜向下做 5 ～ 7 cm 长的切口，切开皮肤、皮下、颈阔肌和颈筋膜。遇面总静脉，予以切断、结扎。遇舌下神经及二腹肌后腹，向上牵开。分离并

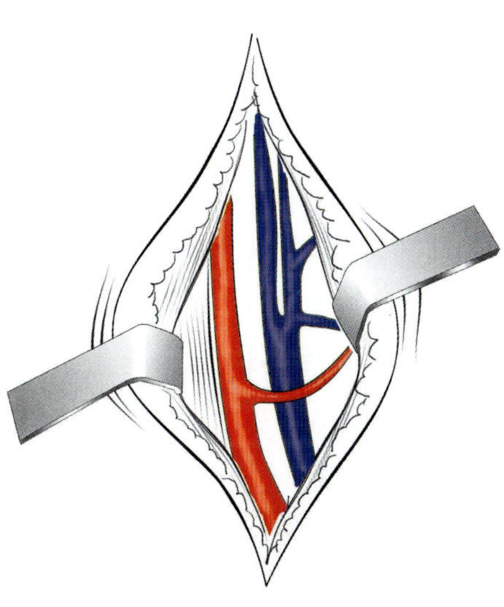

图 6-8　颈外动脉结扎

视频：
颈外动脉结扎

暴露胸锁乳突肌前缘，在胸锁乳突肌深面，扪及动脉搏动，找到颈动脉鞘，于鞘内注射少量 1% 的普鲁卡因，以防颈动脉窦反射。仔细分离打开颈鞘，显露颈外动脉、颈内动脉和颈总动脉分叉处（图 6-8）。

作为手术的必须程序，在结扎颈外动脉之前应仔细辨认颈外动脉和颈内动脉，以防误认结扎，导致失语、偏瘫等严重并发症。从解剖位置观察，颈外动脉位于颈内动脉的浅面内侧。从解剖结构观察，颈外动脉有多个分支，颈内动脉的颅外段没有分支。通过供血途径鉴别，用粗线提拉动脉做暂时性阻断，同时触摸颞浅动脉，如搏动消失即证明为颈外动脉。结扎部位通常选择在甲状腺上动脉和舌动脉之间，分离两分支动脉之间的颈外动脉段，用直角钳绕过动脉底部，带一根 7-0 号线，二次阻断鉴别，确认无误后再行结扎。

3. 抗休克治疗　创伤性大出血在短时内大量失血可导致病员休克。失血性休克的救治原则是完善止血，消除休克原因，恢复有效血容量，合理使用药物治疗以改善组织灌注，保持呼吸道通畅，保证有效吸氧，防止感染。抗休克治疗的目的在于恢复组织灌流量，补充血容量为根本措施。如休克较轻或属代偿期者，或虽处于休克状态而无条件输血者，可输中分子右旋糖酐或复方氯化钠溶液，半小时内输入 1000 ml。如休克较重，需以输血为主，适当补充其他液体。中度休克者第 1 h 可输血 1000 ml 左右，重度者（收缩压低于 9.3 kPa）要在 10 ～ 30 min 内输血 1500 ml。

三、合并颅脑损伤的处理 Management of craniocerebral injury

颌面部紧邻颅脑，常常合并闭合性颅脑损伤。Haug（1992）调查显示，17.5% 的颌面部骨折伴发不同程度的闭合性颅脑损伤，下颌骨与面中部骨折的颅脑损伤伴发比例为 1.3 ∶ 1（骨折发生比例为 2.1 ∶ 1）。Brandt（1991）对 114 例面中部骨折的调查显示，38% 伴发颅脑损伤。对于首诊于口腔颌面外科的急诊伤员，必须充分估计合并颅脑损伤的可能性，应做到早期诊断、合理转诊、及时应急处理。

颅脑损伤应详细了解伤情和前期处理情况，注意观察意识状态、生命体征、眼部征象、运动障碍、感觉障碍、小脑体征、头部检查、脑脊液漏和眼底情况。对于颌面部创伤伴发伤后昏迷的伤员，要详细了解昏迷持续时间，有无中间清醒期和再次昏迷史，有无剧烈头痛、躁动不安、频繁呕吐、肢体瘫痪等，以此初步判断颅脑损伤的存在及损伤程度，并决定进一步检查内容。伤后昏迷通常是颅脑损伤的首要指征。昏迷浅、昏迷时间短，说明颅脑损伤轻，多为脑震荡或轻度的脑挫裂伤。昏迷深、持续时间长，说明颅脑损伤重，可见于广泛性脑挫裂伤、脑干损伤等。意识障碍的某些特征性表现可以提示损伤类型，昏迷—清醒—再昏迷提示颅内血肿的可能。有些颅脑损伤不一定当时昏迷，但要常规观察 24 ～ 48 h，如伤情恶化出现昏迷，要考虑迟发性颅内血肿的可能。

通过病史调查和物理检查初步确定颅脑损伤的程度。如为轻度损伤，可同期处理颅脑损伤及颌面部创伤；如为中度以上损伤，应进一步做 CT 和 MRI 检查，请求会诊，及时转诊，待颅脑损伤伤情平稳后，再处理颌面部创伤。

（一）颅底骨折

颌面创伤常伴发颅底骨折和脑脊液漏，损伤部位以前颅窝居多，其次是额骨和眶顶，少数为颞骨和中颅窝。

前颅窝骨折多伴发于上颌骨 Le Fort Ⅲ型骨折、鼻眶筛骨折（naso-orbital-ethmoid fracture，NOE fracture）和眼眶骨折（orbital fracture）。冠状位 CT 可以清楚地显示颅底多处折裂和骨折块移位。鼻眶筛区骨折常损伤嗅神经，造成一侧或两侧嗅觉丧失和减弱。额顶骨折，如为线性或轻度凹陷（小于 5 mm），在没有颅压增高的情况下，无需特别处理。严重的凹陷性骨折和粉碎性骨折可损伤硬脑膜，造成硬脑膜外或硬脑膜下出血，压迫脑组织，如出现颅压增高和脑损伤症状，应及时会诊手术。眶顶后部骨折可造成球后出血和眼球运动受限。偶见视神经管压缩性骨折造成失明，应争取在 4 h 内行视神经管减压术。前颅窝邻接气窦，空气经蝶窦、筛窦、额窦骨折和撕裂的硬脑膜通道进入颅内，可造成颅腔积气（intracranial emphysema），并伴发头痛、头晕，少量气体可自行吸收，如积气广泛，继发意识改变，应尽早手术。涉及中颅窝骨折可以损伤途经海绵窦的颈内动脉，形成颈内动脉海绵窦漏，通过血管造影确诊后，可同期行经股动脉穿刺的血管栓塞。

前颅窝骨折常伴发脑脊液鼻漏（cerebrospinal fluid rhinorrhea），中颅窝骨折常伴发脑脊液耳漏（cerebrospinal fluid otorrhea）。筛板、后组筛窦、蝶窦、额窦、眶顶、颞骨岩部和乳突部是最容易造成硬脑膜撕裂的骨折部位。脑脊液漏禁忌冲洗和填塞，以防发生逆行性颅内感染继发脑膜炎。适当调整伤员头位呈高卧状态，同时限制液体摄入、降低颅压，可以减少脑脊液漏流量。伤后 24 ～ 48 h 可预防性使用抗生素。脑脊液漏多数在 7 ～ 10 天内自行愈合，如超过 3 ～ 4 周持续不愈，应考虑手术修补。

（二）脑震荡和脑挫裂伤

脑震荡（cerebral concussion）属于轻型脑挫伤。诊断要点包括：明确的颅脑损伤史；伤后短暂的（半小时以内）意识丧失，醒后逆行性健忘，伴有或不伴有头痛、头晕、乏力、恶心等自主神经功能紊乱症状；神经系统检查无阳性体征。治疗以静养为主，避免刺激。如恶心、呕吐，不能进食，可从静脉给营养。持续兴奋的患者，可适当应用镇静剂。持续头痛、头晕、失眠的患者，可对症治疗，给予镇痛和调节自主神经及血管运动功能的药物。

脑挫裂伤系脑实质损伤，就诊于口腔颌面外科的伴发性脑挫裂伤多属轻型或中型。伤时可出现意识障碍，持续时间从几分钟到几小时不等，因脑水肿和高颅压，可出现剧烈头痛及恶心呕吐，一般尚不至于出现颈项强直，生命体征改变也不大，CT 可以不显示或仅显示损伤区呈片状密度减低。临床处理以早期脱水、激素、低温冬眠疗法为主，同时要密切观察伤情发展，及时会诊做进一步治疗。

（三）硬膜外和硬膜下血肿

硬膜外血肿（extradural hematoma）发生于颅骨和硬脑膜之间，多因脑膜中动脉、脑膜中静脉、硬脑膜静脉窦或板障静脉损伤所致。临床常表现为典型的昏迷 - 清醒 - 再昏迷过程，重度损伤也可无清醒期，并继发颅压增高和脑压迫症状。CT 扫描可显示血肿大小和部位。血肿范围小（30 ml 以内），中线无移位，意识状态较好的伤员无需手术，但要密切观察伤情发展，并予以脱水、降颅压和对症治疗。如血肿较大，中线明显偏移（超过 10 mm），意识状态欠佳，并出现脑压迫症状者，应及早请会诊，通过手术清除血肿。

硬膜下血肿（subdural hematoma）发生于脑实质和硬脑膜或蛛网膜之间，多是大脑皮质与硬脑膜间的联系静脉断裂所致，一般伤情较重，伴中度以上昏迷。就诊于口腔颌面外科者可能为亚急性血肿，早期症状不严重，但随着时间的推移，伤情会迅速加重，对此应高度警惕，在进行脱水、降颅压等处理的同时，必须尽早通过会诊和转诊解决。

四、合并颈椎损伤的处理 Management of cervical spine injury

颈椎损伤（cervical spine injury）常伴随头部受冲击或撞击而发生。颌面部骨折的颈椎损伤伴发率在 1% ～ 2.6% 之间（Beirne，1995；Ardekian，1997；Merritt，1997）。颈椎骨折的伴发率一般较低，Bayles（1997）报告的 1382 例下颌骨骨折中，501 例（36.3%）做了颈椎影像学检查，仅 8 例（0.58%）发现颈椎骨折。统计结果表明，下颌骨骨折常伴发上段颈椎损伤，面中部骨折常伴发中下段颈椎损伤。伤员因颌面部创伤就诊于口腔科，当怀疑有颈椎伴发伤时，不应在牙椅上进行检查和处理，否则可能因搬动头部或以颈部做支抗，加重颈椎损伤，并导致严重的并发症。这一点对昏迷伤员尤为重要。

颈椎损伤主要表现为姿态畸形、颈部疼痛、活动受限和神经麻痹症状。通过影像学检查（颈椎正侧位、侧斜位、颈椎开口位、脊髓造影、CT）可以辨明损伤部位、范围和椎管内情况，并据此推断损伤机制，诊断骨折类型，尤其要明确有无脊髓损伤和骨折的稳定性程度。颈椎损伤的处理主要以牵引、止动和颈项固定为主，有脊髓压迫症状者，需早期会诊手术。

五、合并胸腹、四肢损伤的处理 Management of chest，abdomen and extremity injury

口腔颌面部创伤可以合并胸腹及四肢损伤，特别是一些闭合性损伤，早期可能症状不突出，但如果延误处理，可以使后期治疗变得复杂而困难，甚至致死。对此应予以高度重视，一旦发现 可疑伤情，需及时通过会诊解决。

合并胸部损伤的伤员，常因肺受压或支气管和肺泡阻塞出现呼吸困难，如伴发肋骨骨折，深呼吸时胸部疼痛，气胸时听诊可发现肺尖呼吸音改变，血胸和肺挫伤时，肺底呼吸音异常和咯血，皮下气肿和纵隔气肿也是较为常见的体征。胸部 X 线片检查应作为常规，重点发现肋骨骨折、肺部阴影、纵隔加宽和心脏扩大等异常表现。

腹部损伤，特别是闭合性损伤的潜在危险性很大，伤员主要表现为腹痛、恶心、呕吐和血尿等。腹腔脏器损伤造成的内出血和内容物外溢均可刺激腹膜引起腹部压痛、反跳痛和肌紧张。多数伤员会出现不同程度的恶心、呕吐，上胃肠道损伤尤为明显。发现血尿提示泌尿系损伤，应常规置入导尿管，并进一步做肾盂和膀胱造影，导尿管插入困难应考虑为尿道损伤。进一步检查，包括腹腔穿刺、腹腔灌洗、B 超和 CT 等，通过会诊后有选择地进行。

四肢和躯干损伤首先要通过对伤员姿势、体位、保护性体态，以及肿胀和畸形发现骨折部位，进一步通过触诊发现有无压痛、牵拉痛、叩击痛，以及碎裂音、异常运动等，依据损伤部位和严重程度不同，伤者常继发不同程度和不同方式的功能障碍。影像学检查是诊断四肢和躯干损伤的必要手段，一般应通过会诊解决，并及时转诊处理。

第三节　软组织损伤的清创与早期修复
Debridement and Primary Repair of Soft Tissue Injury

提　要

软组织损伤应尽早实施清创术。彻底清除伤口内的细菌和异物，完善止血、消灭死腔，尽量保存组织，按成形原则进行组织对位和无张缝合，严重污染或感染的伤口应放置引流。腮腺和导管损伤的处理以防止唾液瘘为原则，面神经断裂应争取同期吻合。抗感染治疗是早期处理的重要内容，包括选择性注射破伤风抗毒素和狂犬病疫苗。

颌面部创伤性异物的摘除应恰当掌握手术时机和指征。术前应确定异物的大小、数量和部位，异物所在的解剖层次，伤道的方向和深度，异物与大血管和重要神经的关系。深部异物的摘除可借助解剖标志、针刺探查、X 线透视、磁铁吸引等方法寻找。术中应避免对大血管或重要神经的损伤。

一、软组织开放性损伤的清创术 Debridement of soft tissue open injury

口腔颌面部软组织开放性损伤应在伤情允许的情况下尽早实施清创术，清创术包括冲洗伤口、清理伤口和关闭伤口三个基本步骤。

（一）冲洗伤口

冲洗伤口的目的是清除进入伤口内的细菌和异物（foreign body），防止感染，促进伤口愈合。一般认为，细菌进入伤口 6 ~ 12 h 以内，多停留在损伤组织的表面，尚未大量繁殖，通过冲洗，容易清除。先剪除伤口附近的毛发，用无菌纱布轻轻塞住伤口，再用肥皂水清洗皮肤。经伤口侧缘进针注入麻药，在局麻下用大量外用盐水冲洗伤口。

清洗伤口时，各种毒性液（乙醇、六氯酚、碘剂、强力肥皂液）都不应直接接触开放的伤口，因为这些物质能够杀伤细胞。防止伤口的感染主要靠高压冲洗的机械作用，应采用带 18 号针头的 20 ml 注射器用力推注。污染严重的伤口可以用清洁剂清洗，然后用大量生理盐水彻底冲洗。动物咬伤也应该用清洁剂和盐水冲洗，去除动物的涎液和其他污染物。

（二）清理伤口

常规消毒、铺巾。冲洗后的伤口内仍可能残留沙砾、金属物、牙碎片、玻璃、草木或各种有机物质，必须仔细检查，彻底清除。定位准确的深部金属异物最好同时取出。面部伤口的扩创应遵循“保守原则”，组织切除只限于坏死和沾染尘土的部分。由于面部血供丰富，即使是蒂部窄小的撕裂组织也能成活，应予以最大限度地保留。不规则或斜面的皮肤创缘可以切除，形成整齐的创缘，以减少愈合瘢痕。清理伤口过程中，应注意完善止血。再次冲洗伤口，准备缝合。

（三）关闭伤口

关闭伤口的原则包括：保证组织床清洁，彻底止血，消除无效腔，沿皮肤张力线和自然皱折扩大伤口，将移位的组织准确对位、分层缝合，皮肤创缘无张力对合，细线缝合、创缘外翻。

创缘的皮肤与皮下组织交界处可做少许潜行分离，以减小张力；创缘接触的部分要保持轻度外翻；缝合张力较大时，可采用褥式缝合。连续皮下缝合可以保留 3 ~ 4 周，有助于减少皮肤张力和瘢痕形成。关闭伤口时应准确复位移位的组织，经过睑缘、鼻翼边缘或转折、唇皮肤黏膜缘、眉毛的伤口，要对齐解剖标志，使这些缘、线、纹、折成平滑连接。

对污染严重或已有初期感染的伤口，关闭伤口时，不要缝合过紧，并放置引流。组织严重肿胀或张力较大的伤口，可以先采用细钢丝铅丸、纽扣或碘仿纱块衬垫等褥式减张法拉拢缝合（图 6-9），待肿胀消退、张力减小时再进行细致缝合。此类损伤愈合后往往形成较明显的瘢痕，需Ⅱ期手术整复。

直接拉拢缝合有困难的或较小的皮肤缺损创面可以做附加切口，形成局部皮瓣，以便关闭伤口。遇有大范围的皮肤缺损的创面，可以考虑先行断层皮片游离移植，消除创面，后期采用皮肤扩张技术进行修复。

二、软组织损伤的分类处理 Surgical treatment of soft tissue injury

（一）擦伤

擦伤是皮肤与地面或粗糙物滑动摩擦产生的一种损伤。颜面部擦伤多发生于额、颧、颏、鼻等突出部位。临床表现为表皮片状破损或深浅不一的平行线条划痕，表面有少量渗血或附着沙粒或异物。由于皮肤感觉神经末梢暴露，常伴有烧灼样疼痛。

外科处理应尽早清除创面的尘土颗粒。在局麻下先用肥皂液擦洗，然后用生理盐水冲洗，

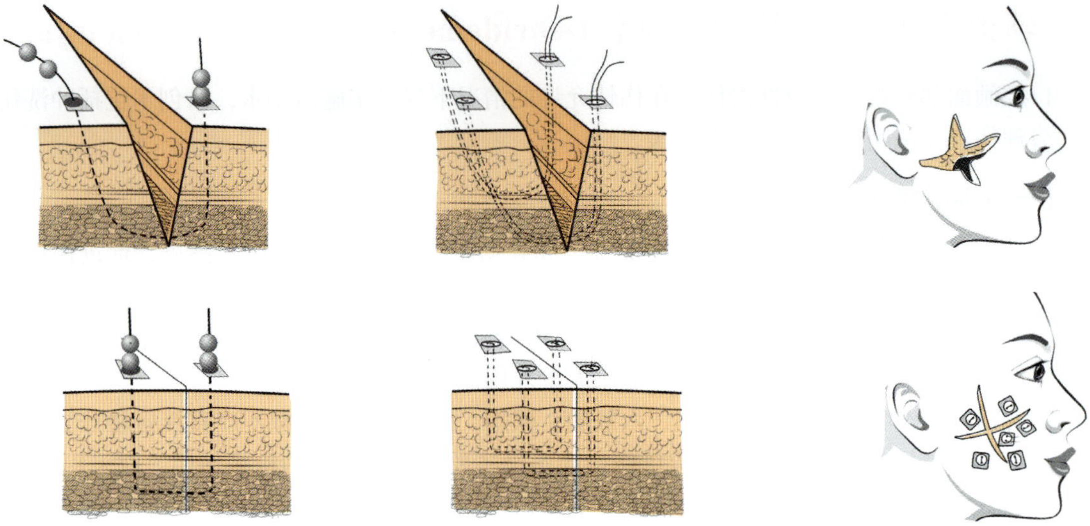

A　　B　　C

图 6-9
A. 铅丸拉拢缝合　B. 组扣拉拢缝合　C. 面部挫裂伤定向拉拢缝合

再用抗菌油纱和棉纱覆盖创面。如果损伤未擦除上皮，伤后不会留下明显的瘢痕。如果擦伤深达真皮层，将会形成明显的瘢痕，这时需要切除残余的真皮或继发的瘢痕组织，用细线做初期缝合。皮肤擦伤暴露于阳光下会引起色素沉着。局部涂抹防晒制剂有助于减少色素沉着。

（二）挫伤

挫伤是肌体受钝器撞击或摔跌，皮下和深部组织遭受瞬间冲击、挤压，造成皮下组织水肿、血肿和肌纤维断裂的一种损伤。耳部软组织挫伤可引起耳郭（廓）皮肤损伤、皮下淤血、局部血肿和肿胀。鼻部挫伤多由钝器打击所致，可引起外鼻皮下淤血、局部肿胀。咽喉挫伤见于局部扼勒、挤压、麻醉插管等，可造成咽喉及颈部肿胀、皮下或黏膜下淤血、皮下气肿。

轻度挫伤无需特别处理，早期可采取局部冷敷，以减少组织肿胀和血肿形成。组织内血肿一般可自行吸收或消散。如血肿过大或已液化，可行局部穿刺或引流。有些骨膜下挫伤造成的血肿可能引起骨膜下增生，导致局部膨隆，这种情况常见于青少年和儿童的眶下区或鼻旁，对此应在早期清除血肿。

（三）裂伤

裂伤根据致伤原因和机制可以分为切割伤、刺伤、撕裂和挫裂伤。

切割伤为刀、玻璃等锐器切划所致，特点是伤口整齐，污染较轻。特定部位的切割伤可造成特殊的或严重的问题。如，割破血管引起大出血，切断面神经导致面瘫，切断腮腺或导管出现涎瘘。刺伤系由锐器刺入身体所致，特点是伤口小、伤道多深，可穿透颌面部薄层骨壁。如果刺入物是竹木器，可能造成异物残留和长期不愈的感染。撕裂伤是体表与突出物小范围接触、并呈小角度相对运动时，造成的软组织裂开。挫裂伤是由较大力量的钝器撞击和摔跌造成软组织裂开，可伴有组织破碎、水肿、血肿和骨折。

裂伤可以根据伤口形状做相应的缝合处理。简单裂伤可在清创后直接缝合。星状裂伤有多条裂口，创缘不规则，从一个中心点向四周放散，缝合前需要修剪创缘。三角形裂口可采用尖角缝合法，缝合后用胶带粘贴以减小创缘的张力。皮瓣样裂伤的软组织在皮下层或骨膜上层有明显分离，没有组织缺失，皮瓣下常可发现异物碎屑。皮瓣样裂伤缝合后应加压包扎，以消除无效腔、防止血肿或积液。头颈部半环形皮瓣样裂伤缝合时，可以采用“Z-成形”或“W-

成形”法，使创缘与皮肤的张力线一致，避免局部隆起畸形和瘢痕形成。

（四）撕脱伤

撕脱伤是软组织撕裂并脱离肌体的一种较严重的软组织损伤，常造成皮肤等组织缺损，如，发辫或头发被卷入转动的机器中，造成的大块头皮、有时是连同面部皮肤的撕脱。缺损的创面多不规则、出血多、骨面裸露、剧烈疼痛。

小的组织缺损可以通过皮下潜行分离关闭伤口。如果创面较大，则可采用局部皮瓣或游离植皮方法。任何情况都不应任由继发的肉芽组织愈合，以免形成过多瘢痕。如果撕脱的大块头皮瓣上带有知名血管，可以用显微外科技术吻合血管，直接做头皮回植。

（五）动物咬伤

动物咬伤常表现为多处不规则的撕裂、刺伤、抓痕，大动物咬伤可造成组织缺损。动物咬伤易继发感染，犬和猫咬伤的感染病菌多为 Pasteurella 菌属，其次是 S.aureus，这种感染一般在 24 h 内发生。24 h 以后发生的感染主要为葡萄球菌或链球菌属。

如果伤口周围肿胀明显或怀疑有骨折和异物残留，应做 X 线检查。伤口应做彻底清创。大多数撕裂性损伤可以初期缝合。而对刺入性伤口，由于伤口不易清洁，应延期缝合。伴有广泛的组织挤压碎裂、需要较大范围扩创的损伤，最好是延迟关闭伤口。预防感染可以选用青霉素或一代头孢菌素。如果伤口出现明显感染迹象，局部红肿、疼痛，并有明显的分泌物。应选用一代或二代头孢菌素，然后根据细菌培养和药敏结果，选择敏感抗菌素进行治疗。动物咬伤应警惕破伤风（tetanus）的可能性，常规注射破伤风抗毒素。破伤风抗毒素目前多采用脱敏注射：分别抽取 0.1 ml、0.2 ml、0.3 ml 和 0.4 ml 原液（1500 IU），用生理盐水稀释至 1 ml，分别肌内注射，每针间隔 20 min，注射结束后观察 30 min。

任何动物咬伤都应重视发生狂犬病（rabies）的可能性。最好的预防措施是用肥皂液即刻和彻底冲洗伤口。被可疑狂犬病动物咬伤或狂犬病高发地区的患者，建议采取暴露后预防措施。具体预防措施如下：咬伤后预防，应于当天、3 天、7 天、14 天、30 天各注射狂犬病疫苗 1 针（身体条件较差者，需合用抗狂犬病血清），严重咬伤者当天、3 天剂量加倍，并于当天同时用抗狂犬病血清（40 IU/kg 体重）或狂犬病免疫球蛋白（20 IU/kg 体重）浸润咬伤局部和肌内注射，并需在疫苗全部注射完再加强 2 ～ 3 针疫苗；未咬伤预防，应于当天、7 天、21 天各注射疫苗 1 针，1 年后加强 1 针，以后每隔 1 ～ 3 年再加强 1 针。

三、特殊结构损伤的处理 Special consideration in managing the unique site injury

（一）唇损伤

唇部有红缘、唇弓、人中嵴、人中窝、口轮匝肌等特殊结构，表情功能活动丰富，具有显著的美观意义。唇损伤后常见的问题是唇红缘错位愈合、瘢痕或缺损，严重影响口轮匝肌的活动或出现肌肉运动不协调和扭曲畸形。

清创缝合最好在阻滞麻醉下完成，以免因组织肿胀影响唇红对位。损伤的组织应分层缝合。如果肌肉断裂、肌纤维回缩，错位愈合后会出现局部凹陷和隆突，要求采用 3-0 或 4-0 的可吸收线对位缝合。缝合皮肤时，特别要注意唇缘轮廓线的正确衔接，斜行经过唇红 - 皮肤交界的创缘应修整成与唇缘轮廓线 90° 角，唇缘轮廓线才会衔接整齐（图 6-10A）。上下唇组织缺失小于 1/4，可以直接拉拢缝合。如果组织缺损超过 1/4，应采用交叉唇瓣（Abbe-Estlander flap）或扇形瓣（Karadanzic flap）修复（图 6-10B、C）。

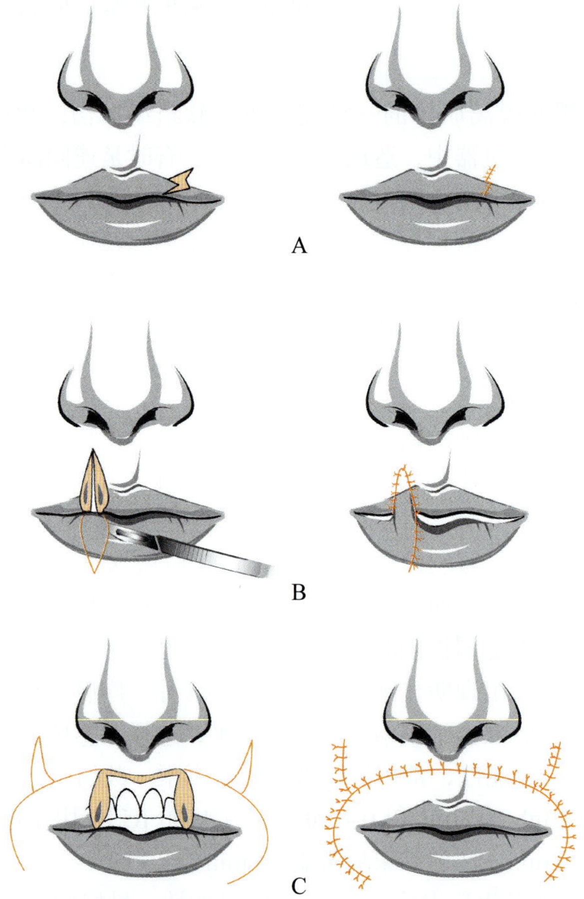

图 6-10

A．斜行经过唇红 - 皮肤交接的创缘应修整成与唇缘轮廓线成 90° 角　B．交叉唇瓣　C．扇形瓣

（二）舌损伤

舌体血供丰富，组织脆嫩，活动度大。舌损伤清创时注意清除可能存留的牙齿或修复体的碎片，用生理盐水彻底冲洗。深部伤口可能出现血肿，应予清除和妥善止血，并分层缝合。不规则伤口缝合时注意保留舌体的长度和活动度，应做纵向缝合（图 6-11）。舌缝合要求用粗线、远离创缘（5 mm）、多带组织、打 4 叠结。

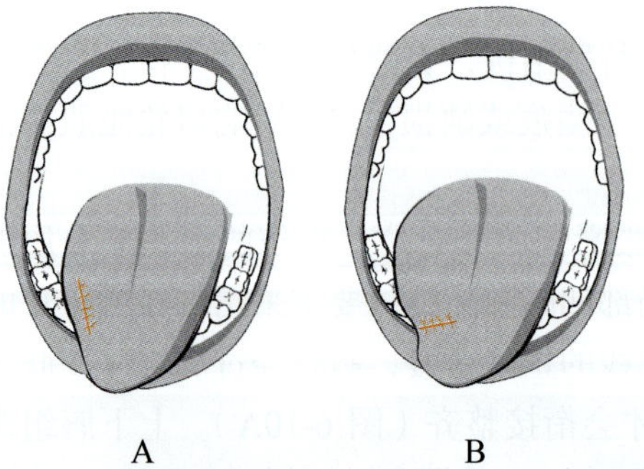

图 6-11　舌裂伤的缝合

A．正确缝合　B．错误缝合

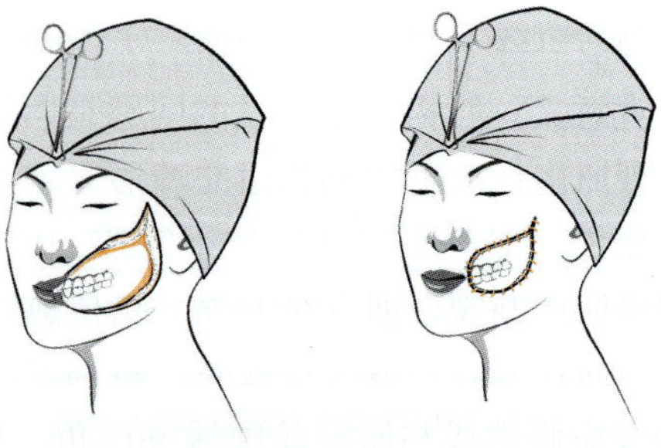

图 6-12　颊部穿通伤直接将创缘的口腔黏膜与皮肤相对缝合

（三）颊部贯通伤

颊部损伤多为贯通伤（perforating injury）。早期处理以关闭创口和消灭创面为原则。无组织缺损或缺损较少时，可由内向外分层缝合黏膜、肌肉和皮肤。口腔黏膜无缺损而皮肤缺损较多时，应立即行皮瓣转移或游离植皮，或做定向拉拢缝合，遗留缺损Ⅱ期整复。对于较大的面颊部全层洞穿型缺损，可直接将创缘的口腔黏膜与皮肤相对缝合（图 6-12），消灭创面。遗留的洞形缺损，后期再行整复治疗。如伤情和条件允许，也可在清创术时用带蒂皮瓣、游离皮瓣及植皮术行双层修复。

（四）腭损伤

腭损伤多见于刺伤。硬腭软组织撕裂伤做黏骨膜缝合即可。软腭穿通伤，应分别缝合鼻侧黏膜、肌肉和口腔侧黏膜。如硬腭有组织缺损或与鼻腔、上颌窦相通，可在邻近转移黏骨膜瓣，封闭瘘口和缺损或在硬腭两侧做松弛切口，从骨面分离黏骨膜瓣后，将贯通口处拉拢缝合（图 6-13）。硬腭骨面裸露处可自行愈合。如腭部缺损太大，不能立即修复者，可暂时做腭护板，使口腔与鼻腔隔离，Ⅱ期手术修复。

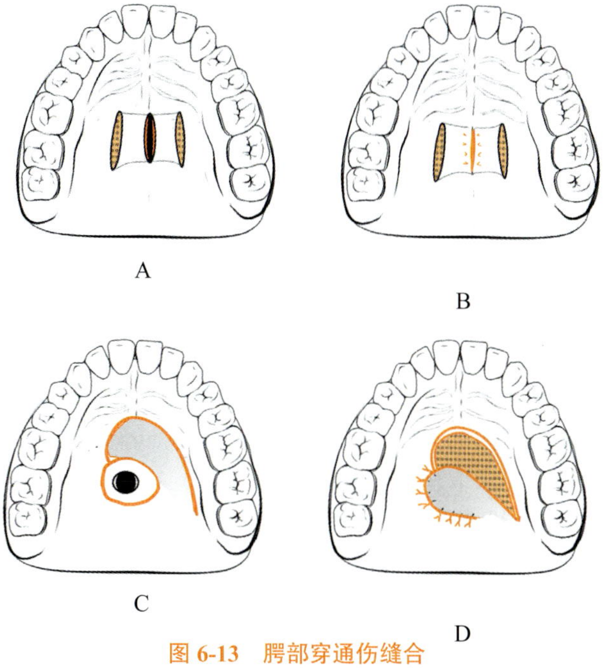

图 6-13　腭部穿通伤缝合

A. 伤口两侧作松弛切口　B. 将黏骨膜瓣向伤口中间推移缝合　C. 旋转黏骨膜瓣切口　D. 旋转黏骨膜瓣缝合关闭伤口

（五）外鼻损伤

外鼻裂伤应先将关键点缝合以恢复解剖标志。鼻中隔软骨暴露，只要其一侧黏膜完整，一般能正常愈合；如果软骨分离，至少要将一侧黏膜修复完整。穿通性裂伤应先关闭黏膜伤口，将线结打在鼻腔侧，然后缝合皮肤伤口。皮肤缺损可用全厚皮片移植，一般取耳后皮肤，颜色和质地较为匹配。鼻翼缺损可用耳廓复合组织移植，适用条件为：①创缘切修整齐、有活力；②伤后时间短；③移植物的任何部分距创缘不超过 0.5 cm。

（六）腮腺、导管损伤

腮腺及其导管损伤多见于刀砍伤。由于解剖关系，常合并面神经损伤。腮腺及其导管断裂，如未妥当处理，可以导致涎液在组织内潴留或形成涎瘘。因此，治疗的重点在于防止涎瘘的形成。

腮腺和腮腺导管损伤的处理详见第九章“唾液腺疾病”。

（七）面神经损伤

面神经损伤可以分为挤压伤、牵拉伤和断裂伤，根据损伤性质和部位不同，可以表现出不同程度的神经支配区的面瘫。其诊断和处理详见第十章“颌面部神经疾患”。

四、颌面部异物的摘除 Removal of foreign body

因创伤进入和存留于颌面部的异物有来源于自然环境的泥沙、碎石、草秸、竹木、金属和塑料碎块，来源于火器伤的子弹、弹片、铁砂，以及来源于自身的碎牙片、碎骨片。异物的大小、数量和分布范围各不相同。异物存留可能导致化脓性感染，以及咀嚼、吞咽、语言和表情等功能障碍。

火器伤、高速物体打击伤、牙齿碎裂散失、被草秸或竹木器物刺伤等，应考虑有异物存留的可能。怀疑异物存留时，应拍摄颅颌面正位和侧位片。拍片的方位必须准确，正位侧位互相成垂直角度，最好有头颅定位装置，以便异物定位。浅表的异物用扪诊的方法即可发现，但要注意与瘢痕硬结相区别。深部异物用探针或止血钳轻轻探察，可能触及异物。

（一）异物摘除的时机和指征

1. 异物摘除的时机　①现场或前线急救时，对于表浅、容易取出而不致引起严重出血的异物，可以直接取出。有一定难度的，如深部异物，异物所处部位结构复杂，或者伤情严重者，均不宜当时取异物，应及时包扎、止血，转送医院处理。②清创时，如发现异物存留，应同时取出，通过伤口取异物一般最容易，也最直接。必要时可以扩大伤口或附加切口；③如果在取异物前伤口已经感染，应先做伤口冲洗、换药、引流。在感染基本得到控制而伤口尚未闭合时，经伤口探取异物。④由于各种原因错过早期摘除异物时机、伤口已经愈合的伤员，可以择期取出异物。

2. 异物摘除的指征　①浅表异物。②清创过程中发现的伤口内异物。③引起反复化脓性感染的异物，经久不愈的单纯软组织伤口应考虑有异物存留。④对功能有影响的异物，如舌、口底、咽旁、颞颌关节和肌肉内的异物。⑤大血管和重要神经旁的异物，因日后可能造成继发性损害或危险。⑥患者坚决要求取出的异物。

3. 禁忌证　①伤口有急性炎症者；②定位不准确者；③未做好技术准备者；④异物与伤情无关者；⑤手术可能造成严重损害而异物本身没有大的危害者。

（二）术前定位与分析

1. 术前定位　包括物理检查和影像学定位检查。物理检查包括扪诊和器械探查，适合于浅表的和开放伤口内的异物。影像学检查定位是最常用的方法，目前常规选择 CT 检查定位。三维 CT 图像结合不同角度的两维图像可以确定异物的数量、位置，以及与颅面骨结构之间的空间关系，增强 CT 图像可以显示异物和深部大血管的空间关系。

2. 术前分析　根据外伤史、临床检查和影像学定位所提供的资料，分析研究异物所在的位置、解剖层次和周围的结构，确定手术进路。异物分析主要包括以下 4 个方面：①伤道的方向和深度；②异物与骨骼的关系；③异物与大血管和重要神经的关系；④分析异物所在的解剖层次。

手术进路的选择有两种情况：一是伤道没有闭合，这种情况应争取从原伤道进入，如果原伤道过深或弯曲，异物距体表或体腔表面的垂直距离较远，应另做切口；二是伤道已经愈合，这种情况应另做切口。手术切口进路的选择有 3 条原则：①近捷；②避开大血管和重要神经；③切口隐蔽。

（三）手术寻找和摘除异物

1．浅表异物摘除　浅部异物一般容易取出。如果伤口未闭合，可直接伸入止血钳，将异物夹出，或用刮匙将异物挑刮出。如果是钢铁类异物，可用恒磁或眼科电磁吸铁器将其吸出。已经愈合的伤口，用左手的示、中两指固定异物，在异物的深部做浸润麻醉，右手持尖刀，沿皮纹方向挑开皮肤，用止血钳分离表面组织，夹住异物，即可取出。

2．深部异物摘除　按照术前异物定位和切口进路的设计，分层切开组织，用手指摸清骨性标志或分离至一定的组织层次，再按照术前确定的异物的方位和距离，寻找异物。在软组织较厚的部位有时不易用手指触摸到异物，可用细针刺探，针尖抵触到硬物不能通过，可能就是异物。然后沿针刺硬物的方向寻找，常可找到异物。对于伤口愈合时间较长并且较小的异物，最好在 X 线透视下取出。分离至异物附近时，用血管钳夹持该处组织，观察异物是否随之移动，估计异物与钳尖的距离和方位，继续分离寻找。

在摘除异物的过程中，要注意防止异物移位。新鲜伤口内的异物容易移位，禁忌在伤口内做不适当的挑拨，应轻柔探查。存留时间较长的异物，周围已形成纤维包裹，不易移位，取出前应用器械打开包膜。一旦找到异物，要夹持稳妥，不宜用力过大，以防异物滑脱或弹开，然后慢慢取出。形状不规则的较大的异物，取出前应探明其大致的周界，取出时可做适当的旋转，使其最小周径顺向伤道，然后缓慢移出。靠近大血管或重要神经的异物，在取出时要注意保护，用手指或器械将血管或神经与异物分开，再稳妥取出异物。

3．术中导航辅助深部异物摘除　在颌面深部异物摘除手术中，通过外科导航技术对异物进行定位，可以减少手术创伤，缩短手术时间，提高手术的准确性和可靠性。患者术前行薄断层螺旋 CT 检查，扫描数据以 DICOM 格式导出，通过导航术前规划软件，直接将患者的 CT 数据转化为计算机导航工作站专用格式后导出，用于术中异物和重要解剖结构的实时定位。手术过程中，导航系统可以动态显示手术器械的位置，术者可以从多个角度观察器械和异物的相对位置和距离，实现快速、准确的定位和取出异物，同时最大限度避让重要结构。在手术过程中，也应注意轻柔操作，避免异物受外力发生移位，而使导航失去准确性。下颌骨是能活动的骨，在取出下颌骨及其周围异物时，可以通过确定其与上颌骨的相对位置关系，或直接将导航参考架固定在下颌骨上，以实现术中正确定位（图 6-14）。

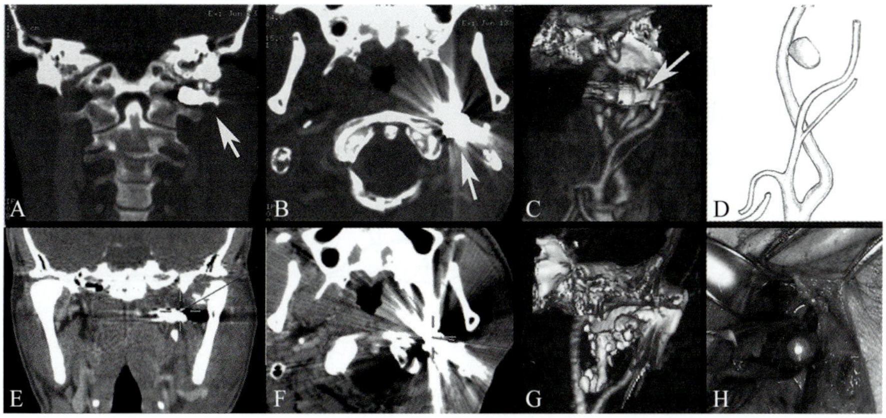

图 6-14　导航引导下取出面侧深区的子弹

A-D．CT 冠状位、CT 轴位、三维 CT 减影和示意图，显示子弹的位置

E、F．在冠状位和轴位显示术中导航探针引导下指示子弹的位置

G．按照术前规划路径采用侧颈部切口，直达异物所在部位　H．术后 CT 显示取出子弹后的结构

第四节　牙槽突骨折
Alveolar Fracture

提　要

牙槽突骨折以前牙区多见，临床特点是摇动伤区1颗牙，骨折牙槽段上几颗牙一起移动，骨折移位可致咬合关系错乱。牙槽突骨折的治疗原则是早期复位和固定，固定时间一般为4～6周。骨折如发生错位愈合，可继发错𬌗和骨畸形，需通过截骨矫治术和牙槽突成形术等方法予以矫治。

牙槽突骨折主要由外力打击、撞击和跌倒所致。以上颌前牙区较多见，也可上、下颌同时发生。多为牙齿、牙槽骨和周围软组织合并损伤。牙槽突骨折若处理不当或不及时，可造成骨折错位愈合（malunion）、𬌗关系紊乱及牙槽突的缺损畸形。

一、临床表现 Clinical manifestation

牙槽突骨折可以是线性的，也可以是粉碎性的，常伴有牙齿损伤（牙折或牙脱位），以及牙龈撕裂。骨折片有明显的动度，摇动伤区1个牙时，骨折牙槽段上几个牙一起移动，可致咬合关系紊乱。因此，临床上牙槽突骨折诊断不难，可用X线片协助诊断，曲面断层片因颈椎重叠影像的遮挡，有时会干扰诊断，目前多用CBCT检查。上颌骨侧区牙槽突骨折，可伴有腭部骨折或上颌窦损伤，使口腔和上颌窦相通。

二、治疗 Treatment

牙槽突骨折的治疗原则是早期复位和固定。具体方法是在局麻下，手法复位骨折块，同时复位移位和脱位的牙齿。遇有骨折块嵌顿时，可在对应于骨折线的牙龈和黏膜上做纵向切口，暴露骨折线，撬动骨折块，解除嵌顿，然后复位。复位后即行固定，固定时间一般需要6周。固定方法应根据伤情选用，常用的有以下3种。

（一）金属丝结扎固定

单纯线状牙槽骨骨折，损伤范围小且无明显移位者，可用金属结扎丝做简单的牙间结扎固定，即以一根长结扎丝围绕损伤牙及两侧2～3个健康牙之唇（颊）、舌（腭）侧，做一环绕结扎，再用短结扎丝在每两个牙之间做垂直结扎（图6-15）。

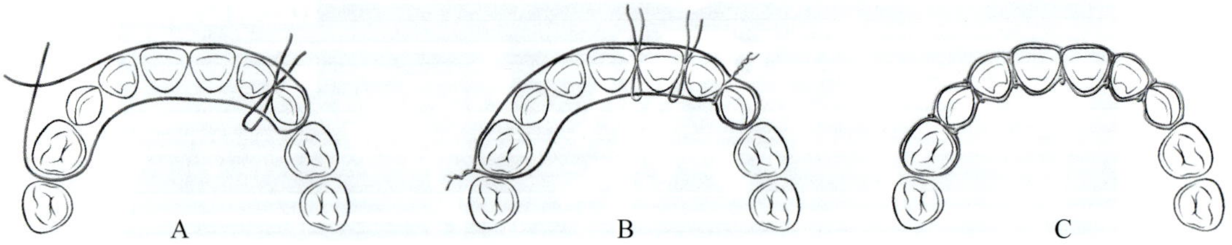

图6-15　牙槽突骨折金属丝结扎固定法

A. 穿金属丝　B. 结扎　C. 固定

（二）牙弓夹板固定

适用于损伤范围较大，骨折有移位的情况。牙弓夹板弯成与局部牙弓一致的弧度，并使其与每个牙面相紧贴。然后用直径 0.25 mm 的不锈钢丝结扎，将每个牙与夹板结扎固定在一起（部位在牙颈部）。程序是先结扎两侧健康牙，后结扎受损伤的牙（图 6-16A）。也可用尼龙丝结扎，加复合树脂于尼龙丝周围，黏结后形成牙弓夹板固定（图 6-16B）。还可以用正畸托槽黏结固定（图 6-16C）。

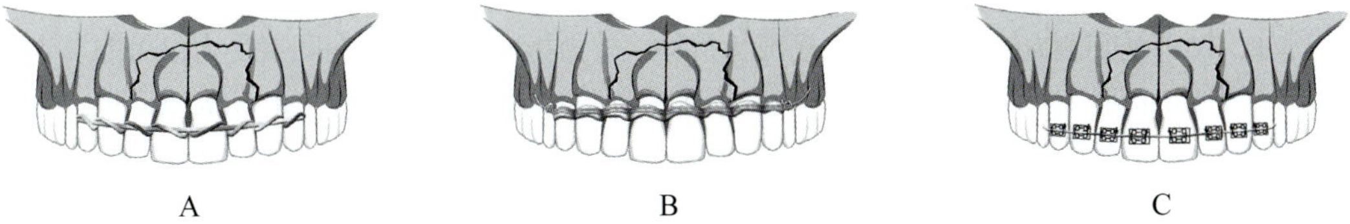

图 6-16　牙槽突骨折牙弓夹板固定

A. 牙弓夹板金属丝结扎固定　B. 尼龙丝 - 复合树脂夹板固定　C. 托槽 - 夹板固定

（三）腭托金属弓夹板弹力牵引

发生在上颌前磨牙或磨牙区的牙槽突骨折，骨折段向腭侧移位，手法复位不成功时，可用自凝塑料制成带卡环的腭托，再用卡环丝制成由腭侧通过牙缝隙至颊侧的弓杠形并粘固于腭托上。在移位骨折段的牙上用钢丝结扎并弯成小钩，然后用小橡皮圈挂于金属弓杠上，做弹力牵引复位（tractional reduction）和固定（图 6-17）。

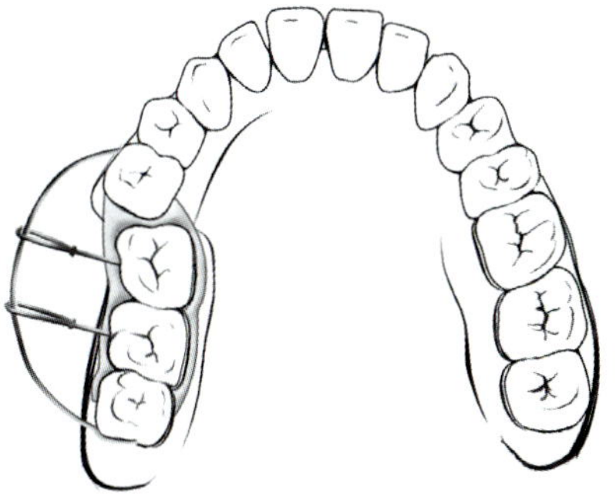

图 6-17　上颌后牙区牙槽突骨折采用腭托金属弓夹板行牵引复位

第五节　颌面部骨折的诊断与治疗

Diagnosis and Treatment of Maxillofacial Fractures

提　要

领面部骨折主要表现为面部畸形、咬合紊乱和张口受限。临床需通过病史调查和物理检查做出初步诊断；通过影像学检查明确骨折部位、类型、骨折线数目、方向，以及骨折段三维移位和骨折线上牙齿的情况。

领面部骨折的治疗目的是恢复骨解剖结构和连续性、并在限定的时间内实现骨折愈合。复位与固定是治疗骨折的两个最基本的方法。颌间牵引和颌间固定是颌骨骨折治疗中最常用的复位和固定方法，它的主要优点是能有效地恢复骨折前殆关系，并将这种关系保持直到骨折愈合。目前临床多采用坚固内固定，目的是建立功能性稳定固定，以便早期恢复功能。坚固内固定的基本方法包括：拉力或固位螺钉固定、小型接骨板单层皮质骨固定、微型接骨板固定和重建接骨板固定。

一、诊断 Diagnosis

（一）病史调查

调查受伤原因、致伤物、致伤方式和致伤部位，以判断骨折发生部位、创伤程度及并发损伤等。例如，颏部受到侧方钝性撞击，除颏部骨折外，外力指向髁突，髁突间接受力也可能发生骨折。

调查受伤时间、伤后症状和伤后治疗情况。伤后时间与骨折愈合（fracture healing）状态有关，是治疗设计必须考虑的重要因素；伤后症状要详细了解患者的主诉和治疗要求，结合临床及X线检查，判断主诉症状与客观体征的符合程度，预测患者对治疗的期望值；伤后治疗应着重调查对骨折的处理方式，包括骨折的复位与内固定情况，以及清创处理时是否摘除了碎骨块。

了解骨折是自伤、意外伤，还是他伤，有时会关系到就诊者的治疗心理。如为他伤，因涉及对方赔偿和支付医疗费问题，某些受伤者可能会扩大治疗要求。

（二）物理检查

记录面颈部软组织损伤及其处理情况，特别是开放性损伤，应详细检查并记录软组织损伤的范围、深度（解剖层次），是否伴发面神经损伤。观察面部对称性，判断骨畸形与软组织畸形因素。观察面部肿胀，一般肿胀中心多为骨折发生部位。检查疼痛部位。下颌骨骨折时，可以将手指放在双侧下颌角，轻轻地挤压下颌弓，患者会指出骨折部位疼痛。检查上颌骨和颧骨骨折时，可直接触诊，探知骨折部位的疼痛。触诊骨台阶，自上而下重点发现眶缘、颧骨、颧弓和下颌下缘有无骨台阶感，以指示骨折部位和移位。检查骨异常动度，可将两手放在可疑骨折部位两侧，轻轻晃动，发现骨异常动度和骨擦音，说明该处有骨折存在。检查下颌运动范围和方式，分析下颌运动受限的程度和性质。检查颞下颌关节，将手指放在外耳道前壁或耳屏前，探知髁突活动的存在或减弱，是否有畸形和压痛。检查下唇和眶下麻木，记录感觉异常程度。检查嗅觉功能，判断嗅觉丧失程度。检查面神经功能，分析面神经损伤的可能部位和程度。检查斜视、复视（diplopia）和眼球运动受限，并详细记录。口腔检查着重于发现牙龈撕裂、牙龈出血，牙列错位，殆关系紊乱，用以分析骨折块的移位情况。

（三）临床表现

颌面部骨折主要表现为面部畸形、咬合紊乱和张口受限。面部畸形主要因骨折移位或缺损所致，常见的畸形有颏后缩、下颌偏斜、面部塌陷等。殆关系紊乱（即错殆）是颌骨骨折最典型的体征之一，任何导致有牙骨段移位的骨折均可造成殆系紊乱。张口受限主要因肌肉损伤（肌功能失调、痉挛、疼痛）、关节损伤（疼痛、粘连、强直）和机械障碍（颧骨、颧弓骨折内陷移位，压迫喙突和颞肌）所致，生理张口度范围为37～50 mm，小于37 mm为轻度张口受限，小于25 mm为中度张口受限，小于10 mm为重度张口受限。

其他临床症状和体征依据骨折部位和损伤程度不同而表现各异。如下颌骨骨折损伤下牙槽神经，引起下唇和颏部麻木。颧骨和眼眶骨折造成眶腔扩大，引起复视和眼球变位。鼻眶筛区骨折造成内眦畸形和溢泪（epiphora）等。

（四）影像学诊断

颌面部骨折在依据症状和体征建立初步诊断的基础上，需进一步通过影像学检查明确骨折部位，骨折线数目、方向，骨折段移位及骨折线上牙齿等情况。骨折移位必须从三维方向进行诊断。

1. 髁突骨折　首先要拍摄下颌曲面断层片。髁突骨折时，骨折块多向前内移位，仅侧面观察很难辨明骨折内移位，有时骨折断面重叠或受咽腔影像干扰，骨折线显示不清，骨折内移位在曲面断层上仅表现为髁突缩短。三维CT和冠状位CT可以很好地显示骨折的移位（图6-18），目前已成为临床常规。

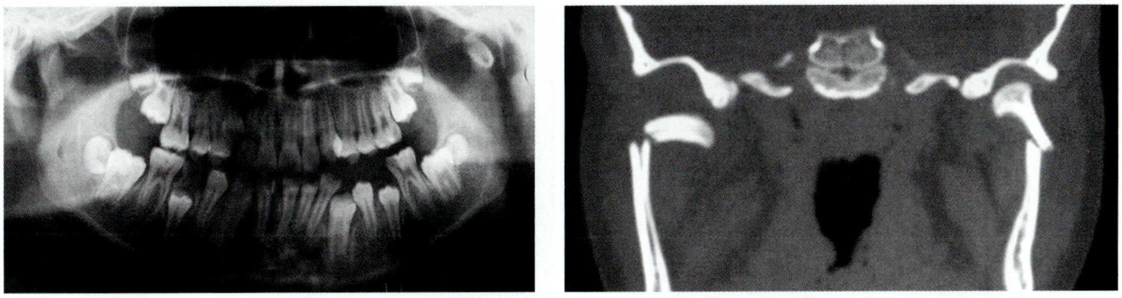

图 6-18　下颌曲面断层和冠状位 CT 显示髁颈骨折内弯移位

2. 下颌角骨折　常规投照下颌曲面断层和头颅正位片，前者用于显示骨折块上下移位，后者用于显示内外移位。曲面断层片的下颌角影像与咽腔重叠，观察骨折线时应仔细辨别，必要时可加拍下颌升支侧位片。下颌角骨折的影像学诊断应特别描述第三磨牙与骨折线的关系。

3. 下颌体和颏部骨折　常规投照下颌曲面断层片，以显示骨折块上下向移位。下颌体层片状骨折（lamellar fracture）在曲面断层片上常常显示为两条骨折线，实际上一条是颊侧骨折线，另一条是舌侧骨折线（图 6-19）。为明确诊断应加拍 CBCT。在曲面断层片上判断颏部骨折，可能受颈椎重叠影像干扰，骨折线显示不清，常常也需要拍摄 CBCT 明确诊断，对于粉碎性骨折尤其如此。

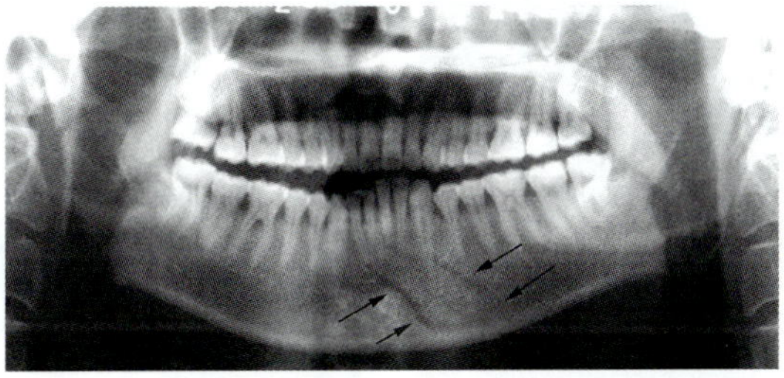

图 6-19　在下颌曲面断层片上显示，下颌体层片状骨折呈“双骨折线”特征

4. 颧骨颧弓及上颌骨骨折　常规拍摄 CT。三维 CT 结合轴位及冠状位可以直观显示各骨缝、骨折移位情况和骨折块移位方向（图 6-20A）。颧弓轴位片或改良颅底位可以很好显示颧弓骨折（图 6-20B）。上颌骨骨折涉及牙殆关系，需结合殆类型确定骨折移位。在诊断过程中，要特别注意有无矢状骨折（图 6-21）。颧骨骨折的诊断要特别注意有无颧弓根部骨折（图 6-22），由于它涉及关节结节和关节窝，可能引起关节疼痛和张口受限，临床容易将其误诊为关节损伤。

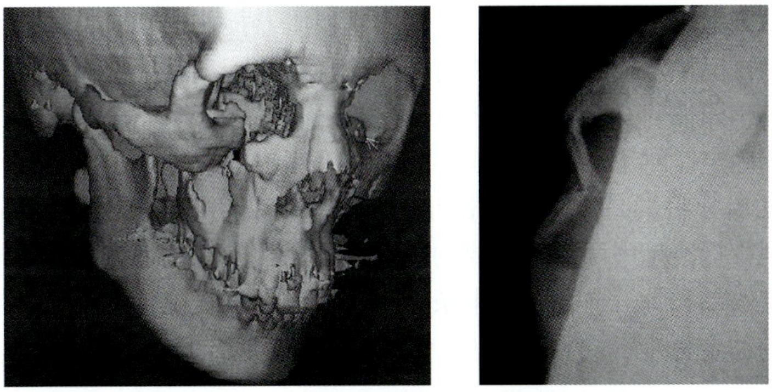

A　　B

图 6-20　颧骨颧弓骨折的影像学诊断

A. 三维 CT 显示颧骨骨折及移位　B. 颧弓轴位片显示颧弓“M”形

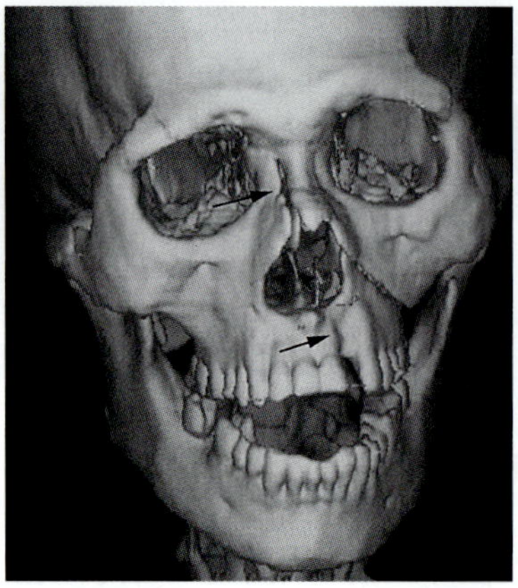

图 6-21　三维 CT 显示上颌骨矢状骨折

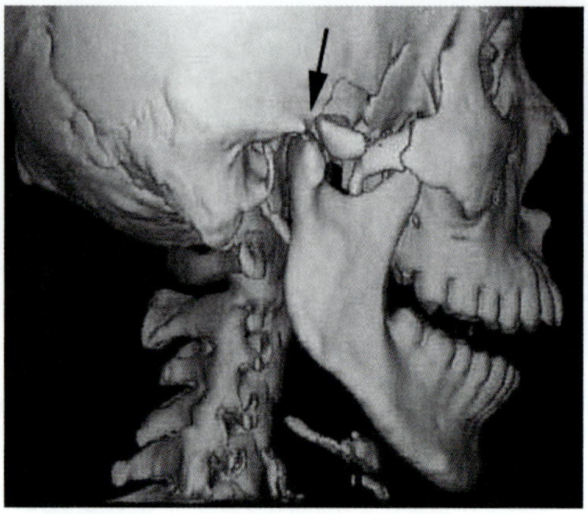

图 6-22　三维 CT 显示颧弓根骨折

5. 眼眶骨折　眼眶骨折常规拍摄轴位和冠状位 CT。诊断眼眶骨折时除观察骨折部位及移位外，还应观察眶内软组织的各种变化，包括眼球、眼外肌、视神经、眼上静脉及眶脂体改变。爆裂性骨折（blow-out fracture）表现为眶内壁、眶下壁向外突出，而眶缘没有骨折（图 6-23）。

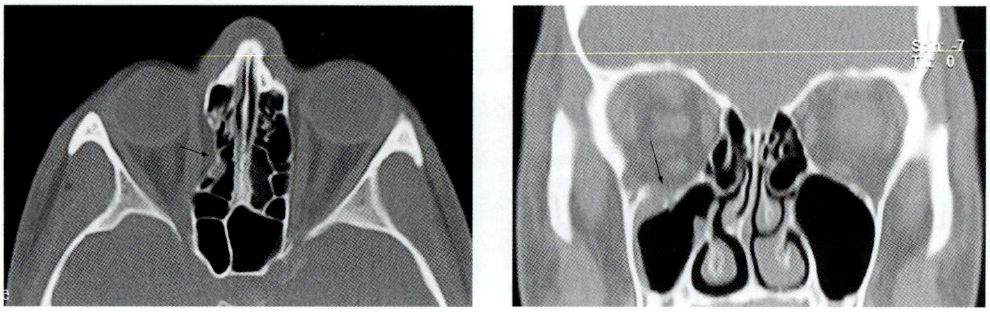

图 6-23　眼眶爆裂骨折，眶内下壁骨质中断，向眶外移位，眶腔扩大

6. 鼻眶筛骨折　鼻眶筛区骨折常同时波及鼻骨、上颌骨额突、泪骨、额骨鼻突、眶内壁和前颅底，呈复合性骨折。高分辨率 CT 是理想的检查和诊断方法。常规拍摄轴位和冠状位 CT，层厚 2 mm，轴位由鼻额缝至鼻尖，冠状位由鼻尖至鼻泪管结束。鼻眶筛骨折的典型表现为鼻骨、上颌骨额突、泪骨和眶内壁中断、移位，常伴发额窦和前颅底骨折。

二、治疗原则 Principles of treatment

颌面部骨折原则上应早治疗。如合并颅脑或重要脏器损伤，则应首先抢救生命，处理重要脏器损伤，待全身情况稳定或好转后，再行颌面部骨折治疗。就局部而言，骨折的手术复位一般选择在两个时机，即伤后 24 ~ 48 h 之内，或术后 5 ~ 7 天。当合并软组织开放伤时，应先做清创，再行骨折固定。对于裸露的创面，应设法采用皮瓣或皮片予以覆盖。

颌面部骨折的治疗目的是重建骨解剖结构和连续性，并保证骨折在限定的时间内正确愈合。复位与固定是骨折治疗中两个最重要的技术环节。准确复位是恢复功能与形态的基础，正确固定是保证复位效果和骨折愈合的基本条件。骨折应尽早复位，恢复骨折前的咬合关系是颌骨骨折正确复位的“金标准”。骨折复位后应实施功能性稳定固定（functional stable fixation），以便早期恢复功能。

在骨折复位过程中，应尽量保存骨折线上的牙齿，如牙齿妨碍骨折复位，或已松动、折断、龋坏、牙根裸露、有炎症，可在骨折复位的同期予以拔除。

无牙颌骨折多见于老年人，且多呈闭合性骨折，一般无明显移位。发生在下颌骨者，由于骨质疏松、硬化、愈合能力差，目前多主张切开复位（open reduction），并用重建接骨板（reconstruction plate）做坚固内固定。考虑到牙槽突吸收可能造成下牙槽管位置的相对上移，进行内固定时应注意避开下牙槽管，以免损伤下牙槽神经。

儿童骨折发生率较低，但治疗具有特殊性。儿童正在生长发育期，骨折或手术损伤可能影响颌骨发育；儿童期正值恒乳牙交替，在恒牙萌出后，其咬合关系还要自动进行调整，因此对复位，特别是对咬合关系恢复的要求不如成年人高；在乳牙列的儿童，由于牙冠较短，牙根吸收，很难利用牙齿进行固定。因此，儿童期骨折一般应采取保守治疗（conservative treatment）。对于严重的开放性骨折，或骨折片移位严重影响到面形或功能，则应尽早实施手术复位，但应注意避免损伤恒牙胚。

对于伤后时间过长，骨折端已发生纤维性或骨性错位愈合的骨折，则必须通过手术进行“再骨折复位”（re-fractured reduction），或采用正颌术式进行畸形或错殆矫治。对于骨折继发的骨不连接（nonunion）或骨缺损则需通过植骨进行治疗。

骨折早期可内服、外敷中草药以消肿、止痛、活血化淤，促进血肿消散，促进骨折愈合。预防感染是骨折治疗中的重要环节之一。骨折术后应注意咬合管理和开口功能训练。对于简单的下颌骨骨折，术后咬合关系稳定，无需进行颌间牵引；上颌骨 Le Fort 类型骨折，术后部分患者需要进行颌间弹力牵引，调整咬合关系；对于成人移位或脱位的髁突骨折，尤其是双侧髁突骨折，常需要进行控制性颌间弹力牵引，并对患者充分指导和严密观察，以保证患者的正常咬合。通过颌间牵引调整咬合的同时，还需进行积极有效的开口练习，以恢复受伤以前的张口度和关节功能，预防关节强直的发生。对于术后骨愈合不良、肌肉及关节区瘢痕、创伤性关节损伤、周围神经损伤等，可以配合电刺激疗法、红外线及超声波等理疗手段，促进功能的恢复。

三、骨折复位 Reduction of fractures

（一）手法复位

适用于骨折后 1 周内、骨折断面尚未发生纤维愈合的牙槽突骨折、下颌骨简单骨折、上颌骨区段或低位水平骨折。此类骨折一般无需内固定。方法是在局麻下，用手直接推移骨折段至骨折前位置。

（二）牵引复位

适用于骨折后 1 ~ 2 周内、骨折断面已发生纤维愈合的单发、双发、有明显移位的下颌骨骨折和上颌骨区段、低位水平、单纯下移位的骨折。方法多采用颌间弹性牵引（intermaxillary elastic traction）。

（三）切开复位

适用于骨折后 2 ~ 3 周以上、已发生纤维性或骨性错位愈合的以及各种开放性的、多发的、需要进行内固定的骨折。方法是手术暴露骨折，沿骨折线重新凿开骨折，清除断面间纤维及骨痂组织，使骨折断端游离并对位。

（四）截骨复位

适用于上颌骨高位水平骨折、矢状骨折、颧骨陈旧性骨折、下颌骨陈旧性骨折伴骨畸形、错殆者。复位不按原骨折线凿开，而是根据殆关系和面形复原进行截骨，然后按设计移动骨块进行复位，手术多采用正颌术式。

（五）植骨复位

适用于骨折继发骨不连接或骨缺损的情况。对于小范围的骨缺损，可采用游离骨移植或牵引成骨的方法进行治疗；对于大复位的骨缺损，一般采用带血管蒂的髂骨或腓骨移植进行修复。

四、骨折固定 Fixation of fractures

（一）颌间固定

颌间固定（Intermaxillary fixation，IMF）是借助牙齿附着各种装置（钢丝和牙弓夹板），依据𬌗关系，将上下颌牙齿结扎在 一起的口内固定技术。它主要用于术中坚固内固定之前暂时性保持正常的咬合关系，或简单骨折保守治疗中保持正常咬合关系直到骨折愈合。而颌间牵引一般指用橡皮筋进行弹力牵引，主要用于术后咬合关系的调整。

颌间固定可以采用钢丝直接拴结法，如牙齿直接结扎法、间接小环结扎法、水平结扎法、连续小环结扎法等，主要用做临时固定（图 6-24）。

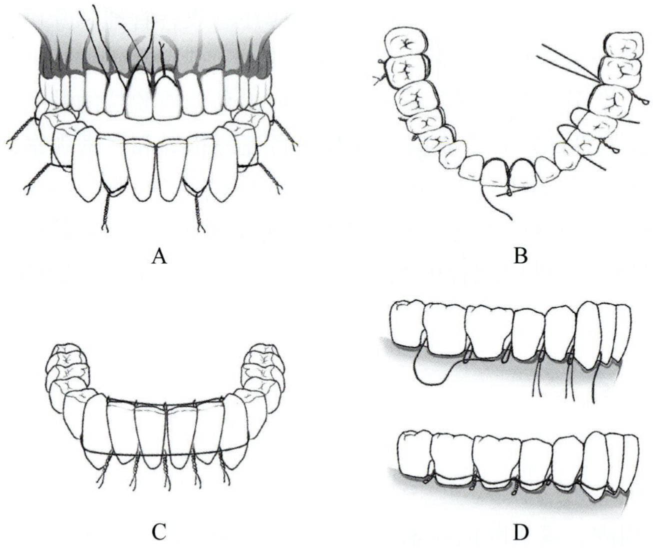

图 6-24 钢丝直接栓结颌间固定

A. 牙齿直接结扎法 B. 间接小环结扎法 C. 水平结扎法 D. 连续小环结扎法

临床最常用的方法是牙弓夹板颌间固定（图 6-25）。固定前，需将牙弓夹板弯制成形，与牙齿唇颊面贴合，并形成后牙的补偿曲线和斯皮氏曲线。用 0.25 mm 的细钢丝将牙弓夹板拴结在双侧第一磨牙间的每颗牙齿上。颌间固定的时间一般为下颌骨骨折 4 ～ 6 周，上颌骨骨折 3 ～ 4 周，髁突骨折 2 ～ 3 周。

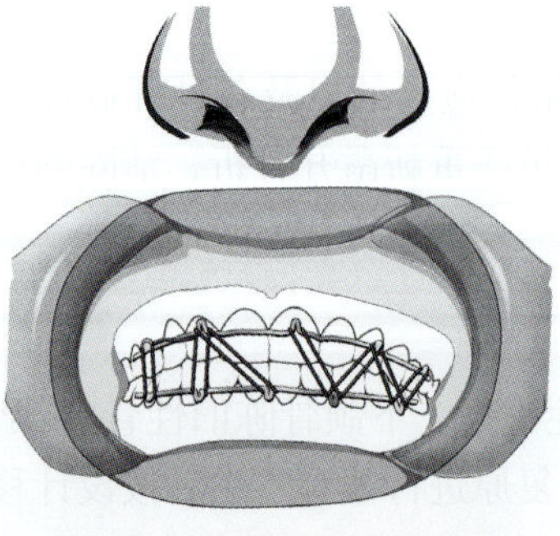

图 6-25 牙弓夹板颌间固定

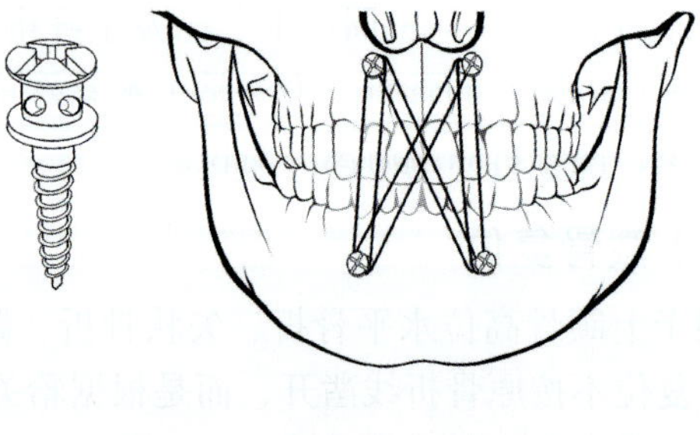

图 6-26 颌间螺钉颌间固定

临床有一种特制的螺钉（IMF 螺钉），通过旋入牙槽嵴作支抗代替牙齿固位做颌间固定。这种螺钉的钉头内有小孔或侧面有环形弧槽，可供钢丝或橡皮圈悬挂。对于不复杂的上、下颌骨骨折可以选用该技术进行颌间固定。在上下颌左右双尖牙区牙槽骨内各拧入 1 颗固定螺钉，用双股 2.0 mm 直径的钢丝穿过螺钉钉头上的小孔或用钢丝圈套过上下相对的螺钉钉头上的凹槽，拼对好咬合关系，旋紧钢丝行颌间固定。也可以在上下颌中切牙之间拧入螺丝固定，但该部位钢丝结扎固定后容易造成后牙开合。上颌牙槽骨骨质相对疏松，可以凭借螺钉的自攻力量将螺钉拧入骨内，而下颌骨骨皮质坚厚，螺钉拧入前要用骨钻预先打孔，直接拧入容易造成螺钉折断。确定拧入螺钉的部位，注意不要损伤牙根、牙神经、颏神经、上颌窦及鼻底等结构（图 6-26）。

（二）坚固内固定

颌骨抵抗和传递功能负载主要通过骨内主应力轨迹（major stress trajectory）实现，骨内主应力轨迹可以分为“张应力轨迹”（tension stress trajectory）和“压应力轨迹”（press stress trajectory），位于张应力轨迹和压应力轨迹之间的交界带为“零位力线”，它通常与骨内血管神经走行相吻合。骨折后骨连续性中断可视为骨内主应力轨迹的中断，骨失去抗力和承载功能。骨折固定的生物力学目的是通过固定结构替代中断的骨抗力结构，在骨折愈合期内中和功能负载。因此，固定应按主应力轨迹进行。

下颌骨属于高应力骨，沿牙槽嵴为张应力轨迹，沿下颌下缘为压应力轨迹（图 6-27A）。相应固定方法有两类，一类是沿张应力轨迹的抗剪切负载固定，即张力带固定（tension-band fixation），目的是中和张应力，传导功能负载产生压应力；另一类是沿压应力轨迹的承载固定或抗轴向负载固定，目的是通过预应力或固定结构刚度抵消各类负载应力，以等长方式保持骨段稳定。面中骨属于低应力骨，功能负载主要通过垂直力柱（loading buttress）、少量通过水平力柱传导（图 6-27B）。功能状态时，垂直力柱表现为压应力，水平力柱表现为张应力，固定通常沿主应力轨迹进行。

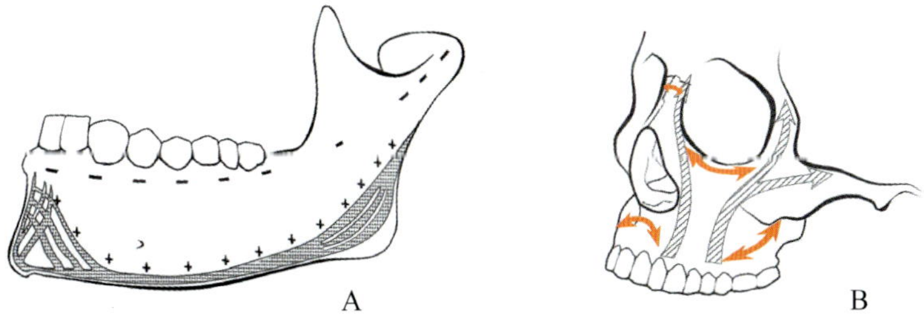

图 6-27

A. 下颌骨骨内应力轨迹　B. 面中部骨内应力轨迹

1. 拉力螺钉固定　拉力螺钉（lag screw）的固定原理是将螺钉有螺纹段旋入远端骨折块，当旋紧螺钉时，远端骨折块被螺纹切齿螺旋提拉，向近端骨折块靠拢，产生断面紧密接触（图 6-28）。临床上，常用直径 2.4 mm 的皮质骨螺钉替代拉力螺钉进行固定。拉力螺钉固定适用于下颌骨层片状或斜面状骨折，要求骨折无缺损，断面解剖对位，并有足够的骨面支撑。

2. 小型和微型接骨板固定　Champy（1976）通过生物力学研究详细阐述了下颌骨骨折的理想固定路线，并发展了下颌骨的小型接骨板（miniplate）单层皮质骨固定系统。这种固定方法是一种稳定的、具有弹性的动力性固定（stable-elastic-dynamic fixation）。

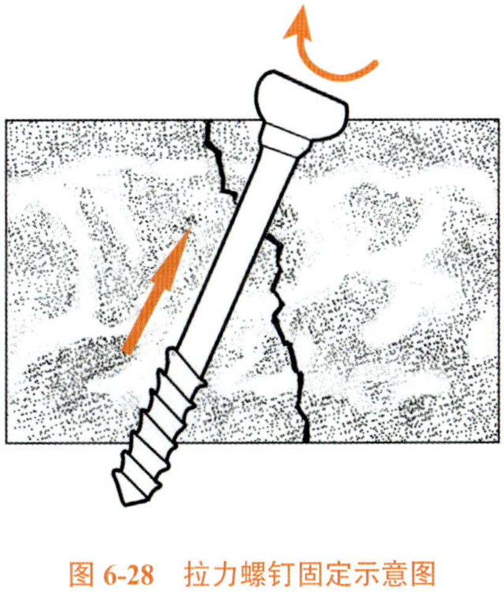

图 6-28　拉力螺钉固定示意图

下颌骨骨折一般采用 2.0 mm 系统的小型接骨板固定，板厚 1.0 mm。固定方式依据骨折部位而定（图 6-29）。颏孔前骨折用双板固定，两板间距不小于 5 mm；颏孔后骨折用单板固定，接骨板水平置于根尖下和下牙槽管之间；下颌角骨折用单板沿外斜线作张力带固定（tension-band fixation）。接骨板必须与骨面贴合，骨折线两侧至少各固定两颗螺钉。

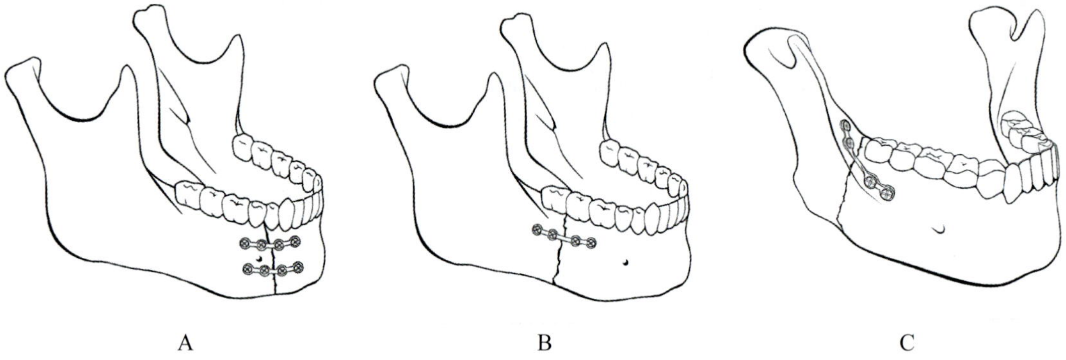

图 6-29　下颌骨骨折小型接骨板固定

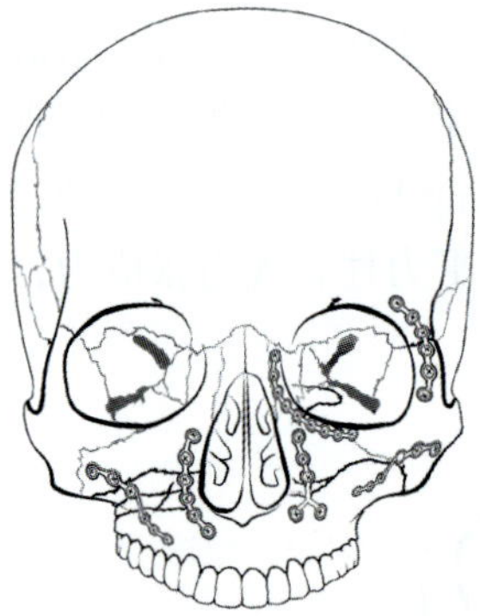

图 6-30　面中部骨折微型接骨板固定

面中部骨折依据固定部位选择不同的固定系统（图 6-30）。颧牙槽嵴和梨状孔旁一般采用 1.5 mm 系统的接骨板固定，板厚 0.6 ~ 0.8 mm。眶周和鼻筛区用 1.3 mm 系统的接骨板固定，板厚 0.4 ~ 0.6 mm。

3．重建接骨板桥接固定　重建接骨板（reconstruction plate）以植入体刚度获得稳定性，临床适用于下颌骨粉碎性和骨缺损桥接固定（图 6-31）。常用规格的板厚 1.5 ~ 2.0 mm，螺钉直径 2.4 mm。固定前先行颌间固定，通过建立正确𬌗关系来保持骨段的位置。根据所需固定的部位和范围选择适当规格的接骨板，沿下颌骨下缘和升支后缘的外表面弯制成形，使之与骨面贴合。每一颗固位螺钉必须穿透对侧骨板，主承力骨段（通常为近中骨段）至少要有 3 颗和 3 颗以上螺钉固位，否则可能导致螺钉周围骨吸收，继发螺钉松动。

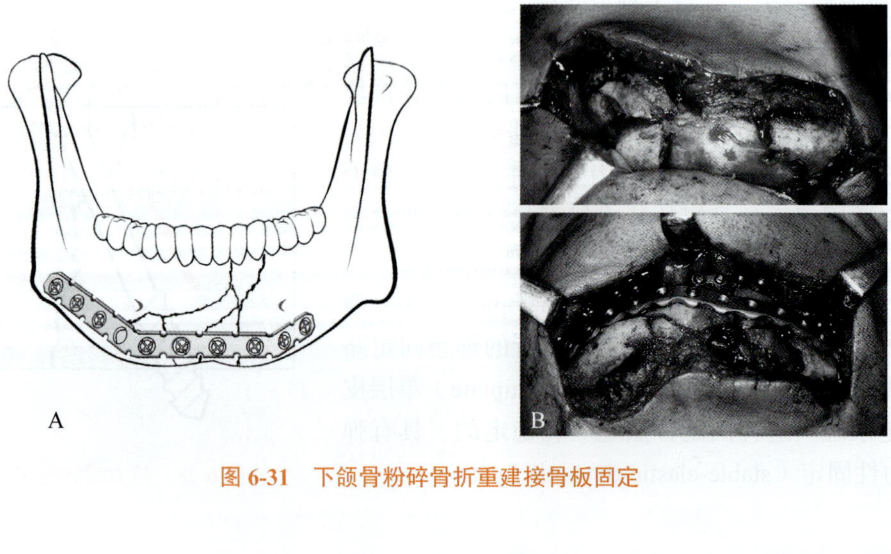

图 6-31　下颌骨粉碎骨折重建接骨板固定

（三）颅颌固定

颅颌固定（cranio-maxillary suspension fixation）主要用于上颌骨高位横断骨折。可以采用牙弓夹板石膏帽固定，方法是先在上、下颌牙列上安置牙弓夹板，再在头部打石膏帽，在其两侧埋置向外伸出的金属支架，备做牵引固定用。然后两侧各用一根 0.5 mm 直径的钢丝，一端结扎在第一磨牙处的牙弓夹板上，另一端自前庭沟顶部穿出颧面部皮肤，固定于两侧石膏帽伸出的支架上（图 6-32A）。也可以用焊有口外须的牙弓夹板，直接用乳胶管将伸出口外的口外须悬吊固定在石膏帽上（图 6-32B）。

金属丝颅颌悬吊固定也是可以选择的方法之一，在上颌牙列上安置牙弓夹板，用不锈钢丝将牙弓夹板悬吊固定在骨折线上部颅面骨上。根据骨折部位的高低不同，可以固定在额骨颧突、颧骨、眶下缘等部位。

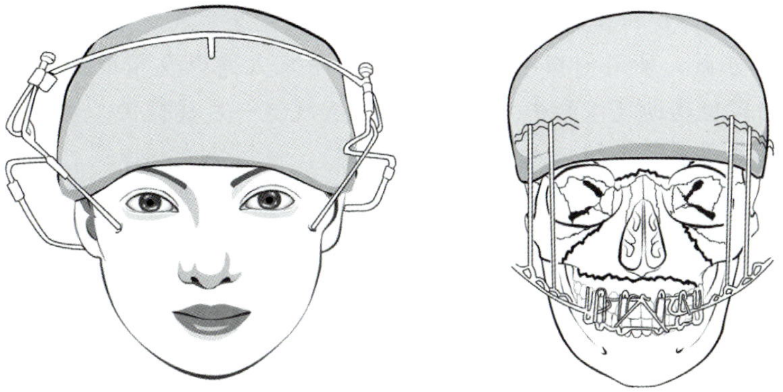

A　　　　B

图 6-32

A．牙弓夹板石膏帽颅颌悬吊固定法　B．口外须牙弓夹板石膏帽颅颌悬吊固定法

进展与趋势

坚固内固定和功能性稳固固定

坚固内固定概念的提出，源于20世纪中叶直接骨愈合现象的发现。直接骨愈合是一种简易、快捷、并发症相对较少的骨折愈合方式，组织学特征是没有软骨骨痂形成，骨折直接骨化愈合。但这种愈合需要在一定条件下才能产生，包括：骨折部位血运良好，骨折断面坏死程度轻，骨折断端精确复位，骨折断面紧密接触，骨折固定绝对稳定。20世纪50年代，国际坚固内固定学会提出了骨折治疗的四项原则：解剖复位，坚固内固定，微创外科，早期无痛性功能运动。坚固内固定正是基于这种背景下发展起来了，其目的是实现骨折断端的“绝对稳定性效果”。实例包括通过骨折断端加压实现直接骨愈合的加压固定、内固定物全部承担负载的重建钛板固定、下颌骨颏部的拉力螺钉固定等。

绝对的坚固内固定和直接骨愈合在临床中并不容易实现。如面中部骨骼，由于骨质薄弱，并不支持使用加压固定。无论骨折或正颌手术，都需要在面中部选择足够强度的接骨板固定，以便允许功能性应力传递时不产生骨段移动、不改变咬合关系，以实现功能性稳定固定。随着对内固定研究的深入，人们认识到采用一些非绝对稳定的内固定形式，其稳定也足以支持骨骼在愈合期间主动进行功能运动，而不发生骨折段位置的改变。也就是说，尽管没有足够的稳定性实现骨折直接骨愈合，但足够保证骨折骨功能运动而不影响骨愈合，这被称为功能性稳定固定。其基础理论是Champy在20世纪70年代通过下颌骨应力分析，提出下颌骨骨折理想固定路线。经典应用是，下颌角骨折和下颌骨体部骨折应用单一钛板做张力带固定。在认识这一事实后，在1994年，国际内固定学会将骨折固定原则的“坚固内固定”原则更改为“功能性稳定固定”，也赋予了坚固内固定以新的内涵。

功能性稳定固定意指功能状态下被固定部位无痛、无异常移动、不影响愈合，也是现代意义上的坚固内固定，并不简单强调骨折断端的绝对稳定。面上部、面中部和下颌骨骨折因骨骼区域的应力状态不同，采用的骨折内固定系统也不一样。加压板固定目前已很少使用；拉力螺钉固定适用于斜片状骨折、单一骨折块的固定；下颌角有利型骨折可使用单一小型钛板张力带固定，手术暴露少，操作简便且治疗效果确切；而对于伴有骨缺损的骨折、感染性骨折和萎缩性下颌骨骨折，宜于使用全负载受力的重建钛板固定。

在治疗骨折方面，采用创伤小、切口隐蔽的手术入路以及精准操作日益成为临床追求的目标。内窥镜辅助技术和手术导航技术为实现这一目标提供了可能。内窥镜技术可以通过口内入路或面部小切口入路到达骨折部位，使用冷光源照明、光纤传导将骨折部位清晰地放大显示，从而达到骨折暴露的目的，再在特殊器械的辅助下实现骨折的复位、内固定。目前应用最为广泛和有效的包括内窥镜下辅助髁突骨折、眼眶骨折和颧骨颧弓骨折的内固定治疗。而关于外科手术导航系统辅助治疗，在面中部骨折章节会有详细叙述。

五、骨折愈合 Fracture healing

（一）骨折间接愈合

骨折时，骨折断端骨髓、骨膜及周围软组织中的血管断裂出血，形成血肿。伤后4 ~ 5 h内，即可在两断端间产生血凝块。骨折后24 ~ 48 h内，骨折周围软组织出现急性炎性反应。同时，骨折断端的骨外膜增生、肥厚，骨外膜内层增殖成骨细胞，与毛细血管一起向血肿内生长，使血肿产生机化。

骨折后7 ~ 14周时，机化的血块被纤维血管组织替代，沉积胶原纤维和钙盐，通过成骨细胞和骨形态发生蛋白的作用，逐渐产生骨样组织和新骨，形成骨痂。骨折两周后，骨痂内不断有钙盐沉积，并逐渐钙化，形成坚实的骨组织，与骨折断端的骨组织连接、融合在一起。新形成的骨小梁排列不规则，以后通过对应力的功能性适应和骨质的吸收、重建，逐渐恢复到与原来骨组织一样的结构。

当骨内、外骨痂和桥梁骨痂逐渐骨化，至骨折部位愈合强度足以承受因肌收缩或外力产生的功能负载时，即达到骨折的临床愈合。下颌骨骨折的临床愈合通常需6 ~ 8周。这时由于骨痂的密度较皮质骨低，X线片上仍可见到清晰的骨折线。这种情况一般要持续到骨折后5 ~ 6个月，骨折线才能消失，这时的骨折已达到组织学上的骨性愈合。

在骨折愈合中，骨膜内成骨细胞增殖起着重要的作用。因此在处理骨折时，应注意保护骨膜，尽量减少对骨膜的损伤。骨折的愈合还与年龄、损伤程度以及是否合并感染等因素有关。一般年幼者比年长者愈合快；单纯性骨折比合并有严重软组织伤者愈合快。如创口感染，可使局部充血、化脓，致骨折部骨质及软组织遭受进一步破坏，并严重影响骨折愈合。骨折处理不当也可直接影响骨折的愈合。如未能及时复位、固定；复位不准确，固定不稳定或过早拆除固定装置；或清创不充分，预防感染措施不得力，造成创口感染等，均可导致骨折延期愈合或愈合不良。

（二）骨折直接愈合

骨折在精确复位、断面紧密接触和坚强内固定状态下，通常以模造方式发生直接愈合。直接骨愈合有两种形式：一种是接触性愈合（contact healing），另一种是裂隙性愈合（fissure healing）。

1. 接触性愈合　开始于骨髓腔内和皮质骨哈佛管的破骨细胞以锥形切割方式沿骨长轴方向，向骨折端移行性吸收，形成隧道，隧道直径大约 200 μm。新生毛细血管沿隧道生长，成骨细胞以突起方式推进性增殖，沿毛细血管排列分布，并在管壁周围分泌骨基质沉积新骨，此即一个“骨修复单元”。这种成骨单元可以从骨折一端直接跨越到另一端达成骨桥，当无数个这样的骨修复单元充填封闭骨折裂隙时，骨折便发生愈合，并同期完成功能性改建。愈合期间，一般见不到纤维骨痂和软骨骨痂形成，它的修复速度相对较快。

2. 裂隙性愈合　当骨折断面存在微小裂隙时，成骨单元不能直接跨越骨折线，而是落入骨折裂隙，沿骨折线方向生长，并在骨断面上沉积骨基质，形成与骨长轴垂直的层状新骨，这些新骨需作方向性改建以便与骨长轴保持一致，因此愈合时间较接触性愈合长。如果裂隙大于 0.3 mm，来自骨外膜、骨内膜的新生毛细血管便可侵入裂隙，并伴随产生间充质细胞，分化成骨细胞，形成编织状骨。这种编织状骨先改建为层状骨，而后再作方向性调整。如果裂隙继续增宽，超过 0.5 ~ 1.0 mm，或固定欠佳，断端存在微动，骨折裂隙间便会出现灶性肉芽组织，发生断面局部骨吸收，并可能生成少量纤维骨痂和软骨骨痂。当骨断面坏死层较厚达到一定程度时，仅靠隧道切割式血管新生供血已经不够，这时骨膜的新生血管将积极参与血循环再建，这是裂隙愈合的一个重要特征。

第六节　下颌骨骨折
Mandibular Fractures

提　要

下颌骨位居面下 1/3，易受到打击造成骨折，交通事故是主要致伤原因。下颌骨骨折主要表现为局部疼痛、肿胀、面部畸形、张口受限和错殆。错殆类型与骨折移位有关，肌肉牵拉是造成骨折移位的主要原因。

颏 / 颏旁、下颌体及下颌角的简单骨折用牙弓夹板单颌固定或头帽颏兜制动 4 ~ 6 周。复杂骨折通常伴有明显的移位，应切开复位并坚固内固定。多数髁突骨折经保守治疗后可以通过功能改建达到临床治愈，当骨折严重移位并造成升支高度明显降低及咬合关系紊乱时，应手术复位并做坚固内固定。早期功能训练是治疗髁突骨折的一个重要原则。陈旧性骨折包括骨折错位愈合、延迟愈合和不愈合。治疗方法包括“再骨折”复位、植骨、局部截骨、牵引成骨等。康复治疗是骨折治疗的重要组成部分。

下颌骨位居面下 1/3，位置突出，易受到打击致伤，道路交通事故伤是主要致伤原因。下颌骨骨折约占颌面部骨折的 60% 。Ellis（1985）报告的 2137 例颌面部骨折中，下颌骨骨折占 45%。北京大学口腔医院（2003）统计的 1084 例颌面部骨折中，下颌骨骨折占 68.9%。由于下颌骨承托下颌牙列，参与构成咬合系统，同时还参与颞下颌关节的构成，且是颌面部唯一能动的大骨，因此伤后对咀嚼、语言和吞咽功能影响较大。

一、临床分类 Clinical classification

（一）按骨折性质分类

①青枝骨折：骨裂或皮质骨折裂，但骨连续性完好；②闭合性骨折：骨折表面软组织完好，骨折呈封闭状态；③开放性骨折：骨折表面软组织损伤，骨折部位与外环境直接相通；④简单骨折：骨折单发，无移位或轻度移位；⑤复杂骨折：在下颌骨多个区域发生骨折，有明显移位；⑥粉碎性骨折：骨折部位骨碎裂，常伴有明显移位；⑦骨折骨缺损：骨折伴骨缺损及移位。

（二）按骨折部位分类

分为髁突骨折、喙突骨折、升支骨折、下颌角骨折（磨牙殆平面向后水平延伸线与第二磨牙远中垂线之间的骨折）、下颌体骨折（颏孔后和下颌角前区域骨折）、颏正中及颏旁骨折（颏孔之前）、牙槽突骨折（图 6-33）。

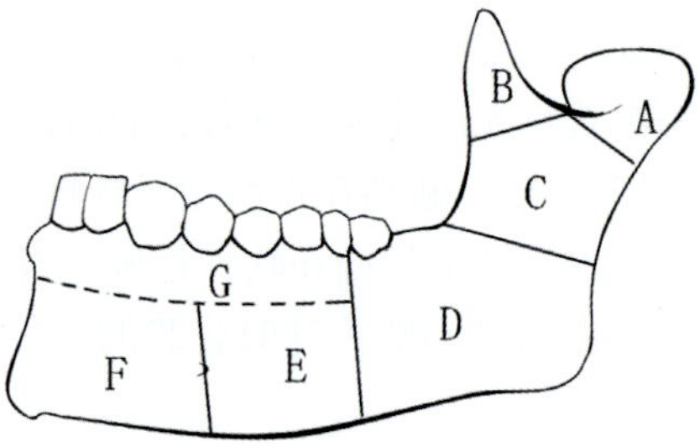

图 6-33　下颌骨骨折按部位分类

A. 髁突骨折　B. 喙突骨折　C. 升支骨折

D. 下颌角骨折　E. 下颌体骨折　F. 颏及颏旁骨折　G. 牙槽突骨折

（三）按骨折线方向分类

分为有利型骨折（favorable fracture）和不利型骨折（unfavorable fracture）。前者指骨折线方向与肌肉牵拉方向垂直，后者指骨折线方向与肌肉牵拉方向平行（图 6-34）。

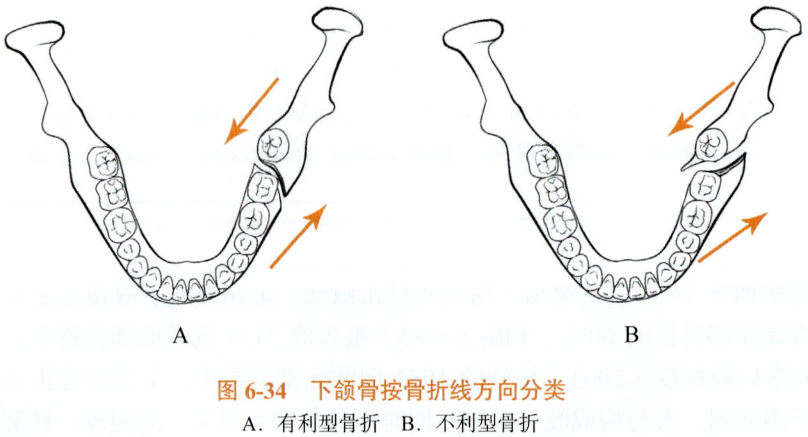

图 6-34　下颌骨按骨折线方向分类

A. 有利型骨折　B. 不利型骨折

二、临床表现 Clinical manifestation

（一）症状与体征

骨折部位疼痛、肿胀；内出血在局部形成皮下或口底淤斑；当检查骨折时，可在骨折部位探知骨擦音和骨异常动度；功能障碍主要表现为张口受限和错𬌗，张口受限程度取决于骨折所发生部位和损伤严重度，错𬌗类型取决于骨折部位及骨折段移位。骨折发生移位后，可造成面部畸形，其中以下颌偏斜畸形较为常见。当骨折损伤下牙槽神经时，可引起下唇和颏部麻木。

（二）不同部位骨折的移位特点

下颌骨呈板状马蹄形，骨折后常发生移位，并导致错𬌗。影响移位的因素包括致伤力、肌肉牵拉、牙及牙列状态、骨折线类型，其中以肌肉牵引为主。不同部位和不同类型的骨折，移位及错𬌗表现各异。

1. 颏正中及颏旁骨折（symphysis/parasymphysis fractures） 颏正中单线骨折因两侧肌肉力量对称，一般不发生移位，有时受外力或骨折线方向和斜度影响，也可以发生轻度重叠或错动移位（图 6-35.A）；颏部双线或粉碎性骨折，中间骨段受颏舌肌和颏舌骨肌牵拉向后下移位，两旁骨段受下颌舌骨肌和二腹肌前腹牵拉向中线内聚，容易造成下颌弓缩窄（图 6-35B、C），并出现舌后坠，以致影响呼吸；如果合并双侧髁突骨折，由于失去双侧翼外肌的内向牵拉力，下颌骨可以发生“翻页式”移位，在颏部典型表现为舌侧宽裂隙。该区骨折经常合并牙齿移位和脱位。

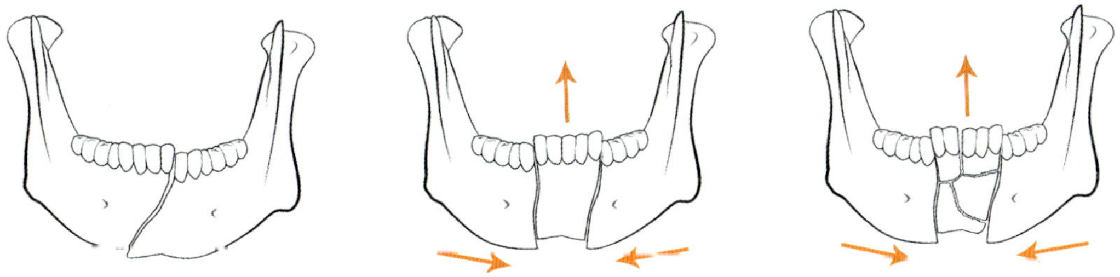

图 6-35　颏正中及颏旁骨折的移位

A. 颏部单线斜行骨折　B. 颏部双线骨折　C. 颏部粉碎性骨折

2. 下颌体骨折（mandibular body fractures） 下颌体骨折将下颌骨分成前后两段。前段受降颌肌群和健侧翼外肌牵拉，向下、向后、向患侧移位，造成牙列内收、偏斜和早接触；后段受升颌肌群和患侧翼外肌牵拉，向上并偏向对侧移位，造成前牙区偏斜𬌗。下颌体骨折除局部疼痛、肿胀和轻度张口受限外，还可因骨折移位挫伤下牙槽神经造成下唇及牙龈麻木。该区骨折经常发生牙齿根折，如果出现多个牙齿松动提示为斜面状骨折。

3. 下颌角骨折（mandibular angle fractures） 发生在嚼肌和翼内肌附着之前的骨折，其肌肉牵拉作用方式与下颌体骨折类似，因此骨折移位方式也类似，只是骨段移位更明显。如果骨折线位于下颌角后部和上部，骨折线两侧的骨段上均有咬肌和翼内肌附着，它们起着类似夹板的作用，骨折段可以没有移位或移位很小。如果出现明显移位，多因外力直接作用所致，在骨折裂隙内常有肌肉嵌顿。该区骨折常波及智牙，智牙的存在也会影响骨折复位。

4. 髁突骨折（condylar fractures） 约占下颌骨骨折的 1/3，儿童是高发人群。由于髁突是下颌骨的生长发育中心，骨折后可以导致下颌骨发育迟缓，继发下颌骨偏斜畸形。单侧骨折时，翼外肌牵拉髁突骨折段向前、内方向移位，咬肌、翼内肌和颞肌牵拉升支骨折段向上、后方向移位，导致前牙和健侧牙开殆（图 6-36A）；双侧骨折时，升颌肌群牵拉整个下颌骨向后、上方向移位，导致双侧磨牙早接触，前牙开殆（图 6-36B）。偶然情况下，颏部受猛烈暴力，受力时患者处于张口状态，可使髁突向上移位，突破关节窝顶，向颅内移位（图 6-37），而髁突本身并不发生骨折。实际上属于一种脱位。

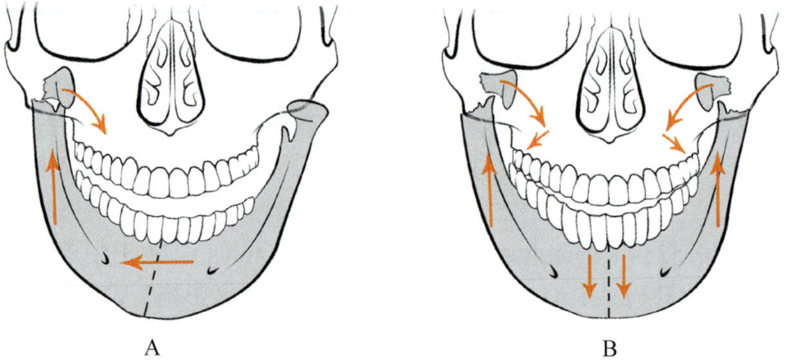

图 6-36　下颌骨髁突骨折移位

A．单侧髁突骨折移位　B．双侧髁突骨折移位

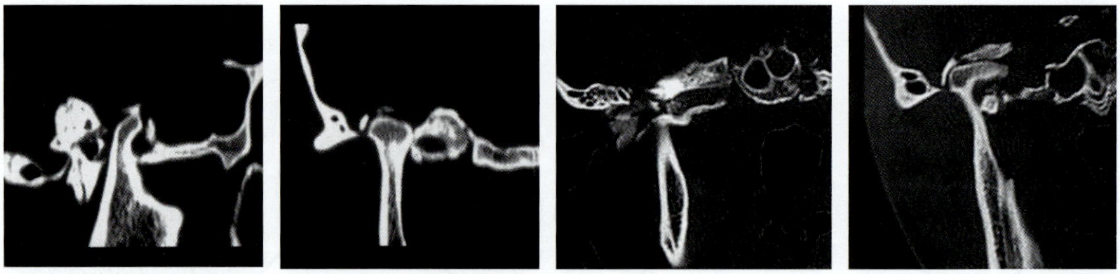

图 6-37　髁突向上移位至颅内

三、骨折治疗 Treatment of mandibular fractures

（一）颏正中、颏旁及下颌体骨折的治疗

发生于颏正中 / 颏旁及下颌体的简单骨折，局麻下经手法复位后，用牙弓夹板做单颌固定，并辅助头帽颏兜制动 4 ~ 6 周即可。为了避免长时间的颌间固定，也可以做内固定。如为复杂骨折，特别是斜线、双线、层片状和粉碎性骨折，通常伴有明显的移位，则应在全麻下通过手术实施解剖复位和坚固内固定。

1．直线和垂直断面状骨折　经口内入路显露和松解骨折，通过（暂时性）颌间固定维持咬合关系，同时用骨折复位钳关闭骨折线至解剖复位状态直至完成固定。颏正中 / 颏旁骨折用两个 2.0 mm 小型接骨板固定，接近根尖方的接骨板放置在根尖下 10 ~ 15 mm 处，第二个接骨板平行放置于 5 mm 以下或下颌下缘。固位螺钉长度 6 ~ 8 mm，固定于唇侧皮质骨板上即可，骨折线每侧至少要固定两颗螺钉。下颌体骨折经复位后再移位倾向不严重者（如简单骨折或有利型骨折），用一个接骨板固定即可（图 6-38A），接骨板放在下牙槽管和牙根之间，用 6 mm 长的螺钉固位。如为双线或多线骨折则必须用两个接骨板固定（图 6-38B）。为了避免过度牵拉颏神经造成术后下唇麻木，固定前可以先分离颏神经。

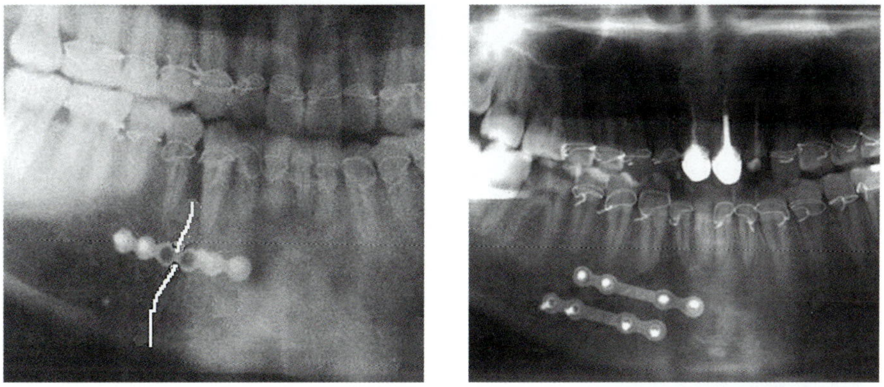

A　　　　B

图 6-38　下颌体骨折用 2.0 mm 小型接骨板固定

A．单板固定　B．双板固定

2．斜线和斜面状骨折　颏正中 / 颏旁斜线骨折可以采用 2.4 mm 拉力螺钉固定，一般用单颗螺钉横行贯穿固定，再配合单颌牙弓夹板做张力带，即可获得稳定的固定效果（图 6-39）。斜面状骨折可以采用 2 ~ 3 颗 2.0 mm 皮质骨螺钉按拉力螺钉方式做对穿固定（图 6-40）。下颌体容易发生颊舌侧骨板分离的层片状的骨折，复位时要彻底清除断面间纤维骨痂和碎骨片，复位后要用颌间固定维持复位，并用骨折复位钳从颊舌向适度夹持骨折保持稳定，骨断面的任何错动或断面间嵌顿物都可能影响复位效果，术后出殆干扰。此类骨折不宜使用小型接骨板固定，应采用皮质骨螺钉按拉力螺钉方式做对穿固定。通常用 3 颗螺钉固定，成角分布（图 6-41）。

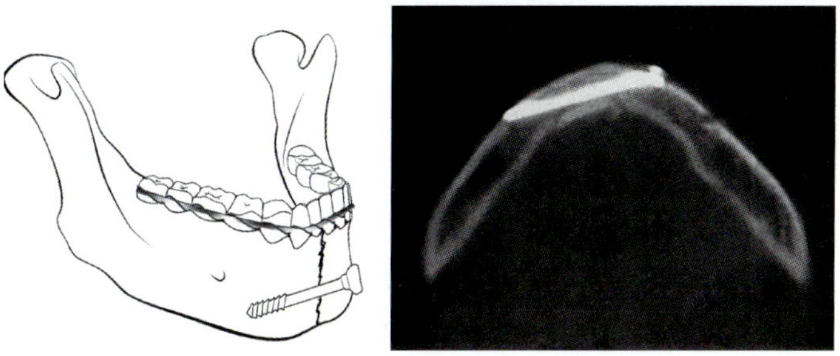

图 6-39　颏正中斜线骨折用 2.4 mm 拉力螺钉固定

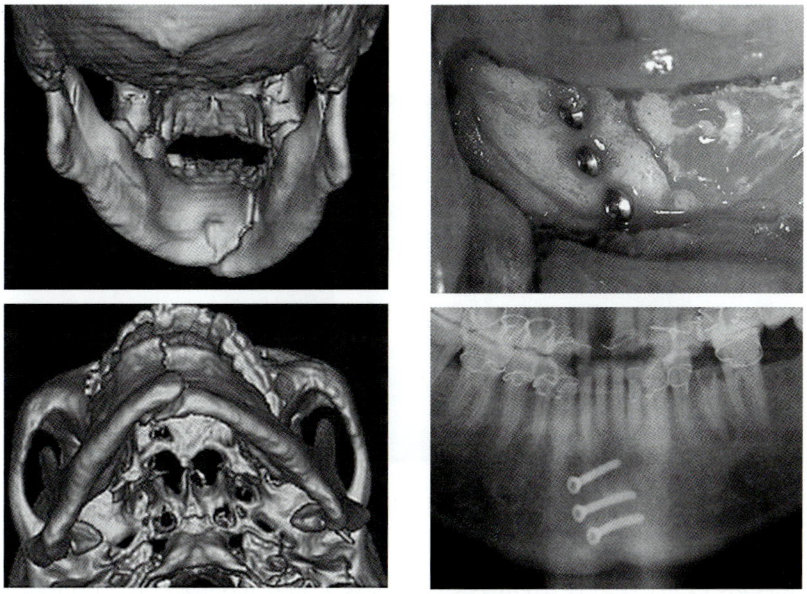

图 6-40　颏部斜面状骨折用 3 颗皮质骨螺钉按拉力螺钉方式做对穿固定

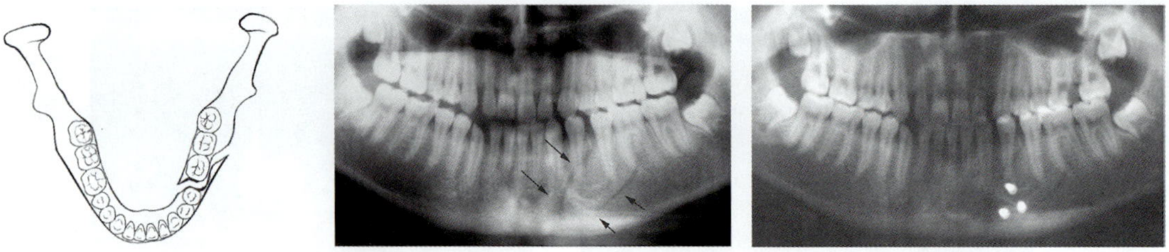

图 6-41　下颌体层片状骨折用 3 颗 2.0 mm 皮质骨螺钉成角分布，穿接固定

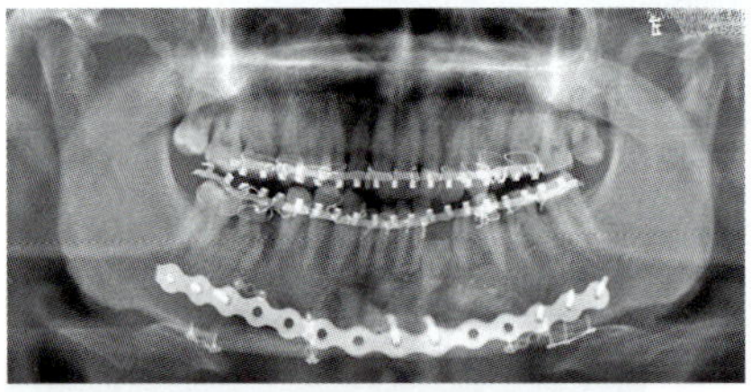

图 6-42　下颌骨粉碎性骨折用 2.4 mm 重建板固定

3. 粉碎性骨折　发生于颏 / 颏旁及下颌体的粉碎性骨折，应按骨折前𬌗关系实施功能复位，不必要求解剖复位，否则很可能造成小骨折片特别是唇颊侧的骨折片发生游离，以致影响愈合，甚至发生骨坏死。由于粉碎性骨折缺少骨有效的连续性支撑，应采用 2.4 mm 重建板固定，锁定板可以增加固定的稳定性。骨折区两侧的骨段用重建板桥接固定，中间的小骨片可以用小型或微型板连接固定，也可以直接用螺钉做穿接固定（图 6-42）。如果出现骨缺损，可以同时在重建板下方放置移植骨块，前提是必须有足够的软组织覆盖。

（二）下颌角骨折的治疗

下颌角是高应力集中区，骨断面薄、皮质骨厚、血运相对较差，加之第三磨牙存在，术后并发症较多。对于单发于下颌角的简单骨折，采用头帽颏兜制动 4 周即可。如果骨折移位，必须实行解剖复位和坚强内固定。复位过程中，如发现位于骨折线上的智牙碎裂、脱位，影响骨折复位时，应予以拔除。下颌角骨折的固定方法有多种，应根据骨折线类型合理选择。

1. 有利型骨折　常规采用小型接骨板张力带固定。手术入路采用磨牙后区角形切口，暴露骨折和外斜线。撬动远中骨折块，使骨折断面复位。由于外斜线处是张力部位，下颌角下缘是压力部位，张力部位复位后，压力部位可自动闭合。固定选用 2.0 mm 小型接骨板，沿外斜线放置，跨越骨折线，按解剖复位后的骨面弯制接骨板，使之与骨面贴合。骨折线每侧至少用两颗螺钉固定。螺钉长 6 mm，入单层皮质骨，一般不会伤及牙根和下牙槽管（图 6-43）。

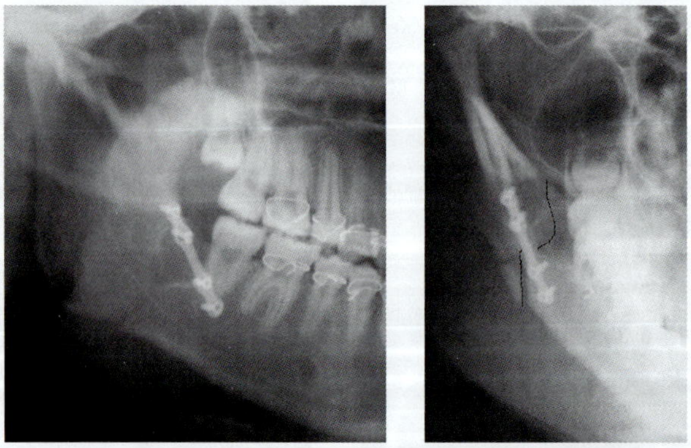

图 6-43　下颌角有利型骨折小型接骨板张力带固定

2. 不利型骨折　这种骨折移位倾向较大，需要更稳定的固定。由后外向前内的斜面状骨折特别适用于拉力螺钉沿外斜线固定。螺钉直径一般为 2.4 mm，长度 25 ~ 30 mm，应保证螺

钉的有螺纹段把持在对侧皮质骨上，螺钉固定方向沿外斜线由前外向后内（图 6-44）。如骨折严重移位或断面有缺损，单靠张力带固定很难保证其功能性稳定效果，术后下缘骨折线很容易出现张裂，不稳定的固定可能继发固位螺钉松动和感染。这时，应在张力带固定的基础上，进一步在下颌角下缘做补偿固定（图 6-45），补偿固定通常借助穿颊拉钩完成。

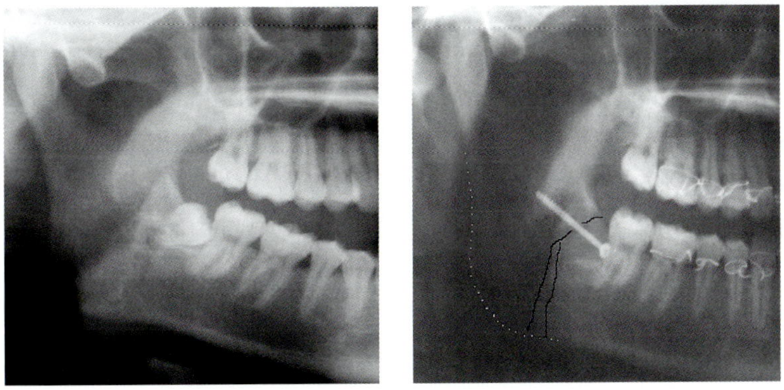

图 6-44　下颌角不利型骨折用拉力螺钉沿外斜线固定

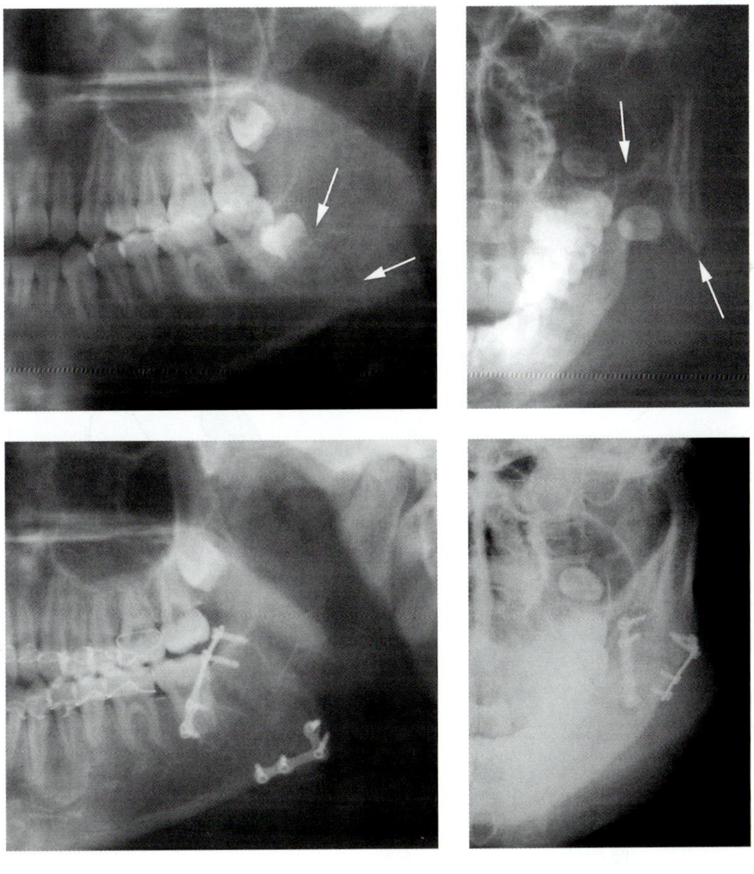

图 6-45　严重移位的下颌角骨折在张力带固定的基础上，于下颌角下缘用小型接骨板做补偿固定

（三）髁突骨折的治疗

与下颌骨其他部位骨折不同，髁突骨折可以通过两种形式达到临床治愈，一种是骨折复位后在正常解剖位置上愈合，另一种是骨折错位愈合后进行功能改建。但改建必须具备两个基本

条件，即正确𬌗关系和升支垂直距离。髁突骨折的治愈标准是颜面对称、下颌无痛性运动、𬌗关系正常。正是由于髁突具有较强的改建能力，多数髁突骨折经保守治疗后可以临床治愈。只有当骨折移位，难以通过保守治疗取得良好𬌗关系和适当的升支垂直高度时，才考虑手术治疗。

1. 髁突骨折的分类

（1）按骨折分侧与合并骨折情况分为：单侧髁突骨折、双侧髁突骨折、合并其他部位的髁突骨折。

（2）按骨折部位分为：髁头骨折（condylar head fracture）、髁颈骨折（condylar neck fracture）、髁颈下骨折（subcondylar fracture）、矢状骨折（sagittal fracture）（图 6-46A）。

（3）按移位骨折块与关节窝的相对位置分为：移位性骨折（displacement fracture）和脱位性骨折（dislocation）（图 6-46B）。移位的方向主要有内移位、前内移位和外移位；脱位的方式可以是内弯脱位，也可以是分离脱位；脱位的方向主要有内脱位、前内脱位、前脱位和外脱位。

（4）按骨折移位方式分为：无移位、错动移位、弯曲移位、重叠移位（图 6-46C）。

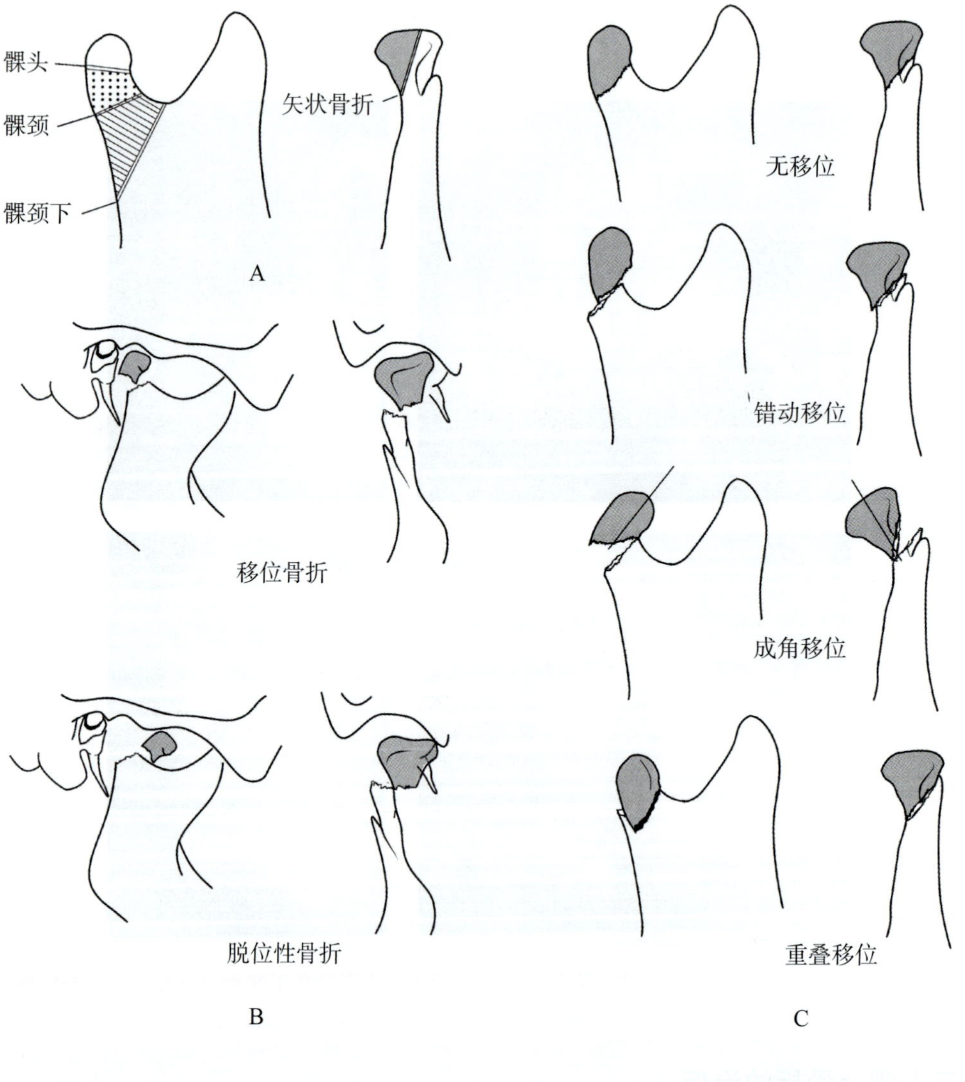

图 6-46

A. 髁突骨折按骨折发生部位分类 B. 髁突骨折按骨折块与关节窝的相对位置关系分类

C. 髁突骨折按骨折移位方式分类

囊内骨折属于特殊类型的骨折，是指骨折局限于关节囊内，呈局部碎裂或表层剥脱。有人将矢状骨折归入囊内骨折，实际上矢状骨折是跨越囊内和囊外的，且内髁 1/2 ～ 2/3 骨折者，多数伴有关节盘移位，预后不同于局限于囊内的骨折。因此，将囊内骨折归入髁头骨折的一种特殊类型更妥。

2. 髁突骨折的保守治疗　𬌗关系正常者，用头帽颏兜制动 2 周，伤后 1 周开始关节区理疗，伤后 2 周开始张口训练，以自主张口训练为主，每日 2 ～ 3 次，每次 20 ～ 30 min，张口、前伸和侧方交替进行，配合关节区热敷。如骨折移位形成错𬌗，则必须通过颌间牵引恢复咬合关系。24 ～ 48 h 后，如仍然不能复位或撤除牵引皮圈随即又错𬌗者，预示手术的可能性。牵引复位后，增加牵引皮圈改为颌间固定，固定时间 2 ～ 3 周，骨折位置越低、要求固定时间越长。之后开始张口训练，并配合关节区理疗。

3. 髁突骨折的手术治疗　髁突骨折外移位，低位髁颈和髁颈下骨折明显内移位或脱位，伴升支垂直高度明显降低（大于 4 mm），并继发错𬌗者，应采用手术治疗。手术时机最好在伤后 12 h 内或骨折 5 ～ 7 天。

手术入路：髁颈下骨折通常采用环下颌角切口，乙状切迹以上的髁颈骨折宜采用穿腮腺的颌后切口。暴露骨折后行解剖复位，固定前需校对𬌗关系。斜面状骨折用 2 ～ 3 颗 2.0 mm 的皮质骨螺钉做穿接固定（图 6-47A）；横断面骨折用髁突拉力螺钉固定（图 6-47B）；其他类型骨折用 2.0 mm 小型接骨板沿后外缘放置做张力带固定（图 6-47C），髁颈下骨折还需要沿乙状切迹或在髁颈前缘做补偿固定。

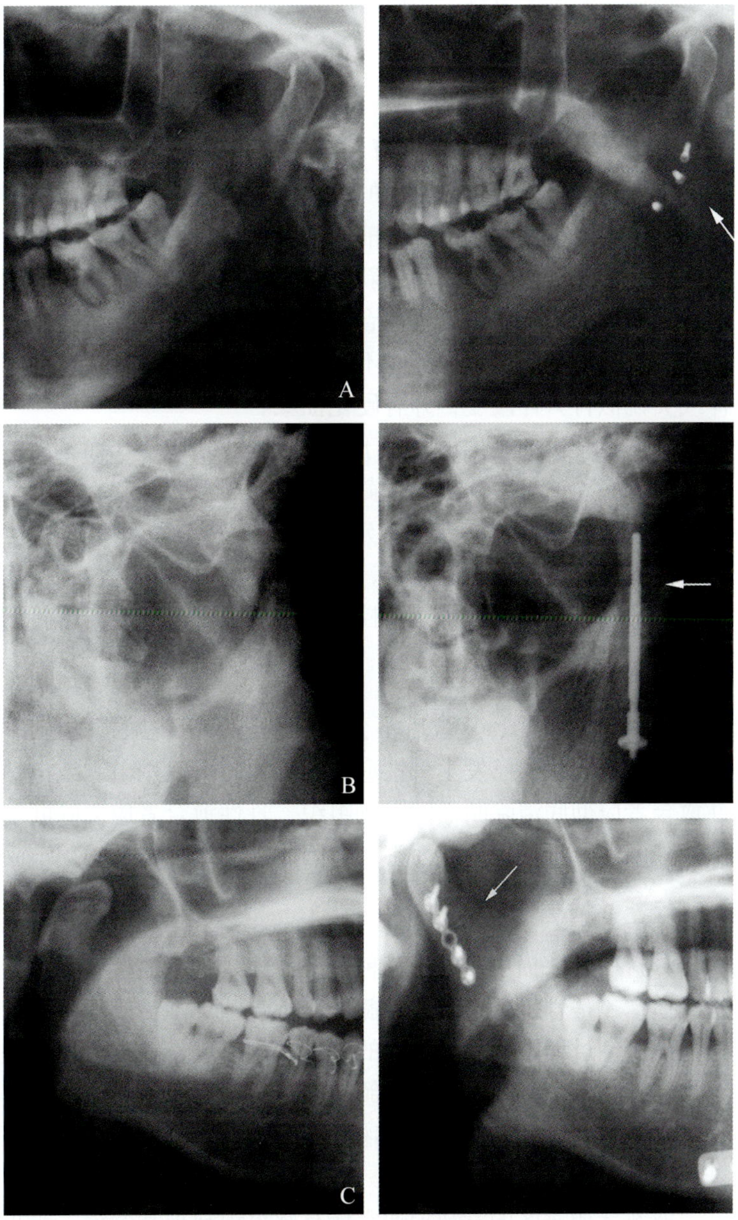

图 6-47　髁突骨折的坚强内固定
A. 斜面状骨折用皮质骨螺钉做穿接固定　B. 横断面骨折用髁突拉力螺钉固定
C. 髁颈骨折小型接骨板固定

4. 儿童髁突骨折的治疗　儿童髁突骨折的治疗目的是促进髁突功能性改建，防止关节强直，避免颌骨发育畸形。关节强直的发生率为 0.4% ～ 1%，颌骨畸形的发生率为 20% ～ 30%。儿童髁突骨折具有很强的改建能力，骨折错位愈合后可以通过功能改建形成一个近似于正常形态的新的髁突。因此，骨折早期，几乎所有类型的骨折均应采取保守治疗。具体方法是：伤后局部冷敷，用头颏绷带制动；3 ~ 5 天后，佩戴一个 2 ~ 3 mm 厚的殆垫，以降低髁突，缓解关节内压力，促进损伤性炎症消散；7 ~ 10 天后开始张口训练，尤其是前伸开口训练；佩殆垫通常要求 3 个月左右，期间通过咬合诱导纠正错殆。儿童髁突骨折要求伤后 3 个、6 个、12 个月连续追踪，如出现张口困难，应及时发现并干预。髁突骨折后引起的发育畸形，目前尚无有效的干预措施。

如骨折移位导致明显的升支垂直高度降低、下颌后缩或偏斜畸形，则应采用夹板或正畸装置做颌间牵引，必要时增加颅颌牵引，以恢复下颌骨位置。乳牙期和替牙期儿童髁突骨折不要求严格复位咬合关系。关键要恢复升支垂直高度，并在此基础上尽早做功能训练。如发现持续性张口受限 8 ~ 12 周以上，强迫性开口训练收效甚微时，应警惕关节粘连和早期强直的可能，这时影像学检查并不能显示关节内强直骨球的形成，但应当采取积极态度进行治疗干预，松解关节粘连，复位关节盘，然后再配合理疗和张口训练。

四、陈旧性骨折的治疗 Surgical management of the old fractures

陈旧性骨折从组织学上可以分为错位愈合、延迟愈合（delay union）及不愈合或骨不连接。错位愈合是指骨折在错误的解剖位置上的愈合，其组织修复过程是正常的。延迟愈合和不愈合是组织修复过程的异常，前者愈合速度较正常延缓，后者骨愈合进程完全终止。

所谓“陈旧性”是相对“新鲜骨折”而言的，需要时间概念予以区别，临床一般将其限定在骨折后 4 周以上者。延迟愈合的骨断端呈铰链式异常运动，X 线片上可以见到骨折线有不规则的、凹凸不平的透影区。骨不连的骨断端呈三维异常运动，X 线片上骨断面变得粗钝似象脚样或尖锐似竹笋样改变，并有硬化征象。

陈旧性骨折的发生最常见于合并颅脑或四肢损伤而延误治疗者，其结果是多数形成错位愈合，治疗必须通过手术复位或截骨矫治。延迟愈合和不愈合多继发于骨折感染，也有因复位和固定不当所致。对没有错位的延迟愈合在消除感染因素并予以适当制动后，多数可自行愈合；对于存在骨折错位的延迟愈合，必须通过手术重新复位，并稳定固定。因感染继发的骨不连接首先要消除感染因素，待感染控制后再行手术，形成新鲜骨创面，骨缺损区植入松质骨。

（一）“再骨折”复位

适用于简单的、复位后不会形成骨与软组织缺损的陈旧性骨折。手术尽量沿原骨折线凿开，如为斜面状、已发生骨性愈合的骨折，可以用电锯或电钻从颊侧向舌侧做垂直截开。纤维性愈合者应彻底清除断面间骨痂组织，骨性愈合者应去除断端增生的骨组织，以便骨折正确对位。陈旧性骨折很难使断面密合，因此本身不稳定，必须牢固固定。

（二）植骨

骨折后骨缺损主要见于三种情况：一是骨不连接，手术截除骨断端造成新鲜骨创面时形成骨缺损；二是骨折感染继发骨髓炎，行骨髓炎刮治或清理死骨后形成骨缺损；三是开放性粉碎骨折，清创过程中摘除了游离的碎骨片，形成骨缺损。伴骨缺损的陈旧性骨折的复位应以殆关系为标准，术中必须做暂时性颌间固定，术后还需要通过颌间弹性牵引维持复位后殆关系。供骨源常选髂骨，可以做骨块移植，也可以做碎骨移植。稳定固定可以减少骨吸收，预防骨感染，最好用重建板桥接固定。

波及牙槽嵴区的骨缺损通常伴有软组织缺损和挛缩。骨折复位时可能造成黏膜撕裂，植骨后可能发现黏膜量不足，难以封闭植骨床。对此，术前应合理设计切口，如果缺损范围小，可以用局部颊黏膜滑行瓣修复，如果软组织缺损较大，必须考虑用游离皮瓣修复。

（三）局部截骨

下颌体及颏部骨折错位愈合，小范围骨缺损（5 ~ 10 mm）且无黏膜缺损者，可行下颌体“L”形截骨术。截骨的方式有两种：垂直“L”形截骨的截骨线呈垂直阶梯形（图 6-48A），水平“L”形截骨的截骨线呈水平阶梯形（图 6-48B）。截骨完成后，滑行移动骨段，复位殆关系使骨段达到功能性复位，并做暂时性颌间固定。垂直“L”形截骨复位后用小型接骨板固定，骨缺损区可以从颏部取松质骨充填。水平“L”形截骨无需植骨，如果断面能紧密接触，可以用螺钉穿接固定，如果断面间不能紧密接触，要用小型接骨板固定。

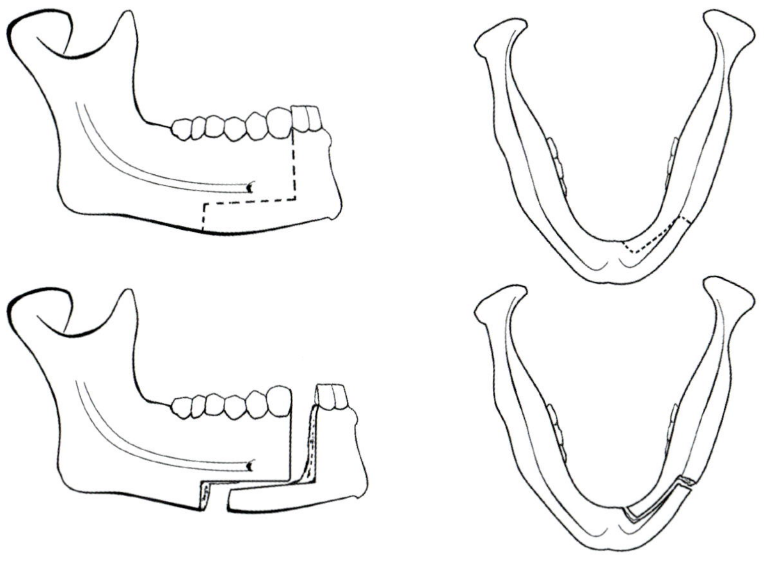

图 6-48 下颌体“L”形截骨

A. 垂直“L”形截骨 B. 水平“L”形截骨

（四）牵引成骨术

对于下颌骨骨缺损 5 cm 以内，伴软组织缺损，甚至存在慢性感染的下颌骨陈旧性骨折，尤其是青少年和儿童患者，特别适合于采用牵引成骨（distraction osteogenesis）技术进行矫治。手术时机应选择在骨折已骨性愈合之后。下颌体和颏部骨折一般用口内牵引器，下颌角骨折用口外牵引器。术前取殆模型、殆架，常规拍摄下颌曲面断层和头颅定位正、侧位片，通过头影测量和模型外科分析，确定牵引方向、牵引距离和牵引器的安置位置，并请正畸医师参与治疗，共同确定牵引后的牙矫治方案。牵引从术后第 5 ~ 7 天时开始，以每天 1 mm，分 3 ~ 4 次完成。牵引到位后，牵引器留置 3 ~ 4 周，在被牵引骨尚处于纤维骨痂的弹性阶段，适时进行颌间牵引以矫治殆，如果不需要弹性牵引，则需等 4 个月，经影像学检查骨愈合后手术取出牵引器。个别牙殆行正畸矫治。

（五）康复治疗

康复治疗是骨折全程治疗的重要组成部分，方法主要包括理疗、肌电刺激、下颌运动训练治疗等，肌功能训练主要针对陈旧性骨折的肌源性殆因素，因为长期错殆必然使颌周肌肉在错殆的基础上形成“错位肌平衡”，当手术矫治了骨源性错殆后，“错位肌平衡”并不能随之同步改善，必须通过在颌间弹性牵引引导下的肌功能训练逐步纠正，使之适应于正确殆关系。

第七节 面中部骨折
Midfacial Fractures

提 要

面中部骨折约占颌面部骨折的 40%，由于邻近颅底，常伴发颅脑损伤，骨折移位主要与外力性质和作用部位有关。交通事故是主要致伤原因。上颌骨骨折主要造成咬合关系紊乱和面部畸形。依据骨折部位和骨折线类型不同，可采用手法复位、颌间牵引复位和切开复位。闭合性复位者需行单颌或颌间固定，固定时间一般为 4 周左右；切开复位者需行坚固内固定。陈旧性骨折采用 Le Fort 分型截骨术进行矫治。颧骨、颧弓骨折主要造成面侧塌陷畸形和张口受限。颧弓骨折可采用单齿钩复位法、口内或颞部切开复位法进行复位。颧骨骨折移位需行切开复位，并以颧牙槽嵴为主进行坚固内固定。眼眶骨折主要造成眼球内陷、眼球运动障碍和复视。手术治疗应复位眶缘，将疝入上颌窦和筛窦内的眶内容物还纳，用自体骨片、钛网或骨代用品修补眶壁。鼻眶筛区骨折主要表现为眦距增宽和鼻梁塌陷，可伴发脑脊液鼻漏、嗅觉丧失、眼球内陷和复视。治疗内容包括复位和固定中央骨块、内眦韧带悬吊、重建眶壁和外鼻成形。

面中部骨骼包括上颌骨、颧骨、颧弓、鼻眶筛区诸骨和额骨的一部分，它们共同构成支架结构支撑面部形态。面中部骨折约占口腔颌面部骨折的 40% 以上，骨折类型主要取决于外力性质和作用部位，骨折常呈多骨复合型。由于邻近颅底，常伴发颅脑损伤。交通事故是其主要致伤原因。

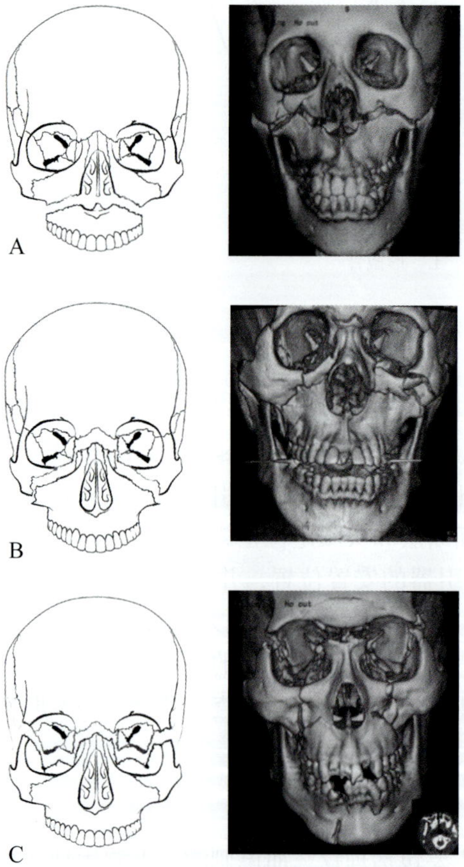

图 6-49 上颌骨骨折 Le Fort 分类

A. Le Fort Ⅰ型骨折 B. Le Fort Ⅱ 型骨折 C. Le Fort Ⅲ型骨折

一、上颌骨骨折 Maxillary fracture

（一）临床分类

1. Le Fort 分类 由 Rene Le Fort（1890，1901）提出（图 6-49），分三型。

Le Fort Ⅰ型骨折：即低位水平骨折，骨折线经梨状孔下缘、牙槽突基部，绕颧牙槽嵴和上颌结节向后至翼板。

Le Fort Ⅱ型骨折，即高位锥形骨折，骨折线从鼻根部向两侧延伸，经泪骨、眶下缘、颧上颌缝，绕上颌窦外侧壁向后至翼板。

Le Fort Ⅲ型骨折：即颅面分离型骨折，骨折线经鼻额缝，向外横跨眼眶，再经颧额缝向后下至翼板，形成颅面分离。

2. 改良分类 Manson（1986）在 Le Fort 分类的基础上增加了牙槽突骨折和矢状骨折，提出新的分类。但其亚类列项稍显繁琐，可以简化为以下四型：

（1）低位（水平）骨折：上颌骨水平断裂，骨折线在 Le Fort Ⅰ型水平，但不涉及颧骨、眼眶、鼻眶筛区。临床主要表现为咬合紊乱，骨折块下垂或偏移，并有明显的异常动度。治疗原则是恢复咬合关系。

（2）高位（水平）骨折：上颌骨水平断裂，骨折线在 Le Fort Ⅱ型和（或）Ⅲ型水平，骨折块呈锥形或粉碎，涉及颧骨、眼眶、鼻眶筛区。临床表现为咬合紊乱，伴发颧部、眶周、鼻眶筛区畸形。治疗原则是恢复咬合关系，矫治面部畸形。

（3）上颌骨矢状骨折：上颌骨骨折线位于正中或正中旁，垂直或斜行向上，将牙槽突或整个上颌骨分裂。临床表现为牙弓断裂增宽，或者牙弓断裂上下错位，而出现咬合紊乱。可形成“创伤性腭裂”（图 6-50）。治疗原则为解决咬合紊乱。

（4）上颌骨牙槽突骨折：骨折线局限于根尖水平，仅波及有牙骨段。治疗原则是复位和固定上颌骨有牙骨段。

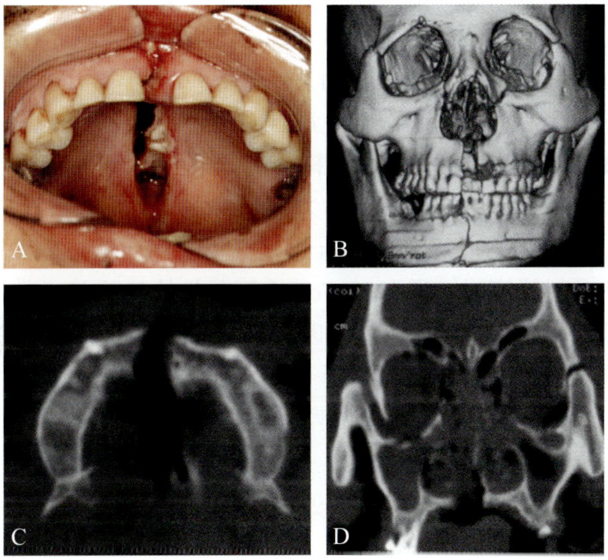

图 6-50　上颌骨矢状骨折导致牙弓增宽

A. 创伤性腭裂　B、C、D. 三维重建、轴位、冠状位 CT 图像显示上颌骨矢状骨折

（二）临床表现

上颌骨低位水平骨折多由前后向外力所致，骨折块在致伤力、重力及翼肌牵拉力共同作用下向后下方移位，造成面中 1/3 凹陷变长，后牙早接触、前牙开𬌗或反𬌗。如骨折系侧向外力所致，骨折块可能向侧方移位，出现偏𬌗。口腔检查可见上颌骨整体存在异常动度，鼻腔检查可见鼻出血和鼻中隔损伤。

上颌骨高位水平骨折常波及鼻、眶、颧、额等结构，出现面部肿胀、眶周淤斑、结膜下出血、眼球内陷、复视、鼻出血和脑脊液鼻漏；损伤眶下神经，造成眶下区及上唇麻木。骨折块一般向后下移位造成面中部塌陷，呈“盘状面”畸形。也可向一侧移位，造成面部不对称畸形。高位水平骨折和低位水平骨折所造成的咬合紊乱相类似。

矢状骨折约占上颌骨骨折的 15%，多发生在中线或中线旁，前部裂隙一般位于前牙区。如果骨折错位不明显，腭黏膜通常是完整的；如果骨折导致牙弓明显增宽或牙弓两侧上下明显错位，腭部黏膜撕裂，出现“创伤性腭裂”。矢状骨折常与不同高度的上颌骨水平骨折联合发生。矢状骨折也可垂直上行至颅底，可引起脑脊液鼻漏和嗅觉障碍。

（三）骨折治疗

1. 低位水平骨折的治疗 单纯下垂移位的骨折可采用头帽颏兜或颅颌弹力绷带向上复位颌骨，并制动4～6周。偏斜移位的骨折可行颌间牵引复位，然后颌间固定4周，同时以头帽颏兜或颅颌弹力绷带托颌骨向上制动。骨折块移位明显，无法进行闭合性复位时，需切开复位骨折，恢复咬合关系，并在颧牙槽嵴和梨状孔边缘进行坚固内固定。骨折块复位后，如果存在骨缺损间隙大于5 mm，须植骨。

2. 高位水平骨折的治疗 高位骨折一旦发生移位，通常需切开复位。手术应尽早进行。经冠状切口、口内切口和面部小切口联合入路暴露骨折。伤后新鲜骨折可以直接复位。如果骨折已发生纤维性愈合，或者骨折块嵌顿，无异常动度，则需彻底松动骨折块再行复位，骨折复位后行坚固内固定。高位上颌骨骨折如果伴发眶壁骨折，并存在手术适应证，需行眶壁修复手术。

3. 矢状骨折的治疗 矢状骨折的复位要考虑两种情况：一种是矢状骨折线与上颌骨低位水平骨折联合发生，这种骨折的复位通过恢复咬合关系和复位上颌骨两侧的垂直支柱（颧牙槽嵴和梨状孔边缘）可获得良好的复位效果；另一种是骨折线垂直向上，延伸至颅底或眶底。这种骨折一般需要行上颌骨水平截骨，彻底松动矢状骨折线两侧移位的骨块，才能有效缩窄和复位上颌牙弓。矢状骨折一般在前部骨折线部位进行固定。

4. 陈旧性骨折的治疗 上颌骨呈框架结构，骨折断面狭窄常有重叠，错位愈合后很难像下颌骨骨折那样，能沿骨折线重新凿开复位。术前通常需行模型外科设计，并制作定位𬌗板和个性化唇弓，以恢复正常的咬合关系。Le Fort Ⅰ型截骨适用于低位陈旧性骨折继发错𬌗畸形。如果同时存在矢状骨折牙弓增宽时，需在Le Fort Ⅰ型截骨的基础上，进一步分块截骨。高位陈旧性骨折单纯以解决错𬌗为治疗目的时，也可以采用Le Fort Ⅰ型截骨。高位陈旧性骨折继发面中部后缩畸形时，根据骨折的具体情况，选择Le Fort Ⅱ和Ⅲ型截骨，或者Le Fort Ⅰ型截骨联合不同骨折区域截骨，分别进行复位。陈旧性骨折较新鲜骨折需要更可靠的固定稳定性。

二、颧骨颧弓骨折 Zygoma and zygomatic arch fracture

（一）临床分类

Knight和North（1961）将颧骨颧弓骨折分为六型（图6-51）：Ⅰ型，骨折无移位；Ⅱ型，单纯颧弓骨折；Ⅲ型，颧骨体骨折，向后外下移位，无转位；Ⅳ型：颧骨体骨折，内转位，左侧逆时针向，右侧顺时针向，X线片显示眶下缘向下，颧额突向内移位；Ⅴ型：颧骨体骨折，外转位，左侧顺时针向，右侧逆时针向，X线片显示眶下缘向上，颧额突向外移位；Ⅵ型：复杂性骨折。

北京大学口腔医院（2004）通过采用计算机辅助CT测量对206例（212侧）颧骨复合体骨折的特点进行分析。研究发现，颧骨复合体骨折的畸形特征是颧突点的移位和面宽改变。以颧骨体是否完整、颧突点和颧弓的形态改变，提出如下分类：

A型：局部骨折，颧骨体完整、无移位。A_1型，单纯眶缘骨折；A_2型，单纯颧弓骨折。骨折治疗以解决局部畸形和功能障碍为原则。

B型：颧骨骨折移位，颧骨体完整，可伴有或不伴颧弓骨折。B_1型，颧骨体向后内侧移位；B_2型，颧骨体向前外侧移位。骨折治疗以解剖复位为原则，不涉及颧骨体外形重建。

C型：颧骨体粉碎性骨折，颧骨体外形破坏。C_1型，颧骨体粉碎性骨折，颧弓完整；C_2型，颧骨体及颧弓均粉碎性骨折。骨折治疗不仅要复位颧骨、颧弓，而且要重建颧骨体外形轮廓，特别是外形高点、前突度和面宽，同时解决功能障碍。

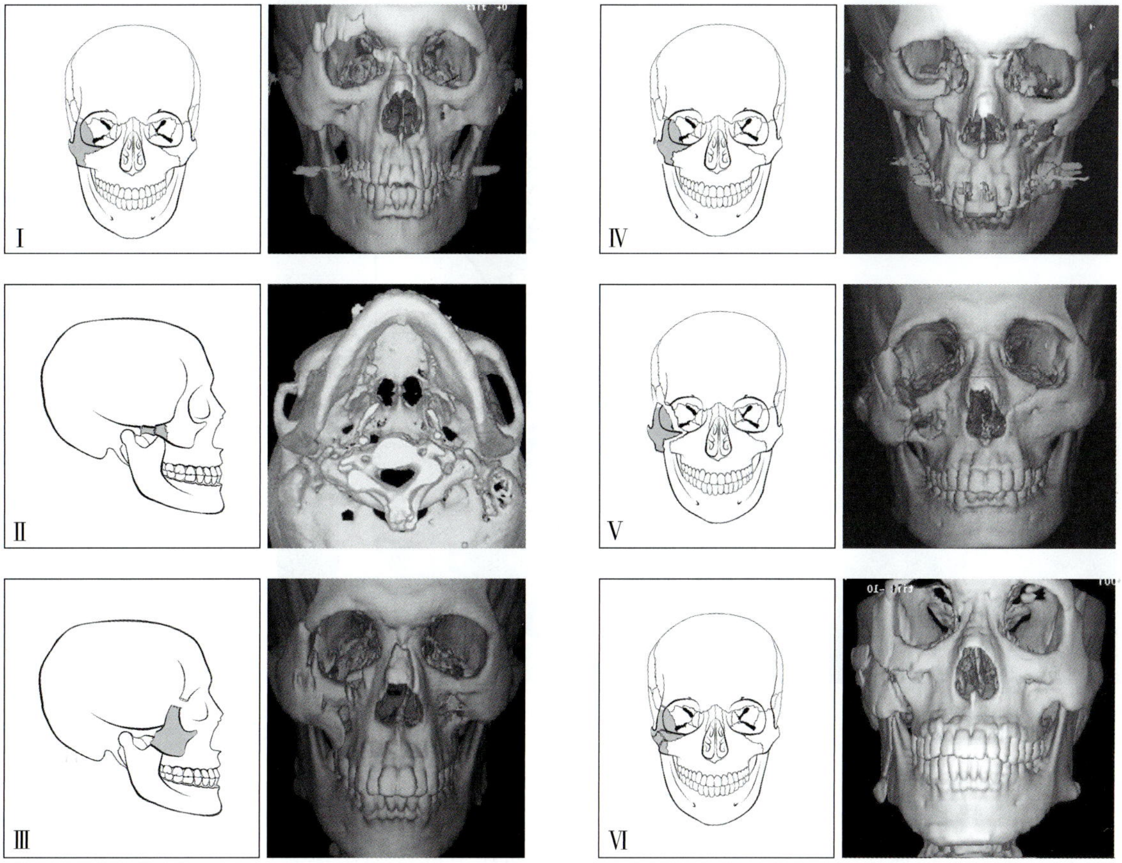

图 6-51　颧骨颧弓骨折 KN 分类

（二）临床表现

颧骨颧弓位于面中部侧方最突出部位，多因受侧方或前方直接外力作用而发生骨折。骨折块受力后通常向后内移位或因颧骨体粉碎，造成面部塌陷畸形；少数情况下，骨折块向后外移位，可产生面侧隆突畸形。临床检查时，可于眶下缘、颧额缝、颧牙槽嵴处触及骨台阶。由于骨折块内陷移位，压迫颞肌和咬肌，阻碍喙突运动，可导致张口疼痛和张口受限（图 6-52）。

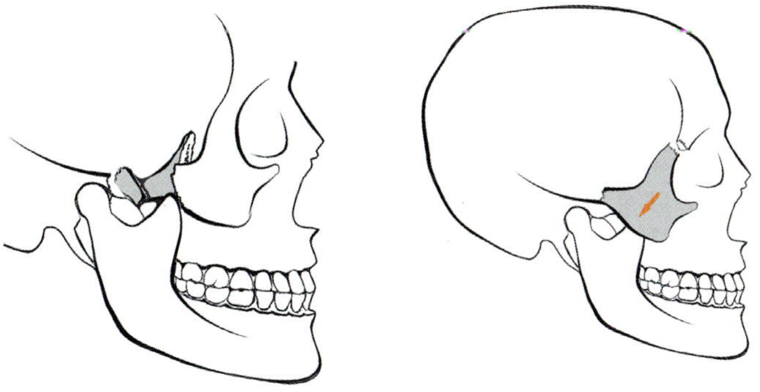

图 6-52　颧骨、颧弓骨折内陷移位，阻挡喙突造成张口受限

颧骨骨折常与上颌骨骨折伴发，造成所谓的颧上颌骨复合体骨折。骨折可造成眶下神经损伤，出现神经支配区麻木。上颌窦壁骨折出血，表现为鼻腔出血。颧骨参与眶外下缘和眶外下壁构成，骨折常波及眼眶，形成所谓的“颧眶复合体骨折”。骨折早期，眶周肿胀淤血，结膜下出血。颧骨移位或眶壁粉碎导致眶腔扩大，可继发眼球内陷和下移位（图 6-53）。如骨折损伤了眼外肌或支配眼外肌的神经或眶内容物嵌顿，造成眼球运动障碍，也可产生复视。

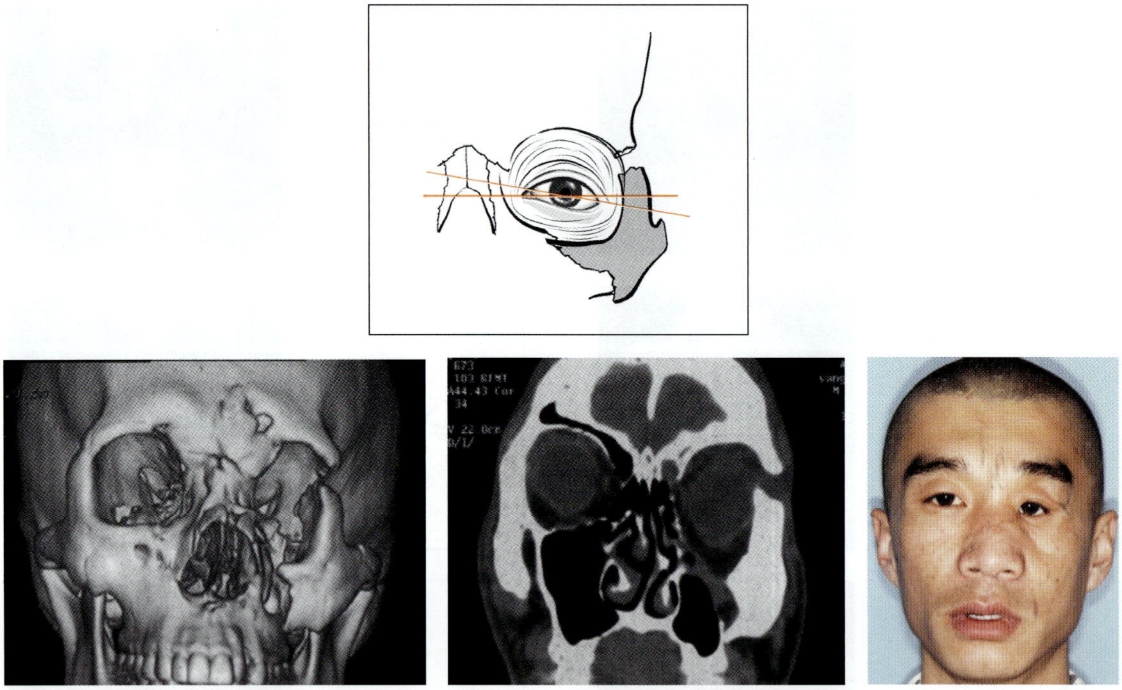

图 6-53 颧骨骨折向外下移位，导致眶腔扩大，眼球内陷和下移位

（三）骨折治疗

1．颧弓骨折的治疗 颧弓骨折无移位或轻度移位无需特别治疗；如骨折移位造成面部畸形和（或）张口受限，则应尽早复位。常用的复位方法有以下几种：

（1）单齿钩复位法：方法是于骨折凹陷区的颧弓下缘处经皮穿刺插入单齿钩，将钩尖置于“M”形骨折最凹点的深面。一手手指放在骨折表面感知复位程度，另一手用力提拉单齿钩，将骨折复位（图 6-54A）。

（2）经喙突外侧复位法：方法是经口于下颌升支前缘做纵行小切口，插入扁平骨膜分离器，经喙突外侧和颞肌浅面伸至颧弓下方，向外用力抬起骨折片。然后将器械前后移动，以恢复颧弓完整的外形（图 6-54B）。

（3）颞部切开复位法：方法是于颞部发际内作长约 2 cm 的切口，切开皮肤、皮下组织和颞筋膜，显露颞肌，在颞筋膜与颞肌之间插入颧弓复位器械，伸至颧弓深面，用力将骨折片向外方复位（图 6-54C）。

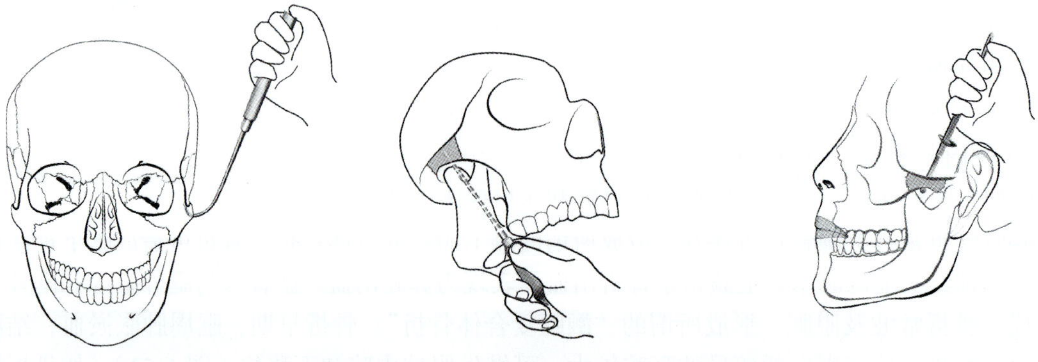

图 6-54 颧弓骨折复位

A．单齿钩复位法 B．经喙突外侧复位法 C．颞部切开复位法

3．内眦韧带悬吊　经内眦弧形切口或瘢痕入路，解剖分离，找到脱位的内眦韧带游离端，用细钢丝贯穿结扎，将其固定于泪囊后上方的骨面上。内眦悬吊成形应在眶内壁骨折修复以后进行，固定钢丝应尽量拉紧。拉紧钢丝的同时，可见内眦向鼻侧移动上下睑变紧。此时应观察评价内眦的垂直及前后位置，尽量保持两侧内眦的对称性。如果内眦韧带悬吊的过前，可能使泪小点与眼球不能很好地贴合而影响眼泪的排泄。如果位置不满意，则应重新悬吊。

4．外鼻骨性支架重建　鼻眶筛骨折后大约 75% 的患者需要植骨重建鼻骨性支架。因为骨折中，鼻骨及其周围的支持骨常为粉碎性骨折，将其重新复位很困难，且复位后也不能给软组织提供足够的支持，使软组织在愈合期出现异常的收缩。梨状孔周围骨折导致鼻侧方软骨失去支持而向外扩展使鼻外形变宽，鼻突度降低。Ⅰ期植骨重建可以有效地改善外鼻的塌陷畸形，还可以减少软组织瘢痕化所继发的畸形。

5．额窦骨折的处理　单纯额窦前壁无移位性骨折采用保守治疗即可；如果骨折移位造成局部凹陷则需开放复位，并用 1.0 ~ 1.3 mm 微型接骨板固定；如果骨折粉碎不能拼接，应予清除，然后用颅骨外板修补，也可以用钛网修补；额窦后壁骨板较厚，骨折后一般不会发生移位，但当 CT 提示后壁骨折有凹陷移位时，则应手术探查，予以复位，并注意发现脑脊液漏，同期进行修补。额窦骨折如果术前怀疑损伤了鼻额管，或在术中发现窦腔内分泌物淤积，或用带颜色的生理盐水冲洗额窦证实鼻额管堵塞，均应做窦黏膜处理。窦后壁和窦底骨折较容易伤及鼻额管，手术处理窦壁时应常规探查鼻额管，当发现鼻额管部分堵塞时，可以在鼻额管内滞留一根硅胶管建立引流，2 周后撤出；当发现鼻额管完全堵塞时，应彻底刮除窦黏膜和鼻额管黏膜，然后用碎骨片填充额窦。

进展与趋势

计算机辅助手术导航在颌面创伤治疗中的应用

外科手术导航系统（surgical navigation system）在口腔颌面外科的应用已经较为广泛，颌面部创伤是最早且应用最广泛的专业领域。

外科手术导航的基本点是实体部位和影像部位的实时对应，从而实现示踪的效果，而结合计算机辅助设计、快速成型等数字外科技术，可实现不限于以下几种的临床应用优势：实时在系统中显示手术位置的影像部位，可指示手术部位和重要解剖结构之间的距离、关系，减少手术风险；结合术前计算机辅助设计规划，可将各种手术规划通过实时定位的方式实现，提高手术治疗精度；手术导航的精确定位可减少手术暴露，减少创伤。

外科手术导航系统在颌面创伤相关疾病的治疗中主要用于眼眶骨折重建、面中部骨折整复、颌面部异物取出等方面。

眼眶骨折修复手术是颌面创伤治疗中手术风险较高的术式之一，原因是手术视野小、邻近视神经等重要结构、眼眶骨折修复精度要求高。而眼眶骨折也是颌面创伤手术中最早应用手术导航的手术类型。在眼眶骨折手术中，外科导航系统可辅助实时显示手术位置与视神经等重要解剖结构之间关系，有效减少手术并发症。术中可以结合术前计算机设计规划，准确装置并验证植入物位置，调整植入物形态，提高手术精度。

颧骨颧弓骨折的治疗需要通过准确复位恢复面中部宽度和突度。对于复杂或陈旧性颧骨颧弓骨折，由于缺乏解剖复位标志，传统手术效果不稳定。结合术前计算机设计规划，通过手术导航系统的术中实时引导，可准确将骨块复位到预定位置，结合术中即刻验证，可显著提高手术治疗精度。同时导航系统可通过口内或面部小切口到达传统手术方法需要较大手术暴露的部位，验证复位效果，减少手术暴露和创伤。

因外伤导致的颌面部异物可能残留在骨内、重要解剖结构旁或软组织内，临床中对于存在潜在感染风险的异物需要取出。使用传统方法往往手术创伤较大、可能导致附加损伤，多依赖于术者经验。采用手术导航系统，骨内异物可以准确定位，减少骨窗范围；邻近重要解剖结构异物可减少损伤风险；软组织异物可合理规划异物取出位点和入路。

第八节　口腔颌面部火器伤
Oral and Maxillofacial Firearm Injuries

提　要

火器伤是指以燃料作动力进行发射或引爆投射物所造成的损伤。损伤机制包括投射物直接撞击、压力波和继发投射物撞击。其临床特点是：伤情重、伤道复杂、伤道内多有异物存留、伤口易感染。急救阶段应保证呼吸道通畅。抗感染治疗是重点。对软组织伤的初期处理应彻底清除坏死组织、清除伤道内的异物、建立充分引流，对骨组织伤的初期处理应注意保存骨碎片，对复合组织大面积缺损应根据伤情和感染程度分阶段处理。

核武器伤包括光辐射伤、冲击波伤、核辐射伤和放射污染损伤对人体产生的损伤。治疗特点包括预防感染、抗出血、纠正水电解质紊乱、促进造血系统损伤的恢复。化学武器伤包括神经性毒剂、糜烂性毒剂、失能性毒剂等造成的损伤。治疗包括抗毒治疗和对症治疗。颌面部烧伤见于火焰烧伤、热灼伤、烫伤和化学烧伤。治疗应根据烧伤类型的程度进行处理。

口腔颌面部战伤主要包括火器伤、核武器伤、化学毒剂伤和烧伤。

一、火器伤 Firearm wound

火器伤是指以燃料作动力进行发射或引爆投射物所造成的损伤。投射物以破片为主，其次是枪弹。现代战争中口腔颌面部火器伤的发生率呈上升趋势。据统计，自20世纪80年代以来所发生的常规武器战争中，口腔颌面部火器伤占全身火器伤的10%以上。

（一）致伤机制

1. 投射物直接撞击　投射物撞击可以直接穿透、撕裂或离断人体组织，形成原发性组织弹道。损伤程度与投射物速度、质量和形状有关。动能大的投射物多产生贯通伤；动能小的投射物可以停留在体内，多形成盲管伤。投射物在撞击骨组织时可能改变运动方向，形成曲折的组织弹道。投射物形状越不规则，伤口和伤道变化越多，这也是火器伤的特点之一。

2. 压力波　高速投射物进入体内，可将其所产生的压力波传递给组织，迫使原发伤道周围的组织向四周扩张膨胀，形成比投射物本身大得多的空腔。由于软组织的弹性、投射物能量的传递及投射物后方的低压效应，又使空腔发生萎陷。用高速X线机可以拍摄到空腔的胀缩在几十毫秒内呈阻尼样脉动 6 ~ 7 次后消失，最终达到伤道内外压力的平衡。这就是所谓的瞬时空腔效应（instantaneous cavity effect）。瞬时空腔效应可以使原发伤道周围的组织遭受反复的挤压、牵拉和震荡，形成病理坏死区、挫伤区和震荡区，从而加重损伤。另外，空腔膨胀时所产生的负压可使伤道入口和出口周围的异物和微生物被吸到伤道深部，造成伤道污染，这是火器伤感染的重要原因之一。

3．继发投射物撞击　骨与牙等硬组织坚硬，弹性较小，属不均匀体，在受到投射物撞击时极易破碎。足够大的动能可以使碎骨、牙和碎牙片向四周飞溅，间接损伤周围组织。这就是所谓的“继发弹片伤”或“二次弹片伤”。

（二）临床特点

1．伤口　火器伤中，贯通伤较多见。伤口可以是一个，也可以是多个；伤口的形状有的呈点状，有的呈撕裂状。根据贯通伤入口和出口的大小和形状可以判断投射物的性质。高速高能弹丸伤的入口小于出口；中速以下低能量弹丸伤的入口大于出口；抵近射击或爆炸伤入口大于出口；有继发弹片伤的出口较大，形状不规则；不规则形弹片可使入口撕裂。

2．组织弹道　除切线伤外，多有组织弹道。以伤道为中心向四周可以分为坏死区、挫伤区和震荡区。伤道空腔的直径可以大于投射物直径的 10 多倍。非贯通伤的伤道内常有弹丸或弹片存留，伤道内的异物可通过 X 线平片进行检查，也可用 B 型超声波探测，目前多选用 CT 或三维 CT 来定位异物。

3．口腔颌面部骨折　口腔颌面部骨折多为粉碎性，常伴有骨缺损。弹道通过牙槽骨时，可造成牙齿脱落或移位。通过颌骨时，颌骨有异常动度，骨断端明显移位，常伴张口受限。通过面部诸骨时，弹道入口侧面部塌陷，出口侧异常膨隆，造成面部变形；面中部的粉碎性骨折伴发颅脑损伤的机会大大增加，最常见颅底骨折、脑脊液鼻漏和耳漏，伤员常有意识障碍。

4．伤口污染和感染　新鲜的火器伤伤口常被砂土、异物污染，贯通伤则可见口、鼻腔分泌物。经过辗转后送的伤员，如伤口未经正确的初期清创、扩创和包扎，伤口常可见脓性分泌物流出，严重者可引起颌周或颈部的蜂窝织炎。骨断端暴露于口腔或外界可发生火器伤性骨髓炎。

（三）治疗

1．急救　出现呼吸窘迫，应立即用手指清理或吸出口咽腔内的异物、血凝块和分泌物，尽快行预防性气管切开。有动脉性出血的伤员，可直接通过伤口钳夹动脉，将血管钳与伤口一起包扎，并在伤票上注明后再后送。如果出血部位深在或无法明确损伤血管，应在压迫止血的同时行同侧颈外动脉结扎术。静脉性出血一般采用敷料压迫止血。同时应采取药物止血、镇静止痛、补足血容量、保暖防暑，严密观察等措施。

面中部火器伤并发颅底骨折可发生脑脊液鼻漏和（或）耳漏，可引发颅内感染。伤员如发生烦躁、兴奋、意识障碍、血压持续上升、呼吸加深而减缓、脉搏缓慢而有力、瞳孔变化等脑受压体征，应尽快采用 B 超和 CT 检查，一旦确定脑水肿应行气管切开术，半俯卧位或头高位（5° ~ 30°），头部降温，脱水治疗，激素治疗，维持水电解质平衡等，尽快请神经外科医生会诊。

应用足量的广谱抗生素。充分引流，及时更换敷料，严密观察伤员的体温变化，局部有无红肿热痛，引流物的性状、色泽、气味，发现问题及时处理。

2．软组织火器伤的初期外科处理　清创时，除按一般清创原则洗消伤口外，应先清理口腔和鼻腔内的创口；对确已失活的创缘组织应彻底修剪；在眼睑、耳、鼻、舌、唇等特殊部位，注意不要过多修剪，以免造成严重畸形和功能障碍；对深而狭窄的非贯通伤应适当扩创，并探查异物。如发现异物，应尽可能在清创同期取出。如可疑有异物而未能发现，可以进行影像学检查。在战时，当大批伤员转来时，应注意不要为摘取个别伤员的异物而耗费时间，以致影响多数伤员的处理。对当时难以取出的异物可安排延期手术。

口腔颌面部火器伤多数污染较重，经彻底清创后可以采用局部湿敷，充分引流，数日之内伤口无化脓，可行延期缝合。原则上火器伤的伤口均需放置引流。原因是均为污染伤口，初期清、扩创的彻底性不易确定。为了减少畸形和功能障碍，这一区域的清、扩创相对保守，伤道的挫伤区组织往往处于间生态，保持引流有利于排除清创后继续坏死的组织。口腔颌面部多间隙，一旦发生感染很容易扩散，建立引流通道可以防止感染的扩散；组织肿胀反应较重，造成积液和积血排出不畅，保持引流可以减少深部组织的积液和积血；通过分析引流物的性状、色泽和气味，临床上能够早期发现问题，及时处理。

在战地或一线医院对口腔颌面颈部火器伤的包扎，一般采用简易的三角巾、四尾带，可以起到固定敷料、减少出血、减轻疼痛、防止骨折错位和防止伤口继续污染等作用。在条件较好的二线医院，常用颅颌十字绷带包扎。目前已有网状弹性头帽，使用方便。包扎时特别注意不要压迫颈部，以免影响呼吸。

3. 骨组织火器伤的初期外科处理　火器性口腔颌面骨骨折都是开放性骨折。对骨折断端暴露的部位至少要进行两遍清创。第一遍清创应清除伤道和窦腔内的凝血块、碎牙片、失去生机的组织及其他异物，并用 3% 的过氧化氢和生理盐水反复冲洗伤道，严密缝合窦腔内的伤口，隔绝窦腔对骨创的污染；第二遍清创重点是清理骨碎片，用大量生理盐水冲洗后，再进行骨折复位和固定。

对下颌骨小于 1.0 cm 的骨缺损可以不植骨，但应尽量保留腔隙内与骨膜有连接的碎骨片。完全游离的较大骨片可以在体外用生理盐水反复清洗，用抗生素溶液浸泡 15 ~ 30 min，然后复位固定。当下颌骨骨缺损超过 1.0 cm，估计必须植骨时，原则上应彻底清除所有的碎骨片，以减少感染的机会。可用重建接骨板暂时固定，以维持余留牙的咬合关系并保持缺损间隙。由于骨缺损区的无效腔难以彻底消灭，关闭口外伤口时必须放置合适的引流条，预防感染。待伤口愈合、感染消失半年以上，方可进行Ⅱ期植骨或者牵引成骨。

火器伤骨折区内牙齿的情况也较非火器伤的复杂。原则上仍应尽量保留骨折线上的牙齿。牙槽突横断骨折时，骨折片上带有多个牙齿，只要骨折片与软组织尚有较广泛的连接，则应利用牙弓夹板恢复牙弓形态，使骨折片上的牙齿得到稳定的固定。火器伤性髁突骨折常造成关节囊开放、污染，容易感染，并继发颞下颌关节的纤维性或骨性强直。因此，在清创时常需摘除折断的髁突，分层缝合伤口，放置橡皮引流条。这一点与闭合性髁突骨折的处理原则是不同的。

4. 复合组织大面积缺损的处理　火器伤常造成皮肤、肌肉和骨组织的复合性大面积缺损。由于组织缺损量大，局部组织不敷应用，加之伤员的伤情往往比较复杂，早期很难处理。遇到这种情况，一般可分阶段处理。

在伤后早期，如果仅是骨表面的软组织缺损，可适当扩大清创范围，去除可疑坏死的组织，造成新鲜创面，进行骨折复位固定后，立即采用带知名动脉的局域皮瓣修复。如骨组织也有缺损并污染严重时，应在彻底清创的基础上，用蘸消毒液或抗生素的纱布持续湿敷。1 周之后，待伤员全身情况好转、创面没有脓性分泌物、新鲜肉芽组织生成时，选择带蒂局域皮瓣或吻合血管的游离复合组织瓣修复。对于洞穿性缺损，可先行创缘皮肤与黏膜暂时缝合，等待后期修复。对伴有下颌骨、口底或舌的复杂洞穿性缺损，在湿敷后获得健康肉芽组织创面的基础上，可行刃厚皮片移植，先消灭创面，再进行后期修复。

口腔颌面部火器伤的后晚期处理主要是整形与重建，目的是尽可能恢复伤员的功能和外形，给伤员更多的心理支持。晚期处理一般在伤后 3 ~ 6 个月以后，根据伤员的伤情、伤员的要求、修复材料和技术等实际情况做选择性处理。

5. 火器伤性骨髓炎的处理 实验证明，火器伤性骨折断端 1 cm 左右的区域内常发生骨细胞坏死，加上伤口的污染、骨断端长时间暴露、干燥，粉碎性骨折碎片血供不足，清创复位固定后若遗留无效腔，积血积液，引流不畅，很容易发生感染，影响骨折的愈合。火器伤性骨髓炎以下颌骨居多。临床上常见局部红肿热痛，伤口化脓，形成经久不愈的瘘管，常有小的死骨从瘘管排出。发生骨髓炎 1 个月以后，X 线平片上可见死骨分离。因此，并发火器伤性骨髓炎时，一般要在伤后 1 ~ 1.5 个月进行二次清创。此时伤员全身情况得到改善，骨创及其周围瘢痕愈合基本稳定，急性炎症得到控制，死骨界限已经明确，手术范围容易确定。二次清创的目的是摘除已分离的死骨，拆除已感染骨创内的固定材料，彻底刮除不健康的肉芽组织，争取Ⅱ期缝合。

6. 颈部火器伤的处理 颈部火器伤常累及大血管、重要的神经、喉、气管、咽、食管、颈椎和脊髓，即使是较小的弹片伤也可能造成颈深部重要结构的严重损伤，发生窒息和大出血。颈部伤口的感染可通过浅、深筋膜向纵隔扩散，导致严重的并发症。因此，对颈部火器伤要尽快解除呼吸道梗阻，充分暴露伤口，有效控制出血，彻底清创，充分引流。

颈部大动脉的开放伤出血凶猛，伤员可在短时间内发生出血性休克，甚至死亡。颈内静脉发生开放伤时，由于胸腔的负压作用可造成空气栓塞而致死。颈部血管伤常伴有咽喉、气管、食管的损伤，发生误吸的机会非常大。椎动脉的损伤多有颈椎骨质的严重破坏，止血困难。大血管的中膜损伤造成血管壁强度明显减弱，可发生创伤性假性动脉瘤、动静脉瘘。血管壁的挫伤常严重损坏血管内膜，可造成血管内血栓形成、栓塞。由于颈部血肿容易顺筋膜间隙扩散，可导致坏死性筋膜炎、纵隔炎，甚至脓毒血症。伤口局部感染容易导致继发性出血。

颈部大血管损伤在急救时只能用填塞压迫止血法，在没有查明具体损伤的血管时切忌用血管钳盲目钳夹。填塞压迫止血可采用颈部单侧加压包扎，即在填塞的敷料上加厚棉垫，将健侧的上臂举过头顶，将颈部敷料连同上臂上部一起用绷带缠紧。颈部血管损伤在没有行气管切开术或气管内插管术时不宜做环形加压包扎，以免压迫气管引起呼吸困难，或因压迫静脉回流引起脑水肿。在气管切开、抗休克、加压输血的同时，尽快行清创术。在压住出血部位的情况下，扩大伤口，充分暴露血管损伤部位的近、远端，用橡皮条勒住血管，暂时阻断血流。再根据血管损伤的具体情况，采取不同处理措施。

咽喉、气管和食管的火器伤最易发生误吸、舌后坠、喉水肿或喉毁损，容易并发纵隔气肿、气胸、吸入性肺炎、纵隔炎，如治疗不当可遗留气管狭窄、喉狭窄、气管 - 食管瘘、声嘶、呛咳等后遗症。遇此类损伤时，必须行气管切开，即使是急救时通过原发伤道插入的任何人工通气管，也必须在适当时机改为常规气管切开，这一点对预防气管狭窄非常重要。不要轻易切除损伤的甲状软骨和气管软骨，应尽量复位缝合，以防发生喉气管狭窄。如有喉与气管的缺损，可先在原位造口，后期行喉气管再造。

二、核武器伤 Nuclear wound

核武器伤是指核爆炸时产生的光辐射（热辐射）、冲击波、早期核辐射和后期放射污染对人体产生的损伤。

核爆炸瞬间产生的光辐射直接作用于暴露部位的皮肤而引起的烧伤称为光辐射烧伤。口腔颌面部是光辐射烧伤的好发部位，多呈浅Ⅱ度烧伤。临床特点是渗出多、水肿重、易感染，急性期容易造成呼吸道梗阻或窒息。治疗与一般烧伤相同。冲击波是由超压和动压致伤，多为复合性损伤，易发生多器官功能衰竭。在强冲击波下可造成口腔颌面部严重损伤，口腔颌面部的窦腔如上颌窦、筛窦、眼眶可发生“内爆效应”骨折。其治疗与一般创伤相同。

急性放射损伤是指核爆炸时人员受核辐射或放射性沾染而发生的损伤。它主要损害造血系统、消化系统和神经系统。治疗原则包括对症处理、预防感染、抗出血、纠正水电解质紊乱、促进造血系统损伤的恢复。在处理口腔颌面部局部伤口时，要反复而彻底地冲洗伤口，以消除放射沾染。清创范围要大。处理骨折时，应彻底清除碎骨片和异物，防止感染及骨髓炎发生，骨折忌用金属接骨板固定。

三、化学武器伤 Chemical weapon wound

常见的化学武器毒剂包括：破坏神经系统功能的神经毒剂，如沙林、梭曼等；破坏细胞结构的糜烂性毒剂，如芥子气和路易氏气等；引起思维、感觉和运动功能障碍的失能性毒剂，如BZ等；造成肺水肿、呼吸困难的窒息性毒剂，如光气和双光气等。

（一）临床特点

神经性毒剂作用快，毒性强，多为蒸气态和液滴态，主要通过呼吸道中毒。毒剂作用于神经肌肉接头，导致神经传导阻滞。轻则肌无力，重则呼吸肌麻痹。中毒死亡的原因主要是窒息。糜烂性毒剂主要通过皮肤、黏膜、呼吸道途径中毒，可引起细胞损伤、组织糜烂坏死。芥子气中毒有潜伏期，可以造成伤口红斑、水疱、糜烂、溃疡、坏死，并继发感染。路易氏气中毒后，损伤部位疼痛，可迅速引起渗出水肿，甚至出血。窒息性毒剂通过呼吸道中毒，主要损伤呼吸道，引起肺水肿，造成窒息。

（二）治疗

化学武器伤应先处理全身情况，进行抗毒治疗和对症治疗。神经性毒剂中毒用抗胆碱药（阿托品、东莨菪碱、胃复康等），同时用氯磷定等酶复活剂洗消染毒部位。对症治疗，如吸氧、注射呼吸中枢兴奋药、输液和抗惊厥等。窒息性毒剂中毒应静脉注射乌洛托品，保持呼吸道通畅，吸痰，予以氧气雾化吸入。全身应用抗生素、肾上腺皮质激素、维生素C等，并限制液体摄入量。

局部处理的基本程序包括及时用洁净水冲洗伤口、洗消沾染的局部毒剂，防止毒剂继续自伤口吸收，用无菌敷料包扎伤口。糜烂性毒剂用皮肤消毒剂、各种碱性液、二氯胺乙醇或漂白粉澄清液等充分洗消染毒部位。刺激性毒剂用清水、碳酸氢钠溶液洗消。

四、烧伤 Burn wound

口腔颌面部为烧伤易发部位，烧伤类型有火焰烧伤、热灼伤、烫伤和化学烧伤。

（一）临床特点

口腔颌面部神经丰富，烧伤后疼痛剧烈，常伴发高热和水电解质紊乱。由于血运丰富、皮下组织松弛，伤后组织反应较重。口腔颌面部外形高低不平，大面积烧伤时，各部位损伤程度不同，鼻、颧、耳、唇部等突出部位伤情较重。口咽鼻腔黏膜烧伤，因快速而高度水肿可影响呼吸，甚至出现窒息。深度烧伤后，由于瘢痕的挛缩和增生，常导致明显的面部畸形和功能障碍。

（二）治疗

浅Ⅱ度以内的烧伤，急性期用冷水清洗、湿敷，以减轻疼痛、减少渗出。面部烧伤不便包扎，应予以暴露，创面可涂以中药制剂，如“烧伤合剂”。轻度烧伤一般可在10天内愈合。深Ⅱ度烧伤愈合后瘢痕挛缩，可造成面部畸形和功能障碍，应考虑在10～14天之内切痂、植皮。Ⅲ度烧伤在伤后10～14天时，焦痂已开始分离，可在麻醉下切除焦痂，并按面部分区植以大片自体中厚皮片。如创面有感染，术前予以湿敷1～2天，使创面清洁后再作植皮。

临床案例

患者，男，19 岁。

主诉：右耳后瘘管溢脓 2 个月余。

现病史：4 个月余前骑车撞伤头面部，树枝划伤致右下眼睑撕裂伤。1 周后右耳后肿胀，于当地医院经右耳后切开排脓，后反复口服及静滴抗生素，并持续换药，未见明显好转。门诊以“右耳后瘘管待查”收入院。

临床检查：面部外形对称，张口度正常，右侧下眼睑见斜行瘢痕。右侧耳垂后见瘘管，可见脓性液体渗出，探入较深。影像学检查：经瘘管造影 CT 显示，升支内侧及上颌窦内均见高密度造影影像，右侧上颌窦内影像密度增高，充满上颌窦，上颌窦前壁完整（案例图）。

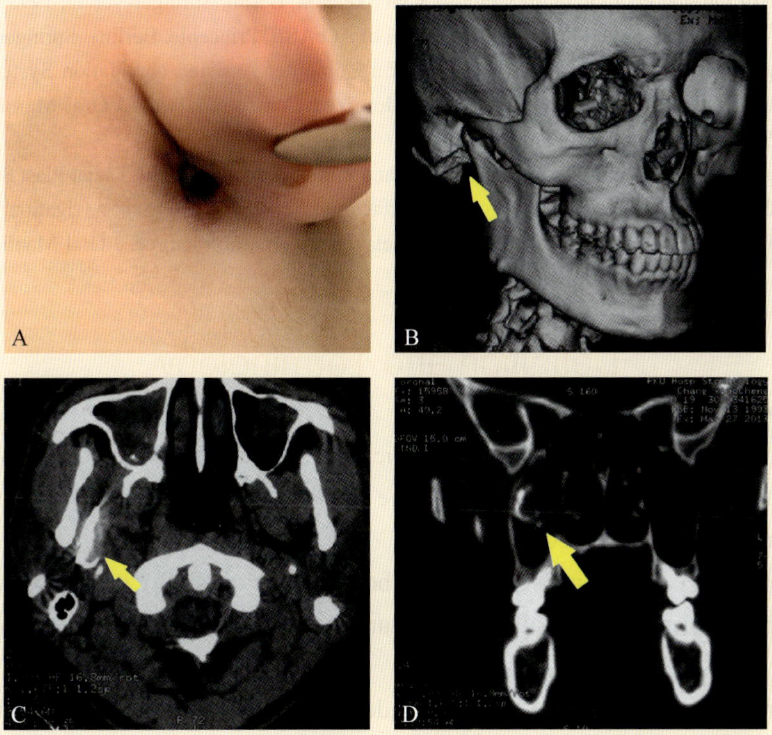

案例图　患者术前检查图像

A. 耳后瘘管　B. CT 三维重建，箭头显示耳后瘘道造影，右侧上颌窦前壁完整
C. 升支内侧见窦道影像　D. 冠状位，箭头指示上颌窦内见造影剂影像

问题：

1. 诊断和诊断依据是什么？
2. 治疗计划及手术注意哪些方面？

（张　益　安金刚　贺　洋）

链接：
案例分析

参考文献

1. 丁鸿才，周树夏．口腔颌面损伤治疗学．北京：人民卫生出版社，1988：72-88，101-105.
2. 黎鳌．现代创伤学．北京：人民卫生出版社，1996：12-22.
3. 谭颖徽，周中华，张建设．伴全身多系统创伤颌面创伤患者的综合救治．中国口腔颌面外科杂志，2012，10（3）：212-216.
4. 吴公良，赵连璧．野战外科学．上海：科学技术出版社，1981：465-479.
5. 张益，孙勇刚．颌骨坚固内固定．北京：北京大学医学出版社，2003.
6. 周树夏．创伤医学丛书—颌面颈部创伤．吉林：吉林科技出版社，1999：1-4.
7. Booth PW，Epply BL，Schmelzeisen R. Maxillofacial Trauma and Esthetic FacialReconstruction. London: Churchill，2003，35-36.
8. Kruger E, Schilli W. Oral and Maxillofacial Traumatology. Chicago: Quintessence Publishing Co. Inc, 1986: Vol I, 308-390；Vol II，19-71，107-214.
9. Mathog RM. Maxillofacial Trauma，1st Edition，USA: Williams & Wilkins，1984.
10. Powers MP，Beck BW，Fonseca RJ. Management of soft tissue injuries. 2nd Edition，Philadelphia：WB Saunders Company，1997，Vol. 2，792-854.
11. Prein J. Manual of Internal Fixation in the Cranio-Facial Skeleton. Berlin: Springer-Verlag, 1998.
12. Spiessl B. Internal Fixation of the Mandible，A Manual of AO/ASIF Princeple. Berlin：Springer- Verlag，1989.
13. Xi Gong, Yang He, Jingang An, et al. Application of a Computer-Assisted Navigation System (CANS) in the Delayed Treatment of Zygomatic Fractures: A Randomized Controlled Trial. J Oral Maxillofac Surg, 2017 75(7):1450-1463.
14. Wilde F, Schramm A. Intraoperative imaging in orbital and midface reconstruction. Facial Plast Surg, 2014, 30:545.
15. Yang He, Yi Zhang, Jin-gang An, et al. Zygomatic surface marker-assisted surgical navigation: A new computer-assisted navigation method for accurate treatment of delayed zygomatic fractures. J Oral Maxillofac Surg, 2013, 71:2101-2114.

Definition and Terminology

Fracture： fractures are the result of mechanical overload.Such result presents with interruption of the stiffness and structural integrity.Usually，the shape of the fracture depends on the type of load exerted and upon the energy released.

Fracture Healing： as a response to injury，bone has the capability to heal itself through actual regeneration，the physical property allows the injured bone structure to regain its preinjury strength and function.

Secondary bone repair： it is a fracture undergoing spontaneous healing，which involves a well-defined sequence of steps：（1）initial hematoma formation and gradual fibro-cartilaginous callus formation；（2）cartilaginous callus；（3）bone callus；（4）remodeling.

Primary bone healing： it is a preconditioned bone repair，in which osteogenic cells and capillaries proliferate in medullary bone on both sides of the fracture to directly form new bone along the fracture site，and in cortical bone，union present without callus formation in two different ways：gaping healing and contact healing.Only when enough rigidity and anatomic reduction exist to preclude the need for the mechanical stability afforded by a callus，can the primary bone healing occurs.

Nonunion of fracture： nonunion can be defined as the cessation of bone healing prior to osseous coaptation of the fracture segments.Nonunion is considered in clinic a terminal condition of failed osteogenesis which is identified by mobility of the bone ends in all planes after an interval of 8-10 weeks.A bone graft is usually necessary for successful treatment.

Malunion of fracture: malunion is the healing of bone segment in a nonphysiologic position secondary to either nontreatment of improper treatment of a displaced fracture, malunion must be refractured for adequate reduction and a more rigid stabilization by plates is required.

Intensive care priorities: the primary purpose of trauma intensive care is to treat and support organ system dysfunction as life-threatening injuries arises.The list of priorities in first aid of the advanced\trauma life support (ATLS) is as follows: (A) Airway maintenance with cervical spine control, (B) Breathing, (C) Circulation with hemorrhage control, (D) Discerning the neurologic status.

Cerebrospinal fluid (CSF) rhinorrhea: CSF leak should be considered an evidence of dural tear.CSF Rhinorrhea may arise from the fracture of anterior skull base including frontal sinus, cribriform area and sphenoidal sinus, with CSF finding its way to the nose.

Superior orbital fissure syndrome (SOFS): SOFS is due to trauma, direct compression or a compression hematoma on the contents of the superior orbital fissure.The symptoms of a full-blown syndrome are loss of sensation over the forehead resulting from the involvement of the frontal branch of cranial nerve V, loss of the corneal reflex resulting from the involvement of the nasociliary branch of the first division of cranial nerve V, a fixed dilated pupil resulting from the involvement of cranial nerves Ⅲ, Ⅳ, and Ⅵ, as well as the blockage of the parasympathetic supply that is carried via cranial nerve Ⅲ leading to absence of reflex and accommodation to direct light. Also, persistent edema may be noted because of venous obstruction through the ophthalmic vein. Proptosis is also present.

Contusion: it is a bruise, usually produced by an impact from a blunt object without breaking the skin.

Abration: it is a wound produced by the rubbing or scraping off of the covering surface.It results from friction, and usually produced a raw, bleeding surface.

Penetrating wound: it is usually a puncture-type wound produced by a sharp object such as a knife or nail.The wound frequently involves at the same time multiple structure, such as the mouth, nose, or maxillary sinus.

Burn: burn is a tissue injury caused by a contact with flames, hot liquids, hot metals, steam, acids, alkalies, roentgen rays and so on.Burns are classified as first degree, which produces an erythema of the skin; second degree, which produces vesicle formation; and third degree, which causes complete destruction of the epidermis and dermis, extending into or beyond the subcutaneous tissue.

Wound debridement: it is an initial surgical management of soft tissue injuries.It processes with the cleaning of wound, control of hemorrhage, removal of accessible foreign bodies, minimal handling of injured tissue, and wound closure by direct suture, skin graft, local or microvascular flaps.A proper early treatment is able to seal off the pathways of infection and promotes rapid healing as well as keeps scar tissue and contracture at a minimu.

Greenstick fracture: it is one in which one cortex of the bone is broken, the other cortex being bent.

Multiple fracture: it is a variety of fractures in which there are two or more lines of fracture on the same bone not communicating with one another.

Favorable or unfavorable fractures: in classification of mandibular fracture depending on whether or not the line of fracture is in such direction as to allow muscular distraction, an unfavorable fracture is defined as those with fracture line extending toward the alveolar ridge from a posterior point on the inferior border.However，if the inferior border fracture occurs further anteriorly and fracture line extends in a distal direction toward the ridge，a favorable fracture is present.

Oblique and Oblique-surface fracture： oblique-surface is a shear fracture whose surface is oriented longitudinally with respect to the bone axis.Whereas oblique fracture a bending fracture with a small facture surface oriented at a tight angle to the bone axis.

Condylar fracture displacement and dislocation： displacement status is the condylar head remains within the fossa，but there is alternation in the joint space.At the dislocation status，condylar head lies completely outside the confines of the fossa，there being rapture of the capsule.

Horizontal（LeFort Ⅰ）fracture of maxilla： it is one in which the body of the maxilla is separated from the base of the skull above the palate and below the attachment of the zygomatic process.This fracture has another term called a "floating jaw".

Pyramidal（LeFort Ⅱ）fracture of maxilla： it is one that has a vertical fracture through the facial aspects of the maxillae and extends upward to the nasal and cthmoid bones.

Transverse（LeFort Ⅲ）fracture of maxilla： it is a high-level fracture that extends across the orbit through the base of the nose and the ethmoid region to the zygomatic arch.In this type of fracture，craniofacial dysjunction is characterized.

Panfacial fractures： it is a midface "extended" fractures combining more than two areas，which involve the mandible，maxilla and zygomatic complex at the same time and usually accompanying naso-orbital-ethmoid（NOE）and frontal bone fractures.They are often associated with soft tissue injuries and loss of bony structures which can lead to severe post-traumatic deformities and disabilities like malocclusion，"dish" face deformity，enophthalmos etc.

Zygomatic complex fractures： it includes any injury which disrupts the five articulations of zygoma with the adjacent craniofacial skeleton：the zygomaticofrontal suture，infraorbital rim，zygomaticomaxillary buttress，zygomatic arch，and zygomaticosphenoid suture.

Naso-orbital-ethmoid（NOE）fractures： the term NOE fractures is employed for injuries involving a number of delicate structures such as the nose，medial and lower orbits，frontal sinus and anterior skull base，and the pyriform rim.

Orbital blow-out fracture： it refers to fracture of the floor of the orbit，which may be accompanied by displacement of the orbital contents into the maxillary sinus.The mechanism of blow-out fracture is thought to be an increase in hydrostatic pressure induced by direct trauma to the globe，or be impact against the orbital rim，which alone is insufficient to fracture of rim，could result in perforation and fracture of the thin orbital floor.

Intermaxillary traction（IMT）and Intermaxillary fixation（IMF）： by placing arch bars/splints on the teeth and extending elastic bands or wires from the mandibular to the maxillary arch，the fractured upper or lower or both jaws are distracted as guidance of occlusion and gradually approached to a proper position（this IMT course）. Following，the reduced bone is held in position for proper duration until bone healing（IMF course）. IMF screws are an attractive alternation to arch bars when the number of teeth is too few to support a solid retention of an arch bar.

Functionally Stable fixation（FSF）： FSF is called rigid internal fixation（RIF）in custom. The term SFS has an emphasis on the concept of stability，which should be optical，not maximal；be adequate，not absolute immobilization.Fixation devices must neutralize the functional loads.Under this circumstance，an undisturbed bone healing takes place and patient is allowed to immediately pain-free function.

Tension band fixation（TBF）: TBF is according to the tension band principle，which involves not only the transformation of bending forces into compression but also the elimination of these forces in tension area of fracture.Arch bar or monocortical plate fixation is usually applied for this purpose.Through TBF on the superior surface of the fractured mandible，axial compression occurs across the full width of the mandible，preventing distraction at the occlusal border. A typical application is the insertion of miniplate following contour of the external oblique ridge for fixation of angle fracture.

第七章　口腔颌面部肿瘤

Tumors of Oral and Maxillofacial Region

第一节　概　　论

Conspectus

提　要

口腔颌面部肿瘤如包括囊肿和瘤样病变在内，良性比恶性多，二者之比约为7∶3。癌瘤的患病率在（2.5～3.6）/10万之间，男女构成比约为2∶1，发生的年龄以40～60岁为最高峰，其中鳞状细胞癌最为常见，约占口腔颌面部恶性肿瘤的80%以上。

恶性肿瘤的病因和全身其他部位肿瘤有共同之处，但也有其特点。对于口腔癌而言，使用烟草、过量饮酒和咀嚼槟榔可能是主要的外在致癌因素。

口腔颌面部肿瘤按其生物学特性可分为良性与恶性两大类。对于生物学行为介于良性与恶性之间的肿瘤，称为"临界瘤"。

无论是良性肿瘤还是恶性肿瘤都应早期诊断和早期治疗，恶性肿瘤更是如此。诊疗中应强调病史采集和临床检查对诊断的重要性。常用的辅助诊断方法有影像学检查、穿刺检查、活组织检查、免疫组织化学技术、肿瘤标志物检查等。

良性肿瘤一般以外科治疗为主，临界瘤则应切除肿瘤周围一定范围内的正常组织；恶性肿瘤一般需综合治疗。

口腔颌面部肿瘤系头颈肿瘤的重要组成部分，和全身其他部位肿瘤既有共同之处，又有自身特点。本章重点介绍发生于口腔颌面部的特征性肿瘤及常见肿瘤（如鳞状细胞癌）在口腔颌面部的诊治特点，同时也讨论一些具有某些肿瘤生物学行为和临床表现的囊肿和瘤样病变（tumor-like lesions）。

一、临床流行病学 Clinical epidemiology

（一）发病率和患病率

口腔颌面部肿瘤在不同的国家和地区发病率（incidence）和患病率（prevalence rate）有较大差别。以往文献报道，我国口腔及咽部恶性肿瘤的估计标准化发病率为8.7/10万（男）及6.0/10

万（女）。在患病率方面，根据上海市 1984 — 1986 年的肿瘤登记资料，口腔颌面部癌瘤的患病率在（2.5 ~ 3.4）/10 万人（女性）和（3.2 ~ 3.6）/10 万（男性）之间。新疆地区口腔颌面部肿瘤的患病率为 8.1/10 万。2009 — 2015 年湖南省肿瘤登记地区口腔癌发病率 4.22/10 万，这与所在地区流行咀嚼槟榔有关。2015 年中国肿瘤登记新发唇、口腔及咽部（除外鼻咽）肿瘤的估计新发病例为 4.81 万。我国口腔颌面部癌瘤的患病率并不高，排在全身各部位肿瘤的第 10 位之后，但由于我国人口众多，患者的绝对数并不少。

（二）构成比

在不同国家和地区，口腔颌面部肿瘤与全身其他肿瘤的构成比（proportional ratio）也有差异。口腔癌（oral cancer）是最常见的口腔颌面部恶性肿瘤。据临床统计，口腔癌在我国长江以北，占全身恶性肿瘤的 1.45% ~ 5.6%，长江以南为 1.75% ~ 5.18%。2009 — 2015 年湖南省肿瘤登记地区口腔癌发病构成比是 2.09%。在印度和巴基斯坦，口腔癌在全身恶性肿瘤中高达 40% ~ 50%。从全国 26 个地区、36 个单位的病理资料统计分析来看，口腔颌面部肿瘤为全身肿瘤的 8.2%。根据美国 1985 年统计资料，口腔癌占全身恶性肿瘤的 3.2%。

在全身肿瘤中，良恶性肿瘤之比约为 1 ∶ 1。口腔颌面部肿瘤如包括囊肿、瘤样病变在内，一般良性比恶性为多。据上海第二医科大学附属第九人民医院病理科 1991 年对 15983 例口腔颌面肿瘤、囊肿及瘤样病变的统计分析，恶性肿瘤占 32.08%（5128 例），良性肿瘤占 42.95%（6866 例），囊肿占 20.25%（3237 例），瘤样病变占 4.7%（752 例）。

（三）性别

口腔颌面部恶性肿瘤多发生于男性。2015 年中国肿瘤登记新发唇、口腔及咽部（除外鼻咽）肿瘤的估计新发病例的男女构成比约为 2 ∶ 1（男性 3.11 万，女性 1.69 万）。值得注意的是，近年来口腔癌的发病在女性有明显增加的趋势。在美国康涅狄格州女性口腔癌的患病率已由 20 世纪 30 年代的 1.2/10 万上升到 1985 年的 5.3/10 万，增加约 4.5 倍。虽然同期内男性口腔癌病例也有增长，但仅约 3 倍。1950 年美国口腔癌男女之比约为 6∶1，近年来下降至 2∶1。国内上海第二医科大学（现上海交通大学医学院）1751 例口腔鳞癌的统计资料亦表明，女性患者的增长速度远大于男性患者：1960 — 1965 年间男与女之比为 2.82∶1，而 1986 — 1990 年间缩小至 1.39∶1。这种女性患者的迅速增长至少可能和以下两个因素有关：其一是由于女性具有抽烟和饮酒习惯者比例有所增长，其二是更多的女性参加原本为男性所从事的职业。

（四）年龄

口腔颌面部恶性肿瘤发生的年龄，国内统计资料均以 40 ~ 60 岁为最高峰，而西方国家则多发生于 60 岁以上，其发病的最高峰值比我国约大 10 岁。肉瘤一般以 15 ~ 20 岁最为常见。自 20 世纪 70 年代后期，特别是 80 年代以来，无论在西方国家或我国，口腔颌面部恶性肿瘤的患病年龄，除个别癌瘤外，均有逐渐增长的趋势，这可能与整体人群平均寿命的延长有关。

（五）组织来源

口腔颌面部良性肿瘤以牙源性及上皮源性肿瘤多见，如成釉细胞瘤、多形性腺瘤等，其次为间叶组织肿瘤如血管瘤、纤维瘤等。

口腔颌面部恶性肿瘤以上皮组织来源最多，尤其是鳞状细胞癌最为常见，占口腔颌面部恶性肿瘤 80%以上；其次为腺源性上皮癌及未分化癌。据国内 6 所口腔医学院校口腔病理室的统计资料，在 54 296 例口腔颌面部肿瘤中，鳞状细胞癌 11 714 例，占 21.6%。口腔颌面部肉瘤主要为纤维肉瘤、骨肉瘤等，较少发生。淋巴和造血组织来源的恶性肿瘤，如恶性淋巴瘤、白血病等也可首发于口腔颌面部。

（六）好发部位

口腔颌面部良性肿瘤多见于牙龈，口腔黏膜、颌骨与颜面部。恶性肿瘤在我国以舌癌、颊黏膜癌、牙龈癌、腭癌、上颌窦癌等为常见；唇癌，特别是颜面皮肤癌较少见。癌瘤的好发部位与地区、气候、种族、生活习惯等均有一定关系。

二、病因 Etiology

（一）内在因素

1. 内源性损伤　正常代谢过程中产生的氧化副产物可对 DNA、蛋白质和脂质造成广泛的破坏。这种破坏类似于放射性损伤，可导致衰老及退化性老年性疾病，如癌症、心脏病、大脑失调等。已知抗氧化剂（antioxidant）如抗坏血酸、生育酚（tocopherol）、胡萝卜素（caritinoid）等可拮抗这种氧化破坏。如果人类能更好地理解内源性损伤的机制，就可能找到新的方法来对付癌症和退化性疾病。

2. 激素　性激素与癌症发生有关，其致癌途径是通过影响细胞分裂。长期使用雌激素可使患子宫癌的危险增加 10~20 倍，同时得乳腺癌的机会也会大大增多。据报道，患乳腺癌和宫颈癌的患者更易得头颈癌，女性唾液腺癌患者再发乳腺癌的可能性比正常人高出 8 倍。

3. 遗传因素　遗传因素（hereditary factor）可影响人体对癌的易感性，但具体的过程还不清楚。一般认为其遗传规律是以“易感性”（affectivity）的方式表达出来。新一代遗传的并不是癌症本身，而是一种容易患癌的个体素质（diathesis），而且还需要一定的环境因素才能作为其发病条件。

4. 神经精神因素　早在公元 200 年希腊学者就报道了忧郁妇女易患乳腺癌的现象。人类疾病有三分之二与心理刺激和生活境遇有关，其中心身疾病约占三分之一。最新研究表明，免疫系统是心理行为因素影响健康状态的中介机制。人工冬眠可使动物肿瘤的生长受到抑制。动物情绪紧张时，体内血液中的激素（皮质酮）水平明显增加，某些化合物之间的关系会发生改变，循环血液中白细胞的活力降低，体内免疫器官（胸腺、脾、淋巴结等）重量减轻。在对癌症的临床研究中，发现具有某种人格特征的人与癌症的产生和预后存在一定的关系，比如具有孤独、失望、情绪克制、性格刻板特征的人，癌症发病的可能性较大。

5. 机体免疫状态　机体的抗癌免疫反应是通过免疫监视（immunological surveillance）作用来实现的，其中又以细胞免疫为主。恶性肿瘤患者的免疫功能（包括皮肤试验与淋巴细胞转化率）无论在早期或晚期患者都有下降，而以晚期病例尤为显著，但其与肿瘤的因果关系并不清楚，更可能的情况是二者互为因果。临床也观察到，患有免疫缺陷病的患者更容易发生癌肿。曾有报道 Digeorge 综合征（先天性胸腺缺失与甲状旁腺功能减退）患者发生口咽部的多发鳞癌。进行异体器官移植的患者，由于长期使用全身免疫抑制治疗，其发生恶性肿瘤的机会比一般人增高。头颈部癌瘤患者的原发灶肿瘤间质呈大量淋巴细胞浸润者（刺激型），其 5 年生存率明显较衰竭型好，说明机体免疫状态与预后有关。以上事实表明，机体的免疫状态在恶性肿瘤的发生发展过程中确实具有一定作用。

6. 基因突变　20 世纪 80 年代中期以来，肿瘤基因或癌基因（oncogene）和抗癌基因（antioncogene）研究得到较为普遍的开展。在正常情况下，癌基因与抗癌基因是一对互相依存、互相制约的因子，当二者处于平衡状态时，人体不会发生肿瘤；在口腔上皮的癌变过程中，首先发生抑癌基因的失活和癌基因的激活，抑癌基因和癌基因在肿瘤发生、发展过程中的不同阶段，分别都发挥着决定性的作用。

（1）癌基因：癌基因是指细胞或病毒中存在的、能诱导正常细胞转化并使其获得一个或更多的新生物特性的基因。目前已知人类癌基因达 100 多个。口腔癌的癌基因研究主要集中在 *ras*，*C-myc*，*c-erbB* 家族，*CCND1* 等基因上。

1）*ras* 癌基因：是最常见的癌基因，包括 *H-ras*、*K-ras* 和 *N-ras*，均由 4 个外显子组成，分别位于 11，12 和 1 号染色体短臂上，所编码的蛋白质为 P21 蛋白。有研究报道 *H-ras* 突变可能与口腔癌发生有关。近来研究表明 *ras* 基因过表达与口腔癌的发生、进展和预后不良有关。

2）*C-myc* 基因：该基因位于第 8 号染色体长臂，表达核内蛋白质。56% 口腔癌存在该基因扩增。口腔癌的 *C-myc* 反应产物大量沉积在细胞有丝分裂的染色体中，表明 *C-myc* 基因表达与癌细胞增生有关。现已证实，myc 蛋白高表达与口腔鳞癌进展及预后不良相关。

3）*c-erbB* 家族：目前该癌基因家族与肿瘤研究最密切的为 *c-erbB1* 和 *c-erbB2*（*Her-2*）基因。前者编码蛋白为表皮生长因子受体（EGFR），当表皮生长因子受体与表皮生长因子结合，酪氨酸蛋白激酶被活化，从而启动刺激细胞增生的信号传导途径，促进细胞的分裂增殖，在肿瘤形成中占重要地位，并与肿瘤进展、侵袭、转移、放化疗抵抗和预后相关。目前以该蛋白为靶点的生物治疗已经在头颈癌治疗领域得到较广泛应用。后者编码蛋白与 EGFR 非常相似，同样具有酪氨酸蛋白激酶活性，目前 *c-erbB2* 基因（*Her-2* 基因）的人源化抗体在乳腺癌等肿瘤靶向治疗中发挥重要作用。

（2）抗癌基因：在肿瘤形成过程中，除了有原癌基因激活外，还常伴随一个或更多个基因功能的失活，而后者对细胞增殖起着负调控作用。这类基因称为抗癌基因、抑癌基因。口腔癌抗癌基因研究主要涉及 *p53*、*p16*、*APC*、*Rb* 等基因。

1）*p53* 基因：该基因位于 17 号染色体短臂，编码核结合蛋白，可能参与细胞周期的负调节而调控细胞的增生和分化，是迄今为止发现的与人类肿瘤相关性最为密切的基因。野生型 *p53* 能抑制细胞转化，为抗癌基因；突变型 *p53* 不仅丧失了抑癌活性，反而像癌基因一样具有促进细胞恶性转化的活性。研究发现，很多口腔鳞癌的 *p53* 基因 5 ～ 8 号外显子有突变，并有等位基因的缺失；*p53* 基因突变可能发生在口腔癌恶变的早期阶段，可作为口腔肿瘤恶性变的高危指标。

2）*p16* 基因：该基因是人类染色体 9P21 区位上与头颈肿瘤相关的抗癌基因之一。在癌变早期阶段，*p16* 基因通过代偿性反应的对抗细胞所接受到的内外增殖信号，维持细胞周期的调控平衡。由于致癌因子继续作用，使 *p16* 基因本身出现突变，病变因而向癌发展。用 *p16* 基因转染 *p16* 基因缺失的癌细胞系，癌细胞生长出现阻滞，说明了 *p16* 基因与肿瘤生长的直接关系。头颈鳞癌有 45% 存在 *p16* 基因突变。

3）*APC* 基因：该基因与家族性多发性结肠息肉密切相关。结肠癌中常见 APC 点突变。25% 的口腔鳞癌存在 *APC* 基因的杂合性（heterozygosity）丢失。

4）*Rb* 基因：该基因位于人染色体 13q，内含 27 个外显子，其产物 PRb 是参与细胞周期调控的重要因子。在口腔癌中，PRb 表达与癌的分化程度相关，随分化程度下降，胞质内阳性强度有高于胞核趋势。

认识癌基因和抗癌基因是解决细胞癌变和细胞生长调节的关键。然而，癌基因和抗癌基因异常改变是复杂的，涉及许多个基因的不同表达模式。在肿瘤的不同发生、发展阶段，不同的个体之间存在差异，从事肿瘤学研究必须要注意这方面的复杂性，同时还要对每个基因在肿瘤发生过程中的具体作用机制进行深入而细致的研究，这对口腔癌的早期诊断、预后判断、癌发展的阻断及基因治疗（gene therapy）方面均有显著的意义。

（二）外在因素

1．食物　动物脂肪及肉类可增加乳腺癌、结肠癌和前列腺癌的患病机会。长期食用腌鱼与鼻咽癌发生有关。乙醇常被看作癌的促进剂（promoter），是口腔癌和食管癌的重要起因，并可加重吸烟的危害。不同的食物烹调法（cuisine）也可能与癌发生有关。烹调过程中，可产生四种致癌物（carcinogen）：①亚硝胺（nitrosamine），煤气燃烧时氮原子氧化形成；②杂环胺（heterocyclic amine）类，来自受热的氨基酸和蛋白质；③多环碳氢化合物（polycyclic hydrocarbon），来自烤肉；④糖醛（furfurol）和呋喃（furan），来自受热的糖。

营养（nutrition）与肿瘤的关系是近年来肿瘤学研究领域的一个热门课题。人们注意到营养不足（hypoalimentation）或营养过度（hypernutrition），包括食谱、某些维生素及微量元素（trace element）的变化均与癌瘤的发生有一定关系。营养不良可损伤机体的免疫功能，尤其是细胞免疫功能。细胞免疫和肿瘤的发生有关。与口腔癌发生有关的维生素主要是维生 A 和维生素 B 类缺乏。动物实验及临床研究表明，维生素 A、B、C 具有抗癌作用。人体内微量元素硒（Se）、锗（Ge）、铜（Cu）、锌（Zn）等的含量与比值均与癌瘤的发生、发展有一定关系。

2. 烟草　已知烟草（tobacco）与多种癌尤其是口腔癌有密切关系。烟草含有多种突变剂（mutagens）和鼠类致癌剂，如烟油中的苯并 [a] 芘、N- 亚硝基哌啶等致癌物质。吸烟产生的氧化剂（主要是氮氧化物）可以消耗人体内抗氧化剂，造成严重的氧化疲劳，加重体内的内源性损伤。最近的研究表明，吸烟可引起唾液的表皮生长因子水平下降，黏膜表皮生长因子受体功能改变。咀嚼烟叶比吸烟导致口腔癌的危害更大；既吸烟又嗜酒者口腔癌发生的可能性增加 30 倍。

3. 槟榔　近些年，随咀嚼槟榔在某些地区逐渐流行，这些地区的口腔癌发病率呈现上升趋势。槟榔中的槟榔碱是 WHO 明确的一级致癌物，咀嚼槟榔导致口腔黏膜下纤维性变，进而发展为口腔癌。另外，咀嚼槟榔时槟榔锋利的边缘也容易损伤口腔黏膜。长期的慢性损伤会导致损伤迁延不愈，出现慢性炎症，更有利于致癌物起致癌作用。

4. 药物　有些肿瘤化疗药物，尤其是烷化剂可能引起继发性肿瘤，最常见的是白血病、淋巴瘤和肉瘤；免疫抑制剂（immunodepressant）也能增加许多癌症的危险。

5. 慢性感染　白细胞和巨噬细胞依靠一些氧化剂杀灭被细菌和病毒感染的细胞，从而使机体得到保护。但另一方面，这些氧化剂也可造成 DNA 的损伤、突变（mutation）。慢性细胞死亡及由此引起的补偿性细胞分化（compensatory cell differentiation），可引发一个可能的癌变过程。EB 病毒与鼻咽癌和 Burkitt 淋巴瘤有关，人类乳头状瘤病毒（human papilloma virus, HPV）可能诱发口腔癌。有证据表明，HPV16 可与宿主细胞 DNA 整合而激活癌基因，也可能是 HPV 产物（E6、E7 蛋白）与抑癌基因产物结合使其失去活性，从而促使细胞转化。病毒与肿瘤的因果关系曾存在争议，近年来倾向是病因，而不是过客（passenger）。

6. 空气污染　室内的空气污染通常高于室外，最常见的致癌有害气体是氡气（radon gas）。氡气是镭元素在自然衰变中产生的放射性气体，可从房屋下的土壤中渗入室内。氡与吸烟有协同的致癌作用。

7. 阳光照晒　阳光照晒是皮肤癌的主要病因，尤其是唇癌和黑色素瘤。

8. 放射线　放射线可诱发皮肤癌、上呼吸消化道黏膜癌、骨肉瘤等。近年来临床上发现，因放射治疗而引起的继发性放射性癌（secondary radiation cancer）也日益增多，已成为多原发癌病因方面的重要研究课题。有研究指出：每 100 人接受放疗在 10 Gy 者，在 10 年中放射性癌发生的期望数约为 1.8。就口腔颌面恶性肿瘤而言，放射性癌不但可发生于第一次口腔癌放疗以后，也可见于鼻咽癌放疗之后。放疗后引起唾液腺肿瘤亦屡有报道。

9. 慢性刺激与损伤　长期慢性刺激等都可成为致癌的因素。如舌及颊黏膜癌，可发生于残根、锐利的牙尖、不良修复体等的长期、经常刺激的相应部位。唇癌多发生于长期吸雪茄烟和烟斗的人。长期进食过热食物可能与口腔癌及食管癌有关。颌骨骨肉瘤患者往往可以发现有损伤史。

此外，年龄、地区、民族、环境、风俗、生活习惯等内外因素与肿瘤的发生也有密切的关系。

（三）传统医学对口腔颌面部肿瘤发病的认识

考古学（archaeology）发现早在公元前3000年的埃及人颅骨上就已存在鼻咽癌（nasopharyngeal carcinoma）引起颅底破坏的痕迹，但是在古代癌症不是常见病（原因之一可能是当时人类的寿命较短），因此人们对口腔癌的认识比较肤浅。公元1174年，祖国医学著作《三因方》中有关于“瘿瘤”（甲状腺肿瘤）诊治的描述；其后，在《医宗金鉴》中有“舌菌”及“石疽生于颈项两旁”等有关舌癌及颈淋巴结转移的记载。在西方，口腔癌是到17世纪后才在文献上见到明确的报告。

古罗马著名医学家盖仑（Galen，129 ~ 216，AD）认为癌症是人体四种体液平衡失调引起的一种疾病，以致人类忽略了肿瘤的局部治疗。在西方，他的理论影响了他之后1500年的癌症治疗。17世纪随科学进展、新的医学知识出现及在发现了淋巴系统后，笛卡尔（Descartes，哲学家、数学家、医师）的机械淋巴理论取代了盖仑的理论，并引导人们建立了切除淋巴结的概念，成为现代肿瘤治疗的基石。但当时两位著名医学家，维滕贝格的医学教授塞内特（D. Sennert）和路希坦纳（Z. Lusitanus）认为癌症是接触传染疾病，这种不正确的观点在18世纪中叶前使很多患者无法得到住院治疗。当时的医疗水平还无法很好地区分癌症与慢性溃疡疾病，如结核、梅毒等，这种状况一直持续到20世纪初。

中医学（traditional Chinese medicine）将口腔颌面部肿瘤描述为茧唇、舌菌、舌疳、牙岩、翻花癌等。一般认为，肿瘤发生的原因主要是七情郁结和正气虚衰。此外，六淫可使经络阻滞，气血不合，营卫不行，发而为瘤。还有饮食、丹石中毒等均可成为致病因素。饮食不节、过食炙焙煎炒，不但可致脾胃积热，也是一种外在刺激因素。口腔颌面部肿瘤所反映的脏腑、经络病变，与脏腑表里、经络分布有关，也与肿瘤的性质有关。从部位来讲，口腔颌面部肿瘤多属阳明经或少阳经病变。从脏腑表里来讲，唇癌、口腔黏膜癌、牙龈癌等与脾胃有关，舌癌与心脾有关。从肿瘤性质来讲，软组织肿瘤与肝、脾有关，血管瘤与心有关，骨组织肿瘤则与肾有关。

口腔颌面部恶性肿瘤患者的中医辨证有其一般的规律。从表里辨，几乎100%属于里证。从虚实辩，除个别早期患者外，一般均属虚证；其中又以阴虚或气阴两虚为主，阳虚、气虚则较少。虚证除表现在体质上外，还常表现在脉象上，例如可出现沉、迟、细脉，特别是还发现可有尺脉的缺如或微弱。以寒热辨，绝大多数属虚热证（阴虚火旺或阴虚内热）。以阴阳辨则100%又属于阴证，只有在继发感染的情况下可出现阳证。

三、口腔颌面部肿瘤的临床表现 Clinical manifestations of oral and maxillofacial tumors

口腔颌面部肿瘤按其生物学特性和对机体的危害程度可分为良性与恶性两大类。对于生物学行为介于良性与恶性之间的肿瘤，称为“临界瘤”（border tumour），如成釉细胞瘤。有些良性肿瘤，在一定条件下可以转变成恶性肿瘤，如乳头状瘤。

（一）良性肿瘤

良性肿瘤（benign tumor）一般生长缓慢，能够存在数年至数十年，重量可达数千克，如成釉细胞瘤、唾液腺多形性腺瘤等。有的良性肿瘤可呈间断性的生长，偶尔会停止生长或发生退化，如血管瘤、脂肪瘤等。良性肿瘤的生长方式大多为膨胀性生长，体积达到一定大小可推挤和压迫邻近组织。外形多为球形，在遇到邻近坚实组织时，肿瘤可因受压变形；肿瘤表面如受纤维条束的阻止，继续生长可呈分叶状。位于颜面皮肤或口腔黏膜表面的肿瘤，常突出于皮肤或黏膜表面，呈结节状或球形。良性肿瘤因有包膜，故与周围正常组织分界清楚，一般多能移动。除骨肿瘤较硬外，一般质地中等。如有坏死、液化则质地较软，内出血时可变得坚硬。

良性肿瘤一般无自觉症状，但如压迫邻近神经，发生继发感染或恶变时，则出现疼痛等症状。不发生血行及淋巴转移，对人体危害较小。但是，如果肿瘤生长在一些重要部位，如舌根、软腭等，如不及时治疗，也可因肿瘤压迫发生呼吸、吞咽困难，严重者危及生命。

（二）恶性肿瘤

恶性肿瘤（malignant tumor）具有侵袭性，一般生长较快，大多无包膜，边界不清，与周围组织粘连而不能移动。

口腔癌在临床上可表现为溃疡型、外生型（乳头状型或疣状型）及浸润型三种类型。癌细胞早期局限于被覆上皮之内，尚未侵及邻近组织称原位癌（carcinoma in situ）。溃疡型肿瘤多发生于黏膜浅部或皮肤，表现为边缘隆起的火山口状溃疡；外生型肿瘤表现为菜花样，常合并感染、坏死；浸润型肿瘤发展较快，早期向深部与周围组织生长，表面稍隆起而粗糙不平。口腔癌病变的基底部触诊均为不可移动的硬块，不同于普通溃疡。

肉瘤多起自深部组织。恶性度较低者早期可为活动肿块，易与良性肿瘤混淆。恶性度高者大多呈边界不清、质地较硬、不能移动的肿块。肿瘤表面黏膜或皮肤完整。如肿瘤生长较快，可伴以皮下或黏膜下血管扩张、充血。由于生长过快，到一定程度会因局部营养缺乏或继发感染而溃破。当其向周围浸润生长时，可以破坏邻近组织器官而发生功能障碍。例如：损害面神经造成面瘫；感觉神经受侵时，可引起疼痛，感觉迟钝或消失；波及牙及颌骨组织时可造成牙吸收、松动或病理性颌骨骨折；肿瘤侵犯翼腭窝、颞下颌关节、咀嚼肌群时，可引起张口困难。

恶性肿瘤生长过程中，癌细胞可逐渐侵入其遇到的淋巴管和血管中，导致区域性淋巴结转移和远隔器官的转移。口腔鳞状细胞癌较易发生颈淋巴转移，就诊时30% ~ 40%患者存在颈部转移。转移的发生与以下因素有关：原发灶的部位、大小、T分级及组织学特征。口腔癌的颈淋巴结转移有一定规律。转移风险依原发灶的部位由前向后而增高。与肿瘤部位有关的转移因素主要为淋巴管是否丰富及器官动度。舌根部淋巴组织丰富，易于转移；硬腭、牙龈淋巴组织较少，转移率低；上颌窦癌局限于窦内时，淋巴结转移少见，但当穿破窦壁侵入周围组织时，转移率明显增高；牙龈癌局限于附着龈时转移不多，一旦侵入龈颊沟，转移增多。舌及口底因运动频繁、动度大，转移率高；牙龈及硬腭相对固定，转移率低。颈淋巴结转移率从高至低依次为舌、口底、下牙龈、颊黏膜、上牙龈、硬腭及唇。一般来说，T分级反映肿瘤负荷大小和侵袭能力的强弱，T分级上升，淋巴转移的风险也增高。肿瘤厚度与淋巴结转移关系也很密切。当肿瘤侵袭深度小于2 mm时，隐匿性转移率为7.5%，2 ~ 8 mm时，为25.7%，超过8 mm时，高达41.2%。肿瘤的组织学分类及肿瘤细胞的分化程度与颈淋巴结的转移关系也很密切。恶性黑色素瘤易转移，腺样囊性癌很少发生淋巴转移；高分化肿瘤较少转移，低分化肿瘤较多转移。当癌细胞阻塞一侧淋巴管或淋巴结后，淋巴管内的癌细胞可随淋巴液逆行转移到颈浅淋巴结或对侧的淋巴结。口腔颌面部恶性肿瘤除晚期病例外，一般发生远处转移的机会不多，但有些组织类型的肿瘤，如腺样囊性癌、未分化癌、恶性黑色素瘤、骨肉瘤等易向肺、肝、骨等处转移。

肿瘤迅速生长破坏过程中可产生毒性物质。这些有害物质可引起机体代谢紊乱，加之肿瘤引起的出血、感染、疼痛、饥饿等，可使机体不断消耗，患者可出现消瘦、贫血、机体衰竭等症状，称为“恶病质”（或“恶液质”）。晚期口腔恶性肿瘤患者还可出现高钙血症及白细胞增多症。高钙血症临床表现为虚弱、厌食、恶心、便秘、压抑、腹痛等症状，严重者意识模糊，甚至意识丧失、昏迷，常不易诊断，易误认为是肿瘤的非特异性表现。

四、口腔颌面部肿瘤的诊断 Diagnosis of oral and maxillofacial tumors

无论是良性肿瘤还是恶性肿瘤都应早期诊断和早期治疗。恶性肿瘤因其存在致命危险，更应早期诊治。但由于口腔癌早期缺乏特征性症状或无明显症状，极易被忽略而无法得到早期诊断。调查显示，口腔癌患者首次就诊时约有50%患者得不到正确诊断。泰国的一项研究表明，口腔癌患者首次就诊确诊的只有32%，能及时转到口腔肿瘤专科医师会诊的只占20%，其余的则未能得到合适处理，从而引起诊断延迟（delay in diagnosis），此种延迟称医师延迟或医源性延迟。此外，还有患者出现症状后不能及时就诊的延迟，称为患者延迟或患源性延迟。欧洲发达国家的误诊情况也大体如此。在口腔癌延迟诊断中，从患者首次发现症状到首次就诊一般要经历2个月左右的时间；从患者首次就诊到确诊也要经历2个月左右，其中大约要转诊2 ~ 3次甚至更多。

早期发现口腔肿瘤的关键是医务工作者的高度责任感、对癌症的警惕性、丰富的专业知识和临床经验。

在临床上，口腔颌面部恶性肿瘤易误诊为牙龈炎、损伤性溃疡、上颌窦炎、颌骨骨髓炎、结核等，从而使患者延误或失去治愈的机会。因此，肿瘤诊断的思路一般是：首先，要区别肿瘤或非肿瘤疾病（如炎症、寄生虫、畸形或组织增生所引起的肿块）；其次，要鉴别良性或恶性。在作出诊断之前不可轻易进行治疗，以免给患者带来危害及损失。常用的诊断方法有如下几个方面：

（一）病史采集

应当查询最初出现症状的时间、确切的部位、生长速度以及最近是否突然加速生长，作过什么检查，采取过什么治疗方法，治疗是否有效等，这些信息可帮助区分良性肿瘤与恶性肿瘤，确定晚期恶性肿瘤的原发部位及选择治疗方法。在采集病史时，不要忽视患者的任何一个主诉。此外，还应询问患者的年龄、职业和生活习惯。过去有无损伤史、炎症史、家族史等。这些均与肿瘤诊治有关。

（二）临床检查

通过望诊、触诊详细检查患者全身及口腔颌面部的情况。望诊可以了解肿瘤的形态、生长部位、体积大小、表面皮肤色泽、有无功能障碍，如开口大小、舌及眼球活动度等。触诊可以了解肿瘤的边界、质地、活动度以及与邻近组织的关系。怀疑恶性肿瘤均应触诊头颈部淋巴结，以便判断淋巴结有无转移。在颊部、口底、舌部等的深部肿瘤应进行双手触诊。听诊对血管源性或高血运肿瘤（如颈动脉体瘤、动静脉畸形等）的诊断有一定帮助。

全身检查方面应包括患者的精神和营养状态，有无远处转移、恶病质及其他器质性疾病，特别是肝、肾、心、肺等重要器官的功能状况。

（三）影像学检查

包括X线检查、超声检查、磁共振检查、放射性核素显像、正电子发射断层扫描和单光子发射断层扫描检查等。

1. X线检查　普通X线摄片主要用以了解骨组织肿瘤的性质及其侵犯范围，对判断是原发灶还是继发病变也有一定帮助。此外，有些肿瘤在X线片上有其特征性表现，基本可通过其X线表现特征确诊。

对恶性肿瘤还应常规行胸部摄片检查，初步明确肺部有无转移，普通X线片不能确诊时，应行计算机体层扫描摄片或磁共振成像检查。

造影检查也可协助诊断，如唾液腺造影、颈动脉造影、淋巴管造影、瘤（窦）腔造影等均可协助确定肿瘤的性质、范围、与周围组织结构的关系等，为治疗提供重要参考。

计算机体层扫描（computed tomography，CT）具有图像清晰、层面连续，便于判断病损的部位、范围、与周围结构关系、性质等优点。通过注射造影剂，拍摄增强片可以协助诊断某些富含血管的肿瘤，如颈动脉体瘤、血管瘤等；对于判别肿瘤是否侵及大血管也有很大的帮助（图7-1），如了解颈部转移癌是否侵犯颈动脉等。螺旋CT（spiral CT，SCT）可以显示某些肿瘤的立体轮廓，并可指示其和周围解剖结构的关系，对显示颌骨病变、软组织肿瘤对骨质的破坏尤为有利。

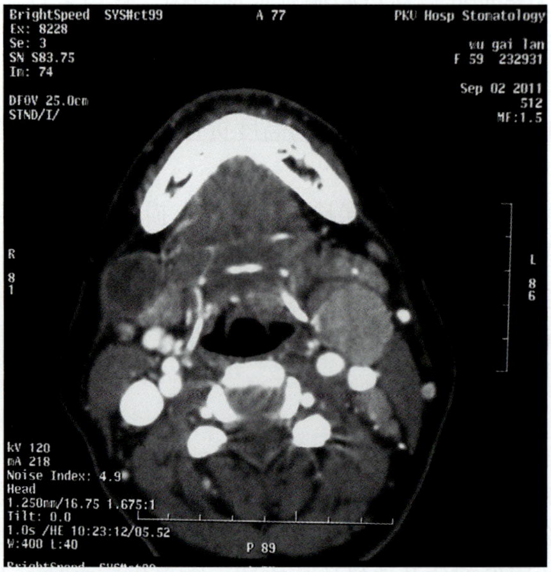

图7-1　增强CT检查显示双颈转移，左颈上深淋巴结转移压迫颈动脉

2．磁共振成像　磁共振成像（magnetic resonance image，MRI）是利用具有奇数质子或中子的原子核在磁场内共振而产生影像的一种诊断方法，它所提供的信息大于其他医学影像技术，能进行解剖学的剖面成像。它的主要优点是对软组织的病变显示很好，能充分显示病变的全貌并进行立体定位，与CT比较，不用造影剂增强即能显示血管，同时它无电离辐射，对人体基本无害；其缺点是费用较高，成像时间较长，对于肿瘤定性诊断还不十分满意，成像可受口腔内金属修复体、种植体等其他金属物品干扰。

3．超声诊断　超声波在人体组织内传播时，产生与光相似的反射、折射、衰减及多普勒（Doppler）效应，通过超声探头将回声信号回收，信号经处理后产生超声声像图。由于各种组织的密度和特性不同，产生的声像图也不同。口腔颌面外科通常采用B型超声操测仪。其对囊性肿瘤和软组织肿瘤，如原发于腮腺、颈部的肿瘤的诊断有较大帮助，能较准确地提示有无肿块存在及其大小。此外，根据超声声像图的周界清晰度和肿瘤内光点分布的均匀与否，尚可提供判断肿块属良性抑或恶性的证据。超声检查方法简便，对患者无痛苦也无损伤，易于为任何年龄的患者所接受。

4．放射性核素检查　利用核素在肿瘤细胞与正常细胞分布不同这一特点，给患者服用或注射放射性核素后，可应用扫描或计数以测定放射性物质的分布情况来进行诊断和鉴别诊断。其中广泛应用的显像技术是闪烁照相技术。其优点是灵敏度和分辨率都显著提高，图片清晰，扫描时间缩短。目前倾向于应用半衰期短和低能量的核素，如锝（^{99m}Tc）、碘（^{131}I）、磷（^{32}P）锶（^{35}Sr）、铟（^{113}In）、稼（^{67}Ga）等。甲状腺癌及口腔内异位甲状腺可应用^{131}I或^{125}I诊断，^{125}I分辨率较好。诊断颌骨恶性肿瘤主要用^{99m}Tc。发射型计算机断层仪（emission computed tomography，ECT）对肿瘤有无远处转移，特别是骨病损的显示良好，常常在 X 线检查无表现之前就可出现阳性表现，从而能协助临床早期诊断骨质破坏或远处转移。

5. 正电子发射断层扫描　正电子发射断层扫描（positron emission tomography, PET）通过测定局部血流、氧利用率及葡萄糖代谢率等来区分肿瘤组织和正常组织之间的代谢差异，有利于肿瘤的早期诊断及对残余肿瘤组织的检测，适用于检查隐匿小复发灶、隐匿小原发灶或远处转移灶，对 N_0 口腔鳞状细胞癌颈部评价的准确度达 92%，优于 CT。PET-CT 将 PET 与 CT 融为一体，由 PET 提供病灶详尽的功能与代谢等分子信息，CT 提供病灶的精确解剖定位，具有灵敏、特异及精确定位等特点，可达到早期发现病灶和诊断疾病的目的（图 7-2）。

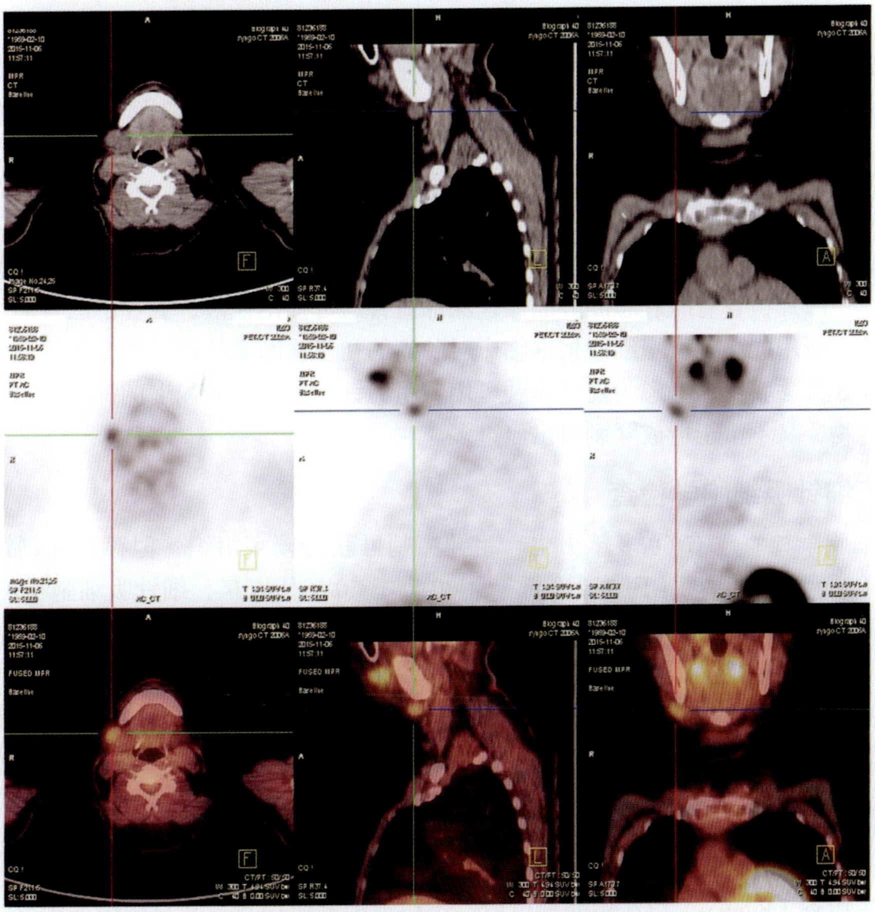

右侧颈部Ⅱa区代谢活性增高淋巴结

图 7-2　PET-CT 检查，显示口腔癌经淋巴结转移

6. 单光子发射断层扫描　单光子发射断层扫描（single photon emission computerized tomography，SPECT）使用 ^{99m} 锝标记的单克隆抗体显示绝大多数淋巴结转移灶，可用于检测小的肿瘤病灶或转移灶（图 7-3）。

上述影像学检查主要用于明确肿瘤的大小、性质、侵袭范围及与周围组织器官的关系，对判别是原发还是继发肿瘤也有帮助。近年出现的影像学检查在肿瘤诊治中有传统检查不具有的优点，但不应滥用。对确定牙龈癌破坏颌骨的范围大小，普通 X 线平片就已足够；对检查面侧深区的肿瘤则有必要行 CT 或 MRI 检查。要注意避免的另一种较少发生的情况是，该做的检查未做而仓促手术，导致患者不必要的损失。例如，不伴咬合关系改变及张口问题的颞颌关节肿瘤仅凭临床检查有可能误诊为腮腺肿瘤，位于颞颌关节附近的腮腺肿瘤可诊断为关节肿

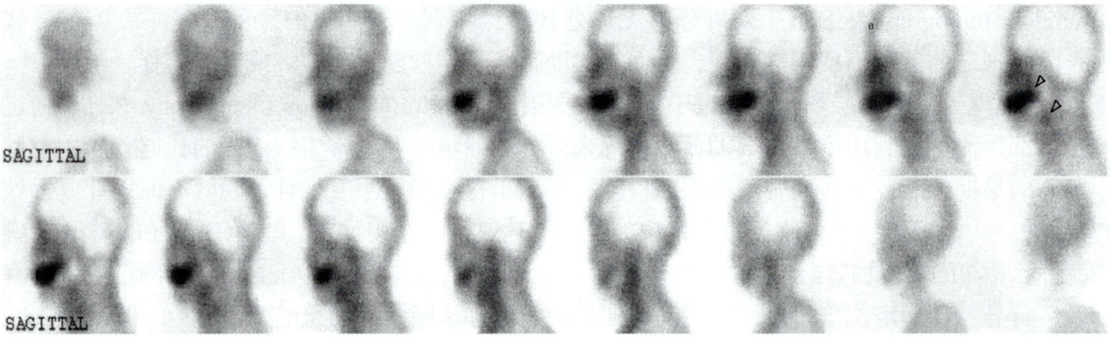

图 7-3 SPECT 检查示右磨牙后区鳞癌（N_0），颈深上区淋巴结转移

瘤；早期无明显症状的颈动脉体瘤可能被认为是神经鞘瘤之类。因此，掌握各种检查方法的特点及适应范围，了解各种疾病的共性和特征，将二者结合起来考虑选择正确的检查方法十分重要。

（四）穿刺检查

对触诊时有波动感或非实质性含有液体的肿瘤，可用注射针行穿刺检查。如为囊肿，穿刺可吸出液体，涂片检查有时有胆固醇晶体；深部血管瘤可抽出血液；囊性淋巴管瘤可抽出淋巴液。穿刺检查所用的穿刺针粗细应根据临床对肿瘤的初步诊断来选择，考虑血管瘤者，用较细的针头，如 5 号黏膜针；考虑为皮样囊肿可用较粗的针头，如 8 号以上的针头，以确保既能吸出肿瘤内容物，又不至于造成穿刺口出血过多。

（五）细针吸细胞学检查

穿刺细胞学检查已有 60 多年历史。粗针穿刺可获得较多组织，但存在穿刺针道肿瘤细胞种植危险，目前已很少用于肿瘤诊断。自 20 世纪 50 年代以来，细针吸细胞学（fine needle aspiration cytology，FNAC）检查已成为肿瘤诊断的一个有效手段，其区别良恶肿瘤的确诊率可达 95%，但对肿瘤组织学类型的确定还不够准确。在口腔颌面部肿瘤，该方法主要用于唾液腺或某些深部肿瘤的诊断。方法是常规肿块处皮肤消毒，持安装 6 号细针（外径 0.6 mm）的 10 ml 干燥针筒，将针刺入肿块，反复抽吸数次后拔出，推出针头中的少许液体及组织，涂片、染色、镜检。

（六）活组织检查

活组织检查（biopsy）指在病变部位取一小块组织制成切片，在显微镜下观察组织和细胞的形态与结构，以确定病变性质、类型及分化程度等。一般在局麻下进行，对位置表浅或有溃疡的肿瘤，一般不宜采用浸润麻醉。所取组织需足够大，一般 5 mm 以上；对表面有坏死溃疡的病灶，取材须达到足够深度以获得有活性的组织；有时需作多点活检；所取组织最好包含部分正常组织；小的肿块也可行切除活检。通常，该方法是最为准确可靠的诊断方法，但有时即使是排除诊断者的诊断水平等因素，也可能出现偏差。当遇到临床诊断与病理结果不符时，必须结合临床和其他检查方法综合分析，才能作出正确诊断。活组织检查有可能促使黑色素瘤等肿瘤转移，故应争取诊断与治疗一期完成；必须先行活检明确诊断者，活检时间与治疗时间应越近越好。

（七）免疫组织化学技术

免疫组织化学技术（immunohistochemistry technique）在肿瘤病理学诊断上已得到广泛应用。其基本原理是通过抗体和抗原的特异反应，经酶和底物作用显示细胞和组织的化学成分，用于肿瘤的诊断、分类，并可分析肿瘤的组织来源、病因及发病机制等。在口腔颌面肿瘤诊断方面也得到普遍使用，如透明细胞型腺泡细胞癌的淀粉酶测定，肌上皮细胞来源肿瘤的 S-100 蛋白、肌动蛋白、肌球蛋白的测定，细胞角蛋白染色区分未分化癌和恶性淋巴瘤或肉瘤，癌胚抗原和甲状腺球蛋白染色鉴别唾液腺癌和转移性甲状腺癌等。

（八）肿瘤标志物检查

恶性肿瘤患者的血液、尿或其他体液中存在某些特殊的化学物质，这类物质通常以抗原、激素、受体、酶蛋白以及各种癌基因等形式出现。由于这些产物多由肿瘤细胞产生、分泌和释放，故被称为“肿瘤标志物”。通过检测肿瘤患者的血液及尿，可以协助对肿瘤的诊断。如患恶性肿瘤的患者常有血沉加快、黏蛋白增高；晚期骨肉瘤患者的血清碱性磷酸酶可增高；多发性浆细胞肉瘤血浆球蛋白增高，尿内可发现凝溶蛋白，亦称本周蛋白（Bence-Jones albumose）；恶性黑色素瘤全身转移时，尿中黑色素试验阳性等等。

有些肿瘤标志物，如和骨肉瘤有关的碱性磷酸酶，还能对患者的治疗效果及其预后进行有效的监测，及时发现可能存在的复发或转移病灶。

五、口腔颌面部肿瘤的治疗 Treatment of oral and maxillofacial tumors

肿瘤的治疗必须强调以下几个方面：治疗方案个体化原则，综合治疗观点，多学科协作观念，患者及家属配合理念，并特别注重首次治疗效果及合理的随访计划。

（一）治疗原则

1. 良性肿瘤　一般以外科治疗为主。临界瘤则应切除肿瘤周围一定范围内的正常组织。良性肿瘤切除后，标本应送病理检查，如证实有恶变，应按恶性肿瘤进一步处理。腮腺良性肿瘤的处理有特殊性，一般不能进行单纯摘除术，即剜除术。详细内容见唾液腺疾病章节。

2. 恶性肿瘤　应根据肿瘤的组织来源、生长部位、分化程度、发展速度、临床分期、患者机体状况等综合设计治疗方案。

（1）组织来源：肿瘤的组织来源不同，治疗方法也不尽相同。淋巴造血组织来源的肿瘤因常为多发性并有广泛性转移，且对放射和化学药物都具有高度的敏感性，故宜采用放射、化学药物和中医中药治疗为主的综合疗法。鳞状细胞癌及基底细胞癌对放射线中度敏感，应根据肿瘤的大小、分化度、生长部位及患者的全身情况，决定采用手术、放射治疗、化学药物治疗，或是综合治疗。肉瘤，如骨肉瘤、纤维肉瘤、肌肉瘤（胚胎性横纹肌肉瘤除外），恶性黑色素瘤，神经系统的恶性肿瘤等一般对放射治疗不敏感，应以手术治疗为主，手术前后辅以化学药物治疗。

（2）细胞分化程度：细胞分化程度较好的肿瘤一般对放射线不敏感，常采用手术治疗；细胞分化程度较差或未分化的肿瘤对放射线较敏感，则多用放射与化学药物治疗。

（3）肿瘤生长速度：当肿瘤处于迅速发展阶段，侵袭广泛时，手术前一般先进行放射或化学药物治疗，以缩小肿瘤。

（4）肿瘤的生长及侵犯部位：肿瘤位于表浅部位手术治疗较为容易，有些肿瘤如鳞状细胞癌，在口腔前部的分化度较口腔后部要高，故以手术治疗为主。位置深在的肿瘤，如位于颌面深部或近颅底的恶性肿瘤，手术比较困难，手术后往往给患者带来严重功能障碍，故有时不得不首先考虑能否应用放射治疗或化学治疗，必须时再考虑手术治疗。颌骨肿瘤一般则以手术治疗为主。

（5）临床分期：通常早期病变不论应用何种疗法均可获得较满意的疗效，而晚期病变多以综合治疗为主。目前常用的临床分期方法是美国癌症联合委员会（AJCC）和国际抗癌协会

（UICC）设计的TNM分类法。T是指原发肿瘤，N是指区域性淋巴结，M是指有无远处转移。根据原发肿瘤的大小及波及范围可将T分为若干等级；根据淋巴结的大小、质地、是否粘连等也可将N分为若干等级；远处转移则是利用各种临床检查的结果，区分有无远处转移，以上称为TNM分类。将不同的TNM分类再进行排列组合，即可以得出临床分期。这种分类便于准确和简明地记录癌瘤的临床情况，帮助制定治疗计划和确定预后，同时便于研究工作有一个统一标准，可在相同的基础上互相比较。

TNM分类法每隔数年更新一次，目前最新版本是2017年发布的。新版本有关口腔癌TNM分类的主要内容如下：

第8版口腔癌AJCC TNM分期（AJCC，2017）

（一）TNM临床分类

T——原发癌

T_x　原发癌无法评价

T_{is}　原位癌

T_1　肿瘤最大直径≤ 2 cm，且侵袭深度（Depth of invasion，DOI）≤ 5 mm

T_2　2 cm <肿瘤最大直径≤ 4 cm，且 DOI ≤ 10 mm
或
肿瘤最大直径≤ 2 cm，且 5 mm < DOI ≤ 10 mm

T_3　肿瘤最大直径> 4 cm，或肿瘤 DOI > 10 mm

T_4

T_{4a}　唇癌：肿瘤侵犯骨皮质、下牙槽神经、口底或面部皮肤

T_{4a}　口腔癌：肿瘤仅侵犯邻近结构，如下颌骨、上颌骨骨皮质、上颌窦、面部皮肤，或颏舌肌、舌骨、腭舌肌等外附肌
（例外：牙龈原发癌侵犯骨皮质、牙槽骨表面并不归类为T_{4a}）

T_{4b}　局部晚期，肿瘤侵犯咀嚼肌间隙、翼板、颅底或肿瘤包绕颈内动脉

cN——区域淋巴结临床分期

cN_x　区域淋巴结无法评估

cN_0　没有区域淋巴结转移

cN_1　同侧单个淋巴结转移，最大直径≤ 3 cm，且无临床包膜外侵犯

cN_2

cN_{2a}　同侧单个淋巴结转移，3 cm <最大直径≤ 6 cm，且无临床包膜外侵犯

cN_{2b}　同侧多个淋巴结转移，其中最大直径≤ 6 cm，且无临床包膜外侵犯

cN_{2c}　双侧或对侧淋巴结转移，其中最大直径≤ 6 cm，且无临床包膜外侵犯

cN_3

cN_{3a}　转移淋巴结最大直径> 6 cm，且无临床包膜外侵犯

cN_{3b}　转移淋巴结存在临床包膜外侵犯

pN——区域淋巴结病理分期

pN_x　区域淋巴结无法评估

pN_0　没有区域淋巴结转移

pN_1　同侧单个淋巴结转移，最大直径≤ 3 cm，且无包膜外侵犯

pN_2

pN_{2a}　同侧单个淋巴结转移，3 cm <最大直径≤ 6 cm，且无包膜外侵犯
或
同侧或对侧单个淋巴结转移，最大直径≤ 3 cm，且有包膜外侵犯

pN_{2b}　同侧多个淋巴结转移，其中最大直径≤ 6 cm，且无包膜外侵犯

pN_{2c}　双侧或对侧淋巴结转移，其中最大直径≤ 6 cm，且无包膜外侵犯

pN_3

pN_{3a}　转移淋巴结最大直径> 6 cm，且无包膜外侵犯

pN_{3b}　同侧单个淋巴结转移，最大直径> 3 cm，且有包膜外侵犯

或

同侧、对侧、双侧多个淋巴结转移，且其中任意一个有包膜外侵犯

M —远处或非区域淋巴结转移

M_x　远处转移的存在不能确定

M_0　无远处转移

M_1　有远处转移，如肺、骨、肝、脑等脏器转移

或

非区域淋巴结转移，如纵隔淋巴结（Ⅶ组淋巴结除外）、腋窝淋巴结

（二）分期：

Ⅰ期　T_1 N_0 M_0

Ⅱ期　T_2 N_0 M_0

Ⅲ期　T_3 N_0 M_0；或 T_1-T_3 N_1 M_0

Ⅳ期

ⅣA 期：T_{4a} N_0-N_2 M_0；或 T_1-T_3 N_2 M_0

ⅣB 期：T_{4b} 任何 N M_0；或 任何 T N_3 M_0

ⅣC 期：任何 T 任何 N M_1

（二）治疗方法

1. 手术治疗　适应证：①原发灶及转移淋巴结可以根治；②对放疗或化疗不敏感的恶性肿瘤；③晚期肿瘤切除术后的组织缺损可以修复；④通过手术切除大块乏氧或缺血坏死病灶能为放疗或化疗创造条件的病例；⑤不能行根治手术，但因某些并发症，如肿瘤阻塞呼吸道致呼吸困难，可行姑息性手术以解除症状；⑥根治性放疗后残留的部分病灶。禁忌证：①肿瘤过于广泛或已有多处远隔转移灶；②多原发癌患者不能一次或分次切除者；③年老体弱或伴有严重全身器质性疾病患者。

手术操作严格按照无瘤原则进行：手术在肿瘤边缘外一定范围的正常组织内整体切除，并确保切缘阴性，避免切破和挤压肿瘤。对肿瘤外露部分应予适当处理，如用纱布覆盖、缝包；表面溃疡者，可采用电灼或化学药物处理，防止术中触及造成污染。缝合前应用大量低渗盐水及化学药物（氮芥）作冲洗湿敷。创口缝合时应更换手套及器械。为了防止肿瘤扩散，还可采用电刀，也可于术中及术后应用静脉或区域性动脉注射化学药物。此外，对可疑肿瘤残存组织或未能切除的肿瘤，可辅以电灼、冷冻、激光、局部注射抗癌药物或放射等治疗。

肿瘤切除后的组织缺损应尽可能整复，但一般是在根治肿瘤基础上的整复。对手术切除彻底、复发相对较少、有重要器官外露、受区和供区条件合适者可行即刻整复；对不易根治且切缘有限、生物学行为差、易复发、患者不能耐受进一步手术、受区和供区条件不够者可延期整复。整复手术应在顾及功能与外形基础上尽量简单化。

对颈淋巴结已有转移或根据原发病灶特点估计颈淋巴转移可能性大的，应行颈淋巴清扫术（neck dissection）。颈淋巴清扫术的分类较为复杂。现将目前为多数人接受的分类简述如下，同时介绍颈淋巴结分区。

（1）颈淋巴结分区：为便于临床应用与交流，目前多采用美国耳鼻咽喉头颈外科学会的颈淋巴结分区法。该分区法简单易掌握，简介如下：

Ⅰ区：包含颏下和下颌下三角淋巴结，介于二腹肌前后腹、舌骨和下颌骨下缘之间。该区又分为ⅠA（颏下三角）和ⅠB（下颌下三角）两亚区。

Ⅱ区：包含颈静脉淋巴结上组，介于颅底与舌骨之间范围。该区又以副神经为界分为前下的ⅡA区和后上的ⅡB区。

Ⅲ区：包含颈静脉淋巴结中组，介于舌骨与环状软骨下缘之间。

Ⅳ区：包含颈静脉淋巴结下组，介于环状软骨与锁骨之间。

Ⅴ区：包含颈后三角淋巴结，颈后三角前界为胸锁乳突肌后缘，后界为斜方肌前缘，下以锁骨为界。该区又以环状软骨下缘为界分为上方的ⅤA区（颈后三角区）和下方的ⅤB区（锁骨上区）。

Ⅵ区：包含颈前中央区淋巴结，介于舌骨、胸骨切迹和双侧颈动脉鞘内缘之间。

Ⅶ区：上纵隔淋巴结。

（2）颈淋巴清扫术的分类和命名

1）颈清扫术的划分

①以适应证划分：a. 选择性颈清扫术（elective neck dissection），针对 cN_0 患者；b. 治疗性颈清扫术（therapeutic neck dissection），针对 $cN_{1\sim3}$ 患者。

②以手术清扫范围划分：a. 全颈清扫术（comprehensive neck dissection），清扫Ⅰ～Ⅴ区淋巴结，切除胸锁乳突肌、颈内静脉、脊副神经等；b. 改良颈清扫术（modified neck dissection），清扫Ⅰ～Ⅴ区淋巴结，保留胸锁乳突肌、颈内静脉、脊副神经或颈丛皮神经等；c. 择区性颈清扫术（selective neck dissection），根据原发部位，对引流至附近区域性淋巴结进行清扫，保留胸锁乳突肌、颈内静脉、脊副神经或颈丛皮神经等；d. 扩大颈清扫术（extended neck dissection），根据病变侵犯范围，较常规手术扩大切除可以切除的组织，周围的肌肉、血管神经等。

2）颈淋巴清扫术的命名

颈淋巴清扫术在国内外均没有完全统一命名，以下根据国内常用名词命名：

①经典性颈清扫术，或全颈清扫术（radical neck dissection，or classical neck dissection，or comprehensive neck dissection），清扫Ⅰ～Ⅴ区淋巴结。切除胸锁乳突肌、颈内静脉、脊副神经及颈皮神经；保留：颈总动脉、迷走神经、交感神经（图7-4）。

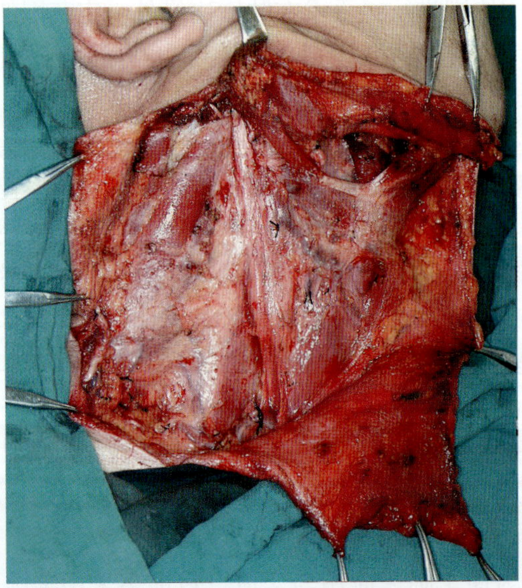

图7-4 经典性颈清扫术，切除了副神经、胸锁乳突肌及颈内静脉

②改良性颈清扫术（modified neck dissection），清扫淋巴结区域同经典性颈清扫术，但保留以下组织：胸锁乳突肌、颈内静脉、脊副神经，或以上三者之一，或三者之二，主要保留脊副神经，也可保留颈皮神经（图7-5）。

③择区性颈清扫术（selective neck dissection）：a. 肩胛舌骨肌上颈清扫术（supraomohyoid neck dissection）：清扫Ⅰ～Ⅲ区淋巴结（图7-6）；b. 肩胛舌骨肌上扩大颈清扫术（extended supraomohyoid neck dissection）：清扫Ⅰ～Ⅳ区淋巴结；c. 侧颈清扫术（lateral neck dissection）：清扫Ⅱ～Ⅳ区淋巴结；d. 后侧颈清扫术（posterolateral neck dissection）：清扫Ⅱ～Ⅴ区淋巴结、枕淋巴结、耳后淋巴结，以及肿瘤周围软组织；e. 中央区颈清扫术（central compartment neck dissection）：清扫Ⅵ区淋巴结，或加Ⅶ区清扫。

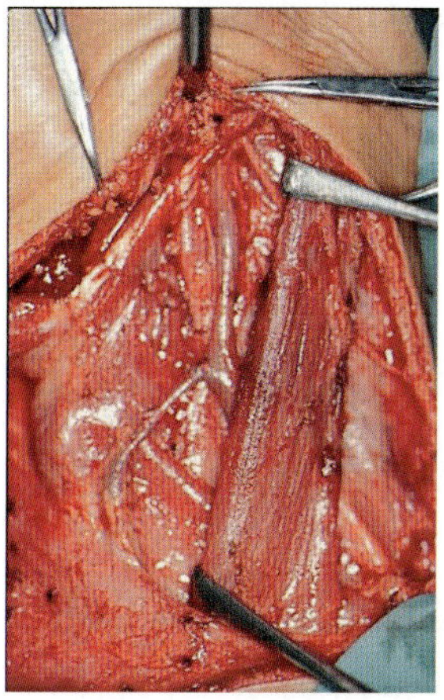

图7-5　改良性颈清扫术，保留了副神经、胸锁乳突肌及颈内静脉

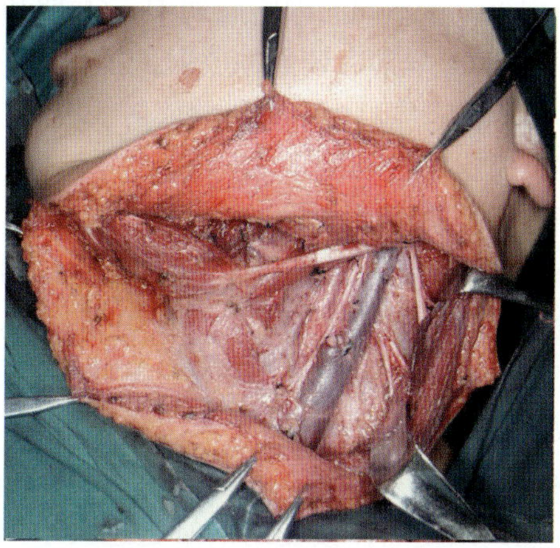

图7-6　肩胛舌骨肌上颈清扫术

④扩大颈清扫术（extended neck dissection），清扫Ⅰ～Ⅴ区淋巴结，或加Ⅵ及Ⅶ区清扫，同时清扫其他区域淋巴结。切除被肿瘤侵犯的组织，包括颈总动脉、舌下神经、迷走神经、膈神经、椎旁肌肉、皮肤等。

制定颈部淋巴结处理方案要考虑到淋巴结引流及原发灶的特点。当存在区域淋巴结转移，所有可能有转移风险的淋巴结均应清除。传统性颈清扫术仍然是治疗临床上有明显转移淋巴结的标准术式。但该术式的并发症高，不可滥用，其适应证有：N_3转移灶，多个多组淋巴结转移，颈部放疗后的复发灶，明显的淋巴结外扩散，转移累及皮肤。只要有合适的适应证存在，且不影响手术的彻底性，就应行保留重要解剖结构（如副神经、颈内静脉、胸锁乳突肌）的保留功能颈清扫术（function-preserving neck dissection）。不宜对有临床肿大淋巴结的病例行择区性颈清扫术。对可能存在微转移灶的颈淋巴结行选择性颈清扫术（elective neck dissection），一般不需清除所有的五区淋巴结，因为颈淋巴结的转移模式有一定的规律及一定的范围。选择性颈清扫术通常只局限在一定范围内，依原发灶所在部位的淋巴结引流特点而定。N_0口腔癌患者一般只需行第一、二、三区的淋巴清扫术。

尽管目前颈清扫术的分类方法较多、较杂，对口腔颌面恶性肿瘤而言，临床主要使用的有三种术式：经典性颈清扫术（传统的根治性颈清扫术）、改良性颈清扫术（改良根治性颈清扫术）和肩胛舌骨肌上颈清扫术。

2. 放射治疗　射线照射组织可引起一系列的细胞电离，使病理组织受到破坏，分化较差的细胞更容易受到影响。正常组织细胞虽也受到一定的损害，但仍可恢复其生长和繁殖能力；而肿瘤细胞则被放射线所破坏，不能复生。

（1）放射治疗量：要根除癌瘤并不需要以很高的剂量去直接杀死癌细胞，而只需以较之略低的剂量使癌细胞丧失再生能力即可最终杀死癌细胞。因此放射治疗（radiation therapy，以下简称放疗）设计的基本策略是投照的剂量既能使癌细胞丧失再生能力又不至于使正常组织遭受不可逆的损害。

（2）选择放疗剂量的参考因素：放疗敏感性是指在照射条件一致的情况下，机体器官、组织和细胞对辐射反应的强弱和快慢的差异。不同的组织和细胞或同一组织内的不同细胞的放射敏感性有明显差异，不同类型的细胞，甚至同一细胞的不同细胞周期有不同的敏感性。

临床上，对放射线敏感的肿瘤有恶性淋巴瘤、浆细胞肉瘤、未分化癌、淋巴上皮癌、尤文（Ewing）肉瘤等。对放射线中度敏感的肿瘤主要是鳞状细胞癌及基底细胞癌。对放射线不敏感的肿瘤有：骨肉瘤、纤维肉瘤、肌肉瘤（胚胎性横纹肌肉瘤除外）、腺癌、脂肪肉瘤、恶性黑色素瘤等。在不同的细胞周期中，G_2 期和 M 期敏感性高，G_1 期和 S 早期放射敏感性稍差，而 S 后期和 G_1 早期有较强的放射抵抗性。一般而言，肿瘤越大需要的放疗量也越大。如肺内微小的骨源性肉瘤可为中等量的放射线根除，而同样部位的大体积淋巴瘤即使是使用大剂量也可能很难控制。

细胞所处的环境因素也影响其辐射效应。氧分子是强有力的放射敏感性修饰剂，氧的存在使损伤修复减少，在乏氧条件下，细胞对辐射的抵抗性增加。体积大的肿瘤乏氧灶较多，需要高剂量的放射线。

（3）放疗增敏：临床上可通过某些手段来提高放疗的敏感性，常用的方法有：高压氧、化学增敏剂和加温增敏。

（4）近距放射疗法：近距放射疗法（brachytherapy）是指将放射源植于瘤内或离瘤体极近的部位，以使瘤体接受的剂量远远大于周围组织，从而达到治疗肿瘤的目的。后装（after loading）技术的发展与应用极大改进了以往的近距放射疗法。后装技术是先将中空无放射性的针或塑料管植入，然后在空管内置入无放射性的虚拟放射源，并做 X 线检查定位以计算剂量分布，最后放入真正的放射源。近十几年来，放射性核素粒子治疗也逐渐应用于口腔颌面肿瘤治疗，丰富了恶性肿瘤近距离放射治疗的内容。

（5）三维适形放射治疗和调强放射治疗：为达到剂量分布的三维适形，必须满足下述的必要条件：①在照射方向上，照射野的形状必须与病变（靶区）的形状一致；②要使靶区内及表面的剂量处处相等，必须要求每一个照射野内诸点的输出剂量率能按要求的方式进行调整。满足第一个条件的三维适形放射治疗（3dimensional conformal radiation therapy，3DCRT）称之为经典适形治疗，同时满足以上两个必要条件的三维适形治疗称之为调强适形放射治疗（intensity modulated radiation therapy，IMRT）。

20 世纪末兴起的调强适形放射治疗是放射技术、放射物理、医学影像和计算机技术紧密结合的产物，它具有从三维方向上使高剂量曲线的分布与肿瘤靶体积形状一致，并明显减少周围敏感器官的照射剂量和体积的能力；其临床应用使安全地提高肿瘤照射剂量成为可能，从而达到提高肿瘤的局部控制率，改善患者生存质量的目的。

（6）X（γ）立体定向治疗：利用外照射技术，辅以精确的定位和集束手段，进行多角度的、单次大剂量照射颅内不能手术的良性疾病，诸如脑动静脉畸形（AVM）等。由于一次大剂量照射，照射野边缘放射剂量下降很陡，就像用刀切一样，达到与手术相同的效果，故称之为 γ 刀。X（γ）射线立体定向放射治疗也可用于治疗小体积的恶性肿瘤（如脑转移瘤，早期肝癌）。

（7）影像引导的放射治疗（image guided radiotherapy，TGRT）：影像引导的放射治疗是最近几年发展起来的新的放疗技术，主要是解决放疗过程中由于器官运动、变形和各种误差导致的肿瘤和治疗靶区对照射野的偏离问题。将放射治疗机和成像设备结合在一起，在治疗时，适时采集有关图像信息，确定治疗靶体积和重要结构的位置与运动规律，在必要时进行位置和剂量分布的校正，这种将影像系统和放疗设备结合在一起，用于适时治疗的方法称为影像引导的放射治疗。

近二十年来，计算机和诊断影像技术的发展，三维适形和调强放疗技术以及立体定向放疗技术应用于临床，大大提高了整体放射治疗水平。但其临床应用尚处于起步发展阶段，需要更多的临床实践以优化治疗方案。

（8）放疗前的局部准备：头颈部放射治疗前，应拔除口内病灶牙及肿瘤邻近的牙，拆除金属套冠及牙桥。这样，既可减少感染及颌骨坏死的可能性，又可使肿瘤受到放射线的直接照射。

（9）口腔颌面部上皮性癌的放疗原则

1）原发灶肿瘤：多数 T_1、T_2 上呼吸消化道上皮性癌可单独用放疗治愈，对能同时进行近距放射疗法的肿瘤疗效更好。T_3、T_4 肿瘤如能手术切除，一般先手术、后放疗。切缘阴性，也应进行术后放疗。制定放疗范围应按术前的情况定。对无法手术切除的晚期肿瘤，也应争取治疗。可以先给患者 40 Gy 左右剂量，如反应良好，可考虑联用近距放射疗法，以延长缓解期。对晚期复发性肿瘤可采用与此相同的治疗方法。

2）颈淋巴结：如果原发肿瘤易发生淋巴道转移，颈部淋巴结即使检查阴性也应选择性放疗。临床检查未发现转移淋巴结的颈部放疗量 50 Gy（5 周内）可以起预防作用。颈淋巴结 N_1 可单独用放疗，全颈放疗 50 Gy（5 周内），然后对肿大淋巴结在 1 ~ 2 周内用电子束或近距放射疗法加 10 ~ 20 Gy。N_2、N_3 如果手术可切除，最好先行颈淋巴清扫术，然后加放疗。晚期不能切除的淋巴结转移灶可给予姑息性放疗。

（10）术前放疗和术后放疗：早期鳞癌可以单纯手术或单纯放疗达到根治目的。晚期癌的手术边缘常有肿瘤残留或局部区域多有亚临床转移灶，需进行辅助性放疗。术前放疗的目的在于减少肿瘤细胞的数量，同时希望根治肿瘤周围的亚临床灶，使肿瘤易于切除并减少手术中淋巴道转移的危险。与术前放疗相比，术后放疗不影响手术创口的愈合，而且也不干扰肿瘤病理诊断的可靠性，因为术前放疗可能会改变肿瘤的病理特点；另外，对一些有肿瘤预后意义的因素如淋巴结的包膜是否受侵、淋巴管内的瘤栓等也不至于遗失。但手术后的瘢痕中血管很少，影响局部血运，使乏氧细胞的比例升高，影响放疗的敏感性。

（11）放射损伤

1）皮肤反应：在照射过程中达到较高剂量时，皮肤会出现变红、变黑、然后脱屑，甚至发生脱毛、皮炎、溃疡等反应。在治疗过程中，皮肤应保持干燥，避免一切局部摩擦、日晒、热疗、敷贴橡皮膏及刺激性药物，灼痒忌搔抓，难忍时可用冷敷或乙醇涂拭，并用镇静剂。轻、中度反应无需治疗；发生皮炎时，应保持干燥，严防感染；发生溃疡时可涂布 5% 硼酸或可的松四环素软膏。

2）口腔黏膜反应：因不同放射剂量，可出现充血、水肿、溃疡、白色假膜、出血等。黏膜炎可用 1.5% 过氧化氢含漱以保持口腔卫生，局部涂以 2% 甲紫，并用抗生素控制感染。如发生剧痛可加用表面麻醉剂含漱。

3）唾液腺损伤：唾液腺被放射线破坏，可发生口干。口干可采用针灸及中西药物催唾。

4）全身反应：全身反应可有食欲减退、恶心、呕吐、头昏、乏力，白细胞及血小板减少等。恶心、呕吐者可针刺足三里、曲池、内关及中脘；给予大剂量维生素 B_4（腺嘌呤）、B_6 和止吐剂；重症者应暂停放射治疗。当白细胞低于 4.0×10^9/L、血小板低于 100×10^9/L 时，应考虑减少放射剂量；此外，耳针、维生素 B_6、B_4、利血生、鲨肝醇、肌苷酸等有防治作用；白细胞低于 3.0×10^9/L 时，应暂停治疗，并用抗生素，加强营养，辅以输鲜血。

3. 化学药物治疗　头颈癌的主要治疗手段仍是手术与放疗，但化学药物治疗

（chemotherapy）能起到辅助作用。

20 世纪 40 年代，化学药物治疗（简称化疗）开始进入肿瘤治疗领域，50 ~ 60 年代开始用于头颈部恶性肿瘤，但多用于晚期癌症病例作为姑息性治疗措施。到 70 年代，化疗开始作为辅助性治疗手段应用于头颈部恶性肿瘤的手术或放疗之后，使局部治疗的疗效得以改善。80 年代，头颈癌化疗进展较快，已作为综合治疗的手段之一。

当前，头颈癌化疗的趋势是把手术或放疗前后的辅助化疗作为综合治疗重要手段之一。化疗给药的种类已由单一用药向联合用药方向转变；给药方式从原始的姑息性化疗向手术或放疗前诱导性化疗、放疗前增敏、手术后同步放化疗等方面转变；给药途径已采用静脉注射、口服、肌注、颞动脉或颈外动脉其他分枝推注或持续灌注、半身阻断血循环静脉灌注、肿瘤内给药、外敷及新近发展起来的以微球作为载体，将化疗药物溶入微球，栓塞肿瘤供血动脉的定向治疗等。

必须明确的是，目前的化疗药物对大多数头颈部恶性肿瘤呈中度敏感，其疗效尚不能令人满意。除非对于晚期癌或经局部治疗后复发和转移者外，把局部治疗和化疗相结合是应用化疗的基本原则。

（1）药物分类：常用的化学抗癌药物按其化学性质及作用有下列几类：

1）细胞毒素类（烷化剂）：主要药物是氮芥（nitrogen mustard，NH_2）、环磷酰胺（cyclophosphamide，CTX）、卡莫司汀（carmustine，BCNU）、洛莫司汀（lomustin，CCNU）、二甲三氮烯咪唑酰胺 [达卡巴嗪（dacarbazine，DIC，DTIC）] 等。

2）抗代谢类：常用药物有 5- 氟尿嘧啶（5-fluorouracil, 5-FU）、甲氨蝶呤（methotrexate, MTX）、阿糖胞苷（Ara-C）等。

3）抗生素类：常用的有博莱霉素（bleomycin，BLM）、平阳霉素（pinyangmycin，PYM）、放线菌素 D（actinomycin D）、丝裂霉素（mitomycin）、阿霉素（adriamycin ADM）、表柔比星（epirubicin）等。

4）激素类：常用的有肾上腺皮质激素类、丙酸睾酮（testosterone propionate）、已烯雌酚（diethyl stilbestrol）等。

5）植物类：常用的有紫杉醇（paclitaxel, PTX）、长春新碱（vincristine, VCR）、长春地辛（vindesine，VDS）、喜树碱（camptothecin，CPT）、秋水仙碱（colchicine）。

6）其他：有顺铂（cisplatin）、丙卡巴肼（procarbazine）、羟基脲（hydroxyurea）等。

（2）细胞增殖周期与抗癌药物：为合理使用抗癌药物，提高化学药物的治疗效果，应了解肿瘤细胞增殖和生长特点。细胞增殖周期可以分为有丝分裂期（M 期）和间期；间期又可分 G_1 期（脱氧核糖核酸合成前期）、S 期（脱氧核糖核酸合成期）和 G_2 期（脱氧核糖核酸合成后期）。有丝分裂结束后的细胞可以继续进行增殖（增殖细胞）；亦可暂时或一时不进行增殖，处于静止状态（非增殖细胞或 G_0 细胞）；有些细胞则不再增殖，通过分化而死亡。根据各种抗癌药物对细胞周期的作用及其对增殖细胞和休止细胞的敏感性不同，可将现有抗癌化学药物分为两大类。

1）细胞周期非特异性药物：药物可作用于细胞增殖周期的各期。主要为一些细胞毒素类和抗生素类药物，如氮芥、环磷酰胺、卡莫司汀、丙卡巴肼、丝裂霉素、阿霉素、达卡巴嗪、泼尼松、顺铂等。细胞周期非特异性药物对肿瘤和正常细胞选择性小，对增殖细胞和非增殖细胞作用相似，对癌细胞和正常造血细胞有相似的毒性。这类药物主要是通过抑制脱氧核糖核酸的复制和影响脱氧核糖核酸的功能而发挥作用，但也包括一些抑制核糖核酸和蛋白质合成的药物。由于细胞周期中各期（M 期除外）都进行核糖核酸和蛋白质合成，都有脱氧核糖核酸存在，因此，不仅能影响增殖细胞，也能影响休止细胞；不过，对增殖细胞的作用较休止细胞更为显著。

2）细胞周期特异药物：这类药物主要是一些代谢类和植物类药物。它们都通过抑制细胞脱氧核糖核酸的生化合成及有丝分裂而发挥作用。因此，只能影响已进入细胞周期或处于增殖状态的细胞；对未进入细胞周期的休止的细胞则不敏感。这类药物又可分为两类：①时相特异性药物：即对处于某一期的增殖细胞敏感。主要是指对 M 期或对 S 期敏感，而对增殖细胞间歇的 G_1、G_2 期和非增殖细胞的 G_0 期不敏感。对 M 期特异性药物的作用是抑制有丝分裂中的纺锤体，主要药物有长春碱、长春新碱、秋水仙碱等；对 S 期特异性药物有甲氨蝶呤、阿糖胞苷、羟基脲、喜树碱等。②周期特异性药物：即对多数的增殖细胞周期都有活性，但对非增殖细胞 G_0 期不敏感，如氟尿嘧啶、放线菌素 D 等。细胞周期特异性药物仅对迅速增长的肿瘤有效，而细胞周期非特异性药物，不仅对迅速生长的肿瘤可能有显著疗效，对一些生长缓慢的肿瘤，亦可有一定疗效。

（3）口腔癌常用的有效化疗药物

1）单药化疗：更多用于手术后同步化放疗用药，原则上应用选择性比较强的药物，如鳞状细胞癌应用平阳霉素、顺铂，腺癌类应用氟尿嘧啶治疗。较常用的药物有：甲氨蝶呤、5- 氟尿嘧啶、博莱霉素、平阳霉素、丝裂霉素 -C（mitomycin-C）、羟基脲 、顺铂、卡铂（carboplatin）、长春碱（vinblastin, VLB）、长春新碱、紫杉醇（paclitaxel）等。

2）联合化疗：对无明确敏感化学药物的患者也可选用不同细胞周期，以及不同毒性的药物进行组合。在同类药物联合应用时，亦应选用其在同一生物合成途径中阻断的不同环节的各种药物，以便产生协同作用，提高疗效。联合用药的目的是增强疗效，但同时又要尽量减少各药毒性的叠加。在头颈癌常用的化疗药组合有：

①顺铂、5-FU 和紫杉醇：紫杉醇的单药反应率很高，和顺铂有协同作用。毒性有叠加，尤其是中性白细胞的减少。三者的联合治疗反应率为 75% ~ 100%，完全反应率为 65%，是口腔鳞状细胞癌一线化疗方案，研究表明完全反应者能够获得预后改善。

②顺铂与 5-FU：顺铂不引起黏膜炎，和 5-FU 合用不会明显改变两个药物的最大耐量，骨髓毒性会有所增加，但可用粒细胞集落刺激因子（G-CSF）对抗。复发或转移患者 30% 以上对这种联合用药有反应，60% ~ 80% 未经治疗的头颈癌患者对此有反应，在顺铂、5-FU 和紫杉醇三联方案确立前，曾长期作为口腔鳞状细胞癌首选化疗方案。和单独用甲氨蝶呤比较，反应率大 3 倍，但患者的中位生存期并未延长。

（4）口腔癌化疗原则

1）手术前或放疗前的诱导化疗：晚期口腔颌面部恶性肿瘤，先用化学药物治疗，使肿瘤缩小后再手术或放疗，以期增加治愈的机会，此称之为诱导化疗（induction chemotherapy）。20 世纪 80 年代初期，术前诱导化疗开始用于治疗头颈鳞癌。手术或放疗后的患者一般都比较虚弱，肿瘤的血运也因先前的治疗遭到破坏，使药物不易进入肿瘤，而先进行化疗能起到更大的作用，有利于以后的手术或放疗。

2）联合放疗：同时应用放疗和化疗，可以利用有些化疗药的增敏作用，提高放疗效果，同时全身性的化疗还可能杀灭微小转移灶内的肿瘤细胞。化疗药物（如顺铂）可能对那些对放疗不敏感的细胞有效。过去 20 年多年来，大量的临床随机试验表明，同步化放疗优于传统的放疗及序贯化放疗，能提高局部控制，延长无病生存期和改善生存。当然，目前以顺铂为基础的同期化放疗也有较高的并发症率，为了提高疗效，减少并发症，同期化放疗的药物筛选、化放疗的剂量、方案等仍需进一步探索。

3）晚期癌、局部复发及转移癌的姑息性化疗：对于局部治疗后失败、复发及合并有其他部位转移的原发灶不明头颈鳞癌，全身化疗是主要的治疗手段，但化疗对这些患者的姑息作用是有限的。其目的是控制肿瘤复发或远处转移灶的进展，延长生存期，改善生存质量。单药应用是年龄大、一般情况差患者的选择；而在年青、一般情况好的患者应选择多药联合化疗。

（5）化疗的不良反应：由于现有抗癌药物对肿瘤细胞的选择性尚不强，在治疗肿瘤的同时对正常增生旺盛的组织，如骨髓、肝、肾、肠胃和口腔黏膜细胞也有毒性。

主要的不良反应有骨髓抑制。对造血系统有抑制作用的药物有氮芥、丝裂霉素、甲氨蝶呤、氟尿嘧啶、长春碱、秋水仙碱等。对造血系统无抑制作用或作用较轻的抗癌药有激素、阿糖胞苷、平阳霉素、放线菌素、长春新碱等。当白细胞降到 3.0×10^9/L、血小板降到 8.0×10^9/L 时，应予停药。防止白细胞下降或提高白细胞可用利血生、维生素 B_4、B_6、鲨肝醇、泼尼松、粒细胞集落刺激因子等药物。提高血小板的药物有止血敏等。白细胞严重减少时，应给予抗生素或丙种球蛋白以预防感染。必要时应输入新鲜血，或行成分输血。有条件者，患者应在消毒隔离室内生活与治疗。

其他的不良反应有消化道反应，表现为食欲减退、恶心、呕吐、腹泻或腹痛，严重时可出现血性腹泻、口腔黏膜炎或肝损伤，如甲氨蝶呤、氟尿嘧啶等均可引起。硫唑嘌呤、喜树碱、环磷酰胺有时可引起血尿。长春碱和长春新碱都有神经毒性，可引起麻木、疼痛，甚至麻痹性肠梗阻。轻度的消化道反应可于停药后逐渐恢复，重度的消化道反应要及时治疗，如针刺内关，口服维生素 B_6、阿托品、异丙嗪、溴丙胺太林，中药（姜半夏、苏梗、竹茹、徐长卿各 9 g，加茯苓 3 g），或肌内注射枢复宁或阿托品。严重者需进行营养支持、预防感染并注意维持水电解质的平衡。对发生口腔炎患者，可用抗生素、激素、麻油混合液或甲紫局部涂布，并注意口腔卫生。发生血尿或神经毒性作用时，一般应停药，并给予对症治疗。

4．生物治疗　临床上，手术、放疗和化疗都存在自身的局限性，都有不能治愈的病例，有器官破坏、放疗化疗副反应、放疗继发肿瘤等缺陷。肿瘤的生物治疗是目前给人以新希望的肿瘤治疗模式，被称为继手术、放疗、化疗之后的第四种抗肿瘤方法。它主要是通过调动宿主自身的各种防卫机制或者给予各种生物反应调节物，产生抗癌作用的方法。近年来，肿瘤生物治疗（biotherapy）特别是免疫治疗和靶向治疗领域已经取得了大量成果，例如免疫治疗恶性黑色素瘤的预后取得了突破性进展；靶向药物单独或联合化疗、放疗 / 放化疗已经证实能提高头颈鳞癌患者无瘤生存及总生存，并且不增加毒副作用。

（1）免疫治疗：免疫治疗是指利用免疫学方法和原理，针对机体亢进或低下的免疫状态，人为干预或者调整机体的免疫功能，加强或减弱免疫应答，以达到治疗疾病目的所采取的措施。目前，免疫治疗从分子和细胞水平两方面在临床上得到广泛的应用，针对免疫检查点的治疗在非小细胞肺癌、黑色素瘤、头颈部鳞癌等方面取得突破性进展；细胞因子在治疗乳腺癌、黑色素瘤等方面获得良好疗效；嵌合抗原受体 T（chimeric antigen receptor T，CAR-T）细胞、树突状细胞（dentritic cells，DC）等正成为肿瘤治疗新的手段。

1）被动免疫治疗：被动免疫治疗是用人工方法给人或动物注射免疫应答产物如抗体或免疫效应细胞等制剂，使之被动产生适应性免疫应答，达到治疗或紧急预防疾病的措施。目前最有前景的肿瘤被动免疫治疗成果包括：

①针对免疫检测点的治疗：包括针对程序性死亡蛋白 1（programmed cell death-1, PD-1）及其配体（PD-1 ligand 1, PD-L1），细胞毒性 T 淋巴细胞相关蛋白 4（cytotoxic T-lymphocyte associated protein 4, CTLA-4）的单克隆抗体药物，近来大量研究证实针对 PD-1、PD-L1 和 CTLA-4 的抗体可显著提高恶性黑素瘤、肺癌、膀胱癌、头颈癌等癌症患者的生存期。

②过继性免疫治疗：主要分为过继性免疫因子治疗和过继免疫细胞治疗（adoptive cell transfer therapy，ACT）。过继性免疫因子治疗：由免疫细胞及组织细胞分泌的白细胞介素（interleukin，IL）、集落刺激因子（colony stimulating factor，CSF）、干扰素（interferon，IFN）和肿瘤坏死因子（tumor necrosis factor，TNF）等细胞因子通过结合相应受体，调节细胞生长分化，调控免疫应答。其中，高剂量 IL-2 是第一个被批准用于转移性黑色素瘤患者的免疫治疗药物，可提供高达 10% 的持久反应率，但严重的毒性和潜在的免疫抑制作用限制其使用。

随后开发的 IL-2 激动剂（NKTR-214），可使抗肿瘤反应最大化并将不良反应降至最低。细胞因子在临床研究中有明显疗效，将其与其他治疗手段共同应用，或许效果更佳。ACT：是将机体的免疫细胞在体外诱导修饰，扩增功能，筛选出具有特异高效肿瘤杀伤活性的效应细胞回输到患者体内，从而抑制和杀伤肿瘤细胞的一种治疗方法。主要包括：肿瘤浸润淋巴细胞（tumor infiltrating lymphocytes，TILs）和 CAR-T 细胞等，它们具有特异性高，副作用小等特点，对恶性肿瘤、血液病器官移植术后的患者尤为适用。

2）主动免疫治疗：主动免疫在临床上主要用于预防特定的感染性疾病，如天花、结核、脊髓灰质炎等。近年来，非感染性疫苗，尤其是肿瘤疫苗的研究得到重视和发展。肿瘤疫苗主要分为细菌疫苗、基因修饰的肿瘤细胞疫苗、核酸疫苗、重组病毒疫苗、合成肽疫苗、树突状细胞（DC）疫苗等。其中，DC 疫苗是治疗晚期恶性肿瘤的一种新免疫疗法，美国 Steinman 教授因此获诺贝尔生理学或医学奖并被誉为 DC 之父。实验表明，DC 疫苗西普鲁塞 T（sipuleucel-T）能延长前列腺癌晚期患者的生存时间，已被批准用于患有无症状或极轻度转移性去势抵抗性前列腺癌患者。DC 疫苗结合化疗能显著增强对肿瘤细胞的特异性免疫应答，为肿瘤患者治疗带来了极大希望。但它仍存在 DC 大量输入可能引起的机体自身免疫应答的缺陷，如何避免上述缺陷以及未来在头颈癌领域应用前景有待进一步研究证实。

（2）分子靶向治疗：肿瘤分子靶向治疗（molecular targeted therapy）是指在肿瘤分子细胞生物学的基础上，利用肿瘤组织或细胞所具有的特异性（或相对特异的）结构分子作为靶点，使用某些能与这些靶分子特异结合的抗体、配体等达到直接治疗或导向治疗目的的一类疗法，是现在肿瘤生物治疗领域的新发展方向。靶向治疗分为三个层次：器官靶向、细胞靶向和分子靶向。分子靶向是靶向治疗中特异性的最高层次，它是针对肿瘤细胞里面的某一个蛋白质的分子，一个核苷酸的片段，或者一个基因产物进行治疗。该疗法相对于手术、放化疗三大传统治疗手段更具有“治本”功效，它具有较好的分子选择性，能高效并选择性地杀伤肿瘤细胞，减少对正常组织的损伤，这是传统化疗药物治疗难以实现的治疗目标。

临床链接

树突状细胞

树突状细胞（DC）是人体已知功能最强的抗原呈递细胞。它专门负责摄取、加工、处理及传递细菌、病毒及癌变细胞等非己抗原信息给下一级免疫细胞，因此，DC 是机体抗感染及抗肿瘤免疫的启动者。DC 疫苗则是以诱导和增强 DC 细胞这种强免疫特性为出发点，重新激活人体内免疫应答机制，彻底修复人体免疫机制为最终目的的新型防治结合型疫苗。

目前，应用于头颈癌临床的分子靶向药物主要是抗表皮生长因子受体类药物，如西妥昔单抗（cetuximab）和尼妥珠单抗（nimotuzomab），前者为 IgG1 单克隆人鼠嵌合抗体，后者包括单克隆人鼠嵌合抗体和重组人源化单克隆抗体（泰欣生）两种。通过与肿瘤细胞表面的表皮生长因子受体结合，竞争性抑制受体与其配体结合形成二聚体，阻断了酪氨酸激酶磷酸化，造成细胞内信号级联反应和基因活化受阻，从而干扰了细胞周期的进程，达到抑制肿瘤细胞增殖、促进凋亡、下调血管生长因子、抑制侵袭 / 转移目的。此外抗体的 Fc 区域还可能诱导抗体依赖细胞介导的细胞毒作用（antibody-dependent cell-mediated cytotoxicity，ADDC）。研究表明头颈癌 EGFR 的表达率高达 95%~100%，故可采用这类药物治疗。随机对照试验结果表明，

EGFR 单抗单药、联合化疗或放疗均取得较好疗效，是无法治愈的复发 / 转移头颈部鳞状细胞癌一线治疗方案。抗 EGFR 类药物的主要特异性不良反应是皮肤的痤疮样皮疹，但人源化单克隆抗体泰欣生的不良反应率已大为降低。

5. 低温治疗　现代冷冻治疗（cryotherapy）自 1961 年 Cooper 等研制成功可调节温度的液氮冷冻治疗器，并首先应用于神经外科以来，已在医疗领域广泛应用。我国于 20 世纪 70 年代开始冷冻治疗研究，已取得很大进展。

（1）冷冻导致细胞损害的机制：不同细胞对冷冻损伤的反应不同，如脑细胞最不易耐受冷冻，而纤维细胞则能在很大程度上耐受冷冻，有鞘神经的鞘膜、直径大于 2 mm 的动脉及弹力纤维不为冷冻破坏。冷冻造成细胞损害的机制十分复杂，至今还不完全了解。目前，认为有以下三方面作用：

1）物理性损害：①快速冷冻（每分钟降温速度在 100 ℃以上）导致细胞休克；②细胞内外冰晶形成，造成细胞器损害；③细胞内脱水和细胞间隙冰晶扩大，导致细胞皱缩变形；④细胞膜脂蛋白分解引起细胞膜破裂。

2）化学性损害：冷冻后细胞冰晶形成，水分外渗，导致细胞内 pH、电解质浓度改变，细胞呈现酸中毒，细胞死亡。

3）毛细血管永久性损害：冷冻使毛细血管栓塞，小血管内皮细胞破坏，血流淤滞，组织继发性坏死。

（2）适应证

1）良性肿瘤：表浅局限的海绵状血管瘤、毛细淋巴管瘤、乳头状瘤、舌及牙龈部位纤维瘤。

2）恶性肿瘤：因全身情况而不能耐受麻醉及手术者、手术或放疗后范围局限的复发癌、晚期肿瘤的姑息性治疗、同时发生的口腔多中心癌、腮腺低度恶性肿瘤与面神经粘连、术中分离面神经并将其保留者。

3）其他：黑色素斑、扁平苔藓、疣、瘢痕疙瘩及三叉神经痛等。

临床链接

冷冻治疗的临床应用

1. 用于冷冻治疗的制冷剂　医疗上常用制冷剂有气态、液态和固态三种：①气态制冷剂：氧气、氮气、二氧化碳和氧化氮较常用，最低温度可达−100 ℃，储存于钢瓶中，使用时应注意防爆防火；②液态制冷剂：有液空气、液氮、液氧等，其中液氮是最常用的制冷剂，其沸点低、不燃，无味、来源丰富；③固态制冷剂：指固态二氧化碳（干冰），升华时可达−78.9 ℃，制冷温度不低，可用于眼科摘除白内障手术及治疗体表小的血管瘤、疣等。

2. 冷冻设备

1）气体节流式冷冻器：根据高压气体流经管道中的小孔后压力骤降的过程中产生节流效应而设计。气体储存于储气钢瓶中。使用时将耐高压的软管接于钢瓶上，另一端接冷刀。最低温度可达−100 ℃，适用于浅表病变的治疗。

2）双相液氮冷冻治疗机：采用气液两相通过储液氮瓶中内压力，将液氮压送至抽真空的金属软管的细管内，最终送至探头进行热交换发挥冷刀作用。

3. 冷冻方法

1）接触法：用冷冻头稍加压力与病灶直接接触。根据病变性质、大小及血供情况可将冷冻时间掌握在 30 s ~ 5 min 之间，可反复进行冷冻，一般称“冻—融”周期。

2）喷洒法：将液氮通过冷冻机适当加压，距病变表面 1 ~ 2 cm 直接喷洒到组织表面。

3）灌注法：直接向骨肿瘤刮除后所形成的创腔或骨髓腔内灌注液氮。

4）刺入法：用一个细长的冷冻头，在麻醉条件下，直接刺入病灶中心深处。

4. 冷冻剂量　冷冻剂量取决于制冷剂的物理性质、冷冻治疗机输液氮的直径和储液氮容器内的压力、被冷冻组织的热交换率等因素。应用探头接触法治疗时，良性病变的冰线应超过病变边缘 2 mm，而恶性病损应超过 10 mm。表浅病变的单次冷冻一般为 20 ~ 30 s。单次最长冷冻时间应在 5 min 左右。为了获得好的冷冻治疗效果，应掌握三个要素：足量的快速冷冻、缓慢的自然融化和立即重复冷冻。冷冻融化周期以二个以上为好，但对小儿皮肤表浅病损一般单个冷冻周期即可。

5. 冷冻反应、并发症及注意事项

1）疼痛：冷冻过程中，一般无疼痛反应，但在自然融化时，因血管从收缩到扩张，疼痛加剧。故冷冻前应行局部传导或浸润麻醉并配合镇痛药物治疗。

2）水肿：系冷冻后正常组织反应，可给激素及雾化吸入。舌根、口底部位冷冻后组织水肿可致呼吸道梗阻，重点在预防，冷冻前可行气管切开。

3）麻木：冷冻后可致冻区感觉异常，一般可在短期内恢复。颏部、下唇及舌冷冻区可完全丧失感觉，持续较久，可给维生素 B_1、B_{12}。

4）出血：多在冷冻后 7 ~ 10 天坏死组织脱落时发生，常见于硬腭癌肿及舌癌冷冻后的病例。可电凝或缝扎止血。冷冻时应耐心等待冷冻头自然脱离。

5）死骨形成：骨组织冷冻后失活变成死骨呈淡黄色，表面有痂皮覆盖，无触痛，多能自行分离脱落，但费时较长，创面愈合缓慢。

6）张口受限：磨牙后区及颊部冷冻后可因瘢痕挛缩致张口受限。应嘱患者早期开始张口锻炼。

7）冷冻治疗过程中，要注意保护邻近正常组织，避免发生冻伤。对口腔内病变采用冷冻治疗还要注意防止大量低温气体吸入肺部引起肺炎。

6. 激光治疗　激光（laser）是 20 世纪 60 年代发展起来的一种新的光电技术，具有方向性好、亮度高、单色性好和高度相干性等特征，现已被广泛用于包括口腔颌面外科在内的临床各科。目前我国有红宝石激光器、掺钕钇铝石榴石激光器、二氧化碳激光器、氩离子激光器、氦 - 氖激光器、氦 - 镉激光诊断仪等。激光的生物学效应还不完全清楚，一般能起到凝结、气化和切割作用。主要的原理是热效应、压力效应、光效应和电磁场效应，具体和激光器的类型及功率大小有关。

（1）几种常用的激光器

1）CO_2 激光器：是气体激光器。CO_2 激光波长为 10.6 μm，很适用于软组织气化或血凝切割（直径 < 0.5 mm 血管的凝固），但止血作用欠佳，不宜用于血运丰富的病变。5 ~ 10 W 功率的 CO_2 激光可用于治疗头面部各种浅表的赘生物，如交界痣、疣、雀斑、色素斑、乳头状瘤以及牙龈增生等；10 ~ 20 W 可用于治疗早期的口腔癌、原位癌、红斑、白斑等。治疗范围要大于病变的可见范围。

2）Nd:YAG（掺钕钇铝石榴石）激光器：Nd:YAG起作用的波长是在近红外线处的1.06 μm，它的作用能使深部组织凝固，大的血管（管径达2 ~ 3 mm）也能被凝固，在口腔颌面外科很有使用价值，适用于任何软组织肿瘤，尤其是海绵状血管瘤。Nd:YAG激光也可用于晚期肿瘤的姑息治疗，如巨大的口腔肿瘤引起阻塞症状时，可用Nd:YAG激光去除大块肿瘤，解除患者的痛苦。此种情况如能用CO_2和Nd:YAG混合激光效果最佳。

3）氩离子激光器：氩离子激光器是一种惰性气体激光器。它的波长主要有514.5 nm和488.0 nm，在可见光范围内，最易被红色组织吸收。其作用较表浅。多用于颜面部鲜红斑痣的治疗。病变面积较小可一次完成，面积较大可分次进行。

氩离子激光可和血卟啉衍生物（Hpd）合用，对鲜红斑痣进行光动力学治疗。这种方法治疗鲜红斑痣，不损伤病变表面的正常皮肤，一次可治疗较大范围的病变，可重复应用，被认为是到目前为止治疗鲜红斑痣最具前景的疗法。

（2）光动力学疗法：光动力学疗法（photodynamic therapy）的概念于1903年由Tappeiner和Jesionek提出，他们利用伊红和太阳光治疗皮肤癌。20世纪60年代随血卟啉衍生物和激光器的出现，光动力学疗法的实验研究及临床应用有较大的发展。1974年美国Dougherty以Hpd为光敏剂，用红色激光照射恶性肿瘤取得了良好的治疗效果。我国于1981年开始将光动力学疗法用于临床，至今治疗肿瘤千余例，有效率达84%。赵福运等用该法治疗口腔肿瘤120例（主要为鳞癌），肿瘤完全消失者占65%，总有效率达94%。

光动力学疗法主要适应于：①癌前病变和侵袭不深但面积较大的早期癌是最佳适应证，能减轻手术可能造成的形态及功能改变；②口腔前部的上皮性肿瘤；③鳞癌比恶性黑色素瘤及色素性角化基底细胞癌更为合适；④其他治疗失败或不宜手术的病例。

口腔后部恶性肿瘤因分化较差，易发生淋巴结转移应慎用；中晚期病例也不宜首选该疗法。对经该疗法治疗未获痊愈的患者，应及时改用常规方法治疗。

7. 高温治疗　Bush 1866年首先报道了高温能治愈恶性肿瘤，但正规开展肿瘤热疗（tumor thermotherapy）是20世纪70年代随着微波和超声技术的发展才成为可能。目前热疗以联合放疗和（或）化疗应用最多。

（1）热疗抗癌机制：正常细胞加热到45 ℃以上才开始死亡，而肿瘤细胞一般加热到40 ~ 43 ℃就会开始死亡。多数肿瘤细胞在长期代谢性消耗状态下慢性缺氧，加上酸性环境和营养不良，使肿瘤细胞对热疗的敏感性明显增强。肿瘤细胞对热疗敏感性增强的另一原因是肿瘤区域的温度明显高于周围正常组织的温度。该差异主要是由于肿瘤内部微循环特点造成的。肿瘤的微血管缺少基底膜，结构紊乱，微血管管腔易被生长的肿瘤细胞压迫或阻塞；另一方面，肿瘤血管神经感受器不全，对热反应性差。热疗主要作用于肿瘤细胞的浆细胞膜和细胞核两个靶区。

（2）热疗方法可分为全身加热和局部加热两类：全身热疗适用于全身性病变、多发性转移灶和亚临床病灶，骨髓瘤、恶性淋巴瘤等。其缺点是需在全身麻醉下进行，并发症多，患者难以忍受，因而临床上应用更多的是局部热疗。局部热疗对肿瘤的选择性和针对性强，配合放疗或化疗效果较好，而且患者痛苦少，易于接受，并发症少，容易防护和处理。

临床链接

热疗的临床应用

局部热疗的主要方法有微波热疗、红外线热疗、射频热疗（包括射频、短波和超短波加热技术）、超声热疗等，其中微波热疗是目前最常用的加热技术。特点是加热温度均匀，脂肪、肌肉等组织升温相差不大，方向性强，升温迅速，能达到选择性加热肿瘤组织的目的。机器操作简单，不良反应少，便于临床应用。常用微波频率为 2450 Hz 和 915 Hz。频率越低，透热深度越大，如 2450 Hz 微波对肌组织的透热深度为 1.7 cm，而 915 Hz 微波为 3 cm，最高有效透热深度可达到 7 ~ 8 cm，因而大于 3 cm 的肿瘤以 915 Hz 微波热疗，浅表肿瘤以 2450 Hz 微波热疗较适合。

临床上单独使用热疗治疗肿瘤较为少见，以热疗联合放疗最为多见，二者具有明显的协同和相加作用：①热疗更容易杀死那些对放射线抗拒的乏氧肿瘤细胞；② S 期肿瘤细胞由于在该期谷胱甘肽的合成增加对放射线抗拒但对热疗敏感；③热疗能抑制肿瘤细胞损伤后 DNA 双链的修复；④放疗反过来降低了肿瘤细胞的热耐受性，提高了热疗的效果；⑤在达到相同疗效前提下减少放疗剂量，从而减轻放射损伤。

热疗和放疗联合应用适合于以下患者：①对放射线不太敏感者；②放疗后复发行二次放疗者；③肿瘤体积较大，估计单独放疗难于控制者；④肿瘤邻近有重要器官，对常规放射剂量不能耐受者；⑤处于旺盛发育阶段者，如儿童患者。热疗效果与肿瘤部位、大小和组织学类型有关。肢体肿瘤较躯干者好，躯干者又强于头颈肿瘤，软组织肿瘤和恶性黑素瘤比鳞癌和腺癌好，直径小于 3 cm 比大于 3 cm 者强。

热疗的剂量取决于热疗的时间和温度，一般单纯热疗用 45 ℃，当结合放疗时一般用 42 ~ 43 ℃，每周加热 2 ~ 3 次，每次 30 ~ 60 min。关于热疗和放疗联合应用的顺序还存在争议。多数学者认为，热疗应在放疗完成后立即或 30 min 内给予。

热疗可与化疗相结合，热疗和化疗结合的作用机制较为复杂，可能有以下几点：①热疗可改变生物膜的通透性，增加肿瘤细胞对化疗药物的吸收；②由于肿瘤局部温度升高，化疗作用具有定向性；③热疗可减少或防止耐药性的发生；④化疗对热疗有增强作用。

能明显与热疗协同或相加作用的化疗药物有氮芥、平阳霉素、顺铂、丝裂酶素、噻替派、长春新碱、氟脲嘧啶、甲氨蝶呤等。

8．栓塞治疗　口腔颌面部病变栓塞（embolization）治疗是通过选择性颈动脉造影术了解病变供血动脉来源、数目、形态、变异情况、血流动力学变化及病变范围等，然后根据病变的特点与治疗要求，选择针对性的栓塞材料对病变区的供血动脉、病理血管进行栓塞，从而达到治疗血管性病变及某些肿瘤的目的。

1953 年 Seldinger 首创经皮穿刺插管进行选择性血管造影，为介入栓塞治疗奠定了基础。1960 年 Luessenhop 和 Spence 首先进行颅内动静脉畸形的栓塞治疗，开创了神经介入放射。随着血管造影诊断设备（如快速换片、高压注射器、影像荧光增强电视、放大和减影技术等）、导管和栓塞物等的创制，操作方法和技巧的改进，经过 40 年的大量实践，已取得公认的成效，发展成为临床医学的一个重要分支。我国于 20 世纪 70 年代开始应用 Seldinger 技术进行选择性血管造影后，80 年代开始进行血管介入治疗，现已较普遍开展并取得较好效果。

（1）适应证

1）血管畸形：主要用于头颈部动静脉畸形。根据临床检查及选择性动脉造影所见等，确定是进行单纯性栓塞或是术前栓塞（图 7-7）。

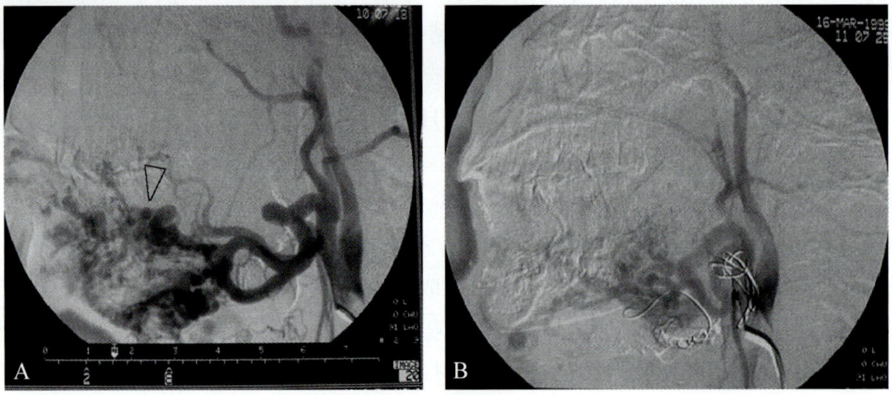

图 7-7 栓塞治疗动静脉畸形

A．栓塞治疗前显示动静脉畸形范围 B．栓塞治疗后病变基本消失

2）良性肿瘤：主要用于位于颅底、颞下凹、咽旁、颈部等部位血运丰富的肿瘤，如神经纤维瘤、脑膜瘤、颈动脉体瘤。肿瘤经选择性颈动脉造影明确瘤体与血管关系后，对供血动脉进行栓塞，然后手术，以减少术中出血。

3）恶性肿瘤：主要用于上颌骨、颞下凹、翼腭凹、咽旁等部位恶性肿瘤，尤其是较晚期肿瘤的栓塞化疗。肿瘤经选择性颈动脉造影后，对主要供血动脉进行栓塞，使肿瘤瘤体内保持较高浓度的化疗药物，从而达到较好的治疗效果。

（2）禁忌证

1）脑血管造影禁忌者，如碘过敏、心肾功能不良者。

2）颅内—颅外循环间有危险的侧支连通者，或颈外动脉变异（如眼动脉起自颈外动脉，颈外动脉与椎动脉间有先天永存动脉）。

3）对于畸形血管粗大，或由颈内、外动脉和椎动脉同时供血的肿瘤，应避免栓子越过病灶漂移至其他部位。

（3）栓塞材料：头颈部栓塞治疗常用的材料有明胶海绵、聚乙烯醇、丙烯酸盐类组织胶、弹簧圈、球囊等。

（4）栓塞基本方法与原则：介入栓塞治疗前必须行血管造影。栓塞前造影可以了解正常血管及其变异、侧支循环、病变血管床和血供来源以及血流动态平衡情况，直接关系到选择栓塞途径和方法。

栓塞治疗的基本原则是先栓塞病变内部，后栓塞供养动脉；先栓塞微动脉，后小动脉，最后主干动脉；先注入细栓子，后粗栓子。

栓塞术后应卧床休息 24 h，常规使用抗生素 1 ～ 3 天。密切观察神志、瞳孔、肢体感觉及活动度变化，及早发现和处理可能并发的颅内血管栓塞、肺栓塞等并发症。栓塞治疗口底、咽旁等部位血管病变或肿瘤时，应特别注意呼吸道情况，根据病变范围必要时考虑预防性气管切开术。对栓塞化疗者，还应注意按化疗有关要求处理。

（5）并发症

1）穿刺部位血肿、造影剂反应、暂时性动脉痉挛一般可自行消退。少数因治疗引起假性动脉瘤、动静脉瘘等需外科治疗。

2）颅内动脉、肺动脉栓塞者可出现相应症状，甚至危及生命，应注意观察及时诊断，一旦发生应行溶栓治疗并请相关学科协作抢救。

9. 营养治疗 恶性肿瘤患者易伴发营养不良（malnutrition），在所有住院患者中其发生率最高。头颈癌患者有 37.7% ~ 59% 在就诊时就存在营养不良。口腔颌面部恶性肿瘤患者治疗前营养不良发生率为 36%。引起口腔颌面部恶性肿瘤患者营养缺乏的主要原因有三方面：①肿瘤的局部影响，如肿瘤引起的咀嚼吞咽困难导致进食减少；②肿瘤的系统性影响，如肿瘤以无氧酵解为主增加机体的能量消耗、肿瘤使机体产生胰岛素拮抗、肿瘤相关的细胞因子（如肿瘤坏死因子、脂质动用因子等）介导恶病质；③抗肿瘤治疗引起的机体消耗。营养不良对肿瘤患者的影响主要表现在三方面：①损害机体的所有免疫功能，尤其是细胞免疫功能；②延缓术后切口愈合；③减弱对抗肿瘤治疗的反应性与耐受力。因此，肿瘤患者的营养治疗不可忽视。

营养治疗的原则之一是，一旦发现营养不良就应着手进行营养支持。临床实践中，一般主张术前进行营养补充，时间为 7 ~ 10 天，这样既不会耽误肿瘤的手术，也不必担心营养支持会刺激肿瘤生长过快。术后营养支持宜在术后早期开始。营养支持的途径有两条：胃肠内和胃肠外营养。口腔颌面部恶性肿瘤患者绝大多数的胃肠消化与吸收功能正常，主张以胃肠内途径补充营养为主，可根据情况选择口饲或管饲（鼻胃管、食管造口、胃造口）。常用的管饲膳食有匀浆膳、要素膳等；以牛奶为主的流食不宜作为常规膳食，主要原因是牛奶含有乳糖，多数成年人不能耐受乳糖，进食过量后会导致乳糖不耐症，出现腹泻、腹胀、酸性便等症状。对伴发严重营养不良患者或因胃肠疾患而消化吸收功能不良者可考虑使用全胃肠外营养（total parenteral nutrition，TPN）。

10. 综合治疗 为了提高肿瘤的治疗效果，目前多倾向于综合治疗，特别是对恶性肿瘤。对口腔颌面部恶性肿瘤绝大多数强调以手术为主的综合治疗。当然综合治疗不是硬凑，其目的是为了提高疗效。因此，在有条件时，应请有关肿瘤专业人员共同研究讨论，根据患者全身情况，针对不同性质的肿瘤和发展的不同阶段，有计划和合理地利用现有治疗手段，才能制定出合理的个体化治疗方案。

（三）治疗后随访

口腔癌患者总的 5 年生存率在 50% ~ 60%，其余患者多因复发和转移最终不治，其中部分患者是因复发癌未能及时发现而失去再治疗机会；另一方面，口腔癌患者存在多原发癌可能，其发生率在 10% 左右，部分患者因第二、甚至第三原发癌不能及时发现而死亡。因此，口腔癌患者的治疗后随访十分重要。一般而言，口腔癌患者治疗后的 1 ~ 2 年内是复发和转移的高风险年限，随访的时间要求依此而定：术后第 1 年每 1 个月复查一次，第 2 年每 2 个月复查一次，第 3 年每 3 个月复查一次，此后每半年一次，持续至第 5 年。有些肿瘤，如唾液腺腺样囊性癌、口腔黏膜病癌变，随访的时间应更长，直至终生。

六、口腔颌面部肿瘤的预防 Prevention of oral and maxillofacial tumors

癌症的预防可分为三级：一级预防为病因学预防，是降低发病率的最根本措施；二级预防主要是贯彻三早，即“早发现、早诊断、早治疗”，以提高治愈率；三级预防系指以处理和治疗患者为主，其目标是根治肿瘤，减轻病痛，减少复发，延长寿命等。口腔颌面癌瘤的预防主要有以下内容：

（一）加强防癌宣传

通过各种媒体，使大众了解一些防癌相关知识，了解癌瘤的危害性，提高对癌瘤的警惕性，有助于早期发现可疑病变，并得到及时诊治。

（二）消除或减少致癌因素

除去病因是最好的预防方法。对口腔颌面部肿瘤的预防应消除外来的慢性刺激因素，如及时处理残根、残冠、错位牙，以及磨平锐利的牙尖，去除不良修复体和不良的局部或全口义齿，以免口腔黏膜经常损伤和刺激，从而避免诱发癌肿，特别是舌、颊及牙龈癌。

注意口腔卫生，不吃过热的、有刺激的食物，提倡戒除烟、酒，不咀嚼槟榔；在户外曝晒或在有害工业物质接触下工作时，应加强防护措施；避免精神过度紧张和抑郁，保持乐观精神，对预防肿瘤的发生均具有一定的意义。

（三）及时处理口腔潜在恶性疾患

口腔潜在恶性疾患（oral potentially malignant disorders，OPMD）包括白斑、红斑、倒吸烟相关的腭部病损、黏膜下纤维性变、扁平苔藓、日光角化病、盘状红斑狼疮、铁缺乏症、三期梅毒相关白斑、先天性角化不良、着色性干皮病、遗传性大疱性表皮松解症。其中最常见的有白斑和红斑。白斑的癌变率文献报道不等，低者不到1%，高者甚至可达 60%，一般报告在 5%左右。红斑的癌变危险性比白斑高，80%的红斑实际上是浸润癌或原位癌。关于白斑、红斑等的临床表现及诊断标准请参阅《口腔黏膜病学》。扁平苔藓的恶变率在 1% ~ 10% 之间。

（四）开展防癌普查及易感人群监测

早期诊断及早期治疗是当前防癌工作的重要方面。肿瘤的发生和发展一般需要几年甚至更长的时间。很多癌瘤往往是早期发展较慢，到后期才发展迅速，因此多数恶性肿瘤可以早期发现。防癌普查则是实现癌瘤早期发现的重要手段。

根据现实情况，防癌普查一般在高发人群或易感人群中进行，每 3 ~ 5 年进行一次；另一种方式是医院开设口腔颌面肿瘤专科门诊，专门检查发现疑似病例和治疗已确诊的肿瘤患者，包括对具有明显遗传因素肿瘤患者的子女进行随访，每年 1 ~ 2 次。防癌检查不仅能做到早期发现，及时治疗，还可为探索肿瘤的发病情况和发生原因积累资料，为今后肿瘤的预防工作提供更有效的措施。

第二节　口腔颌面部囊肿
Cysts of Oral and Maxillofacial Region

提　要

口腔颌面部囊肿包括软组织囊肿和骨囊肿。前者主要有皮脂腺囊肿，皮样、表皮样囊肿，甲状舌管囊肿，鳃裂囊肿，黏液腺囊肿，舌下腺囊肿，腮腺囊肿等；骨囊肿主要是颌骨囊肿，包括：炎症性牙源性囊肿、牙源性与非牙源性发育囊肿和血外渗性囊肿。

牙源性囊肿在临床上较常见，为口腔颌面部特有病变，主要包括根端囊肿、角化囊肿、含牙囊肿。

口腔颌面部囊肿多见于青壮年，缓慢生长。软组织囊肿一般根据临床表现及穿刺检查可确诊，颌骨囊肿根据 X 线表现多可诊断。

软组织囊肿一般采用手术摘除治疗，颌骨囊肿原则上行囊肿刮治手术。

囊肿是指发生在机体软硬组织内的病理性囊腔，其内充满液体或半液体物质。囊肿的结缔组织囊壁通常内衬上皮，但也有少数囊肿无内衬上皮，而仅有一纤维结缔组织囊壁。前者为真性囊肿，后者为假性囊肿。口腔颌面部囊肿较多见，在口腔颌面部肿瘤、囊肿及瘤样病变中约占 20%。

一、软组织囊肿 Cysts of soft tissues

口腔颌面部软组织囊肿可分为发育性囊肿和非发育性囊肿。前者包括皮样囊肿、甲状舌管囊肿、鳃裂囊肿等，后者包括潴留性囊肿（如皮脂腺囊肿）和外渗性囊肿（如常见的黏液腺囊肿、舌下腺囊肿、腮腺囊肿等）。

（一）皮脂腺囊肿

皮脂腺囊肿（sebaceous cyst），中医称“粉瘤”。主要为由皮脂腺排泄管阻塞，皮脂腺囊状上皮被逐渐增多的内容物膨胀而形成的潴留性囊肿。囊内为白色凝乳状皮脂腺分泌物。

【临床表现与诊断】

常见于皮脂腺丰富的颜面部。囊肿呈圆形，位于皮内，并向皮肤表面突出，囊壁与皮肤紧密粘连，中央可有一小色素点。临床上可以根据这个主要特征与表皮样囊肿作鉴别。

皮脂腺囊肿发生缓慢，呈圆形，与周围组织界限明显，质地软，无压痛，可以活动。一般无自觉症状，继发感染时可有疼痛、化脓。

【治疗】

局麻下手术切除。沿颜面部皮纹方向做梭形切口，应切除包括与囊壁粘连的皮肤，切开皮肤后锐分离、摘除囊壁（图 7-8）。囊壁一般很薄，应避免破裂。囊肿并发感染时，应切开排出脓液和豆渣样内容物，待感染控制后 3 个月手术切除。

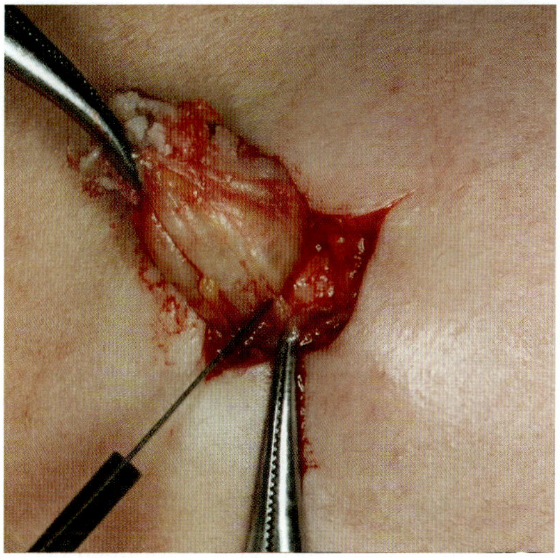

图 7-8　皮脂腺囊肿摘除术

（二）皮样、表皮样囊肿

皮样囊肿（dermoid cyst）和表皮样囊肿（epidermoid cyst）源自胚胎发育时期遗留于组织中的上皮细胞。表皮样囊肿也可以由于创伤使上皮细胞植入而形成。皮样囊肿囊壁较厚，由皮肤和皮肤附件所构成。表皮样囊肿囊壁较薄，无皮肤附件。

【临床表现与诊断】

皮样、表皮样囊肿多见于儿童及青年。皮样囊肿好发于口底和颏下区，常位于黏膜或皮下较深的部位或口底诸肌之间。表皮样囊肿好发于眼睑、额、鼻、眶外侧、耳下等部位。囊肿呈圆形，生长缓慢，与周围组织、皮肤或黏膜均无粘连，触诊时囊肿有似面团样的柔韧感。

患者一般无自觉症状，但其生长可影响受累器官的功能状况，如位于口底正中，下颌舌骨肌、颏舌骨肌或颏舌肌以上的囊肿，因向口内发展，体积增大后可以将舌推向后上方，使舌体抬高，形成“双重舌”，影响语言，甚至造成吞咽和呼吸功能障碍（图 7-9）。

皮样囊肿的诊断除根据病史及临床表现外，穿刺检查可抽出乳白色豆渣样分泌物，大体标本有时可见毛发。镜下可见脱落的上皮细胞、毛囊和皮脂腺等结构。

【治疗】

手术摘除。在口底下颌舌骨肌，特别是颏舌骨肌或颏舌肌以上的囊肿，在口底黏膜上作弧形切口，切开黏膜，显露囊壁，完整摘除囊肿（图 7-10）；如囊肿位于下颌舌骨肌以下，则在颏下部皮肤做切口，摘除囊肿。

颜面部表皮样囊肿，应沿皮纹在囊肿皮肤上做切口，切开皮肤、皮下组织，显露囊壁，然后将囊肿与周围组织分离，完整摘除囊肿。

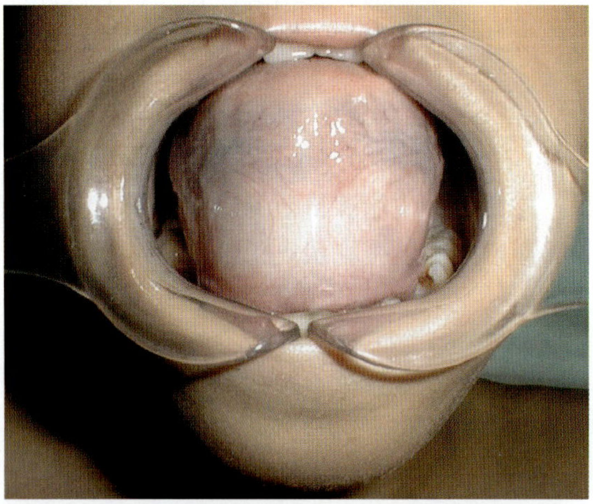

图 7-9　口底皮样囊肿，舌体被抬高

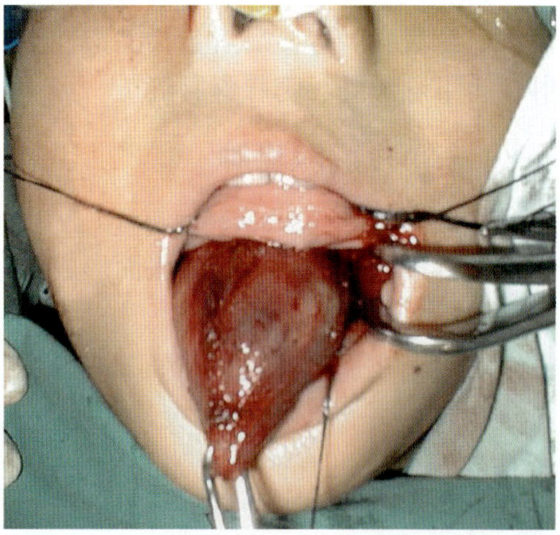

图 7-10　口底皮样囊肿摘除术

（三）甲状舌管囊肿

甲状舌管囊肿（thyroglossal tract cyst）源自胚胎时期退化不全的甲状舌管上皮残余。

胚胎发育第 4 周时，第一对咽囊之间，咽腔腹侧壁的内胚层向下方陷入，形成甲状腺始基（thyroid analogue）；以后逐渐向下面的间质内伸展，借甲状舌管（thyroglossal tract）和咽表面的上皮粘连。胚胎第 6 周时，甲状舌管开始消退，至第 10 周时消失。甲状舌管消失后在起始点处仅留一浅凹，即舌盲孔（foramen cecum of tongue）。甲状舌管如不消失，其残存上皮的分泌物聚积可形成先天性甲状舌管囊肿（congenital thyroglossal tract cyst）。

【临床表现与诊断】

甲状舌管囊肿多见于 1 ～ 10 岁的儿童，发生于颈正中线，自舌盲孔至胸骨切迹间的任何部位，以舌骨上下部最为常见。囊肿生长缓慢，呈圆形，多位于颈正中部位；触诊质地柔软，周界清楚，与表面皮肤及周围组织无粘连。位于舌骨以下的囊肿，舌骨体与囊肿之间可能触及坚韧的索条与舌骨体粘连，因此可随吞咽及伸舌等动作而移动。

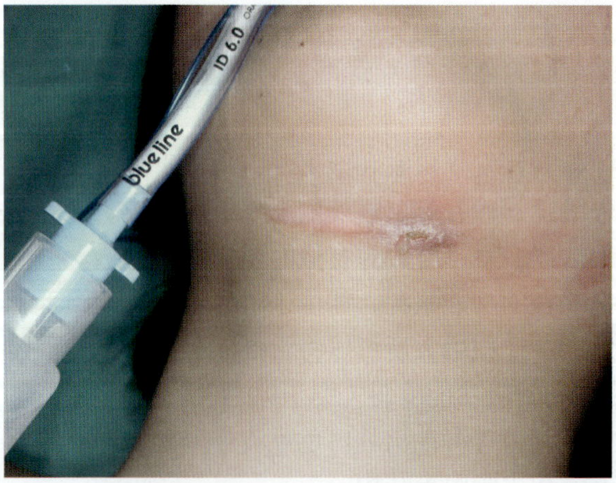

图 7-11　复发性甲状舌管瘘

患者多无自觉症状，但如发生于舌根部，可引起吞咽、语言及呼吸功能障碍。

囊肿可以经过舌盲孔与口腔相通而继发感染。囊肿感染自行破溃，或误诊为脓肿行切开引流，则形成甲状舌管瘘（thyroglossal tract fistula）（图 7-11）。如出生后即存在瘘管称原发瘘。

甲状舌管囊肿穿刺检查可抽出透明、微混浊的黄色稀薄或黏稠性液体。对甲状舌管瘘还可行碘油造影以明确其瘘管行径。

甲状舌管囊肿根据上述临床特点较易诊断，但应与舌异位甲状腺（ectopic thyroid）鉴别。舌异位甲状腺可简称舌甲状腺，常位于舌根部或舌盲孔的咽部，呈瘤状突起，表面紫蓝色，质地柔软，周围界限清楚。患者常有呈典型的“含橄榄”语音，较大时可出现吞咽和呼吸功能障碍。甲状腺异位可有两种情况：一种是完全异位于舌根部，颈部无任何甲状腺组织，这种异位甲状腺可称为迷走甲状腺（aberrant thyroid）；另一种情况是除舌根有异位甲状腺体，颈部也有甲状腺，此种异位的甲状腺称为副甲状腺（accessory thyroid）。用核素 ^{131}I 显像时，可见异位甲状腺部位有放射性核素浓聚。有时，在甲状舌管囊肿中，可伴有下降不全的甲状腺组织，即甲状舌管囊肿与异位甲状腺同时存在。

【治疗】

手术切除囊肿或瘘管。手术的关键是，除囊肿或瘘管外，一般应将舌骨中份一并切除，以减少复发。

（四）鳃裂囊肿

鳃裂囊肿（branchial cleft cyst）属于鳃裂畸形（branchial cleft anomalies）的一种。胚胎发育第 3 周时，头部两侧各有 5 对斜形突起、相互平行的鳃弓。鳃弓之间有沟状凹陷分开。在鳃弓的外侧为鳃裂，属外胚叶；内侧则为凸出的咽囊，属内胚叶。鳃裂囊肿的起源尚有不同观点，多数认为来自鳃裂或咽囊的上皮残余，也有人认为是胚胎时期陷入颈淋巴结内的涎腺上皮囊变而成，并称之为淋巴上皮囊肿。囊肿的囊壁厚薄不等，含有淋巴样组织，通常多覆有复层鳞状上皮，少数则被以柱状上皮。囊壁内淋巴样组织炎症可产生纤维化，使囊壁增厚。

【临床表现与诊断】

鳞裂囊肿可发生于任何年龄，但常见于 20 ~ 50 岁；来自第一鳃裂者，年龄则常更小些，多在 20 岁之内。男性多于女性。

鳃裂囊肿位于面颈部侧方。不同鳃裂来源的囊肿位于不同部位。发生于下颌角以上及腮腺区者常为第一鳃裂来源；发生于下颌角与肩胛舌骨肌之间的上颈部前份为中份，多为第二鳃裂来源；发生于颈根区者多为第三、第四鳃裂来源，其中来自第三鳃裂者，因第三咽囊在胚胎时形成胸腺咽管，故亦称胸腺咽管囊肿（thymus pharyngeal tract cyst）。临床上最多见的是第二鳃裂来源的鳃裂囊肿。

第二鳃裂囊肿常位于颈上部，大多在舌骨水平，胸锁乳突肌上 1/3 前缘附近。囊肿可自颈内、外动脉分叉之间突向咽侧壁。囊肿生长缓慢，患者无自觉症状；如发生上呼吸道感染，囊肿可增大，并出现疼痛等炎症表现。囊肿表面光滑，但有时呈分叶状。触诊时肿块质地软，有波动感，但无搏动，此可与颈动脉体瘤（carotid body tumor）相区别。鳃裂囊肿穿破后，可以长期不愈，形成鳃裂瘘（branchial cleft fistula）；先天未闭合者，称原发性鳃裂瘘。前者常为不完全瘘，即有外口无内口；后者常为完全瘘即有内口也有外口。第二鳃裂的内口系通向咽侧壁，因在胚胎时第二咽囊形成扁桃体窝。原发性第二鳃裂瘘外口一般多位于颈中下 1/3、胸锁乳突肌前缘处。

第一鳃裂囊肿比第一鳃裂瘘更为少见，因为第一鳃裂是唯一不消失的鳃裂。瘘管外口可在耳垂至下颌角之间的任何部位。瘘管向上后在面神经的深或浅面通向外耳道（因其胚胎时由第一鳃裂形成），内口可有可无。

第三、四鳃裂囊肿较少见。囊肿多位于颈根部，锁骨上区。如为鳃裂瘘，则内口可通向梨状隐窝或食管入口部。囊壁内可含有残余胸腺及甲状旁腺组织。

囊肿穿刺可吸出黄色或棕色的清亮的液体，含或不含胆固醇，有时也可为豆汁样液体，第一鳃裂瘘可伴有皮脂样分泌物。行造影检查可以明确其瘘管走向，协助诊断并可提示手术方向。B 超、CT、MRI 检查均有助于诊断及明确囊肿和周围结构的关系。

鳃裂囊肿可以恶变，或在囊壁上查到原位癌。但原发性鳃裂癌极为罕见，而颈部恶性肿瘤往往是来自头颈其他部位恶性肿瘤的转移，故只有在排除任何转移癌的可能性后，才能诊断为鳃裂癌。

鳃裂囊肿可根据病史、临床表现、影像学及穿刺检查做出诊断。

【治疗】

根治的方法是外科手术彻底切除。做第二鳃裂囊肿或瘘手术时应注意勿损伤舌下神经及副神经等重要结构，行第一鳃裂囊肿或瘘手术时应特别注意保护面神经。

临床链接

鳃裂与胚胎发育

在人类的胚胎发育过程中，会重演远古祖先的某些特征，鳃裂就是典型的例子。鳃裂，是鱼类和圆口类低等脊索动物的呼吸器官，是成对地位于咽部两侧、直接或间接与外界相通的裂缝。在人类，仅在胚胎早期出现，胚胎第 4 个月左右完全消失；如果消失不全，可形成瘘管、窦道或囊肿等多种形式。咽侧、皮肤两端均有开口的，称为瘘管；仅一端有开口的，称为窦道；两端均无开口的，由残留于组织内的上皮囊壁和储留其内的分泌物组成的，称为囊肿。这三种形式可互相转变。

鳃裂，也出现在其他高等脊椎动物的胚胎期；此外，胚胎的外形与内脏，也与鱼类相似。这从一个侧面，佐证了生物的进化历程和进化趋势是由简单到复杂、由低等到高等、由水生到陆生的逐渐进化。

二、颌骨囊肿 Cysts of the jaw

颌骨囊肿可根据组织来源和发病部位而分类，由成牙组织或牙演变而来的，称为牙源性颌骨囊肿，较多见；由胚胎时期面突融合线内的残余上皮所致的面裂囊肿和由损伤所致的血外渗性囊肿以及动脉瘤样骨囊肿（aneurysmal bone cyst）等称为非牙源性颌骨囊肿，较少见。表 7-1 为 WHO 2017 年关于颌骨上皮性囊肿的分类。

（一）牙源性颌骨囊肿

牙源性颌骨囊肿（odontogenic cyst）发生于颌骨，与成牙组织或牙有关。根据其来源不同分为以下几种。

1. 根端囊肿　根端囊肿（radicular cyst）为最常见的颌骨囊肿，是由于根尖肉芽肿慢性炎症刺激引起牙周膜内的上皮残余增生而致。增生的上皮团中央发生变性与液化，逐渐形成囊肿，故又称根尖周囊肿（periapical cyst）。如果根尖肉芽肿在拔牙后未做适当处理仍残留在颌骨内而发生的囊肿，则称为残余囊肿（residual cyst）。根端囊肿的发病有较大的个体差异，其发生可能和免疫机制是否存在缺陷有关。

表 7-1　颌骨上皮性囊肿的分类（WHO, 2017）

一、炎症性牙源性囊肿
1. 根尖周囊肿 2. 炎症性根侧囊肿
二、牙源性和非牙源性发育囊肿
1. 含牙囊肿 2. 牙源性角化囊肿 3. 侧牙周囊肿 / 葡萄样牙源性囊肿 4. 牙龈囊肿 5. 腺牙源性囊肿 6. 牙源性钙化囊肿 7. 正角化牙源性囊肿 8. 鼻腭管囊肿

【临床表现与诊断】

多发生于成年人，以 20 ~ 29 岁居多；儿童尽管患龋齿人数多但很少发生根端囊肿。男性多于女性，上前牙和下磨牙区为好发部位。患部可见末期龋、残根或牙冠已变色的死髓牙。根端囊肿为膨胀性生长，大到一定程度可使唇颊侧骨壁变薄，触诊时可有乒乓球样弹性感或羊皮纸样感。当表面骨质消失，囊肿位于软组织下，触诊有波动感。当囊肿发展过大，骨质损坏过多时，在下颌骨可能引起病理性骨折。当囊肿位于上颌骨，可侵入鼻腔及上颌窦，将眶下缘上推，而使眼球受到压迫，影响视力，甚或产生复视。如邻近牙受压，根周骨质吸收，可使牙发生移位、松动、倾斜。有时囊肿因感染破溃或切开引流可在相应的口腔黏膜上留下瘘管。囊肿的内含囊液为草黄色透明液体，涂片镜检可见胆固醇结晶（cholesterol crystal）。X 线片见根尖区一清晰圆形或卵圆形的透明阴影，边缘整齐，周围常呈现一明晰白色骨质反应线；病灶牙的根尖不同程度位于其中，其周围的牙周膜及硬骨板影像消失。

诊断的主要依据是有病灶牙存在。

【治疗】

1. 囊肿刮治术（cyst curettage）　病灶牙如能进行根管治疗且还有一定的骨支持，应争取保留。手术在口内进行。切口设计考虑三个因素：能暴露囊肿、黏骨膜瓣有充足的血运、其缝合处有足够的骨壁支持。一般采用弧形切口或梯形切口，黏膜瓣的底部需宽于瓣的游离端。切透黏骨膜，在骨壁上翻瓣，于囊肿骨壁最薄处凿开或用电钻磨开一开口，然后根据囊肿大小用咬骨钳去除囊肿表面的骨壁，显露囊壁；提起囊壁，用骨膜分离器或刮匙（curette）在骨壁上将囊肿刮除。刮除囊肿后可用苯酚等处理骨壁，止血后缝合。骨腔不必填塞其他材料，由血液充满、凝固、机化、骨化。

2. 含牙囊肿　含牙囊肿（dentigerous cyst）又称滤泡囊肿（follicular cyst）。发生于牙冠或牙根形成之后，在缩余釉上皮与牙冠之间出现液体渗出而形成含牙囊肿，多来自单个牙胚，临床上见囊肿含一个牙；也可来自多个牙胚，临床上囊肿含多个牙。在替牙期，恒牙基本形成，即将萌出时形成的含牙囊肿也称萌出囊肿。

【临床表现】

含牙囊肿发病年龄高峰在 10 ~ 39 岁；在儿童期，含牙囊肿的发生率较其他颌骨囊肿略高。男性患者多于女性。发病部位和年龄有关：10 岁以内患者多位于下颌前磨牙，10 ~ 20 岁患者病变多位于上颌恒尖牙、下颌第三磨牙和下颌第二前磨牙，20 岁以上患者病变多位于下颌第三磨牙。囊肿区可见受累牙未萌出。囊肿生长缓慢，为膨胀性生长。穿刺可得草黄色囊液，在显微镜下可见到胆固醇晶体。X线表现为圆形或椭圆形透射区，边缘清晰整齐，囊腔内含有牙冠，多为单房性，少数为多房性。

【治疗】

治疗原则为囊肿刮治术。无论上下颌囊肿均可在口内进行手术。手术除去除囊壁外，还需拔除含于囊内的受累牙。但对于儿童萌出期含牙囊肿，当估计患牙可能萌出到正常位置，可打开囊腔，去除上部囊壁，保留患牙，让其自然萌出，其上的牙间隙应用保持器维持，以利其正常萌出。

对于大型牙源性颌骨囊肿，尤其是估计刮治后容易发生颌骨骨折的病例，也可行成形性囊肿切开术。成形性囊肿切开术亦称袋形缝合术（marsupialization），即从口内打开囊肿，切除部分囊壁及黏膜，并将黏膜与囊膜相互缝合，使囊腔与口腔相通，引流自如。由于没有囊液聚集，消除了压力，囊腔可逐渐自行缩小，变浅。以后可再采用手术的方法将剩余的囊膜摘除，由于无效腔不大，封闭也较容易。这一方法的另一优点是仅在口内手术即可，不必从口外作切口。其缺点是疗程较长。在整个疗程中应注意保持口腔卫生，并严密随访。

3. 角化囊肿　牙源性角化囊肿（odontogenic keratocyst，OKC）系来源于原始的牙胚或牙板残余，可以含牙；其内容为白色或黄色的油脂样角化物质。其生物学行为具局部侵袭性，较易复发，因此2005年WHO肿瘤分类曾将其更名为角化囊性瘤，认为是一种良性的牙源性肿瘤。新版分类又将其回归角化囊肿。

【临床表现】

多见于青壮年，好发于下颌第三磨牙区及下颌支部，发生于上颌者多位于上颌结节。囊肿生长缓慢，表现和其他囊肿有相似之处，但也有不同之处。由于颌骨的颊侧骨板一般较舌侧为薄，所以一般囊肿大多向颊侧膨胀；但角化囊肿可有1/3病例向舌侧膨胀，并穿破舌侧骨壁。角化囊肿常沿颌骨长轴扩展，颌骨膨胀不如其他颌骨囊肿及成釉细胞瘤明显。一般囊肿囊液为黄色或草绿色液体，角化囊肿则为皮脂样角化物质。其他牙源性颌骨囊肿一般以单发性为多见；角化囊肿多发性比例较高，大约10%。约半数多发性角化囊肿同时伴发皮肤基底细胞痣（或基底细胞癌），分叉肋、眶距增宽、颅骨异常、大脑镰钙化（图7-12）、小脑镰钙化、脊柱畸形等症状，称为痣样基底细胞癌综合征（nevoid basal cell carcinoma syndrome）或多发性基底细胞痣综合征（multiple basal cell nevus syndrome）；如仅为多发性角化囊肿并无基底细胞痣（癌）等症状时，则称为角化囊肿综合征。基底细胞痣（癌）或角化囊肿综合征常有阳性家族史，系常染色体显性遗传病。角化囊肿较其他颌骨囊肿更易于继发感染。一般囊肿在X线片上显示为一清晰圆形或卵圆形的透明阴影，边缘整齐，周围常呈现一明晰白色骨质反应线，但角化囊肿中有时边缘不整齐。

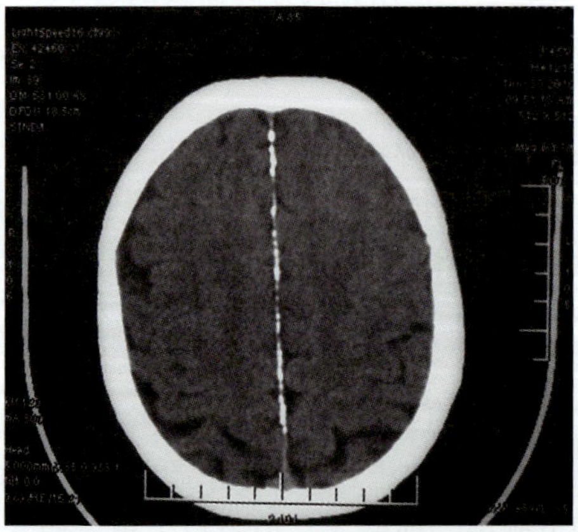

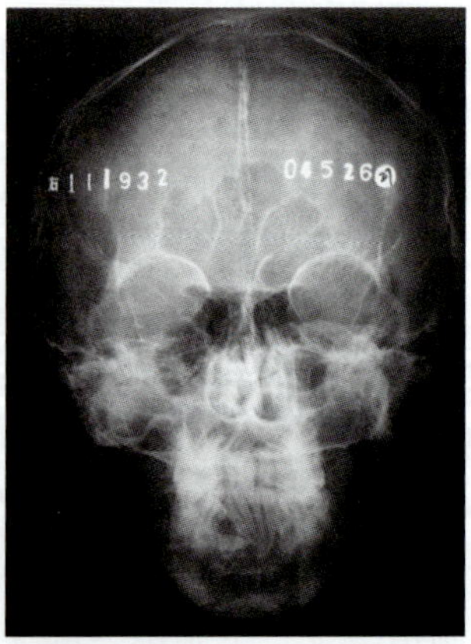

图7-12　大脑镰钙化

除上述特点外，角化囊肿还有一定的复发性和癌变能力。其易于复发的原因可能是：①角化囊肿的囊壁结缔纤维被膜内有子囊，手术时较易残留；②囊壁的衬里上皮薄而脆，在术中较易残留，尤其是当囊肿范围较大时；③囊肿的骨壁有时不光滑，呈贝壳状，易使囊壁不易刮净；④囊肿如已进入周围软组织，因较多伴发感染，易于和周围组织粘连，致使刮治不易彻底。

【治疗】

治疗原则是囊肿刮治术。手术入路及切口设计同其他颌骨囊肿。伴有感染者需先用抗生素或其他抗菌药物控制炎症后再行手术治疗。囊肿范围过大，骨质缺损较多，可能发生骨折者，术后需作颌间结扎暂时固定。对于已发生病理性骨折者，应行坚固内固定。

上颌囊肿如范围较广，手术时与上颌窦穿通且上颌窦有炎症，应同时进行上颌窦根治术，将囊壁及炎性上颌窦黏膜同时刮除，严密缝合口内切口，骨腔内填塞碘仿纱条，同时在下鼻道开窗或鼻前庭处引流，术后 3 ～ 5 日后逐步由此抽出纱条。

角化囊肿容易复发（文献报道其复发率为 13.7% ～ 62.5%），甚至可发生恶变，因此手术刮除要求更彻底；在刮除囊壁后用苯酚或硝酸银等腐蚀剂涂抹骨创，或加用冷冻疗法，以消灭子囊，减少复发，必要时还可在囊肿外围切除部分骨质。如病变范围太大或多次复发的角化囊肿，可考虑将颌骨连同病变的软组织一起切除，并同期植骨。

对于大型角化囊肿（包括其他大型颌骨囊肿）也可行成形性囊肿切开术。

（二）面裂囊肿

面裂囊肿（cysts of facial fissure）是由胚胎发育过程中残存于面突连接处的上皮发展而来，故亦称非牙源性外胚叶上皮囊肿（nonodotogenic ectodermal epithelial cysts）。

【临床表现与诊断】

面裂囊肿多见于青少年，可发生于不同面突融合部位。其症状与牙源性囊肿大致相似，根据不同胚裂的部位可出现相应的局部症状。

1. 球上颌囊肿　球上颌囊肿（globulomaxillary cyst）发生于上颌侧切牙与尖牙之间（胚胎时球状突与上颌突之间），牙常被推挤而移位。X 线片上显示囊肿阴影在牙根之间，而不在根尖部位。

2. 鼻腭囊肿　鼻腭囊肿（nasopalatine cyst）位于切牙管内或附近（来自切牙管残余上皮）。X 线片上可见到切牙管扩大的囊肿阴影。

3. 正中囊肿　正中囊肿（median cyst）位于切牙孔之后，腭中缝的任何部位（胚胎时两侧腭突之间）。X 线片上可见缝间有圆形囊肿阴影。亦可发生于下颌正中线处（胚胎时下颌突之间）。

4. 鼻唇囊肿　鼻唇囊肿（nasolabial cyst）位于上唇底和鼻前庭内（胚胎时球状突、侧鼻突及上颌突联结处），囊肿在骨质的表面。X 线片上骨质无破坏现象。在口腔前庭外侧可扪及囊肿的存在。

面裂囊肿主要凭借特定的部位以及与牙的关系与牙源性囊肿相鉴别，但发生于这些特定部位的牙源性囊肿可能误诊为面裂囊肿。

【治疗】

手术治疗。手术方法与牙源性囊肿相同，一般均从口内进行手术。

（三）血外渗性囊肿

血外渗性囊肿（extravasation cyst）与牙组织本身无关，可能为损伤后引起骨髓内出血、机化、渗出后而形成。文献上该囊肿命名很多，如损伤性骨囊肿（traumatic bone cyst）、孤立性囊肿（solitary cyst）等。

【临床表现与诊断】

在颌骨囊肿中，血外渗性囊肿最为少见。多发生于青壮年，女性较多见，好发于下颌骨体部及正中联合部。患者可有明显损伤史，但不为患者所注意的咬合创伤也可引起。牙数目正常，无移位现象。血友病也可引起颌面骨的血外渗性囊肿，称为血友病假瘤。由于囊肿无明显上皮衬里，仅为一层纤维组织，故X线片上边缘常不清楚。

【治疗】

一般为手术治疗。其手术方法与牙源性囊肿相同。对血友病引起的血外渗性囊肿须在围术期进行血友病的相关处理。少数血外渗性囊肿可能自行停止生长，但并无法预知，故一般不主张观察。

进展与趋势

内镜辅助下颌骨囊肿手术治疗

针对颌骨囊肿，外科刮治是主要的手术方式；但是，有部分囊肿刮治术后会复发。复发的重要原因是手术视野较差、囊壁较薄，手术之后依然有小部分囊肿壁组织余留在颌骨内。显然，是否复发，与颌骨囊肿所在的位置有关。例如：位于下颌角、磨牙区、升支等部位的囊肿，与位于颌骨前部的相比，手术时视野更差也就更容易复发。

内镜能很好地改善手术视野，因此，内镜辅助颌骨囊肿刮治术也就成了新近发展起来的手术方式。内镜集成了传统光学、精密机械、电子信息等技术于一体的高科技设备，有很多优点，例如：亮度强、视角大、角度灵活，而且还可以放大。内镜已经广泛应用于临床医学。内镜辅助用于囊肿刮治，可以经较小的创口把内窥镜伸入到囊肿腔里，通过内窥镜能够看到各个角落是否有囊肿壁残余，减少盲区，从而帮助外科医生全方位观察，降低囊肿复发率。同时，也易于术中识别、分离囊壁与下牙槽神经、囊肿壁与上颌窦壁。已经有文献报道内镜辅助上颌骨、下颌骨囊肿刮治。其中，上颌骨囊肿，还可以经鼻腔、上颌窦自然开口入路，可以避免口腔内切口。

第三节　良性肿瘤和瘤样病变

Benign Tumors and Tumor-like Lesions

提　要

口腔颌面部良性肿瘤和瘤样病变种类多样，其中有些肿瘤也发生在全身其他部位，有些则发生于口腔颌面部的特定部位，如牙源性肿瘤基本仅见于颌骨。根据病变的组织来源，大体可分为一般软组织肿瘤及瘤样病变，牙源性肿瘤，脉管畸形，神经源性肿瘤，嗜酸性粒细胞增生性淋巴肉芽肿，骨源性肿瘤及瘤样病变等。

口腔颌面部良性肿瘤和瘤样病变尽管临床表现均为良性过程，但各种病变有其自身的特点。这些特征是各种病变诊断与鉴别诊断的基本依据。如色素痣、部分血管畸形表面有特定的颜色，牙龈瘤有特定的发生部位及色泽，牙源性肿瘤有自身的X线表现，动静脉畸形、颈动脉体瘤造影检查可见丰富的血运及病变范围等。

口腔颌面部良性肿瘤和瘤样病变多以手术治疗为主。特殊的病变有特殊的治疗方法，如动静脉畸形一般采用动脉造影栓塞及手术治疗，骨纤维异样增殖症一般在青春期后行成形性手术切除等，应根据病变的来源、部位、大小、患者情况等因素制定。

一、色素斑痣 Nevi

色素斑痣为发生于皮肤或黏膜的良性色素病变，病理上分两类：一类是非细胞性色素斑痣（色素斑），为表皮的色素沉着，无瘤细胞，如雀斑、老年斑；另一类为细胞性斑痣（色素痣），来源于黑色素细胞的痣细胞增生。色素痣多发于面颈部皮肤，偶亦见于口腔黏膜。根据组织病理学特点，色素痣可以分为交界痣、皮内痣和混合痣三种。

皮内痣（intradermal nevus）：由小痣细胞组成，位于真皮内。

交界痣（junctional nevus）：由大痣细胞组成，痣细胞在表皮和真皮交界处，呈多个巢团状，边界清楚，分布距离均匀；每一巢团的上一半在表皮的底层内，下一半则在真皮浅层内。

复合痣（compound nevus）：在痣细胞进入真皮的过程中，常同时有皮内痣和残留的交界痣，为上述两型痣的混合形式。

【临床表现与诊断】

色素斑为皮肤或黏膜上的棕褐色色素斑点，不高出皮肤，色泽可随季节或日照改变，一般不会发生恶变。

色素痣大多数后天出现。交界痣为淡棕色或深棕色斑疹、丘疹或结节，一般较小，表面光滑、无毛，平坦或稍高于皮表。一般不出现自觉症状。突起于皮肤表面的交界痣容易受到洗脸、刮须、摩擦等的刺激，并由此可能发生恶变。如局部轻微痒、灼热或疼痛，痣的体积迅速增大，色泽加深，表面出现感染、破溃、出血，或痣周围皮肤出现卫星小点、放射黑线、黑色素环，以及痣所在部位的引流区淋巴结肿大等，应考虑恶变为黑色素瘤。恶性黑色素瘤多来自交界痣。

一般认为，毛痣、雀斑样色素痣均为皮内痣或复合痣。这类痣极少恶变，如有恶变，亦来自交界痣部分。

口腔黏膜内的痣甚少见，而以黑色素斑为多。如果发生黑色素痣，则以交界痣及复合痣为多见。

【治疗】

大多数斑痣不需治疗。面部较大的痣，且无恶变证据者，可考虑分期部分切除，容貌、功能保存均较好；也可采用全部切除，用邻近皮瓣转移或游离皮肤移植。如怀疑有恶变的痣，应采用外科手术一次全部切除活检；手术应在痣边界以外的正常皮肤上做切口。比较小的痣切除后，可以潜行剥离皮肤创缘后直接拉拢缝合。

二、牙龈瘤 Epulis

牙龈瘤是一个以形态及部位命名的诊断学名词，为发生于牙龈组织上的一组肿瘤或类肿瘤病变，来源于牙龈、牙周膜及颌骨牙槽突的结缔组织。大多认为是机械刺激及慢性炎症刺激形成的反应性增生物。根据病理组织结构特征及临床表现，牙龈瘤可分为6类：肉芽肿型牙龈瘤（granulomatous epulis）、纤维型牙龈瘤（fibrous epulis）、血管型牙龈瘤（vascular epulis）、巨细胞型牙龈瘤（giant cell epulis）、先天性牙龈瘤（congenital epulis）和牙龈纤维瘤病。

【临床表现与诊断】

1. 肉芽肿型牙龈瘤　主要由肉芽组织所构成，其中含有较多的炎性细胞及毛细血管，纤维组织较少，血管壁为单层内皮细胞所构成。多发生于青壮年，常因局部刺激因素引起，主要见于唇颊侧及牙龈乳头，有蒂或无蒂，基底较宽；肿块表面呈红色或粉红色，易出血。本型曾被一些病理学家命名为牙龈化脓性肉芽肿（pyogenic granuloma）。

2. 纤维型牙龈瘤　含有较多的纤维组织和成纤维细胞。成纤维细胞性结缔组织中如存在散在性的牙源性上皮，及由这些上皮诱导的钙化团块、发育不良性牙本质以及牙骨质等结构时，应作为真性牙源性肿瘤看待，并应将其从牙龈瘤中分出，诊断为外周性牙源性纤维瘤

（peripheral odontogenic fibroma，POF）。这一命名见于世界卫生组织的分类中，故可简称为 POF-WHO 型。另一类纤维型牙龈瘤除成纤维细胞性结缔组织外，可见多量钙化物，但无牙源性上皮结构，称为外周性骨化性纤维瘤（peripheral ossifying fibroma，POF）。外周性骨化性纤维瘤是牙周膜来源的一种反应性瘤样增生，非真性肿瘤。

纤维型牙龈瘤颜色较淡与正常牙龈颜色无大差别，表面光滑，不易出血。肿瘤一般有蒂，位于附着龈位置。

3. 血管型牙龈瘤　血管丰富，颇似血管瘤，柔软、有蒂或无蒂，损伤后极易出血。常见于妊娠期，分娩后可能消退。

4. 巨细胞型牙龈瘤　又称外周性巨细胞肉芽肿，较少见，多发生于前牙区，肿块直径多在 0.5 ~ 1.5 cm 之间，深红色，表面常有溃疡。

5. 先天性牙龈瘤　由胚胎发育异常形成，少见，主要发生于女性新生儿，上颌切牙区多见，表面光滑，有蒂或无蒂。

6. 牙龈纤维瘤病　也称牙龈橡皮病，可分为先天性牙龈纤维瘤病（图 7-13）和药物性牙龈纤维瘤病，可有家族史或长期服用苯妥英钠史，表现为上下颌牙龈弥漫性增生，质地坚韧，色泽较淡，接近正常牙龈。

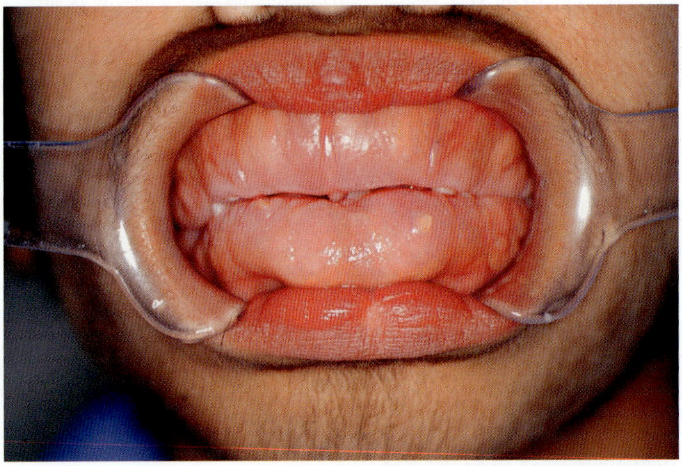

图 7-13　先天性牙龈纤维瘤病

以上各型牙龈瘤增长较大后均可能引起受累牙移动、松动，并可以破坏牙槽骨壁。当肿块遮盖一部分牙及牙槽突，可妨碍咬合，表面可见牙压痕，并易被咬伤而发生溃疡、伴发感染。X 线摄片可见骨质吸收牙周膜增宽的阴影。

【治疗】

治疗原则是手术切除。属真性肿瘤的纤维型牙龈瘤易复发，手术切除应包括牙槽突及受累的牙。肉芽肿型牙龈瘤首先应去除局部刺激因素，如牙石、不良修复体等；手术时对于有牙受累者应拔除受累牙，并去除牙周膜及周围骨膜。妊娠期血管型牙龈瘤可先观察，如分娩后仍不消退可手术切除；但如经常出血或因肿物影响进食，也可早期切除。巨细胞型牙龈瘤和先天性牙龈瘤作局部彻底切除。牙龈纤维瘤病一般只需将增生的牙龈作成形性切除即可。牙龈瘤切除后的创面较大，不能直接缝合时，可用碘仿纱条覆盖，或在创面上用牙周塞治剂保护。

三、纤维瘤 Fibroma

纤维瘤（fibroma）起源于纤维结缔组织，分硬类纤维瘤和软类纤维瘤。前者主要由纤维组织构成，细胞及血管很少；后者为结缔组织、成纤维细胞及胶原纤维所组成，且血管丰富时，实际上为低度恶性的纤维肉瘤。

【临床表现与诊断】

纤维瘤一般生长缓慢。发生在面部皮下的纤维瘤为无痛肿块、质地较硬、大小不等、表面光滑、边缘清楚，与周围组织无粘连，一般皆可移动。发生在口腔的纤维瘤均较小，呈圆球形或结节状，可能有蒂或无蒂，肿瘤边界清楚，表面覆盖有正常黏膜，切面呈灰白色。口腔内纤维瘤多发生于牙槽突、颊、腭等部位，发生于牙槽突的纤维瘤可能使牙松动移位，若受到咀嚼及牙的损伤，则表面破溃、糜烂、继发感染，此时可引起疼痛或功能障碍。

口腔颌面部纤维瘤如处理不当，极易复发；多次复发后又易恶变，其临床生物学行为比身体其他部位的纤维瘤为差。

纤维瘤应与纤维性增生鉴别。纤维性增生大多因刺激和反复创伤引起，有蒂或无蒂，表面光滑或呈沟裂状。

【治疗】

纤维瘤主要采用手术完整切除。牙槽突的纤维瘤，除需拔除有关牙外，有时还需将肿瘤所侵犯的骨膜一并切除。临床诊断为纤维瘤，手术时需行冰冻病理检查，如证实为恶性，应按恶性肿瘤治疗原则处理。

四、牙源性肿瘤 Odontogenic tumor

牙源性肿瘤（odontogenic tumor）是由成牙组织，即牙源性上皮及牙源性间叶组织发生而来的一类肿瘤。牙源性肿瘤绝大多数为良性，少见为恶性。本节主要介绍几种临床常见的牙源性肿瘤。

（一）牙瘤

牙瘤（odontoma）发生于颌骨内，由一个或多个牙胚组织异常发育增生而形成，非真性肿瘤。其中可含有不同发育阶段的各种牙胚组织，直至成形的牙。瘤内牙的数目不等，形状不规则，可能近似正常牙，也可以没有牙的形状，只是一团紊乱的硬组织混合而成，在其周围被以纤维膜。根据上述组织排列不同分为两类：前者为组合性牙瘤，后者为混合性牙瘤，二者的临床表现基本相同（图 7-14）。

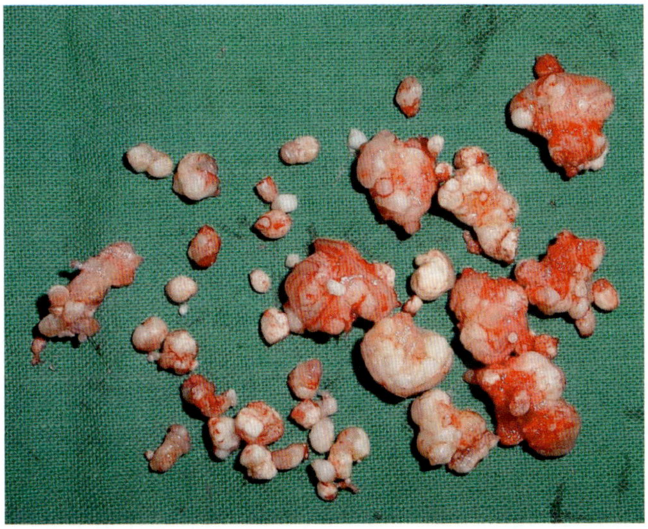

图 7-14 组合性牙瘤的术后标本

【临床表现及诊断】

牙瘤约占牙源性肿瘤的6.4%，多见于青年人，女性略多于男性，上颌略多于下颌，多发生于前磨牙和磨牙区。病变生长缓慢，早期无自觉症状。往往因牙瘤所在部位发生骨质膨胀，或牙瘤压迫神经产生疼痛，或因肿瘤穿破黏骨膜，发生继发感染时，才被发现。牙瘤患者常有乳牙滞留或缺牙现象，有时病变部位可有小牙萌出。

X线摄片可见骨质膨胀，有很多大小形状不同、类似发育不全牙的影像，或透射度似牙组织的一团影像。在影像与正常骨组织之间有一条细小清晰的密度减低影，为牙瘤的被膜。牙瘤与囊肿同时存在者称为囊性牙瘤。

【治疗】

手术摘除。注意需将其被膜一同刮除，以避免复发。

（二）良性成牙骨质细胞瘤

良性成牙骨质细胞瘤（benign cementoblastoma）又名真性牙骨质瘤（true cementoma）或成牙骨质细胞瘤（cementoblastoma）。与之相关的化牙骨质纤维瘤、根尖周牙骨质结构不良及巨大型牙骨质瘤，过去认为是牙骨质瘤，目前多认为是骨源性病变。

【临床表现及诊断】

多发生于青年人，男性多见，好发于下颌前磨牙和磨牙的根尖部，与牙根融合。受累牙牙髓活力测验阳性，此点可与根尖囊肿和根尖肉芽肿相鉴别。肿瘤生长缓慢，一般无自觉症状，如肿瘤增大时，可使牙槽骨膨胀，有时可伴有疼痛症状。常在出现神经症状、继发感染或拔牙时始被发现。X线摄片显示根尖周围有不透光阴影，密度同牙骨质，边界尚清。

【治疗】

手术摘除。如肿瘤较小，又无症状时，可观察。

（三）成釉细胞瘤

成釉细胞瘤（ameloblastoma）为颌骨中心性上皮肿瘤，在牙源性肿瘤中最为常见，约占牙源性肿瘤的59.3%。成釉细胞瘤除发生于颌骨外，极少数可发生在胫骨或脑垂体内。其组织来源有以下几种可能：①大多数认为由釉质器或牙板上皮发生而来；②由牙周膜内上皮残余或由口腔黏膜基底细胞发生而来；③由始基或含牙囊肿等转变而来[称为壁性成釉细胞瘤（mural ameloblastoma）]；④发生于颌骨以外的成釉细胞瘤可能由口腔黏膜基底细胞或上皮异位发展而成。

成釉细胞瘤肉眼所见：肿瘤所在颌骨膨胀，瘤体无明显包膜，剖面可为实质性或囊性，或囊实性并存。囊性部分多为大小不等的多囊或蜂房状，也有单囊者。囊腔内含褐色囊液。

镜下观察到成釉细胞瘤按肿瘤细胞的排列方式分为滤泡型和丛状型。临床上表现为单囊的成釉细胞瘤组织学和生物学特征有一定的特殊性。详细的组织病理学特点参见口腔组织病理学相关书籍。

【临床表现及诊断】

成釉细胞瘤多发生于青壮年，无明显性别差异，以下颌体及下颌角部为常见，上下颌骨之比约为1∶8。肿瘤生长缓慢，初期无自觉症状，逐渐发展可使颌骨膨大，造成畸形；肿瘤侵犯牙槽突时，可使牙松动、移位或脱落；肿瘤增大到一定程度可使颌骨外板变薄，直至吸收，这时肿瘤可以侵入软组织内。由于肿瘤体积不断增大，可以影响下颌骨的运动度，甚至可能发生吞咽、咀嚼和呼吸障碍；发生在上颌骨的肿瘤可影响到上颌窦、鼻泪管、鼻腔和眼的功能，引起鼻阻塞、眼球移位、眼球突出及流泪等症状。瘤体表面常见有对颌牙的压痕，如果咀嚼时发生破溃，可能造成继发性感染而化脓、溃烂、疼痛。当肿瘤压迫下牙槽神经时，患侧下唇及颊部可能感觉麻木不适。如肿瘤发展到四周骨质大多破坏时可引起受累颌骨病理性骨折。肿瘤向口腔发展时可使咬骀错乱（图 7-15）。

成釉细胞瘤的典型 X 线表现为：早期呈蜂房状，以后形成多房性囊肿样阴影，分房大小不等，互相重叠，边界清晰，房间隔呈半月形切迹。单房成釉细胞瘤较少见，其边缘一般呈分叶状有切迹。肿瘤区牙可缺失，受累牙可移位。囊腔内可含牙，牙根尖可有不规则吸收，吸收面通常呈锯齿状或截根状（图 7-16）。

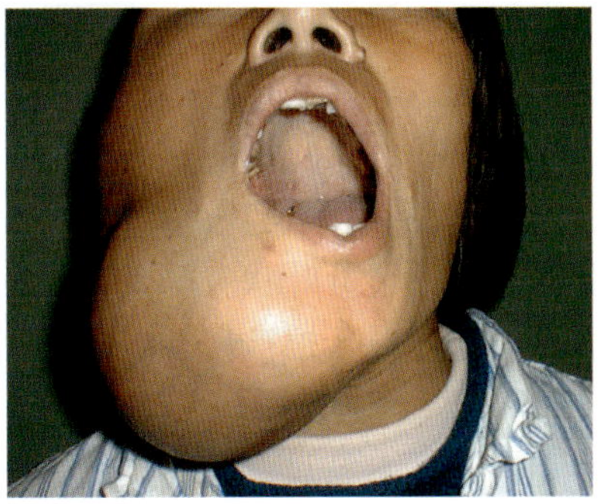

图 7-15　下颌骨成釉细胞瘤

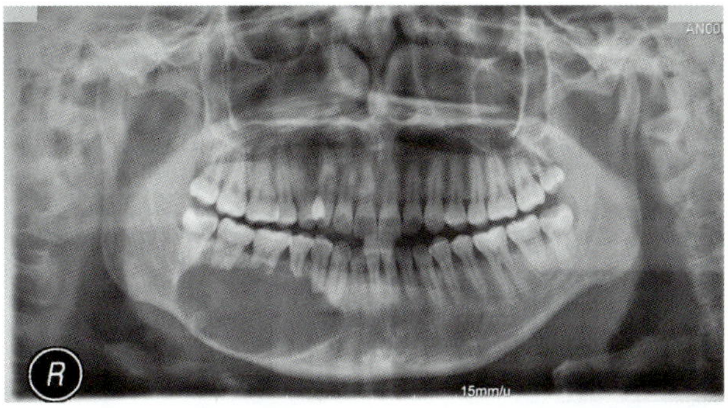

图 7-16　X 线曲面体层片显示成釉细胞瘤区内牙根截根状吸收

成釉细胞瘤大多为实质性，如囊性成分较多时，穿刺检查可抽出褐色液体，与颌骨囊肿多为淡黄色囊液不同。临床上较大型的成釉细胞瘤因有上述临床及 X 线的特征性表现，诊断较为容易；但对于瘤体较小者，特别是未突破骨板的成釉细胞瘤及单囊的成釉细胞瘤，不易和牙源性颌骨囊肿相区别，有时需依靠病理检查才能确定。

成釉细胞瘤需与牙源性腺样瘤（adenomatoid odotogenic tumor）鉴别。牙源性腺样瘤曾被称为腺样成釉细胞瘤，认为属成釉细胞瘤的一种，但因其临床及病理学表现均有一定特点，目前已从成釉细胞瘤中独立分化出来。临床上好发于上颌尖牙区。多见于青少年。X 线常表现为单房性阴影伴有钙化小点或含牙。肿瘤切除后很少复发。

如 X 线表现类似成釉细胞瘤并伴有钙化灶时，还应考虑为其他牙源性肿瘤，如化牙骨质纤维瘤、牙源性钙化上皮瘤、牙源性钙化囊肿等。但最后诊断仍需依靠病理检查。

【治疗】

外科手术治疗。因成釉细胞瘤有局部浸润周围骨质的特点，多数情况需在病变外约 0.5 cm 处切除肿瘤。但临床上应根据病变大小、部位、是否复发等因素决定术式。

1. 截骨植骨术　病变范围较大或多次复发者在病变外 0.5 cm 处截骨。截骨后遗留的缺损一般应即刻植骨修复。常用的供骨为髂骨和腓骨。缺损范围大者或口腔有继发感染或软组织不够时需用血管化的髂骨或腓骨。对于患者体弱不能耐受较大手术或因其他因素不能行植骨术者，可用钛板固定截骨两端残端下颌骨，以保持缺隙，择期再行植骨手术。

2. 下颌骨矩形切除术　适用于病变范围不大，下颌骨下缘及升支后缘有一定厚度正常骨质者。该术式保留下颌骨的连续性，较好地保存患者的咀嚼功能和外形。

3. 刮治术　主要适用于单囊成釉细胞瘤，对于范围较小的多囊病变也可采用。成釉细胞瘤的刮治术不完全等同于普通颌骨囊肿刮治术，刮除肿瘤后应对骨腔做进一步处理，可采用球钻对骨壁进行一定磨除，以减少复发。术后应作长期随访。

（四）牙源性黏液瘤

黏液瘤（myxoma）可发生于软组织和颌骨。颌骨内的黏液瘤倾向于为牙源性，因其结构极似牙源性间质，有时含上皮剩余，常伴牙发育异常或牙缺失。也有人认为黏液瘤是由纤维组织基质的黏液样退行性变而来。牙源性黏液瘤约占牙源性肿瘤的 3.5%。

黏液瘤无包膜，有局部侵袭性，切面呈胶冻状。显微镜下可见疏散的星形或梭形细胞分布于疏松的黏液基质内，以长胞质突起互相连接。在牙源性黏液瘤内有少量牙源性上皮条索，但颌骨之外的黏液瘤不含牙源性上皮。

【临床表现与诊断】

牙源性黏液瘤常发生于青年，无明显性别差异，多发生于颌骨，软组织极为少见。磨牙及前磨牙区为好发部位，下颌较上颌多见。黏液瘤一般生长缓慢，呈局部浸润性生长。早期无明显症状，直到肿瘤逐渐增大，颌骨呈现畸形时，始被注意。常伴有埋伏牙或牙缺失。当肿瘤生长速度加快，且伴有疼痛时应考虑恶变可能。黏液瘤可恶变为黏液肉瘤或黏液纤维肉瘤。

X 线摄片显示骨质膨胀，骨质破坏呈蜂房状透光阴影，房隔较细，呈直线状或弯曲形，有时似“火焰状”。由于呈局部浸润性生长，边缘常不整齐，呈分叶状。病变部位的牙根呈扇形分离，或牙根被侵蚀吸收。瘤体内可有埋伏牙（图 7-17）。

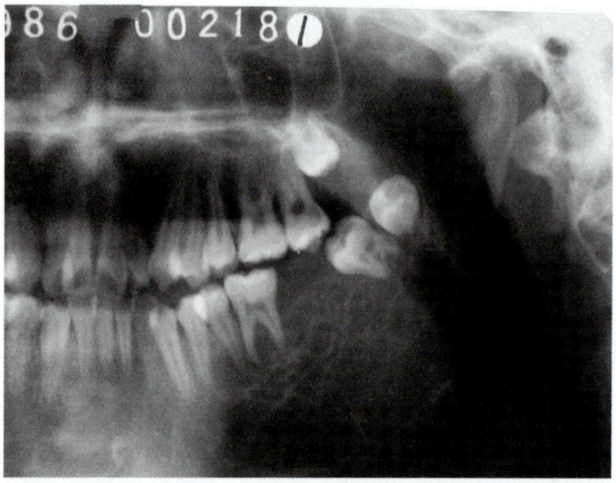

图 7-17 牙源性黏液瘤 X 线表现

黏液瘤有时不易与成釉细胞瘤、颌骨中心性巨细胞瘤等相鉴别，最终需借助于病理检查。

【治疗】

黏液瘤虽属良性肿瘤，但因肿瘤常无包膜或包膜不完整，局部有侵袭性，术后易复发，临床上通常将其按低度恶性肿瘤处理，手术需在肿瘤外 0.5 cm 处进行。如肿瘤较大，颌骨常需行部分切除术，并同期行颌骨重建。

五、血管瘤与血管畸形 Hemangioma and vascular malformation

脉管疾病（vascular disease）或脉管异常（vascular anomalies）是指组织学上来源于脉管系统的一大类疾病，包括血管性肿瘤（hemangioma）和脉管畸形（vascular malformations），头颈部为好发部位，约 60% 的脉管疾病发生于头颈部。脉管疾病在过去由于对疾病本质认识不够详尽，将很多类型的疾病都混称为血管瘤，实际很多脉管疾病并不是真性肿瘤。1982 年 Mulliken 和 Glowachi’s 按生物学行为将此类疾病分为真性血管瘤（有血管内皮细胞异常增殖）和脉管畸形（无血管内皮细胞异常增殖），成为脉管疾病现代分类的基础。经过几十年的发展，脉管疾病已成为包含两大分类数十个病种的一大类疾病，国际脉管疾病研究学会（International Society for the Study of Vascular Anomalies，ISSVA）于 2018 年对该分类再次修订，见表 7-2。本小节介绍 ISSVA 常见分类下对应的 5 种常见疾病，表 7-3。

（一）血管瘤

婴幼儿血管瘤是婴儿最常见的良性肿瘤，男女发病比约为 1∶（2.3 ～ 2.9），有三个明显的发展阶段，快速增殖期、退化期和退化末期。一般患儿在出生时病变不明显，或仅表现为皮肤或黏膜上的点状红斑（白斑），进入增殖期后，以血管内皮细胞的快速增殖为特征，病变快速变大。此期若不加以干预，有可能发生一些并发症，如溃疡、感染、外耳道阻塞、呼吸道压迫、视力障碍、骨骼变形（约 1%），甚至充血性心力衰竭。1 岁左右，血管瘤进入消退期，逐渐消退变小。Bowers 报道约 50% 的血管瘤在 5 岁时可消退，而血管畸形则无自发消退的病史，一生都在缓慢生长变大。

表 7-2　ISSVA 血管性肿瘤与脉管畸形分类（2018 年）

血管性肿瘤	脉管畸形			
	单纯性	混合型	知名血管畸形	并发其他病变
良性 局部侵袭性 或交界性 恶性	毛细血管畸形 淋巴管畸形 静脉畸形 动静脉瘘 动静脉畸形	CVM CLM LVM CLVM CAVM CLAVM	L、A、V 来源，走行，数量，长度， 口径 瓣膜 交通（AVF） 存在时间（胚胎血管的）	各种综合征

字母缩写含义：C：毛细血管；V：静脉；A：动脉；L：淋巴管；M：畸形；F：瘘

表 7-3　常见分类及常见疾病对照

分类	常见病
良性血管性肿瘤	婴幼儿血管瘤
淋巴管畸形	普通淋巴管畸形
静脉畸形	普通静脉畸形
毛细血管畸形	鲜红斑痣
动静脉畸形	动静脉畸形

血管瘤的组织学特点主要为：增殖期在光镜下可见内皮细胞增生，聚集成团，血管腔很小，血管壁增厚、肥大，细胞明显增多。消退期可见内皮细胞数目减少，血管间有纤维组织增生和脂肪组织沉积，肥大细胞数逐渐下降到正常水平。

【临床表现与诊断】

血管瘤可累及浅表皮肤或黏膜，也可为深部占位性病变，有时二者同时存在。浅表血管瘤早期可表现为浅红的斑痣，进入快速生长期则表现为典型的深红斑块，向外隆起，在过去被称为草莓状血管瘤（图 7-18）。病变累及深部组织时，表现为团块伴有皮肤或黏膜表面浅蓝或紫色斑块状，类似静脉畸形。但增殖期的血管瘤初为软的“橡胶”样，而静脉畸形更柔软并有可压缩性。80% 的患儿为单发病变，其余为多发病变。

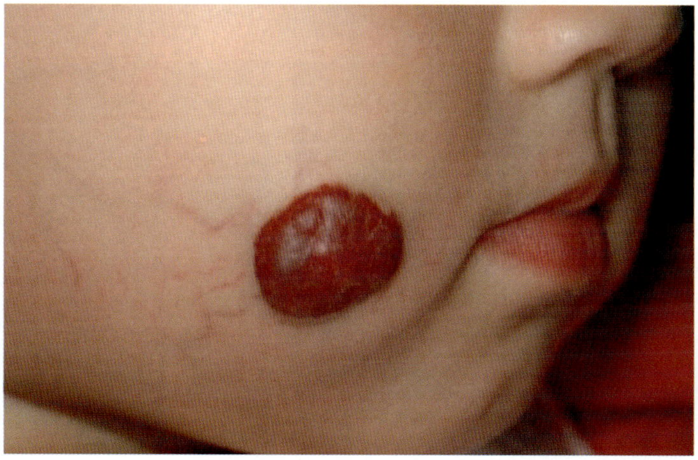

图 7-18　浅表血管瘤

血管瘤的诊断主要依靠临床表现及特征性的临床病史。首先要仔细询问家长病变的发展变化，有无快速增长。彩色多普勒超声可观察内部血流，与其他一些不富含血流的包块性疾病相鉴别。MRI 检查 T_1 加权像病变信号与肌肉相似或低于肌肉信号，T_2 加权像为高信号。对诊断不明确病例可在隐蔽位置手术切取活检。

1 岁以后血管瘤进入消退期。退化的标志是颜色由红色变为黄色，变软，表面皮肤松弛出现皱褶。大部分血管瘤在患儿 3 ~ 4 岁时进入消退末期，停止消退，有些完全退化的血管瘤可不留痕迹，皮肤接近正常或略显苍白；有些退化的血管瘤留有多余的皮肤和柔软纤细的脂肪组织瘢痕，以及扩张的毛细血管。

【治疗】

血管瘤的治疗可分为保守观察、药物治疗、激光治疗和手术治疗。对于婴幼儿血管瘤根据危害程度不同选择不同的治疗方法。当病变位置隐蔽，没有临床并发症、病变无过快生长时，可采取保守观察。此时需要做好对家长的教育及解释工作，消除家长恐惧。但是头颈部大范围的血管瘤病变会留下面部浅瘢痕，适当早期干预有利于改善外形，最后达到较理想的美容效果。

目前婴幼儿血管瘤一线治疗方法是口服普萘洛尔，采用 2 mg/（kg·d），一般需服药 6 ~ 8 个月。

抗肿瘤药物平阳霉素注射可用于口服普萘洛尔无效的深部血管瘤，但可导致组织发育迟滞，对于面部重要部位，如口周、鼻部、皮肤浅表血管瘤应慎用。

浅表血管瘤可局部使用涂抹 β 受体阻滞剂或激光治疗。

手术治疗适用于有严重呼吸道梗阻、溃疡无法愈合及巨大血管瘤药物控制无效的患儿。对病变消退后遗留的多余组织、瘢痕和产生的继发畸形可以通过手术进行矫正，以获得较好的美容效果。

（二）鲜红斑痣

鲜红斑痣（port-wine stain，PWS）属于毛细血管畸形，旧称为毛细血管瘤或葡萄酒色斑。由乳头丛内毛细血管后微静脉组成，在出生时即存在，发病率 0.3%，男女比率 1∶1，83% 发生在头颈部。

【临床表现与诊断】

病变早期表现为粉红色斑块，在面部累及三叉神经第Ⅱ支支配区多见。病变的颜色随年龄的增长而逐渐加深，成年后病变可出现隆起或结节样改变，有时可发生巨大赘生物，易出血。1989 年 Waner 根据血管扩张程度将病变分为 4 级：Ⅰ型病变血管直径 50 ~ 80 μm，临床是浅或深粉红色斑（图 7-19），在强光 6 倍透镜观察可看到血管。Ⅱ型血管直径 80 ~ 120 μm，临

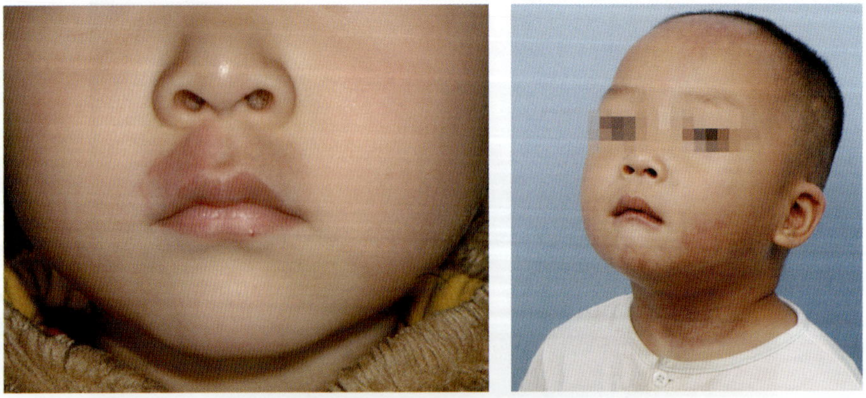

图 7-19　Ⅰ型鲜红斑痣

床呈现浅红色斑。Ⅲ型血管直径 120 ~ 150 μm，病变是深红色斑（图 7-20）。Ⅳ型血管直径＞150 μm，病变常呈紫红色，扩张血管融合形成鹅卵石样结节。

鲜红斑痣可单纯累及皮肤也可伴有软硬组织的过度发育，累及口腔黏膜、牙龈、上下唇甚至颌骨，引起牙龈增生、颌骨肥大。

【治疗】

累及皮肤的鲜红斑痣首选激光治疗。目前治疗效果较理想的激光治疗机是脉冲染料激光（595 nm，585 nm）以及海姆泊芬光动力激光。激光对于Ⅰ、Ⅱ期病变治疗效果较好，对于Ⅲ、Ⅳ期病变难以完全消除，伴有较厚增生结节病变有时需行手术切除＋植皮治疗。伴有软硬组织过度发育的病变亦需结合手术矫正外形。

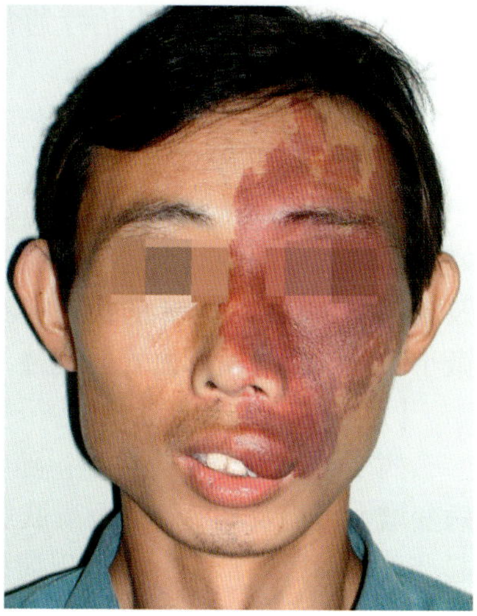

图 7-20　Ⅲ型鲜红斑痣

（三）静脉畸形

静脉畸形（venous malformation）过去又称海绵状血管瘤，是胚胎时期血管形成过程中结构异常。由扩张的静脉组成，扩张的程度随年龄不断发展，大约 50% 病变在出生时被发现，剩余 50% 在儿童或成人时期才被发现。

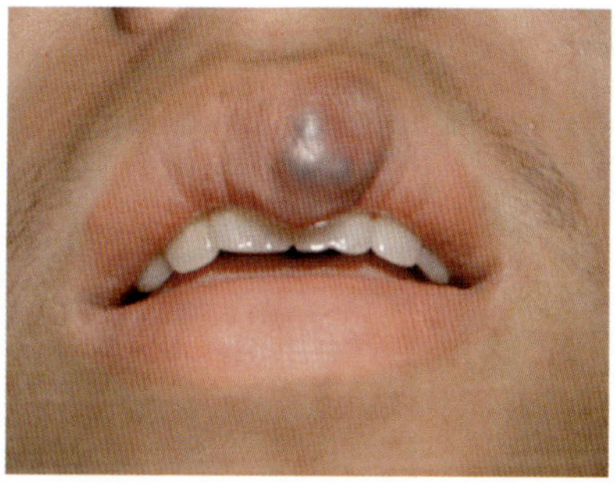

图 7-21　上唇部静脉畸形

【临床表现与诊断】

当病变位置浅表可在皮下或黏膜下呈现蓝色或紫色（图 7-21），如果位置较深，则皮肤或黏膜颜色正常。边界大多不甚清楚，触之柔软，可以被压缩，有时可触到静脉石。当头低位时，肿瘤则充血膨大；恢复正常位置后，肿块亦随之缩小，恢复原状。该检查称为体位移动试验。穿刺可抽出可凝固的血液。

一般无不适症状，生长到一定大小可引起受累部位畸形及功能障碍。

深层组织内的静脉畸形，为了确定其部位、大小、范围及其吻合支的情况，可以采用静脉造影或磁共振血管成像（MRI 或 MRA）来协助诊断，并为治疗提供参考。

静脉畸形根据回流静脉的类型，在临床上分为 4 型：Ⅰ型为孤立型，无明显回流静脉；Ⅱ型有正常回流静脉；Ⅲ型回流静脉发育异常；Ⅳ型回流静脉扩张。Ⅰ、Ⅱ型静脉畸形治疗效果较好，Ⅲ、Ⅳ型较难治疗。

【治疗】

静脉畸形的治疗方案选择取决于病变的累及范围、大小以及回流静脉情况。

1. 血管内栓塞硬化治疗　为静脉畸形的首选治疗方法，可作为单一的治疗方法，也可与手术、激光等联合治疗。目前临床常用的硬化药物包括细胞毒性药物（博莱霉素、平阳霉素）、表面活性剂（聚桂醇、聚多卡醇、鱼肝油酸钠）和无水乙醇。对于Ⅲ、Ⅳ型静脉畸形，由于血液高回流，病变广泛，所累及解剖位置结构复杂，并且无明显边界，硬化注射治疗后药物进入静脉腔内立即流走，难以发挥作用，所以对于这类的静脉畸形可采用联合治疗方法。

2. 激光治疗　对于舌部及口腔黏膜部位的Ⅰ、Ⅱ型表浅的静脉畸形，Nd：YAG 激光治疗可取得较好的治疗效果。其主要机制是病变内血红蛋白吸收激光热能量，产生凝固效应，使扩张血管立即萎缩。根据病变范围可能需要多次治疗，每次间隔的时间需 6 周以上。

3. 手术治疗　手术治疗通常用于硬化治疗效果不佳，病变或栓塞硬化治疗后辅助改善外观。

（四）动静脉畸形

动静脉畸形（arteriovenus malformation，AVM）属于先天性血管畸形。头颈部是 AVM 的好发部位，以颅内病变居多，颌面部发病率相对较低，可分为软组织 AVM、颌骨中心性 AVM 及混合型 AVM。AVM 的病理实质是动脉与静脉之间缺乏正常毛细血管网的连接，而由含大量微小动静脉瘘的畸形血管团代替，动脉血流经畸形血管团直接汇入静脉。

【临床表现与诊断】

病变可在出生时就存在，随年龄增长病变逐渐增大。早期病变可见皮肤着色、皮温增高；病变增大可扪及动脉搏动及皮肤震颤感，听诊可闻吹风样杂音；病变可累及多个解剖区域，引起严重的面部畸形，并可出现溃疡，坏死及大出血。颌骨 AVM 发病率较低，下颌骨发生率高于上颌，多在 10 ~ 20 岁发病，其危险性在于可引起致命的大出血。

影像诊断方法包括超声、X 线片、CT 及 MRI 检查。超声可见患区存在紊乱的动脉血流信号。普通 X 线片上，颌骨 AVM 表现为蜂窝状、囊腔状或蜂窝囊腔状透射影，下颌病变常可见下颌管明显增宽迂曲，颏孔增大。增强 CT 可观察软硬组织内畸形血管形态及范围。尽管由于 CT 及 MRI 技术的发展，对于 AVM 血管结构的显示更加精细准确，但数字减影血管造影技术（digital subtraction angiography，DSA）仍然是 AVM 影像诊断的金标准（图 7-22）。

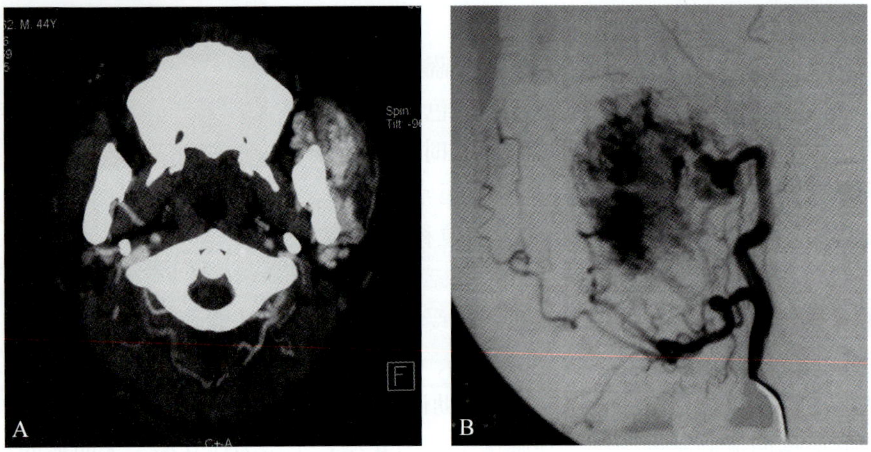

图 7-22　左侧腮腺咬肌区 AVM

A. 增强 CT 检查　B. DSA 检查

【治疗】

栓塞治疗是 AVM 治疗的首选方法。栓塞治疗的关键是将栓子栓堵在畸形中心的微小动静脉瘘中，而不是仅栓堵近心端供血动脉，同时要尽量避免栓子超流入肺，或经危险吻合支入颅。栓塞剂包括明胶海绵、聚乙烯醇、α-氰基丙烯酸正丁酯（N-butyl-2-cyanoacrylate，NBCA）、弹簧圈、可脱性球囊和无水乙醇等。明胶海绵为可吸收栓塞剂，可用于术前辅助性栓塞，也可用于疑有危险吻合存在时临时阻塞血管。聚乙烯醇为固体栓塞剂，NBCA 为液体栓塞剂，常用于动静脉畸形的栓塞治疗。弹簧圈及可脱性球囊也是永久性栓塞剂，可用于栓堵动静脉瘘和动脉瘤。无水乙醇可以直接破坏血管内皮，并使血红蛋白变性而形成血栓，故可永久性封闭动静脉畸形中的畸形血管网。

口腔颌面部软组织 AVM 治疗方法包括手术、硬化剂注射及血管内栓塞治疗等。部分病例经治疗达到了较好的效果，但有些病例治疗后多次复发，甚至呈进行性发展趋势，这与病变的部位、范围有关，也取决于病变的血管构筑（angioarchitecture）特点。弥散型 AVM 畸形血管分布较稀疏，缺乏明确的畸形血管团，故栓塞宜采用动脉途径；这类病变有时栓塞短期疗效尚好，但长期疗效不满意，故重复栓塞或手术治疗仍是必要的。密集型 AVM 供养动脉及病变区静脉密集分布，呈团块状；这为瘤腔栓塞提供了条件；可达到根治病变或使病变长期控制的作用。对于存在明显面部畸形的 AVM 病变，单纯栓塞不能明显改善者，手术治疗仍然是重要的方法。

颌骨 AVM 的治疗既要考虑血管结构，也应考虑患区牙齿的情况。若有多个患牙明显松动，提示牙槽骨广泛破坏，栓后需进行刮治术，可使患者的颌骨连续性得以保持。由于术中出血汹涌，即使对于栓塞治疗后的病例也应该做好充分的准备。病变区松动牙的处理不应过于保守，以避免术后感染或复发。术后定期拍片观察颌骨愈合情况（图 7-23）。

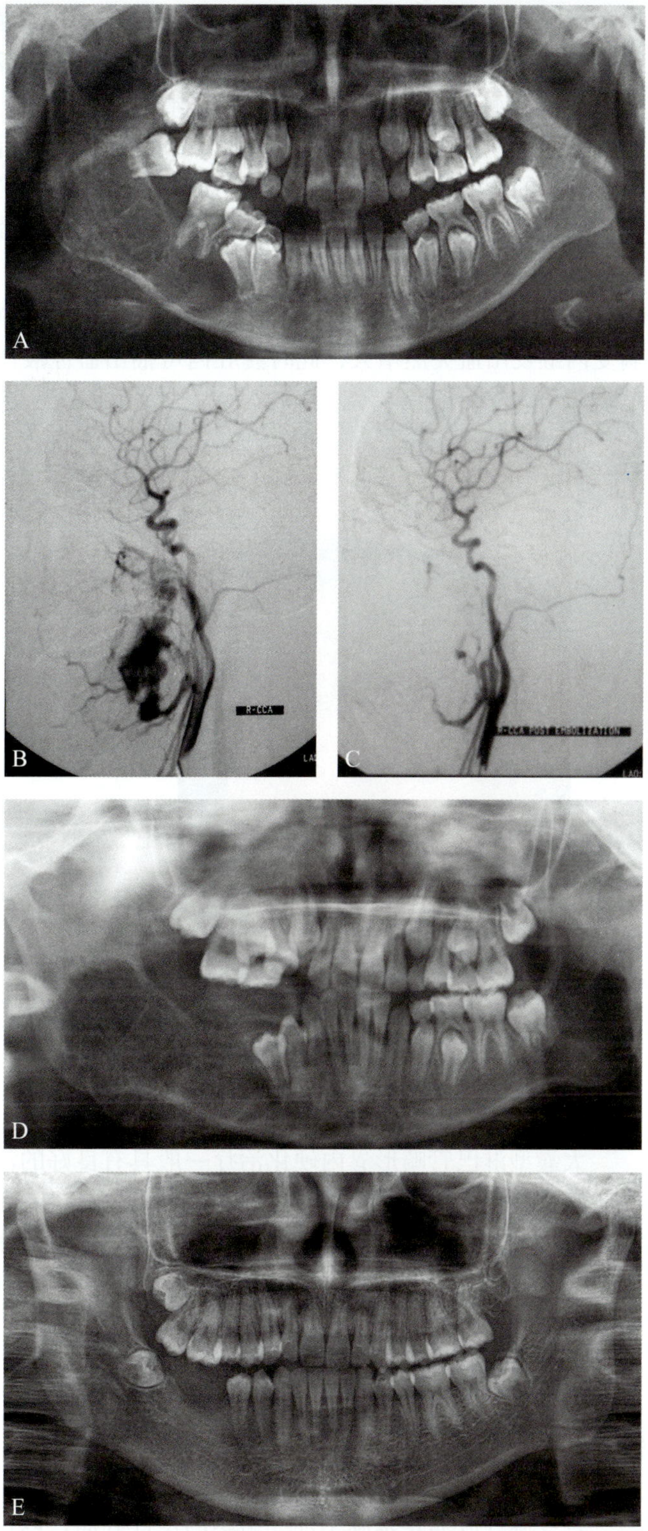

图 7-23　右侧下颌骨 AVM

（女，10 岁，因口腔内大出血就诊）

A. 曲面体层片显示右下颌骨膨隆，体部、升支有多囊性透射影，牙齿移位　B. 颈总动脉造影显示右侧下颌骨大范围畸形血管团，供血来自颈外动脉分支　C. 经颈外动脉分支超选择性栓塞治疗后，右侧颈总动脉造影显示畸形血管消失　D. 颌骨病变刮治术后　E. 术后 6 年，未见颌骨病变复发。

六、淋巴管畸形
Lymphatic malformation

大部分淋巴管畸形（lymphatic malformation）病变出生时即可发现。病变由扩张的淋巴管组成，管腔大小不等，内有淋巴液积聚。按其临床特征及组织结构可分为微囊型、大囊型及囊型、大囊混合型三类。

【临床特点与诊断】

微囊型（microcystic）淋巴管畸形旧称海绵状淋巴管瘤，好发在舌、颊、唇黏膜，有时也可累及皮肤。为边界不清的实性病变，累及有时可伴有骨组织的变形。皮肤或黏膜上呈现孤立的或多发性散在的小圆形囊性结节状或点状病损，呈无色或粉色，继发感染或反复创伤可呈紫红色，甚至破溃出血（图 7-24）。有时可伴有骨组织的变形。大囊型（macrocystic）淋巴管畸形旧称为囊性水瘤（cystic hydroma）。由一个或数个大囊腔组成。好发于口底颌下。一般为多房性囊腔，彼此间隔，内有透明、淡黄色水样液体，不能压缩，周围有较厚的囊壁，囊壁由较厚纤维组成，衬以单层扁平细胞。囊腔大小不一，表面皮肤色泽正常，呈充盈状态，扪诊柔软，有波动感。与深层血管畸形不同的是透光试验阳性，体位移动试验阴性。囊型淋巴管畸形可在头颈部潜在间隙中延伸，上可至颅底，下可达纵隔和胸腔，囊腔造影可帮助明确其真实波及范围。穿刺检查可抽出淡黄色透明淋巴液（图 7-25）。有时会由于病变内继发出血突然增大，此时囊腔内可抽出血性液体。

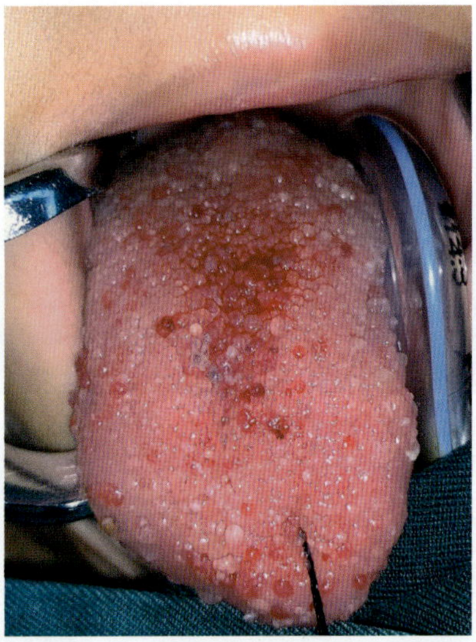

图 7-24 舌微囊型淋巴管畸形

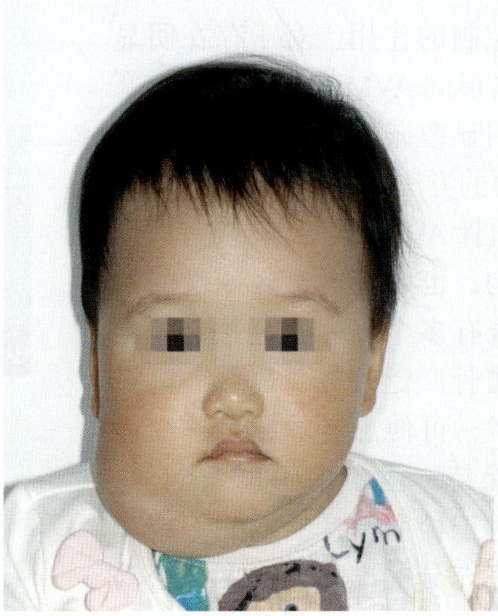

图 7-25 大囊型淋巴管畸形

【治疗】

大囊型淋巴管畸形囊内硬化治疗一般具有良好的治疗效果。

微囊型淋巴管畸形在治疗上要比大囊型难得多。临床上治疗以改善形态，缓解症状为主，采用多种方法综合治疗。手术用于整体塑形，改善功能或外观，比如缩减巨舌症的舌体积。激光可用于去除表面粟粒状增生性组织，硬化剂注射有时能起到抑制病变生长的作用。随着遗传学和分子生物学的研究进展，一些靶向药物开始应用于临床，目前较公认的药物比如西罗莫司，对一些大范围的病变有一定的治疗效果。

七、神经源性肿瘤 Neurogenic tumors

神经源性肿瘤是来源于神经组织的良性肿瘤，以神经鞘瘤与神经纤维瘤最为常见。

（一）神经鞘瘤

神经鞘瘤（neurolemma）亦称施万细胞瘤（Schwannoma），来源于神经鞘。头颈部神经鞘瘤主要发生于脑神经，如听神经、面神经、舌下神经、迷走神经，其次是周围神经，以头部、面部、舌部最为常见；交感神经发生者较为少见。

【临床表现与诊断】

神经鞘瘤多见于青、中年人，男女之比为 1.5 ∶ 1。肿瘤生长缓慢，病程较长，一般在 5

年左右。肿瘤包膜完整，为圆形或卵圆形，亦可长大而呈分叶状。瘤体质地坚韧，触诊有软胶样感觉。来自感觉神经者常有压痛，亦可有放射样痛。肿瘤可沿神经轴侧向左右移动，但不能沿神经长轴活动。肿瘤愈大愈容易黏液性变，发生黏液变后质软如囊肿。穿刺时可抽出血样液体，特点是不凝结。来自迷走神经、舌下神经、交感神经的神经鞘瘤以颈动脉三角区最多见。肿瘤生长到一定大小可将颈动脉向外侧推移，触诊可有搏动，临床上须与颈动脉体瘤相鉴别。鉴别的方法有 B 型超声检查、颈动脉造影，特别是数字减影血管造影（DSA）可获较佳的影像，动态增强 CT、MRI 检查等也可资区别（图 7-26）。

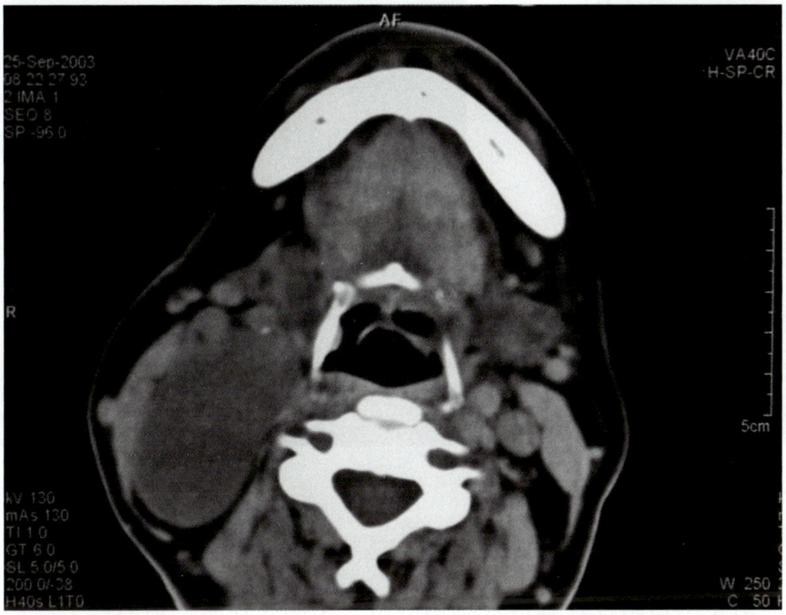

图 7-26　颈神经鞘瘤增强 CT，肿瘤血运欠丰富，可和颈动脉体瘤等高血运肿瘤鉴别

来自面神经的神经鞘瘤可表现为腮腺肿块，易被诊断为多形性腺瘤。手术时如发现肿块与面神经不能分离时，应警惕有面神经鞘瘤的可能，切勿轻易予以切断。

少数神经鞘瘤生长到一定程度会引起受累神经的功能障碍。

【治疗】

手术摘除。肿瘤若来自周围神经，一般可用手术完整摘除；若肿瘤位于重要神经干，则应保留重要的神经结构。手术时沿神经长轴方向细心剥离，逐层切开包绕肿瘤的神经束，直到肿瘤表面，然后将肿瘤摘除。

由于手术的损伤，来自迷走神经的神经鞘瘤手术后可能发生声嘶、呛咳；来自交感神经者可能会出现 Horner 综合征；来自面神经者可出现面瘫。如神经未切断，有可能在以后逐渐恢复；如神经已切断，应立即行神经端端吻合术，神经有缺损者应作神经移植修复。

（二）神经纤维瘤

神经纤维瘤（neurofibroma）是由神经鞘细胞及成纤维细胞两种主要成分组成的良性肿瘤。分单发与多发性两种，多发性神经纤维瘤又称为神经纤维瘤病（neurofibromatosis）。神经纤维瘤可发生于周围神经的任何部位。口腔颌面部神经纤维瘤常来自第 5 或第 7 对颅神经。

【临床表现与诊断】

神经纤维瘤多见于青年人，生长缓慢，口腔内较少见，颜面部神经纤维瘤的特征性表现主要是皮肤呈大小不一的棕色斑，或呈灰黑色小点状或片状病损。肿瘤常为多发性瘤结节，沿皮下神经分布，呈念珠状，也可呈丛状，如来自感觉神经，可有明显触痛。沿着神经分布的区域内，有时结缔组织呈异样增生，致皮肤松弛或折叠下垂，造成功能障碍和面部畸形（图7-27）。肿瘤质地柔软，虽瘤内血运丰富，但一般不能压缩，这点可和海绵状血管瘤区别。邻近的骨受侵犯时，可引起骨发育畸形。头面部多发性神经纤维瘤还可伴先天性颅骨缺损。

神经纤维瘤病有遗传倾向，为常染色体显性遗传病。当皮肤上存在5～6个以上，直径大于1.5 cm的咖啡色或棕色斑块时，即可确定为神经纤维瘤病（图7-28）。

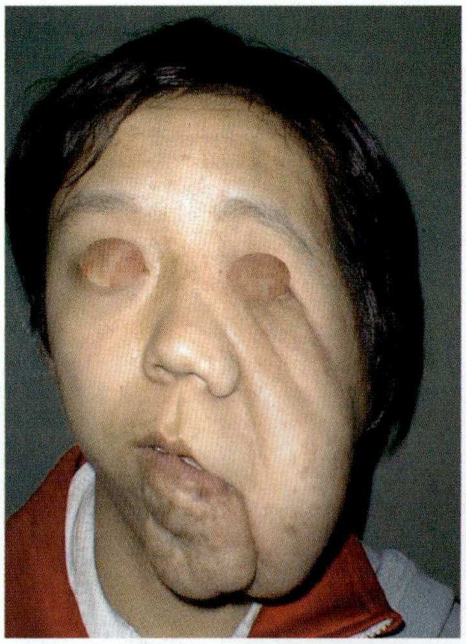

图7-27 神经纤维瘤病

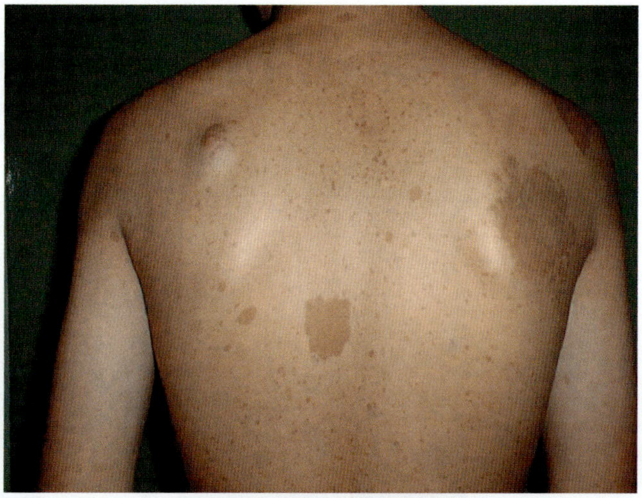

图7-28 神经纤维瘤病之棕色斑

【治疗】

手术切除。对小而局限性的神经纤维瘤可以一次完全切除；但对巨大肿瘤只能作部分切除，以纠正畸形及改善功能。如行一次大范围切除时，要有充分的准备，因为肿瘤常与皮肤及基底粘连，界限不清楚，瘤体含有血窦，血运十分丰富，手术时出血较多，而且不易用一般方法止血，故应做好充分的备血及选择低压、低温麻醉。应用电刀、结扎双侧颈外动脉、术前动脉栓塞均有助于减少术中出血。

八、颈动脉体瘤 Carotid body tumor

颈动脉体瘤（carotid body tumor）又称化学感受器瘤（chemodectoma）或副神经节瘤（paraganglioma），为来自化学感受器颈动脉体的肿瘤。

【临床表现及诊断】

多见于青壮年，病程通常较长，女性较多。可为单侧发生，也可为双侧发生，以单侧常见。绝大多数为良性，极少数为恶性。肿瘤位于颈动脉三角，可向咽旁突出，大者可超出颈动脉三角范围。触诊有一定周界，质地中度硬，可有明显搏动感，听诊可闻及连续的吹风样杂音。肿瘤可前后移动，但不能上下活动。极少数患者可出现直立性眩晕、上腹不适、一过性神志消失等颈动脉窦综合征症状，主要为体位改变肿瘤压迫颈动脉窦所致。颈动脉体瘤，特别是恶性颈动脉体瘤压迫、浸润周围主要神经时，可出现声嘶、Horner综合征、舌下神经麻痹等症状。DSA检查可见颈动脉外侧移位，颈动脉分叉部增宽，富于血管的肿瘤影像，或有下交通支自颈动脉与肿瘤相通（图7-29）。增强CT扫描可见肿瘤呈密度增高团块（图7-30）。

颈动脉体瘤禁忌作活检，一般也不作穿刺检查。

颈动脉体瘤发生率较低，其诊治的重要性之一在于和颈部其他肿瘤，如神经鞘瘤、转移

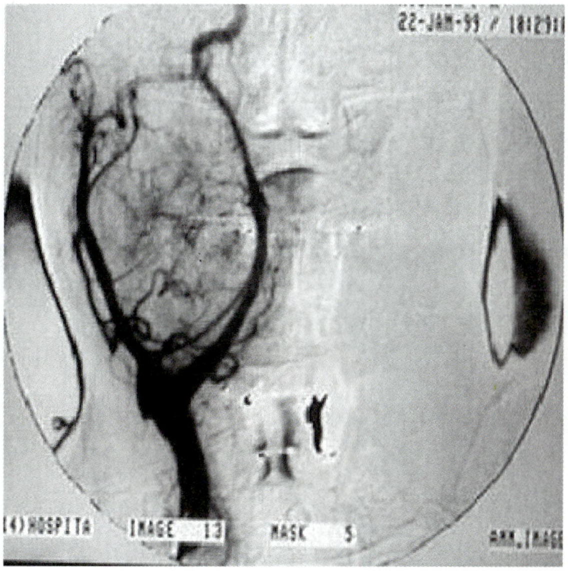

图 7-29　颈动脉体瘤，DSA 检查见颈动脉外侧移位，颈动脉分叉部增宽，富于血管的肿瘤影像

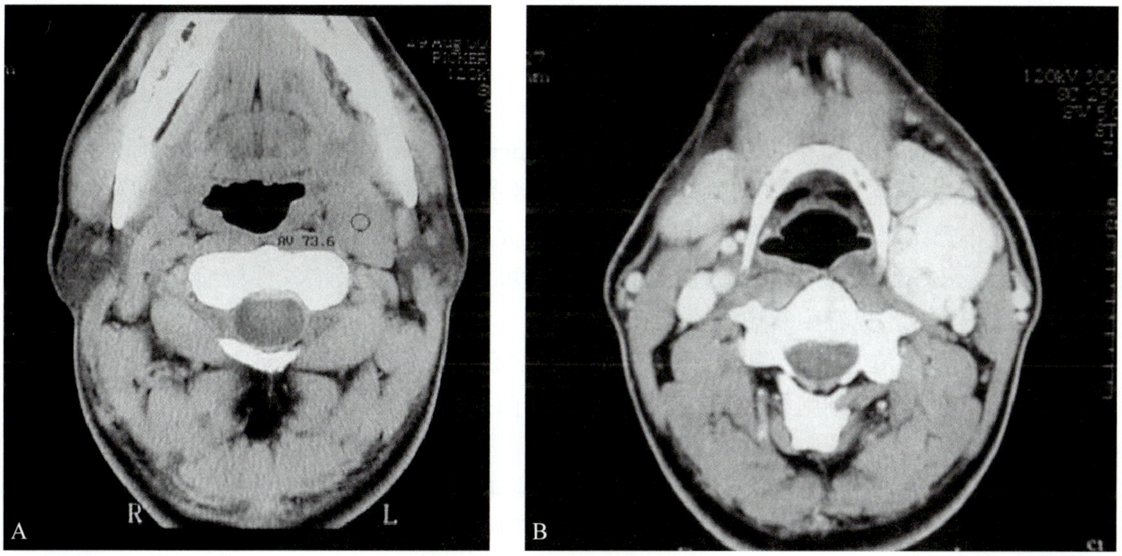

图 7-30　颈动脉体瘤 CT 表现

A．平扫 CT 见左上颈部肿瘤　B．增强 CT 显示肿瘤血运丰富，密度明显增高

癌、第二鳃裂囊肿等鉴别。如果将颈动脉体瘤误诊为其他一般肿块，可能会造成手术准备不充分，术中出现大出血而缺乏足够对策的状况。所以在诊治颈动脉三角区肿块时，一定要考虑到颈动脉体瘤的可能。

【治疗】

1．手术治疗　术前行颈动脉造影。对有可能结扎颈总动脉者，以往于术前常规行颈动脉压迫阻断训练（Matas 试验），直到每次阻断半小时以上，患者无头晕、眼花、心慌时定为压迫训练合格；目前多采用术前暂时性球囊阻断试验（temporary balloon occlusion，TBO），这是判断是否可以行颈动脉结扎的可靠方法。做好颈动脉移植及结扎准备。准备好充足的血源，一般以备血 1500 ~ 2000 ml 为宜。颈动脉体瘤手术方法主要有动脉外膜下肿瘤切除术和肿瘤合并动脉分歧部切除术两种。因后者并发症较多，以争取施行前法为好（图 7-31）。如剥离肿瘤失败，应行肿瘤及颈动脉部分切除，并立即用大隐静脉或人造血管修复。无法修复时，也可做颈动脉永久结扎。结扎颈动脉可出现严重并发症。

2．放射治疗　对全身情况欠佳，或因其他原因不适合于手术治疗者，也可以用放射治疗。

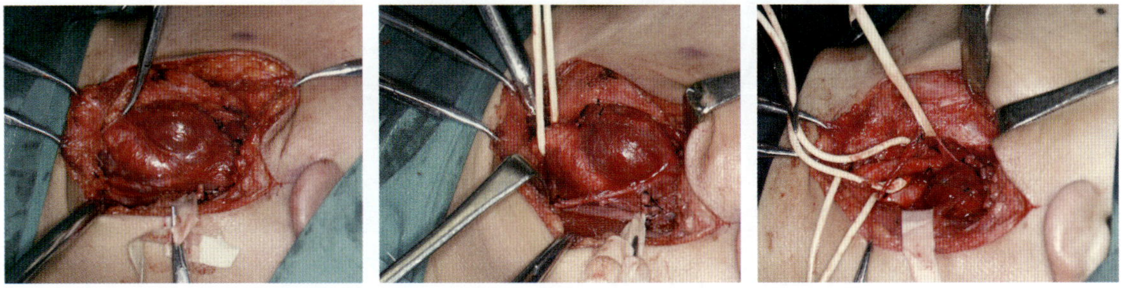

A　　B　　C

图 7-31　颈动脉体瘤切除术

A．瘤体和颈内动脉和迷走神经紧密粘连　B．从颈内动脉上分离瘤体，保护迷走神经　C．完整分离出瘤体

九、嗜酸性粒细胞增生性淋巴肉芽肿 Eosinophilic hyperplastic lymphogranuloma

又称"嗜酸性淋巴肉芽肿（eosinophilic lymphogranuloma）"或"嗜伊红淋巴肉芽肿"，于 1937 年首先由金显宅报道，在我国较为多见。主要为淋巴结肿大，淋巴细胞增生及嗜酸性粒细胞浸润。淋巴结以外的病变表现为肉芽肿，也有大量淋巴细胞和嗜酸性粒细胞浸润。患部皮肤的表皮层及皮下组织亦可见嗜酸性粒细胞。骨髓可见淋巴细胞及嗜酸性粒细胞增多。腮腺受累时，腺体内亦见淋巴细胞及嗜酸性粒细胞浸润。

本病病因尚不清楚，有人报告患者血清 IgE 增高，增生之淋巴滤泡内有 IgE 阳性细胞浸润，受累组织中有肥大细胞和血液中有抗白色念珠菌抗体，因而认为属变态反应性疾病。

【临床表现与诊断】

嗜酸性粒细胞增生性淋巴肉芽肿常发生于 20 ~ 40 岁的成年人，绝大多数为男性患者，男女比例约为 10 ∶ 1。发病缓慢，病程较长。好发部位为腮腺区、眶部、颧颊部、下颌下、颏下、上臂等区。主要表现为单发或多发软组织肿块，肿块偶可自行消退，但又复发；可有时大时小症状；肿块无疼痛及压痛，周界不清楚，质地在病变初期为软橡皮样，日久逐渐硬韧，当肿块缓解时再度变软。肿块区皮肤瘙痒，一般轻微，可随病程发展而逐渐加重，并可见皮肤粗厚及色素沉着。肿块大多可以推动，有区域性及广泛性表浅淋巴结肿大，呈分散性，中度硬韧，无压痛，亦不化脓。本病侵犯骨质者罕见，因此与骨嗜酸性细胞肉芽肿有所不同，后者属于朗格汉斯细胞病之一种。

实验室检查常见血液中白细胞轻度增多，但嗜酸性粒细胞明显增多，可高达 60% ~ 70%（绝对计数也明显增加），淋巴细胞亦相应增多。

【治疗】

嗜酸性粒细胞增生性淋巴肉芽肿对放射治疗敏感，每个照射野总量给 10 ~ 20 Gy 即可使其消退。部分病例可能复发，若再照射，反应仍然良好，肿大的淋巴结对放射线反应亦佳，但不如淋巴结以外的病变。多发性者应以肾上腺皮质激素及化疗（小剂量环磷酰胺）为主。单发肿块也可考虑手术切除。

十、骨源性肿瘤及瘤样病变 Osteogenic tumors and tumor-like lesions

颌骨除可发生牙源性肿瘤外，还可出现骨骼系统的骨源性肿瘤（osteogenic tumors）及瘤样病变（tumor-like lesions），在诊断和处理上有一定特殊性。

（一）骨化性纤维瘤

骨化性纤维瘤（ossifying fibroma）为颌面骨比较常见的良性肿瘤。根据肿瘤中所含纤维和骨质成分的多少，分别命名为骨化纤维瘤和纤维骨瘤（fibro-osteoma）。

【临床表现与诊断】

骨化纤维瘤常见于青年人，多为单发性，可发生于上、下颌骨，但以下颌较为多见。女性多于男性。此瘤生长缓慢，早期无自觉症状；肿瘤逐渐增大后，可造成颌骨膨胀肿大，引起面部畸形及牙移位。有时可继发感染，伴发骨髓炎。

X 线片上表现为颌骨局限性膨胀，病变向四周发展，界限清楚，圆形或卵圆形，密度减低，病变内可见不等量、不规则的钙化阴影。

骨化纤维瘤易与骨纤维异样增殖症相混淆，应结合临床、病理和 X 线表现确诊。

【治疗】

手术切除。下颌骨肿瘤切除后的骨缺损原则上应同期植骨，上颌骨也可考虑同期植骨。对于大而弥散的骨化纤维瘤也可作部分切除，以改善面容，需注意术后严密观察。

（二）骨纤维异样增殖症

骨纤维异样增殖症（fibrous dysplasia of bone）又称骨纤维结构不良或骨纤维营养不良，是骨内有化生为骨质能力的纤维组织异常增生，并取代正常骨质为特点的一种疾病，是发育畸形而非真性肿瘤。

【临床表现与诊断】

可为单发或多发。单发者发生于颌骨、颅骨、肋骨及股骨等，颌骨受累占全身的 20% ~ 25%，无性别差异。多发者较少见，以下肢长骨较常受累，同时侵犯同侧多数骨骼，男女之比为 1 ∶ 3。如同时伴有皮肤色素沉着及性早熟现象而无甲状腺功能亢进者，称为 Albright 综合征。

单发者多见于 20 岁以下年轻人；多发者常见于儿童，上下颌骨均可发生，但以上颌骨多见。病变发展缓慢，一般无自觉症状。病变发展可引起畸形及功能障碍。

本病有自限性，青春期后病变可不再发展。

X 线片上表现为颌面骨广泛或局限性沿骨长轴方向发展，呈不同程度的弥散性膨胀，病变与正常骨之间无明显界限。其密度根据病变中含骨量多少而异，有的呈密度高低不等阴影，有的呈毛玻璃状，少数表现为多房性囊状阴影。

骨纤维异样增殖症与骨化纤维瘤有时难于单从临床表现上鉴别。有学者强调二者应以组织学表现为依据进行区别，认为骨纤维异样增殖症是一种发育障碍，病变永远停留于编织骨阶段；骨小梁周围也无骨母细胞围绕，如果病变中出现了层板骨和骨母细胞，则不应诊断为骨纤维异样增殖症。但大多数学者则认为应该结合临床、X 线和组织学特征来鉴别诊断。

【治疗】

一般在青春期后施行手术，影响功能时，也可提前手术。手术方法主要是将病变部分切除，以改善功能障碍及面部畸形。对于成形性手术不能达到改善功能目的者，可考虑截骨以切除病变，缺损同期植骨修复。

（三）骨巨细胞肉芽肿

骨巨细胞肉芽肿（giant cell granuloma of the jaw）以往被称为巨细胞修复性肉芽肿（giant cell reparative granuloma），认为该病是创伤后骨髓内出血的组织反应，但并无证据支持这一看法，故该命名欠妥。骨巨细胞肉芽肿这一名称也非贴切，因为在组织学上该病未见肉芽肿形成，所以正确的命名应是颌骨中枢性巨细胞病变（central giant cell lesion of the jaw）。

【临床表现和诊断】

巨细胞肉芽肿常发生于20岁以下的患者，女性较男性多见。多发生于下颌骨第一磨牙以前的部位。多表现为无痛性肿块，生长可快可慢，偶有压痛或麻木感。病变发展到一定程度可引起颌骨畸形、牙移位、牙根吸收等。

X线表现为单房状囊性阴影较多，其中有一些细小的骨间隔，并常有骨样或骨小梁发生，周围边界清楚整齐；密质骨虽然膨胀变薄，但较少穿破。

骨巨细胞肉芽肿需和下列病变鉴别。

骨巨细胞瘤：临床表现和骨巨细胞肉芽肿相似，鉴别主要根据病理学表现。

甲状旁腺功能亢进症：在骨的损害上，表现为褐黄色病损，故亦有“棕色瘤”（brown tumor）之称。本病常为多发性囊性变，除颌骨外常伴有长骨病变。因本病为全身性内分泌紊乱疾病，故在生化检查方面，血钙及血清碱性磷酸酶可增高。由于钙的增加，还常伴尿路结石。

巨颌症：组织学表现与巨细胞肉芽肿相似，但该病变常为对称性，多见于儿童。

【治疗】

巨细胞肉芽肿主要为外科治疗，彻底刮除病变组织即可。本病不宜放疗。

（四）骨巨细胞瘤

骨巨细胞瘤（giant cell tumor of bone）因在镜下可见大量巨细胞而得名，又因这些巨细胞可能为破骨细胞，故又名破骨细胞瘤（osteoclastoma）。肿瘤含两种细胞，一种是梭形或椭圆形细胞，是肿瘤的主质细胞；另一种是多核巨细胞。根据梭形或椭圆形细胞的形态，可将巨细胞瘤分为Ⅳ级。Ⅰ级为良性，Ⅲ、Ⅳ级属恶性，Ⅱ级介于良性和恶性之间。

【临床表现与诊断】

骨巨细胞瘤多发生于20～40岁的成年人，男女无显著差别。一般生长缓慢，如生长较快，则可能有恶性变。早期一般无自觉症状，但有时可能引起局部间歇性隐痛。发生于下颌骨者，先使前庭沟变浅，逐渐膨胀并致下颌变形；晚期可能发生病理性骨折，在上颌骨者可以波及尖牙窝或全部上颌骨，牙槽突扩张，腭部突出，面呈畸形，牙可能被迫移位发生松动，若拔牙可见创口有易出血的肉芽组织。

X线表现与巨细胞肉芽肿相似。典型巨细胞瘤呈肥皂泡沫样或蜂房状囊性阴影，伴骨质膨胀。在囊性阴影区无钙化点或新生骨质，肿瘤周围骨壁界限清楚。

【治疗】

手术切除为主。术中需行冰冻切片病理检查，排除恶性。病理属Ⅰ级者，可采用彻底刮除并在基底部用苯酚等烧灼，也可在健康颌骨组织内切除肿瘤。属Ⅱ级及以上者，视骨质破坏大小作颌骨方块切除或部分切除，根据情况决定是否立即植骨。

（郭传瑸　刘　宇　柳登高　王佃灿）

第四节　恶性肿瘤
Malignant Tumors

提　要

口腔颌面部恶性肿瘤是头颈部较常见的恶性肿瘤之一，其发病率随年龄的增长而升高。多发生于 40 岁以上人群，男性比女性更易患恶性肿瘤，但最近女性患者有增加的趋势。口腔颌面部恶性肿瘤病理类型可为鳞癌、腺源性癌瘤、软组织肉瘤、骨源性肉瘤等，其中鳞状细胞癌（squamous cell carcinoma，SCC）占口腔癌的 80% 以上。部位以舌、颊、口底、牙龈、腭等多见，临床上可表现为溃疡型、外生型及浸润型三种。颈部淋巴结的转移是口腔鳞癌主要的转移方式，它对预后有着重要的影响。

根治肿瘤、保存或修复解剖形态与功能以及预防多原发肿瘤是口腔癌治疗的目标。手术、放疗和化疗是目前治疗口腔鳞癌的主要方法。手术和放疗都可以单独或联合应用于口腔癌的治疗。目前有关化学药物治疗口腔癌的疗效仍处于研究和观察阶段。生物治疗也处于研究阶段，有良好的应用前景。在选择具体治疗方法的时候通常要考虑到肿瘤的原发部位、组织类型、分化度、分期、颈部淋巴结转移情况，此外还应考虑到治疗带来的并发症、费用、方便性、患者的依从性和长期疗效。

早期的口腔癌（T_1 和 T_2）预后较好，中晚期病例预后相对较差，其中大部分中、晚期患者应以外科手术联合放射治疗的综合治疗为主，降低区域复发率，提高口腔癌患者的生存率。

此节介绍常见的口腔颌面部恶性肿瘤。

一、唇癌 Carcinoma of the lip

唇癌指唇红（唇自然闭合状态下外显的唇红黏膜组织）黏膜和口角联合黏膜（从口裂向后 1 cm 范围）发生的癌。发生在唇内侧黏膜的癌属颊黏膜癌范畴。唇红部发生的癌几乎都为鳞癌，且大多数分化良好，也见基底细胞癌，系从唇的皮肤发生侵入所致。腺癌很少见。

【临床表现】

唇癌好发于男性，男女之比约为 4 ∶ 1。绝大多数患者年龄在 40 岁以上。易发生于户外工作者。唇癌上下唇均可发生，以下唇多见。最常见于唇红中外 1/3 部分。病程较长，生长较缓慢。

临床表现为外突型或溃疡型，有些病例在白斑等癌前病变基础上恶变而来，癌周可见到癌前病变。病变早期表浅，随病程进展可同时伴有增殖和溃疡，可伴发感染。癌瘤表面常有血痂及炎性渗出。晚期病变累及全唇及周围邻近组织（图 7-32）。

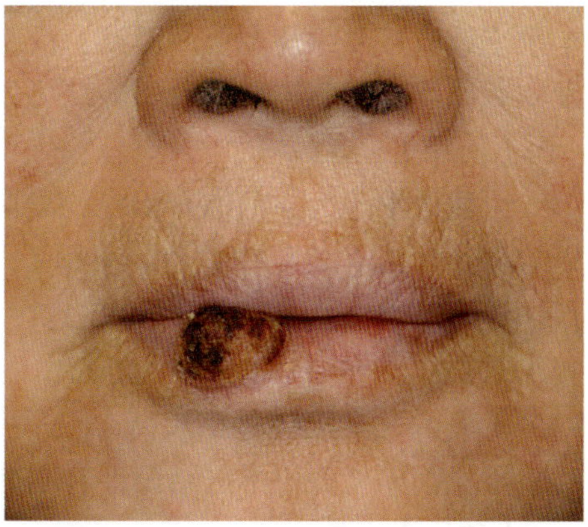

图 7-32　下唇癌

唇癌的颈淋巴结转移率较低，且发生转移时间较迟，初诊时伴淋巴结转移者不到 10%。上唇癌转移率高于下唇。转移淋巴结多为颏下、颌下及颈深上淋巴结，上唇癌还可能出现腮腺淋巴结转移。

【治疗】

早期唇癌可采用外科手术或放射治疗，均可获得良好效果。

唇癌手术切除后，唇缺损在1/3以内时可直接拉拢缝合；缺损1/2或更多时可用邻近组织瓣即刻整复。早期唇癌不做选择性颈淋巴清除术，可严密观察。病变范围较大者（T_3/T_4）考虑行选择性颈淋巴清除术或放射治疗，临床诊断颈淋巴结转移者应行治疗性颈淋巴清除术。

【预后】

唇癌的预后较好。Ⅰ期和Ⅱ期唇癌五年治愈率在90%以上，唇癌的预后与发生部位有一定关系，下唇癌较上唇癌预后好。总的五年生存率为70%左右。

二、舌癌 Carcinoma of the tongue

舌癌是最常见的口腔癌。按UICC分类，舌轮廓乳头将舌分为舌前2/3的游动部和后1/3的舌根部。舌前2/3癌瘤属口腔癌范畴，舌后1/3者则属口咽癌范畴。此处讨论舌前2/3癌。

舌前2/3癌几乎均为鳞癌；腺癌少见，多位于舌根部；舌根部亦见淋巴上皮癌及未分化癌。

【临床表现】

男性略多于女性。舌癌最常累及的部位为舌侧缘中1/3，其次是舌腹和舌背，舌尖部最少受累。

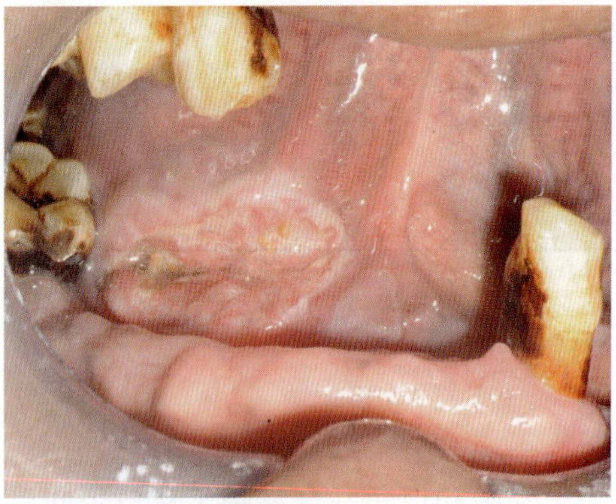

图7-33 舌癌

舌癌可表现为溃疡、外生和浸润三种类型。外生型及溃疡型较易被发现；浸润型表面可无明显改变而不易早期发现（图7-33）。早期可无症状或仅为轻度疼痛。有些病例疼痛明显，可反射至耳颞部。当舌癌广泛侵袭舌肌时，疼痛多较剧烈，舌体运动受限，语言、咀嚼和吞咽功能均受影响，患者进食可明显减少。晚期舌癌可累及口底、下颌骨、舌根及扁桃体等，此时，上述症状更重。

舌癌常发生早期颈淋巴结转移，且转移率很高，文献报告40% ~ 80%不等。因舌体组织具有丰富的淋巴和血液循环，舌体活动频繁，均成为促使舌癌发生转移的因素。转移淋巴结常发生在一侧，位于舌中线区舌癌或舌癌浸润超过中线可以向对侧颈淋巴结转移。位于舌前部的癌多向颌下及颈深淋巴结上、中群转移，舌尖部舌癌可以转移至颏下或直接至颈深中群淋巴结；位于舌根部癌可出现颌下、颈深淋巴结转移，亦可见茎突后及咽后部的淋巴结转移。舌癌晚期可发生远处转移，一般多转移至肺部。

【治疗】

采取以手术为主的综合治疗，早期舌癌可以手术切除或放射治疗，晚期舌癌手术切除后辅以放射治疗或者放化疗结合。采用手术治疗的早期病变（T_1），范围局限，可局部扩大切除后拉拢缝合；中等大小病变（T_2 ~ T_4），应根据病变部位做半侧或全舌切除，需要同期用皮瓣修复组织缺损。

舌癌的颈淋巴转移率较高，除早期N_0病例可定期随诊观察，一般应同期行选择性颈淋巴清除术。临床检查颈淋巴结阳性者同期行治疗性颈淋巴清除术。

【预后】

舌癌五年生存率在65%左右，其中T_1病变五年生存率90%以上，T_2约为60%，T_3 ~ T_4为30%左右。颈部淋巴结无转移者五年生存率可达80%，有转移者则降为30%左右。

三、牙龈癌 Carcinoma of the gingiva

牙龈黏膜包绕牙齿，覆盖牙槽嵴，唇颊侧以唇颊沟与颊部黏膜为分界，下牙龈在舌侧以舌颌沟与口底黏膜分界，磨牙后三角区癌性病变属颊癌范畴，在上牙龈腭侧，与腭黏膜没有明确界限。牙龈癌多为鳞状细胞癌，下牙龈癌较上牙龈癌多见，两者生物学行为也有所不同。

【临床表现】

多见于 40 ~ 60 岁，男性略多于女性。好发于前磨牙区及磨牙区，下颌牙龈较上颌牙龈多见，约为 2 ∶ 1。牙龈癌多源于牙间乳头及龈缘区，表现为溃疡型或外生型（图 7-34）。早期向牙槽突骨膜及骨质浸润，因其骨质破坏引起牙松动和疼痛。病变继续发展，则向唇颊沟、口底、腭侧黏膜、上颌窦、下颌骨内等侵犯。当下牙槽神经受累时可致患侧下唇麻木。肿瘤侵及磨牙后区、咽部及咀嚼肌群时可引起张口受限，颌骨破坏严重者可造成病理性骨折。

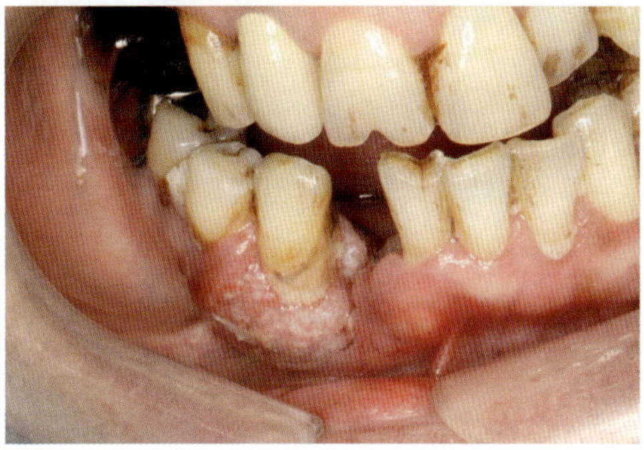

图 7-34　下牙龈癌

下颌牙龈癌比上颌牙龈癌颈淋巴结转移早，亦多见。常出现于患侧颌下淋巴结转移，后期累及颈深上淋巴结。发生在上下颌前牙区的牙龈癌可出现双侧颏下、颌下或颈深淋巴结转移。牙龈癌颈淋巴结转移率为 34.5%，上颌牙龈癌为 30%，下颌牙龈癌为 37.1%。

X 线检查主要为病变区溶骨性破坏，其周围有时可见骨密度增高的硬化表现。发生在下颌的牙龈癌，X 线表现多为两种类型。压迫吸收型：骨质破坏，周界较清楚，边缘较整齐。浸润破坏型：骨质破坏呈溶骨性，边界不清，破坏区可见残存骨小梁。下颌牙龈癌的临床表现、病理分化程度与 X 线表现有一定的相关性。临床表现为外生型者，病理多为Ⅰ级，X 线检查多呈压迫吸收型；而表现为溃疡者，病理分级多为Ⅱ级和Ⅲ级，X 线表现多呈浸润破坏型。

早期牙龈癌要特别注意与牙周炎或牙龈炎鉴别，晚期应与原发性上颌窦癌及下颌骨中央性癌相鉴别。

【治疗】

牙龈癌的治疗以外科手术为主。病变仅局限于牙槽突未侵及至牙根尖水平者，下颌牙龈癌可行保留下颌骨下缘的颌骨矩形切除，上颌牙龈癌可行低位上颌骨切除。如癌瘤已侵及下牙槽神经管应行节段性甚至半侧下颌骨切除术；侵及上颌窦底而未破坏上颌窦者应行上颌骨次全切除术，已侵入上颌窦者应行上颌骨切除术。

下颌骨部分或一侧切除者，行血管化骨移植术。后期再进行牙种植或普通义齿修复，以达到下颌骨缺损的功能性修复，提高患者的生活质量。因年老体弱不能耐受大型手术者，可酌情行钛接骨板连接缺损两端，以保证下颌骨的连续性，避免下颌偏斜发生咬合紊乱。上颌骨切除后的缺损可用复合组织瓣、单纯皮瓣修复或用赝复体修复。晚期肿瘤术后需配合放射治疗。

早期上颌牙龈癌（T_1）颈淋巴结 N_0 者，可不做颈淋巴清除而严密观察；T_2 以上的下牙龈癌淋巴结 N_0 者可行选择性颈淋巴清除术，N_1 者行治疗性颈淋巴清除术。

四、口底癌 Carcinoma of the floor of mouth

口底呈马蹄形状，外界为下颌舌侧牙龈，内界为舌黏膜，后界为腭舌弓。口底黏膜非常薄，下方为舌下腺和口底肌肉组织。口底癌是指发于口底黏膜的鳞状细胞癌，应与舌下腺来源的唾液腺癌鉴别。口底癌在欧美国家发病仅次于舌癌，在我国并不多见。我国部分地区及南亚国家有嚼槟榔、烟叶习惯者易患口底癌。

【临床表现与诊断】

发病年龄同其他口腔癌，多发生于舌系带的两侧，早期表现为小硬节或红斑，以后多发展为溃疡。病变易侵犯至对侧口底、牙龈、下颌骨舌侧骨板、舌腹肌、口底肌群，造成下颌骨破坏、下颌牙松动、舌运动受限等（图7-35）。此时，患者多有明显疼痛、流涎、进食困难等症状。口底癌侵及下颌下腺导管时常出现进食性下颌下腺肿大疼痛。发生在后口底的口底癌易早期侵犯下颌骨和舌腹。

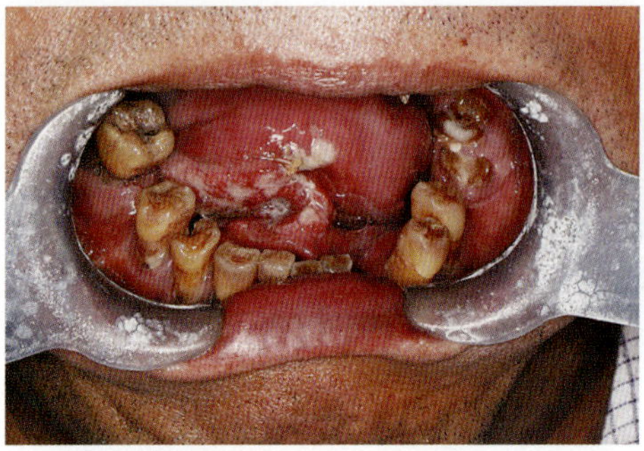

图 7-35　口底癌

区域淋巴结转移率较高，为35%～70%，多为双侧性。最易受累的淋巴结为颏下和下颌下淋巴结，可转移至颈深上淋巴结。

【治疗】

采取以手术为主的综合治疗，早期口底癌可采用手术切除或放射治疗，晚期口底癌手术切除后辅以放射治疗或者放化疗结合的综合治疗。

病变范围局限，浸润厚度不深者，可行局部扩大切除及植皮。如肿瘤范围大，侵及下颌骨，切除范围大，需要同期进行皮瓣修复。

位于前口底的早期癌可行双侧舌骨上淋巴清除术，原发于后口底者以及 T_2 以上的口底癌应行颈淋巴清除术。

【预后】

口底癌的平均五年生存率为50%左右。

五、颊黏膜癌 Carcinoma of the buccal mucosa

颊黏膜癌指原发于颊黏膜的癌性病变。根据UICC的TNM分类分期规定，颊黏膜的解剖界限为：前界为唇内侧黏膜中线，后界为翼下颌韧带前（包括磨牙后区），上下界为龈颊沟。颊癌90%以上为鳞癌，5%～10%为腺源性上皮癌。其发病率在我国占口腔癌的22.5%～30.2%。

【临床表现与诊断】

颊黏膜鳞癌多表现为溃疡型，基底及周围有浸润。腺上皮癌则主要为浸润硬结型。

早期无明显症状，病变继续发展或继发感染时，可有轻中度疼痛。颊肌、咀嚼肌受侵犯时可出现张口受限并渐进性加重。晚期癌瘤可穿破颊部皮肤形成窦道；侵犯上下牙龈和颌骨，引起牙疼、牙松动及颌骨破坏；向后可波及软腭、咽侧壁及翼下颌韧带（图7-36）。

颊黏膜癌的颈淋巴结转移率较高，文献报告在30%～50%之间。颌下淋巴结最常受累，其次为颈深上淋巴结。有时亦见转移至腮腺淋巴结。

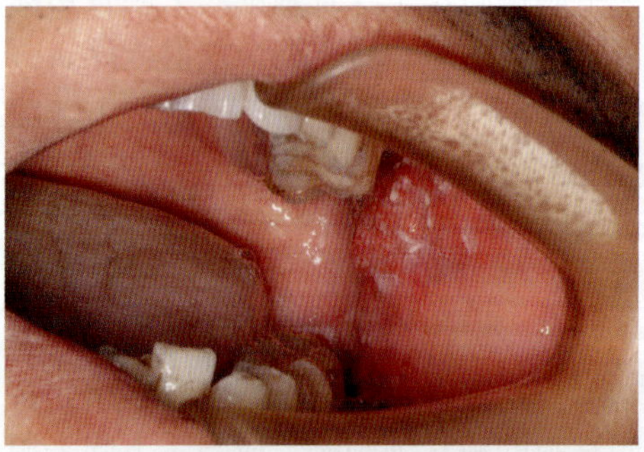

图 7-36　颊癌

【治疗】

以手术为主的综合治疗。颊癌原发灶小且浅表者，可行局部扩大切除，遗留创面可拉拢缝合或游离皮片移植。病变范围大，浸润深度达肌层者局部扩大切除后可采用皮瓣修复。颊癌侵犯颌骨者应视其受累情况按肿瘤外科原则设计颌骨切除范围。

颈淋巴结肿大者应行治疗性颈淋巴清除术。临床检查未见肿大淋巴结，但肿瘤原发灶 T_2 以上者，原则上应行选择性颈淋巴清除术。晚期病例，术后应辅以放射治疗。

【预后】

颊癌的平均五年生存率为 50% 左右。

六、腭癌 Carcinoma of the palate

腭癌按 UICC 分类，仅限于发生在硬腭的原发癌；软腭癌应划入口咽癌范畴。硬腭癌以腺上皮癌多，鳞癌相对较少。在口腔癌范畴中，发生于硬腭的最为少见，排在所有口腔癌最后，约 6%，多数硬腭鳞状细胞癌由白斑等黏膜病变癌变造成。来源于硬腭部小唾液腺癌较为常见，详见唾液腺疾病章节。

【临床表现与诊断】

硬腭鳞癌大多为高度分化，发展比较缓慢。主要表现为疼痛性溃疡。腭癌常侵犯腭部骨质，引起腭穿孔；向上发展可侵及鼻腔及上颌窦；向两侧发展可侵及腭侧牙龈牙槽突而引起牙疼痛松动。

腭癌的颈淋巴结转移率在 40% 左右，其中以颌下和颈深上淋巴结多见。初诊病例 20% ~ 30% 存在淋巴结转移。腭癌发生在接近中线或超过中线者及晚期腭癌常发生双侧颈淋巴结转移。

【治疗】

以手术治疗为主。早期病损应行包括腭骨在内的病变扩大切除术。对腭骨破坏或上颌窦底受侵者，应行上颌骨次全切除术。病变已侵入上颌窦者应行上颌骨切除术。已有淋巴结转移者行根治性颈淋巴清除术。病变范围较大，临床虽未触及肿大淋巴结，也可考虑行选择性颈淋巴清除术。

【预后】

腭癌的五年生存率为 65% 左右。晚期淋巴结转移者预后差，五年生存率约 30%。

七、口咽癌 Carcinoma of the oropharynx

口咽癌是指发生在舌根部、扁桃体、软腭及咽后壁黏膜的癌性病变。根据 UICC 分类分期规定，口咽的解剖区域：前界为舌根部（舌后 1/3）及会厌谷，侧壁为腭舌弓、扁桃体、扁桃体区和腭咽弓组成，后壁为腭水平面至会厌底以上的咽后壁。此处主要讨论发生在舌根、扁桃体区、软腭的癌瘤。这些部位的癌瘤与口腔癌诊治有较为密切的关系。口咽恶性肿瘤大多数为鳞癌，占 70% ~ 90%，恶性淋巴瘤和小唾液腺恶性肿瘤也较常见。

【临床表现】

口咽癌好发于 50 ~ 70 岁的男性，早期症状轻微、位置深在不易被发现，应引起高度重视。局部检查时，病变处呈溃疡型、浸润型及肿块型。鳞状细胞癌溃疡型和浸润型多见，常同时存在，即表现为溃疡周围与基底有浸润性硬块。而腺上皮癌常表现为实质肿块型，表面无溃疡，周围与基底有浸润性硬块。

扁桃体区癌发生在腭舌弓者几乎均为鳞癌。多位于扁桃体上极。病变早期常无明显症状，或仅为轻度咽痛和吞咽不适，进食时加重。病变发展形成溃疡后，疼痛加重且可放射至耳部。肿瘤生长可扩散至腭部、磨牙后区、牙龈及舌等部位。晚期肿瘤累及翼内肌可出现张口困难及同侧耳颞区疼痛。舌根癌较早期症状为舌根部异物感或吞咽疼痛，随肿瘤增长可出现吞咽困难、语音不清及耳深部疼痛。晚期上述症状加重且常表现为舌体固定、流涎、口臭症状。肿瘤易向舌体、会厌及咽旁间隙扩展。软腭癌早期症状为轻度咽痛，进食时加重。中晚期患者吞咽

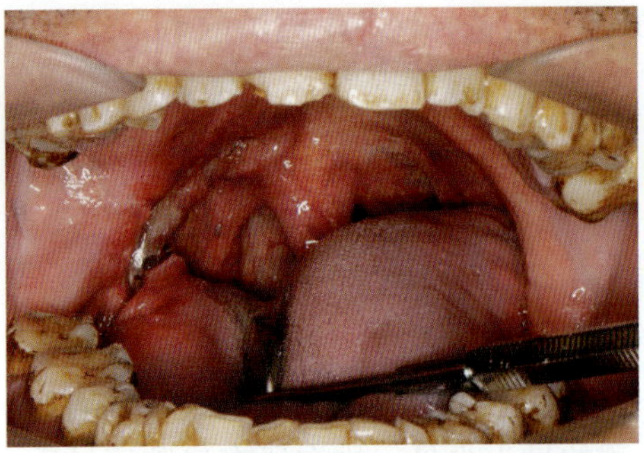

图 7-37　口咽癌

困难，语音不清（图 7-37）。软腭固定或破坏穿孔可致食物反流至鼻腔。肿瘤常先向扁桃体弓和硬腭扩展，侵袭鼻咽、咽旁间隙时引起张口受限、颞部头痛、耳鸣、重听及疼痛等症状。

口咽癌颈淋巴结转移率高，为 50% ~ 70%，容易出现双侧转移，颈深上淋巴结最易受累。

按照 AJCC 口咽癌最新 TNM 分类，分为 HPV（+）和 HPV（－），分期有所不同。

【治疗】

根据是否有 HPV 感染，口咽癌的治疗方案明显不同。HPV 阴性者，以手术治疗为主，包括同期一侧或双侧的颈淋巴清除术，辅以术后放疗。口咽癌 HPV 阳性者，放射治疗更为敏感，根据局部肿瘤大小和淋巴结状况，采用手术和放疗综合治疗，或者以同步放化疗为主的治疗方案。

手术入路的选择与肿瘤的生长部位及大小有关。小的软腭肿瘤可经口入路切除；舌根部和扁桃体区癌瘤可采用舌骨上进入、侧咽切开、下颌骨正中及下颌角区截断路径扩大切除。较大的病变可采用联合入路，包括咽切开术和下颌骨离断或下颌骨部分切除术。组织缺损选用皮瓣修复。

【预后】

口咽癌的五年生存率在 50% 左右。一般而言，HPV 阳性口咽癌患者的预后比 HPV 阴性者为佳。

进展与趋势

口咽癌分类及治疗新进展

在过去十年内，伴随着传统致病因素（如吸烟、饮酒等）比例的下降和人乳头瘤病毒（human papilloma virus，HPV）因素比例的上升，口咽癌在头颈部鳞癌中的占比正稳步提高。HPV 感染是口咽癌重要的致病因素，也是影响口咽癌患者预后的重要影响因素。尽管由于 HPV 相关口咽癌在发现时通常伴随典型的小原发灶及大量区域性淋巴结受累，但其预后较烟草 / 酒精引起的口咽癌为佳。最新的 UICC 及 AJCC 第 8 版 TNM 分期对 HPV 相关口咽癌建立了一个新的 TNM 分期，相对于 HPV 阴性口咽癌 TNM 有较大的降级，而 NCCN 头颈部肿瘤临床实践指南（2019 年第 2 版）也根据 HPV 感染状态将口咽癌分为 HPV 阳性和阴性两类，并给出两种不同的治疗建议。所以治疗前判断口咽癌 HPV 感染状态非常重要，直接影响着治疗和患者的预后。对于 HPV 相关口咽癌，调强放射治疗联合以铂类为基础的化疗是重要的治疗模式，特别是对于年轻患者来说，器官的保留和毒副作用的降低非常重要。

八、面部皮肤癌 Carcinoma of the facial skin

面部皮肤癌中，以基底细胞癌（basal cell carcinoma，BCC）为多见，其次为鳞状细胞癌，汗腺癌较少见。紫外线、放射线损伤等被认为是致癌因素。

【临床表现与诊断】

易发生于 60 岁以上者，男性多于女性。好发于鼻部、额部、颧颞部等处皮肤。基底细胞癌生长较为缓慢，伴轻度瘙痒不适，无其他自觉症状。初起时可表现为暗灰色色素沉着，其周围可见毛细血管扩张。随肿瘤生长表面发生糜烂、结痂，两种情况常同时存在。进而发展形成溃疡，边缘隆起外翻。一般基底及周围轻度浸润。严重者侵及深部肌肉和骨质。鳞状细胞癌生长速度较快，常伴疼痛。病变区皮肤形成溃疡呈菜花状，表面常覆有坏死组织，伴出血，基底及周围明显有浸润，常侵及深层及邻近组织（图 7-38）。

基底细胞癌很少发生区域性淋巴转移，鳞状细胞癌颈淋巴结转移率也较低。可转移至耳前、颌下或颈部淋巴结。

【治疗】

手术治疗常作为首选。病变范围小、表浅而局限者，扩大切除后可直接拉拢缝合。术后组织缺损较大者，酌情行局部皮瓣或其他皮瓣修复。颈淋巴转移者应行治疗性颈淋巴清除术。

【预后】

患者预后相对较好。基底细胞癌五年生存率在 95% 以上，鳞状细胞癌五年生存率也在 90% 以上。

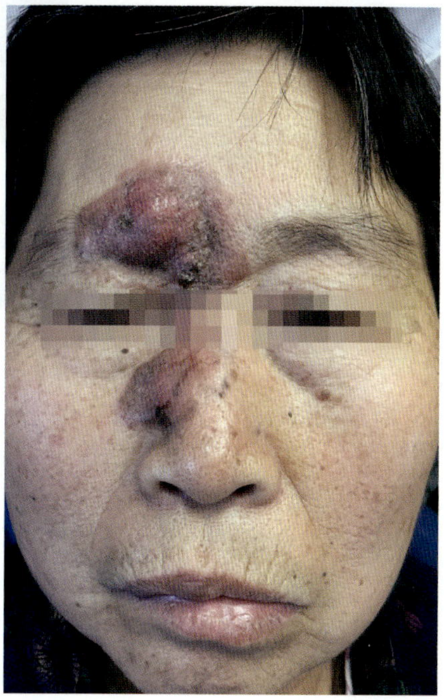

图 7-38　皮肤基底细胞癌

九、上颌窦癌 Carcinoma of the maxillary sinus

鼻腔和鼻旁窦癌约占所有恶性肿瘤的 0.2% ～ 0.8%，其中鼻旁窦的鳞状细胞癌比较少见，约占头颈部恶性肿瘤的 3%，60% ～ 70% 发生于上颌窦。上颌窦为空腔性骨结构，内覆黏膜，黏膜为柱状纤毛上皮，并含有小唾液腺。上颌窦癌病理类型大多数为鳞癌，约占 90% 以上。此外还有腺源性上皮癌，其他恶性肿瘤如纤维肉瘤、恶性淋巴瘤等则较为少见。

【临床表现与诊断】

上颌窦癌好发于 50 ～ 60 岁，男性略多于女性。

早期肿瘤在窦内生长，尚未破坏黏膜基底层时，常无明显自觉症状。根据肿瘤不同的原发部位，随肿瘤生长破坏窦壁及周围组织时，临床则表现出相应的症状与功能障碍。肿瘤发生于上颌窦下壁者，常有牙龈麻木、牙疼痛、牙松动及龈颊部肿胀。当误诊拔牙时，牙槽窝内可见异常分泌物溢出或肿瘤组织突出，日后拔牙创不愈并有肿瘤组织生长。肿瘤发生于上颌窦前外壁者，面部及龈颊沟肿胀；随肿瘤继续生长，可出现皮肤组织受侵破溃，眶下神经受侵时可发生面颊部感觉异常或麻木。肿瘤发生于内侧壁者，可有鼻塞、异常分泌物、鼻出血以及因鼻泪管阻塞有溢泪症状。肿瘤发生于上颌窦上壁者，可出现眼球突出而向上移位，眼球运动受限、复视等，并可伴眶下区麻木。肿物发生于上颌窦后壁者，因翼肌、翼腭窝受侵，可出现开口受限，开口偏向患侧。累及耳咽管时，常伴耳鸣重听。晚期上颌窦癌可出现上颌窦各壁及毗邻组织如筛窦、蝶窦、颧骨和颅底等部位受侵，引起相应的症状。特别需要指出的是：在临床诊治上颌窦癌病例中，并非一个壁受侵和有相应的症状与体征，多见的是一个壁为主或一个壁以上受侵病例（图 7-39）。上颌窦癌颈淋巴转移较少，转移率为 10% ～ 20%，常见转移至下颌下及颈深上淋巴结。X 线体层摄片、CT 检查可显示癌瘤位置、骨质破坏程度与范围及周围组织受

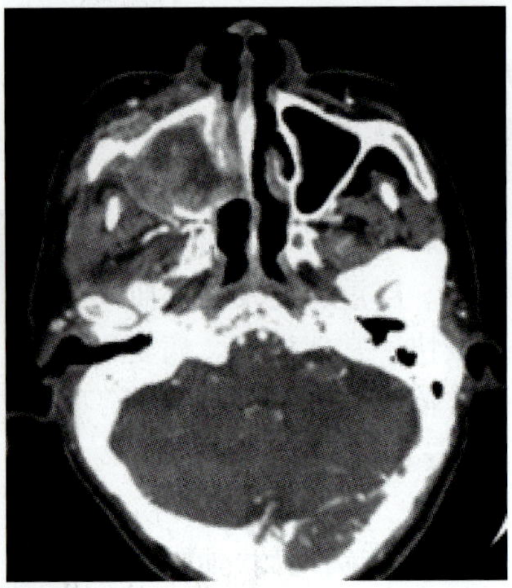

图 7-39 上颌窦癌 CT 检查

累情况。上颌窦探查病理活检（包括内镜上颌窦探查、上颌窦开窗探查）可确立诊断。

【治疗】

强调综合治疗，尤其是手术结合术前或术后放疗的综合治疗，已被认为是目前较好的治疗方案。手术的原则是行上颌骨全切除术。具体切除范围还应根据病变的部位和侵及的组织结构做相应的扩大，如肿瘤侵袭上颌窦后壁，则应行包括翼突在内的全上颌骨切除术。可应用赝复体或皮瓣修复手术后的上颌骨缺损。对眼球应尽量保留。如肿瘤已破坏眶下板且有眼球移位、运动受限、球结膜水肿者应一同摘除眼眶内容，仅有眶板受侵但眶底骨膜尚完整者可保存眼球。

术后放疗用于有残留癌组织者或扩大切除范围不足者。颈淋巴结有转移者需行根治性颈淋巴结清除术。

【预后】

上颌窦癌五年生存率约在 50%。

十、中央性颌骨癌 Central carcinoma of the jaws

中央性颌骨癌（central carcinoma of the jaws）是原发于颌骨内较为少见的上皮性恶性肿瘤。中央性颌骨癌组织类型主要为鳞癌，其组织来源为牙胚成釉上皮的剩余细胞、面突融合时的残余胚胎上皮、牙源性囊肿衬里与成釉细胞瘤的恶变。此外，尚可见腺癌。腺癌可能来源于异位的唾液腺组织和牙源性囊肿上皮的黏液上皮化生。

【临床表现与诊断】

中央性颌骨癌好发年龄在 40 ~ 60 岁，男性多于女性，好发部位为下颌骨的磨牙区，上颌骨少见。初期症状可为牙痛或颌骨局部疼痛，随后可出现下唇麻木。癌瘤继续发展可侵及并穿破骨皮质，使该处颊舌侧出现浸润性肿块，骨破坏严重者可出现病理性骨折。晚期可穿破皮肤向外生长；侵及牙槽突引起数个牙松动、移位、脱落，然后肿瘤可从脱落牙或因松动而拔牙的牙槽窝中突出。肿瘤沿下牙槽神经管扩散或直接破坏骨皮质，侵入翼颌间隙，累及咀嚼肌，引起张口困难。

中央性颌骨癌的颈淋巴结转移率在 40% 左右，最常转移至颌下及颈深上淋巴结。

中央性颌骨癌在较早期需与牙周炎及能引起牙痛的其他牙病鉴别。及时的 X 线检查是必要的。一旦怀疑本病应立即行活检。当出现多个牙松动，下唇麻木症状时，注意与颌骨骨髓炎鉴别，后者 X 线表现除骨质破坏外，还可见骨膜反应及死骨形成。

X 线表现，早期病变局限于根尖下方，骨质呈虫蚀样改变，以后出现溶骨性破坏。受累的牙根也被吸收。通常无骨膜反应（图 7-40）。如肿瘤为囊肿或成釉细胞瘤癌变而来，可见到此二者的影像学特征。

临床上可在牙槽窝肿块（可拔除一颗松动牙）刮取肿瘤组织活检，或在下颌骨颊侧病变区切取肿瘤组织做病理检查确诊。

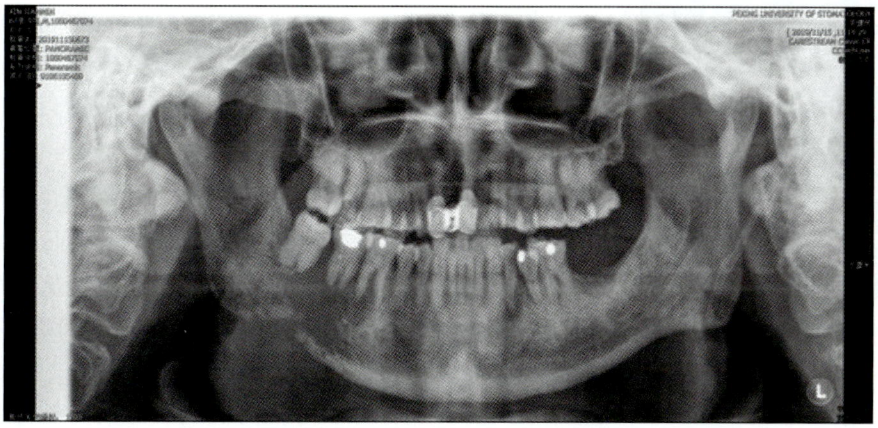

图 7-40　下颌骨中央性颌骨癌

【治疗】

一侧的中央性下颌骨癌应做半侧的下颌骨切除术；接近或达中线者，术野应扩大至对侧的颏孔区；已侵及中线者，应扩大切除至对侧的下颌孔处，甚至全下颌骨切除。中央性上颌骨癌应做一侧上颌骨切除术。肿瘤侵入上颌窦者，切除原则同上颌窦癌。

应同时行同侧颈淋巴清除术。

【预后】

中央性颌骨癌预后差，五年生存率在 30% 以下。

十一、骨源性肉瘤 Osteogenic sarcoma

颌骨骨源性肉瘤属高度恶性肿瘤，占全部口腔颌面部恶性肿瘤的 2.1%，其发生可能与创伤和放射线损伤有关。本节主要讨论骨肉瘤、软骨肉瘤，并对骨纤维肉瘤、尤文肉瘤扼要介绍。

【临床表现与诊断】

骨源性肉瘤发病年龄轻，多发生于 20 ~ 40 岁年龄组，较长骨骨肉瘤好发年龄晚 10 ~ 20 岁左右；男性略多于女性；下颌骨发生率略高于上颌骨；下颌骨的好发部位为体部，上颌骨为牙槽突。

早期可出现患区感觉异常、麻木或疼痛。病变发展迅速，呈进行性膨胀性生长。牙槽突和颌骨可破坏，表现为牙松动、移位，甚至脱落，颌骨膨胀，面部畸形。眼眶、鼻腔等受累时，可出现相应的功能障碍。肿瘤继续发展穿破骨皮质，侵入软组织，可引起表面黏膜或皮肤的静脉扩张，局部温度升高，后期肿瘤易在口腔内破溃伴坏死性溢出或出血。肿瘤生长至晚期可呈巨大肿块，导致患者张口、进食障碍，呼吸困难，出现恶病质。

颌骨骨源性肉瘤易发生血行性转移，但较长骨者少，转移率约占 21%，多出现于晚期。偶有淋巴结转移。

X 线特征为病变区骨质呈不规则的溶骨性破坏，边缘不齐，骨小梁结构消失。

不同类型的骨源性肉瘤既具有共性，也具有各自的临床特点。

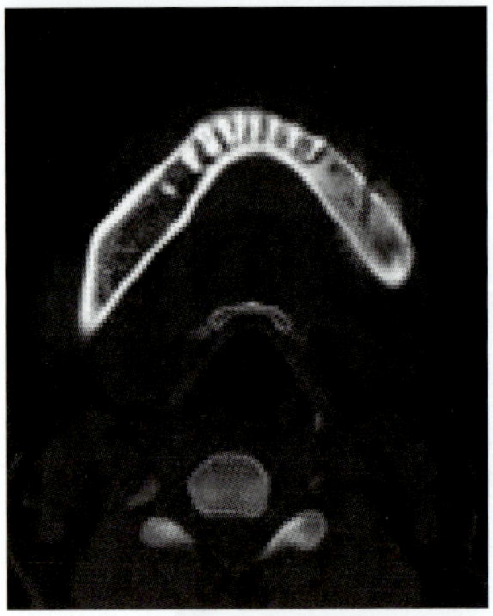

图 7-41　下颌骨骨肉瘤，CT 检查显示日光状骨膜反应

骨肉瘤（osteosarcoma）在颌骨骨源性肉瘤中最为常见。发病年龄多为 20 ~ 39 岁，其中以 30 ~ 39 岁年龄组最为常见。男性较女性多见。骨肉瘤可发生远处转移，转移率 30% 以上，肺、骨、肝及脑是常见转移部位；偶见区域淋巴结转移。X 线表现为成骨型和溶骨型两类。成骨型在骨质破坏区可见斑片状与日光放射状密度增高，并可见层状骨膜反应及袖口状骨膜反应（图 7-41）。溶骨型表现为不规则骨破坏，骨膜反应不明显，可发生病理性骨折。血生化检查，碱性磷酸酶升高。

软骨肉瘤（chondrosarcoma）根据其发生发展过程可分为原发性及继发性，后者常由软骨瘤、骨软骨瘤恶变而来。按发生部位可分为中央型和周围型；前者指从骨髓内发生，后者指发生于骨或软骨表面。原发性软骨肉瘤多见于青少年，由软骨瘤恶变者多在 30 ~ 50 岁年龄组。男女患病性别差异不大。下颌骨好发部位为髁突、喙突、颏部及下颌角，上颌为前牙区。临床以局部肿胀和无痛性肿块为主要表现。肿瘤表面光滑，或可见凹凸不平分叶状，质硬。发生在下颌髁突的软骨肉瘤常出现下颌偏斜，运动障碍，咀嚼疼痛。其转移率低于骨肉瘤。X 线表现为骨密度减低，其间可见斑点状密度增高。

骨纤维肉瘤（fibrosarcoma of the bone）发生于松质骨。以往曾被诊断的骨纤维肉瘤，现大多被认为是骨恶性纤维组织细胞瘤（malignant fibrous histocytoma of the bone）。临床表现与骨肉瘤相似。

尤文肉瘤（Ewing sarcoma）多见于管状骨，发生在颌骨者不到 3%，以下颌骨多见，患病年龄在 5 ~ 20 岁，男性多见。肿瘤生长迅速，病期短。常伴有面部红肿、中度发热、白细胞总数增高、血沉快、贫血、蛋白尿等。X 线表现可显示与颌骨骨膜平行呈葱皮状排列的骨膜反应，但不如发生于长骨者多见。

【治疗】

以根治性手术为主，根据肿瘤范围做一侧颌骨直至全颌骨及周围软组织的广泛切除。术后采用化疗。除非有淋巴结转移，一般不行颈淋巴清除术。

【预后】

颌骨骨源性肉瘤预后较发生于长骨者好，五年生存率可达 40% 。

十二、颌骨转移性肿瘤 Metastatic tumors of the jaws

指原发于其他器官的恶性肿瘤转移至颌骨。颌骨转移癌（metastatic carcinoma of the jaws）少见，不足口腔颌面部恶性肿瘤的 1%。原发灶部位：男性依次为肺、肾、前列腺及直肠，女性依次为乳腺、肾、子宫及甲状腺。下颌体和下颌支是最常见的转移部位，上颌骨转移少见。转移癌的组织类型多数为腺癌。

【临床特征与诊断】

患者既往有全身其他部位癌症病史，但亦见首诊为尚未发现原发灶或原发灶不明的转移癌患者。主要症状为下唇感觉异常、麻木、局部肿胀、疼痛及牙松动等。下唇感觉异常、麻木、局部不适等症状常为持续性，且进行性加重。局部表现基本同颌骨中央性癌。X 线片可见不规则的溶骨性破坏，少数可表现为圆形或椭圆形的骨密度减低透影区。

颌骨转移癌病理组织学类型应与原发癌一致。对于尚未发现原发灶或原发灶不明的颌骨转移癌，可借助 CT、MRI、B 超、核素，PET-CT 检查等辅助手段查寻，重点检查肺、肾、前列腺、乳腺、肝、子宫、甲状腺等脏器。

【治疗】

以综合治疗为主。如原发灶已控制或能控制，发生在颌骨的转移灶可行手术治疗，手术原则同其他颌骨恶性肿瘤，术后配合化疗或放疗。原发灶不能控制者，转移灶不宜手术。

【预后】

预后差，多数患者在 1 ~ 2 年内死亡。

十三、恶性淋巴瘤 Malignant lymphoma

恶性淋巴瘤（malignant lymphoma）简称淋巴瘤，是发生于淋巴结和淋巴结以外的淋巴组织以及单核巨噬细胞系统的恶性肿瘤，是一种全身性疾病，但其主要病变及临床表现可局限于某一特定部位。在病理上可分为霍奇金淋巴瘤（Hodgkin lymphoma，HL）和非霍奇金淋巴瘤（non-Hodgkin lymphoma，NHL）两大类，发生在口腔颌面部及颈部的恶性淋巴瘤以后者居多，口腔颌面部的淋巴瘤占全身淋巴瘤总数的 8% ~ 27%，以颈部淋巴结最常发生。按其发生部位可分为结内型和结外型，颈部恶性淋巴瘤以结内型为多见，口腔颌面部者以结外型多见。之前 WHO 定义的恶性肉芽肿或中线恶网，是一种主要发生在鼻腔、硬腭、鼻咽等中线部位、表现为溃疡和进行性坏死的肉芽肿性病变，2001 年 WHO 明确是 NK/T 细胞淋巴瘤。本节重点讨论非霍奇金淋巴瘤。

【临床表现与诊断】

口腔颌面部非霍奇金淋巴瘤主要表现为上颈部淋巴结逐渐增大，有时增长迅速，有时相对稳定，可以迁延数月或数年。短期内持续增长，或开始为单个而后在其周围出现新的肿大淋巴结并相互融合成块，常为患者就诊的主诉。不少病例起初临床诊断为炎症，但抗感染治疗常无明显效果。患者可有全身发热或其他部位表浅淋巴结肿大，但为数不多。

结外型发生于颌骨者并非少见。下颌骨原发者下唇麻木常为早期征象，上颌则很难区分是从上颌窦内或骨内原发。临床表现均为颌骨膨大，表面黏膜无破溃，患区牙齿有不同程度松动。X 线片呈现溶骨性骨质破坏。

唾液腺常见发生于腮腺。由于腮腺组织内有淋巴结，因此，很难区分是发生自结内或结外。唾液腺淋巴瘤中较常见的病理类型为黏膜相关淋巴组织淋巴瘤（mucosa associated lymphoid tissue lymphoma，MALTL），属于低度恶性肿瘤，部分系舍格伦综合征恶变所致。舌下腺偶见发生非霍奇金淋巴瘤，可以归之为结外型。

舌根、软腭、扁桃体常为非霍奇金淋巴瘤的好发部位，这些部位属咽淋巴环。瘤体常呈结节状增殖，中等硬而有韧性，极少破溃。常伴有颈淋巴结增大。因此当患者主诉颈淋巴结肿大而并无其他明显征象时，常规检查应包括鼻咽在内的上述各部位。

NK/T 细胞淋巴瘤以腭部、颌骨、鼻腔和咽等中线部位溃疡性破坏为其突出特征，溃疡面积可以很大，甚至暴露骨面，但无明显恶臭。可伴高热，呈稽留热型或弛张热型，双侧颈淋巴结可肿大。持续高热可以使患者很快进入衰竭状态。

非霍奇金淋巴瘤临床缺乏特异性表现，有时诊断非常困难。穿刺组织病理学检查可提供线索，确定诊断类型应穿刺或切取肿大淋巴结作组织病理检查。如系多个淋巴结肿大应选取增长较快、质地坚韧的结节送检。结外型者则切取病变组织作活检。

确诊淋巴瘤后除详细检查全身有无肿大淋巴结外，应作胸部 X 线片、B 超，必要时作 CT

检查，以排除纵隔、腹腔等脏器部位有无病变存在。

【治疗原则】

非霍奇金淋巴瘤主要采取放射和化学药物治疗，辅以中医药以扶正培本治则，减轻上述治疗方法后的毒副作用，保护和恢复机体的抗病能力。

单发病变或单发于一个结外器官部位（主要是唾液腺）可以手术切除，术后辅以放射治疗。原发于颌骨或咽淋巴环者以放射治疗为主，辅以化学药物治疗。查明身体其他部位如纵隔、腹腔器官等有病变存在，应请肿瘤内科医师按病变恶性程度和分期有计划地进行综合治疗。

NK/T 细胞淋巴瘤局限性病变采用放射治疗。广泛性病变采用化疗为主的综合治疗。

【预后】

非霍奇金淋巴瘤的预后和病理类型、分期、有无全身症状及治疗方式有关。病理属低度恶性，病变为Ⅰ、Ⅱ期而没有发热、盗汗、体重下降等全身症状者预后较佳。结外非霍奇金淋巴瘤的原发部位也是影响预后的重要因素，局限于下颌骨内或腮腺者显然比发生于舌根或扁桃体区者要好。

十四、恶性黑色素瘤 Malignant melanoma

恶性黑色素瘤（malignant melanoma）系来源于黑色素细胞的高度恶性肿瘤。在我国，发生在口腔黏膜的恶性黑色素瘤较颜面皮肤者为多。口腔内的恶性黑色素瘤常来自黏膜黑斑，约 30% 的黏膜黑斑可发生恶变。颜面部的恶性黑色素瘤常在色素痣的基础上发生，主要是由交界痣或复合痣中的交界痣成分恶变而来。损伤、慢性刺激、不恰当的治疗常为使其恶变的因素。早期正确处理口腔内黏膜黑斑和颜面部皮肤痣是预防恶性黑色素瘤的最有效措施。

【临床表现与诊断】

颜面部皮肤恶性黑色素瘤发病高峰年龄在 40 ~ 49 岁之间，男女患病比例相近。早期表现绝大多数为皮肤痣，发生恶变时，原有的色素痣迅速增大、瘙痒，发生溃疡甚至破溃出血，色素加深，呈黑色或深褐色，边缘变得不规则，病变周围出现色素卫星小结，并可有炎症表现。

发生在头颈部黏膜的恶性黑色素瘤患病年龄比发生在皮肤者大 20 岁，50 岁以上年龄组占 50% ~ 78%，20 岁以下发病少见。但口腔黏膜恶性黑色素瘤的发病年龄较小，小于 40 岁者占 82%。头颈部各处黏膜均可发病，以鼻腔、鼻窦及口腔为多。口腔黏膜恶性黑色素瘤以硬腭、牙龈及颊部为常见，软腭、舌和口底少见。肿瘤呈蓝黑色，亦见无黑色素表现者称无色素性恶性黑色素瘤。病变生长较快，易出现溃疡，常伴出血（图 7-42）。病变位于牙龈时，因

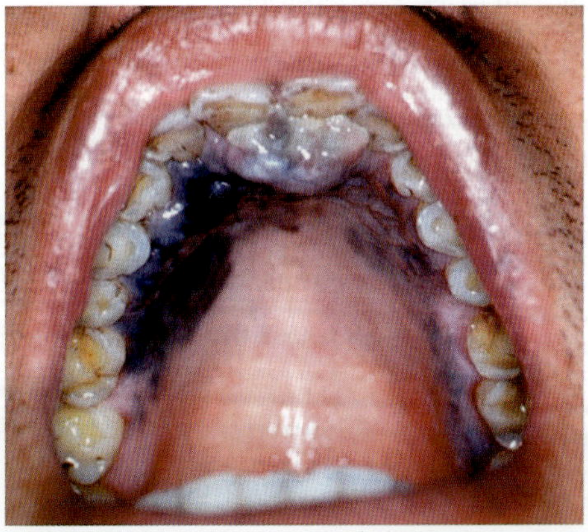

图 7-42 腭部黏膜恶性黑色素瘤

牙槽骨破坏出现牙松动。若侵犯软腭、口咽部及翼内肌则造成吞咽及张口困难。

恶性黑色素瘤常发生广泛转移，约 70% 早期转移至区域淋巴结。肿瘤可经血循转移至肺、肝、脑、骨等器官，其远处转移率可高达 40%。

恶性黑色素瘤的诊断主要根据临床表现。绝大多数学者反对行切取活组织检查，认为活检术可加速肿瘤生长并促使转移。临床上如不能确定诊断，可行病灶冷冻活检，并一期完成治疗。在病理上，无色素恶性黑色素瘤需与低分化鳞癌、小细胞癌、恶性淋巴瘤、横纹肌肉瘤、血管肉瘤等鉴别，可借助电镜、特殊染色法或免疫组化进行鉴别。恶性黑色素瘤瘤细胞抗波形纤维蛋白抗体和 NKI/C-3 抗体呈阳性反应，对 S-100 蛋白和 HMB-45 呈强阳性反应，口腔黏膜恶性黑色素瘤对抗 S-100 蛋白亚基抗体的反应具有特异性。由于恶性黑色素瘤转移率高，应特别注意在就诊时明确有无转移灶存在。

【治疗】

采取以外科手术为主的综合治疗。对原发灶，手术扩大切除的范围比其他组织学类型的恶性肿瘤更广、更深。如为原发灶高危，做选择性颈淋巴清除术。如已出现颈淋巴结肿大，应行根治性颈淋巴清除术。原发灶 T_3 以上，建议辅加术后放疗，也可以配合全身化疗。

【预后】

皮肤恶性黑色素瘤的五年生存率为 50%，黏膜恶性黑色素瘤仅为 20%。

进展与趋势

恶性黑色素瘤治疗新进展

恶性黑色素瘤的治疗方法除了外科手术治疗，主要是化疗、靶向治疗、免疫治疗三个方面。传统的化疗药物，例如紫杉醇、白蛋白紫杉醇、顺铂和卡铂等，在黑色素瘤中的单药或传统联合用药有效率均不高，为 10% ~ 15%。而维莫非尼是唯一获得中国食品药品监督管理局批准治疗晚期 BRAF-V600E 突变的黑色素瘤的分子靶向药物。另外，免疫治疗药物还包括 PD-1 抗体 /CTLA-4 单抗。

对于鼻腔 / 鼻窦 / 鼻咽 / 口腔黏膜黑色素瘤，术后辅助放疗能够改善肿瘤的局部控制率。辅助 PD-1 单抗治疗目前已在皮肤黑色素瘤中得到疗效验证，并被多个指南推荐。辅助大剂量干扰素治疗可作为黏膜黑色素瘤患者的备选，总体改善无复发生存时间不如辅助化疗。

对于不可切除的局部晚期或者远处转移的黑色素瘤，PD-1 单抗 + 阿昔替尼方案可获得较好疗效。其中获得客观缓解率为 60.6%（20/33），疾病控制率达到 87.9%（29/33）。BRAF 突变黑色素瘤患者可从 BRAF 抑制剂维莫非尼治疗中获益，皮肤黑色素瘤相关研究均已证实。黏膜黑色素瘤中 BRAF 突变占 12% 左右，同样可看到维莫非尼在 BRAF 突变黏膜黑色素瘤的类似疗效。黏膜黑色素瘤中 C-KIT 突变占 10% 左右，C-KIT 抑制剂伊马替尼Ⅱ期单臂临床研究结果显示，伊马替尼对 C-KIT 突变患者的总体有效率为 53.5%，1 年生存率为 51%。化疗 + 抗血管生成药物可作为不可切除或者晚期黏膜黑色素瘤的备选方案。

十五、浆细胞肉瘤 Plasma cell sarcoma

浆细胞肉瘤又称为骨髓瘤（myeloma），来源于骨髓内浆细胞。一般分为单发性和多发性两种，临床上以多发性为多见。多发者可发生于多处骨，而罹患骨又可发生多个肿瘤病灶，故称其为多发性骨髓瘤。

【临床表现与诊断】

发病年龄较晚，多见于 40 ~ 70 岁的中、老年人，30 岁以下者少见。男女患病比例为 3 ∶ 1。好发于胸骨、椎骨、肋骨、盆骨及颅颌面骨，也可单发于颌骨或口腔、口咽部等软组织。单发于颌骨者以下颌骨较常见，上颌骨少见。局部剧烈疼痛为本病的主要症状，初为间歇性，继为持续性，运动或压迫可加剧。发生在椎骨、肋骨者可伴神经性痛。位于下颌骨、肋骨、颅骨等表浅部位者，可触及肿块，质硬，一般均有压痛。随病情发展，骨破坏加重，可出现病理性骨折。常伴有发热、贫血征。晚期多并发肾病，出现进行性贫血、长期低热及恶病质。实验室检查有进行性贫血，红细胞减少，血沉加快，白细胞减少、血小板减少，血浆球蛋白增加，白蛋白与球蛋白比例倒置，总蛋白量增加，血清钙增高。多发性患者尿中可有凝溶蛋白，亦称本 - 周氏蛋白（Bence-Jones albumose）。

X 线表现主要为溶骨性破坏和骨质疏松。病变区多呈单个或多个大小不等的圆形溶骨性凿孔状缺损，边缘较清晰，周围无骨硬化表现。骨髓穿刺涂片、下颌骨病变穿刺、病变区切取活检可发现骨髓瘤细胞。

【治疗】

一般采用以联合化疗为主的综合治疗，单发病例可手术结合放疗。

【预后】

单发性骨髓瘤预后好于多发性者，其中约 25% 可发展为多发性。多发性骨髓瘤 5 年生存率在 25% 以下。

（张建国　张　杰）

第五节　原发灶不明的颈部淋巴结转移癌

Cervical Metastatic Carcinoma from Unknown Primary Sites

原发灶不明的颈部淋巴结转移癌占头颈癌中的 2% ~ 5%，其中 80% 左右是鳞癌，此外还有腺癌、未分化癌和其他恶性肿瘤。大多数患者并无明显症状，与原发肿瘤相关的症状和体征，发音障碍、吞咽障碍、牙痛、颜面感觉异常、听力下降、鼻塞等常被忽视。肿大淋巴结所处位置对查找原发灶也有一定的指导意义，表 7-4 列出了各原发部位常见的淋巴引流区域。

【诊断】

颈部淋巴结转移癌需要病理学检查证实。宜先采用 B 超引导下的细针吸活检（fine needle biopsy）或空芯针穿刺活检（core needle biopsy）；不能确诊者可行肿大淋巴结切除活检术，不宜行肿大淋巴结切取活检术。

一旦诊断为颈淋巴结转移癌，应行 X 线、B 超、CT、MRI 等常规影像学检查，临床检查未能发现原发灶时，应通过 PET/CT 对全身进行进一步筛查（图 7-43）。此外，还需作下列检查：①颈中上淋巴结肿大应特别注意上呼吸消化道检查，耳、鼻、喉科检查，食管内镜检查，EB、HPV 病毒血清学检查，胸部 X 线检查，气管和支气管内窥镜检查，甲状腺 B 超检查，尤其要注意检查部位隐蔽的口咽、鼻咽及下咽等处。②锁骨上区淋巴结肿大尤应注意检查锁骨下器官，对有关部位进行 X 线、B 超、CT、MRI、同位素扫描、内镜等检查。

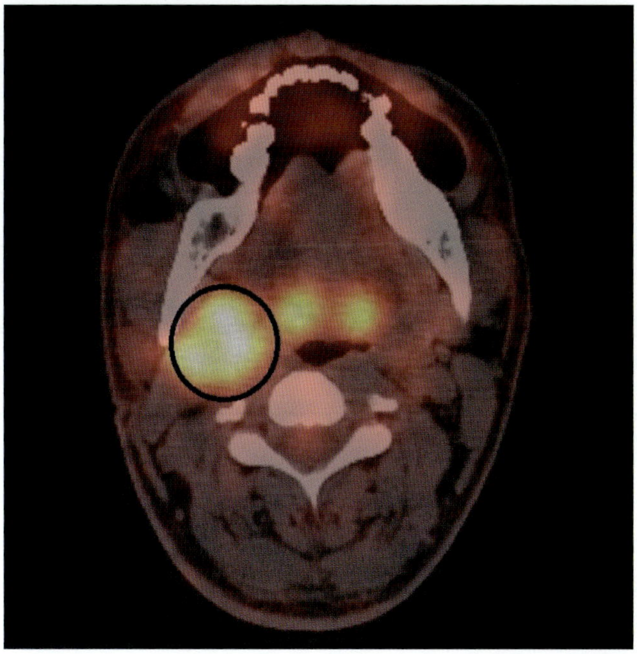

图 7-43　颈深上淋巴结转移癌，PET/CT 示高代谢（○区域）

【治疗】

一般来说，原发灶不明颈部淋巴结转移癌的最有效治疗方法为手术与放疗联合治疗。手术采用根治性颈淋巴清除术。放疗的照射野应足够大，建议包括：颈淋巴结区、双侧锁骨上区及可能的原发灶部位（从鼻咽部到口咽和咽喉部）。颈深上淋巴结转移鳞癌，尤其是低分化癌，应考虑为来自原发鼻咽部的隐匿癌，应按鼻咽癌进行根治性放疗。颈深中下淋巴结转移性鳞癌，放疗野应包括舌根或梨状窝。锁骨上淋巴结转移癌，可根据病理诊断，采用适当的放疗或化疗。

【预后】

总体 5 年生存率在 4% ~ 22% 之间。转移性鳞癌预后较好，腺癌很差，尤其是锁骨上转移性腺癌。能获得淋巴结清除并联合大野放疗者预后较好。在颈淋巴结转移灶处理后仍应注意寻找原发灶。有部分患者的原发肿瘤在发现颈淋巴结肿大后的头两年内出现，原发肿瘤的出现预示着预后不良。

表 7-4　不同原发部位常见的淋巴引流区域

原发部位	引流区域
颏下、颌下淋巴结（Ⅰ区）	口腔、口咽
颈深上淋巴结（Ⅱ区）	口腔、口咽、喉、鼻、下咽、腮腺、鼻咽
颈深中淋巴结（Ⅲ区）	口腔、口咽、喉、下咽、甲状腺、鼻咽
颈深下淋巴结（Ⅳ区）	喉、甲状腺、下咽、食管
颈后三角淋巴结（Ⅴ区）	鼻咽、下咽、甲状腺、口咽
颈中央区淋巴结（Ⅵ区）	甲状腺、喉、下咽、颈段食管

（张建国　郑　磊）

第六节 头颈部多原发癌
Multiple Primary Carcinomas in Head and Neck

提 要

多原发癌（multiple primary carcinomas, MPC）是指同一患者的不同部位和（或）组织器官同时或先后发生两种及以上的原发性癌。发病原因不明，最常见于头颈部，应用内镜全面检查上呼吸道及消化道能够提高多原发癌的检出率。其治疗以外科手术和（或）放射治疗为主，预后较差。

【病因】

多原发癌最常见于头颈部，占比为 10% ~ 27%。头颈部高发多原发癌的原因还不清楚。多中心起源学说是至今最可信的，其认为：致癌源不仅只作用于一个或一组细胞，而是一个区域。但是区域内接受刺激的强度是不等的。肿瘤首先在刺激最强的地方发生；但在接受同样刺激的邻近组织，以后也将发生肿瘤性变化。临床上，广泛的癌前病变，如白斑，常发生多原发癌便是多中心起源学说的例证。头颈黏膜鳞癌应视为上呼吸道及消化道黏膜系统性疾病的局部表现。

多原发癌的发病率有增高趋势，与以下影响因素有关：①对癌灶的检查更细致（许多研究者用内镜对上呼吸道及消化道进行全面检查，提高了多原发癌的检出率）；②对手术及尸检标本全面的病理检查；③不能排除多原发癌发病率真正升高的可能；④治疗方法的改进延长了患者的生存期。另外，人类自然寿命的增长及环境中致癌源不断增多也可能与之有关。

【诊断】

多原发癌的诊断标准：①所有肿瘤经病理证实为恶性；②病理学类型可相同也可不同，但各个肿瘤在解剖或组织学图像上必须是独立的（每两种肿瘤必须有 2 cm 以上的正常组织或黏膜间隔）；③必须排除肿瘤复发或转移。多原发癌发生前后不超过 6 个月者为同时癌，超过 6 个月者为异时癌。多原发癌按确诊的先后顺序，称为首发癌（先证癌）、第二癌、第三癌等，以此类推。

【治疗及预后】

头颈多原发癌治疗复杂，尚无统一标准，一般应根据肿瘤的部位及病理学特点采取综合治疗。但其较单发恶性肿瘤预后差，主要原因是不易早期发现，早期治疗（第二癌发病部位多深在，为咽、喉、食管、支气管等）。头颈多原发癌患者治疗后应定期随访，1 年内应每月随诊 1 次，第 2 年每 2 个月 1 次，第 3 ~ 5 年每 3 个月 1 次。对于复发、新病灶、吞咽不适、语音改变、慢性疼痛等患者应做三联内镜（喉镜、食管镜及支气管镜）检查，尤其要注意舌根、梨状窝及气管 - 支气管树等部位的检查。完善头颈癌患者随诊制度，有利于早期发现病灶，早期治疗，改善多原发癌患者的预后。

（张建国　黄明伟）

参考文献

1. 赵福运 . 实用激光治疗学 . 北京 : 北京医科大学中国协和医科大学联合出版社 , 1997: 79-86.
2. 邱蔚六 , 张志愿 , 俞光岩 . 口腔颌面 - 头颈肿瘤学 . 北京 : 人民卫生出版社 , 2011: 60-75.

3. 俞光岩 . 口腔颌面外科手术精要与并发症 . 北京 : 北京大学医学出版社 , 2011: 91-104.
4. 张志愿 . 口腔颌面外科学 . 7 版 . 北京：人民卫生出版社 , 2012: 280-323.
5. 李宝民 , 周定标 , 段国升等 . 头颈部高血运病变的血管内栓塞治疗 . 中华神经外科杂志 , 1996,12(4)：200.
6. 邢国强 , 邢国光 , 李振浦 . 癌症的起因与预防 . 国外医学肿瘤学分册 , 1997, 24(2):65-70.
7. 柳登高 , 赵福运 , 张建国等 . 口腔颌面部软组织动静脉畸形血管构筑初探与治疗分析 . 现代口腔医学杂志 , 2008, 22(6): 561- 564.
8. 吴锦 , 吕佳忆 , 蓝艳等 . 肿瘤免疫治疗的研究进展 . 细胞与分子免疫学杂志 , 2019,35(7): 659-664.
9. 彭晔炜 , 刘景诗 , 许可葵等 . 2009 ~ 2015 年湖南省肿瘤登记地区口腔癌发病与死亡分析 . 中国肿瘤 , 2019,28(9):680-688.
10. Bradley PF. A review of the use of the neodymium YAG laser in oral and maxillofacial surgery. Br J Oral Maxillofac Surg , 1997, 35(1):26-35.
11. Zhang Y, Guo CB, Yu GY, et al. ^{99m}Tc(V)-dimercaptosuccinic acids cintigraphy in detecting neck metastases in oral squamous cell carcinoma with clinically negative necks. Oral Oncol, 2009, 45(6):492-495.
12. Amin MB. AJCC Cancer Staging Manual, 8th ed. New York: Springer, 2017.
13. Liu DG, Ma XC, Zhao FY, et al. Intra-osseous embolotherapy of central arteriovenous malformations in the jaw: Long-term experience of eight cases. J Oral Maxillofac Surg, 2009,67(11):2380-2387.
14. Gao W, Guo CB. Factors related to delay in diagnosis of oral squamous cell carcinoma. J Oral Maxillofac Surg, 2009, 67(5):1015-1020.
15. Tsan DL, Lin CY, Kang CJ, et al. The comparison between weekly and three-weekly cisplatin delivered concurrently with radiotherapy for patients with postoperative high-risk squamous cell carcinoma of the oral cavity. Radiat Oncol, 2012, 7(12): 215-223.
16. Toledano I, Graff P, Serre A, et al. Intensity-modulated radiotherapy in head and neck cancer: results of the prospective study GORTEC 2004-03. Radiother Oncol, 2012, 103(1):57-62.
17. Kummar S, Doroshow JH. Molecular targets in cancer therapy. Expert Rev Anticancer Ther, 2013, 13(3):267-269.
18. Xiao C, Hanlon A, Zhang Q, et al. Symptom clusters in patients with head and neck cancer receiving concurrent chemoradiotherapy. Oral Oncol, 2013, 49(4):360-366.
19. Zhong LP, Zhang CP, Ren GX, et al. Randomized phase Ⅲ trial of induction chemotherapy with docetaxel, cisplatin, and fluorouracil followed by surgery versus up-front surgery in locally advanced resectable oral squamous cell carcinoma. J Clin Oncol, 2013, 31(6): 744-751.
20. Sacco AG, Cohen EE. Current treatment options for recurrent or metastatic head and neck squamous cell carcinoma. J Clin Oncol, 2015, 33(29): 3305-3313.
21. Hawkes EA, Grigg A, Chong G. Programmed cell death-1 inhibition in lymphoma. Lancet Oncol, 2015, 16(5): e234-e245.
22. Chen W, Zheng R, Baade P D, et al. Cancer statistics in China, 2015. CA Cancer J Clin, 2016,66(2):115-132.
23. Xu Q, Wang C, Yuan X, et al. Prognostic value of tumor-Infiltrating lymphocytes for patients with head and neck squamous cell carcinoma. Transl Oncol, 2017, 10(1): 10-16.
24. Ali J, Sabiha B, Jan H U, et al. Genetic etiology of oral cancer. Oral Oncol, 2017,70(7) :23-28.
25. Zeng H, Chen W, Zheng R, et al. Changing cancer survival in China during 2003-15: a pooled analysis of 17 population-based cancer registries. Lancet Glob Health, 2018,6(5):e555-e567.
26. Caram MEV, Ross R, Lin P, et al. Factors associated with use of sipuleucel-T to treat patients with advanced prostate cancer. JAMA Netw Open, 2019, 2(4): e192589.

Definition and Terminology

Gene therapy: The process of inserting a gene into an organism to replace or repair gene function to treat a disease or genetic defect.

Brachytherapy: A collective term for interstitial, intracavity, and surface radiotherapy. It uses small sealed or partly-sealed sources that may be placed on or near the body surface or within a natural body cavity or implanted directly into the tissues.

Induction chemotherapy: The use of chemotherapy as the primary treatment before definitive surgery or radiation therapy is referred to as induction, or neoadjuvant, chemotherapy.

Embolization: Therapeutic introduction of various substances into the circulation to occlude vessels, either to arrest or prevent hemorrhaging or to devitalize a structure or organ by occluding its blood supply.

Cyst: An abnormal sac containing gas,fluid, or a semisolid material, with a membranous lining.

Ameloblastoma: A benign odontogenic epithelial neoplasm that histologically mimics the embryonal enamel organ but does not differentiate to the point of forming dental hard tissues; it behaves as a slowly growing expansile radiolucent tumor, occurs most commonly in the posterior regions of the mandible, and has a marked tendency to recur if inadequately excised.

Hemangioma: A congenital anomaly, in which proliferation of blood vessels leads to a mass that resembles a neoplasm; it can occur anywhere in the body but is most frequently noticed in the head and neck.

Lymphatic malformation: A fairly well-circumscribed nodule or mass of lymphatic vessels or channels that vary in size, are usually greatly dilated, and are lined with normal endothelial cells; lymphoid tissue is usually present in the peripheral portions of the lesions, which are present at birth, or shortly thereafter, and probably represent anomalous development of lymphatic vessels(rather than true neoplasms); they occur most frequently in the neck and axilla.

Neurolemoma: A benign, encapsulated neoplasm in which the fundamental component is structurally identical to a syncytium of Schwann cells; the neoplastic cells proliferate within the endoneurium, and the perineurium forms the capsule. The neoplasm may originate from a peripheral or sympathetic nerve, or from various cranial nerves, particularly the eighth nerve.

Carotid body tumor: A raltively rare, usually benign neoplasm originating in the chemoreceptor tissue of the carotid body, consisting histologically of rounded or ovoid hyperchromatic cells that tend to be grouped in an alveolus-like pattern within a scant to moderate amount of fibrous stroma and a few large thin-walled vascular channels.

Multiple Primary Carcinomas: Two or more primary cancers occurred simultaneously or successively in different tissues and/or organs of the same patient.

第八章　唾液腺疾病

Diseases of the salivary glands

唾液腺又称涎腺（salivary gland），包括腮腺（parotid gland）、下颌下腺（submandibular gland）、舌下腺（sublingual gland）三对大唾液腺（major salivary gland），以及位于口腔、咽部、鼻腔及上颌窦黏膜下层的小唾液腺（minor salivary gland）。口腔的小唾液腺按其所在解剖部位，分别称为腭腺、唇腺、颊腺、舌腺及磨牙后腺等。所有腺体均能分泌唾液，后者对于吞咽、消化、味觉、语言、口腔黏膜防护以及龋病的预防有着密切关系。唾液腺疾病的种类较多，主要有炎症、创伤、舍格伦综合征、瘤样病变及肿瘤等。

第一节　唾液腺炎症
Sialadenitis

提　要

唾液腺炎症根据感染性质可以分为化脓性、病毒性、特异性感染性、唾液腺结石病所致的、放射性以及免疫相关性唾液腺炎，其中以化脓性腮腺炎、流行性腮腺炎、唾液腺结石病所致的下颌下腺炎为常见。

急性化脓性腮腺炎是在机体抵抗力下降的情况下，各种原因使唾液分泌减少，口腔内致病菌逆行侵入导管所致。局部感染症状较严重，常伴有明显的全身症状。应针对发病原因及时处理，选用有效抗生素。脓肿形成后应及时切开引流。

慢性复发性腮腺炎以儿童为主。病变特点为年龄越小，间歇时间越短，越易复发。随着年龄增长，间歇时间延长，持续时间缩短。腮腺造影显示末梢导管点球状扩张。本病具自愈性，以增强抵抗力、防止继发感染、减少发作为原则。

慢性阻塞性腮腺炎的发病部分与过敏反应相关，主要表现为进食时腮腺肿胀。腮腺造影显示主导管、叶间、小叶间导管扩张不整。以对症治疗为主，包括导管冲洗、灌药，按摩腺体，刺激唾液分泌。过敏所致者配合抗过敏治疗，必要时行腮腺腺叶切除术。

唾液腺结石病是在腺体或导管内发生钙化性团块而引起的一系列病变。多见于下颌下腺，常继发感染引起下颌下腺炎。临床表现为明显的阻塞症状。阳性结石可在X线平片上显示，阴性结石需作唾液腺造影检查。下颌下腺导管结石可采取口内切开取石术，腺体内结石需作下颌下腺切除术。唾液腺内镜取石有效且创伤小。

IgG4 相关唾液腺炎和 ^{131}I 相关唾液腺炎是最近一些年受到关注的慢性唾液腺炎，前者系免疫介导的浆细胞、淋巴细胞浸润和纤维增生性病变，免疫调节治疗有效；后者系甲状腺癌 ^{131}I 治疗后的唾液腺放射性损伤，以自身维护和促分泌治疗为主。

唾液腺炎症（sialadenitis）根据受侵的组织可分为唾液腺导管炎及腺实质炎。根据腺体部位可分为腮腺炎、下颌下腺炎、舌下腺炎及小唾液腺炎。根据病程可分为急性炎症、慢性炎症或复发性炎症。根据感染途径可分为逆行性感染和血行性感染。根据病因可分为感染性、分泌紊乱性、导管阻塞性以及自身免疫性炎症。根据疾病性质可将唾液腺炎症大致分为 7 大类：

1．化脓性唾液腺炎

  急性化脓性腮腺炎

  慢性复发性腮腺炎

  慢性阻塞性腮腺炎

2．病毒性唾液腺炎

  流行性腮腺炎

  唾液腺包涵体病

  其他病毒感染，如柯萨奇病毒、人类免疫缺陷病毒、副流感病毒Ⅰ-Ⅱ型感染等

3．特异性感染性唾液腺炎

  唾液腺结核

  唾液腺放线菌病

4．唾液腺结石病所致的下颌下腺炎

5．放射性唾液腺炎

  外照射导致的唾液腺炎

  ^{131}I 相关唾液腺炎

6．药物过敏性唾液腺炎

7．免疫介导的唾液腺炎

  IgG4 相关唾液腺炎

  IgE 相关唾液腺炎

    原发性 IgE 相关唾液腺炎

    继发性 IgE 相关唾液腺炎

一、急性化脓性腮腺炎 Acute suppurative parotitis

急性化脓性腮腺炎以前常见于腹部大手术以后，称之为手术后腮腺炎（postoperative parotitis，surgical mump）。由于加强了手术前后处理，加强体液平衡和口腔清洁，以及有效的抗菌药物的应用，手术后并发的腮腺炎已很少见。所见的大多是慢性腮腺炎基础上的急性发作或系邻近组织急性炎症的扩散。

【病因病理】

急性化脓性腮腺炎的病原菌是葡萄球菌，主要是金黄色葡萄球菌（staphylococcus aureus），少数是链球菌，而肺炎双球菌、文森螺旋体少见。在一些长期住院或免疫力低下的患者，也可由革兰氏阴性的肠道菌和厌氧菌感染所致。

严重的全身疾病，如脓毒血症、急性传染病、恶病质、尿毒症、肝功能衰竭等，患者机体抵抗力及口腔生物学免疫力降低；且因高热、脱水（dehydration）、进食减少及咀嚼功能下降，唾液分泌也相应减少，机械性冲洗作用降低，口腔内致病菌逆行侵入导管。

严重的代谢紊乱，如腹部大手术后，由于禁食，反射性唾液腺功能降低或停止，唾液分泌明显减少，易发生逆行性感染（ascending infection）（图 8-1）。

腮腺区损伤及邻近组织急性炎症的扩散也可引起急性化脓性腮腺炎。腮腺淋巴结的急性化脓性炎症，破溃扩散后波及腺实质，引起继发性急性化脓性腮腺炎（secondary acute

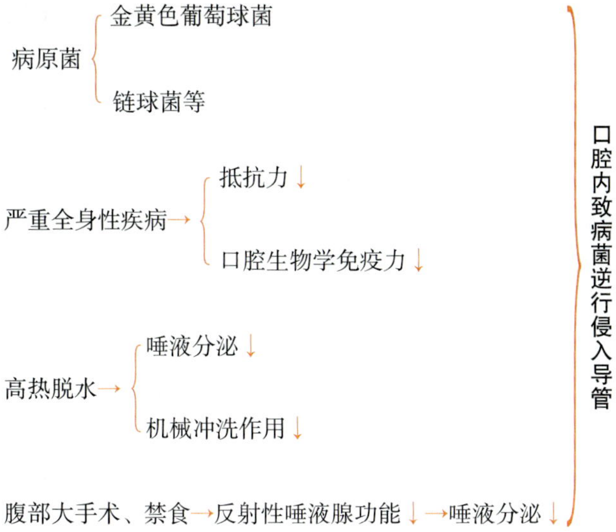

图 8-1 急性化脓性腮腺炎的病因

suppurative parotitis），但其病情及转归与上述原发性急性化脓性腮腺炎有明显区别。

组织病理学检查显示急性化脓性腮腺炎以急性导管炎开始，表现为导管上皮肿胀，管腔狭窄，分泌物内的细菌、脓细胞及脱落的上皮细胞形成黏液栓子阻塞腺管，导管周围炎性肿胀。炎症后期，导管周围白细胞浸润，导管上皮破坏。炎症过程中，常伴腺泡的丧失及微小脓肿形成，几个小脓灶可合成一个较大脓灶。

【临床表现】

常为单侧腮腺受累，双侧同时发生者少见。炎症早期，症状轻微或不明显，特别是并发于全身疾病或腹部大型手术后者，常被全身的严重病情掩盖而被忽视。及至病情发展，腮腺区肿痛明显时方引起患者注意。腮腺区有轻微疼痛（pain）、肿大（swelling）、压痛（tenderness）。导管口轻度红肿（redness）、疼痛。

如果早期急性炎症未能得到控制，则进入化脓、腺组织坏死期。此时疼痛加剧，呈持续性疼痛或跳痛，腮腺区以耳垂为中心肿胀更为明显，耳垂被上抬。进一步发展，炎症扩散到腮腺周围组织，伴发蜂窝织炎。皮肤发红、水肿，呈硬性浸润，触痛明显。可出现轻度张口受限（trismus），腮腺导管口明显红肿，轻轻按摩腺体可见脓液自导管口溢出（purulent discharge），有时甚至可见脓栓堵塞于导管口（duct orifice）。患者全身中毒症状明显，体温可高达 40 ℃及以上，脉搏、呼吸增快，白细胞总数增加，中性粒细胞比例明显上升，核左移，可出现中毒颗粒。

纤维结缔组织将腮腺分隔为很多小叶，腮腺炎形成的脓肿多为散在的多发性脓肿（multiple abscesses），分散在小叶内。腮腺浅面的腮腺咬肌筋膜非常致密，脓肿未穿破以前不易扪及波动感而呈硬性浸润块。脓液在腮腺包膜内聚积增多时，压力增大，疼痛也加剧。穿破腮腺包膜后，脓液进入邻近组织或间隙，引起其他间隙的蜂窝织炎或脓肿。脓肿经外耳道的软骨与骨交角处，即 Santorini 裂，进入外耳道。经翼上颌裂可进入翼腭凹。腮腺深面的包膜薄弱，脓肿穿破后可进入咽旁或咽后间隙，或沿着颈部间隙往下扩散到纵隔，向上可通过颅底扩散到颅内（图 8-2）。

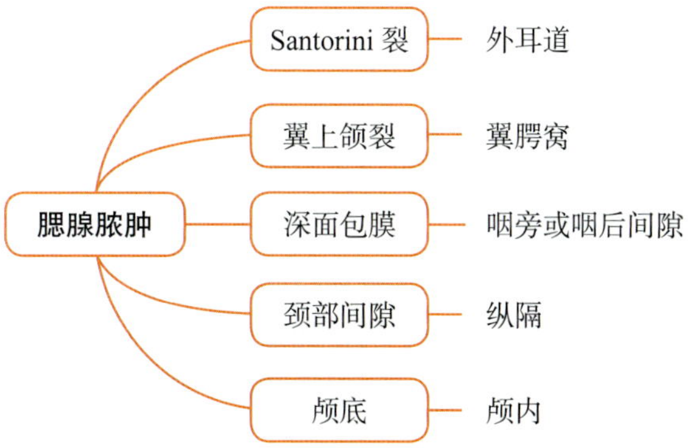

图 8-2 腮腺脓肿扩散途径

临床链接

头颈部蜂窝组织间隙

翼腭窝或称翼腭间隙，位于眶尖的下方，颞下窝的内侧，为一伸长的三角形间隙。前界上颌骨体，后界蝶骨翼突，上为蝶骨大翼，内以腭骨垂直板为界。翼腭间隙向前经眶下裂通眼眶，向内经蝶腭孔通鼻腔，向外经翼上颌裂连通颞下间隙，向下经翼腭管通口腔，向后上经圆孔通颅腔。

咽旁间隙位于翼内肌、腮腺深叶与咽侧壁之间，呈倒立的锥体形，上达颅底，下至舌骨平面。前界翼下颌韧带，后界椎前筋膜的外侧份。舌骨舌肌将它与下颌下腺及其鞘分开。咽旁间隙由茎突及茎突诸肌将其分为前后两部：前部称咽旁前间隙（或称茎突前间隙），后部称咽旁后间隙（或称茎突后间隙）。

咽后间隙位于咽后壁与椎前筋膜之间，该间隙上起颅底，下通食管后间隙，外侧以颈鞘为界。咽后间隙感染因易于扩散至纵隔而特别危险，故又称“危险地带”。

腮腺鞘深层薄弱，在茎突和翼内肌之间尚有间隙，腮腺深叶经此与咽旁间隙直接相通，继而可通向咽后间隙；腮腺深叶前内侧又同翼颌间隙直接相通，继而可通向翼腭窝。

通过这些途径扩散的机会不多，一旦发生，则病情严重而危险。脓肿穿破皮肤或切开引流后，可形成涎瘘，短期内可自愈，也可能形成慢性涎瘘。面神经对炎症过程有较强的抵抗力，一般不会发生面瘫。但有时由于肿胀压迫的结果，可能发生暂时性面瘫，炎症消退后可复原。

【诊断及鉴别诊断】

急性化脓性腮腺炎依靠病史及临床检查，诊断并不困难，特别是全身衰弱或腹部外科手术后发生者。

急性化脓性腮腺炎不宜做腮腺造影，因造影剂可通过薄弱的导管壁，进入导管周围组织，使炎症扩散。

一般情况下发生的急性化脓性腮腺炎需与以下疾病鉴别。

1. 流行性腮腺炎　大多发生于5～15岁的儿童，有传染接触史，常双侧腮腺同时或先后发生，一般一次感染后可终身免疫。腮腺肿大、充血、疼痛，但腮腺导管口无红肿，唾液分泌清亮无脓液。血液中白细胞计数正常，分类中淋巴细胞比例增高，急性期血液及尿中淀粉酶（amylase）可能升高。

2. 咬肌间隙感染　主要系牙源性感染，如下颌阻生智牙冠周炎，有牙痛史。但部分病例一开始即表现为咬肌间隙感染而无牙痛，与急性化脓性腮腺炎非常相似，但其肿胀中心及压痛点位于下颌角部，张口受限明显，腮腺导管口无红肿，分泌清亮。

【预防】

本病主要系脱水及逆行感染所致，故对接受腹部大手术及患严重全身性疾病的患者，应加强护理，保持体液平衡，加强营养及抗感染，同时应加强口腔卫生，进食后漱口、刷牙，并可用过氧化氢液或氯己定溶液清洗口腔。

【治疗】

诊断一经确定，应立即采取积极的治疗措施。

1. 针对发病原因　纠正机体脱水及电解质紊乱，维持体液平衡。必要时输复方氨基酸等以提高机体抵抗力。

2. 选用有效抗生素　急性化脓性腮腺炎的致病菌主要为金黄色葡萄球菌，因而可及早应用大剂量青霉素或适量先锋霉素等抗革兰氏阳性球菌的抗生素。并从腮腺导管口取脓性分泌物作细菌培养及药敏试验，选用最敏感的抗生素。

3. 其他保守治疗　炎症早期可用热敷、理疗、外敷如意金黄散，均有助于炎症的消散。饮用酸性饮料或口含维生素 C 片，或口服毛果芸香碱（pilocarpine）片，可增加唾液分泌。温热的硼酸、苏打溶液等消毒漱口剂也有助于炎症的控制。

4. 切开引流（drainage）　急性化脓性腮腺炎已发展至化脓时，必须切开引流。腮腺的包膜致密，脓肿形成后不易扪得波动感（fluctuation），因此不能以扪得波动感作为脓肿切开引流的指征。当出现下列征象时，应切开引流：①局部有明显的可凹性水肿；②局部有跳痛并有局限性压痛点，穿刺抽出脓液；③腮腺导管口有脓液排出，全身感染中毒症状明显。

切开引流方法：局部浸润麻醉。在耳前及下颌支后缘处从耳屏往下至下颌角作切口，切开皮肤、皮下组织及腮腺咬肌筋膜。脓液积聚于筋膜下者，即可得到引流。如无脓液溢出，可用血管钳插入腮腺实质的脓腔中引流脓液。因常为多发性脓肿，应注意向不同方向分离，分开各个腺小叶的脓腔（图 8-3）。冲洗后置橡皮引流条，以后每日用生理盐水冲洗，交换引流条。

如脓液已穿破腮腺咬肌筋膜达皮下时，可在波动明显处切开。如果脓肿扩散至其他间隙，应补作附加切口引流。

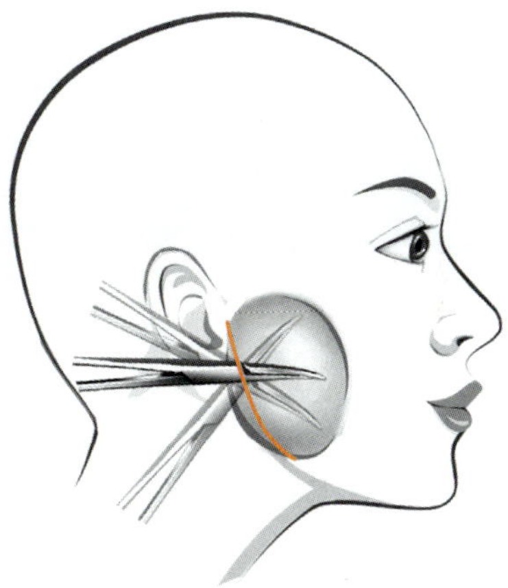

图 8-3　化脓性腮腺炎脓肿切开示意图

二、慢性复发性腮腺炎 Chronic recurrent parotitis

慢性复发性腮腺炎以反复发作的腮腺肿胀为特点，临床上较常见，儿童和成人均可发生，但其转归很不相同。

【病因】

儿童复发性腮腺炎的病因较复杂，发病机制尚不十分清楚，可能是多方面因素综合作用的结果，一般认为与以下因素有关：

1. 腮腺发育不全　不少研究报告显示，该病有遗传倾向，有的患者有典型家族史，祖孙三代家族发病或同胞姐妹兄弟发病。也有的患者临床表现为单侧腮腺肿胀，但腮腺造影显示双侧腮腺均有末梢导管扩张（sialectasis）。这些现象提示可能有腺体的先天性发育异常，成为潜在的发病因素。

2. 免疫功能低下　儿童期免疫系统发育不成熟，免疫功能低下，容易发生逆行性感染。患儿免疫系统发育成熟后可以痊愈。

3. 细菌逆行感染　许多患儿腮腺肿胀发作与上呼吸道感染及口腔内炎性病灶相关，细菌通过腮腺导管逆行感染。

成人复发性腮腺炎为儿童复发性腮腺炎延期治愈而来。

【临床表现】

儿童复发性腮腺炎发病自婴幼儿至 15 岁均可发生，以 5 岁左右最为常见。男性稍多于女性，发病可突发，也可逐渐发生。腮腺反复肿胀，伴不适，肿胀不如流行性腮腺炎明显，仅有轻度水肿，皮肤可潮红。个别患儿表现为腮腺肿块，多为炎性浸润块。挤压腺体可见导管口有脓液或胶冻状液体溢出，少数有脓肿形成。大多数持续一周左右。静止期多无不适，检查腮腺分泌液偶有浑浊（turbid）。间隔数周或数月发作一次不等。年龄越小，间歇时间越短，越易复发。随着年龄的增长，间歇时间延长，持续时间缩短。

【诊断及鉴别诊断】

诊断主要根据临床表现及腮腺造影（sialogram）。患儿双侧或单侧腮腺反复肿胀，导管口有脓液或胶冻样分泌物。随年龄增长，发作次数减少，症状减轻，大多在青春期后痊愈。腮腺造影显示末梢导管呈点状、球状扩张（punctate sialectasis）（图8-4），排空迟缓，主导管及腺内导管无明显异常。临床表现为单侧腮腺肿胀者，作双侧腮腺造影，约占半数患者可见双侧腮腺末梢导管点状扩张，故应常规作双侧腮腺造影。

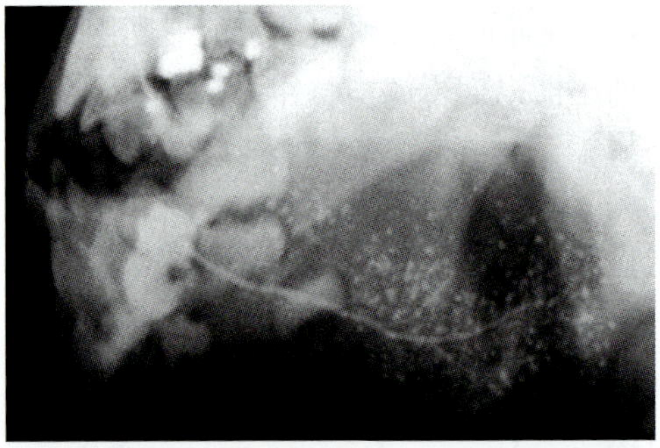
图8-4 儿童复发性腮腺炎腮腺造影表现

儿童复发性腮腺炎需和流行性腮腺炎鉴别。流行性腮腺炎常双侧同时发生，伴发热，肿胀更明显，腮腺导管口分泌正常，罹患后多终身免疫，无反复肿胀史。

成人复发性腮腺炎需和舍格伦综合征继发感染相鉴别。后者多见于中年女性，无自幼发病史，常有口干、眼干及自身免疫病。腮腺造影显示主导管扩张不整，边缘毛糙，呈葱皮样或花边样改变。

【治疗】

复发性腮腺炎具有自愈性（spontaneous cure），因此，以增强抵抗力、防止继发感染，减少发作为原则。嘱患者多饮水，每天按摩腺体帮助排空唾液，用淡盐水漱口，保持口腔卫生。咀嚼无糖口香糖，刺激唾液分泌。若有急性炎症表现，可用抗生素。腮腺造影本身对复发性腮腺炎也有一定的治疗作用。复发频繁者可肌注胸腺素，调节免疫功能。隔日一支，10次为一疗程，每年2个疗程。

三、慢性阻塞性腮腺炎 Chronic obstructive parotitis

慢性阻塞性腮腺炎以反复发作的导管阻塞症状为特征，常表现为进食性腮腺肿胀。

【病因】

腮腺导管系统较长、较窄，唾液易于淤滞；当各种原因，例如瘢痕挛缩、异物或结石等导致导管狭窄或阻塞时，阻塞部位远端导管扩张，唾液淤滞，出现阻塞性腮腺炎。但是，临床中大多数呈慢性阻塞性腮腺炎表现的患者并没有明确的物理性阻塞因素。目前认为，约占半数患者的腮腺反复肿胀与过敏反应及IgE升高相关，可归类为“嗜酸性唾液腺导管炎”或者“IgE相关唾液腺导管炎”。另外仍有部分患者无明确病因。

【临床表现】

男性发病略多于女性，大多发生于中年。普通型慢性阻塞性腮腺炎多为单侧受累。与过敏反应相关者可为双侧腮腺受累，可伴有过敏症状。患者常不明确起病时间，多因腮腺反复肿胀而就诊。约占半数患者肿胀与进食有关，称作“进食综合征”（mealtime syndrome）；发作次数变异较大，多者每次进食都肿胀，少者一年内很少发作，大多平均每月发作一次以上。发作时伴有轻微疼痛，这是因为进食时唾液分泌增加并黏稠，排出受阻所致。有的患者腮腺肿胀与进食无明确关系，晨起感腮腺区发胀，自己稍加按摩后即有“咸味”（salty taste）液体自导管口流出，随之局部感到松快。

临床检查腮腺稍增大，能扪到肿大的腮腺轮廓，中等硬度，轻微压痛。导管口轻微红肿，挤压腮腺可从导管口流出混浊的“雪花样”（“snowstorm” in appearance）或黏稠的蛋清样唾液，有时可见黏液栓子（mucous plug）。病程较久者，可在颊黏膜下扪及粗硬、呈索条状的腮腺导管。

与过敏反应相关者，部分患者腺体肿胀与过敏反应的发作同时发生，累及多个腺体。临床检查除典型的阻塞性炎症症状外，导管内排出的黏液栓子呈致密的长条状，绝大多数患者总IgE水平升高，半数以上患者外周血嗜酸性粒细胞增多。

【诊断及鉴别诊断】

诊断主要根据临床表现及腮腺造影。患者有进食肿胀史，挤压腺体，腮腺导管口流出浑浊液体（turbid secretion）或黏液栓子，后者做涂片镜检，可见大量嗜酸性细胞。有时在颊部可触及索条状导管。腮腺造影显示主导管、叶间、小叶间导管部分狭窄、部分扩张，呈腊肠样改变（“string of sausages” sign）（图8-5）。部分伴有点状扩张，但均为先有主导管扩张，延及叶间、小叶间导管后，才出现点状扩张。

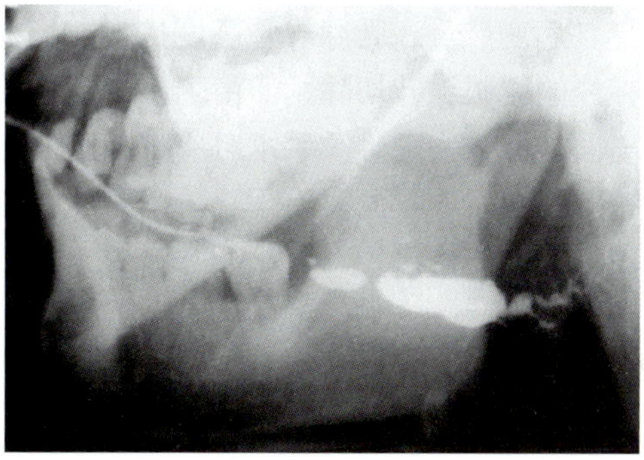

图 8-5 慢性阻塞性腮腺炎腮腺造影表现

与过敏反应相关者血清学检查可有IgE水平升高，外周血嗜酸性细胞比例及直接计数明显升高，取其导管内黏液栓子行嗜酸细胞涂片检查，结果呈阳性（图8-6）。

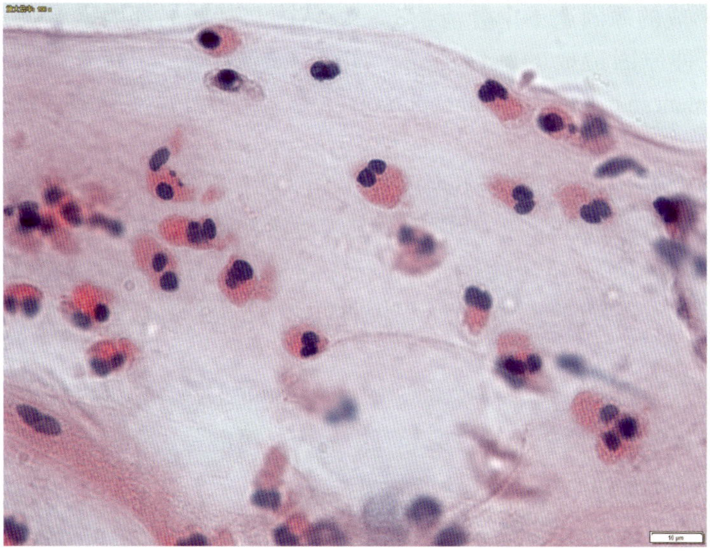

图 8-6 与过敏反应相关的患者导管内黏液栓子涂片见大量嗜酸细胞

慢性阻塞性腮腺炎需与以下疾病鉴别：

1. 成人复发性腮腺炎 有幼儿发病史，造影片上两者明显不同。成人复发性腮腺炎除非有逆行性感染而使主导管稍扩张不整外，叶间、小叶间导管均无变化，只是末梢导管呈散在点、球状扩张。而阻塞性腮腺炎以导管系统，即主导管、叶间、小叶间导管扩张不整为特征。

2. 舍格伦综合征继发感染　亦可有腮腺反复肿胀流脓史，鉴别在于：①发病多为中年女性；②有口干、眼干及结缔组织疾病；③造影片上以末梢导管点、球状扩张为特征，主导管出现特征性改变；④组织病理学表现明显不同。

【治疗】

平时以自身维护治疗为主，包括多饮水，增加唾液流量；自后向前按摩腮腺，促使分泌物排出；咀嚼无糖口香糖或含维生素C片，促使唾液分泌。用温热盐水漱口，减少腺体逆行性感染。严重病例可采用唾液腺内镜，不仅可以直视下观察导管病变，而且可经腮腺导管冲洗，灌注药物，效果良好。与过敏反应相关的阻塞性腮腺炎，除前述治疗方法外，应尽量避免过敏因素，并配合抗过敏治疗，包括使用抗组胺、白三烯拮抗药；导管内冲洗液可加用激素。

病变严重、腮腺导管高度扩张、经上述治疗无效者，可考虑手术治疗。手术方式为保存面神经的腮腺腺叶切除术。由于长期炎症的影响，有纤维组织形成，使腮腺与周围组织粘连，分离面神经较为困难。手术时应将腮腺导管全长完全切除，否则术后在残存导管段可能形成潴留脓肿。术后如有面瘫表现，可用维生素 B_1 及 B_{12}，并配合理疗或面部表情肌功能训练，以促使面神经功能恢复。

四、唾液腺结石病和慢性下颌下腺炎 Sialolithiasis and sialadenitis of submandibular gland

唾液腺结石病是在腺体或导管内发生钙化性团块而引起的一系列病变。85%左右发生于下颌下腺，其次是腮腺，舌下腺很少见。

下颌下腺结石常伴发急慢性下颌下腺炎。此外，也可以在无明确结石、异物、^{131}I 损伤或IgG4增高等因素存在的状态下发生单纯性下颌下腺慢性炎性疾患。

【病因】

唾液腺结石形成的原因还不十分清楚，一般认为与某些局部因素有关，如异物（foreign body）、炎症、各种原因造成的唾液滞留（saliva stasis）等，也可能与机体钙磷代谢紊乱（systemic derangement in calcium and phosphorous）有关，部分唾液腺结石病患者合并全身其他部位结石。

唾液腺结石多发于下颌下腺，与下列因素有关：①下颌下腺为混合性腺体（mixed gland），分泌的唾液富含黏蛋白（mucosin），较腮腺分泌液黏滞，钙的含量也高出2倍，钙盐（calcium salt）容易沉积。②下颌下腺导管自下向上走行（upward path），腺体分泌液逆重力方向流动，导管长，在口底后部有一弯曲部，导管全程较曲折（tortuous），这些解剖结构均使唾液易于淤滞，导致唾液腺结石形成。

慢性下颌下腺炎的病因包括导管狭窄或腺体分泌功能下降导致的慢性感染等，部分病例与过敏因素相关。导管狭窄可位于导管口或导管中后段，可能是由于慢性炎症、异物刺伤口底愈合导致瘢痕挛缩或手术损伤所致。

【临床表现】

唾液腺结石病患者性别无明显差异，可见于任何年龄，但以20 ~ 40岁的中青年为多见。病期短者数日，长者数年甚至数十年。

小的唾液腺结石一般不造成唾液腺导管阻塞，无任何症状。导管阻塞时则可出现排唾障碍及继发感染的一系列症状及体征：①进食时，腺体肿大，患者自觉胀感及疼痛；有时疼痛剧烈，呈针刺样，称为“涎绞痛”（salivary colic），可伴同侧舌或舌尖痛，并放射至耳颞部或颈部。停止进食后不久，腺体肿胀消退，疼痛亦随之消失。②导管口黏膜红肿，挤压腺体可见少许脓性分泌物自导管口溢出（purulent discharge）。③导管内的唾液腺结石，双手触诊常触及硬结。唾液腺结石阻塞可引起腺体继发感染，因下颌下腺包膜不完整，组织疏松，炎症扩散到邻近组织，引起颌下间隙感染。

下颌下腺导管内异物具有与结石相似的症状，但往往较轻。

慢性下颌下腺炎患者的临床症状较轻，促使患者就医的主要原因是进食时的反复肿胀（repeated swelling），疼痛症状并不重。检查腺体呈硬结性肿块，导管口可有脓性或黏液脓性唾液流出。症状缓解后，腺体大小和质地可基本恢复正常。

【诊断及鉴别诊断】

根据进食时下颌下腺肿胀及伴发疼痛的特点，导管口溢脓以及双手触诊可扪及导管内结石等，临床可诊断下颌下腺结石并发下颌下腺炎。确诊应作X线检查，下颌下腺结石投照下颌横断𬌗片（occlusal radiograph）及下颌下腺侧位片，前者适用于下颌下腺导管较前部的结石（图8-7），后者适用于下颌下腺导管后部及腺体内的结石（图8-8）。导管内异物包括动物性和植物性异物，一般形态细长，钙化程度低甚至无钙化，普通X线片有时难以显示。超声、锥形束CT和螺旋CT对不同位置的唾液腺结石的诊断均有较高的敏感度，并可精细观察结石或异物与周围组织的三维位置关系。

慢性下颌下腺炎的诊断主要依赖唾液腺造影（sialography）检查，多表现为主导管及分支导管粗细不均，排空迟缓（图8-9）。

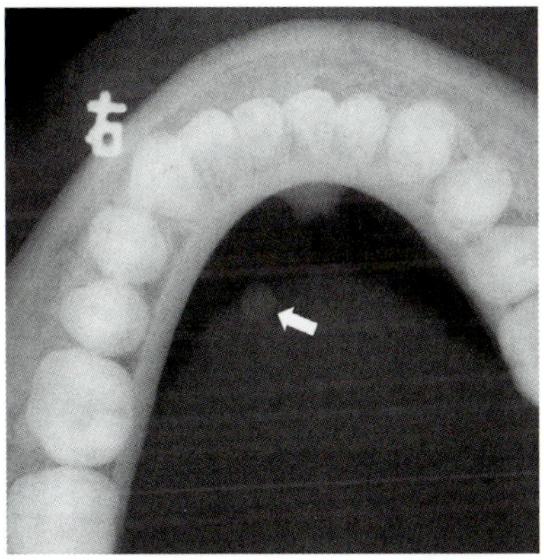

图 8-7　下颌横断𬌗片显示右下颌下腺导管前段结石（↑）

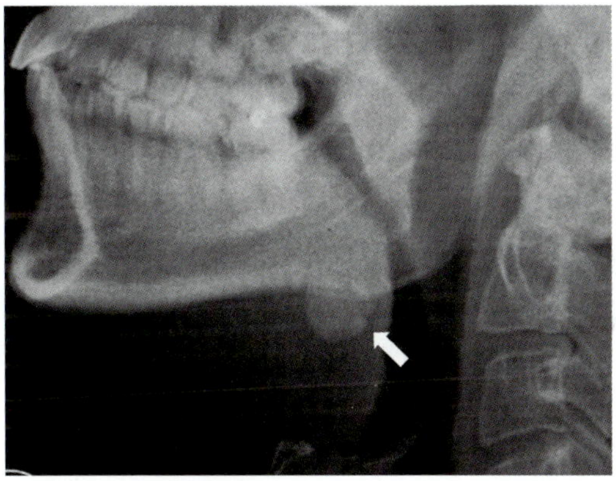

图 8-8　下颌下腺侧位片显示下颌下腺腺门部结石（↑）

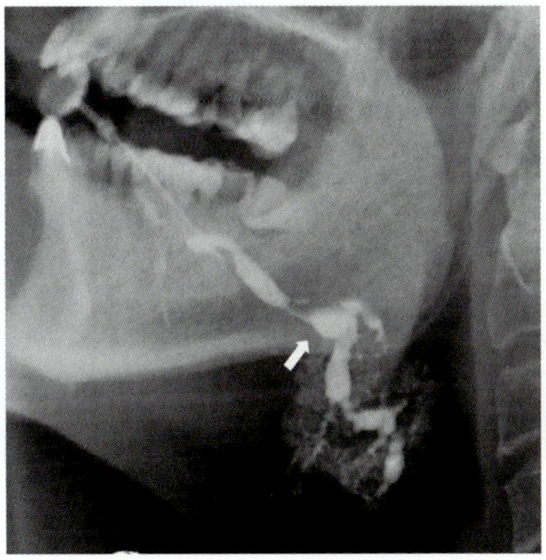

图 8-9　下颌下腺造影显示下颌下腺导管明显粗细不均（↑）

典型的唾液腺结石病诊断不难，有时需和下列疾病鉴别：

1．舌下腺肿瘤（sublingual gland tumor） 绝大多数舌下腺肿瘤无导管阻塞症状，但亦有极少数患者因肿瘤压迫下颌下腺导管出现不全阻塞症状，X线检查无阳性结石。

2．下颌下腺肿瘤（submandibular gland tumor） 肿块呈进行性肿大，患者无进食肿胀或下颌下腺炎症发作史。

3．颌下淋巴结炎（adenitis of submandibular lymph node） 反复肿大，但与进食无关，下颌下腺分泌正常。颌下淋巴结位置较表浅，很容易扪及并常有触痛。

4．颌下间隙感染（infection of submandibular space） 患者有牙痛史并可查及病源牙，颌下区肿胀呈硬性浸润，皮肤潮红并可出现凹陷性水肿。下颌下腺导管分泌可能减少但唾液正常，无结石阻塞症状。

【治疗】

下颌下腺结石病的治疗目的是去除结石，消除阻塞因素，尽最大可能地保留下颌下腺这一功能器官。该原则也适用于导管内异物或腮腺结石病。

1．保守治疗 很小的唾液腺结石可用保守治疗，嘱患者口含蘸有柠檬酸的棉签或维生素C片，也可进食酸性水果或其他食物，促使唾液分泌，有望自行排出。

2．口内切开取石术 适用于能扪及、相当于下颌第二磨牙以前部位的下颌下腺导管前部结石。下颌下腺导管后部、近腺门部体积较大的结石，传统方法采用下颌下腺切除，目前有经验者也可采用口内切开取石。术后可嘱患者自行按摩腺体，或采用催唾剂（sialagogue），促进唾液分泌及导管系统的通畅，避免导管的再次阻塞。

3．唾液腺内镜取石术 位于下颌下腺导管腺外段、直径小于5 mm、可移动的结石多可采用网篮或抓钳等器械，将结石向前牵引至导管口直接取出，这样可不破坏导管口；或仅做很小的切口就将结石取出。对位于腺门或腺内的结石，如结石较小，可尝试通过内镜下网篮套索或钳夹取石（图8-10）；若结石较大，嵌顿于导管内，则可先采取体外体内碎石，然后令其逐渐排出，或辅以内镜取石。若无碎石设备，则采用内镜辅助下口内切开的方法取石。具体方法是：①内镜确定结石存在后，助手将患侧下颌下腺推向前上方，抬高口底黏膜；②于口底后部切开2 ~ 3 cm，解剖下颌下腺导管，切开导管相应部位取石；③再次引入内镜，探查腺门及腺内分支导管，扩张导管狭窄区，取出残余结石；④缝合口底黏膜，或将导管切开段与口底黏膜缝合形成改道口。对于下颌下腺导管或腺内异物，一般细长，多可通过内镜下以网篮套索取出（图8-11）。

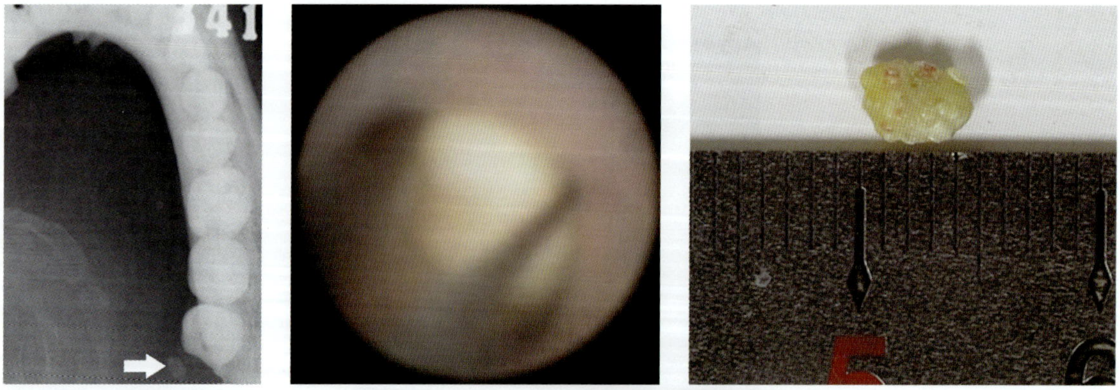

A B C

图8-10 左下颌下腺腺门部结石经内镜直接取出

A．下颌横断𬌗片显示左下颌下腺腺门部结石（↑） B．内镜下以网篮套索结石 C．结石标本像

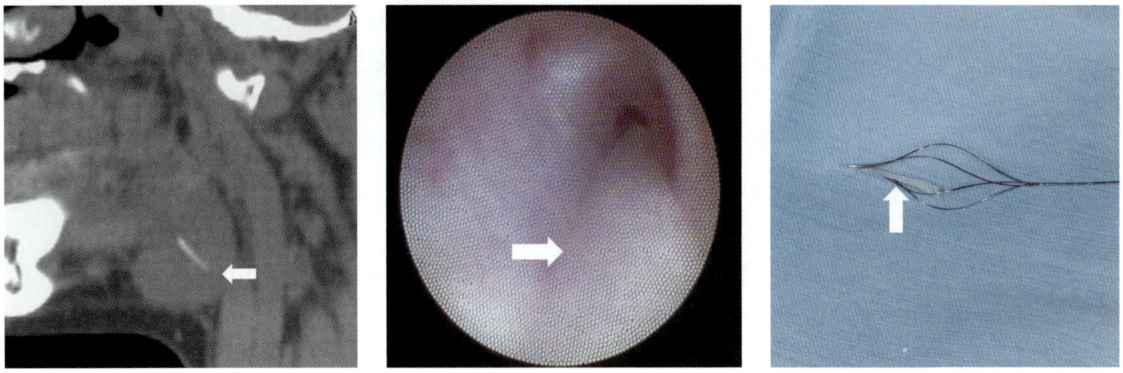

图 8-11 下颌下腺导管内异物经内镜直接取出

A. 螺旋 CT 显示下颌下腺腺内深部细长高密度影（↑） B. 内镜下看到的细长异物（↑） C. 网篮套出的异物（↑）

4. 腺体切除术 适用于以上方法无法取出的唾液腺结石，以及下颌下腺反复感染症状明显者。

慢性下颌下腺炎的治疗方法与慢性阻塞性腮腺炎相似，以保守治疗为主。症状轻微者可嘱患者自行按摩，并保持口腔清洁；症状较明显者可定期行导管内生理盐水灌洗，也可行唾液腺内镜下导管冲洗扩张治疗。

五、唾液腺特异性感染 Special infection of salivary glands

较常见的唾液腺特异性感染有结核、放线菌病等。

1. 结核 唾液腺结核（tuberculosis of salivary gland）主要是腮腺区淋巴结发生结核性感染，肿大破溃后累及腺实质。近些年来，国内发病率有所增高。

感染途径包括血源、淋巴源及导管逆行性感染（hematogenous, lymphatic, and retrograde ductal infection），绝大多数系头面部皮肤、口咽、特别是扁桃体区域的结核菌经淋巴引流所致。

唾液腺结核分两类：一类是原发性唾液腺腺实质结核（parenchymatous tuberculosis），另一类是唾液腺淋巴结结核（intra-or periglandular lymph node tuberculosis），病变突破淋巴结被膜后，继发性地侵犯腺实质。后者明显多于前者（图 8-12）。

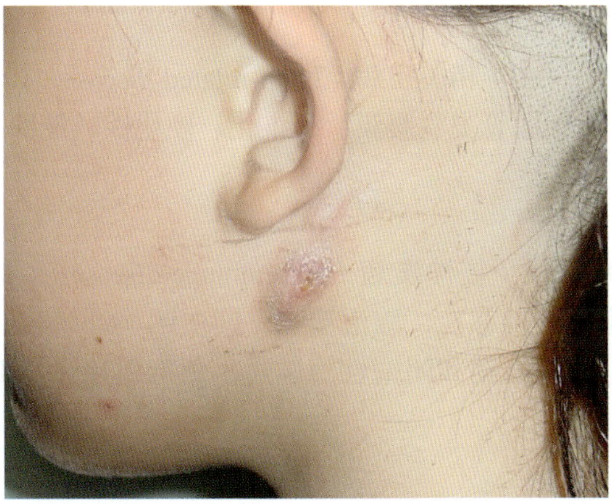

图 8-12 腮腺后下部淋巴结结核

侵犯部位以腮腺为最常见，下颌下腺次之，舌下腺及小唾液腺较少罹患。淋巴结结核常无明显自觉症状（asymptomatic），表现为局限性肿块（localized mass），界限清楚，活动，因而常被诊断为良性肿瘤。但部分病例可有消长史，轻度疼痛或压痛。腺实质结核病程较短，数天或数周，腺体弥漫性肿大，挤压腺体可见脓性分泌物从导管口流出。肿块可硬可软，也可扪及波动感，有的与皮肤粘连，或形成长久不愈的瘘管（fistula），少数病例可伴有面瘫（facial paralysis）。

当肿块有明显波动时，可将吸出物作耐酸染色（acid-fast staining），以确定诊断。细针吸细胞学（fine needle aspiration cytology）检查有助于诊断，涂片表现为炎症，有上皮样细胞或郎格汉斯细胞（Langerhans cell）。

如临床明确诊断为结核，可作单纯肿块摘除。如形成结核性脓肿，可抽除脓液后，向脓腔内注射抗结核药物。反复多次，可取得较好效果。对有肺或其他系统活动性结核患者，应以全身抗结核治疗（antituberculous chemotherapy）为主。临床已明确为唾液腺结核而行病灶清除术者，术前亦应抗结核治疗，以防感染扩散。

2. 放线菌病　唾液腺放线菌病（actinomycosis）是一类慢性化脓性肉芽肿性疾病（chronic suppurative granulomatous disease），较少见。

本病主要由伊氏（Israelii）放线菌感染所致。放线菌可隐藏在龋洞或扁桃体内，很多健康人口腔内可有此细菌存在。当机体抵抗力减低时，放线菌可沿唾液腺导管逆行感染，侵犯部分或整个腺体，称为原发性放线菌病（primary actinomycosis）。也可由唾液腺周围组织，如腮腺咬肌区或颈部放线菌病波及唾液腺，称为继发性放线菌病（secondary actinomycosis）。

唾液腺放线菌病病程长，发病较慢，在腮腺或上颈部出现呈板结样（board-like）坚硬、周界不清的肿块，皮肤呈暗棕红色（dusky red or purplish），全身症状不明显。浸润块可软化、破溃，出现多个窦道（multiple cutaneous sinuses），此起彼伏。新鲜破溃的脓液中可发现黄色的针尖大小的“硫磺颗粒”（sulphur granules）。

青霉素及头孢菌素类药物对放线菌病有明显疗效。一般首选大剂量青霉素 G（penicillin G）治疗，每日 200 万 ~ 800 万 U，静脉或肌内注射，4 ~ 6 周为一疗程，必要时应延长用药时间，以防复发。对青霉素过敏者，可选用红霉素（erythromycin）、林可霉素、四环素（tetracycline）等抗生素。取脓液作药敏试验，选用适当抗生素，可提高疗效。已形成脓肿或破溃后遗留瘘孔者，常有肉芽组织增生，可采用外科手术切开排脓或刮除肉芽组织，具有加强药物治疗的效果。放线菌是厌氧菌，高压氧治疗可抑制放线菌生长，可作为综合治疗的方法之一。

放线菌感染可扩散到肺或回盲肠区，这种并发症罕见，但一旦发生，是可以致命的。

六、IgG4 相关唾液腺炎 IgG4-related sialadenitis

IgG4 相关唾液腺炎属于 IgG4 相关疾病（IgG4-related disease ，IgG4-RD）的一种，后者包括自身免疫性胰腺炎、硬化性胆管炎、腹膜后纤维化、硬化性唾液腺炎、假性肿瘤等，是最近一些年才被认识的一类疾病。

【病因病理】

IgG4 相关唾液腺炎系自身免疫性疾病（autoimmune disease），其确切的发病机制尚不清楚。组织病理学表现为腺体结构存在，腺泡萎缩，间质明显纤维化，致密的淋巴、浆细胞浸润，常形成淋巴滤泡，可见胶原鞘和闭塞性静脉炎。免疫组化显示 IgG4 阳性的浆细胞浸润，IgG4/IgG 比例增高。

【临床表现】

IgG4 相关唾液腺炎多见于中老年，无明显性别差异。病期长短不一。主要表现为双侧大唾液腺肿大，初起可为下颌下腺或腮腺肿大，但以下颌下腺肿大为常见。可双侧同时肿大，或先为单侧，进而累及双侧。常为多个大唾液腺受累，包括下颌下腺、腮腺、副腮腺（accessary parotid gland ）及舌下腺，泪腺（lacrimal gland）亦常被累及（图 8-13，8-14）。常有副鼻窦炎及颌下或颈部淋巴结肿大。

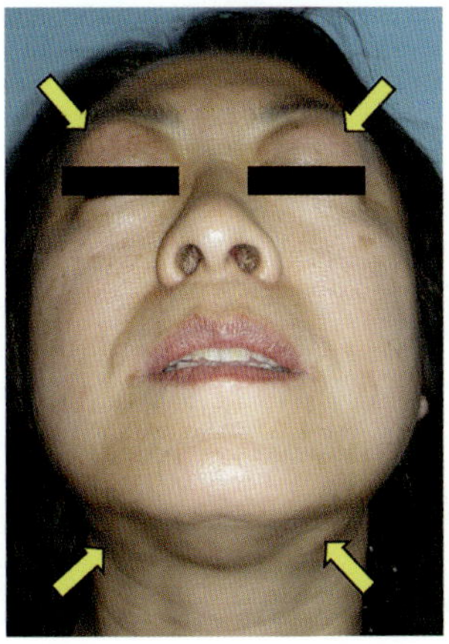

图 8-13　IgG4 相关唾液腺炎患者双侧泪腺和双侧下颌下腺肿大（↑）

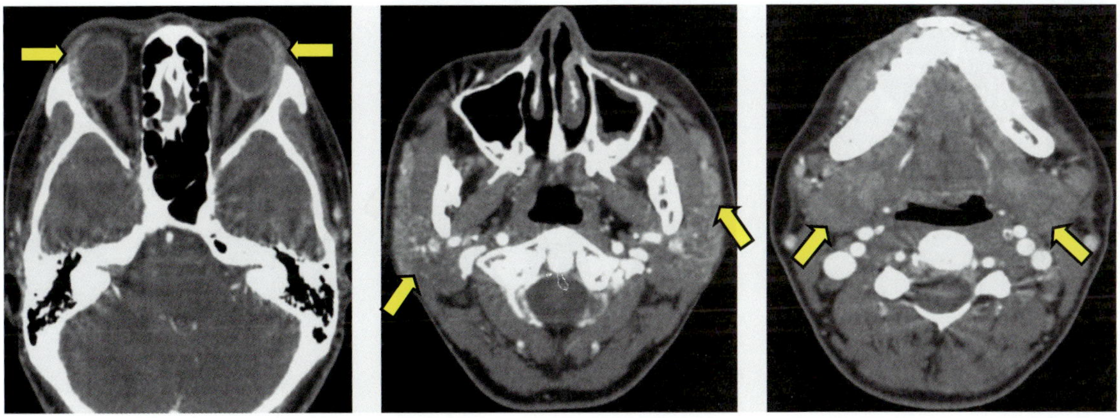

图 8-14　IgG4 相关唾液腺炎患者 CT 检查见双侧泪腺、腮腺、副腮腺、下颌下腺肿大（↑）

除腺体肿大外，患者无明显自觉症状。多个腺体受累时可有程度不等的口干。触诊腺体明显增大，质地较硬，界限清楚，表面光滑或呈结节状。

可有身体其他部位的同类病变，包括胰腺、胆管及腹膜后肿块、间质性肺炎等。

【诊断及鉴别诊断】

主要根据临床表现、血清学检测、组织学及免疫病理学检查结果诊断，其中上述组织学和免疫病理学特点为最重要的诊断依据。

血清学检测显示 IgG4 明显增高。B 超及 CT 显示腺体弥漫性增大，无占位性病变。

IgG4 相关唾液腺炎需与以下疾病相鉴别：

1. 舍格伦综合征　多见于中年女性，口干症状及体征明显。腮腺造影有其特征性表现。血清学检测相关自身抗体阳性，而 IgG4 水平在正常范围。组织学检查一般无纤维结缔组织增生，免疫组化无 IgG4 阳性的浆细胞浸润。

2. 慢性阻塞性下颌下腺炎　多为单侧下颌下腺受累。有明显进食肿胀史，可查及下颌下腺导管或腺体结石。血清学检测 IgG4 水平正常。

【治疗】

确诊后采用激素和免疫抑制剂治疗效果良好（图 8-15，8-16）。

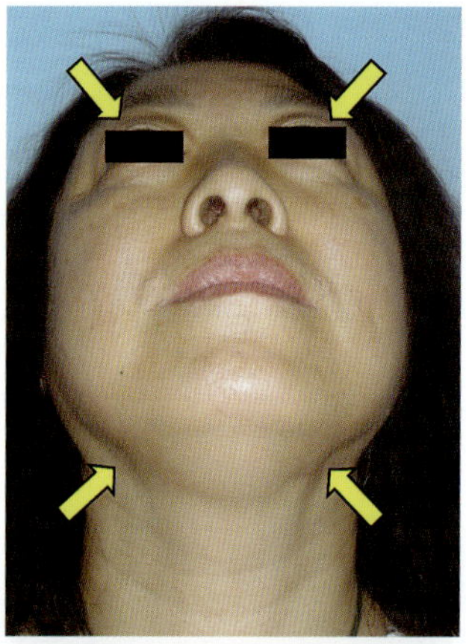

图 8-15　治疗后肿大泪腺、下颌下腺显著缩小（↑）（对比图 8-13）

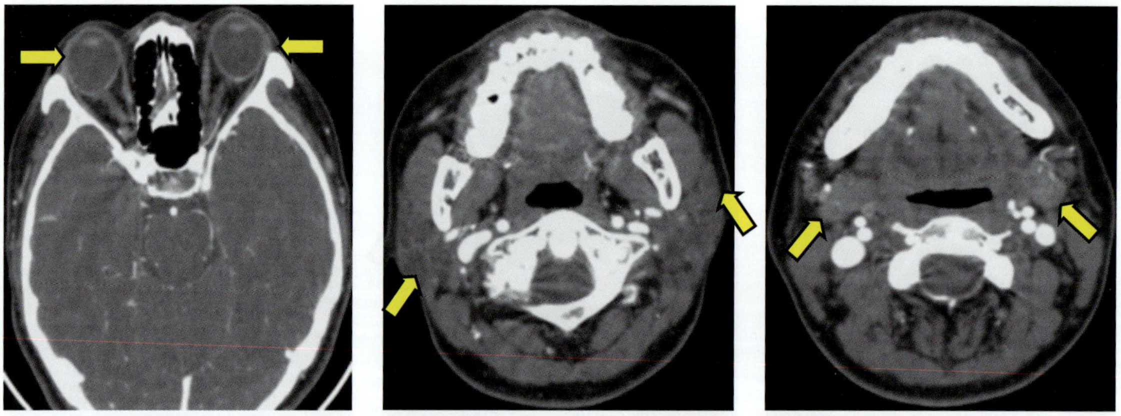

图 8-16　治疗后肿大泪腺、腮腺、副腮腺、下颌下腺显著缩小（↑）（对比图 8-14）

七、^{131}I 相关唾液腺炎　^{131}I related sialadenitis

^{131}I 相关唾液腺炎是人体摄入 ^{131}I 后，^{131}I 释放的射线对唾液腺组织产生放射性损伤导致的不良反应，属于放射性唾液腺炎（radiation-induced sialadenitis）的一种。

【病因病理】

作为综合治疗的一部分，分化型甲状腺癌（well-differentiated thyroid cancer）在手术治疗以后常配合进行 ^{131}I 治疗（^{131}I therapy）。^{131}I 除了被甲状腺吸收之外，也可以被唾液腺组织吸收，造成腺体的放射性损伤。

唾液腺导管上皮内含有钠 / 碘共转运体，可以累积 ^{131}I。^{131}I 释放的 β 射线使受累的唾液腺细胞发生炎症肿胀性改变，有的细胞脱落后形成黏液栓，导致导管狭窄、分泌功能障碍。

【临床表现】

^{131}I 相关唾液腺炎发生在因甲状腺癌接受 ^{131}I 治疗后，患病概率与所用 ^{131}I 累积剂量密切相

关，剂量越大，概率越高。出现症状的时间早晚不一，早者治疗后 48 h 即出现，晚者 6 ~ 12 个月才出现。

女性患者明显多于男性。可见于各年龄组，以中年人多见。腮腺最常见，且多为双侧，下颌下腺少见。

临床表现为腮腺肿胀、疼痛，唾液分泌减少，变黏稠。出现程度不等的口干，可伴味觉障碍和口腔黏膜念珠菌感染。临床检查腮腺区压痛，挤压腮腺唾液分泌明显减少，甚至出现导管口闭锁。

【诊断及鉴别诊断】

患者有 ^{131}I 治疗史，急性期有腮腺肿胀、疼痛表现，慢性期以导管阻塞及功能低下表现为主。

腮腺造影显示主导管粗细不均，主导管一处或多处狭窄，排空迟缓（图 8-17）。CT、MRI 及超声显示腮腺萎缩（图 8-18）。核素显像显示腮腺功能明显低下或严重萎缩。

诊断时需与其他唾液腺导管阻塞性病变及分泌功能低下的病变相鉴别，主要鉴别点在于是否有 ^{131}I 治疗史。

【治疗】

自身维护治疗作为对症性基础治疗，具体方法包括多饮水，按摩腮腺，咀嚼无糖口香糖，淡盐水漱口等。采用氨磷汀等细胞保护剂有助于减轻唾液腺损伤。催唾剂可以缓解口干症状，常用柠檬汁、柠檬糖、毛果芸香碱片等。唾液腺内镜可以清除黏液栓子，冲洗、扩张腮腺导管，是有效的治疗手段。

【预防】

甲状腺癌接受 ^{131}I 治疗患者，宜大量饮水，增加唾液流量。^{131}I 治疗 24 h 后含服柠檬糖，促进唾液腺分泌，可明显减少对于唾液腺的辐射量，起到一定的预防作用。

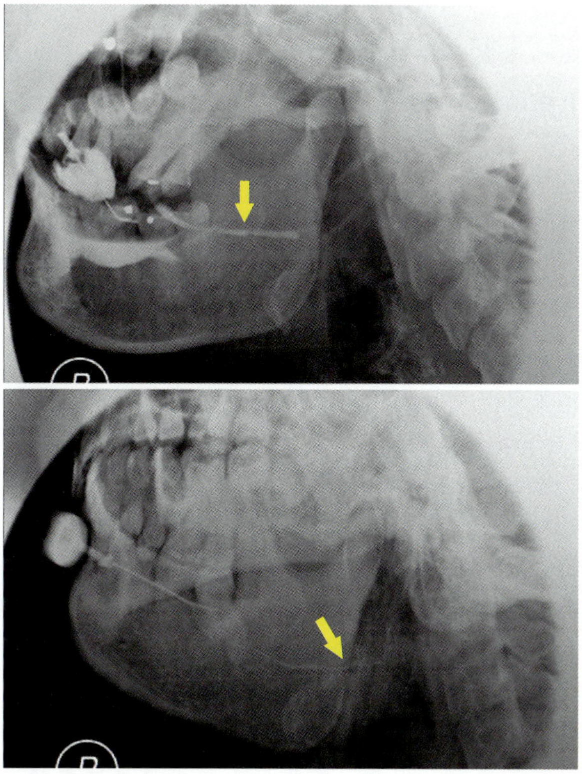

图 8-17　^{131}I 相关唾液腺炎患者腮腺主导管扩张不整（上图）（↑），排空相仍有造影剂残留（下图）（↑）。

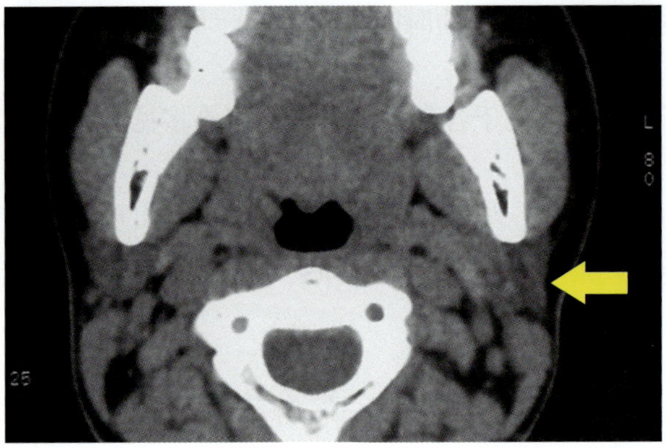

图 8-18 ^{131}I 相关唾液腺炎患者，左侧腮腺明显缩小（↑）

进展与趋势

慢性唾液腺炎的研究进展

慢性唾液腺炎是组织病理学以唾液腺慢性炎症为主要表现的一类疾病，其中有传统的已经熟知的唾液腺疾病，也有新近才被认识或者受到重视的唾液腺疾病；有唾液腺本身局部病变为主的疾病，也有唾液腺作为靶器官受损的全身性疾病。

近些年来，涌现出一些新的慢性唾液腺炎症性疾病，如 IgG4 相关唾液腺炎、^{131}I 治疗甲状腺癌诱发的放射性唾液腺炎、IgE 相关唾液腺炎等。既有慢性唾液腺炎的共同特点，又有各类疾病自身的显著特点。

1. IgG4 相关唾液腺炎　是 IgG4 相关系统病的一种，“貌似肿瘤而非肿瘤”。以往对其缺乏认识，往往误认为是肿瘤而行下颌下腺切除，术后病理报告为“慢性炎症”，牺牲了大量下颌下腺功能器官。回顾性研究结果显示，因其为免疫介导的系统性疾病，手术切除病变下颌下腺以后，仍可出现其他大唾液腺和泪腺肿大，全身其他器官也可受累。因此，手术不宜作为 IgG4 相关唾液腺炎的治疗手段。通过较为系统的临床、病理、影像学以及血清学检测的研究，掌握了其临床、影像学、组织病理和免疫病理学以及实验室检查的特点，明确了与其他唾液腺疾病的鉴别诊断要点，提高了诊断的准确率。疾病治疗的研究显示，以糖皮质激素为主的免疫调节疗法可以调整机体免疫状态，保留下颌下腺，控制腮腺、泪腺、舌下腺肿大以及头颈部及内脏相关病变，提高唾液分泌功能。

2. ^{131}I 相关唾液腺炎　是分化型甲状腺癌手术治疗以后，为了降低肿瘤的复发率，采取 ^{131}I 摄入，作为综合治疗的一部分。近些年来，甲状腺癌发病率显著上升。相应地，接受 ^{131}I 治疗的患者明显增多。唾液腺和甲状腺相似，具有摄取 ^{131}I 的功能。体内摄入的 ^{131}I 可以进入唾液腺组织，特别是其导管系统，产生放射性损伤，导致放射性炎症。因此，近些年 ^{131}I 相关唾液腺炎患者明显增多。其病变部位以导管系统为主，主要表现为导管狭窄，临床症状与慢性阻塞性腮腺炎相似。治疗方面也有相似性，平时以自身维护治疗为主，促进唾液分泌，防止导管阻塞。需要时可采用唾液腺内镜治疗。

3. 慢性阻塞性腮腺炎　以前将其病因主要归为局部因素所致，如智牙萌出时，导管口黏膜被咬伤，瘢痕愈合后引起导管口狭窄。不良义齿修复后，使导管口、颊黏膜损伤，引起瘢痕而造成导管狭窄。但是，在临床上很少见到这类情况。近些年研究发现，

尿。肌酐清除率降低，发生肾小管酸中毒，但极少出现慢性肾衰竭。耳咽管阻塞可引起中耳炎，病变也可累及神经、肌肉、血管，出现感觉神经的末梢神经炎，表现为麻木、麻刺感或感觉过敏，肌肉病变表现为多发性肌炎或重症肌无力。血管病变有小动脉炎、手足发绀、雷诺现象（Raynaud phenomenon）等。甲状腺也可出现桥本甲状腺炎。

【诊断】

除询问病史及一般体检外，可做下列检查以帮助诊断。

1. 施墨试验（Schirmer test）　用于检测泪腺分泌功能。用 5×35 mm^2 的滤纸两条，置于睑裂内 1/3 和中 1/3 交界处，闭眼夹 5 min 后检查滤纸湿润长度，低于 5 mm 则表明泪液分泌减少（hyposecretion）。

2. 四碘四氯荧光素染色　又称玫瑰红染色（rose bengal staining）。用一滴 1% 四碘四氯荧光素滴入眼结膜囊内，随即以生理盐水冲洗，可在暴露的睑裂角膜部位发现鲜红的染色，是角膜上皮干燥状态的典型表现。

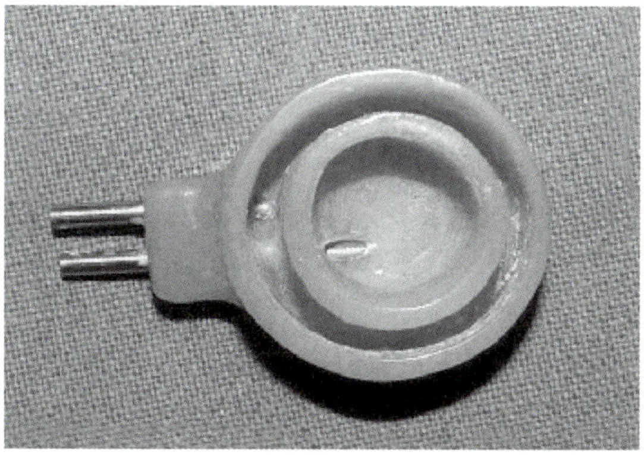

图 8-20　用于收集腮腺唾液的 Lashley 杯

3. 唾液流量测定（sialometry）　唾液分泌受诸多因素的影响，方法及标准不一样。可用收集器（Lashley 杯）专门收集腮腺唾液（图 8-20）或简单地收集全唾液（total saliva）。最简单的方法为，取 5 g 白蜡请患者咀嚼 3 min，全唾液量低于 3 ml 为分泌减少。

4. 唾液腺造影（sialography）　为舍格伦综合征主要诊断方法之一。常规拍摄充盈期侧位片及 5 min 功能片。主要表现为唾液腺末梢导管扩张（duct ectasia），排空功能减退（图 8-21，图 8-22）。

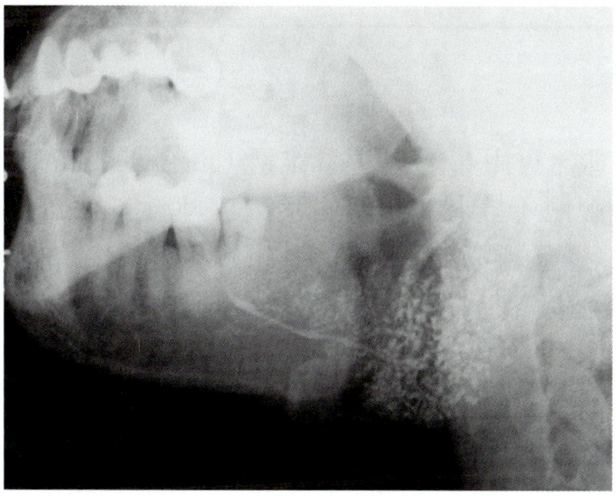

图 8-21　舍格伦综合征腮腺造影充盈期表现

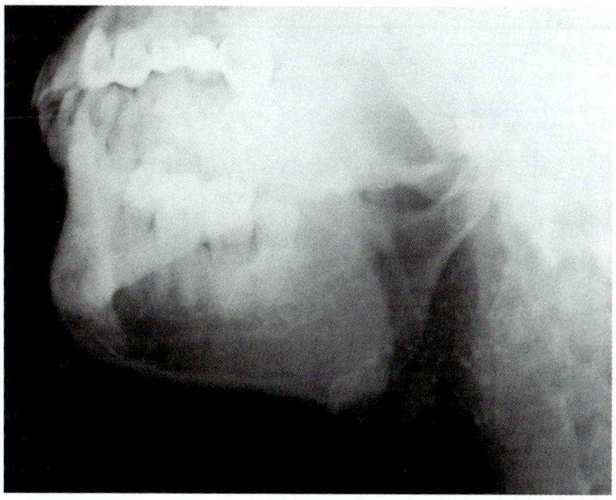

图 8-22　舍格伦综合征腮腺造影排空期表现

5. 核素功能测定（scintigraphy）　病变较轻时，核素摄取功能无明显改变，只有分泌功能迟缓；病变较重时，摄取和分泌功能均低下。

6. 实验室检查　可有血沉（erythrocyte sedimentation rate, ESR）加快，血浆球蛋白主要是 γ 球蛋白增高（hypergammaglobulinemia），血清 IgG 明显增高，IgM 和 IgA 可能增高。自身抗体（autoantibodies），如类风湿因子（rheumatoid factor）、抗核抗体（antinuclear antibody）、抗 SS-A（anti-SS-A）、SS-B（anti-SS-B）抗体以及抗 α- 胞衬蛋白多肽抗体等可能阳性。

链接：舍格伦综合征血清学检查可能异常的项目

7. 唇腺活检 主要表现为腺小叶内淋巴、浆细胞浸润，腺实质萎缩，导管扩张，导管细胞化生。与大唾液腺不同的是，肌上皮岛少见。需要注意的是，唇腺也是除舍格伦综合征以外免疫性疾病的靶组织之一，故在类风湿性关节炎、系统性红斑狼疮时，亦可出现类似表现，诊断时应紧密结合临床。

舍格伦综合征的诊断多采用综合诊断的方法，各国陆续提出过多套诊断标准，如哥本哈根标准、圣地亚哥标准、Fox标准以及欧洲标准等。2016年由美国风湿病学会（ACR）与欧洲风湿病联盟（EULAR）联合提出了原发性舍格伦综合征的分类标准（表8-1）。

表8-1 原发性舍格伦综合征分类标准（2016 ACR/EULAR标准）

任何满足入选标准，并除外排除标准者，下列5项评分总和≥4诊断为原发性舍格伦综合征。
①唇腺灶性淋巴细胞浸润，并且灶性指数≥1/4 mm^2，3分； ②抗SSA/Ro抗体阳性，1分； ③至少单眼OSS染色评分≥5或van Bijsterveld评分≥4，1分； ④至少单眼Schirmer试验≤5 mm/5 min，1分； ⑤非刺激性全唾液流率≤0.1 ml/min，1分。
常规使用抗胆碱能药物的患者应充分停药后再进行上述③④⑤项评估口眼干燥的客观检查。
入选标准：至少有一项眼干或口干症状的患者，即下列至少一项阳性：①每日感到不能忍受的眼干，持续3个月以上；②眼内反复沙砾感；③每日需用人工泪液3次或3次以上；④每日感到口干，持续3个月以上；⑤吞咽干性食物时需频繁饮水帮助。或在EULAR舍格伦综合征患者疾病活动度指标（ESSDAI）问卷中至少一个系统阳性的可疑舍格伦综合征者。
排除标准：下列疾病因为可能有重叠的临床表现或干扰诊断试验结果，其患者应予以排除，并且不可再纳入舍格伦综合征研究或治疗试验：①头颈部放疗史；②活动性丙型肝炎病毒感染（由PCR确认）；③艾滋病；④结节病；⑤淀粉样变性；⑥移植物抗宿主病；⑦IgG4相关性疾病。

【治疗】

主要为对症治疗（symptomatolytic therapy）。眼干可用0.5%甲基纤维素（methylcellulose）滴眼，也可以采用硅酮栓进行泪点封闭，以缓解眼干症状。口干可用人工唾液（artificial saliva）湿润口腔，乙基纤维素和黏液素可增加口腔表面湿润和润滑作用，缓解不适感。

促唾剂（sialogogue）能促进尚存留的腺体分泌唾液，常用茴三硫（anethol trithione）口服，该药具有兴奋胆碱能受体，刺激唾液分泌的作用，每日三次，每次一片（25 mg）。也可用M_3受体激动剂西维美林（cevimeline），每日15～30 mg，对口干、眼干都有作用。

唾液分泌受神经系统调节，通过低电压刺激舌尖及上腭，增加分泌唾液的刺激。这些刺激通过神经系统传入中枢神经系统，再反馈到唾液腺组织，使尚存的唾液腺组织发挥其功能。对腺体组织破坏较轻者有一定作用，但对破坏重者效果较差。传统的针刺治疗也可促进唾液分泌，缓解口干症状。

舍格伦综合征患者免疫功能紊乱，可用免疫调节剂（immunomodulator）。常用胸腺素（thymulin）10 mg肌注，隔日1次，3个月为1个疗程，每年2个疗程。对于伴腮腺反复肿胀的患者效果明显。免疫抑制剂如氯喹、泼尼松、雷公藤等，对继发性舍格伦综合征伴有类风湿性关节炎或类肿瘤型舍格伦综合征患者可考虑应用，但病情时有反复，且副作用大，引起胃部不适，抑制造血系统等。

中医中药可缓解症状，阻止病变进展。需经过辨证论治，制订治疗方案。通常的治则为

“养阴生津，清热润燥”。常用药物有柴胡、山栀、麦冬、生地、沙参、桑叶、菊花及甘草等。金莲花、口炎清冲剂、杞菊地黄丸等中成药也可应用。

对于结节型舍格伦综合征可采用手术治疗，切除受累腺体，以防止恶性变。单发性原发性病变，腺体破坏严重，或继发感染明显者，也可考虑手术切除患侧腮腺。

随着分子生物学的发展，各种基因治疗应运而生。已有研究表明，哺乳类动物细胞膜水分泌由水通道蛋白（aquaporins, AQP）控制，已从哺乳类动物细胞中分离出 13 种水通道蛋白，分别由相应的水通道基因调控。用腺病毒介导的 *AQP5* 基因经导管逆行注入头颈部经 20 Gy 放射的大鼠下颌下腺，放射损伤的下颌下腺唾液分泌恢复到正常下颌下腺水平，而放射损伤下颌下腺未作基因治疗的对照组唾液分泌仅正常下颌下腺的 1/4。有关水通道基因治疗舍格伦综合征的研究已进入临床试验阶段。如获成功，则为临床治疗提供新的途径。

舍格伦综合征患者常继发口腔白色念珠菌感染、黏膜炎症、龋齿等。故应注意口腔卫生及保护，减少逆行性感染的机会。白色念珠菌感染者可在黏膜、舌背表面涂抹制霉菌素甘油、口服氟康唑等。积极预防、治疗龋齿，伴发急性炎症时可用抗生素治疗。

舍格伦综合征一般呈良性过程，极少数患者可发生恶变。其淋巴样成分和上皮成分均可发生恶变，前者多恶变为非霍奇金淋巴瘤（non-Hodgkin malignant lymphoma），后者恶变为未分化癌（undifferentiated carcinoma），淋巴样成分恶变明显多于上皮成分恶变。口干及眼干病期较长及结节型舍格伦综合征患者易出现淋巴瘤恶变。

第四节　唾液腺瘤样病变
Tumor–like Lesions of Salivary Glands

提　要

唾液腺黏液囊肿包括小唾液腺黏液囊肿及舌下腺囊肿，根据病因及病理表现可以分为外渗性囊肿及潴留性囊肿，前者占大多数。

小唾液黏液囊肿好发于下唇及舌尖腹侧，表现为半透明、浅蓝色小泡。治疗为手术切除，将囊肿与其相连的腺体一并切除。

舌下腺囊肿可分为单纯型、口外型和哑铃型，典型表现为口底一侧浅蓝色囊性肿物。根治舌下腺囊肿的方法是切除舌下腺。

腮腺囊肿分潴留性和先天性囊肿。潴留性囊肿由于导管弯曲或其他原因造成部分阻塞，分泌物潴留，导管囊状扩张所致，常为单囊型。先天性囊肿分皮样囊肿和鳃裂囊肿。鳃裂囊肿易继发感染，自发破溃或切开后形成鳃裂瘘。治疗为手术切除，术中注意与外耳道软骨的关系及面神经的保护。

唾液腺良性肥大是一种非肿瘤、非炎症性、慢性、再发性、无痛性肿大的唾液腺疾病，其可能病因包括内分泌紊乱、营养不良以及自主神经功能失调等。临床表现为双侧腮腺弥漫性肿大，B 超检查可明确无占位性病变。治疗以消除病因为主，辅以按摩腺体及刺激唾液分泌等自身保护疗法。

一、唾液腺黏液囊肿 Mucocele

广义的唾液腺黏液囊肿包括小唾液腺黏液囊肿及舌下腺囊肿，是较常见的唾液腺瘤样病变。

【病因病理】

唾液腺黏液囊肿根据其病因及病理表现的不同，可分为外渗性黏液囊肿（extravasation

mucocele）及潴留性黏液囊肿（retention mucocele）。

1．外渗性黏液囊肿　占黏液囊肿的 80% 以上，组织学表现为黏液性肉芽肿（mucous granuloma）或充满黏液的假囊，无上皮衬里（epithelial lining）。许多研究表明，外渗性黏液囊肿的发生系导管破裂、黏液外漏入组织间隙所致。如 Bhaskar 等结扎小鼠下颌下腺和舌下腺导管，未见黏液囊肿产生。但将导管切断，任凭唾液流入组织间隙内，则可产生类似人体的黏液囊肿，含有黏液的囊样腔隙含结缔组织或肉芽组织衬里，这提示外渗性黏液囊肿是由局部创伤引起的。

2．潴留性黏液囊肿　远不如外渗性黏液囊肿常见。组织学表现有三个特点：有上皮衬里、潴留的黏液团块（retained mucous mass）及结缔组织被膜（connective tissue capsule）。潴留性黏液囊肿的发病原因主要是导管系统的部分阻塞，可由微小涎石（microlith）、分泌物浓缩或导管系统弯曲等原因所致。

【临床表现】

1．黏液囊肿　黏液囊肿是最常见的小唾液腺瘤样病变，好发于下唇及舌尖腹侧，这是因为舌体运动常受下前牙摩擦以及自觉或不自觉地咬下唇动作使黏膜下腺体受伤。囊肿位于黏膜下，表面仅覆盖一薄层黏膜，故呈半透明（translucent）、浅蓝色（bluish）的小泡，状似水泡。大多为黄豆至樱桃大小、质地软而有弹性。囊肿很容易被咬伤而破裂，流出蛋清样透明黏稠液体，囊肿消失。破裂处愈合后，又被黏液充满，再次形成囊肿。反复破损后不再有囊肿的临床特点，而表现为较厚的白色瘢痕状突起，囊肿透明度减低。

2．舌下腺囊肿　舌下腺囊肿（ranula）最常见于青少年，临床上可分为三种类型：

（1）单纯型（simple type）：为典型的舌下腺囊肿表现，占舌下腺囊肿的大多数。囊肿位于下颌舌骨肌以上的舌下区，由于囊壁菲薄并紧贴口底黏膜，囊肿呈浅紫蓝色，扪之柔软有波动感。囊肿常位于口底的一侧，有时可扩展至对侧，较大的囊肿可将舌抬起，状似“重舌”。囊肿因创伤而破裂后，流出黏稠而略带黄色或蛋清样液体，囊肿暂时消失。数日后创口愈合，囊肿又长大如前。囊肿发展很大时，可引起吞咽、语言及呼吸困难。

（2）口外型（extraoral type）：又称潜突型（plunging ranula）。囊肿主要表现为颌下区肿物，而口底囊肿表现不明显。触诊柔软，与皮肤无粘连，不可压缩，因重力关系低头时稍有增大。穿刺可抽出蛋清样黏稠液体。

（3）哑铃型（dumb-bell type）：为上述两种类型的混合，即在口内舌下区及口外颌下区均可见囊性肿物。

【诊断与鉴别诊断】

舌下腺囊肿需与口底皮样囊肿及颌下区囊性水瘤相鉴别。

1．口底皮样囊肿 位于口底正中，呈圆形或卵圆形，边界清楚，表面黏膜及囊壁厚，囊腔内含半固体状皮脂性分泌物，因此扪诊有面团样柔韧感，无波动感。肿物表面颜色与口底黏膜相似而非浅紫蓝色。

2．颌下区囊性水瘤 常见于婴幼儿，穿刺检查见内容物稀薄，淡黄清亮，无黏液，涂片镜检可见淋巴细胞。

【治疗】

1．小唾液腺黏液囊肿　可在抽尽囊液后，向囊腔内注入 2% 碘酊 0.2 ~ 0.5 ml，停留 2 ~ 3 min，再将碘酊抽出。目的是破坏上皮细胞，使其失去分泌功能而不再形成囊肿。也可注射 20% 氯化钠。但最常用的治疗方法仍为手术切除。

2．舌下腺囊肿　根治舌下腺囊肿的方法是彻底切除舌下腺，残留部分囊壁不致造成复发。对于口外型舌下腺囊肿，可全部切除舌下腺后，将囊腔内的囊液吸净，在颌下区加压包扎，而不必在颌下区做切口摘除囊肿。对全身情况不能耐受舌下腺切除的患者及婴儿，可作简单的囊肿减压术，即袋形缝合术（marsupialization），切除覆盖囊肿的部分黏膜和囊壁，放尽液体，填入碘仿纱条。待全身情况好转或婴儿长至4 ~ 5岁后再行舌下腺切除。

二、腮腺囊肿 Parotid cyst

腮腺囊肿分潴留性（retention cyst）和先天性（congenital cyst）两大类，前者很少见。

【临床表现及诊断】

腮腺潴留性囊肿是由于导管弯曲或其他原因造成部分阻塞（partial obstruction），分泌物在局部潴留，导管呈囊状扩张（cystic dilation），随着病程延长，囊肿体积不断增大。男性患者多见，约占77%。多见于老年人。表现为腮腺区无痛性肿块，生长缓慢，无功能障碍，生长到相当体积后才被发现。扪诊检查肿块柔软，可扪及波动感，边界不十分清楚，与浅表组织无粘连，但基底部活动度较差。常为单囊性（unilocular），体积自扁豆至核桃大小不等。穿刺为无色透明液体。因其为潴留性囊肿，囊液成分为唾液，故可检测出淀粉酶。B超检查可见病变为无回声区，后壁及后方回声明显增强（图8-23）。

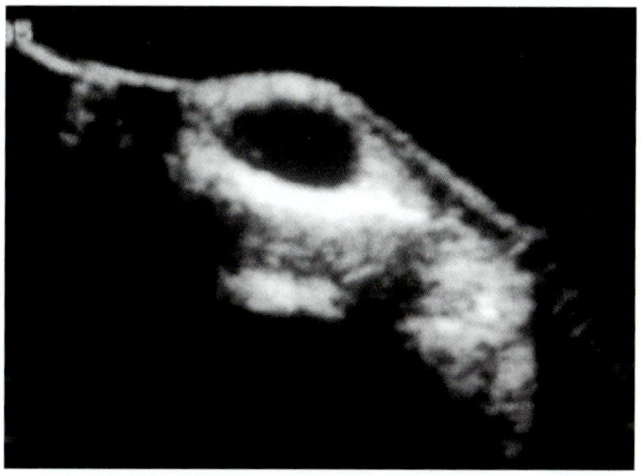

图8-23 腮腺囊肿声像图表现

先天性囊肿分皮样囊肿（dermoid cyst）和鳃裂囊肿（branchial cleft cyst）两类。皮样囊肿可位于深部或浅表部位。位于浅表者可扪及如一般皮样囊肿的柔韧感。位于深部者和一般良性肿瘤难以区别。B超检查为囊性影像。细针吸细胞学检查可见分化良好的表皮样细胞（epidermoid cell）。

先天性腮腺导管囊状扩张（congenital dilatation of Stensen’s duct）表现为无痛性颊部肿胀，可扪及沿腮腺导管走行的囊性肿块。常继发感染。挤压腺体可见导管口唾液喷射状流出。B超和CT显示囊状扩张的导管。

腮腺部位的鳃裂囊肿来自第一鳃弓发育异常。鳃裂囊肿易继发感染，自发破溃或切开后形成经久不愈的瘘。瘘管外口可在耳垂到下颌角之间的任何部位，即胚胎第一鳃裂所在的位置，经常从瘘口溢出黄白色豆渣样物，有时伴有外耳、下颌骨畸形及咀嚼肌群发育不足等，称第一鳃弓综合征（the first branchial arch syndrome）。

【治疗】

主要为手术切除。潴留囊肿与周围腺体常有粘连，应切除部分腮腺组织。第一鳃裂囊肿常伴发外耳道软骨发育畸形，面神经的位置亦可有变异，应注意保护面神经。形成第一鳃裂瘘者（the first branchial fistula），术前可经瘘口注入亚甲蓝，然后用生理盐水冲洗瘘管，使瘘管蓝染，易于识别。继发感染者，需先消炎治疗，待急性炎症消退后进行手术。先天性腮腺导管囊状扩张早期病变可保守治疗。有症状者行腮腺浅叶切除，同时切除腮腺导管全长。

三、唾液腺良性肥大 Sialadenosis

唾液腺良性肥大（sialadenosis）又称唾液腺肿大症或唾液腺退行性肿大，是一种非肿瘤、非炎症性、慢性、再发性、无痛性肿大的唾液腺疾病。

【病因病理】

链接：唾液腺良性肥大的病因

唾液腺良性肥大的确切病因尚不清楚，其可能的病因有：①内分泌紊乱（endocrine disorder）：最多见于糖尿病（diabetes mellitus）、肥胖症等；也可见于甲状腺疾病、性腺功能障碍，激素改变阶段如青春期和月经期。②营养不良（malnutrition）：维生素及蛋白质缺乏、酒精中毒或肝硬化等。③自主神经功能失调（dysfunction of autonomic nervous system）：是较常见的原因，其中部分系中枢性功能失调，如心理因素及某些精神病药物所致者；另一部分系外周性功能失调，如某些抗高血压药物可破坏外周交感神经纤维，影响腺泡细胞蛋白质的合成与分泌。组织病理学表现为腺泡增大，其直径为正常腺泡的2～3倍，胞核被推挤至细胞的基底侧，细胞明显肿胀，胞浆内可见PAS阳性的酶原颗粒（secretory granule）。

【临床表现】

绝大多数罹患腮腺，少数罹患下颌下腺。多为双侧肿大（bilateral swelling），偶见单侧。多见于中老年。腮腺逐渐肿大，可持续多年，肿胀反复发作而无痛，有时大时小的病史，但不会完全消除。腺体呈弥漫性肿大（diffuse swelling），触诊柔软并均匀一致。病程较久者则稍硬韧，但无肿块，亦无压痛，导管口无红肿，挤压被罹患腺体仍有清亮液体分泌。有时分泌减少，但患者无明显口干（xerostomia）。

【诊断及鉴别诊断】

唾液腺造影显示形态正常，体积明显增大，排空功能稍迟缓。B超检查腺体弥漫性增大，无局限性回声异常。

唾液腺良性肥大有时需与唾液腺肿瘤及舍格伦综合征相鉴别。单侧唾液腺肥大者，有时临床触诊不确切，感到颌后区丰满。此类患者可首选B超检查，如显示为回声均匀的增大腺体而无占位性病变，当可确诊。

舍格伦综合征也可有唾液腺肿大，但唾液腺造影片上，末梢导管扩张，排空功能迟缓远较唾液腺良性肥大明显，免疫学检查多有异常。

【治疗】

目前尚无特殊治疗。有全身性疾病者，经过系统治疗后，部分患者的腺体可能恢复正常。但有些糖尿病患者，虽然糖尿病得到理想的控制，唾液腺肿大仍无明显改变。抗高血压药物引起的唾液腺肿大，停药后大多可以消退。有肿胀症状者，可让患者自行按摩腺体，促使唾液排空。咀嚼无糖口香糖，或用毛果芸香碱等催唾剂，刺激唾液分泌。

第五节　唾液腺肿瘤
Salivary Gland Tumors

提　要

唾液腺肿瘤中绝大多数系上皮性肿瘤，其病理类型复杂，不同类型的肿瘤在临床表现、影像学表现、治疗和预后等方面均不相同。

唾液腺肿瘤中，腮腺最常见，其次为下颌下腺及小唾液腺，舌下腺少见。腮腺肿瘤中，良性肿瘤占大多数。下颌下腺肿瘤良恶性的比例较接近，小唾液腺肿瘤恶性多于良性，舌下腺肿瘤恶性者占绝大多数。成人唾液腺肿瘤良性多于恶性，儿童唾液腺肿瘤恶性多于良性。

唾液腺良恶性肿瘤与其他部位的良恶性肿瘤一样，具有各自的临床特点，但低度恶性肿瘤在早期易与良性肿瘤相混淆。

不同部位的唾液腺肿瘤具有各自的临床特点。恶性肿瘤侵犯神经时出现相应的神经症状，舌根部恶性肿瘤易发生淋巴结和远处转移。

影像学诊断包括 B 超、CT、^{99m}Tc 核素显像及磁共振显像，各种检查手段有其各自的适应证。

根据肿瘤的生物学行为，可将唾液腺恶性肿瘤分为三类：①高度恶性肿瘤，颈淋巴结或远处转移率较高，术后易于复发，患者预后较差。②低度恶性肿瘤，颈淋巴结及远处转移率较低，虽可出现术后复发，但患者的预后相对较佳。③中度恶性肿瘤，其生物学行为及患者预后介于两者之间。

唾液腺肿瘤的治疗以手术为主，手术应从肿瘤包膜外正常组织进行，同时切除部分或整个腺体。根据肿瘤性质，对于面神经和颈部淋巴结采取不同的处理原则。对某些唾液腺恶性肿瘤，放射治疗可以明显降低术后复发率。唾液腺癌患者的近期生存率较高，远期生存率进行性下降，预后观察应在 10 年以上。

多形性腺瘤是最常见的唾液腺肿瘤，因其包膜常不完整，不能采用单纯摘除术，应在正常组织内切除，腮腺肿瘤切除时保留面神经。

沃辛瘤具有一系列的临床特点，^{99m}Tc 核素显像呈“热”结节，具有特征，腮腺后下部的肿瘤可采用腮腺部分切除术。

黏液表皮样癌是最常见的唾液腺恶性肿瘤，组织病理学显示肿瘤的分化程度高低不等，其生物学行为、临床表现、治疗原则和患者预后均不一样。

腺样囊性癌是常见的唾液腺恶性肿瘤之一，其特点是，肿瘤常沿神经扩散，浸润性强，易发生远处转移。适当扩大手术范围，辅以术后放疗，有可能减低术后复发率。

一、诊治原则 Principles of diagnosis and treatment

肿瘤是唾液腺组织中最常见的疾病，其中绝大多数系上皮性肿瘤，间叶组织来源的肿瘤较少见。唾液腺上皮性肿瘤（salivary tumors of epithelial origin）的病理类型十分复杂，不同类型的肿瘤在临床表现、影像学表现、治疗和预后等方面均不相同。

【发病情况】

在不同国家，唾液腺肿瘤的发病率有明显差异，文献报告，全世界每年唾液腺肿瘤的发病率（incidence）为（1 ~ 6.5）/10 万人口。在我国，目前尚无确切的唾液腺肿瘤发病率的统计资料。

唾液腺肿瘤与全身肿瘤的构成比，据 Frazell 报告，大唾液腺肿瘤占除皮肤以外所有良、恶性肿瘤的 5%。国内 7 所口腔医学院校口腔病理教研室统计口腔颌面部肿瘤 66 902 例，其中唾液腺上皮性肿瘤 23 010 例，占 32.9%。

在唾液腺的不同解剖部位中，腮腺（parotid gland）肿瘤的发生率最高，约占 80%。下颌下腺（submandibular gland）肿瘤占 10%，舌下腺（sublingual gland）肿瘤占 1%，小唾液腺（minor salivary gland）肿瘤占 9%。在小唾液腺肿瘤中，最常见于腭腺（palate gland）。不同单位的报告结果可有一些区别，其原因与单位性质有关，口腔专科医院收治的小唾液腺肿瘤相对

链接：
不同部位唾液腺肿瘤的发生率

较多，如北京大学口腔医院统计的7 190例唾液腺肿瘤中，腮腺占62.7%，下颌下腺占9.9%，舌下腺占2.6%，小唾液腺占24.8%。

链接：
不同部位恶性唾液腺肿瘤的发生率

恶性肿瘤（malignant tumor）与良性肿瘤（benign tumor）的比例，在不同部位的腺体中，发生率也不一样。腮腺肿瘤中，良性肿瘤占大多数（约75%），恶性肿瘤只占少数（约25%）；下颌下腺肿瘤中，良恶性肿瘤的比例比较接近，分别约占55%和45%；舌下腺肿瘤中，恶性肿瘤的比例高达90%，良性肿瘤只占极少数（10%）；小唾液腺肿瘤中，恶性肿瘤（约占60%）亦多于良性肿瘤（40%）。

链接：
69例腮腺多原发性肿瘤的组织学类型

不同组织类型（histological type）的肿瘤在各个部位的唾液腺中发生的相对比例也不一样。沃辛瘤（Warthin tumor）、嗜酸性腺瘤（oncocytoma）几乎仅发生于腮腺，腺泡细胞癌（acinic cell carcinoma）、唾液腺导管癌（salivary duct carcinoma）、上皮-肌上皮癌（epithelial-myoepithelial carcinoma）多见于腮腺，多形性腺癌（polymorphous adenocarcinoma）多见于腭部小唾液腺，管状腺瘤（canalicular adenoma）90%发生于唇腺。磨牙后区腺源性肿瘤以黏液表皮样癌（mucoepidermoid carcinoma）最为常见。舌下腺肿瘤很少见，但一旦发生，很可能是腺样囊性癌（adenoid cystic carcinoma）。

链接：
不同年龄唾液腺良恶性肿瘤的比例

唾液腺多原发性肿瘤（multiple primary tumor）时有所见，部位以腮腺为常见。病理类型以沃辛瘤为多见，其次为多形性腺瘤，恶性肿瘤少见。

任何年龄均可发生唾液腺肿瘤。成人唾液腺肿瘤良性多于恶性，但儿童唾液腺肿瘤恶性多于良性。

有些唾液腺肿瘤有明显的性别差异，多形性腺瘤和黏液表皮样癌女性多于男性，而沃辛瘤男性明显多于女性。

【临床表现】

不同部位的唾液腺肿瘤有其共同的临床特点。良性肿瘤多为生长缓慢的无痛性肿块，常系无意中发现，活动（movable），无粘连，无功能障碍，表面光滑（smooth）或呈结节状（nodular）。恶性肿瘤多有疼痛症状，生长较快，呈浸润性生长，与周围组织有粘连，甚至浸润神经组织并导致神经功能障碍。但有些低度恶性肿瘤在早期也可呈良性表现，且病程较长，易与良性肿瘤相混淆。

不同部位的唾液腺肿瘤又具有其各自的临床特点。腮腺肿瘤（tumor of parotid gland）80%以上位于腮腺浅叶（superficial lobe），表现为耳垂下、耳前区或腮腺后下部的肿块。良性肿瘤即使体积巨大，也不出现面瘫（facial paralysis）症状。恶性肿瘤则可出现不同程度的面瘫症状，有的以面瘫为主诉就诊，经医生检查始发现腮腺肿瘤。有的侵及皮肤，出现表面溃破。侵犯咬肌时，常致张口受限。少数病例出现颈部淋巴结肿大。腮腺深叶肿瘤突向咽侧时，可表现为咽侧膨隆或软腭肿胀。肿瘤位于下颌支后缘与乳突之间时，由于受到骨性结构的限制，触诊肿块不活动，界限亦不甚清楚，不应视为恶性标志。偶有肿瘤发生于副腮腺（accessory parotid gland）者，表现为颊部肿块，多位于颧弓或颧突下方。

下颌下腺肿瘤（tumor of submandibular gland）表现为颌下三角区肿块，良性肿瘤除肿块外，常无自觉症状。恶性肿瘤侵犯舌神经时出现舌痛及舌麻木（numbness），舌下神经受累时出现舌运动受限，伸舌时偏向患侧，也可出现舌肌萎缩及舌肌震颤。肿瘤侵及下颌骨骨膜时，与下颌骨体融合一体而不能活动。侵及皮肤者，呈板样硬。部分肿瘤出现颈淋巴结肿大。

舌下腺肿瘤（tumor of sublingual gland）由于位置关系，不易为患者所察觉。部分病例无任何自觉症状，医生作常规检查时方被发现；或因舌下肿块妨碍义齿戴入时才被患者所注意。但有部分病例，患者自觉一侧舌痛或舌麻木，或舌运动受限，影响说话及吞咽。触诊检查可及舌下腺硬性肿块，有时与下颌骨舌侧骨膜相粘连而不活动，口底黏膜常完整。

小唾液腺肿瘤（tumor of minor salivary gland）以腭部最常见，一般发生于一侧硬腭后部及软硬腭交界区（junctional hard and soft palate），而不发生于中线及硬腭前部，因此处不含腭腺。硬腭肿瘤因腭黏膜较厚，腭腺腺叶间的纤维直接与骨膜相连，故肿瘤固定而不活动，不能依此而判断其良恶性。恶性肿瘤，特别是腺样囊性癌，可伴有疼痛或灼痛感，顺腭大神经向上累及眶下神经，除上腭麻木不适外，常伴患侧眶下区或上唇麻木。当肿瘤侵及翼肌时，常致张口困难（trismus）。向口内突出生长者，肿物可充满口腔，造成进食障碍。良性肿瘤对腭骨及牙槽骨产生压迫性吸收，恶性肿瘤对骨质呈侵蚀性破坏。

磨牙后腺肿瘤以黏液表皮样癌多见，因肿瘤含黏液性分泌物，易被误诊为黏液囊肿（mucocele），或因伴发炎症而误诊为冠周炎（pericoronitis）或骨髓炎（osteomyelitis）。

舌腺肿瘤多位于舌根部，以恶性肿瘤多见。主要症状为疼痛、异物感及吞咽障碍。触诊可扪及肿块，但表面黏膜完整。舌根部唾液腺肿瘤有下列特点：①病变位于黏膜下，位置较靠后，临床不易发现，加之患者早期常无自觉症状，因而被发现时肿瘤常较大。②舌部血液及淋巴循环较丰富，加之局部运动频繁，易发生淋巴结和远处转移（cervical and distant metastasis）。

唇腺肿瘤较少见，上唇明显多于下唇，多为良性肿瘤，尤以基底细胞腺瘤及管状腺瘤为常见，表现为界限较清的肿块。

【诊断】

1. 临床诊断　通过详细询问病史，了解患者的年龄、病期、症状，结合患者的性别以及肿瘤的部位，并通过望诊、触诊等细致的临床检查，常可初步判断肿瘤的性质。

2. 影像学诊断　腮腺和下颌下腺肿瘤禁忌做活检（biopsy），因为无论良、恶性肿瘤，均有发生瘤细胞种植（scatter）的危险。影像学检查有助于术前诊断。B 超（B-mode ultrasound）对于腮腺病变较实用，可以判断有无占位性病变以及肿瘤的大小，并估计大致的性质，当临床上腮腺良性肥大、腮腺炎性肿块等与腮腺肿瘤难以区分时，可首选 B 超检查。CT（computed tomography）检查对肿瘤的定位十分有益，随着数字化技术的发展，三维立体成像成为可能，肿瘤与周围组织包括与血管之间的关系显示得更为直接和清晰，为手术方案的设计提供重要信息，特别适用于腮腺深叶肿瘤，尤其是与咽旁肿瘤难以区分者，以及范围非常广泛的肿瘤（图 8-24）。唾液腺造影对于唾液腺炎症及舍格伦综合征的诊断价值优于唾液腺肿瘤，逐渐被其他方法如 B 超和 CT 所取代。^{99m}锝核素显像（^{99m}Tc scientigraphy）对于沃辛瘤有很高的诊断价值，表现为肿瘤区 ^{99m}锝浓聚，即所谓“热结节”（图 8-25）。其他肿瘤表现为“冷”结节或“温”结节，无诊断意义。磁共振显像（magnetic resonance imaging，MRI）不改变体位即可获得横断、矢状及冠状图像，肿瘤与血管的关系能很好显示，对范围广泛的肿瘤可考虑应用（图 8-26）。

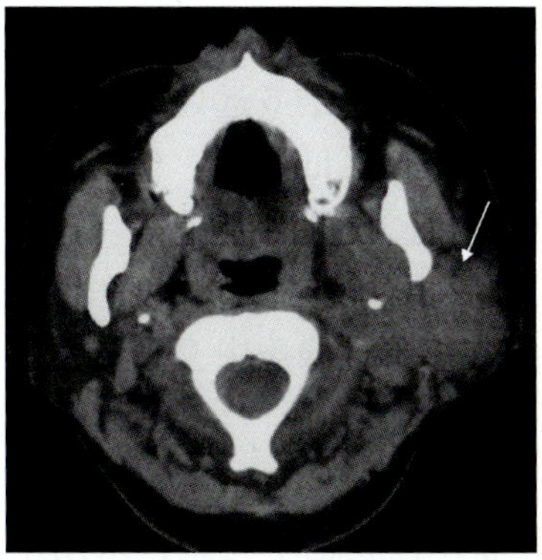

图 8-24　腮腺深叶肿瘤 CT 表现（↑）

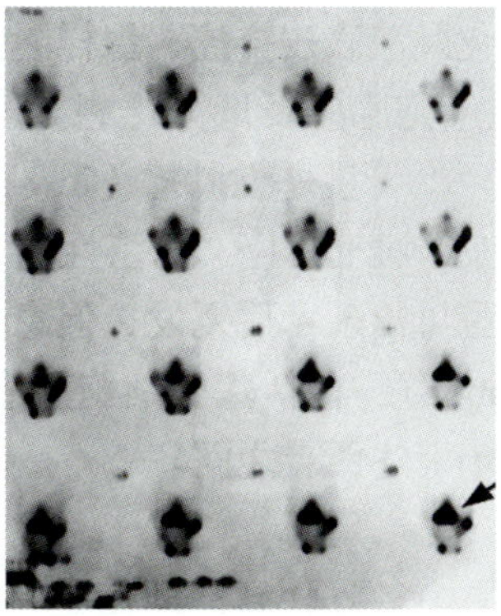

图 8-25　左腮腺沃辛瘤 ^{99m}Tc 核素显像为“热”结节（↑）

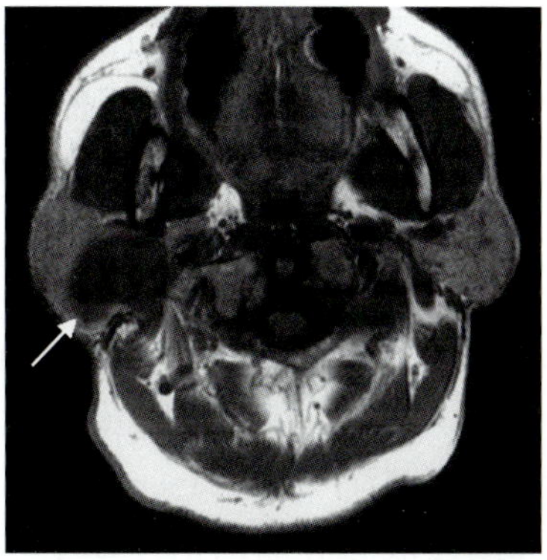

图 8-26　MRI 显示腮腺深叶肿瘤（↑）

3．细针吸活检　采用外径为0.6 mm的针头，吸取少量组织，涂片作细胞学检查，定性诊断的准确率较高。一些炎性肿块，临床上不易确定是否肿瘤，细针吸活检常可结合临床作出明确诊断，从而避免不必要的手术。细针吸活检也有其局限性，针吸组织是肿物的某一点，获取组织很少，少量组织的涂片难以概括肿瘤全貌。位置深在的小肿瘤可能漏诊，如能在B超引导下进行针吸，则可避免误诊。唾液腺肿瘤的组织学表现非常复杂，有时难以作出明确的组织学分类，而只能确定良恶性。因此，作细胞学诊断时，一定要强调经验的积累，并紧密结合临床综合考虑。

4．组织病理诊断及分类　唾液腺肿瘤的确切诊断常依赖于石蜡切片诊断。唾液腺肿瘤的突出特点是组织学形态多种多样，因此组织学分类（histological typing）非常复杂（表8-2）。

表8-2　世界卫生组织唾液腺肿瘤组织学分类（2017）

腺瘤（adenoma）	癌（carcinoma）
多形性腺瘤（pleomorphic adenoma）	腺泡细胞癌（acinic cell carcinoma）
肌上皮瘤（myoepithelioma）	黏液表皮样癌（mucoepidermoid carcinoma）
基底细胞腺瘤（basal cell adenoma）	腺样囊性癌（adenoid cystic carcinoma）
沃辛瘤（腺淋巴瘤）(Warthin tumor, adenolymphoma)	多形性腺癌(polymorphous adenocarcinona)
嗜酸细胞腺瘤（oncocytoma）	肌上皮癌(myoepithelial carcinoma)
管状腺瘤（canalicular adenoma）	上皮-肌上皮癌（epithelial-myoepithelial carcinoma）
皮脂腺瘤（sebaceous adenoma）	唾液腺导管癌（salivary duct carcinoma）
淋巴腺瘤（lymphadenoma）	基底细胞腺癌（basal cell adenocarcinoma）
导管乳头状瘤（ductal papilloma）	皮脂腺腺癌（sebaceous adenocarcinoma）
乳头状唾液腺瘤（sialadenoma papilliferum）	嗜酸细胞腺癌（oncocytic carcinoma）
囊腺瘤（cystadenoma）	导管内癌（intraductal carcinoma）
其他导管腺瘤（other ductal adenoma）	透明细胞癌（clear cell carcinoma）
	非特异性腺癌（adenocarcinoma, not otherwise specified）
	鳞状细胞癌（squamous cell carcinoma）
	癌在多形性腺瘤中（carcinoma ex pleomorphic adenoma）
	癌肉瘤（carcinosarcoma）
	分泌性癌(secretory carcinoma)
	低分化癌（poorly differentiated carcinoma）
	淋巴上皮癌（lymphoepithelial carcinoma）
	成涎细胞瘤（sialoblastoma）
	其他癌瘤（other carcinomas）

根据肿瘤的生物学行为，大致上可将唾液腺恶性肿瘤分为3类：①高度恶性肿瘤（high-grade malignant tumor）：包括低分化黏液表皮样癌、腺样囊性癌、唾液腺导管癌、非特异性腺癌、鳞状细胞癌、肌上皮癌，嗜酸细胞腺癌及低分化癌。这类肿瘤颈淋巴结或远处转移率较高，术后易于复发，患者预后较差。②低度恶性肿瘤（low-grade malignant tumor）：包括腺泡细胞癌、高分化黏液表皮样癌、上皮-肌上皮癌、分泌性癌、导管内癌，透明细胞癌等。这类肿瘤颈淋巴结及远处转移率较低，虽可出现术后复发，但患者的预后相对较佳；③中度恶性肿瘤（intermediate-grade malignant tumor）：包括基底细胞腺癌、癌在多形性腺瘤中、多形性腺癌等，其生物学行为及患者预后介于上述两者之间。

【治疗】

唾液腺肿瘤的治疗以手术为主，多数肿瘤，即使是良性肿瘤，包膜也不完整，采用单纯沿包膜剥离的方法（enucleation），常有复发，故手术原则应从包膜外正常组织进行，同时切除部分或整个腺体。如位于腮腺浅叶的良性肿瘤，作肿瘤及腮腺浅叶切除（superficial parotidectomy）、面神经解剖术。位于腮腺深叶的肿瘤，需同时摘除腮腺深叶（total parotidectomy）。腮腺肿瘤除高度恶性肿瘤以外，如果肿瘤与面神经无粘连，应尽可能保留面神经，并尽量减少机械性损伤。如果与面神经有轻度粘连，但尚可分离，也应尽量保留，术后加用放射治疗（radiotherapy）。如果术前已有面瘫，或手术中发现面神经穿过瘤体，或为高度恶性肿瘤，应牺牲面神经，然后作面神经修复。一般来说，唾液腺恶性肿瘤的颈淋巴结转移（cervical lymph node metastasis）率不高，约在15%。因此，当临床上出现肿大淋巴结，并怀疑有淋巴结转移者，作治疗性颈淋巴清扫术（radical neck dissection）。当颈部未触及肿大淋巴结或不怀疑有转移者，原则上不作选择性颈淋巴清扫术（elective neck dissection）。但对高度恶性肿瘤患者可以考虑选择性颈淋巴清扫术。

唾液腺恶性肿瘤对放射线不敏感，单纯放疗很难达到根治效果，但对某些病例，放射治疗可以明显降低术后复发率，这些病例包括：腺样囊性癌，其他高度恶性肿瘤，手术切除不彻底、有肿瘤残存者，肿瘤与面神经紧贴、分离后保留面神经者。放射治疗的方式可以是外照射，也可以用 ^{125}I 组织内照射。

唾液腺恶性肿瘤有可能发生远处转移（distant metastasis），特别是腺样囊性癌及唾液腺导管癌，远处转移率在40%左右。因此，术后还需配合化学药物治疗（chemotherapy）加以预防，但目前尚未发现非常有效的化疗药物。

【预后】

唾液腺癌患者治疗后的近期生存率较高，但远期生存率持续下降，3年、5年、10年及15年生存率呈明显递减（图8-27）。唾液腺癌患者的预后观察，5年是不够的，宜在10年以上。

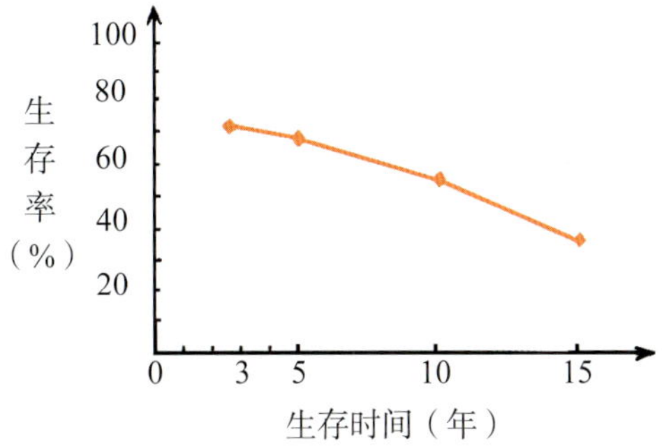

图8-27　唾液腺癌患者的生存曲线

二、多形性腺瘤 Pleomorphic adenoma

多形性腺瘤又称混合瘤（mixed tumor），是唾液腺肿瘤中最常见者。

多形性腺瘤由肿瘤性上皮组织和黏液样或软骨样间质所组成，根据其成分比例，可分为细胞丰富（cell-rich）型及间质丰富（stroma-rich）型。一般认为，细胞丰富型相对较易恶变，间质丰富型相对较易复发。多形性腺瘤处理不当，很易复发，造成复发的原因与肿瘤的病理性质有关：①包膜常不完整，或在包膜中有瘤细胞存在。②肿瘤的包膜与瘤体之间黏着性较差，容易与瘤体相分离，如采用剜除术，则包膜很容易残留。手术中肿瘤破裂，往往造成种植性复发（scattering recurrence），种植性复发的肿瘤常为多发性结节。

多形性腺瘤最常见于腮腺，其次为下颌下腺，舌下腺极少见。发生于小唾液腺者，以腭部为最常见。任何年龄均可发生，但以30 ~ 50岁为多见，女性多于男性。

多形性腺瘤生长缓慢，常无自觉症状，病史较长。肿瘤界限清楚，质地中等，扪诊呈结节状，高起处常较软，可有囊性变，低凹处较硬，多为实质性组织。一般可活动，但位于硬腭部或颌后区者可固定而不活动。肿瘤长大后除表现畸形外，一般不引起功能障碍（图8-28）。

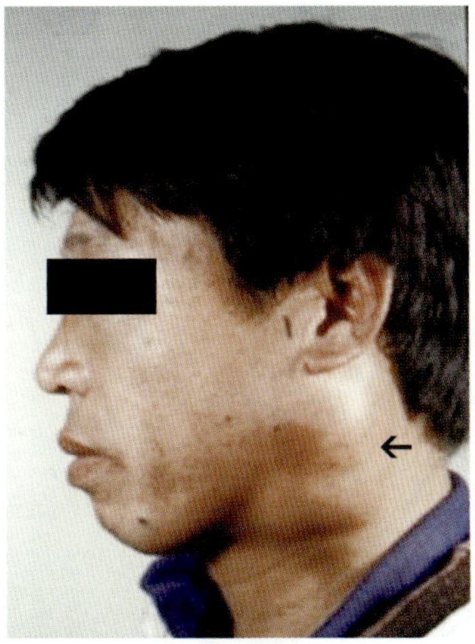

图8-28　左腮腺多形性腺瘤

当肿瘤在缓慢生长一段时期以后，突然出现生长加速，并伴有疼痛、面神经麻痹等症状时，应考虑恶变（malignant transformation）。但有的肿瘤生长速度快慢不等，可突然生长加快。因此，不能单纯根据生长速度来判断有无恶变，应结合其他表现综合考虑。

多形性腺瘤的治疗为手术切除，不能作单纯肿瘤摘除，即剜除术，而应在肿瘤包膜外正常组织处切除。腮腺肿瘤应保留面神经。腮腺浅叶肿瘤体积较小者，可作部分腮腺切除术。在可能的情况下，术中保留腮腺咬肌筋膜、腮腺主导管以及耳大神经，可减少手术并发症。下颌下腺肿瘤一般将下颌下腺一并切除，当肿瘤位于下颌下腺一侧且远离下颌下腺导管时，有经验的医师可采取肿瘤连同周围部分正常腺体的部分下颌下腺切除，以保留下颌下腺的功能。

三、沃辛瘤 Warthin tumor

沃辛瘤又称腺淋巴瘤（adenolymphoma）或乳头状淋巴囊腺瘤（papillary cystadenoma lymphomatosum）。“腺淋巴瘤”的命名容易与恶性淋巴瘤相混淆，前者为良性肿瘤，后者则是恶性肿瘤。“乳头状淋巴囊腺瘤”是一个正确的病理性描述，但是较复杂，也容易与“乳头状囊腺瘤”相混淆。因此，在修订后的世界卫生组织组织学分类中，建议用“沃辛瘤”这一命名。

沃辛瘤的组织发生与淋巴结有关。在胚胎发育时期，腮腺和腮腺内的淋巴组织同时发育，此时淋巴组织只是聚集成团的淋巴细胞，尚未形成淋巴结的包膜，因此，腺体组织可以迷走到淋巴组织中。形成淋巴结包膜以后，腺体组织包裹在淋巴结中。组织学观察，在腮腺淋巴结中常可见到腺体组织。这种迷走的腺体组织发生肿瘤变，即为沃辛瘤。在沃辛瘤周围的一些腮腺淋巴结中，有时可以见到最早期的沃辛瘤的改变。

沃辛瘤具有下列临床特点：①多见于男性，男女比例约为6∶1；②好发于年龄在40～70岁的中老年；③患者常有吸烟史，其发病可能与吸烟有关；④可有消长史，这是因为沃辛瘤由肿瘤性上皮和大量淋巴样间质所组成，淋巴样间质很容易发生炎症反应；⑤绝大多数肿瘤位于腮腺后下极，可能系该部位分布的淋巴结较多所致；⑥扪诊肿瘤呈圆形或卵圆形，表面光滑、质地较软，有时有弹性感（图8-29）；⑦肿瘤常呈多发性，约有12%患者为双侧腮腺肿瘤，也可以在一侧腮腺出现多个肿瘤。有些患者术后又出现肿瘤，不是复发而是多发；⑧术中可见肿瘤呈紫褐色，剖面可见囊腔形成，内含干酪样或黏稠液体（图8-30），易被误诊为结核或囊肿；⑨ ^{99m}锝核素显像呈“热”结节，具有特征。

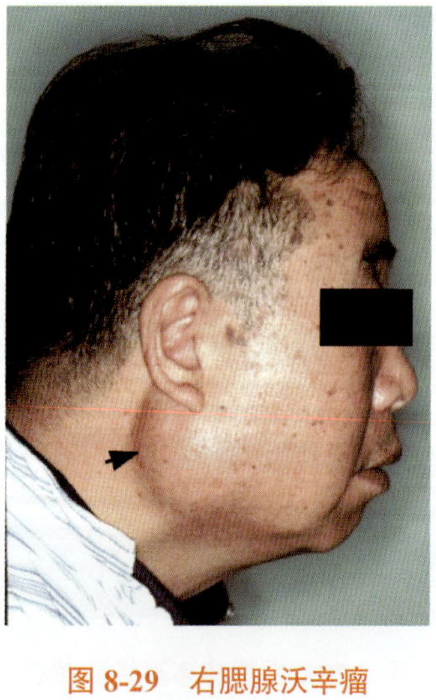

图8-29 右腮腺沃辛瘤

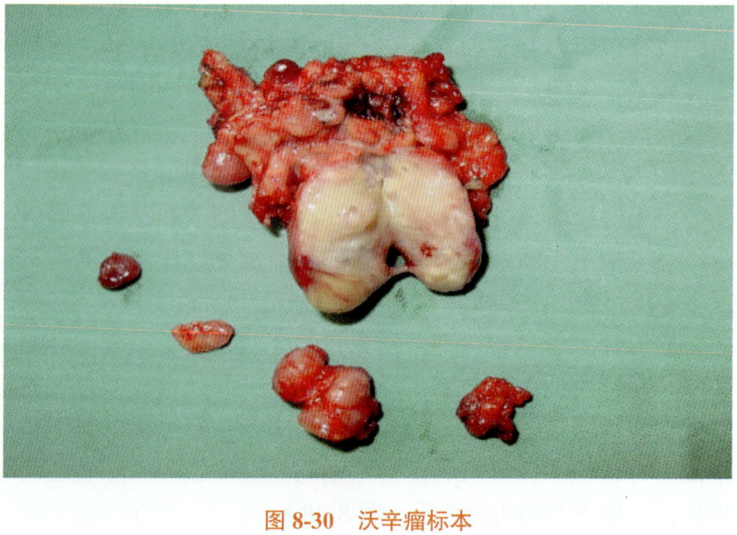

图8-30 沃辛瘤标本

沃辛瘤的治疗为手术切除。由于肿瘤常位于腮腺后下极，可考虑作连同肿瘤以及周围0.5 cm以上正常腮腺切除的腮腺部分切除术（partial parotidectomy）。这种手术方式不同于剜除术，不会造成复发，但可保留腮腺导管及大部分腮腺的功能。术中应切除腮腺后下部及其周围淋巴结，以免出现新的肿瘤。

四、黏液表皮样癌 Mucoepidermoid carcinoma

黏液表皮样癌是最常见的唾液腺恶性肿瘤。根据黏液细胞的比例、细胞的分化、有丝分裂像的多少，以及肿瘤的生长方式，分为高分化或低分化两类。分化程度不同，肿瘤的生物学行为及预后大不一样。

黏液表皮样癌患者女性多于男性，发生于腮腺者居多，其次是腭部和下颌下腺，也可发生于其他小唾液腺，特别是磨牙后腺。

高分化黏液表皮样癌的临床表现有时与多形性腺瘤相似，呈无痛性肿块、生长缓慢。肿瘤体积大小不等，边界可清或不清，质地中等偏硬，表面可呈结节状。位于腭部及磨牙后区的高分化黏液表皮样癌，有时可呈囊性，表面黏膜呈浅蓝色，应与囊肿相鉴别。在手术中可以发现，肿瘤常无包膜或包膜不完整，与周围腺体组织无明显界限。有时可见面神经与肿瘤粘连，甚至被肿瘤包裹，但很少出现面瘫症状。高分化黏液表皮样癌如手术切除不彻底，术后可以复发，但很少发生颈淋巴结转移，血行性转移更为少见。患者术后生存率较高，预后较好。

与高分化者相反，低分化黏液表皮样癌生长较快，可有疼痛，边界不清，与周围组织粘连，腮腺肿瘤常累及面神经，淋巴结转移率较高，且可出现血行性转移。术后易于复发，患者预后较差。

因此，高分化黏液表皮样癌属低度恶性肿瘤，而低分化黏液表皮样癌则属高度恶性肿瘤。前者较常见，后者少见。

治疗以手术为主，高分化者应尽量保留面神经，除非神经穿入肿瘤或与肿瘤紧密粘连。分离后的神经可辅加术后放疗，以杀灭可能残留的肿瘤细胞。高分化者如手术切除彻底，可不加术后放疗，而低分化者宜加用术后放疗。高分化者不必作选择性颈淋巴清扫术，低分化者则可考虑选择性颈淋巴清扫术。因此，对于黏液表皮样癌，病理分级是指导治疗的重要指标。

五、腺样囊性癌 Adenoid cystic carcinoma

腺样囊性癌是最常见的唾液腺恶性肿瘤之一。根据其组织学形态可以分为腺样/管状型及实性型，前者分化较好，后者分化较差。

腺样囊性癌最常见于腭部小唾液腺及腮腺，其次为下颌下腺。发生于舌下腺的肿瘤，多为腺样囊性癌。

腺样囊性癌应根据其临床病理特点作相应的处理：

1. 肿瘤易沿神经扩散，因此常有神经症状，如疼痛、面瘫、舌麻木或舌下神经瘫痪。腭部肿瘤可沿腭大神经扩散到颅底，因此，手术时应将翼腭管连同肿瘤一并切除。下颌下腺肿瘤可沿舌神经扩散，手术中也应追迹性切除舌神经。上颌肿瘤切除术后，如出现颌面部明显疼痛，常提示肿瘤复发。

2. 肿瘤浸润性极强，与周围组织无界限，肉眼看来正常的组织，在显微镜下常见瘤细胞浸润，有时甚至可以是跳跃性的。手术中很难确定正常周界，手术设计时应常规扩大手术正常周界外，术中宜作冰冻切片（frozen section）检查，以确定周界是否正常。

3. 肿瘤易侵入血管，造成血行性转移，转移率高达40%，为口腔颌面部恶性肿瘤中转移

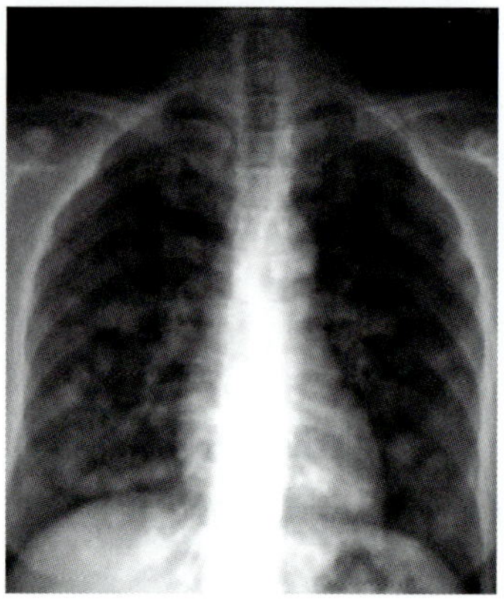

图 8-31 腺样囊性癌肺转移患者胸片

率最高的肿瘤之一。转移部位以肺为最多见（图 8-31）。可在患者就诊时即有转移，但多数在原发灶手术切除以后。可在原发灶有复发的情况下出现转移，也可在原发灶无复发时出现转移。出现转移时间可早可晚，最晚者可在原发灶治疗后 3 ~ 5 年，甚至更长时间。出现肺转移（pulmonary metastasis）者，除非侵犯胸膜，出现胸水，一般无明显自觉症状。因此，应常规定期作胸片或胸部 CT 检查，以确定有无肺转移。术后可采用化疗，以预防血行性转移。

4. 颈淋巴结转移率很低，或者为肿瘤直接侵犯周围淋巴结而非瘤栓进入淋巴管造成真正的转移。因此，一般不必作选择性颈淋巴清扫术。但位于舌根部的腺样囊性癌淋巴结转移率较高，可以考虑行选择性颈淋巴清扫术。

5. 肿瘤细胞沿着骨髓腔浸润，常为散在的瘤细胞团，脱钙不明显时，在 X 线片上常无明显的骨质破坏。因此，不能依据有无骨质破坏来判断颌骨被肿瘤侵犯与否。

6. 单纯放疗不能达到根治，但配合术后放疗可明显降低术后复发率，提高患者生存率（survial rate）。腺样囊性癌常不易手术切净，常有瘤细胞残存。因此，术后常需配合放疗。

7. 腺样囊性癌除实性型以外，一般生长缓慢，肺部转移灶也进展缓慢，患者可以长期带瘤生存。因此，即使出现肺转移，如果原发灶可以得到根治，仍可考虑作原发灶的手术治疗。

临床案例

患者女性，42 岁。主因“双侧下颌下腺肿大半年”来我院门诊就诊。

患者约半年前出现双侧颌下区膨隆，有轻度发胀感觉，无疼痛；否认进食时膨隆及胀感加重；轻度口干。约 5 个月前出现双侧上眼睑肿胀，无疼痛。曾自服消炎药“头孢霉素”治疗，无明显效果。否认关节炎病史。

临床检查：双侧下颌下腺弥漫性肿大（案例图 1），质地中等偏硬，边界清楚，表面皮肤正常；双侧泪腺肿大（案例图 2）；双侧腮腺及颈部淋巴结未见异常肿大。张口正常，口腔内检查可见口唇黏膜稍显干燥，口底唾液池不明显；双侧舌下腺肿大，质地偏硬；余口底未扪及异常硬结；挤压双侧下颌下腺，导管口可见清亮分泌液，量较少；挤压双侧腮腺，导管口分泌液清亮。

血清学检查：IgG、IgG4、IgE 升高，抗 SSA/SSB 抗体阴性。

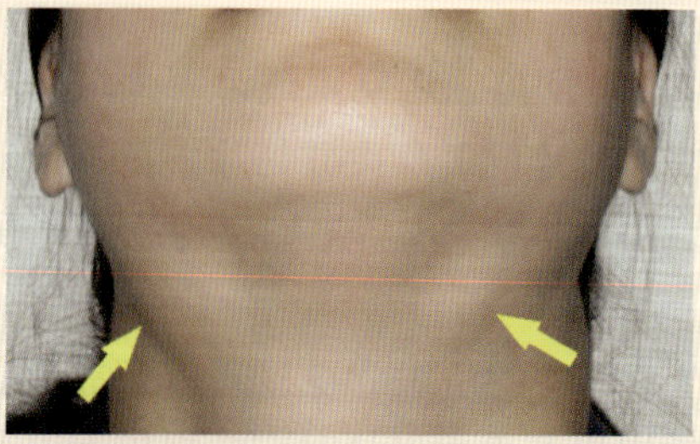

案例图 1 双侧下颌下腺肿大

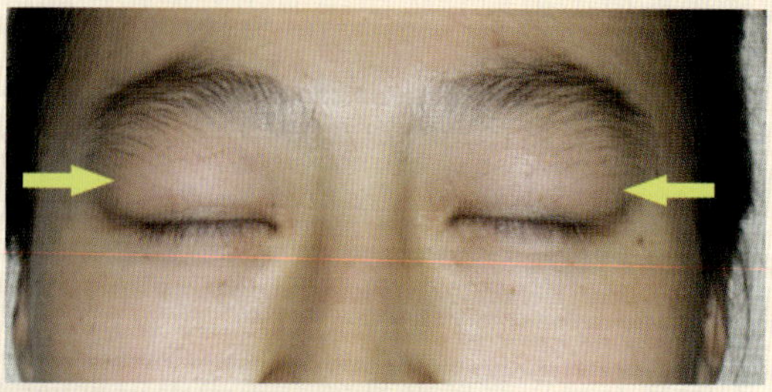

案例图 2 双侧泪腺肿大

问题：

1. 通过上述问诊及临床检查，该患者的临床印象是什么？
2. 为明确诊断，需进一步做哪些检查？
3. 需与哪些疾病鉴别诊断？
4. 该患者应如何治疗？

链接：
案例分析

[附] 唾液腺癌的 TNM 分类分期（UICC，2016）

仅适用于大唾液腺癌，需组织病理学证实。小唾液腺癌归于其附属的解剖结构。临床分类评价可借助体检和影像检查。

一、TNM 临床分类

T_x- 原发肿瘤不能评估

T_0- 原发灶隐匿

T_1- 肿瘤最大直径≤ 2 cm，无腺体外侵犯 *

T_2- 肿瘤最大直径＞ 2 cm，≤ 4 cm，无腺体外侵犯 *

T_3- 肿瘤最大直径＞ 4 cm，或伴有腺体外侵犯 *

T_{4a}- 肿瘤侵犯皮肤、下颌骨、耳道，或面神经

T_{4b}- 肿瘤侵犯颅底、翼板，或包绕颈动脉

*：腺体外侵犯指临床或肉眼可见肿瘤侵入腺体外组织，如果仅仅是显微镜下可见腺体外侵犯，分类时不计入腺体外侵犯。

N 分类——同唇和口腔癌，请参阅第七章。

M 分类——同唇和口腔癌，请参阅第七章。

二、临床分期

Ⅰ期	T_1	N_0	M_0
Ⅱ期	T_2	N_0	M_0
Ⅲ期	T_3	N_0	M_0
	T_1	N_1	M_0
	T_2	N_1	M_0
	T_3	N_1	M_0
ⅣA 期	T_{4a}	N_0	M_0
	T_{4a}	N_1	M_0
	T_1	N_2	M_0

	T_2	N_2	M_0
	T_3	N_2	M_0
	T_{4a}	N_2	M_0
ⅣB 期	T_{4b}	任何 N	M_0
	任何 T	N_3	M_0
ⅣC 期	任何 T	任何 N	M_1

（俞光岩　彭　歆　张　雷　柳登高　苏家增）

参考文献

1. 俞光岩 . 涎腺疾病 . 北京 : 北京医科大学 / 中国协和医科大学联合出版社 , 1994: 56-255.
2. 俞光岩 , 高岩 , 孙勇刚 . 口腔颌面部肿瘤 . 北京 : 人民卫生出版社 , 2002: 324-381.
3. 俞光岩 , 马大权 . 唾液腺病学 . 2 版 . 北京 : 人民卫生出版社 , 2014: 112-546.
4. 中华口腔医学会口腔颌面外科专业委员会涎腺疾病学组 , 中国抗癌协会头颈肿瘤专业委员会涎腺肿瘤协作组 . 涎腺肿瘤的诊断和治疗指南 . 中华口腔医学杂志 , 2010, 45(3):131-134.
5. El-Naggar AK, Chan JK, Grandis JR, et al. WHO classification of tumours of head and neck tumours. 4th ed. Lyon:IARC Press, 2017: 159-201.
6. Nahlieli O, Iro H, McGurk M, et al. Modern management preserving the salivary glands. Herzeliye: Isradon Publishing House, 2007: 68-255
7. Liu DG, Zhang ZY, Zhang Y, et al. Diagnosis and management of sialolithiasis with a semirigid endoscope. Oral Surg Oral Med Oral Pathol Oral Radiol Endol, 2009, 108(1):9-14
8. Gao M, Hao Y, Huang MX, et al. Salivary gland tumours in a northern Chinese population: a 50-year retrospective study of 7190 cases. Int J Oral Maxillofac Surg, 2017, 46(3):343-349.
9. Li W, Chen Y, Sun ZP, et al. Clinicopathological characteristics of immunoglobulin G4-related sialadenitis. Arthritis Res Ther, 2015, 17(1):186.
10. Shiboski CH, Shiboski SC, Seror R, et al. 2016 American College of Rheumatology/European League against Rheumatism Classification Criteria for Primary Sjögren's Syndrome: a consensus and data-driven methodology involving three international patient cohorts. Ann Rheum Dis, 2017, 76(1):9-16.

Definition and Terminology

Salivary glands: The glands whose combined secretion constitutes the saliva.

Sialolithiasis: A condition characterized by the presenca of sialoliths.

Sialolith: A calcareous concretion or calculus in the salivary ducts or glands.

Salivary fistula: A communication between the duct system or gland with the skin or mucous membrane.

Sjögren syndrome: An immunologic disorder characterized by progressive destruction of the exocrine glands leading to mucosal and conjunctival dryness accompanied by a variety of autoimmune phenomena.

Mucocele: A common lesion of the oral mucosa that results from rupture of a salivary gland duct and spillage of mucin into the surrounding soft tissues.

Sialadenitis: Inflammation of the salivary glands arises from various infectious and noninfectious causes.

Xerostomia： A subjective sensation of dry mouth, frequently, but not always, associated with salivary gland hypofunction.

Sialadenosis： An unusual non-inflammatory disorder characterized by salivary enlargement, particularly involving the parotid glands.

Ranula： A term used for mucoceles that occur in the floor of the mouth. The name is derived from the Latin word rana, which means frog, because the swelling may resemble a frog's translucent underbelly.

Salivary duct cyst： An epithelium-lined cavity that arises from salivary gland tissue. Unlike the more common mucocele, it is a true cyst because it is lined by epithelium.

第九章　颞下颌关节疾病

Temporomandibular Joint Diseases

颞下颌关节（temporomandibular joint，TMJ）是口腔颌面部唯一的活动关节，也是颅颌面部唯一活动的关节。这个关节在人体中属小关节，其体积相当于指关节大小，但却行使非常重要的功能。任何颞下颌关节疾病都可以影响咀嚼功能，也可以影响人类最高级的功能即语言和表情活动。

颞下颌关节疾病有很多，还包括咀嚼肌疾病，本章主要阐述临床常见的颞下颌关节紊乱病（temporomandibular disorders，TMDs）、颞下颌关节脱位（dislocation）、颞下颌关节强直（ankylosis）、以及颞下颌关节肿瘤（tumors）等。其中最为多见的是颞下颌关节紊乱病，是口腔科中继龋病、牙周病和错𬌗畸形之后患病率第 4 的常见病。

第一节　颞下颌关节疾病的分类

Classification of Temporomandibular Joint Diseases

提　要

颞下颌关节疾病，特别是颞下颌关节紊乱病，国内外曾有多种版本的分类法，目前已基本达成共识，如颞下颌关节疾病的美国口颌面疼痛学会分类法和颞下颌关节紊乱病的 DC/TMD 诊断分类法。

一、美国口颌面疼痛学会分类法 American Academy of Orofacial Pain recommended taxonomic classification

多数颞下颌关节疾病都累及相应的咀嚼肌群，所以在颞下颌关节疾病分类中常常也把相应的肌病纳入一起分类。

1988 年国际头痛学会（International Headache Society，HIS）将颞下颌关节疾病列入头痛、脑神经痛和面痛分类中的第 11 项，其中 11.7 为颞下颌关节疾病，11.8 为咀嚼肌疾病。1993 年美国口颌面疼痛学会（American Academy of Orafacial Pain，AAOP）在上述 HIS 分类的基础上，分别对颞下颌关节疾病和咀嚼肌疾病细分为若干个具体的疾病。2011 年，AAOP 又重新修订（表 9-1），其中对颞下颌关节紊乱病和口颌面疼痛作出了更进一步的细分。

表 9-1　颞下颌关节疾病的美国口颌面疼痛学会分类法（2011 年）

11.7.1　颞下颌关节疾病

11.7.1.1 先天性和发育性

1. 不发育
2. 发育不良
3. 发育过度（髁突肥大、喙突肥大）
4. 软骨瘤病
5. 骨纤维异常增殖

11.7.1.2 获得性

1. 关节痛
2. 盘 - 突复合体异常
   - 2.1. 关节盘移位，无运动受限
     - 2.1.1 可复性关节盘移位
     - 2.1.2 不可复性关节盘移位，无开口受限
   - 2.2 关节盘移位，伴运动受限
     - 2.2.1 关节盘绞锁
     - 2.2.2 不可复性关节盘移位，伴开口受限
3. 其他类型运动受限
   - 3.1 关节强直
4. 关节运动过度
   - 4.1 半脱位
   - 4.2 脱位
5. 非风湿性关节病
   - 5.1 退行性关节病
6. 风湿性关节病
7. 感染性关节炎
8. 代谢性关节病
9. 骨折
10. 肿瘤

11.7.2 咀嚼肌疾病

11.7.2.1 先天性和发育性

1. 咬肌肥大

11.7.2.2 获得性疾病

1. 局限性肌病
   - 1.1.1 肌筋膜痛
   - 1.1.2 肌筋膜痛伴牵涉痛
   - 1.2 肌炎
   - 1.3 中枢介导的局限性肌痛
   - 1.4 颞肌筋膜炎
   - 1.5 咬肌肥大
   - 1.6 肌痉挛
   - 1.7 肌挛缩
   - 1.8 肿瘤
2. 广泛性肌疼痛
   - 2.1 纤维性肌痛
   - 2.2 系统性疾病引起的肌筋膜痛
3. 肌运动性疾病
   - 3.1 肌运动障碍
   - 3.2 肌张力障碍

11.7.3　TMD 引起的头痛

1. 不经常发作的 TMD 头痛
2. 经常发作的 TMD 头痛
3. 慢性 TMD 头痛

* 资料来源：International Consensus Workshop in San Diego, California，March 14-16, 2011

二、颞下颌关节紊乱病临床诊断分类法 Diagnostic criteria for temporomandibular disorders，DC/TMD

上述颞下颌关节疾病分类中，对于骨折、肿瘤、强直、脱位等基本没有争议。争论的焦点在于，有这么一组相似的疾病，均表现为口颌面部的疼痛、关节弹响、下颌运动异常等。后来，学者们将这一组疾病单独称为颞下颌关节紊乱病（temporomandibular disorders，TMDs）。

1991 年在美国国立牙科研究院（National Institute of Dental Research，NIDR）资助下，美国华盛顿大学 Samuel F. Dworkin 和 Linda LeResche 负责，制订了一新的颞下颌关节紊乱病的分类和诊断标准（research diagnostic criteria for temporomandibular disorders，RDC/TMD）。这个分类和诊断标准发表后（1992 年），已被广泛采用，有英、法、德、西班牙语、日语、朝鲜语、汉语等 20 种语言版本。该分类包括两部分（两轴），轴 I 为临床诊断，轴 II 为疼痛、功能障碍和心理状态的评价。这一分类中把临床上少见的一些肌肉疾病如肌痉挛、肌炎和肌挛缩等也排除在外。这些肌肉疾病的病因、病理机制和临床表现均与 TMD 有很大的不同，也尚无确切的诊断标准。

2000 年后，国际牙科研究学会（International Association for Dental Research，IADR）多次召集专题研讨会对 RDC/TMD 进行修订，最终于 2014 年发布了基于症状问卷和临床检查的最常见的几种颞下颌关节紊乱病诊断标准，即 DC/TMD 诊断标准（diagnostic criteria for temporomandibular disorders）。中文版的 DC/TMD 颞下颌关节紊乱病诊断标准和评价工具由北京大学口腔医院傅开元和新加坡学者 Adrian U Jin. Yap 共同主持翻译完成，于 2016 年 8 月在国际牙科研究学会（IADR）旗下的 RDC/TMD 国际联盟网站（http://www.iadr.org/INfORM/DC-TMD/Translations）发布，其中临床疾病分类见表 9-2。

表 9-2　DC/TMD 诊断标准的临床疾病分类（2014）

第 I 类	**疼痛性疾病**
	1. 肌肉疼痛（局限性肌痛、肌筋膜痛、牵涉型肌筋膜痛）
	2. 关节痛
	3. TMD 头痛
第 II 类	**关节疾病**
	1. 可复性关节盘移位
	2. 可复性关节盘移位，伴绞锁
	3. 不可复性关节盘移位，有开口受限
	4. 不可复性关节盘移位，无开口受限
	5. 退行性关节病
	6. 关节半脱位

三、国内分类法 Classification from China

张震康、曾祥辉（1962 年）在总结诊治 166 例颞下颌关节紊乱病的基础上提出分成两大类：一类为颞下颌关节功能性疾病，包括肌功能失调、肌痉挛、肌挛缩等；另一类为颞下颌关节器质性疾病，包括骨关节炎、风湿性关节炎、髁突良性肥大、髁突骨瘤。后来，于 1973 年、1977 年、1997 年和 2005 年多次做了修订。2005 年马绪臣和张震康参考 RDC/TMD 分类，结合课题组的研究结果及实践经验和我国颞下颌关节紊乱病临床工作的实际情况，提出如下的临床（轴 I：躯体疾病）诊断分类：

第一类　咀嚼肌紊乱疾病：①肌筋膜痛；②肌痉挛；③肌纤维变性挛缩；④未分类的局限性肌痛。

第二类　结构紊乱疾病：①可复性盘前移位；②不可复性盘前移位伴开口受限；③不可复性盘前移位不伴开口受限；④关节盘侧方（内、外）移位；⑤关节盘旋转移位。

第三类　关节炎性疾病：①滑膜炎（急性、慢性）；②关节囊炎（急性、慢性）。

第四类　骨关节病或骨关节炎：①骨关节病或骨关节炎伴关节盘穿孔；②骨关节病或骨关节炎不伴关节盘穿孔。

第二节　颞下颌关节紊乱病
Temporomandibular Disorders

提　要

颞下颌关节紊乱病是指累及颞下颌关节和（或）咀嚼肌，具有一些共同症状体征（如疼痛、弹响、开口受限等）的许多临床问题的总称。它并不是一个单一疾病，而是一组疾病，是多因素相互作用下发生的，如𬌗因素、心理社会因素、创伤因素、免疫因素、解剖因素等。这类疾病的临床表现有共同性，如下颌运动异常（开口受限、绞锁、开口型异常）、疼痛（开闭口或咀嚼时关节区或周围肌肉疼痛）、关节音（开闭口弹响、杂音），还有头痛。治疗首先应该选择那些保守的、可逆的和有循证医学基础的方法。多数预后良好，很多症状体征可自愈或自限。

目前，我们对颞下颌关节紊乱病（temporomandibular disorders，TMDs）已经有了较深入的认识。AAOP 定义为：TMD 是指累及颞下颌关节和（或）咀嚼肌，具有一些共同症状（如疼痛、弹响、开口受限等）的许多临床问题的总称。根据定义，TMD 并不是一个疾病的诊断，而是一组相关疾病的称呼。实际上包含了几大类性质不完全相同的疾病，如：①无器质性改变的咀嚼肌疼痛（肌筋膜痛）。②无器质性改变但有组织结构位置的改变，如关节盘和髁突相对位置改变引起的各种关节盘移位。③存在组织结构的病理改变（器质性病变），如滑膜炎症（关节痛）和骨关节病（关节软骨和骨的退行性改变）。

以往因为对这一类疾病认识的不足，在国内外的文献资料中有过多次命名的变更，不同的学者有不同的命名，甚至同一作者在同一时期发表的文章中使用的命名也不同，如柯斯顿综合征（Costen syndrome）。这个命名在 20 世纪 30 年代不仅在口腔医学的文献中广为应用，在医学文献中也认同这一名称。以后又被颞下颌关节疼痛功能紊乱综合征（TMJ pain-dysfunction syndrome，PDS）、肌筋膜疼痛功能紊乱综合征（myofascial pain-dysfunction syndrome，MPD）所替代。还有，如颅下颌紊乱症（cranio-mandibular disorders），颞下颌关节功能紊乱症（TMJ dysfunction syndrome），颞下颌关节紊乱综合征（TMJ disturbance syndrome），颞下颌关节应激综合征（TMJ stress syndrome），颞下颌关节内紊乱、内错乱（TMJ internal derangement，ID）……众多的命名和命名的变更说明对本病的发病原因、发病机制认识的争议和发展。近年来在国际上广为使用的名称是 temporomandibular disorders，简称 TMD，翻译成中文应是颞下颌紊乱病，由于历史原因已习惯使用颞下颌关节紊乱病这一译名。

一、流行病学 Epidemiology

TMD 的发病率和患病率很高，是居龋病、牙周病和错𬌗畸形之后口腔科的第四大疾病。因为对该疾病的认识和评价标准不统一，各研究的报告差异很大。比较权威的有，1996 年美国国立卫生研究院（National Institute of Health，NIH）的报告：人群中 50% ~ 75% 有 TMD 相关体征，20% ~ 25% 有 TMD 主诉症状。国内也有类似的报告，史宗道等（2008 年）对 3 050 位 2 ~ 84 岁居民进行的横断面研究显示，65% 调查人群具有 TMD 的某些症状体征，较重和严重者 10.3%，症状年发病率为 8.9%，体征年发病率为 17.5%，每年 6.7‰的自然人群新发病并伴有严重的 TMD 症状体征。

TMD 在任何年龄都可以发病，发病率男女无明显差别，但临床就诊率最多见于 20 ~ 30 岁青壮年期，女性明显多于男性（3 ∶ 1 ~ 9 ∶ 1）。

TMD 可以是功能紊乱性质，也可以是关节结构的异常，甚至是器质性改变如关节软骨和骨的破坏，严重者会引起牙和颌骨的畸形，但是一般有自愈性或自限性（self-limiting），属肌骨骼类疾病（musculo-skeletal disorders），预后良好并不发生关节强直。史宗道等报告，TMD 在自然人口中的症状年自愈率为 42.9%，体征年自愈率为 37.6%。因为该病的自愈性特点，这些有 TMD 问题的人群仅大约 3.6% ~ 7% 寻求治疗。

二、病因学 Etiology

从 TMD 的定义和分类我们可以推断，试图用一种病因机制来解释显然是不会全面的。多数学者已不再提及病因，只提出和本病的发病有关的因素，一般认为与以下因素有关。

1. 殆因素　早在 200 多年前，现代牙科的先驱 Pierre Fauchard（1728 年）和 John Hunter（1771 年）以及后来被称之为现代口腔正畸学之父的 Angle（1900 年）就提出不正常的咬合是病因的看法，这是最早提出的殆因素理论。如牙缺失，尤其是失去后牙后，使髁突向后上移位造成。殆因素理论在医学界和牙科界影响最大的是，1934 年美国的 Costen 在诊治了 11 例患者的基础上，总结了上述观点。把耳、鼻窦和关节三方面症状，视为一种综合征，称之为 Costen syndrome。主要论点为：由于缺牙、不良修复和深覆殆使髁突向后上移位，造成弹响；压迫鼓板和耳咽管处的鼓索神经引起疼痛，主张修复牙列，恢复垂直距离。

随着肌电图在临床研究上的应用，以及生物反馈理论的提出，从 20 世纪 50 年代起，上述的单纯下颌位移因素学说发展成“殆—神经肌群”学说。其主要观点为殆、咀嚼肌和关节在正常情况下相互之间是协调的，不正常的殆关系，通过牙周膜的本体感受器，反射性地引起咀嚼肌的功能紊乱和痉挛，肌痉挛反过来又加剧殆的不正常，形成疼痛—肌痉挛—疼痛恶性循环，这一学说被大多数学者所接受，尤其被口腔修复学科的专家认可。在临床上常常发现有明显的殆因素（occlusal factor）如殆干扰、牙尖早接触、严重的锁殆、深覆殆、多数后牙缺失、垂直距离过低等。有的患者一旦消除这些殆因素，症状可缓解或消失。

实验研究表明咬合创伤可以导致颞下颌关节的退行性改变，也可以引起广泛的、双侧的、持久的咀嚼肌疼痛。

2. 肌群功能紊乱因素　Schwartz 在 1959 年通过 2500 例病案分析，提出一个与殆因素相对的学说，即不强调殆因素，而强调主要是精神因素所致的咀嚼肌痉挛和功能不协调造成 TMD。其治疗方法不是解除殆因素，而是消除精神因素和缓解肌痉挛。由于采用了这些方法治疗效果显著，很快被很多的牙科医师接受，并命名为颞下颌关节疼痛功能紊乱综合征（TMJ pain-dysfunction syndrome）。

3. 精神心理因素　1969 年 Laskin 赞同 Schwartz 的观点，完全否定殆因素学说，认为殆紊乱是继发的。肌痉挛也是继发于压力、紧张、疲劳等精神心理因素。在临床上，不少 TMD 患者有情绪焦虑、易怒、精神紧张、容易激动以及失眠等精神症状。有的患者明显存在精神情绪因素与发病之间的因果关系。在慢性迁延性患者中，也可发现精神心理因素对症状的反复发作和加重有影响。

4. 创伤因素　外力的直接或间接的创伤可以引起颞下颌关节或咀嚼肌的疼痛、功能紊乱，甚至关节盘的移位。更多的创伤是一种来自于关节内的微小创伤（microtrauma）。微小创伤可以来自关节的负荷过度和受力不均，特别是移位的关节盘与髁突之间的相互挤压，也可以来自殆创伤和咬合紊乱。微小创伤因素被大多数学者所接受。这一因素可以解释 TMD 的发病年龄比其他关节的骨关节病要早得多的原因。

5. 关节负荷过重因素　颞下颌关节是一个负重关节。适度的负荷对维持关节的正常结构、功能和生理改建是必需的。但是，过度的负荷（over loading）超出生理限度，则可造成关节的退行性改变，以及关节结构的破坏。造成关节负荷过重的因素，除上述关节内持续微小创伤外，单侧咀嚼（咀嚼时非咀嚼侧关节内压力明显大于咀嚼侧）、夜磨牙（bruxism）和白天紧咬牙（clenching），使关节内压力增高；还有一侧关节手术，一侧髁突骨折或两侧下颌发育不对称引起两侧关节不平衡等，均可造成同侧或对侧关节压力增高。此外，如经常吃过硬食物、长时间嗑瓜子、长时间不停地嚼口香糖等都可使关节负荷增加。

6. 炎症免疫因素　免疫学研究表明，关节软骨的主要成分如胶原、蛋白多糖和软骨细胞都具有抗原性。由于关节软骨有基质包裹，从胚胎到成人都和血液循环系统隔绝，不能被自身免疫系统识别。如果因外伤、微小创伤或关节过度负荷引起关节软骨的损伤后，这些封闭抗原就会暴露于免疫系统引起自身免疫反应。研究表明，颞下颌关节疾病进展过程中有自身免疫和炎症反应参与。

7. 关节解剖因素　人类演化过程中，由于人的直立、食物变得精细以及颅脑的扩张，使颞下颌关节及颌骨解剖结构发生了明显改变。从功能上看，人类的进化使得颞下颌关节和下颌骨运动时更为灵巧，以适应更为复杂的语言和表情等下颌运动。另一方面，从解剖结构来看，相应的关节、肌肉以及韧带明显变弱，关节的承重能力降低。功能上的进化和结构上的“退化”是 TMD 发病的功能解剖因素，即人类颞下颌关节运动的灵活性和活动范围的增加对于解剖结构变弱的颞下颌关节来说是一种潜在威胁。以致颞下颌关节在没有外力时就可以发生完全脱位，成为人体关节中发生半脱位和脱位概率最高的关节。研究资料表明，颞下颌关节过度活动发生 TMD 的机会比夜磨牙症者还要高，并且观察到过度开口活动可造成颞下颌关节软骨的退行性改变。临床上，如不控制的打哈欠、接受牙科治疗时长时间过大开口等，常常诱发 TMD。

8. 其他因素　临床调查发现关节区受寒冷刺激、不良姿势如用手支撑下颌、长期低头驼背伏案工作，可造成头颈部肌链的张力不平衡，引起肌功能紊乱而影响下颌骨及髁突的正常位置等，也是诱发 TMD 的因素之一。

有关 TMD 的发病机制目前尚未完全清楚，多数学者认为是多因素相互作用下发生的。多因素致病模式通常是几个因素共同作用的结果（图 9-1），某一个体是否发病，可能与致病因素的多少和强弱有关。某一个体可能致病因素越多，发生某一疾病的可能性越大；某一致病因素越

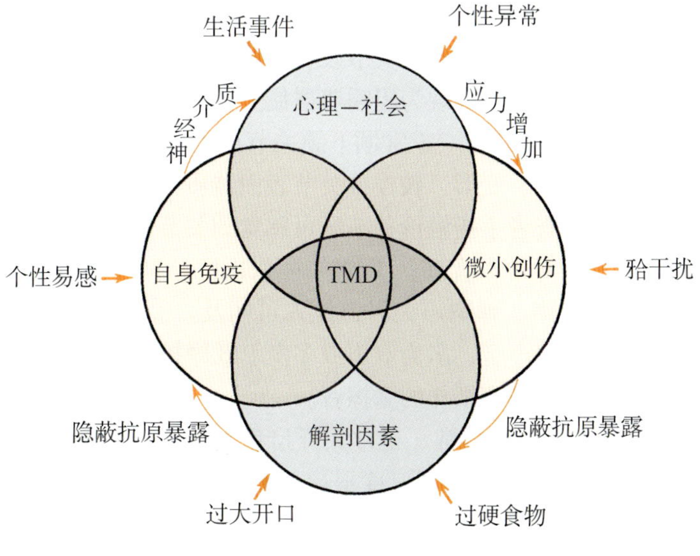

图 9-1　颞下颌关节紊乱病的发病因素及机制示意图

强，发生疾病的可能性也就越大。每一个因素起的作用也因人而异，有的可能是以精神因素为主，有的可能以解剖因素起主导，有的可能由微小创伤造成，有的可能是两个因素造成，有的则可能是其中3个因素造成。多因素在致病的过程中起的角色不同，我们可以把这些致病因素分为易感因素（predisposing factors）、促发因素（initiating factors）和持续因素（perpetuating factors）。

临床链接

颞下颌关节紊乱病与关节解剖因素

人类演化过程中，由于人的直立、食物变得精细以及颅脑的扩张，使颞下颌关节及颌骨解剖结构发生了明显改变：①现代人的上下颌明显小于猿人和古代人，使下颌活动更为轻便和灵活；②现代人关节结节明显低于新石器时代人，关节窝变得更浅而前后径变长，使髁突向前滑动运动的幅度增大；③现代人髁突明显变小，相应髁突颈部变细，关节窝对于髁突相对地明显变大，使髁突不仅可以向前自由滑动，也可做侧方、后退活动。因此，从功能上看，颞下颌关节随着人类的进化使得关节和下颌骨运动时更为灵巧，以适应更为复杂的语言和表情等下颌运动。另一方面，从解剖结构来看，相应的关节、肌肉以及韧带明显变弱，关节的承重能力降低。

三、临床表现 Clinical manifestation

尽管TMD并不是单一的疾病，而是一组疾病的总称，但它们有相似的临床表现，我们可以概括为以下三大主要症状。

1. 关节及相应肌群的疼痛　这是TMD患者就诊的第一主诉。主要表现为开口或咀嚼时关节区和（或）关节周围肌群的疼痛。一般无自发痛（急性滑膜炎时可有自发痛）。关节区或相应的肌群有压痛点，有的患者有肌和肌筋膜的疼痛扳机点（trigger point），压迫扳机点可引起远处的牵涉痛（referred pain）。一些经久不愈、病程迁延的慢性疼痛患者常常伴随有情绪改变。另有一些患者表现为关节及相应肌群发沉、酸胀，或面颊、颞眶、枕区钝痛，或主诉不适等感觉异常，有时表现为咀嚼肌群疲劳感。

2. 弹响和杂音　正常颞下颌关节在运动时表现协调、平滑，无明显弹响和杂音。当存在有关节盘移位、变形、破损或关节表面器质性改变，下颌髁突运动时会出现弹响或杂音等关节异常音。检查者手指触诊关节区可感觉到关节音，有时只有患者能感觉到或用听诊器才可查听到。常见的异常声音有：①弹响声（click），即开闭口运动或咀嚼运动中发生“咔，咔”的声音，多为单声。弹响声大时，他人可闻及。②破碎音（crepitus），在关节运动中出现“咔叭，咔叭”的破碎声音，多为双声或多声。③摩擦音（grinding or grating noises），即在关节运动中有连续的似揉玻璃纸样的摩擦音。

3. 下颌运动异常　正常人开口型平直、不偏斜、不左右摆动，呈“↓”。自然开口度应该3.7 cm以上，最大开口度平均5.0 cm。TMD患者的下颌运动异常表现为：①开口型异常，可以向一侧偏斜，也可呈曲折状左右摆动。②开口度异常，表现为开口过小呈开口受限或开口困难，一般小于3.7 cm即为开口受限。也可相反，表现为开口过大，可达6 ~ 7 cm。开口过大者常常伴有半脱位（subluxation）。③开口运动中出现停顿，表现为开口过程中突然出现障碍而停顿，有时患者做一个特殊动作，或手压迫关节区又可顺利开口，称之为关节绞锁（intermittent locking）。

不少学者发现 TMD 常常伴有头痛，有学者把头痛列为本病第 4 个主要症状。

此外，本病还可伴有许多其他症状，如各种耳症，包括耳闷、耳鸣、听力下降等；各种眼症包括眼痛、视物模糊、复视等。具体机制不清，可能与情绪压力有关。

四、诊断和鉴别诊断 Diagnosis and differential diagnosis

根据病史、临床体检和影像学检查，TMD 各分类疾病的诊断并不困难，各疾病的诊断标准详见“分类疾病的诊断和治疗”。辅助诊断常用的方法有：

1. X 线平片　包括颞下颌关节的许勒位片（Schüller position）和髁突经咽侧位片（transpharyngeal projection）。可发现有关节间隙改变和骨质改变，如骨质破坏、增生、硬化和囊样变等。

2. 曲面体层片　可以进行两侧对比观察，适用于骨关节病的筛选。

3. 口腔颌面锥形束 CT（cone beam CT，CBCT） 临床应用显示，CBCT 在显示骨组织变化方面有优势，可以检出 X 线平片不能发现的早期骨关节病改变。

4. 关节造影（arthrography） 上腔造影因操作容易成功率高而多用，下腔造影操作较困难而少用。可发现关节盘移位、穿孔、关节盘诸附着的改变以及软骨面的变化。

5. 关节内窥镜（arthroscopy） 可发现本病的早期改变，如关节盘移位、变性，滑膜充血、增生，关节骨面软骨剥脱、骨面裸露，关节腔内絮状物、纤维素渗出、关节盘和关节面粘连瘢痕条索等。由于关节内镜为有创性检查，目前已很少单纯用于诊断检查。

6. 螺旋 CT　不作常规诊断使用，如果临床怀疑非 TMD 疾病如占位性疾病时才考虑螺旋 CT 检查。

7. 磁共振成像（magnetic resonance Imaging，MRI） 常用于检查关节盘和翼外肌病变，是一种无辐射、非侵入性检查，广泛应用于关节软组织病变的检查。

由于 TMD 的发生率高，而颞下颌关节的其他疾病，尤其是恶性肿瘤的临床表现也常出现上述 3 个主要症状，因此鉴别诊断是应特别重视的。例如，把颞下窝恶性肿瘤误诊为 TMD，而给予关节区物理治疗，不仅丧失早期治疗时机，物理治疗反而加速肿瘤的生长，给患者带来不可挽回的损害。一般需要与以下疾病作鉴别：

1. 肿瘤　颌面深部肿瘤也可引起开口困难或牙关紧闭（trismus），也常伴有关节区疼痛。因为肿瘤在深部不易被查出，应特别提高警惕。当开口困难、关节区痛，尤其出现自发痛、夜间痛，同时还伴有脑神经症状或其他症状者应除外以下部位的肿瘤：①颞下颌关节良性或恶性肿瘤，特别是髁突软骨肉瘤；②颞下窝肿瘤；③翼腭窝肿瘤；④上颌窦后壁癌；⑤腮腺恶性肿瘤；⑥鼻咽癌等。其他如髁突良性肥大、髁突骨瘤或骨软骨瘤、滑膜软骨瘤病、纤维骨瘤等也常常有 TMD 的三大主要症状，应予以鉴别诊断。

2. 颞下颌关节区感染或类风湿性关节炎　急性化脓性颞下颌关节炎（acute suppurative arthritis），关节区可见红肿，压痛明显，常有自发性跳痛，有全身症状，关节腔有渗出时，后牙不能紧咬有开殆，稍用力即可引起关节区剧痛。类风湿性颞下颌关节炎（rheumatoid arthritis），常常伴有全身游走性、多发性关节炎，尤以四肢小关节最常受累，晚期可发生关节强直。

3. 耳源性疾病　外耳道疖或中耳炎疼痛，也常常放射到关节区并影响开口和咀嚼，仔细进行耳科常规检查当不难鉴别。

4. 颈椎病　可引起颈、肩、背、耳后区以及面侧部疼痛，容易误诊，但疼痛与开口、咀嚼运动无关，常常与颈部活动和与头部姿势有关。有的可有手的感觉和运动异常，影像学检查可协助诊断。

5. Eagle's综合征　指由于茎突过长（形态异常）或茎突舌骨肌或筋膜钙化或骨化而导致的一系列症状。除了吞咽时咽部疼痛和感觉异常外，常常在开口、咀嚼时引起髁突后区疼痛以及关节后区、耳后区和颈部牵涉痛，影像学检查可以确诊。

6. 第一颈椎横突过长　可引起下颌后区疼痛，并有开口或咀嚼运动时不适感，触之局部有突起和压痛，影像学检查可以确诊。

7. 喙突肥大　一般多是体检或看牙时发现开口受限，要与TMD开口受限鉴别。喙突肥大往往无意中发现，无关节弹响和突然开口"卡住"史，也无关节疼痛史。X线检查可见喙突过长或过大，开口位可见喙突抵触颧骨或上颌窦后壁而影响开口。

8. 咀嚼肌痉挛　以突发、非随意性的张力性收缩为特征，持续数秒至数分钟，常导致下颌突然闭合、张口或偏斜，持续性痉挛可造成牙关紧闭。咀嚼肌痉挛（masticatory myospasm）曾被归类为TMD的咀嚼肌疾病，但实际上在病因和病理机制上与TMD的其他疾病有很大的不同。咀嚼肌痉挛的病因存在很多假说，可能与中枢神经系统疾病、局部外伤以及精神因素有关。临床可表现为开口困难，具体表现为不自主闭口、咬牙甚至牙关紧闭，发作时可见受累肌肉抽动、变硬，有时可见虫蠕样波纹，发作程度剧烈时甚至会咬伤舌头，这种情况多因闭口肌如咬肌或颞肌痉挛。也可以表现为闭口或咀嚼费力、后牙咬不紧、下颌不自主抖动等，这种情况多是翼外肌痉挛引起。根据临床特征，结合肌电图检查可以作出诊断。肌电图表现为与痉挛发作同步的群放电位，显示多个运动单位电位同步、高频放电。局部受累肌肉A型肉毒毒素注射治疗症状可以很快缓解或消失，其他治疗方法往往无效。

9. 其他　如冠周炎、根尖周炎、放射性颌骨坏死等病变累及咀嚼肌可以引起开口受限和面部疼痛。

五、治疗 Treatment

【防治原则】

TMD治疗目标是消除疼痛、减轻不良负荷、恢复功能、提高生活质量。为了达到治疗效果，首先应计划一个合理的治疗程序，不仅要治疗症状体征，而且要去除各种致病因素。TMD的治疗原则应是：

1. 尽可能找出各种致病因素。
2. 制订针对消除或减弱致病因素和对症治疗相结合的综合性程序性的治疗方案。
3. 以非侵入性、可逆性、保守治疗为主，遵循逐步升级的治疗程序：可逆性保守治疗（reversible treatment）→不可逆性保守治疗（irreversible treatment）→关节镜治疗→开放性手术治疗。
4. 根据疾病不同类型和患者个人情况选择适应证，组合不同的治疗方法进行综合治疗。
5. 对患者的健康教育以及积极的心理支持和临床治疗同等重要。

【治疗选择】

1. 治疗教育和自我保健　首次诊治TMD，临床医师应该向患者解释临床检查的发现、诊断资料、治疗选择和预后，即治疗教育。在治疗教育上花费的时间是得到患者支持和获得治疗顺从的一个重要因素。运用患者能理解的术语，细致地向患者解释病情是治疗成功的重要一步。

家庭自我保健可以使某些症状消失，阻止对咀嚼系统的进一步损害，并能使病情得以稳

进展与趋势

颞下颌关节紊乱病的治疗理念

美国牙科研究学会（The American Association for Dental Research，AADR）于 2010 年正式发表了一份新的关于颞下颌关节紊乱病诊断治疗策略的报告。对于 TMD 治疗的阐述是：AADR 强烈建议，除非有明确的和合理的指征，对 TMD 的治疗首先应该是那些保守的、可逆的和有循证医学基础的治疗方法。许多关于 TMD 自然病程的研究结果表明，随着时间的推移，TMD 症状会逐渐改善或消失。尽管还没有一种治疗被证明始终有效，但是许多保守治疗至少在缓解症状方面与那些侵入性治疗效果相同，这些保守治疗不会导致不可逆的改变，大大降低了导致新的伤害的概率。专业化的治疗应该配合家庭保健，这样患者可以认识其病情，并了解如何应对所出现的症状。

定。家庭保健措施包括：自我限制下颌运动，使咀嚼系统充分休息；认识到不良习惯并加以纠正；家庭用的物理治疗，如病变区的热敷或冷敷或两者交替使用、受累肌肉的自我按摩以及开口训练。热敷通过热的传导使局部表温升高，对表浅受累组织有效（1 ~ 5 mm 深度）。热刺激能止痛、松弛肌肉、改善组织的生理环境。冷敷对局部肌肉关节有止痛和抗炎作用，用一冰块放在受累区并沿着肌纤维走向来回移动数分钟。但过冷刺激往往会带来不适，冷敷后最好使局部加温，运用热—冷—再热的方法可能非常有效。热敷不能用于急性损伤（72 h 内）、急性炎症或者局部感染区，冷敷不能用于局部循环不良区（如结核病变）或开放性创口。

2．药物治疗　药物治疗可以减轻或消除关节肌肉疼痛，改善功能。治疗 TMD 药物包括止痛剂、非甾体类抗炎止痛药、肾上腺皮质激素类药物、肌肉松弛剂、抗抑郁药等。

（1）非甾体类抗炎止痛药（non-steroid anti-inflammatory drugs，NSAID）：是目前治疗 TMD 疼痛的主要药物，通过抑制环氧合酶阻断外周疼痛炎症介质前列腺素的合成。这类药物的不良反应主要是胃肠道刺激作用，严重的可能造成胃溃疡患者胃出血、穿孔。NSAID 药物具有抗炎和镇痛作用，适用于 TMD 滑膜炎、关节囊炎、骨关节炎，但不能阻止骨关节病软骨和骨的进一步吸收破坏。

（2）肾上腺皮质激素：有强力的抗炎作用，但不应作为治疗 TMD 常规的全身用药。但短时的口服可能有助于消除多发性关节炎的肌肉和关节炎症的急性症状。颞下颌关节腔内注射肾上腺皮质激素类药物仅适用于保守治疗失败的骨关节疼痛病例。一般认为，肾上腺皮质激素能迅速消除症状，某些病例因此可以免去手术治疗。有研究报道，关节腔内激素注射不能维持疗效，并且反复注射对治疗 TMD 骨关节炎无效，反而会加速关节的退行性改变。炎症性颞下颌关节疼痛可以采用局部肾上腺皮质激素乳剂的离子透入疗法。

（3）肌松弛剂：有助于缓解 TMD 患者增高的咀嚼肌肌电活动。但实验研究发现，所有这类肌松弛剂药物的口服剂量大大低于能引起肌肉松弛作用实际所需的剂量，因此有人认为，引起肌肉松弛作用并非药物所为，药物仅起到安慰剂的作用。

（4）抗抑郁药：常用的为三环类抗抑郁药阿米替林。这类药物的治疗作用是通过提高中枢神经系统突触处 5- 羟色胺的利用率，增强中枢疼痛抑制。临床已广泛用来治疗疼痛、抑郁和睡眠差的慢性疼痛患者，常用小剂量如 10 mg。这类药物能减少睡眠时觉醒次数、延长 Ⅳ 期睡眠时间、缩短快波睡眠时间。三环类抗抑郁药常用于治疗慢性口颌面疼痛和各种口腔感觉不良，包括舌痛和特发性口腔溃疡。

（5）软骨保护剂：近年来临床应用的硫酸（盐酸）氨基葡萄糖有利于促进关节软骨的修复，可能减轻或阻止骨关节病的进展。但需要长期服用，因而治疗费用增加。另外，到底能多大程度地修复关节软骨，尚不确切。

3. 物理治疗 物理治疗通过改变感觉神经的传导，抑制炎症，降低、协调或加强肌肉活动，促进组织的修复和再生等途径，帮助消除骨骼肌关节的疼痛和恢复正常的功能。大多情况下，物理治疗作为其他治疗的一种辅助性治疗。

（1）姿势训练（posture training）：姿势训练除包括下颌骨和舌的姿势外，还应包括头、颈、肩部的姿势训练。头部姿势高度紧张或头向前易造成颈肩部肌肉活动增加和下颌的后缩。头部越向前，脊柱所承受的有效负荷就越大。舌的姿势也影响下颌的位置和附着于下颌骨的肌肉功能。除了功能活动期间，下颌骨应处于休息位，此时上颌牙和下颌牙之间有一息止颌间隙，而舌应轻抵腭前部。

（2）自我运动训练（active exercise program）：临床实践证明，主动的运动练习对于改善和保持肌肉和关节的舒适与功能活动非常重要。通过运动训练可以伸展和放松肌肉，达到增加关节活动度、增强肌肉力量、改善关节动力活动与协调度以及稳定关节的目的。训练的方式有：重复运动以建立协调的、有节律的肌肉功能活动，等张运动以增强下颌运动范围，等长运动以增强肌肉的力量。方法的选择应根据治疗目的而定，并随着病程的进展不断调整。许多患者常因为疼痛而停止训练，此时必须采用理疗或药物，在疼痛得到控制的情况下，应坚持一定水平的训练以保证长期稳定的疗效。

（3）被动运动训练（mobilization）：适用于因肌肉挛缩、不可复性盘前移位，以及关节内纤维粘连引起的下颌运动受限和疼痛病例。训练前必须先放松肌肉和消除疼痛，有时应同时采用其他物理治疗方法，如热敷、超声、电刺激以及局部封闭等。颞下颌关节手术后也常要求被动运动训练。

（4）电刺激疗法（electrotherapy）：电疗使肌肉和关节局部的温度、组织化学以及生理学环境发生改变，分为高压电刺激（直流电刺激）、低压电刺激（经皮神经电刺激，TENS）和微电压刺激。TENS 采用低电压低电流双相可变频率电流，通过交替刺激皮肤感觉神经来治疗疼痛性疾病。如同时刺激了运动神经，可能会影响止痛效果，甚至加剧急性疼痛。无论是直流电刺激，还是 TENS，均可减轻疼痛，并可能重新调整肌功能。

（5）超声和离子透入疗法（ultrasound and iontophoresis）：是两种较常采用的治疗骨骼肌疾病的物理治疗。超声疗法，是把高频率的振动能转化成热能并透入组织内，深度可达 5 cm。超声使关节局部产热，引起关节囊外软组织舒张来治疗关节疾病。超声还具有止痛、消除肌肉挛缩或僵硬、改善肌腱炎以及促进滑囊炎钙沉积的吸收等作用。对于所需疗程、每个疗程的治疗次数、每次治疗时间、工作频率以及强度的选择，尚需进一步的系统研究。离子透入疗法使药物（抗炎药物或止痛药物）穿透皮肤导入到下方的受累区。

（6）局部冷却剂喷雾（local vapocoolant spray）：冷却剂喷雾使肌肉舒张，因而减轻肌肉疼痛和肌痉挛，并可消除肌筋膜扳机点。常用的喷雾剂氟甲烷（fluorimethane）是两种氟化碳的混合物，其特点是：不可燃性、化学性质稳定、无毒、无爆炸性且不激惹皮肤。喷雾剂一接触皮肤立即挥发，导致局部皮肤骤冷。喷雾距离 40 ~ 50 cm，沿肌纤维方向对受累区做均匀的扫动式喷雾。喷雾过程中必须保护好眼、耳和鼻黏膜。

（7）局部封闭疗法（local anesthetic therapy）：治疗肌筋膜扳机点很有效，可单独使用，也可配合做肌肉伸展运动训练。封闭治疗一旦阻断了肌肉疼痛循环，即使麻醉作用消失，其治疗效果仍将维持较长时间。

（8）针刺（acupuncture）：已较多用于慢性疼痛的治疗，针刺对疼痛和功能障碍的治疗作用通过神经和体液两条途径。现有针刺疗法和常规疗法治疗 TMD 的对照研究，发现患者更喜欢接受常规疗法，但对于疼痛减轻和功能改善的效果，两者无显著性差异。

4. 船垫治疗 用于治疗 TMD 的船垫主要有稳定型船垫和再定位船垫。其他的船垫常短期使用，如软船垫、前牙船板和枢轴船垫。滥用或不正确地使用船垫常会带来一些并发症，包括龋病、牙龈炎、口臭、发音困难、牙接触关系的改变以及精神性船垫依赖。较严重的并发症有：由于长期使用船垫特别是戴用覆盖部分牙弓的船垫，可能会导致咬合关系和上下颌骨位置关系的不可逆性改变。

（1）稳定型船垫：稳定型船垫（stabilization splint）也叫平面板（flat plane）、船板（gnathologic）或肌松弛船垫（muscle relaxation splint）。这种船垫覆盖上颌或下颌的全牙弓，船垫平面与对颌牙呈点和面的接触，通过不断地调改船垫的船平面重建一个稳定的下颌位置，使下颌处于最适合的生理位。戴用船垫后必须作周期性调改，以补偿因疼痛、肌肉活动、炎症、水肿或软组织结构关系的改变而出现的上下颌骨位置关系的变化。对急性病例，一段时间内应全天日夜戴用。症状好转时，可以只在夜间戴用。船垫治疗 3 ~ 4 周后仍没有良好的效果，应重新评价，如诊断是否准确，治疗计划是否合理。稳定型船垫主要用于治疗疼痛、肌痉挛和夜磨牙症。

（2）再定位船垫：再定位船垫（repositioning splint）或前伸再定位船垫（anterior repositioning splint）临床用于治疗关节弹响。其作用途径有：减轻关节的不良负荷；改变盘—髁突的位置关系。制作船垫前，必须先分析并确定一个合适的上下颌骨位置关系，即弹响消失位。再定位船垫覆盖全牙弓的船面，可附加切迹或前牙导板，引导下颌向前确保稳定在原先确定的船位上（图 9-2）。再定位船垫需坚持日夜戴用。首次戴用船垫时，应将船垫调整到一个稳定的位置上，症状消失后应考虑换用稳定型船垫或仅在夜间戴。

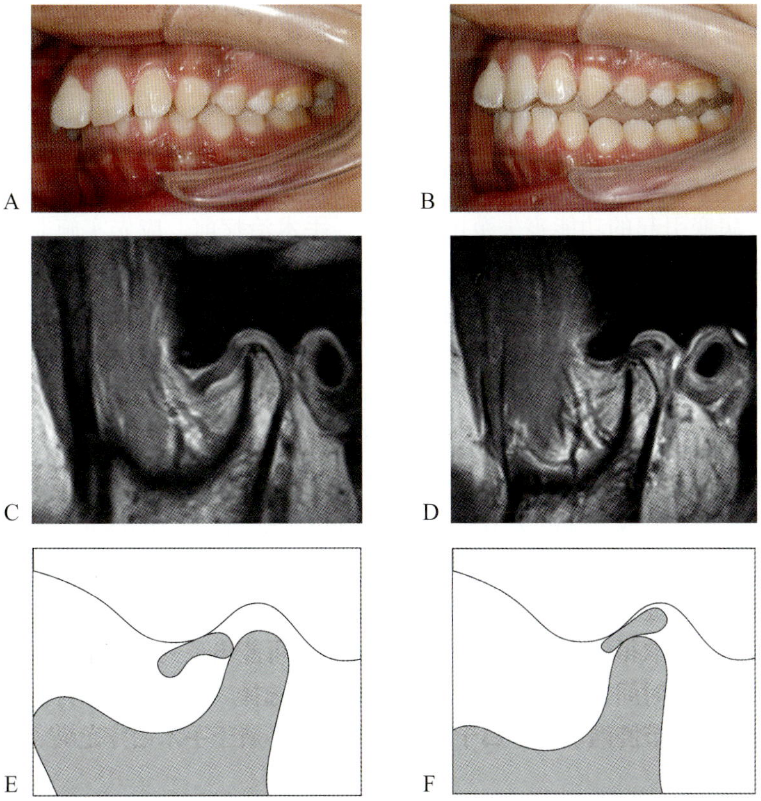

图 9-2 前伸再定位船垫治疗

A. 戴入船垫前咬合关系 B. 戴入船垫后使下颌前伸 C. 戴入船垫前，MRI 显示关节盘前下移位 D. 戴入船垫后，MRI 显示关节盘复位，髁突前下移位 E. 关节盘前下移位示意图 F. 戴入船垫后关节盘位置的示意图

5. 𬌗治疗　当现存的𬌗关系不适合 TMD 患者的颅颌结构，或 TMD 症状改善后缺乏一个稳定的𬌗关系，并直接与 TMD 的症状加重和复发有关，这两种情况可考虑𬌗治疗。𬌗治疗包括调𬌗、修复治疗和正畸治疗。需要的话，还包括正颌外科手术。𬌗治疗不应作为常规治疗，可作为第二线选择，并且应该待患者疼痛症状消失、功能障碍明显减轻（弹响消失或减轻，但不必完全消失）、下颌运动范围接近正常的情况下实施。另外，上下颌骨关系、神经肌肉功能以及患者的心理状况尽可能的稳定。𬌗治疗的基本原则是，慎重行事、尽可能少破坏原有的𬌗形式，并且要经常反复地评价治疗效果。

6. 关节腔灌洗治疗（arthrocentesis）　这是一种微创、有效和简单的临床一线治疗手段，介于手术与非手术治疗之间。它在清理炎症因子、松解粘连、恢复正常关节内压、减少关节液的表面张力等方面，有着保守治疗难以企及的效果。近期和长期疗效均令人满意，而且并发症很少、方法操作简单、易于推广。主要适用于关节盘移位、滑膜炎、骨关节炎等关节源性的疼痛和开口受限。冲洗方法有双点冲洗法、单点冲洗（三通阀门冲洗法）。患者取坐位，头偏向健侧，消毒患侧关节区皮肤。2% 利多卡因双板区皮下局部浸润麻醉后，第一穿刺点约在耳屏前 0.5 ～ 1 cm 髁突后进针，嘱患者半张口并将穿刺针斜向前、上、内进针 2 ～ 2.5 cm，抵到关节窝骨面后稍后退，推注少许药物，如针尖在关节腔内，则推注药物很省力，并可回抽。然后针头不动，缓慢注入 1 ～ 2 ml 麻药，使关节腔膨胀，并留置针头。第二穿刺点，嘱患者轻闭口并于第一穿刺点前方髁突前斜面与关节结节后斜面之间进针，向后上内进入关节上腔，此时可见针孔有液体流出，冲洗液从第一支注射器注入冲洗，第二支注射针排出。冲洗液以一定的压力在 5 ～ 10 min 内灌洗完毕。也可以用单一进针反复注入回吸或接三通阀门反复注吸。如果患者疼痛严重并有明显的冲洗液渗血，在退出针头前，可以注射糖皮质激素，如醋酸曲安奈德 5 ～ 10 mg。

7. 关节镜手术治疗　见第六节颞下颌关节内镜治疗。

8. 手术治疗　手术治疗是 TMD 的一个有效的治疗手段。然而，由于手术操作的复杂性和创伤性、潜在的并发症、可能诱发的行为和心理障碍、以及合理的非手术治疗的有效性，所以应严格掌握颞下颌关节手术的适应证。是否采用手术治疗应根据以下几条而定：①关节内病变或解剖结构改变的严重程度；②这些病变应为该手术尚能补救的；③接受过合理的非手术治疗；④关节病变引起的功能丧失范围和程度。手术治疗前，应先实施非手术治疗。根据患者实际的改善程度、功能丧失程度以及患者对治疗的依从性与预期结果，来确定手术治疗的方案和治疗时间。如患者存在复杂疑难因素如诉讼事件、心理因素或无法控制的夜磨牙，可能预后较差。另外，患者应充分理解手术所带来的风险。手术前和手术后的一些治疗措施也应列入手术治疗计划内，这些措施应针对减轻关节负荷、消除或纠正口腔不良习惯和精神因素等致病因素。实施手术前，应参照美国口腔颌面外科医师学会制订的手术指征：①影像学检查确诊为 TMD 关节盘移位或其他的关节内结构异常；②临床阳性检查结果提示，患者的主观症状和客观体征是由于盘移位或其他的关节内病变引起的；③患者现存的疼痛和功能障碍可能导致患者某一功能的丧失；④已接受过不成功的非手术治疗，包括𬌗垫治疗、物理治疗以及行为治疗等；⑤先处理了磨牙症、口腔不良习惯、其他的口腔疾病或牙痛以及其他一些会影响手术治疗效果的致病因素；⑥取得患者同意前，向患者说明了可能出现的并发症、手术风险、能达到的目标、成功率、治疗时间、术后处理以及治疗方案的选择。关节手术治疗包括关节镜手术和开放性手术。单纯的关节腔灌洗治疗属于外科治疗，但不属于手术治疗范畴，仍为一种保守的关节治疗手段。

手术治疗效果的评价：疼痛不常发生或疼痛程度明显减轻；下颌运动范围明显改善（开口度至少达到 35 mm）；恢复了正常的生活方式，包括正常的饮食。

六、TMD 分类疾病的诊断标准和治疗方案 Diagnostic criteria and recommended treatment of TMD subclasses

（一）肌筋膜疼痛

肌肉源性的疼痛，包括疼痛主诉及主诉相关的局部肌肉疼痛。

【诊断标准】

1．主诉颌面、颞面部、耳前区疼痛，下颌功能运动时疼痛加重。

2．临床触压左右颞肌前、中、后束和咬肌起始处、咬肌体部、咬肌终止部共 12 个部位，患者报告有局部疼痛或远处牵涉痛。

【治疗方案】

1．尽可能找出肌筋膜痛的致病因素，对症治疗的同时强调对致病因素的干预，如创伤、咬合不良、应激、生活事件、口腔习惯等。

2．肌筋膜痛应早期给予合理的治疗，一旦变成慢性，往往伴有焦虑或抑郁等心理问题，各种治疗均难以获得理想效果。

3．首选物理治疗和药物治疗。药物有非甾体类抗炎止痛药（吲哚美辛、布洛芬、双氯芬酸钠、美洛昔康等）、小剂量三环类抗抑郁药阿米替林或肌松弛剂。

4．如有明确的扳机点可行局部喷雾或局麻药注射。

5．一些类型殆垫如稳定型殆垫，对肌肉疼痛有效。

6．如有开口受限，可配合姿势和肌功能训练如开口训练等。

（二）可复性关节盘前移位

关节盘在髁突与关节结节之间发生移位，向前和向内或外移位，但大张口后能充分恢复。通常有弹响声，没有开口受限。可伴有关节疼痛或关节退行性改变。

【诊断标准】

1．主诉关节弹响。

2．临床检查开闭口运动或前伸侧向运动有明确的关节弹响。

3．必要时可行关节造影或磁共振（MRI）检查，可见闭口位关节盘前下移位，开口时恢复正常盘——髁突位置关系。

【治疗方案】

1．如果仅有弹响，无疼痛和开口障碍，可不必进一步治疗，特别是成年人或弹响病史很长的患者。要进行相关的治疗教育，或必要的功能训练。

2．对于青少年关节弹响患者或有关节盘绞锁及开口障碍时，可考虑前伸再定位殆垫治疗。前伸再定位殆垫是目前最有效的保守治疗方法，前伸位殆垫使得髁突前移固定开口弹响发生后已经向后上复位的关节盘，避免闭口末关节盘再次前下移位（图 9-2）。对于病史短、开口初期弹响、弹响声大的患者，有很好的治疗效果；但要向患者交代殆垫治疗后复发机会大。

3．一般不建议外科手术治疗，如弹响等症状明显影响患者的生活质量，又不能进行殆垫治疗的，可行关节镜下关节盘复位治疗。

4．合并咀嚼肌疼痛或滑膜炎者，应进行相应的对症治疗，以缓解疼痛症状。

（三）关节盘绞锁

此为可复性盘前移位与不可复性盘前移位之间的一种过渡状态。临床上常常表现为在张口过程中“卡”住，需要晃动下颌或者用手推按关节区方可大张口。

【诊断标准】

1．主诉有关节弹响史，有时发生开口“卡住”，特别是晨起或咀嚼时。

2．检查有关节弹响，有时病变侧关节开口受限，患者晃动下颌或者用手推按后可以充分大张口。

【治疗方案】

1．治疗教育和随访。笔者做过 2 年随访，大多数患者症状并不进展，有一部分患者“卡住”症状可以消失。

2．关节盘绞锁患者发生不可复性盘前移位的风险增大，可以考虑前伸再定位𬌗垫治疗。

（四）不可复性关节盘前移位，伴开口受限

视频：正常盘运动

这种情况指的是关节盘在髁突和关节结节之间的正常位置上发生移位，向前和向内或向外移位，无论闭口位还是开口过程中关节盘始终位于髁突前方，且有下颌开口受限。可伴有关节区开口或咀嚼疼痛。

【诊断标准】

1．患者一般曾有典型的关节弹响史，继而有间断性关节绞锁史，进一步发展则弹响消失，突然开口受限。

视频：不可复性盘前移位动态 MRI 视频

2．开口受限（通常最大自由开口度＜ 35 mm），有一定的被动开口但小于 40 mm。开口或前伸时下颌偏向患侧，触诊患侧髁突滑动明显减低。

3．无关节弹响或有关节弹响但完全不同于可复性前移位诊断的关节弹响。

4．必要时关节造影或 MRI 检查，可见关节盘前移位，开口时髁突运动受限，关节盘仍位于髁突的前方。

【治疗方案】

1．急性期（3 个月内）的不可复性关节盘前移位，通常有明显的开口受限，可在关节腔局麻下或关节腔灌洗后试行手法复位。复位方法参照颞下颌关节前脱位口内复位法，但术者用力方向不同，在嘱患者用力张口同时，要牵拉下颌向下、向对侧（图 9-3），关节盘在扩大的关节腔内被髁突挤压的情况下反弹复位，术者会听到弹响声。再按可复性盘前移位的治疗方法即刻戴上预先准备的使下颌前伸的再定位𬌗垫来固定复位的关节盘（图 9-2）。

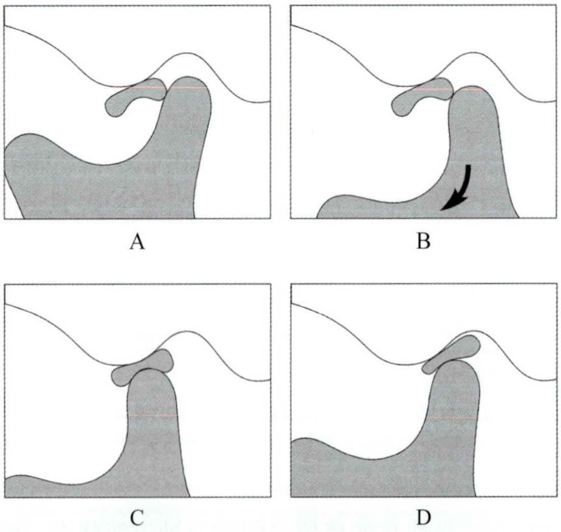

图 9-3 关节盘复位示意图

A．复位前，关节盘位于髁突前下方 B．术者手法向下向对侧用力同时嘱患者尽量大张口
C．听到弹响回复声，关节盘越过髁突顶 D．戴上前伸再定位𬌗垫，髁突前移压住复位的关节盘

2. 如果不能复位或病程超过 3 个月的，有开口受限和疼痛症状的，可以行关节腔灌洗。治疗后要嘱患者开口训练 2 ～ 3 周，有疼痛症状者术后口服非甾体类抗炎止痛药。必要时可关节腔内注射皮质激素类药物或透明质酸钠。

3. 药物、理疗、封闭等对症处理，结合开口训练等康复治疗，虽然不能复位移位的关节盘，但也有很好的预后。

4. 上述治疗无效者，或病程较长、症状严重者，可在关节镜下行关节松解、关节盘复位术或开放性关节盘复位等手术治疗。

（五）不可复性关节盘前移位，无开口受限

这种情况指的是关节盘不可复性前移位，但没有明显的开口受限。

【诊断标准】

1. 患者也曾有典型的关节弹响史，有突然的弹响消失和开口受限史。

2. 临床检查开口不受限（最大自由开口度> 35 mm），有一定的被动开口（大于 40 mm），下颌运动基本正常，但触诊有时可以感觉到患侧髁突滑动度减低。

3. 一般无关节弹响，有时检查到关节弹响，但不符合可复性前移位的诊断标准。

4. 作出这一诊断应明确说明是基于临床检查和病史，还是基于影像学检查结果。影像学检查应符合不可复性盘前移位诊断，通常关节盘移位和变形更明显。

【治疗方案】

这一阶段的治疗，不必追求关节盘的复位，应对症治疗和充分的治疗教育。

（六）关节痛

也称滑膜炎（synovitis）或关节囊炎（capsulitis），是指颞下颌关节囊或韧带损伤、滑膜层炎症等引起的关节源性疼痛和触压痛。

【诊断标准】

1. 主诉关节区疼痛，开闭口或前伸侧向运动或咀嚼时疼痛加重。

2. 髁突外侧或后方有明显的压痛，或推压下颌向后时关节区疼痛，或被动开口时关节痛加重。

【治疗方案】

1. 药物治疗　口服非甾体类抗炎止痛药多有很好的效果。

2. 理疗　可采用各种理疗方法，也可以局部冷热敷和（或）辅以中药热敷。

3. 局部封闭　如经上述治疗无效，可单纯局麻药封闭或醋酸曲安奈德 0.5 ml（5 mg）加入 2% 利多卡因 0.5 ml 关节腔内封闭，一般封闭一次即可，3 个月内不宜重复使用皮质激素类药物。

（七）骨关节病、骨关节炎

骨关节病的病理基础是关节面软骨的退行性变及其软骨下骨的吸收破坏或增生硬化。伴有滑膜炎症（疼痛）的称为骨关节炎（Osteoarthritis），无症状的称为骨关节病（Osteoarthrosis），可以统一称为退行性关节病（degenerative joint disease）。

【诊断标准】

1. 可以主诉关节区杂音，可伴有颞下颌关节或颌面部肌肉疼痛或僵硬，下颌运动受限和偏斜；相当一部分患者没有任何症状。

2. 临床检查开闭口、前伸或侧向运动有关节破碎音、摩擦音等杂音。

3. 影像学表现　皮质骨破坏、骨质缺损、关节面磨平、骨质硬化、骨质增生（骨赘形成）或囊样变等。

【治疗方案】

1. 治疗目标　消除或缓解症状，提高生活质量，阻止软骨和骨的进一步破坏。

2. 对症治疗为主，口服非甾体类抗炎止痛药，红外线、激光等物理治疗，局部热敷等家庭自我保健。口服硫酸氨基葡萄糖可能会改善关节结构。

3. 关节腔灌洗或药物注射，关节腔内单次注射皮质激素类药物如醋酸曲安奈德 5 ~ 10 mg，对减轻疼痛、恢复正常关节功能的近期及远期效果均较好。也可选用透明质酸钠进行关节腔内注射。

4. 对少数症状严重、病程迁延者，可在关节镜下行关节腔灌洗、松解及清扫术；或行开放性外科手术治疗。

（傅开元　赵燕平）

第三节　颞下颌关节脱位

Dislocation of the Temporomandibular Joint

提　要

颞下颌关节脱位以急性和复发性前脱位较常见。急性脱位应尽快手法复位固定。复发性脱位，可关节腔或关节囊注射硬化剂、翼外肌注射肉毒毒素、手术改变关节结构等。陈旧性脱位，多需手术复位。

颞下颌关节脱位：①按部位分有单侧脱位和双侧脱位，②按性质分有急性脱位、复发性脱位和陈旧性脱位；③按脱位方向分有前方脱位、后方脱位、上方脱位和侧方脱位，后三者主要见于外力创伤时。

颞下颌关节脱位（dislocation，luxation）是指髁突滑出关节窝以外，超越了关节运动的正常限度，以至不能自行复回原位者，临床上以急性和复发性前脱位较常见，后方脱位、上方脱位和侧方脱位较少见。

还有一种情况称半脱位（subluxation）多是由于翼外肌功能亢进或关节囊（韧带）松弛使得下颌运动过度（hypermobility），以至于在最大开口位时髁突或连同关节盘过度地越过关节结节，通常有一停顿或弹响，有时闭口困难但能自己回复。最新的 DC/TMD 分类将其归为颞下颌关节紊乱病。

一、急性前脱位 Acute forward dislocation

急性前脱位是临床上最常见的颞下颌关节脱位。

【病因】

在正常情况下，大开口末，髁突和关节盘从关节窝向前滑动，止于关节结节之下方或稍前方。当大开口末，例如打哈欠、唱歌、咬大块食物、呕吐等时，翼外肌继续收缩把髁突过度地向前拉过关节结节，同时闭颌肌群发生反射性收缩，就使髁突脱位于关节结节之前方，而不能自行回复到原位。有的学者提出关节结节过高或关节结节前斜面过陡是前脱位的解剖因素。另外，关节区、下颌骨部或颏部尤其在张口状态下，受到外力、或在使用开口器、全麻经口腔插管使用直接喉镜、滥用暴力等时均可使关节脱位。急性脱位后，如未得到及时、正确的治疗，可并发双板区及盘附着撕裂等损伤，或并发关节囊韧带组织松弛而造成复发性关节脱位。

【临床表现】

急性前脱位可为单侧，亦可为双侧。双侧脱位症状：①下颌运动失常，患者呈开口状，不能闭口，唾液外流，语言不清，咀嚼和吞咽均有困难，检查时可见前牙呈开𬌗、反𬌗，仅在磨牙区有部分接触；②下颌前伸状，两颊变平，因此脸形也相应变长；③因髁突脱位，耳屏前方触诊有凹陷，在颧弓下可触到脱位的髁突。X线片可见髁突脱位于关节结节前上方。单侧急性前脱位的症状类同，只是以上症状显示在患侧，患者开口困难，颏部中线及下前切牙中线偏向健侧，健侧后牙呈反𬌗。

因暴力所致的脱位，应与下颌骨骨折相鉴别：后者中线偏向患侧（单侧骨折）或前牙呈开𬌗状态（双侧骨折）。髁突部有明显压痛，皮下血肿。X线片检查可证实。

【治疗】

颞下颌关节急性脱位后，应及时复位，否则脱位关节周围逐渐有纤维组织增生后，则难以复位。复位后应限制下颌运动。

1. 复位　复位前，术者应让患者做好思想准备。精神不宜紧张，肌肉要放松，才能使复位顺利进行。必要时，复位前可给镇静剂。

（1）口内法：请患者端坐在口腔手术椅上（或普通椅子上，但头部紧靠墙壁）。下颌牙𬌗面的位置应低于术者两臂下垂时肘关节水平。术者立于患者前方，两拇指缠以纱布伸入患者口内，放在下颌后牙𬌗面上，并应尽可能向后。其余手指握住下颌体部下缘，复位时拇指压下颌骨向下，力量逐渐增大，其余手指将颏部缓慢上推，当髁突移到关节结节水平以下时，再轻轻将下颌向后推动。此时髁突即可滑入关节窝而得以复位（图9-4）。有时在复位瞬间，能听到清脆的弹响声。当下颌复位时，由于咀嚼肌反射性收缩，使上下牙闭合甚紧，可能咬伤术者的拇指，故在即将复位闭颌时，术者拇指应迅速滑向颊侧口腔前庭，以避免咬伤。当两侧复位有困难时，可先复位一侧接着复位另一侧。

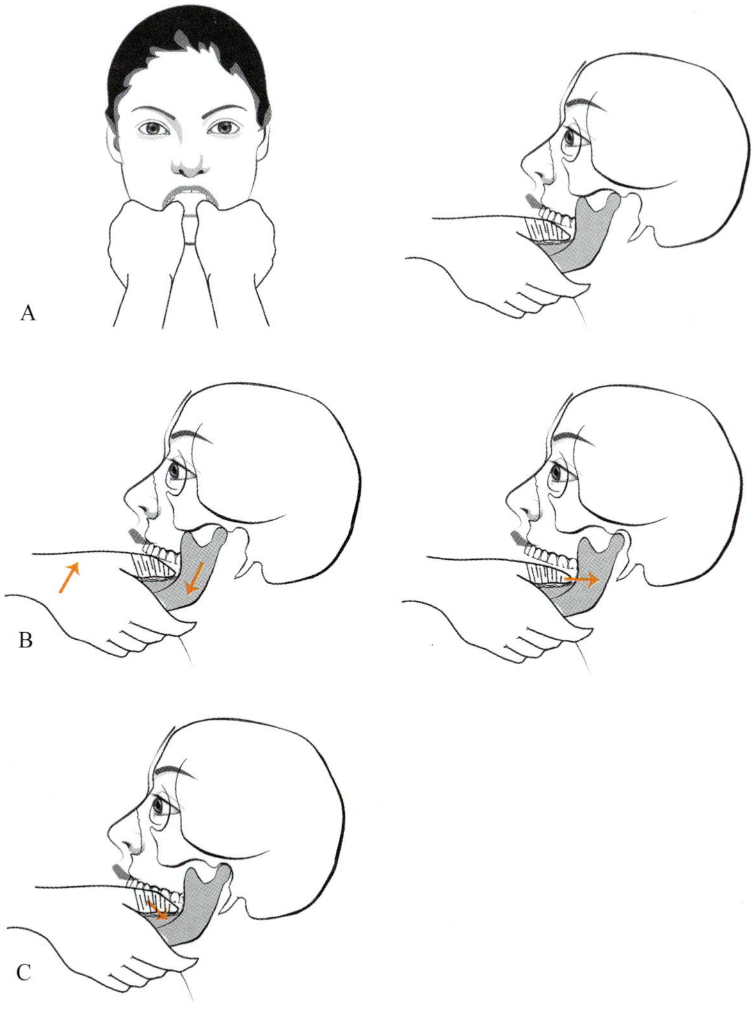

图 9-4　颞下颌关节前脱位口内复位法

A. 术者手指位置　B. 用力方向　C. 复位

（2）口外法：患者和术者的体位同口内法。复位时，术者两拇指放在患者两侧突出于颧弓下方的髁突之前缘，即“下关”穴处；然后用力将髁突向下方挤压。此时，患者感觉下颌酸麻；术者同时用两手的示、中指托住两下颌角、以环指、小指拖住下颌体下缘，各指配合，使下颌角部和下颌体部推向上前方，此时，髁突下降并可向后滑入关节窝而得以复位。

临床上，有时由于脱位时间长，咀嚼肌发生严重痉挛，关节局部水肿、疼痛；或者由于患者不能很好配合，手法复位常较困难，此时，宜先行局部热敷或行关节周围和咬肌神经封闭后再用上述方法，才能得到复位。个别情况脱位长达数日或数周，一般复位方法常常无效，此时可使用全身麻醉，配合肌松剂进行复位。

2. 限制下颌运动　下颌复位后，为了使被过度牵拉受损的韧带、关节盘诸附着和关节囊得到修复，必须在复位后固定下颌 20 日左右，限制开颌运动。固定的方法以采用颅颌绷带最为简便、适用。如果复位未得到固定，或固定时间太短，被撕裂的组织未得到完全修复，可以继发复发性脱位及颞下颌关节紊乱病。

二、复发性脱位 Recurrent dislocation

复发性脱位是指颞下颌关节前脱位反复发作，又称“习惯性”脱位（habitual dislocation），由于反复发作造成患者语言、进食困难。

【病因】

复发性脱位常发生在急性前脱位后未予以适当治疗，如复位后未制动或制动时间不够，被撕裂的韧带、关节囊等未得到修复，结果关节韧带、关节囊松脱，造成复发性脱位；老年人、慢性长期消耗性疾病、肌张力失常、韧带松弛也常常发生顽固性、复发性脱位。

【临床表现】

复发性脱位可为单侧，亦可双侧。在大哭、打哈欠、进食等大开口时，患者突然感到下颌骨不能自如运动，前牙不能闭合，其临床表现与急性前脱位相同。有时几个月发作一次，有时一个月发作几次。顽固性、复发性脱位患者，仅轻微的下颌运动即可发作，甚至一天数次。由于患者惧怕关节脱位，不敢说话，经常用手托着颏部。关节造影可见关节囊扩大，关节盘诸附着松脱。

【治疗】

对于复发性关节脱位，单纯限制下颌活动不能达到防止再脱位的目的。一般可注射硬化剂，如硬化剂治疗无效，可以采用手术治疗，如关节结节增高术（augmentation eminenoplasty）、关节囊紧缩（capsular plication）及关节结节凿平术（articular eminectomy）　等。作者曾报道，口外法经颧弓和乙状切迹三角区进针抵达翼外肌，分 2 点注射 A 型肉毒毒素 25 ~ 50U（图 9-5）。该方法适用于老年性肌功能异常引起

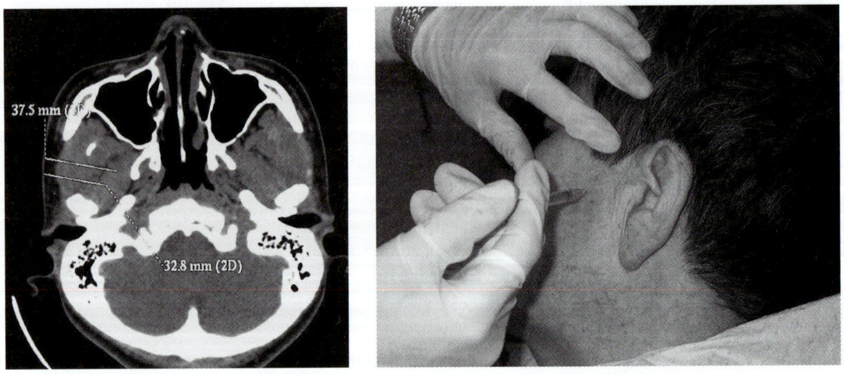

A　　　　B

图 9-5　口外法经颧弓和乙状切迹三角区注射肉毒毒素

A. 注射前 CT 定位和测量　B. 口外法翼外肌注射进针点

的习惯性或顽固性脱位。

三、陈旧性脱位 Old dislocation

陈旧性脱位比较少见，其临床症状和前脱位相同，唯下颌可做一定程度的开闭口运动。

【病因】

无论急性关节前脱位或复发性脱位，如数周尚未复位者，称为陈旧性脱位。由于髁突长期脱位于关节结节前上方，关节局部组织受到撕拉、挤压，因此，在关节周围常有不同程度结缔组织增生，尤以关节后部更甚，并且相应咀嚼肌群也有不同程度痉挛。脱位时间越久，这些变化越严重。

【治疗】

如上所述，由于陈旧性脱位已有组织学改变，手法复位比较困难，其治疗一般应以手术复位为主。治疗时，可在全麻下给肌松剂后，先行手法复位，如失败再进行手术复位。手术可选用耳前切口，显露髁突后，用骨膜分离器插在脱位于关节结节前上方的髁突和颧弓之间，用力反复撬动，使之复位。如果脱位时间长久，由于关节后部结缔组织增生，以及咀嚼肌群张力失调，一般不能完全退回到原关节窝内，术后配合颌间牵引，数天后可使下颌逐渐回复到正中殆位。切不可因在手术时不能完全复位，而误认为手术失败，贸然将髁突切除。当然，如果脱位时间长，发生纤维粘连，确实不能撬动移位的髁突，则可高位切除粘连的髁突。复位后应进行颌间结扎术，使下颌制动 20 天左右。

（傅开元　赵燕平）

第四节　颞下颌关节强直
Ankylosis of the Temporomandibular Joint

提　要

颞下颌关节强直分为关节内强直（真性关节强直）和关节外强直（假性关节强直）。目前以创伤性关节强直最多见。临床表现为开口受限、颌面畸形和咬合紊乱。一般都需外科手术治疗，但术后的复发问题一直是众所关注而尚未能完全解决的问题。

颞下颌关节强直是指因关节内或关节外器质性病变导致患者长期开口困难或完全不能开口的疾病。临床分两类：一类是发生在关节内的病变，导致关节纤维性或骨性粘连，称为关节内强直（intracapsular ankylosis），也称作真性关节强直；另一类是发生在关节外的病变，如颌间挛缩，致使关节不能运动，称为关节外强直（extracapsular ankylosis），也称作假性关节强直。

一、关节内强直 Intracapsular ankylosis

【病因】

关节内强直的高发年龄是儿童和青少年。关节创伤是主要原因，约占 85%。受伤方式以颏部受力对冲关节最多见，轻者造成关节挫伤，重者造成髁突骨折，临床以后者为多。在髁突骨折类型中，矢状骨折和粉碎性骨折是最容易继发关节强直的两种骨折类型，两者的共同损伤特点是关节面受到破坏和关节盘发生移位。关节感染是次位原因。局部感染多源自化脓性中耳炎，由于解剖上，中耳与颞下颌关节相邻，在儿童，岩鼓裂处只有薄层软组织隔开，中耳炎的脓液可直接扩散到关节，引起关节内感染。也可源自血源性感染，如脓毒血症、败血症等所致的血源性化脓性关节炎。其他原因还见于产钳损伤、强直性脊柱炎、骨化性肌炎、类风湿关节炎等。

【病理】

关节内强直的病理演变是一个连续过程，大致分为 3 个阶段：关节内血肿机化，形成致密的瘢痕样纤维增生，此时称为纤维性强直（fibrous ankylosis）；纤维组织长入骨髓腔或骨裂隙，从骨断面上生出骨突起长入纤维组织，两者均伴随新生软骨出现，在强直组织内经常会见到死骨，周围软骨形成十分活跃，此时称为纤维骨性强直（fibro-osseous ankylosis）。随着纤维软骨逐渐骨化，在上下骨断面间形成骨桥，并逐步扩展和钙化，便形成骨性强直（bony ankylosis）。骨性强直可以极其缓慢地不断扩大，乃至波及下颌乙状切迹、颧弓和颅底，形成关节区的完全骨融合。

关于创伤性关节强直的发生机制目前尚不清楚。强直骨组织活性低、但持续，是其生物学特点。从临床上看，关节盘移位失去了阻挡强直骨桥形成的屏障，是关节强直形成的关键因素，但不是唯一因素。

【临床表现和诊断】

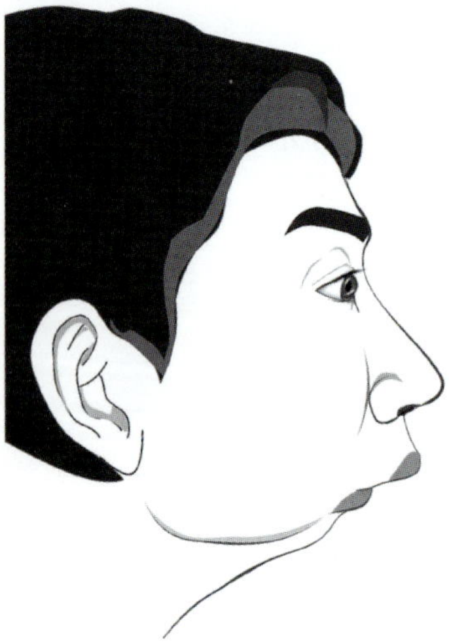

图 9-6　双侧颞下颌关节强直的小颌畸形侧位面像

1. 开口困难　关节内强直的主要症状是进行性开口困难或完全不能开口。病史较长，从几个月到几年，甚至十几年不等。开口困难的程度因强直性质而不同，纤维性强直可有一定的开口度，高度钙化的骨性强直则可完全不能开口。残余开口程度主要与强直骨球的钙化程度有关。开口困难造成进食困难，通常只能由磨牙后间隙处缓慢吸入流质或半流质，或从牙间隙用手指塞入小块软食。

2. 下颌骨发育障碍　儿童期发生关节强直可以继发面下部发育畸形。下颌畸形程度一般随年龄增长而日益明显。单侧强直者，可表现为面容不对称，颏部偏向患侧。患侧下颌体、下颌支短小，相应面部反而丰满；健侧下颌由于生长发育正常，面部反而扁平、狭长，因而容易将健侧误诊患侧。双侧强直者，由于整个下颌发育障碍，下颌内缩、后退，上颌反而显前突，形成特殊的小颌畸形面容（图 9-6）。发病年龄越小，下部发育畸形越严重。部分患者因下颌后缩，相应的软硬组织，特别是舌和舌骨均处于后缩位置，咽腔缩小，造成上呼吸道狭窄，可以引起阻塞性睡眠呼吸暂停综合征。

下颌骨发育畸形还表现为下颌角前切迹明显凹陷，下颌角显著向下突出。发生角前切迹的一般解释是：由于患者经常力图开口，长期地下颌升颌肌群向上牵引与下颌体上的降颌肌群向下牵拉而形成。

3. 殆关系紊乱　下颌骨发育障碍造成面下部垂直距离变短，牙弓变小而狭窄。因此，牙的排列和垂直方向生长均受阻碍，结果造成殆关系紊乱，通常表现为：下颌磨牙倾向舌侧，下颌牙的颊尖咬于上颌牙的舌尖，甚至无法接触；下颌切牙向唇侧倾斜呈扇形分离。如果关节强直发病在发育期以后，面部畸形及殆关系紊乱的表现则不明显。

4. 髁突活动减弱或消失　用两手小指末端放在两侧外耳道内，拇指放在颧骨部做固定，让患者做开闭口运动。检查者可以通过外耳道前壁感觉强直侧关节没有动度或者动度极小，而健侧关节则存在活动度。

5. 影像学检查　对于颞下颌关节强直，CT是目前最佳诊断方法。不同发展阶段关节强直CT表现不同（图9-7），尤其是创伤性颞下颌关节强直。

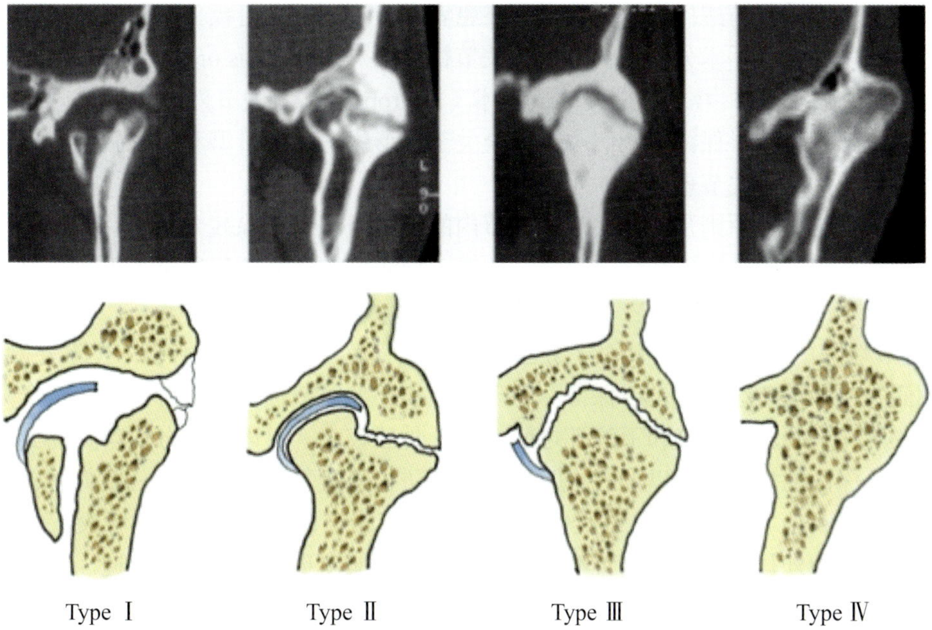

图9-7　颞下颌关节强直的CT影像学及术中表现

进展与趋势

颞下颌关节强直的影像学分类

Sawhney（1986）提出了四型分类法。但限于其分类是基于二维平片观察，未能全面描述创伤性关节强直的影像学特点。2011年，何冬梅等基于CT影像对Sawhney分类进行补充描述和改良，且将假关节现象纳入分类条件。北京大学口腔医院口腔颌面外科创伤中心研究发现强直骨球内透射带是强直发展进程的重要标志，对判断强直严重度和决定治疗方法同样有潜在意义。根据CT冠状位表现将关节强直分为四类（图9-7）。

Ⅰ型：尚未形成骨球，关节解剖形态存在，关节间隙模糊，关节窝及髁突骨密质有不规则破坏。临床上可有大约25 mm的开口度，术中表现为纤维性强直。

Ⅱ型：髁突和关节窝发生部分骨性融合。由矢状骨折继发而来的关节强直典型表现为"分叉"状髁突，外侧半与关节窝形成骨球，但骨球内存在透射带，内侧半与颅底形成假关节，中间有关节盘存在。

Ⅲ型：发生全关节骨融合，形成膨大的、高密度的骨球。大部分创伤性关节强直的骨球内存在透射带，病理上表现为纤维软骨组织，此是残余张口度的主要原因。此时的临床张口度通常小于10 mm。

Ⅳ型：强直骨球内的透射带消失，致密的骨性团块可波及下颌乙状切迹，使正常髁突、颧弓、下颌乙状切迹影像消失。此时患者完全不能张口。

以上分类对决定手术方案有一定的指导意义。

【治疗】

关节内强直的治疗一般都需采用外科手术。在施行手术前，必须有正确的诊断。首先要确定是关节内强直还是关节外强直；确定强直的性质是纤维性还是骨性；病变是单侧或双侧，以及病变的部位和范围，才能制定正确的手术计划。手术必须在全麻下进行，为了防止舌后坠发生窒息的危险，应采用清醒插管术，术后应在患者完全清醒后方可拔去气管插管。

治疗关节内强直的手术分两种：一种是关节松解术（arthrolysis or joint release），适用于Ⅰ型强直，即纤维性强直。第二种是关节成形术（arthroplasty）。关节外侧成形术适用于Ⅱ型强直，去除外侧强直骨球，保留内侧假关节；全关节成形术适用于Ⅲ型和Ⅳ型强直，需要切除整个关节和骨球，并进行关节重建。

关节松解术的手术原则是，彻底清除关节内的纤维组织，摘除残余骨折片，在关节前内侧找到移位的关节盘，予以复位和缝合固定，此对于预防关节强直的复发至关重要。

关节成形术的手术原则如下：

1. 关节切除的部位和范围　对于Ⅱ型强直，截骨范围一般在髁颈上，去除外侧骨球后，探查内侧假关节和关节盘，应予以保留。对于Ⅲ型和Ⅳ型关节强直，截骨范围应为全关节，下方截骨线一般在下颌乙状切迹和下颌孔之间，由于骨球较大，可以采取分块切除的方法。位于颞下凹的关节深区的病变应予以彻底去除，这对于防止强直复发非常重要。截骨后，即刻检查张口度，术中至少应实现 35 mm 以上的张口度。如有困难，需切除过长的喙突。关节强直手术区域邻近颅底和外耳道，尤其是Ⅲ型和Ⅳ型强直，可能出现出血、颅底穿通、意外骨折和骨性外耳道损伤等并发症。外科手术导航系统辅助手术可实现术中实时引导和验证，有效避免上述并发症（图 9-8）。

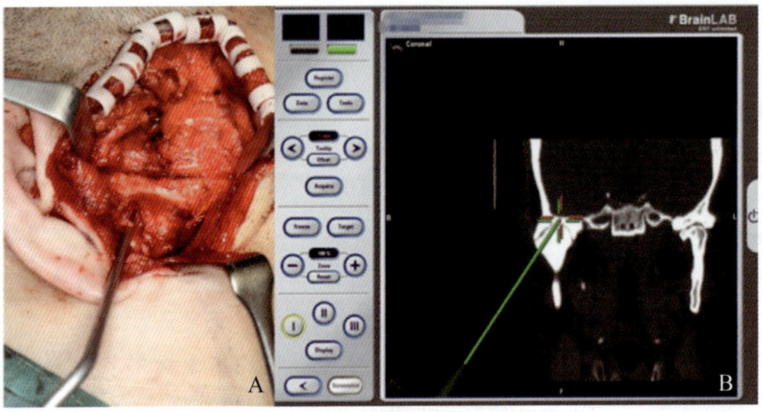

图 9-8　外科手术导航系统辅助下颞下颌关节成形术

A. 术中指示关节窝顶　B. 导航系统内实时显示手术位置距颅底距离，右上箭头为导航指示方向延长 3 mm，表示安全距离

2. 截骨间隙的处理　强直截骨区至少要形成 10 mm 的间隙，以防止截骨断面重新愈合导致强直复发。Ⅱ型和早期Ⅲ型强直需探查关节盘的存在，并予以复位。复位的关节盘是最好的关节间充物，可以有效防止强直复发。如果关节盘不存在或不能复位，可以在截骨间隙内插入其他组织或者代用品，以消除去骨后的无效腔，间隔分离骨断面防止重新愈合。插入的组织较为常用的有：带蒂颞肌筋膜瓣、游离大腿阔筋膜、游离真皮脂肪等。

3. 关节重建　Ⅲ型和Ⅳ型强直截骨范围较大，明显缩短了下颌支的高度，术后可能导致开骀，双侧强直的患者尤其如此，因此需要重建髁突。重建髁突的方法有多种：儿童多采用带软骨头的肋骨移植，也有人应用跖骨或胸锁关节移植，认为可起到取代已失去的髁突生长中心的作用；成人患者可以采用喙突移植，但容易吸收或强直复发。近年来，临床多采用升支截骨垂直骨牵引的方法重建髁突，虽然也有吸收，但效果较为稳定。对于复发的成人强直，可以采用人工全关节置换。

4. 手术年龄问题 儿童期患病的关节内强直，多数主张早期手术，以便尽早恢复咀嚼功能以利下颌及面部的发育；也有人主张在 12 ~ 15 岁以后手术，因为儿童成骨作用旺盛，手术后又难以坚持开口练习，术后容易复发；一旦复发不但影响下颌支的发育，也给第二次手术增加了困难。对于关节强直伴有阻塞性睡眠呼吸暂停综合征的儿童则应及早手术。

5. 关节内强直伴小颌畸形的处理 关节强直患者，由于下颌骨生长发育障碍，均有不同程度的下颌后移，形成小颌畸形，尤其双侧强直更为明显。小颌畸形患者多伴咽腔缩小，致睡眠后舌后坠即发生明显鼾声，严重的常常伴有阻塞性睡眠呼吸暂停综合征。治疗原则中需综合考虑关节强直、小颌畸形和阻塞性睡眠呼吸暂停综合征，制定整体治疗计划。如小颌畸形引起的阻塞性睡眠呼吸暂停综合征严重时，通常的做法是在关节强直手术前，先做双侧下颌体水平牵引。

二、关节外强直 Extracapsular ankylosis

【病因】

关节外强直常见的病因，过去以坏疽性口炎（走马疳 noma）最多。但现在坏疽性口炎已极为罕见。目前，常见病因是创伤，如上颌结节和下颌支的开放性骨折或火器伤以及伤后感染，均可在上下颌间形成挛缩的瘢痕；颜面部各种物理的或化学的Ⅲ度烧伤后，造成面颊部组织广泛瘢痕，也是常见病因之一。此外，临床上还见于其他口腔内手术时创面处理不当遗留关节外瘢痕挛缩；鼻咽部、颞下窝肿瘤放射治疗后，颌面软组织广泛地纤维性变等，也可造成颌间瘢痕挛缩。

【病理】

关节外强直的病理变化，主要是由于上下颌间组织创面，在愈合过程中，有大量结缔组织增生，最后形成挛缩的瘢痕。因为创面的广度和深度不同，形成瘢痕的范围也就不一：有的仅在颊部黏膜出现一窄长的瘢痕条索；有的瘢痕区可波及上颌结节和下颌支处，甚至整个颞下间隙、口咽部均有广泛的瘢痕；有的在瘢痕内还有不同程度骨化现象，或者上下颌间发生骨性粘连。

【临床表现和诊断】

1. 开口困难 关节外强直的主要症状是开口困难或完全不能开口。在问病史时，常有因坏疽性口炎引起的口腔溃烂史，或上下颌骨创伤史，或放射治疗等病史。开口困难的程度因关节外瘢痕粘连的程度而有所不同。由于病理变化发生在关节外部，而不侵犯下颌骨的主要生长发育中心，因此，即使在生长发育期前患病，一般患者面下部发育障碍畸形和殆关系错乱程度均较关节内强直为轻。

2. 口腔或颌面部瘢痕挛缩或缺损畸形 颌间挛缩常使患侧口腔龈颊沟变浅或消失，并可触到范围不等的索条状瘢痕区。但当瘢痕发生在下颌磨牙后区以后的部位时，则不易被查到。由坏疽性口炎引起者，常伴有软组织缺损畸形，牙排列错乱。由于损伤或灼伤引起的颌间瘢痕或缺损畸形，诊断比较容易。

3. 髁突活动减弱或消失 与关节内强直比较，多数挛缩的瘢痕较关节内强直的骨性粘连有伸缩性，所以开颌运动时，患侧髁突尚可有轻微动度，尤其在侧方运动时，活动更为明显；但如颌间瘢痕已骨化，呈骨性强直时，则髁突的活动也可以消失。

4. 影像学检查 影像学表现上，髁突、关节窝和关节间隙清楚可见。在下颌骨或颧骨后前位上，有些病例可见到上颌与下颌支之间的颌间间隙变窄，密度增高。有时可见大小不等的骨化灶，甚至上、下颌骨之间或下颌与颧骨、颧弓之间形成骨性粘连，这时可称畸形为骨性颌间挛缩。

【治疗】

关节外强直的治疗一般都需要采用外科手术。在施行手术前必须鉴别是关节内强直，还是关节外强直。关节外强直手术的基本方法是：切断和切除颌间挛缩的瘢痕；凿开颌间粘连的骨质，恢复开口度。如颌间挛缩的瘢痕范围较小，可用断层游离皮片移植消灭瘢痕切除松解后遗留的创面。如果挛缩的瘢痕范围较大或有唇颊组织缺损畸形，则应采用各种血管化或非血管化皮瓣修复之。

根据颌间瘢痕的范围不同，一般采用两种手术方式：①颌间瘢痕区较局限，主要在颊侧黏膜或上下牙槽骨间，此时可采取口腔内切开和切除瘢痕，同时用开口器使之开口到最大程度，根据创面大小可选择局部黏膜瓣或取中厚皮片游离移植消灭创面；术后应维持在开口位 2 ~ 3 个月。②颌间瘢痕已波及上颌结节和髁突区或整个上下颌之间，此时若从口腔内进行手术，不仅不容易到达深部的瘢痕，而且在瘢痕没有完全松解，还不能大开口的情况下，操作困难；如遇到深部动脉出血更难以止血；因此对这种颌间挛缩，宜从下颌下缘下入路，行口内外贯通手术，显露下颌支和喙突外侧面，切除喙突和下颌支前缘部分骨质，由此进入上颌与下颌之间的瘢痕粘连区，切开和切除深部瘢痕；同时用开口器使开口到最大限度；然后根据不同情况选用各种皮瓣或带血管蒂的皮瓣移植，消灭因切开和切除瘢痕遗留的创面。对伴有轻度唇颊缺损面，可用邻近组织瓣整复；而对大面积颊部缺损者，主要用游离皮瓣移植或额瓣转移等修复。

【预后】

无论何种类型的颞下颌关节强直，术后的复发问题一直是众所关注而尚未能完全解决的问题。根据国内外资料来看，术后复发率在 10% ~ 55% 之间，真性与假性关节强直的复发率大致相仿。导致复发的因素很多，目前观点也不完全一致。一般认为与以下因素有关：

1. 年龄因素　从国内的资料来看，儿童期手术者比成人期复发率高，原因是儿童成骨能力强，手术后难以坚持进行开口练习。因此，曾有人主张在 15 岁以后手术为佳。目前观点多主张早期手术，只要注意手术操作，彻底切除强直病变组织，选择好间隙内插入物，可以减少复发。早期手术的优点是能及早恢复咀嚼功能，有利于面下部的生长发育。

2. 切骨的多少　切骨越多，则两骨断端接触机会越小，复发的可能性也少；但切骨过多会缩短下颌升支，使支点前移到磨牙，形成开𬌗 。一般认为切除骨质应在 10 mm 以上，两个断端应修整成点面接触；切骨时还应使下颌支从浅面到深面保持一样宽度，避免外宽内窄呈楔状。

3. 插入物的放置　假关节间隙填入各种组织或代用品比不填入者复发率低。与远位组织移植或代用品相比，关节盘复位者复发率较低。

4. 骨膜对复发的作用　关节成形术后，可刺激骨膜下的成骨细胞活跃，容易形成新骨导致复发，因此有人主张手术中尽可能切除内侧骨膜；但切除内侧骨膜极易损伤翼丛引起出血，操作困难，手术后造成的血肿更易造成复发，故宜用电刀热凝，既可破坏骨膜，又可热凝止血。

5. 术后开口练习　多数学者强调术后开口练习，认为关节强直患者长期处于闭口状态，肌萎缩甚至纤维化，需要经过被动开口练习，以促进假关节形成，对防止复发有重要意义；一般术后 7 ~ 10 天即可开始练习，同时行植骨或置入牵引器或下颌前移术者应迟至 2 周以后。根据开口度的不同，采用适当厚度的楔形木块做开口器。开口练习时，将比较窄的一端置于磨牙区，逐渐地加大塞入的厚度，使开口度逐渐增大。也可直接采用“鸭嘴式”开口器或气压自控开口器做开口练习，应注意开口器是放在两侧磨牙区而不是前牙区，且应左右交替练习。开口练习的频率应为每日 2 ~ 3 次，每次 15 ~ 20 min，同时可以配合双侧关节区理疗。开口练习至少应坚持 6 个月，直到晨起时不感到关节区发紧，复查时新建髁突或截骨断面出现皮质化为止。

6. 关节强直程度 关节强直严重程度，骨痂范围的大小，决定着手术的难易，截骨的范围和创伤的程度，也与复发密切相关。手术中尽量减少创伤，止血完善，减少无效腔，术后良好的包扎，预防感染，对减少复发是很重要的。

此外，关节强直粘连范围的大小，是否二次手术等对复发也有一定关系。有人主张在关节成形术的同时切除喙突，以利开口。总之，如何进一步降低各类关节强直手术后的复发率，尚待继续研究。

（张 益 贺 洋）

第五节 颞下颌关节囊肿、肿瘤及瘤样病变
Cysts，Tumors and Pseudotumors of the Temporomandibular Joints

提 要

颞下颌关节囊肿、肿瘤及瘤样病变在临床上不是常见病，但诊断和治疗有一定难度。此类疾病以关节区疼痛、关节运动受限、面型偏斜、关节杂音等为其最常见的表现。因其往往存在与颞下颌关节紊乱病相类似的症状，因此在鉴别诊断中应给予高度重视，以免误诊、误治。

医学影像学检查是诊断颞下颌关节占位性病变的重要辅助手段。CT扫描可发现关节间隙的改变以及髁突、关节窝和颅底骨质的破坏情况等；MRI检查在显示软组织病变的位置、范围以及与周围组织的关系方面则更具优越性，有助于鉴别诊断和治疗设计。而颞下颌关节囊肿、肿瘤及瘤样病变的最终确诊仍需要病理学检查。

一、颞下颌关节囊肿 Cyst of temporomandibular joint

颞下颌关节囊肿分为腱鞘囊肿（ganglion cyst）和滑膜囊肿（synovial cyst），均为少见病。颞下颌关节囊肿的病因尚未完全清楚，滑膜囊肿的发生可能与创伤或炎症导致关节内压升高从而造成关节囊疝有关，也可因胚胎发生时滑膜组织移位所致。腱鞘囊肿的发生可能因关节囊的黏液样退行性变性所致。

【临床表现】

滑膜囊肿可表现为颞下颌关节区的疼痛或酸胀不适感，可伴有同侧面痛甚至头痛，缓慢加重的开口受限、开口型偏斜、患侧牙咬合不紧等；多无明确的关节区肿块形成，但可表现出较对侧关节区丰满或轻度膨隆。影像学检查对于诊断具有重要价值，常可发现关节间隙增宽，关节窝受压变形或骨质吸收，MRI检查表现为与关节腔相通或不相通的囊性占位性病变。腱鞘囊肿则常表现为耳前区肿块、生长缓慢、可无明显疼痛或仅有轻微的酸胀痛等。一般无明显的开口受限，但开口型可稍偏向患侧。

【诊断与鉴别诊断】

颞下颌关节囊肿的临床诊断可依据上述的临床表现及相应的CT及MRI检查而获得。腱鞘囊肿CT及MRI检查往往显示为颞下颌关节外侧的圆形或类圆形占位影像，界清，囊性（图9-9）。滑膜囊肿之囊腔常与关节腔相通，但也可不通。而腱鞘囊肿的囊腔与关节腔不相

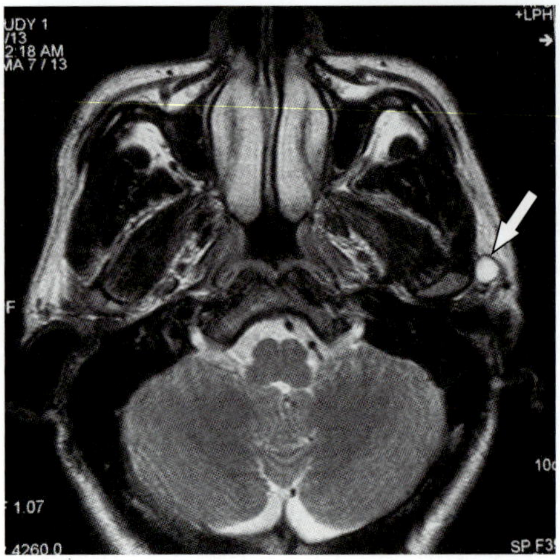

图 9-9 腱鞘囊肿

MRI 示左侧颞下颌关节外侧的圆形占位影像，界清，囊性（箭头示）

通。在组织病理学上，两种类型的囊肿具有不同的表现。滑膜囊肿囊壁为纤维性，较厚，为含有滑膜细胞的内皮衬里覆盖，内含滑液。在囊壁内可见软骨及骨性碎片和含铁血黄素沉积。腱鞘囊肿则无上皮衬里，囊壁为致密的纤维结缔组织，内含黏液。

腱鞘囊肿需与发生于关节区的第一鳃裂囊肿、腮腺肿瘤、皮脂腺囊肿、髁突肿瘤等鉴别。滑膜囊肿常需与滑膜软骨瘤病等相鉴别。影像学检查对鉴别诊断颇有帮助。腱鞘囊肿的 CT 及 MRI 均表现为囊性病变，且与腮腺无关。滑膜囊肿在合并感染时有时尚需与化脓性关节炎相鉴别。

【治疗】

颞下颌关节囊肿在临床上颇为少见，一般无症状者可先不予处理，观察其变化。对有症状的患者，早期可采用粗的穿刺针将囊液抽出，反复冲洗，之后注射类固醇类药物，可重复 2 ~ 3 次治疗，部分病例症状可缓解；而对以上治疗无效者可手术切除囊肿。

二、颞下颌关节良性肿瘤及瘤样病变 Benign tumors and tumor-like lesions of temporomandibular joint

颞下颌关节良性肿瘤及瘤样病变包括髁突骨瘤、骨软骨瘤、滑膜软骨瘤病、色素沉着绒毛结节性滑膜炎、软骨母细胞瘤及髁突黏液瘤等。本节仅对临床上相对较为常见的髁突骨瘤、骨软骨瘤、滑膜软骨瘤病、色素沉着绒毛结节性滑膜炎分别进行叙述。

（一）髁突骨瘤 及骨软骨瘤

髁突骨瘤（osteoma）与骨软骨瘤（osteochondroma）均表现为髁突过度增生性改变。骨瘤只有骨性组织成分，而骨软骨瘤则可见骨及软骨两种成分。骨瘤又可分为密质骨型和松质骨型两类。

【临床表现】

髁突骨瘤及骨软骨瘤常无明显自觉症状，而仅以关节区膨隆、下颌偏斜就诊。肿瘤生长缓慢，可长达数年，表现为缓慢发生的下颌偏斜，𬌗关系紊乱，健侧往往呈反𬌗或对刃𬌗状态。部分患者可存在患侧关节区疼痛、弹响或杂音等类似颞下颌关节紊乱病的症状。

【诊断与鉴别诊断】

依据上述临床表现及相应的影像学检查，髁突骨瘤及骨软骨瘤的诊断不难得出。X 线检查

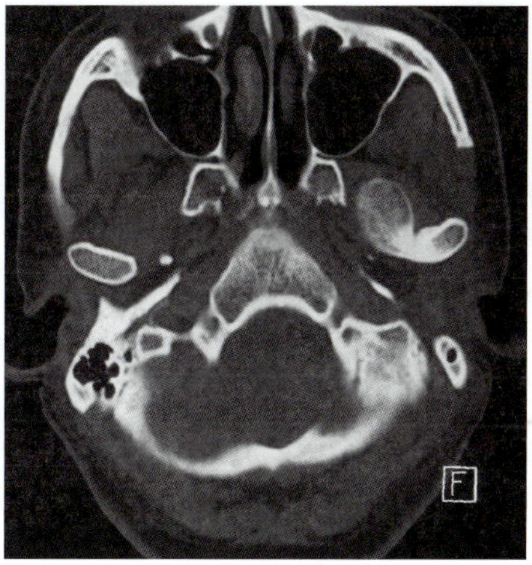

图 9-10　髁突骨软骨瘤

CT 轴位片示左侧髁突内侧可见明显增生物，边缘光滑，与髁突相连

发现髁突表面骨质增生、突起，呈半圆形、分叶状或不规则形改变，边缘光滑（图 9-10）。骨软骨瘤多表现为密度不均的高密度病变，其中低密度病变往往提示肿瘤软骨成分的可能性，这一特征对于二者的鉴别有重要价值。病理学上骨软骨瘤表面有软骨帽覆盖，生长活跃时，可见软骨细胞增殖明显；而在肿瘤生长停止时，软骨细胞亦停止增殖。此外，髁突骨瘤与骨软骨瘤还需要与髁突良性肥大相鉴别。后者是一种生长发育性疾病，X 线表现为髁突体积变大，髁突颈部变长，但一般不失去髁突的正常形态，骨质密度无明显异常，可同时伴有患侧下颌骨体部增生肥厚。

【治疗】

髁突骨瘤、骨软骨瘤较小，没有明显临床症状者，可予以观察。较大的髁突骨瘤、骨软骨瘤可经手术完整切除肿瘤。瘤体较小者可经耳前入路切除肿瘤；而瘤体大者，可经口内入路切除或下颌下切口入路直接切除，或先行升支后缘垂直截骨，切除肿瘤后上移升支后缘以重建髁突。切除骨瘤、骨软骨瘤后，应注意恢复患侧下颌升支高度及咬合关系。此外，对于髁突骨瘤、骨软骨瘤伴有颌骨畸形者，可同时进行正颌外科手术治疗，矫正颌骨畸形；同时对咬合关系紊乱者，进行术前、术后正畸治疗改善咬合关系。

（二）滑膜软骨瘤病

滑膜软骨瘤病（synovial chondromatosis）为关节滑膜、滑膜囊或腱鞘内发生的良性、结节性软骨增生。其病因尚不明确，可能与创伤及慢性炎症等有关。

【临床表现】

滑膜软骨瘤病常常表现为颞下颌关节区的疼痛、肿胀、开口受限、杂音等，可伴有患侧面痛和头痛等。仔细询问病史，一些患者可存在患侧关节局部反复发生的轻度肿胀及轻中度开口受限等。此外，患侧咬合不紧亦较常见。影像学检查常可发现关节间隙增宽，髁突或关节窝可有受压变形或骨质吸收，CT 检查常可发现关节腔内有较多的钙化程度不等的游离体存在（图 9-11），而 MRI 检查可显示早期的钙化程度较低的软骨结节的存在（图 9-12）。滑膜软骨瘤病多局限于关节腔内，部分患者病变具侵袭性，可侵入关节外组织，甚至破坏中颅窝底而侵入颅内。

【诊断与鉴别诊断】

因其症状可与颞下颌关节紊乱病相似，滑膜软骨瘤病有时易被漏诊。除了患侧关节区的疼痛、弹响、开口受限外，对于存在局部反复发生的轻度肿胀及轻中度开口受限，应予以相应的影像学检查，影像学检查对于其诊断具有重要价值。CT 上钙化游离体的存在有助于诊断，而

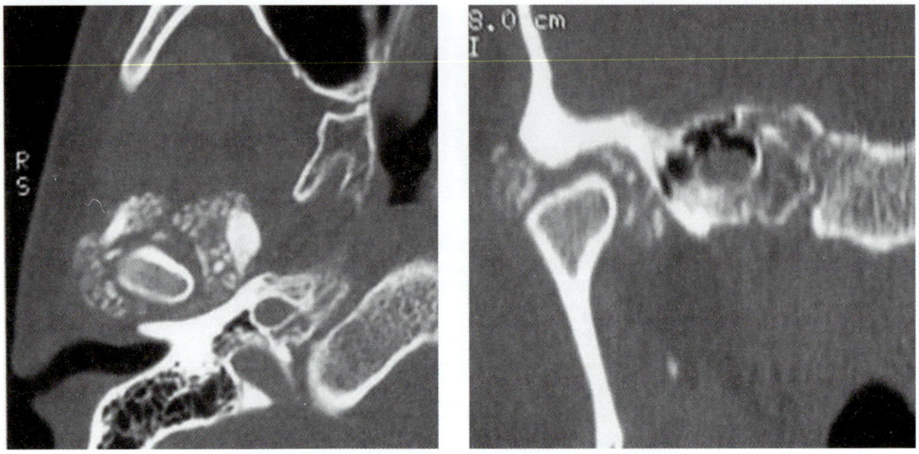

A　　B

图 9-11　滑膜软骨瘤病 CT 表现

螺旋 CT 显示关节腔内有大量的钙化程度不等的游离体存在。A.CT 轴位　B.CT 冠状位

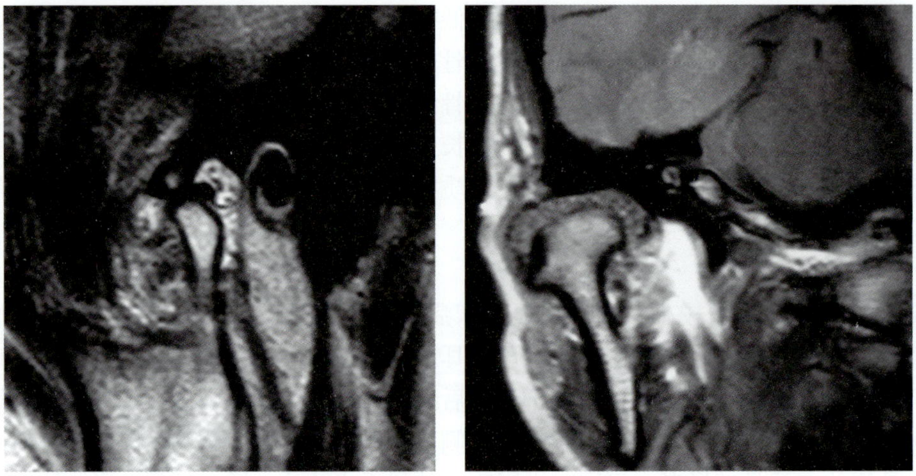

A　　B

图 9-12　滑膜软骨瘤病 MRI 表现

MRI 显示关节腔内大量渗出，关节囊扩张呈哑铃状，关节腔内有大量低信号影像，呈现为圈环样结构。
A．MRI 矢状位　B．MRI 冠状位

MRI 检查能够及早发现关节腔内钙化不全的软骨结节，因此有助于该病的早期诊断。术中肉眼观可见关节腔内存在大量的白色、乳白色的软骨结节或软骨碎片，呈沙粒状或结节状，大小不等（图 9-13）。组织病理学上软骨结节可被一薄层纤维组织或滑膜衬里覆盖。软骨细胞簇集分布，核饱满，具中度多形核表现，常可见有双核细胞。软骨结节可发生骨化。Milgram（1977）曾将滑膜软骨瘤病分为三期：Ⅰ期，滑膜内软骨化生病变活动，无游离体形成；Ⅱ期，为过渡期，可见滑膜内骨软骨结节，并伴有关节腔内骨软骨性游离体形成；Ⅲ期，滑膜内病变静止，并形成多个游离体。

滑膜软骨瘤病除了与颞下颌关节紊乱病相鉴别外，还应与其他颞下颌关节占位性病变相鉴别，其特有的影像学表现有助于诊断。

【治疗】

对于不同的滑膜软骨瘤病患者，可根据不同的临床表现采用不同的治疗方法。对无明显症状且范围局限者，可先观察，给以保守治疗，如给予非甾体类抗炎镇痛药物治疗等。对于症状明显或有多次反复发作的关节肿痛史者，应予以外科手术治疗，包括关节镜手术及开放手术治疗（图 9-13），术中应尽可能去除游离体及病变的滑膜组织。如有关节骨质受累，亦应做相应处理，如髁突及关节窝、关节结节修整等。如术中发现关节结构无明显受累情况，则可仅行游离体及受累滑膜清除术。关节镜手术对于早期的游离体较小的滑膜软骨瘤病有诊断和治疗价值。

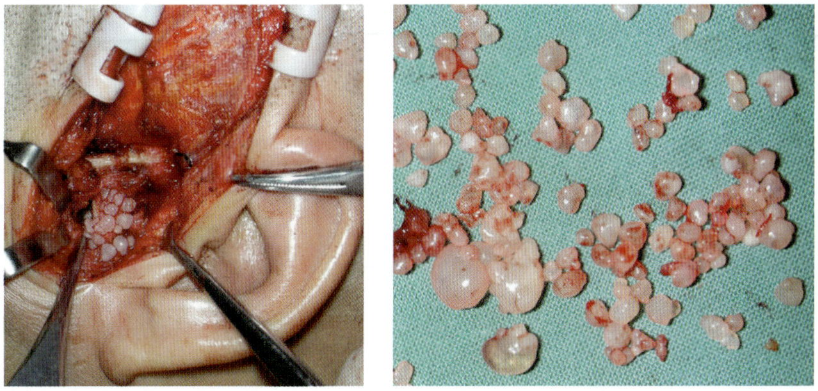

A B

图 9-13 滑膜软骨瘤病术中表现

A. 开放手术中关节腔内所见 B. 术中刮除的大量的白色半透明的软骨结节样物，大小不等

（三）色素沉着绒毛结节性滑膜炎

色素沉着绒毛结节性滑膜炎（pigmented villonodular synovitis, PVNS）是一种具有局部侵袭性的肿瘤性疾病，又称为弥漫型腱鞘滑膜巨细胞瘤（diffuse tenosynovial giant cell tumor, D-TSGCT），弥漫型巨细胞瘤等。常发生于关节滑膜、腱鞘和滑膜囊。其病变部位往往呈现绒毛或结节样纤维结缔组织增生，并有含铁血黄素沉着。PVNS 病因不明确，以往文献报道可能与炎症、关节反复出血、隐匿性滑膜血管瘤、反复的关节微创伤或脂质代谢异常等有关。研究发现，反复复发的病例有恶变潜能。

【临床表现】

PVNS 以青壮年多见，最常累及的关节是膝关节，其次为髋关节、踝关节等。病变发生在颞下颌关节者较少见，临床上表现为关节区的肿胀与进行性疼痛不适，可伴有开口受限及患侧面痛甚至头痛等。影像学检查是重要的辅助诊断手段，X 线检查和 CT 扫描可表现有髁突和关节窝的骨质破坏、侵蚀性缺损，但缺乏特异性。而在 MRI 检查中，T_1、T_2 加权像上可呈现明显的低信号影像，与含铁血黄素的沉积有关，当病变含有其他成分时，可呈现以低信号为主的混杂信号影像。病变具有一定的侵袭性，可侵犯关节周围组织，甚至破坏中颅窝底而侵入颅内（图 9-14）。

【诊断与鉴别诊断】

发生于颞下颌关节的 PVNS 较少见，临床上表现为关节区的肿胀和进行性疼痛不适，伴有开口受限及患侧面痛等。因其存在与颞下颌关节紊乱病相似的症状而常常延误诊断。也有少数病例仅有颞下颌关节区的肿胀，而其他症状不明显。MRIT_1、T_2 加权像上病变均表现为低信号影像时，被认为对该病诊断具有重要价值。而 MRI 检查又可清楚地显示病变的范围及关节周围组织的受累情况。临床上 PVNS 还应与颞下颌关节其他占位性病变相鉴别，如滑膜软骨

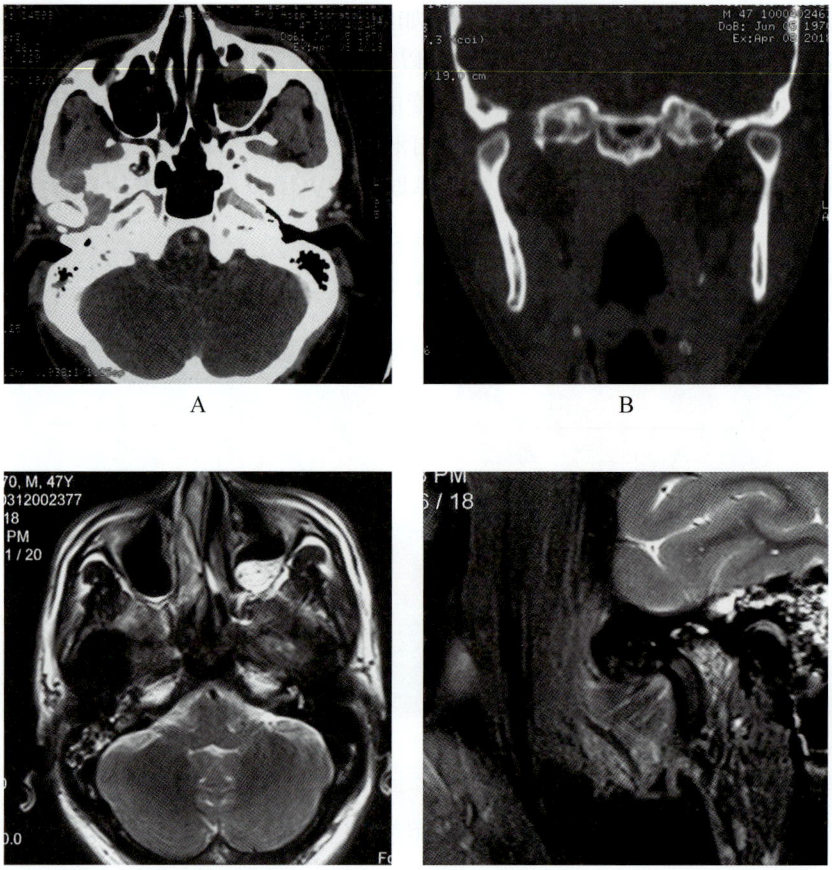

A　B　C　D

图 9-14　色素沉着绒毛结节性滑膜炎

螺旋 CT 显示右侧关节占位，关节窝骨质破坏；MRI 显示右侧关节区明显低信号占位影像，侵入颅内。

A. CT 轴位软组织窗　B. CT 冠状位骨窗　C. MRI 轴位 T_2 加权像　D. MRI 斜矢状位 T_2 加权像

瘤病等，CT 及 MRI 检查有助于二者的鉴别。因 PVNS 具有侵袭性生长方式，因此还应与某些低度恶性肿瘤相鉴别，而最终的确诊仍依靠病理学检查。病变组织肉眼观表现为棕黑色或棕黄色的囊实性肿块，质脆，有些含有软骨成分。显微镜下病变呈增殖性表现，由大量的组织细胞（圆形或梭形）、单核细胞以及多核巨细胞组成，绝大部分有含铁血黄素沉积或伴出血表现。

【治疗】

对于 PVNS 的治疗，彻底清除病变的滑膜组织是治疗的关键。早期病变局限者以单纯病灶及受累滑膜切除为主，可经关节镜完成这一手术。该病容易切除不彻底，复发率亦相对较高。手术治疗以开放性手术进行全滑膜切除为主。因考虑肿瘤具有局部侵袭性，对于病变范围广、边界不清者，应采用扩大切除的方法，术中可采用导航定位。如术中发现病变边界不清或涉及重要结构如颅底等而无法彻底切除者，术后辅以低剂量的放疗可减少复发和并发症的发生。

三、颞下颌关节恶性肿瘤 Malignant tumors of temporomandibular joint

颞下颌关节恶性肿瘤分为原发性恶性肿瘤和转移瘤两类，以转移瘤较为常见。关节原发性恶性肿瘤包括软骨肉瘤、骨肉瘤、滑膜肉瘤及纤维肉瘤等，均很少见。临床上可表现为关节区疼痛、开口受限、局部肿胀及感觉异常等症状，但亦可无明显临床症状。关节转移瘤可来自邻近部位如腮腺、中耳、外耳道及鼻咽部等处的恶性肿瘤；也可来自乳腺、肺、甲状腺、肾及前列腺、直肠等身体其他部位的恶性肿瘤。转移瘤以腺源性恶性肿瘤转移者较多，可表现为关节区肿块、疼痛、感觉异常及开口受限等。无论关节原发性恶性肿瘤或转移瘤，均因可出现与颞下颌关节紊乱病相类似的症状而混淆，从而导致临床上误诊、误治。

颞下颌关节恶性肿瘤的诊断依据病理学检查而确诊。颞下颌关节原发性恶性肿瘤的病理学表现与大关节者基本相同；而转移瘤的病理学表现与原发肿瘤相同；在此均不再赘述。

对于颞下颌关节恶性肿瘤的治疗，应按恶性肿瘤的治疗原则进行综合治疗，包括彻底的手术切除肿瘤及放、化疗等。

（孟娟红　马绪臣）

第六节　颞下颌关节内镜治疗

Arthroscopic Surgery of the Temporomandibular Joint

提　要

颞下颌关节内镜治疗是一治疗颞下颌关节病的行之有效的方法。对于关节囊内病变，关节镜或开放性手术均可对某些病变进行同样的处理，如关节腔灌洗、粘连松解、清扫修整、关节盘复位缝合等。显然，关节镜手术较开放性手术对正常结构的损伤更小，是一种微创手术治疗。

颞下颌关节内镜的临床应用由 Ohnishi（1975 年）最先报道，因其具有创伤小、恢复快的优点，逐渐发展成为颞下颌关节疾病一种诊断和微创手术治疗的方法。显然，对于那些仅用局限性手术即可解决问题的病例，具有更大的优越性。颞下颌关节内镜治疗被喻为介于非手术治疗和开放性手术之间的桥梁。通常，经恰当的非手术治疗并被证明是无效的患者可考虑关节内镜治疗。

【适应证】

1. 骨关节炎，保守治疗无效。
2. 关节内纤维性粘连引起的开口受限。
3. 关节盘移位等引起的关节内结构异常。
4. 关节囊松弛引起的关节半脱位或复发性脱位。
5. 顽固性的关节源性疼痛。
6. 其他关节内病变的诊治，如早期滑膜软骨瘤病的诊治。

【术前准备】

（一）颞下颌关节内镜器械

1. 颞下颌关节镜　目前主要内窥镜生产厂商均配备相应的颞下颌关节内镜，直径以 1.7 ~ 2.3 mm 不等，0 度和 30 度内镜均可，比较适合颞下颌关节区域应用。目前，还有外径 1.3 mm 的微型颞下颌关节镜。

2. 光源、光纤及视频监视设备。

3. 关节内镜辅助操作器械　包括注射器及注射针头、穿刺器（锐头、钝头）、穿刺套筒（单通道、双通道）、探针、小刀、剪刀、活检钳、抓钳、骨锉等。

4. 射频消融等辅助装备。

（二）关节内镜治疗团队

关节内镜手术对术者、助手等团队要求较高，需要经过较长时间的训练。

（三）术前手术准备

1. 术前影像学检查　至少一种影像学手段明确诊断并确定病变的部位、性质、与周围结构的关系，目前以 MRI 和 CBCT 为最常用影像诊断手段。

2. 可在局部麻醉和全身麻醉下进行。

3. 消毒铺巾后，患者头位偏向健侧，术者和助手分列患者的患侧和健侧，在面对术者方向安放一台监视器，方便操作观察，助手面对方向也需安放一台同步监视器便于同步操作。

【手术操作程序】

1. 关节上腔穿刺　首先做外眦与耳屏尖连线（Holmlund and Hellsing，HH 连线），耳屏软骨前缘与 HH 连线交点为起点，前方 10 mm，垂直于 HH 连线下方 2 mm 标记位点，为关节窝顶点的大致体表投影，具体位点需要依靠术者的触诊。让患者下颌处于开口位，髁突前移，穿刺位点为关节结节后斜面中点。使用髁突后缘与关节结节后斜面交点作为穿刺位点，使用 5 ml 黏膜针头，向前、上、内方穿刺，突破关节囊到达关节结节后斜面骨面，进入关节上腔，注射 3 ~ 5 ml 左右 2% 利多卡因注射液，充盈关节上腔，注意观察是否可回吸注射液，或者注射液自行流出来判断是否进入关节上腔（图 9-15）。

2. 内镜观察通道建立　沿注射点做一 2 mm 切口，切开皮肤、皮下，使用锐头穿刺器外套双通道套管穿刺，穿刺方向为前上，可先到达颧弓外侧骨面，使用锐头穿刺器作为骨膜剥离器，向下内沿骨面分离，突破关节囊外侧进入关节上腔，注意进入深度具体不应超过 25 mm，进入关节上腔后可见穿刺液经通道流出，指示进入关节上腔。进入关节上腔后，可在镜下观察整个关节上腔，判断关节病变情况，并决定是否进行下一步建立内镜操作通道。

3. 内镜操作通道建立　将关节内镜由内向外沿外侧沟轻轻滑过关节结节到达前上隐窝，此时放松下颌或让患者轻轻闭口并不咬合，即可观察到关节盘前方滑膜交界处。如需建立操作通道，切开位点可通过观察套筒的长度和方向进行确定，也有学者使用关节结节前斜面与颧弓交界处作为穿刺位点。套筒方向以与关节盘滑膜交界线平行为宜。确定穿刺位点后，行 2 mm 小切口，以锐头穿刺器外套套筒垂直皮肤穿入，此时需充分使用成三角技术，穿刺进入时需在监视器下观察到操作套筒。建立操作通道后，可针对相应疾病进行操作（图 9-16）。

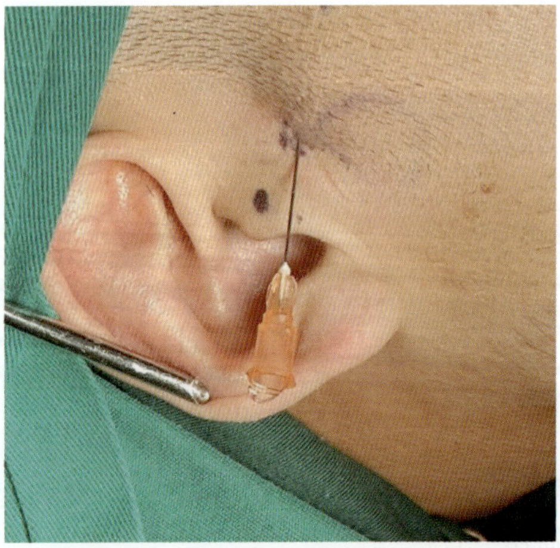

图 9-15　关节上腔穿刺成功，注射液自动流出

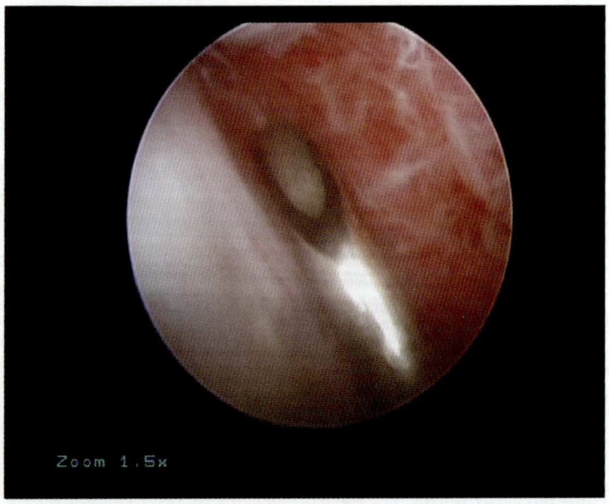

图 9-16　关节前部穿刺建立操作通道

【基本术式】

针对不同疾病，颞下颌关节镜下可做如下基本操作术式：

1. 诊断性检查、松解　关节镜进入关节上腔后，可观察关节腔结构改变，具体包括关节盘覆盖、血管分布（判断滑膜性质）、增生、关节盘穿孔、变性、粘连、关节盘性质、游离体等病理情况，对各类疾病进行相应诊断。对持续性锁结患者可用钝性探针或套管填塞器剥离关节上腔，以解除关节盘对关节窝的吸盘效应，并松解粘连；然后用生理盐水或者乳酸林格液彻底灌洗，如尚有炎症、充血，可附加类固醇药物。

2. 滑膜凝灼术　对于存在滑膜炎患者，可经操作通道，使用射频消融针头（如等离子刀）凝灼充血或有纤维增生的滑膜（图 9-17）。

3. 囊内清扫修整术　可经操作通道清除囊内粘连物、关节腔内游离体及关节腔表面程度有限的骨组织刨削，以恢复光滑的关节面及合乎运动要求的骨轮廓（图 9-18）。

4. 关节盘前份松解和盘后区凝灼术　对于关节盘前移位病例，使用等离子刀等射频消融器械松解切断关节盘前附着翼外肌上头的部分肌纤维（图 9-19），再使用钝头剥离器分离，复位关节盘。同时可凝灼盘后区组织，造成瘢痕化，使盘后附着收缩，以助关节盘复位后的固定。

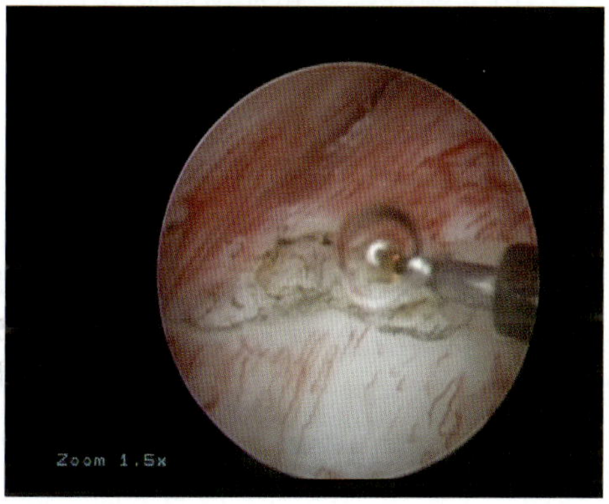

图 9-17　经操作通道消融烧灼

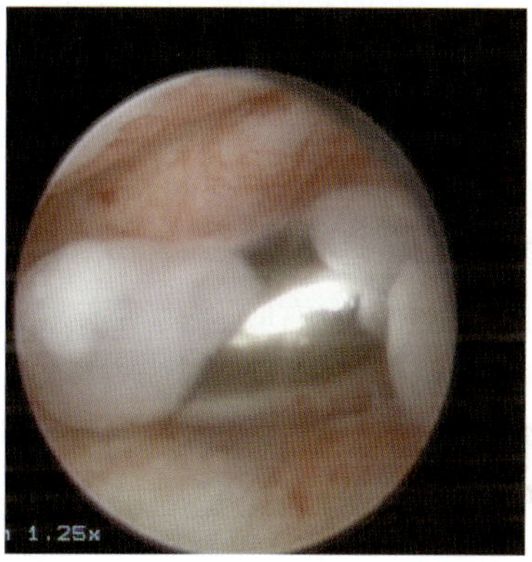

图 9-18　经操作通道取出关节上腔内游离体

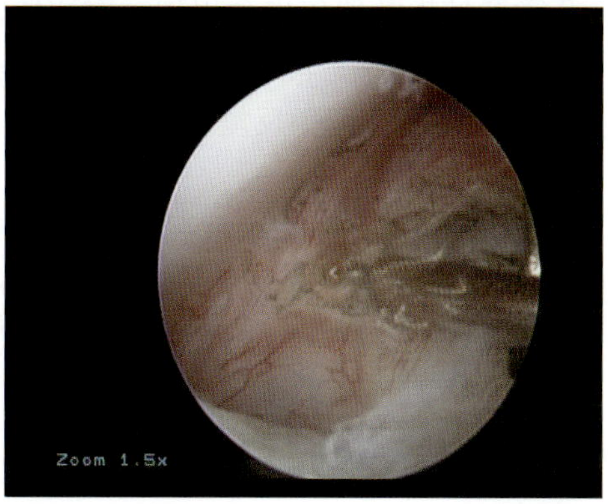

图 9-19　经操作通道行等离子刀松解前内附着

5. 关节盘前份松解、盘后区凝灼术加牵引缝合术　由于凝灼术后的瘢痕化需数周方趋于成熟，为了获得即刻牵引固定效果，可合用关节盘后附着牵引缝合术。这种技术是将缝线穿过关节盘组织，利用缝线的后侧向牵引力将前内移位的关节盘牵引固定于合理的后侧向位，该项技术需配合外耳道前壁和耳前外侧皮肤建立多个通道完成。

6. 关节盘后区硬化疗法　经关节镜，可将5%鱼肝油酸钠注射于盘后区或上腔后壁滑膜下，不会造成滑膜表面的灼伤而影响滑液分泌，主要用于关节动度过大的限制治疗。

【术后处理】

1. 术后用绷带局部加压及进流质饮食1～3天。

2. 囊内纤维粘连及骨关节病行清扫术者，术后3天即可进行张口训练；关节运动过度及结构紊乱者，术后1～2周后进行张口训练。

3. 术后根据情况可使用非甾体类抗炎镇痛药物配合治疗，也可配合理疗及殆垫治疗。

【并发症及其处理要点】

1. 术中出血　术中出血分为囊内和囊外两种。囊内无知名血管的出血是由于穿刺针或者套管所致，一般经灌洗后即可缓解或消失，不影响手术进程，故不列入并发症范畴。对于因关节盘前附着松解术所引起的翼外肌动、静脉损伤所致的囊内出血，常可引起较多出血，可用射频消融仪进行凝灼，或者堵住套管、加大压力推注生理盐水达到止血目的。一般待出血停止5 min后，在内镜直视下取出血凝块后继续手术。对颞浅动、静脉损伤引起的囊外出血，需要注意血管的位置，注意避免穿破血管；若出现上述情况，则需要缝合止血、术后加压包扎并给予止血敏或口服止血药物。

2. 术后暂时性面瘫　由于反复穿刺后的组织反应以及灌洗液渗出所致肿胀或局麻药物所致的暂时性面瘫，待麻醉药物作用消除或者肿胀减退后会自行恢复。

3. 咬合紊乱　其机制是由于关节盘前附着松解后，关节盘由前移位状态重新恢复到正常的位置，髁突顶至关节窝的距离发生改变，以及术后关节腔积液、局部软组织肿胀等因素，导致患者出现不同程度的暂时性错殆。据统计，80%的患者术后均会出现此类并发症，但1/3的患者在术后1周左右咬合关系恢复正常；若术后28天时仍存在错殆，则应考虑采取适当的治疗方法（例如弹性牵引等）予以矫正，以尽快恢复患者的咀嚼功能。

4. 咬肌神经损伤　咬肌神经损伤是由于关节盘前附着松解时，切开滑膜深度过深，解剖结构辨别不清，以及未正确操作而导致。通常见于关节上腔前隐窝内、中份交界处的滑膜深面，距离滑膜表面约5 mm。需熟悉该部位的解剖结构，了解该神经的走行及方向；同时在进行松解术时，要边松解关节盘前附着、边分离组织，以便识别该神经。对于术中损伤该神经的患者，术后给予营养神经药物。3～6个月后肌力恢复。

5. 关节镜器械折断　关节镜器械折断偶尔也会出现。对于脱落在关节腔内的射频消融仪尖端的陶瓷、套圈及线头等可以在内镜直视下取出。为预防此类并发症的发生，要求术前做好器械检查，严格按照器械说明书使用器械，避免反复多次使用；同时术前应向患者详细告知术中注意事项，配合术者完成手术。

6. 外耳道或鼓膜穿孔　因穿刺方向不当所致。掌握正确的穿刺方法尤为重要。

7. 永久性面瘫　原因在于穿刺损伤面神经。

8. 颅底穿孔　因穿刺方向或用力不当所致。掌握正确的穿刺方法尤为重要。

（贺　洋　傅开元）

临床案例

患者女性，40岁。因“左关节张口疼痛受限半年”来我院就诊。

患者5年前有过弹响和张口受限，后症状缓解。近半年来左关节区疼痛，大张口和咬硬物疼痛加重。未接受过治疗。无外伤史，无系统性病史。

专科检查：最大自由开口度 30 mm，被动开口度 32 mm，左关节区疼痛；大张口左偏，左关节区压痛；左髁突不滑动，未及确切弹响和杂音；两侧颞肌和咬肌也有压痛。X 线如曲面体层片和口腔颌面锥形束 CT（CBCT）检查如案例图。

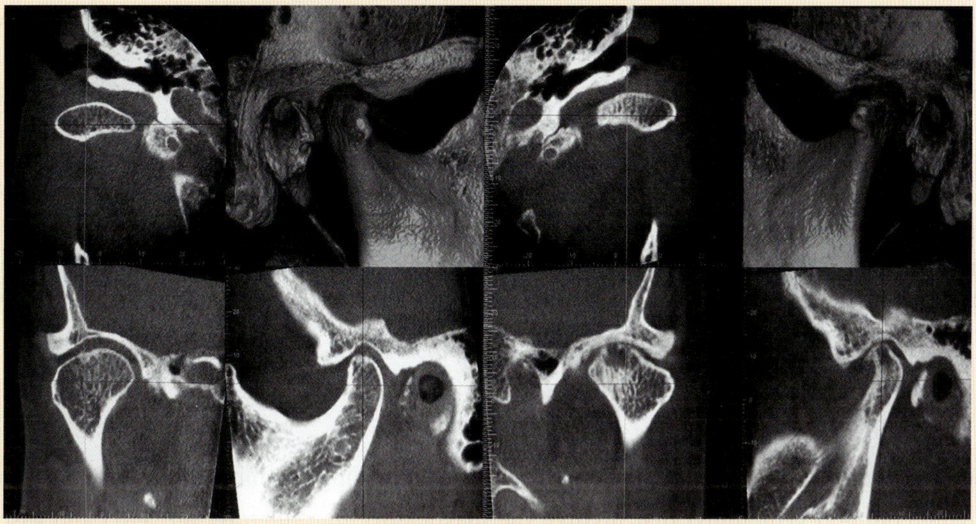

案例图　双侧颞下颌关节 CBCT 影像

问题：

1. 根据病史、临床和 X 线检查，初步的临床诊断是什么？
2. 临床上如何来选择 X 线检查手段？
3. 是否有必要进行 MRI 检查？请描述 MRI 最有可能的表现。
4. 请你制定一个治疗计划。

链接：
案例分析

参考文献

1. 谷志远，傅开元，张震康 . 颞下颌关节紊乱病 . 北京：人民卫生出版社，2008.
2. 马绪臣 . 颞下颌关节病的基础与临床 . 2 版 . 北京：人民卫生出版社，2004.
3. 张志愿 . 口腔颌面外科学 . 7 版 . 北京：人民卫生出版社 , 2012.
4. 马绪臣，李铁军 . 口腔颌面部疾病 CT 诊断与鉴别诊断 . 北京：北京大学医学出版社，2019.
5. 马绪臣，张震康 . 颞下颌关节紊乱病双轴诊断的临床意义和规范治疗的必要性 . 中华口腔医学杂志 , 2005,40(5):353-355.
6. 傅开元，张薇，曹烨，等 . 咀嚼肌痉挛的分型与临床特征 . 中华口腔医学杂志 , 2012,47(7)：423-426.
7. 孟娟红 , 郭玉兴，罗海燕，等 . 颞下颌关节弥漫型腱鞘巨细胞瘤的诊断与治疗 . 北京大学学报 : 医学版，2016，48(6):1049-1050.

8. 杨驰，邱蔚六，哈其，等.颞颌关节镜手术相关解剖学测量及并发症的防治.口腔医学纵横杂志，1997,13:204-207.
9. De Leeuw R. Orofacial Pain: Guidelines for Assessment, Diagnosis, and Management. 4th ed. Chicago: Quintessence, 2008.
10. Fu KY, Chen HM, Sun ZP, et al. Long-term efficacy of botulinum toxin type A for the treatment of habitual dislocation of the temporomandibular joint. Br J Oral Maxillofac Surg, 2010, 48(4): 281-284.
11. Greene CS. Managing the care of patients with temporomandibular disorders: A new guideline for care. J Am Dent Assoc, 2010,141,1086-1088.
12. Joseph P. McCain. Principle and practice of temporomandibular joint arthroscopy. St.Louis: Mosby-year Book.Inc, 1996.
13. Lei J, Yap AUJ, Li Y, et al. Clinical protocol for managing acute disc displacement without reduction: An MRI evaluation. Int J Oral Maxillofac Surg, 2020, 49(3): 361–368.
14. Meng J, Guo C, Yi B, et al. Clinical and radiologic findings of synovial chondromatosis affecting the temporomandibular joint. Oral Surg Oral Med Oral Pathol Oral Radiol Endod, 2010, 109(3): 441-8.
15. Schiffman E, Ohrbach R, Truelove E, et al. Diagnostic criteria for temporomandibular disorders (DC/TMD) for clinical and research applications: recommendations of the international RDC/TMD consortium network and orofacial pain special interest group. J Oral Facial Pain Headache,2014,28(1):6-27.
16. Yang C, Cai XY, Chen MJ, et al. New arthroscopic disc repositioning and suturing technique for treating an anteriorly displaced disc of the temporomandibular joint: part I--technique introduction,2012,41(9):1058-1063.

Definition and Terminology

Temporomandibular disorders: a collective term embracing a number of clinical problems (that have many common symptoms) that involve the masticatory musculature, the TMJ and associated structures, or both.

Myofascial pain: is characterized by a regional, dull, aching muscle pain and the presence of localized tender sites (trigger point) in muscle, tendon, or fascia.

Disc displacement with reduction: is described as an abrupt alteration or interference of the disc-condyle structural relation during mandibular translation with mouth opening and closing. From a closed mouth position the "temporarily" misaligned disc reduces or improves its structural relation with the condyle when mandibular translation occurs with mouth opening, which produces a joint noise (sound) described as clicking or popping.

Disc displacement without reduction: is described as an altered or misaligned disc-condyle structural relation that is maintained during mandibular translation. Thus, the disc is non-reducing or "permanently" displaced and does not improve its relation with the condyle on translation.

Degenerative joint disease: is defined as a degenerative condition of the joint characterized by deterioration and abrasion of the articular tissue and concomitant remodeling of the underlying subchondral bone.

Synovitis: is described as an inflammation of the synovial lining of the TMJ that can be due to infection, an immunologic condition secondary to cartilage degeneration, or trauma.

Myospasm: is an acute muscle disorder characterized by a sudden, involuntary, tonic contraction of a muscle.

Temporomandibular joint dislocation: also known as opening lock or subluxation, described a condition in which the condyle is positioned anterior to the articular eminence and is unable to return to a closed position.

第十章　口腔颌面部神经疾患

Neural Diseases of Oral and Maxillofacial Region

第一节　三叉神经痛

Trigeminal Neuralgia

提　要

三叉神经痛是颅神经疾患中最常见的一种，主要表现为：单侧三叉神经支配区域内，频频发作的阵发性剧痛，突然发作骤然停止，持续时间短暂，呈针刺、电击样，日常生活中洗脸、说话等无伤害的激惹可引发疼痛。

依据发病原因的不同，三叉神经痛分为经典性三叉神经痛（classical trigeminal neuralgia，CTN）和继发性三叉神经痛（secondary trigeminal neuralgia）。临床通常所说的“三叉神经痛（TN）”是特指经典性三叉神经痛，不包括继发性三叉神经痛。

经典性三叉神经痛的病因和发病机制仍不十分明确，除有面部疼痛症状外，临床检查没有神经系统损害的异常体征，但观察到部分病例存在着血管压迫三叉神经根的表现。虽然疾病的发生和发展并不危及身体各器官的功能，但是长期、剧烈的疼痛对患者的心理健康和生活质量均造成非常显著的不良影响。治疗方法包括非手术治疗和手术治疗两部分。

继发性三叉神经痛曾称为症状性（symptomatology）三叉神经痛，是因桥小脑角区及周围区域的肿瘤、多发性硬化（multiple sclerosis）或类似的病变，侵及三叉神经而致病。面部疼痛只是其临床表现之一，与经典性三叉神经痛的疼痛表现较相似，特别是在未出现神经功能障碍的阶段，容易与其相混淆。

近些年来，在病因的研究中较为集中的观点认为：CTN中的大多数是由于血管襻（vascular loop）压迫三叉神经的神经根而发病。因此，国际头痛学会分类委员会（Headache Classification Subcommittee of the International Headache Society）在2004年颁布的第2版《头痛的国际分类》中，将此前的原发性（primary）三叉神经痛更名为经典性三叉神经痛，包括有血管压迫三叉神经根和病因不明的两种类型。术语“secondary”保留用于因神经瘤等致病或已证实有相似病损的病例。

2018年该委员会颁布了分类标准第三版（*The International Classification of Headache Disorders*，3rd Edition），在新版分类中，对经典性三叉神经痛进行了拆分，将三叉神经痛分为链接：
三叉神经痛（国际头痛分类标准）

三种主要类型：①经典性三叉神经痛：MRI 检查或手术中明确存在血管压迫三叉神经根、神经根出现了萎缩或移位（atrophy or displacement）的形态改变。②继发性三叉神经痛：因潜在的疾病而致病。③特发性三叉神经痛（idiopathic trigeminal neuralgia）：临床及 MRI 检查无明显异常。可有血管接触三叉神经根，但神经根未发生形态改变。

目前，新的分类在国内尚少应用，本节以第 2 版的分类为基点讲述。

一、经典性三叉神经痛 Classical trigeminal neuralgia

经典性三叉神经痛临床上简称"三叉神经痛"，曾用名"痛性抽搐（tic douloureux）""原发性三叉神经痛"，是一种常见的颅神经疾患，在慢性疼痛性疾病中具有一定的代表性。由于疼痛迁延不愈并且程度令人难以忍受，对患者的心理健康和生活质量常造成非常显著的影响。

三叉神经痛的发病率国内外的报告为（4.3 ~ 30）/10 万不等，虽然任何年龄段（甚至有 10 岁以下的罕见病例）均有可能发病，但多见于中老年人，50% 以上患者的发病年龄在 50 ~ 70 岁。较多的观察认为女性多于男性，比例为 1 ∶ 0.7。单侧患病者占患病人群中的绝大多数，有报告认为右侧的患病率高于左侧。双侧患病者占 3% ~ 5%，面部两侧的疼痛表现非常相似，甚至罹患的神经分支也可以完全相同，但是其发病的时间不相关，疼痛的程度常不一样，疼痛的发作也不同步。

【病因和发病机制】

三叉神经痛的病因及发病机制到目前为止尚不十分明确，该病的病因和发病机制较复杂，研究涉及多个学科，近年来在微循环、免疫和神经生化方面的研究也取得进展，认识到三叉神经痛是多种因素相互影响、共同作用的结果。各种病因学说可大致归结为周围病因学说和中枢病因学说两方面，免疫因素和生化因素对疾病的发生和发展也有着重要作用。

（一）周围病因学说

在周围病因学说中，血管压迫三叉神经根的观点得到较为普遍的认同，同时也有观点认为血管压迫不是唯一的因素，其他压迫因素还有：神经根周围的蛛网膜增厚粘连；先天或后天所致的颅底解剖结构的异常等。另有观点认为病因也可能与全身或局部血管的病变造成神经微循环障碍、手术及外伤的激惹、牙及颌骨的慢性感染性疾病，或者三叉神经本身发生了不明原因的脱髓鞘（demyelination）改变有关。

关于血管压迫学说 Dandy（1934 年）首先在三叉神经痛的颅内手术中观察到异位血管对神经根压迫的现象。Jannetta 等（1967 年）进一步提出微血管压迫（microvascular compression）的学说，认为三叉神经根周围的血管对其"进入区"的压迫，特别是骑跨式和动脉搏动性的压迫是发病的原因。血管压迫可以造成神经根的萎缩和移位，据此开展的微血管减压术（microvascular decompression，MVD）取得了较好的疗效，也为其提供了支持的依据（图 10-1）。

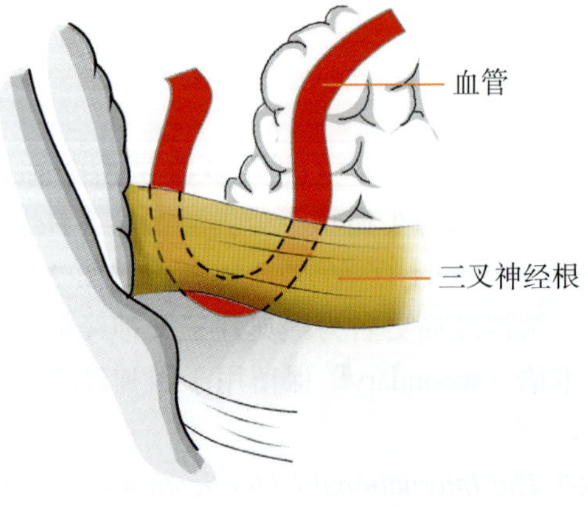

图 10-1 迂曲变形呈襻状的血管压迫在三叉神经根的深面

三叉神经根进入区（root entry zone）是指神经根进入脑桥前的终末部分，长度 4 mm 左右，是组织结构从周围神经向中枢神经转变的过渡区，这种局部变化影响到神经耐受损伤的能力，可能是三叉神经痛的发病基础。压迫神经根的责任血管多为动脉，压迫部位的不同造成不同分支的疼痛。血管形态的变化可能与高血压、动脉粥样硬化等疾病或与先天畸形有关，这一点能够解释三叉神经痛在中、老年人群中多发的现象。

神经压迹处的轴突发生异常聚拢和挤压的变化，继而发生局灶性脱髓鞘的改变。这种改变可以造成相邻的神经纤维之间直接接触、形成伪突触（ephaptic transmission）关系，使神经传导的路径产生“短路”（short-circuited），可能使外周的传入冲动发生传导扩散、双向传导，或者中枢的传出冲动经短路处又转变为传入冲动。每一种异常的传导形式都有可能造成神经处于高反应状态，使相关联的神经纤维发生串联反应。还有观点认为疼痛的发作与半月神经节存在着“点燃中心”（ignition focus）有关，点燃中心由三叉神经节内处于激发状态的小神经丛形成，并且支配着扳机区，轻微刺激即可激活小神经丛继而迅速激发整群的神经元，形成一次疼痛发作。

有研究认为，疼痛的发作与神经节细胞内离子的含量发生异常有关。神经根的脱髓鞘变引起三叉神经节神经元的功能障碍，细胞内钾离子的浓度增高，感觉的识别功能出现紊乱，致使无伤害的刺激引起了剧痛的错误反应。当疼痛发作时，细胞内的钾离子被迅速释放，细胞外的钠、钙离子置换到细胞内。而细胞内钾离子浓度再积聚的时间和引起神经细胞激动水平的差异，与疼痛发作的频度和发病有关。认为能够解释疼痛有发作和间歇的循环，及疼痛存在“不应期（refractory period）”的现象。

但是血管压迫的发病机制还不能完全解释所有的临床表现，例如：脱髓鞘变的表现不仅发生在三叉神经节和感觉根，并且在神经的周围分支也存在；血管对神经的压迫持续存在，但是疼痛却可能有较长时间的缓解期；神经脱髓鞘的修复需要 3 周左右的时间，而微血管减压术后神经痛可以马上停止等现象。另外，在核磁共振或手术中，并不是所有的病例都能够发现血管 - 神经根的压迫关系等等。

病毒感染病因的研究显示，单纯疱疹病毒 1 型（herpes simplex virus type 1，HSV-1）感染导致的局部蛛网膜增厚粘连可能是三叉神经痛的病因之一。在微血管减压和半月节射频热凝术后，面部出现疱疹的现象，能够表明三叉神经节存在病毒的潜伏和增殖。

（二）中枢病因学说

三叉神经痛的疼痛发作有类似于癫痫发作的特征，可以记录到中脑处有癫痫发作样的放电，以及抗癫痫药物治疗有效。有人认为病变在三叉神经脊束核，周围神经的病变可以产生病理性刺激，这种刺激的逆行活动改变了三叉神经脊束核的电生理活动方式，脊束核的抑制作用衰退，神经的兴奋性增高，轻微刺激作用在扳机区即可形成一次疼痛发作。有研究将士的宁（strychnine）分别注入大鼠的三叉神经脊束核和三叉神经节内，刺激其面部时前者出现发作性疼痛反应，后者则无明显变化。闸门控制学说的观点认为三叉神经脊束核的病变或损伤，使得一级神经元对传入刺激的调控失常而产生疼痛发作。近些年的研究热点在刺激造成中枢敏化（central sensitization）方面。

中枢病变学说虽然能够解释疼痛的发作性和放射性，但也不能解释所有的临床表现，例如：疼痛只是累及某一神经分支并且长期不侵犯相邻分支，患者无明显神经系统阳性体征，脑干的病变并不一定引发三叉神经区域的疼痛症状等等。

（三）发病机制中免疫及生化因素

许多中枢神经系统的脱髓鞘病变已确认与免疫因素有关，在无血管压迫三叉神经根的病例中，也能观察到神经脱髓鞘的病理改变，提示存在其他导致其脱髓鞘的因素。研究认为免疫炎性反应致使三叉神经的周围神经发生或加重脱髓鞘的病变。

近年来的研究发现 P 物质、谷氨酸、神经激肽 A、生长抑素和降钙素基因相关肽等与三叉神经痛的关系密切。通过增加兴奋性氨基酸的释放，激活二级神经元上的相应受体，改变了二级神经元的敏感性。当敏感性达到一定程度时，非伤害性神经冲动可被误识为疼痛冲动，出现轻触面部产生剧痛的表现。

【病理】

已公认三叉神经痛的主要病理改变为局灶性节段性脱髓鞘病变。在三叉神经根受到压迫的标本中观察到，这种改变局限在压痕周围，有研究认为这种改变也广泛地存在于周围神经分支。具体表现为神经髓鞘受压变薄及异常折叠，有程度不同的板层分解和退化，也可发生髓鞘的崩解碎裂。施万细胞破裂，卵圆体形成，炎性细胞及巨噬细胞少见。继而出现轴突的变化，轴突变细并偏离中心位置、扭曲变形，有的发生退行性变、节段性断裂、甚至消失。受压迫处脱髓鞘的轴突无间隔的胶质突而彼此紧密排列，认为这种现象可导致伪突触传递的形成。此外，另有研究认为三叉神经内的微循环受到相应的破坏，无髓神经纤维也有肿胀变性、数量减少甚至消失的变化。

【临床表现】

额面部的阵发性疼痛是患者的主要感受，病史及临床观察反映出疼痛具有以下的特征：疼痛骤然发生并突然中止，常被形容为电击样、针刺样的剧痛，持续时间短暂但反复发作；限于一侧三叉神经的支配区域内，不越中线；无伤害的刺激可诱发疼痛的发作，神经系统无功能异常的体征。具体表现为：

1. 疼痛的部位　严格地局限在一侧三叉神经支配区内，不超越中线，并按神经分支的分布向一定的部位放射。神经的各分支可单独或同时受累，以第二支、第三支同时罹患最多见（40%左右），其后依次是第三支痛、第二支痛，三者之和占患者群的大多数（>70%）；单纯第一支疼痛的发生率最少（占3%～5%）。双侧罹患者亦少见。

2. 疼痛的性质　为短暂、剧烈、浅表的锐痛，多被形容似针刺、电击、刀割或撕裂样。疼痛的程度令人难以忍受，常沿着神经分支放射。

3. 疼痛发作的特点　①阵发性（paroxysmal）：疼痛从面部某处突然发生，持续1 s（表现为一闪即过）至几分钟后迅速消失，疼痛持续的时间随着病程而相对地延长。发作可因某些因素被诱发，也可为自发性。频率差异明显，从每天几次至无数次不等，有随着病程的延长而逐渐频繁的发展规律。每个患者的疼痛有其较为固定的发作形式，有些在疼痛发作前局部有短时的跳动或麻、烧灼感等前兆。②间歇期（intermission）无症状：间歇期是在两次疼痛发作之间的时间段，短则几秒、长则数小时，患者在此期间无任何症状。但在患病时间较长的患者中，可能有持续存在的轻微疼痛或牵扯感。间歇期随着病程的延长而逐渐缩短，甚至近于消失，患者常将其忽略不计，描述为持续性疼痛。③不应期：在疼痛发作后的一个时段内，即使故意激惹也不会引起疼痛的发作。不应期的长度可因人、因病程而异。④缓解期（remission stage）：缓解期存在于两个发作期之间，时间短可几天，长达数月甚至几年，患者的感觉完全正常。患病的早期缓解期较长，随后逐渐缩短直至消失。疼痛复发的诱因常不清楚，并且没有明显的规律，但部分患者认为与季节、情绪有一定关系，与秋、冬季和情绪激动的关系相对密切。

4. 扳机区（trigger area or trigger zone）　亦称为扳机点。扳机区是该病的特有表现，甚至可能是临床能够检查出的唯一体征。虽然疼痛可以自发产生，但因触摸扳机区诱发疼痛发作是临床十分常见的症状。在头面部软、硬组织的某个或几个部位，虽然局部组织未能见到任何异常，但是对轻微刺激的反应却异常敏感，即使是日常生活中的动作，也可引起剧痛的发作。这些刺激和动作也被称为扳机因素（trigger factions），包括说话、洗脸、刷牙（与冷热温度无关），说话、大张口、剃须、舌尖舔及牙齿或牙龈，甚至风吹、较响亮的声音、突然的光亮等等。绝大部分的扳机区位于罹患神经分支的支配区内，数目与患病分支的多寡有关。常见的扳机区分布在：第一支区的上眼睑、眉毛、额及头顶部某处的皮肤或毛发；第二支区在上唇、鼻翼旁的皮肤，下眼睑下方、内眦、上颌的牙齿和牙龈等处；第三支区则在下唇、口角、耳屏前的皮肤，舌缘、下颌的牙齿和牙龈等处（图 10-2）。有的扳机区在相邻神经分支的支配区内。

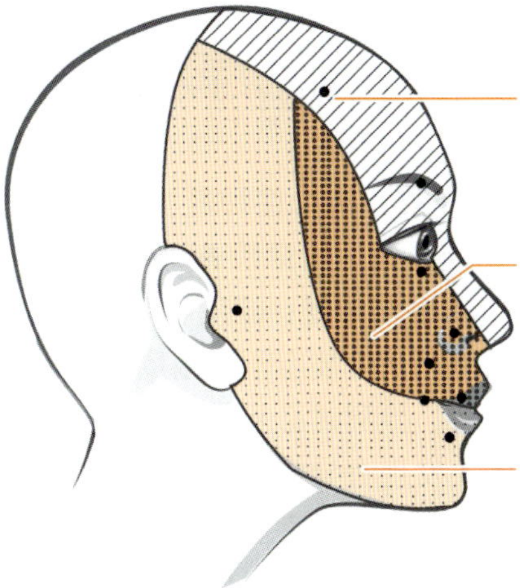

图 10-2　三叉神经各感觉分支的支配区及面部常见扳机区的分布

5. 伴随症状　有些病例特别是在发作剧烈时伴有流泪、流涕、流涎、结膜充血、患区皮肤潮红以及面肌抽搐等表现。为了避免疼痛发作，患者放弃对疼痛区域的清洁及用患侧咀嚼，久之局部皮肤和牙列可有界限明显的积垢区。为了减轻疼痛，在疼痛发作时有些患者不停地揉搓疼痛区域，可造成患侧眉毛缺失、局部皮肤粗糙和（或）色素沉着等现象；有些患者会保持某种刻板的动作状态而不敢改变，如张口流涎、不断地咀嚼等等，期盼能够减轻疼痛的程度或者缩短发作的时间。另外，所有患者均伴有程度不同的情绪焦虑或恐惧，甚至厌世心理。

据统计，三叉神经痛的患者中 50% 以上有“牙痛”的症状，可能反复地要求或接受过牙体治疗或拔牙治疗，因此口腔内有连续多个根管治疗后的牙，或者有连续多个缺失牙的现象比较常见。

【检查】

缺少特异性的检查手段，通过对头面部和口腔等相关方面的检查排除其他疾病，需要时进行某些特殊检查。

对于发病年龄低于 35 岁的患者、双侧罹患或者疼痛持续时间较长、没有不应期等症状不典型者，即使临床神经系统的体检结果无异常，也要警惕排除继发性三叉神经痛。

1. 一般情况　能够观察到患者身体的一般情况和营养状况都比较差，尤其是在症状重、病程长者中，有明显的情绪焦虑和恐惧心理，甚至悲观厌世。由于害怕引起疼痛发作而不敢言笑、表情呆滞，由他人代述病史；疼痛发作时表情痛苦，伴有各自认为能够减轻疼痛的特有动作。

2. 口腔颌面部的常规检查　检查口腔颌面部的基本状况，包括毛发、皮肤性状等。应除外牙体、牙周组织的相关疾病，特别是可能引起牙髓炎等神经痛的病变。有的患者因惧怕疼痛发作而不能配合，必要时在明确没有面部感觉功能异常后，可以在局部麻醉下完成检查。

3. 确认扳机区　确认是否存在扳机区和扳机因素，以及扳机区的部位。用触摸的手法在头面部进行检查，用触、叩的方式验明口腔内的状况。患者大多都能明确地指出扳机区的位置及激惹疼痛的因素，有些可以见到面部扳机区的皮肤或牙列有明显的积垢；有些则在常规检查的过程中，因为某个动作激发了疼痛发作而显现。大多数患者的扳机区对轻微触摸更为敏感，如不敢说话、不让触及某处的皮肤、胡须、毛发等。每个患者扳机区的数目有差异，即使患病的神经分支相同，其部位和数目也不尽相同。

在药物有效控制的时间内，扳机区可以没有敏感的表现或者不能引起典型的疼痛发作，但是患者能够明确地告之诱发因素、指出扳机区的位置。

4. 三叉神经功能的检查　按各神经分支的功能和支配区顺序进行，避免遗漏，以健侧的感觉和运动功能作为对照。目前临床进行的常规检查基本上都是功能定性的测试，而定量的检查并不普及。

（1）感觉功能：首先进行痛觉的检查，因为在神经受到损害时，最先丧失的是痛觉，随着损害程度的加重，温度觉和触觉相继消失。痛觉检查时用探针尖、按区域顺序轻刺额、唇、颊部的皮肤和口内黏膜，力度以不造成损伤为度；温度觉是以 0 ~ 10 ℃和 40 ~ 50 ℃的温度作为测试的对比标准，最简便易行的是用试管装有不同温度的水触及颜面部的方法；触觉检查是用棉絮丝以轻扫局部皮肤的方式进行。检测时必须注意对额面部两侧同名部位的感觉进行比较，请患者述说两侧的感觉是否相同。发现有异常时，需从多个方向以从正常到异常的移动方式，测试出感觉异常的范围。在确认存在痛觉异常后，在同一区域依次进行温度觉、触觉的检查，久病者患区皮肤的痛觉可能较对侧稍微敏感；也可因反复揉搓使局部的皮肤粗糙、变厚或污迹严重而感觉稍迟钝。曾经接受过神经损毁治疗的患者可出现局部感觉功能的低下，感觉异常的区域与被损毁神经分支的支配区相吻合，结合病史能够做出判断。

（2）运动功能：即咀嚼肌的功能，在神经功能受到损伤时咀嚼肌的收缩功能减弱或丧失。检查时将双手的手指分别置于患者两侧颞肌、咬肌区皮肤的表面，请患者反复进行咬紧磨牙、解除咬合的动作，感觉及对比两侧咬肌、颞肌的收缩是否有力和对称。通过观察开口型判断翼外肌的功能，在开口不受限的情况下如果一侧翼外肌的肌力减弱，开口型偏向患侧。

（3）角膜反射：请患者的眼睛注视前上方，避开其视线，从颞侧方向用棉絮丝迅速接触其角膜，观察瞬目动作的灵敏程度。刺激患侧的角膜引起的反应称为直接反射，刺激健侧角膜发生的反应称为间接反射。

（4）腭反射：用刺激软腭后缘的方法，观察软腭提升运动的功能。

5. 其他颅神经的功能　表情肌运动的对称性，例如：抬眉、闭眼、鼓腮、吹哨和示齿等。有无复视，眼球运动、瞳孔的形态、对称性和对光反射的状况等。 有无耳鸣及听力的改变等。伸舌运动的功能状况等等。

6. 影像检查　牙颌面部的 X 线检查，除外牙、颌骨及面深部组织的病变，CT 或 MRI 排除颅内相关病变。

7. 患支定位　目的是辨明三叉神经痛的罹患分支。对罹患神经分支的神经干进行阻滞麻醉，能够暂时抑制疼痛的发作。这点不仅有助于确定受累及的神经分支，也可为诊断提供依据，特别是在鉴别舌神经痛与舌咽神经痛时起着关键性的作用，属于诊断性封闭。

诊断性封闭要遵循从神经干的远中枢段到近中枢部分的原则，注射方法与神经阻滞麻醉的操作相同。具体是第一支阻滞眶上神经；第二支阻滞眶下神经、经翼腭管或乙状切迹阻滞上颌神经；第三支阻滞下牙槽神经、舌神经，或经乙状切迹阻滞下颌神经。在麻醉效果完全的时间内，即使激惹扳机区也不会引起疼痛发作才被视为有意义。其结果如有重复性则更有意义。

总之，在三叉神经痛病例的临床检查中，除扳机因素和扳机区外，可能没有其他的异常体征，头面部影像学的检查也不存在器质性病变。但是有些病例在磁共振成像的检查中，可以观察到三叉神经根受到血管压迫、发生变形或者轴向移位的表现。

【诊断】

三叉神经痛的诊断、特别是典型病例的诊断并不困难，可依据病史、临床表现和检查的特点，影像学的检查结果即可确立，并根据疼痛的部位和诊断性封闭的结果确定受累的神经分支。

到目前为止，对于三叉神经痛的诊断采用的是排除法，对病史的依赖性比较强，必须详尽地进行采集，在病史中不仅可获取支持诊断的依据，也可获得对某些易混淆疾病的鉴别信息。

国际头痛学会分类委员会 2004 年《头痛的国际分类（第 2 版）》（*The International Classification of Headache Disorder*，2nd Edition）中关于经典性三叉神经痛的诊断标准为：

A．疼痛突然发作，持续 1 s ~ 2 min，侵犯一条或多条神经分支支配区，并符合 B 和 C 的标准；

B．疼痛至少具备下列特征之一：

1．剧烈的、尖锐的、表浅的或者刺戳样。

2．从扳机区或因扳机因素而突然发作。

C．每个患者疼痛的发作方式固定不变。

D．临床无神经系统异常的体征。

E．不能归于其他疾病和功能紊乱。

链接：经典型三叉神经痛（国际头痛分类标准）

注：核磁共振检查可有血管压迫三叉神经根的表现。2018 年第 3 版的诊断标准中将其分解为经典性三叉神经痛及特发性三叉神经痛两个亚型。

【鉴别诊断】

链接：特发性三叉神经痛（国际头痛分类标准）

头面部有疼痛表现的疾病多达几十种，与三叉神经痛易于混淆的疾病也有十几种，在鉴别中要认真对待病史，把握疼痛的性质、发作特点和扳机区的存在，关注伴随症状和有无异常体征，常可得出初步的印象。另外，神经阻滞麻醉能否暂时遏止疼痛的发作也是鉴别的要点之一。卡马西平的治疗效果（特别是患病初期的治疗效果）可用于参考。

1．牙源性疾患　最容易与三叉神经痛相混淆的牙痛是急性牙髓炎、慢性牙髓炎急性发作和髓石症。牙源性疼痛的病史一般比较短，牙髓炎的疼痛虽然也是阵发性，但是其疼痛在发作的起、消时段和持续时间都相对较长，夜间发作更剧烈，患牙对冷、热温度刺激敏感，没有扳机区。可检查出能够引起牙髓感染的龋病、非龋疾患或深牙周袋的病源牙。髓石引起的疼痛与患者的体位有较密切的关系，卧位时疼痛发作或加剧，可伴有隐痛，没有扳机区。有些下颌的埋伏阻生牙压迫神经时也可引发疼痛，但比较少见。X 线影像学检查有助于上述疾病的诊断。

2．继发性三叉神经痛　因桥小脑角区及其周围的器质性病变压迫或侵袭到三叉神经而致病，在其他神经损害的症状未出现或不明显时，易与三叉神经痛相混淆。发病年龄较为年轻，病史相对较短，其疼痛的性质和程度与经典性三叉神经痛相似，以自发痛为主，有的持续时间较长，或者呈持续性钝痛、隐痛伴有阵发性剧痛。有些存在扳机区和扳机因素，有些则表现得不典型。除三叉神经的功能有损害外，还可见到第Ⅲ、Ⅵ、Ⅷ颅神经受损的异常表现。CT 或 MRI 能够发现致痛的病变。

3．鼻咽及颌面部恶性肿瘤　面深部的恶性肿瘤侵及到周围神经时也可出现面部疼痛的症状，在未出现口颌面部形态的改变时易发生混淆。多见于鼻咽癌、上颌窦癌、腺样囊性癌、翼腭凹和颞下凹的恶性肿瘤，疼痛多为持续性、程度常较三叉神经痛轻，可伴有阵发性加重，没有扳机区。有些有面部感觉异常和（或）其他神经损害的表现，可伴有鼻阻、血性鼻涕、张口受限。X 线片显示相应部位的破坏性病变。

4．鼻旁窦炎　以急性上颌窦炎、额窦炎为鉴别的重点。其病史短，疼痛呈持续性钝、胀痛，部位深在；如果伴有阵发性加剧时，疼痛持续的时间较长。上颌窦前壁或两眉间的额部有压痛，上颌窦炎时患侧上颌后部的多个牙齿可有叩痛，没有扳机区。其他症状有鼻阻、流脓涕，体温和白细胞计数升高。X 线片表现为窦腔内均质性的密度增高，有的可见液平面。

5．舌咽神经痛　疼痛的性质、发作的特点等与三叉神经痛相似，扳机区及疼痛的部位均在舌根、咽部和扁桃体周围，可向外耳道放射。引发疼痛的动作常为吞咽、咳嗽等。特别是有舌部疼痛的症状时，必须与三叉神经痛的舌神经痛相鉴别，可靠而简便的鉴别方法是用2%丁卡因喷涂于患侧的舌根、扁桃体及咽侧壁，在麻醉有效时段内疼痛停止发作。也可用舌神经及舌咽神经阻滞麻醉的方法进行鉴别。

6. 灼口综合征（burning mouth syndrome，BMS） 为神经病理性疼痛，表现在舌、唇、颊部等处的口腔黏膜有持续性烧灼样疼痛，对辛辣及热食物敏感，每天或大部分时间均疼痛，晨起时症状消失或轻微，此后逐渐加重至傍晚时症状最重，但入睡后无痛醒的现象。有的伴有口干、味觉障碍、睡眠障碍，40 ~ 60岁女性人群中较多见，临床检查口颌面部无异常，要除外其他可能有相似症状的系统性疾病，如糖尿病、营养缺乏、巨细胞性贫血等等。

7. 颞下颌关节病 疼痛是颞下颌关节多种疾病的症状之一，多为钝痛，在关节运动时出现或疼痛加重，疼痛的程度一般达不到剧痛，无扳机区。有些在颞下颌关节周围或咀嚼肌有压痛点，有些可伴有关节弹响、开口型及开口度的异常。X线检查可能有髁突形态或关节间隙的改变。

8. 疱疹后神经痛（post-herpetic neuralgia） 为三叉神经带状疱疹的后遗症。有三叉神经某一分支的皮肤发生疱疹的病史，神经痛的区域与疱疹的出疹范围相同；疱疹痊愈后仍留有面部的疼痛、延续的时间至少1个月；疼痛为持续性针刺、烧灼样，程度常比较严重；罹患区的皮肤有瘢痕及色素沉着、范围与神经分支支配区吻合，界限清晰，常伴有感觉障碍。老年人多发，部位以第一支区最多见，根据病史及局部表现易于诊断。

需鉴别的最主要疾病见表10-1。

表10-1 三叉神经痛与常见易混淆疾病的鉴别

鉴别要点	三叉神经痛	急性牙髓炎	桥小脑角区病变	急性鼻旁窦炎
发病年龄	中老年多见	任何年龄	青年多见	任何年龄
疼痛部位	三叉神经分布区	牙并向面颞部放射	三叉神经分布区	额及上颌
发作特点	突然、反复、阵发性	自发、阵发性，夜间更剧烈	突然、反复、阵发性	持续性或伴有阵发性加剧
疼痛的性质	针刺、电击样	锐疼、放射痛	针刺、电击样或深在的钝疼	钝胀痛，可能程度严重
持续时间	短暂1 s ~几分	较长	短或较长	长
扳机区	有	无	可有	无
诱发疼痛因素	洗脸、说话、刷牙等	牙遇冷、热温度敏感	洗脸、说话、刷牙等	无
其他表现	无阳性体征、MRI可能有血管压迫三叉神经根表现	有病源牙	面部感觉异常或其他颅神经损害表现，头部CT或MRI检查	局部压痛、发烧、流脓涕等，X线片显示患侧窦腔密度增高
卡马西平治疗	至少患病初期有效	无效	多无效	无效

【治疗】

关于三叉神经痛的治疗，目前国内外的学者都主张应首选药物治疗，当药物治疗无效或者不能耐受药物的副作用时再选择手术治疗。

（一）非手术治疗

1. 药物治疗 经典性三叉神经痛至少在患病的初期对药物治疗有反应。药物多为抗癫痫药，必须注意药物用量个体化及规范用药。应从小剂量开始，逐渐增至止痛量。以其最小的止痛剂量为治疗用量。常用的药物有：

（1）卡马西平（carbamazepine）：为治疗三叉神经痛一线药物，缓解率可达 80% ~ 90%，其作用机制可能是通过阻滞细胞膜的 Na^+ 通道，降低丘脑电位、延髓和多突触反射，故能明显抑制异常高频放电的发生和扩散。

初始剂量从每次 100 mg、每日 1 ~ 2 次开始，不能完全止痛时以每天 100 mg 或 2 天的速度递增至能够控制疼痛的剂量，一般为每天 600 mg，分 3 次服用。保持止痛效果 2 周后，再以每 2 ~ 3 天减少 50 ~ 100 mg 的速度直至维持量，甚至至停药。最大剂量每天 1200 mg。用药期间可进行血药浓度的监测。

不良反应为头晕、嗜睡、共济失调、消化道反应、过敏皮疹、白细胞减少、肝功能损害等，一般停药后可以自行恢复。用药前及期间应定期进行肝功能和血细胞分析等相关的检查，当白细胞计数低于 30.0×10^9/L、血小板低于 100×10^9/L 或肝功能指标出现异常时应考虑停药。有抑制心脏房室传导功能的作用，应注意用药前心电图的检查。

（2）奥卡西平（Oxcarbazepine）：是卡马西平的 10- 酮基类衍生物，通过活性代谢产物阻止电压敏感性的钠通道。

初始剂量为每天 300 mg，之后递增至止痛剂量，能够止痛的常用量为每天 600 ~ 900 mg，分三次服药。不良反应有头晕、嗜睡等，副作用少于卡马西平，与卡马西平有交叉过敏。

（3）加巴喷丁（gabapentin, neurontin）：可能是抑制性神经递质 γ- 氨基丁酸（GABA）的激动剂。初始剂量为每天 300 mg，以后递增至能够缓解疼痛的剂量，一般能够达到止痛的常用量为每天 1200 ~ 1800 mg，分三次服药。治疗中不得突然停药，减量的时间不得短于一周。不良反应有头晕、嗜睡、共济失调和疲乏等，严重的不良反应较少见。

（4）野木瓜片、七叶莲：每次 1.6 g（4 片），每日 3 次。起效较慢，大约一周，有效率 50% ~ 60%。

（5）B 族维生素：常用的有 B_1 及 B_{12}，B_{12} 在大剂量时（每天 0.5 ~ 1 mg）有一定的镇痛作用，作用机制不详。

2. 神经阻滞（block）　操作同局部麻醉的神经阻滞技术，可以帮助神经恢复正常功能，最常用的药物是 2% 利多卡因 2 ml 与维生素 B_{12} 0.5 mg 配伍后进行神经干的阻滞。根据疼痛的区域每次选择 2 ~ 3 个注射点，每周注射 1 ~ 2 次。注射后的止痛范围应能够覆盖罹患神经分支区域。第三支痛的注射位点有下颌神经、下牙槽神经、舌神经、颊神经和颏神经；第二支痛选择上颌神经、眶下神经、腭神经、鼻腭神经和上牙槽前、中、后神经；第一支痛选择眶上神经及滑车上神经。同时还可以配合扳机区封闭，可视为阿是穴（即中医所说的痛点）封闭。

3. 激光疗法　激光缓解神经痛的机制不十分清楚，可能与改善血液循环，促进致痛物质的代谢，抑制神经的兴奋性有关。用低频率激光，根据疼痛的部位选择若干个穴位，逐一进行照射，每次治疗的累计时间为 10 ~ 15 min。每日一次，20 次一个疗程。

（二）手术治疗

药物治疗无效或不能耐受药物的副作用时，选择手术治疗。根据手术实施和作用部位的不同，分为三个层面：首先是三叉神经干（peripheral nerve）水平，包括神经干的毁损性封闭、切断或撕脱、射频热凝；其次是半月神经节（gasserian ganglion）水平，包括半月神经节的射频热凝、球囊压迫、甘油注射；第三为三叉神经根及脑干（trigeminal root and brain stem）水平，包括微血管减压术、神经根切断术、立体定向放射外科等。

目前半月神经节、神经根水平的手术方法已成为三叉神经痛手术治疗的主流。有人主张由于大多数患者的病因可能与血管压迫三叉神经根有关，因此对于 65 岁以下、身体条件允许的情况下，手术治疗应首选微血管减压术。主要的治疗方法有：

1．三叉神经干水平的治疗　具有方法简便、安全、短期疗效确切，没有严重并发症等优点。复发率较高，复发的原因与神经干受损部位形成神经瘤有关。

（1）毁损性阻滞治疗：将致伤性药物直接注射至神经干的部位，使该处的神经组织变性。

常用的药物有无水乙醇、纯甘油、酚甘油等。注射部位有眶上神经、眶下神经、颏神经、下牙槽神经、上颌神经和下颌神经。具体的操作方法与神经阻滞麻醉的方法相同。眶下神经、颏神经治疗时的进针深度应进入孔内 3 mm，注射药量为 0.3 ~ 0.5 mL。下牙槽神经、上颌神经和下颌神经的注射量为 0.5 ~ 1 mL。

（2）神经干撕脱术：是对三叉神经各主要分支进行神经干切断、并撕除远段神经组织的手术。眶下神经撕脱术可深入至上颌窦上壁；在翼颌间隙中能够一并撕脱下牙槽神经、舌神经及颊神经。第一支痛时的眶上神经撕脱术更具有临床应用价值。

（3）神经干射频温控热凝术：是从三叉神经节射频热凝术衍生而来的治疗方法，由于穿刺的靶点在颅外，降低了操作的难度和风险。微创有效，安全，并发症少，但复发率也较高。热凝的部位在眶上孔内、眶下孔内、颏孔内以及圆孔和卵圆孔外的神经干处。穿刺方法与相应神经的阻滞麻醉相同，完成穿刺、电刺激定位后，最高温度一般控制在 70 ~ 80 ℃，持续时间 2 ~ 3 min。

2．半月神经节水平的治疗　治疗的性质多为损毁性，由于半月神经节的节细胞受到物理或化学性损伤，因此复发率相对低。

方法大多属于微创治疗技术，在相关技术（CT 图像观察、C 形臂 X 线投射或导航实时引导）的支持下，卵圆孔穿刺能够得到具体的指导或引导，避免了因误穿刺所造成的并发症。

（1）三叉神经节及感觉根射频热凝术：全称为“经皮三叉神经节及感觉根射频温控热凝术”（percutaneous radiofrequency controller thermal coagulation of the trigeminal ganglion and rootlets），由 Sweet 在 1974 年提出，利用三叉神经传导痛觉的 Aδ 和 C 类纤维与传导触觉的 Aα、Aβ 纤维对温度耐受性不同的特性，通过控制热凝时的温度，使痛觉传导纤维被选择性破坏，部分地保留触觉传导纤维，达到止痛又可保存触觉及运动功能的效果。

进展与趋势

三叉神经节及感觉根射频热凝术操作步骤

首先设置负极，部位为手臂的内侧或肩胛处。

半月神经节穿刺：首选 Hartel 法（图 1），利用三个标志点，两条参照线指导穿刺。①标志点，A 点：位于患侧的口角旁开 2.5 ~ 3 cm 处，也是穿刺的进针点；B 点：外耳孔前 3 cm 处，相当于颧弓根关节结节的表面；C 点：在眶下缘中点的稍内侧，即眼睛平视时瞳孔的垂线与眶下缘的相交点。②参照线，两条参照线皆起自 A 点，分别延伸通过 B 点和 C 点。穿刺时从 A 点刺入皮下组织后，依据两条参照线调整针尖的方向，以后、上、内的方向向卵圆孔继续进针，进针 6 ~ 7 cm 即可抵达卵圆孔。再经过卵圆孔到达半月神经节，穿刺针在半月神经节由浅入深依次通过第三支、第二支和第一支（图 2）的区域。因此治疗要根据患病的部位决定刺入孔内的深度，一般为 8 ~ 15 mm。

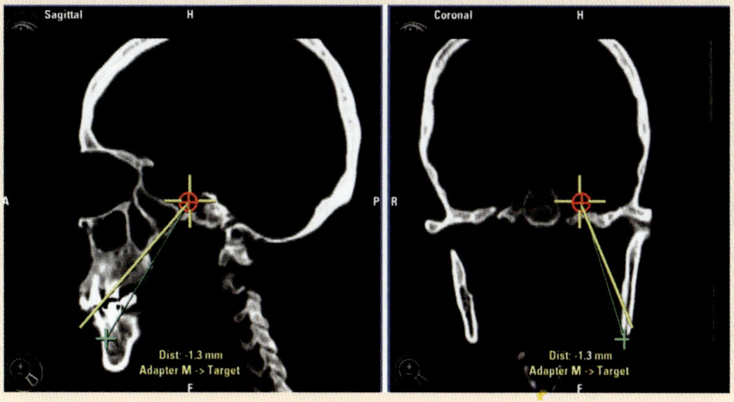

图 1　Hartel 穿刺法，穿刺针进入卵圆孔（导航屏幕截图）

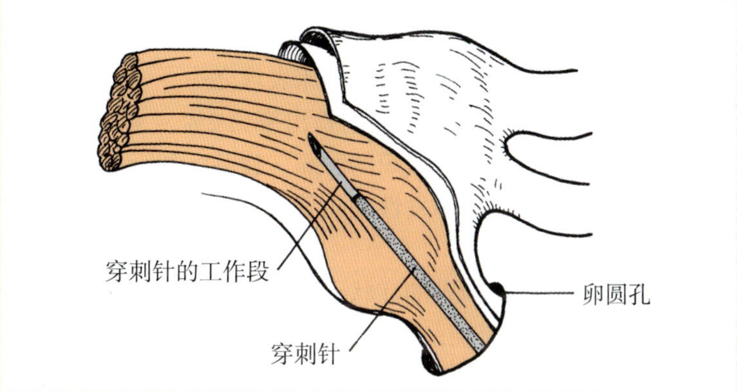

图 2　射频穿刺针经卵圆孔刺入半月神经节

回吸：结果可以是无任何物质被吸出，如果有脑脊液流出则表明针尖已刺入三叉神经池，若回吸为血液时，必须调整针尖的位置。

电刺激：以 0.1 ~ 0.3 V 的低压电流进行电刺激，患者在面部的相应部位能够感觉到麻、窜的电击感，或者是类似疼痛发作样的感觉。感觉的范围应与神经痛的部位相重合。若在电刺激时咀嚼肌出现同步收缩的现象，应调整针的位置至收缩现象消失。

热凝：初始温度大多选择 60 ℃，持续时间 1 min；以后以每 5 ~ 10 ℃、时间 1 min 为一个梯度，逐步升温至 70 ~ 80 ℃，并在最终的温度持续热凝 2 min。

每次热凝后在患者意识清醒的状态下，检查面部的痛觉及触觉，寻求达到痛觉消失、触觉被部分保留的效果。在一定范围内，热凝时的温度及持续时间与术后局部麻木程度成正比。

（2）经皮三叉神经节微加压术：也称为球囊压迫（balloon compression），利用球囊的压力挤压三叉神经节及神经纤维的技术。采用套管针穿刺，穿刺的方法与射频热凝术相同，通过套管针将前端带有气囊的导管送入三叉神经节处，注入造影剂投照证实后，充盈气囊压迫神经组织，一般持续压迫 5 min。

3．三叉神经根及脑干水平的治疗　包括微血管减压术、感觉根部分切断术、经延髓三叉神经脊髓束切断术及立体定向放射外科等。

（1）微血管减压术（microvascular decompression，MVD）：是根据血管压迫学说而设计的手术，术中松解、隔离压迫三叉神经根的责任血管，保持神经的完整性和生理功能。多采用乳突后枕骨下入路，在显露、松解、移开压迫三叉神经根的责任血管后，用特富龙棉（teflon）等不可吸收材料将两者分隔，或者对血管进行悬吊、固定，达到解除压迫的目的。手术的效果与能否完全解除神经根的压迫关系密切。

（2）感觉根部分切断术：对于术中未发现血管压迫神经及其他异常的病例，以及因为年龄、身体等原因不能够耐受较长手术时间的患者可实施感觉根的部分切断。

（3）立体定向放射外科：该技术包括伽玛刀、质子束和X刀等，通过精确的立体定向系统制定出靶点，将单次剂量的射线聚焦照射在靶点内，局部组织受到照射后可产生特殊的生物学效应，这种效应能够达到类似手术的效果。治疗三叉神经痛主要采用伽玛刀（Gamma knife，γ-刀）。影响其治疗效果的因素有靶点的选择、靶点定位的精确性和治疗剂量。

二、继发性三叉神经痛 Secondary trigeminal neuralgia

曾称为症状性三叉神经痛。因邻近的某些器质性病变压迫、侵袭到三叉神经根、半月神经节或脑干的相应部位而致病，神经痛只是疾病的临床表现之一。

在三叉神经痛的患者中继发性三叉神经痛的检出率为2%～4%，常见的病变有相应部位的占位性病变，主要是桥小脑角区及邻近组织的肿瘤、囊肿，如听神经瘤、表皮样囊肿或蛛网膜囊肿、三叉神经鞘瘤、脑膜瘤，以及多发性硬化等等。多发性硬化的患者中约有2%有面部疼痛，在双侧疼痛者中更多见。

继发性三叉神经痛在其他颅神经损害的症状不明显时，容易与经典性三叉神经痛混淆。与后者相比，前者的发病年龄一般较年轻，在20～40岁的患者占50%左右，此与疾病的性质有关；在口腔专业就诊时其病史相对较短；疼痛的性质和程度与经典性三叉神经痛相似，疼痛的发作可以为自发痛，持续的时间有较大的差异，长者可达十几分钟甚至几十分钟，一次疼痛发作后可以没有明显的不应期。有些病例在疼痛发作的间歇期，局部仍有轻钝痛或隐痛。存在扳机区及扳机因素，但有的为不典型的表现，如触摸面部不会引起疼痛发作，而在疼痛发作时不能触摸面部。

由于病变部位与第Ⅲ、Ⅴ、Ⅵ、Ⅶ、Ⅷ颅神经的关系较密切，当损害波及不同的颅神经时，可以出现相关的临床症状，如患侧面部皮肤的痛觉迟钝、角膜反射迟钝或消失，面部表情肌麻痹，耳鸣、听力下降或丧失，以及眼球运动障碍、瞳孔直径改变等等的异常表现。CT/MRI可见相关的病变。

【诊断】

国际头痛学会分类委员会2004年第2版《头痛的国际分类》中的诊断标准为：

描述：

疼痛与经典性三叉神经痛不易区别，但是病因为可证实的不同于血管压迫的器质性病变。

诊断标准：

A．疼痛突然发作，持续的时间从1 s～2 min，两次发作之间有或没有疼痛的持续，涉及一个或多个分支区，包括B和C的标准。

B．疼痛至少有以下一个标准：

1．剧烈、尖锐、表浅和刺戳样。

2．从扳机区或因扳机因素而突然引发。

C．每个患者的发作形式是固定不变的。

D．有一个不同于血管压迫原因的损害，而损害已被特殊检查和（或）后颅窝探查所证明。

链接：继发性三叉神经痛（国际头痛分类标准）

【治疗】

诊断一经确立，即应针对病因进行相应的治疗。

临床案例

女，59 岁。右面部阵发性针刺样疼痛 3 年。

现病史：3 年前洗脸时右面部出现一过性疼痛，针刺样，此后逐渐频繁，说话、洗脸、进食等均可引起疼痛发作，针刺、电击样，自上、下唇向颧部、耳前放射，持续时间几秒～几十秒不等，间歇期无不适，疼痛与冷热食物无关，睡眠中不发作。服用卡马西平可止痛，药量逐渐增大至 0.2，Tid/d，头晕、困倦、走路不稳。否认其他不适。

既往无心血管疾病、糖尿病。

查体：面部对称，各项运动不受限，外眼（－），眼球运动自如，瞳孔等大等圆，对光反射灵敏，软腭运动对称，伸舌居中，口底（－），面部痛触觉对称，扳机点位于上、下唇皮肤及牙龈。17 缺失。X 线片面部未见异常改变，头部 MRI 检查可见右侧三叉神经根与血管关系密切，神经根变形。其他各项检查未见异常。

问题：1．诊断及诊断依据是什么。

2．确定罹患神经分支的方法及具体定位是什么？

3．适宜的手术治疗方法是什么？

链接：案例分析

第二节　舌咽神经痛
Glossopharyngeal Neuralgia

提　要

舌咽神经痛曾用名迷走舌咽神经痛（vagoglossopharyngeal neuralgia），是指舌咽神经感觉功能分布区的突发、短暂、阵发性针刺样剧痛，可伴有咽喉部异物感、咳嗽、心率缓慢等副交感神经症状为特征的颅神经疾病。与三叉神经痛有类似的病因，据此舌咽神经痛的命名也发生了变化，原发性舌咽神经痛的疾病名称被经典性舌咽神经痛所替代。根据发病原因的不同，舌咽神经痛也被分为经典性舌咽神经痛和继发性舌咽神经痛两类，继发性舌咽神经痛曾称之为症状性舌咽神经痛，是因颅内相关部位的器质性病变而致病。

临床通常所说的“舌咽神经痛”是特指经典性舌咽神经痛。其诊断及治疗原则类同于三叉神经痛。

国际头痛学会分类委员会 2018 年颁布的《头痛的国际分类》第 3 版中，对舌咽神经痛亦有同样的修订，将舌咽神经痛分为：经典性舌咽神经痛、继发性舌咽神经痛和特发性舌咽神经痛三种类型。因新的分类在国内尚未应用，仍以 2004 年的第二版为基点讲述。

一、经典性舌咽神经痛 Classical glossopharyngeal neuralgia

经典性舌咽神经痛是指在舌咽神经的分布区发生的剧烈疼痛，以突然发作的针刺样疼痛、持续时间短暂、可伴有咽喉部异物感、咳嗽、心率缓慢等副交感神经兴奋症状为特征。疼痛的性质、发作特点和复发、缓解方式与三叉神经痛非常相似。发病率较低，为三叉神经痛的 0.2% ~ 1.3%。偶见舌神经及舌咽神经均受累及的并发者。

【病因和病理】

在部分舌咽神经痛患者中也被证实存在着血管对神经根的压迫、特别是动脉的搏动性压迫的现象。确切的发病机制目前同样不十分明确。主要因素有：

1. 血管压迫　扭曲、蛇行的血管压迫在舌咽神经根进入脑桥前的“敏感区”，压迫使神经发生髓鞘和轴突结构的改变，神经冲动在舌咽神经的纤维之间、与迷走神经的纤维之间发生“短路”，或者发生其他方式的传导异常，造成神经兴奋性的异常增高，对日常生活中某些寻常刺激发生错误的反应，出现疼痛的发作。造成压迫的责任血管主要是小脑下后动脉、椎动脉，微血管减压术解除压迫后能够缓解疼痛。

2. 蛛网膜增厚粘连　手术中发现舌咽神经根区、颈静脉孔周围的蛛网膜有异常改变。由于炎症、出血等原因造成局部蛛网膜增厚，使神经根与周围的血管发生接触，颈静脉孔区的蛛网膜增厚粘连将神经根固定，当周围有挤压力量时神经根不能够缓冲而受到压迫。

由于发病率低，病理学研究的资料比较少，认为也存在神经根受到压迫，最终导致神经纤维发生脱髓鞘、局部轴突结构紊乱和变性等与三叉神经痛类似的病理改变。

【临床表现】

好发于 40 岁以上者，性别差异不明显。双侧发病者极为罕见。有反复发作史，复发无规律，疼痛的缓解期随着病程延长逐渐缩短甚至消失。

疼痛的性质为剧烈的锐痛，呈刺戳、刀割或闪电样。疼痛的部位分布在舌根、扁桃体区及咽部，累及耳内及下颌角的内侧者，为侵及到迷走神经的耳支和咽支所致，有些患者仅表现为耳内深部、下颌角内侧及颌后区的疼痛。发作特点为突然地发生和中止，持续时间几秒 ~ 几分钟，间歇期无不适。扳机区位于舌根、扁桃体窝等处，吞咽、咳嗽、打呵欠和咀嚼等动作可以诱发疼痛发作。由于吞咽可以引起疼痛发作，严重影响患者的进食及饮水，常有体重明显下降和营养不良，并且有情绪焦虑、恐惧，自杀倾向明显。

部分人在疼痛发作时伴有咽部异物感、咳嗽或心率减慢、心源性晕厥，甚至心脏停搏等因迷走神经亢奋而引发的症状。

【检查】

能够观察到扳机区，口腔颌面部的器官与神经系统的各项检查（包括特殊检查）无阳性体征。将表面麻醉剂如丁卡因喷涂于舌根及扁桃体区，可以暂时遏制疼痛的发作。

【诊断】

依据病史、临床表现、有关检查的阴性结果、咽部表面麻醉或舌咽神经阻滞麻醉后疼痛暂时停止发作即可确立诊断。

国际头痛学会分类委员会 2004 年第 2 版《头痛的国际分类》中关于经典性舌咽神经痛的诊断标准为：

A. 疼痛突然发作，持续 1 s ~ 2 min，并符合 B 和 C 的标准。

B. 疼痛具备下列各项特征：

1. 单侧。
2. 分布在舌根、扁桃体窝、咽部，或者下颌角下方和（或）在耳。
3. 尖锐、刺戳样和剧烈的。

4. 诱发因素为吞咽、咀嚼、咳嗽和（或）打呵欠。

C. 每个患者的疼痛有其不变的发作方式。

D. 临床无神经系统异常的体征。

E. 不能归于其他功能紊乱。

病史、躯体检查和特殊检查除外疼痛的其他原因。

2018 年第 3 版的诊断标准中将其分解为经典性舌咽神经痛及特发性舌咽神经痛（idiopathic glossopharyngeal neuralgia）两个亚型。

链接： 舌咽神经痛（国际头痛分类标准）

链接： 特发性舌咽神经痛（国际头痛分类标准）

【鉴别诊断】

1. 三叉神经痛　主要与三叉神经的第三支痛、特别是舌神经痛易混淆。单纯的舌神经痛很少见，一般三叉神经第三支其他分支也存在疼痛。偶见三叉神经和舌咽神经同时罹患，应注意鉴别，见表 10-2。

表 10-2　舌咽神经痛与三叉神经痛（舌神经）的鉴别

鉴别要点	舌咽神经痛	三叉神经痛（舌神经）
发病率	少	常见
疼痛部位	舌后 1/3、咽侧壁、扁桃体周围、耳内	舌前 2/3、面颊、牙龈
扳机区	有	有
扳机区部位	咽侧壁及舌后部	面部、舌缘、牙及口腔其他部位
扳机因素	吞咽、咳嗽、大张口	洗脸、说话、刷牙、进食水
定位诊断	咽侧壁喷涂丁卡因可止痛	舌神经阻滞麻醉可止痛

2. 继发性舌咽神经痛　因肿瘤压迫等原因而致病，多为阵发性的神经痛表现，或者持续十几分钟，甚至几十分钟的阵发性疼痛。以自发痛为主，可有触发痛，伴有舌咽神经区域的感觉损害，或其他脑神经受损的异常表现。CT 或 MRI 能够显现颅内的病变。

3. 茎突综合征（styloid process syndrome）　因茎突过长或者方向、形态异常刺激周围的神经血管等组织所致，表现为咽部有异物感，咽侧壁持续性疼痛，可放射至耳、头颈部，吞咽及头部转动时疼痛加剧。相应的部位有压痛，局部封闭可止痛，无扳机区。X 线检查可见过长茎突的影像。

4. 翼腭神经痛　又称蝶腭神经痛（sphenopalation ganglion neuralgia）、丛集性头痛（cluster headache）。病因不确切，可能与鼻旁窦的感染、损伤等有关。神经痛样的疼痛，常起自鼻根、内眦及眼眶，向腭部放射，可累及同侧的颅面部。持续时间几分钟至数小时，常伴有流泪、畏光、鼻阻流涕等症状。无扳机区，无明显阳性体征。经翼腭管行翼腭神经节阻滞麻醉，或蘸有表面麻醉剂的棉片敷于中鼻甲后上方可暂时止痛。

5. 鼻咽部恶性肿瘤　疼痛多为持续性钝疼、部位深在，无扳机区。可伴有鼻塞、血涕、面部感觉异常和其他颅神经损害表现。X 线片显示相应部位骨组织破坏性病变。

【治疗】

应遵守循序渐进的原则，首先采用药物治疗。当药物治疗无效或者不能耐受其副作用时选择手术治疗。

1. 非手术治疗　治疗三叉神经痛的药物均可用于舌咽神经痛的治疗，首选卡马西平，其他药物可以根据需要进行选择。药物的用量、方法及注意事项与三叉神经痛相同。

非手术治疗的其他方法如：有封闭、激光等。

2. 手术治疗　舌咽神经与迷走神经的关系密切，在手术治疗的过程中可引起心搏骤停等紧急情况，如果能够安装心脏临时起搏器，可以保证安全。

（1）射频温控热凝术：1981 年 Isamat 报告在 X 线引导下进行颈静脉孔的穿刺，进行舌咽神经的射频热凝治疗，热凝的温度为 65 ~ 70 ℃，时间 1 min。如果损伤波及迷走神经，术后可有吞咽困难、声音嘶哑、呛咳的并发症。

（2）微血管减压术：根据血管压迫学说设计的手术方法，目的是解除血管对神经根的压迫。术中对压迫神经的责任血管进行松解、隔离，能否充分解除压迫，直接影响术后的效果。

（3）经后颅窝舌咽神经根切断术：对于没有血管压迫或其他异常的患者，通过切断神经根达到止痛的目的，但是由于神经根与迷走神经有交通，必须同时切断后者上部的 1 ~ 2 个根丝，可以减少复发。

二、继发性舌咽神经痛 Secondary glossopharyngeal neuralgia

曾称为症状性舌咽神经痛，因肿瘤压迫或病变侵袭等明确的原因而致病。主要表现在舌根、扁桃体窝、咽部，或者下颌角下方、在耳内有阵发性尖锐、刺戳样疼痛，程度剧烈。多为持续性的神经痛表现，或者持续十几分钟，甚至几十分钟。以自发痛为主，可有扳机区及触发痛，伴有舌咽神经区域的感觉损害，或其他颅神经受损的异常表现，MRI 能够显现颅内相关部位的病变。

注意与经典性舌咽神经痛相鉴别。

【诊断】

国际头痛学会分类委员会 2004 年第 2 版《头痛的国际分类》中关于继发性舌咽神经痛的诊断标准为：

A. 疼痛突然发作，持续 1 s ~ 2 min，并符合 B 和 C 的标准。

B. 疼痛符合下列所有特征：

1. 单侧。
2. 分布于舌根、扁桃体窝、咽部，或者下颌角下方和（或）在耳内。
3. 尖锐、刺戳样和剧烈的。
4. 诱发因素为吞咽、咀嚼、说话、咳嗽和（或）打呵欠。

C. 每个患者有固定不变的发作形式。

D. 致病的原因已被特殊检查和（或）外科证明。

链接：继发性舌咽神经痛（国际头痛分类标准）

【治疗】

根据致病因素进行相应的治疗。

临床案例

男，50 岁。右舌根及嗓子阵发性针刺样疼痛 6 个月。

现病史：半年来右侧舌根及嗓子阵发性针刺样疼痛，向耳内放射。吞咽、打哈欠、咳嗽均可诱发，针刺、电击、刀割样疼痛，持续几十秒，发作时无声哑、咳嗽等，间歇期无不适，睡眠中偶有发作。服用卡马西平有效，0.2，Bid/d 可止痛，初期有轻头晕，目前无不适。否认其他不适。

既往无心血管疾病、糖尿病。

查体：面部对称，各项运动不受限，外眼（-），眼球运动自如，瞳孔等大等圆，对光反射灵敏，软腭运动对称，伸舌居中，口底（-），面部及口腔感觉对称，扳机点位于右腭舌弓及舌根处。地卡因喷涂右侧扁桃体区域，疼痛暂时停止发作。面部 X 线片头部 MRI 未见异常改变。

问题： 1. 诊断及诊断依据是什么？

2. 怎样与三叉神经痛（第三支）鉴别？

链接：案例分析

（翟新利）

第三节　面神经疾患
Diseases of Facial Nerve

提　要

面神经是支配颌面部表情肌的主要运动神经。该神经的损伤将会带来面部表情肌的运动障碍即面神经麻痹（facial paralysis）。本节将就最易引起面神经麻痹的两种疾病，创伤性面神经损伤（traumatic facial nerve injury）和贝尔面瘫（Bell's palsy）以及面肌痉挛（facial spasm）这三种在口腔颌面外科较常见的面神经疾患，从病因、临床表现、治疗和预后进行介绍。

一、概述 Conspectus

面神经为第Ⅶ对脑神经，是支配颌面部表情肌的主要运动神经。它是由第二鳃弓的原始神经嵴细胞分化、发育而来的一支混合神经，其中大部分为起自脑桥的纯运动神经，主要支配面部表情肌。小部分为内脏感觉纤维及内脏运动纤维，内脏感觉纤维分布于舌前 2/3 的味蕾，传导味觉；内脏运动纤维为副交感纤维，控制泪腺、舌下腺、颌下腺及腭和鼻腔黏膜腺体的分泌。它的发育模式、分支情况以及与周围邻近神经的交互支配关系大都是在人类胚胎发育的前 3 个月建立起来的，但直到婴儿出生后 4 岁面神经的发育才被认为接近完成。

面神经周围支较表浅，易遭受各种损害，导致面神经麻痹，肌肉变性萎缩，妨碍面部表情运动和引起其他功能障碍。面神经麻痹（facial paralysis）是以颜面表情肌群的运动功能障碍为主要特征的常见病。根据引起面神经麻痹的损害部位不同，分为中枢性和周围性面神经麻痹两种。中枢性面神经麻痹病损位于面神经核以上至大脑皮质中枢之间，即当一侧皮质脑干束受损时，称为中枢性或核上性面神经麻痹，而周围性面神经麻痹的面神经运动纤维发生病变所造成的面瘫，其病变可位于脑桥下部、中耳或腮腺等（图 10-3）。

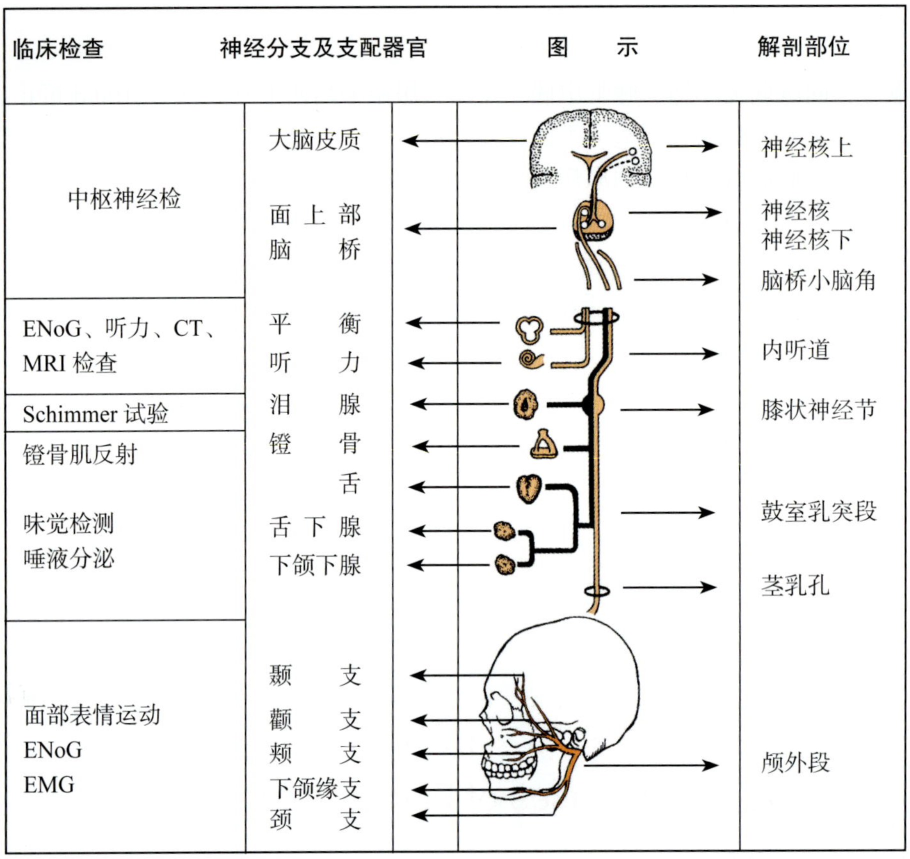

图 10-3 面神经解剖及其功能支配示意图

在口腔颌面外科就诊的患者则多以周围性面瘫为主，最常见的原因为各类创伤引起的创伤性面神经损伤（traumatic facial nerve injury）和贝尔面瘫（Bell's palsy）。面肌痉挛（facial spasm）则是阵发性不规则半侧面神经支配面部表情肌的部分或全部的不自主抽搐或痉挛。本节将对这三种在口腔颌面外科较常见的面神经疾患从病因、临床表现、治疗和预后进行介绍。

二、创伤性面神经损伤 Traumatic facial nerve injury

创伤在面瘫发病因素中居第二位，近年来其发生率不断增高。在诸多创伤因素中，颌面部外伤及医源性创伤是主要致病因素。

（一）病因、病理及发病机制

面神经周围支是周围神经的一部分，造成其损伤的原因很多，不同原因造成神经损伤的严重程度和波及范围也不同。Seddon 早在 1943 年即已提出周围神经损伤的三度划分法，即神经失用（neuropraxia）、轴突中断（axonotmesis）及神经断裂（neurotmesis）。目前临床常用的则是 Sunderland 提出的五度分类法，该法将 Seddon 分类中的神经断裂又细分为三度。

Ⅰ度损伤：为神经失用性损伤。主要表现为神经损伤部出现暂时性功能障碍，但神经轴突与神经元及终末效应器之间仍保持其连续性，其远端不出现沃勒变性（Wallerial degeneration），对电刺激的反应正常或略减弱。也有学者提出该种损伤后的大振幅动作电位学说，即神经受损后最初对电刺激反应过度增强。此类损伤的神经功能多于 3 ~ 4 周内完全恢复。

Ⅱ度损伤：即轴突中断。主要表现为轴突在损伤部位发生区域性溃变，其远端可发生程度不同的沃勒变性，但神经内膜管保持完整。虽可出现神经暂时性传导功能障碍，但其功能可自行恢复，预后尚好，多于 1 ~ 2 个月完全恢复。

Ⅲ度损伤：不仅有轴突中断、损伤远端的沃勒变性，而且神经内膜管的连续性遭到破坏，因此又称神经中断。但神经束膜常不受损，仍保持神经束的连续性，其损伤范围可为局限性，也可沿神经束波及较长一段神经，尤其在近中往往伴有神经轴突的缺失。由于神经内膜管连续性的破坏，神经束支的轴突出芽性再生，可能与终末效应器发生错位支配，故此类损伤可有连带运动。受损神经虽可自发恢复，但常不完全。

Ⅳ度损伤：指神经束遭到破坏而广泛断裂，神经外膜亦遭到破坏，但尚未完全断裂，神经干仍借此保持其连续性。由于神经束膜及神经内膜管的破坏，易发生创伤性神经瘤及再生轴突的错位愈合，受损的神经功能极少能完全恢复。

Ⅴ度损伤：为最严重损伤，指整个神经干完全断裂，两断端分离或产生间隙，增生的纤维结缔组织可以出现瘢痕条索相连，神经功能完全丧失，如不做神经修复，其功能将完全丧失。

造成面神经损伤的原因甚多，归纳起来有以下几方面：

1. 机械性损伤（mechanical injury） 创伤引起的面神经损伤多属机械性损伤。其损伤形式有急、慢性挤压伤、挫伤、牵拉性损伤、压榨性损伤、撕裂伤、锐器切割伤及钝器摩擦伤等。

2. 物理性损伤（physical injury） 包括冷冻损伤、热损伤、电灼损伤、放射线损伤以及超声损伤和激光损伤等。

3. 化学性损伤（chemical injury） 指有毒物质对神经的损伤，包括长期接触有毒物，以及面神经分布区神经毒性药物的注射，如乙醇、青霉素及溴化钙等药物。

4. 医源性损伤（iatrogenic injury） 是一种复合性损伤，几乎包括了以上各种损伤形式。在口腔颌面外科手术或治疗中，主要与茎乳孔外面神经末梢支损伤相关，几种常见造成面神经周围支损伤的医源性因素为（图 10-4）：

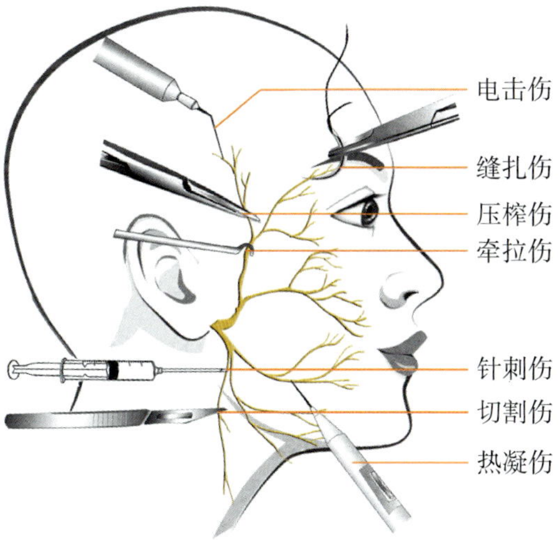

图 10-4 口腔颌面外科手术及治疗中常见的面神经医源性损伤类型

（1）术中误将神经切断的切割性损伤。

（2）创面缝扎时缝针误穿神经干所造成的穿通和撕裂伤。

（3）止血时误将面神经干夹闭或结扎的钳夹、压榨性损伤。

（4）切除腺体深叶肿物时必要的牵拉损伤。

（5）电刀使用不当引起的电灼伤。

（6）需冷冻治疗时对面神经造成的冷冻损伤。

（7）注射时针头误穿神经干所致穿通及撕裂伤，及针头所带乙醇对神经干化学性损伤。

（8）术中寻找面神经所用电刺激器电流过大时所引起的电击伤等。

缺血在创伤性面瘫中是多种致病因素所致的一种结果，也是创伤性面瘫的发生机制。

（二）诊断

1. 临床表现

（1）有明显的创伤因素存在。

（2）损伤多发生在面神经周围支，一般不伴有泪液分泌异常及舌前 2/3 味觉丧失。

视频：面瘫的典型症状

（3）面瘫的典型症状：静态时患侧额纹消失或减少，鼻唇沟变浅或消失，口角歪斜，偏向健侧。严重者整个颜面部歪斜，患眼睑裂变大，流泪，睑、球角膜充血、炎症甚至导致失明。

动态时患侧抬额头无力或不能抬额头，皱眉无力或不能皱眉，眼睑不能完全闭合，不能耸鼻，鼓腮漏气或不能鼓腮，噘嘴、微笑及大张口时口角歪斜。恢复期还可出现患侧的连带运动或患侧的过度运动等后遗症。

2. 特殊检查　根据以上所述创伤性面神经损伤的临床表现及病史询问，临床不难作出面瘫的诊断。但在创伤性面瘫的诊断中，判断面神经损伤的程度和预后则显得更加重要。以往主要以患者皱眉、闭眼、耸鼻、鼓腮、讲话及微笑时对面部运动情况的主观判断作为指标。自 Galvani 发明静电计以来，肌肉及神经电活动的测定在面神经功能评价方面有了较快发展。

（1）面神经功能评价分级系统（grading system of facial function）：许多学者在面神经功能评价方面做了研究，先后提出 5 点总体评价系统、分区分级系统及双重评价系统等，第五届国际面神经外科专题研讨会及美国耳鼻喉头颈外科学会推荐了 House-Brack（H-B）系统。客观评价有 Burres 的线性测量指数系统（B-FLMI）及 Fields 的面神经功能指数（FNFI）测定等。蔡志刚等结合以上两个相对量化的评价系统，创建了临床量化的面神经功能评价系统（quantitative facial nerve functional estimating system，QFES）。

1）House-Brack（H-B）系统：是迄今为止在面神经功能主观评价方面较完善、应用较广的一个系统，也是国际上面神经研究领域认可的系统。该系统以 6 级代替 5 级，所增一级为中重度麻痹，该级的插入降低了判断的主观性，同时也减少了因观察者不同所带来的误差（表 10-3）。

2）临床量化的面神经功能评价系统（QFES）：为了避免主观评价的局限性，Burres 等通过对大量正常人面部定点间距离的测量研究，提出了一个客观的评价系统即线性测量指数（B-FLMI），通过测量面部一些相对稳定点间的位移百分比（PD），经过 7 步复杂计算得出神经功能恢复状况，增加了评价的客观性，但在测量和计算上过于费时（图 10-5）。

（2）神经电诊断技术（neuroelectronic diagnosis）：神经肌肉电兴奋测定是较早应用于面神经领域的一项技术，先后出现了神经兴奋性测定（neural electric testing，NET）、最大刺激试验（maximal stimulation test，MST）、强度—时值曲线及时值测定（intensity/time curve and chronaxie test）、神经电图（electroneurography，ENoG）或诱发肌电图（evoked electromyography，EEMG）、肌电图（electromyography，EMG）以及运动传导潜伏时（motor conduction latency time，MCLT）和运动传导潜速率（motor conduction latency velocity，MCLV）测定等方法，为评价面神经损伤及恢复提供了客观指标。

1）神经兴奋性测定（NET）：是指用一定波宽（0.1 ~ 1.0 ms）的方波脉冲电流刺激面神经干，引起各神经支配肌肉的肉眼可见的最小收缩时的电流强度作为神经兴奋性的指标，并与健侧对比来判断外周神经病变。

2）强度 — 时值曲线检查及时值测定：是根据电流刺激强度与刺激时间的相互依从关系

表 10-3　House-Brackman（H-B）评价系统

分度	诊断	临床特征
Ⅰ	正常	面部所有区域正常
Ⅱ	轻度功能障碍	总体：仔细观察方可看出轻微的连带运动 静止：正常、对称、张力正常 运动：上额运动中等，眼轻使劲可完全闭合，口轻度不对称
Ⅲ	中度功能障碍	总体：明显的功能减弱但双侧无损害性不对称，可观察到并不严重的连带运动，挛缩和（或）半侧面部痉挛 静止：正常对称，张力正常 运动：上额运动微弱，眼使劲可完全闭合，口使劲可移动口角，明显不对称
Ⅳ	中重度功能障碍	总体：明显的功能减弱和（或）损害性不对称 静止：正常对称有张力 运动：上额不动，眼不能完全闭合，使劲时口不对称
Ⅴ	重度功能障碍	总体：很少见有运动 静止：不对称 运动：上额不动，眼不能完全闭合，口仅有轻微运动
Ⅵ	完全麻痹	无运动

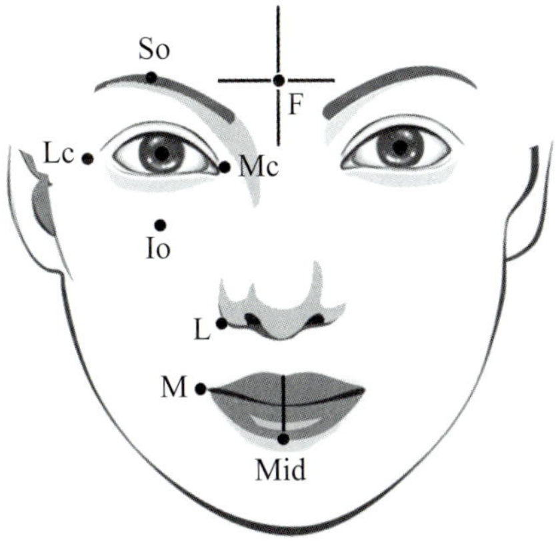

图 10-5　临床量化面神经功能评价系统（QFES）

定点：So：瞳孔正对眉弓最高点　Io：眶下点　Lc：外眦点　Mc：内眦点　M：口角点　L：鼻翼最低点　F：正中线与双侧 So 连线的交点　Mid：正中线与上唇或下唇唇红缘交点

绘成曲线，判断神经肌肉功能状态的一种检查方法，曲线纵坐标为输出强度，横坐标为脉冲时间。多数学者采用 8 ~ 10 个不同脉冲时间，以各个不同时间的脉冲电刺激肌肉，刚好引起收缩反应时所需的电量，绘成一条曲线，然后按照曲线图形确定神经功能情况。时值测定一般情况下与曲线形状、位置的改变成函数关系（个别表现例外），从中可看出神经恢复过程的量的变化。

3）最大刺激试验（MST）：是指用 Hilger 刺激器，刺激面神经干和各分支，当电流逐渐增强，一般超过 5 mA 或上升到患者开始感到不适时所引起的面肌反应，以健、患侧反应是否相似作为判断神经是否变性的指标。

4）肌电图（EMG）：是面神经发生严重变性而对 MST、EEMG 反应消失后，用于检测其功能的一种可靠方法。包括静息电位（rest potential，RP）、纤颤电位（fibrillation potential，FP）、自发运动单位电位（spontaneous motor unit potential）、正锐波（positive sharp wave，PSW）以及多相神经再生电位（poly-phase neural regeneration potential，PP）。

5）神经电图（ENoG）：是对出自茎乳孔的面神经干施以电刺激，从其各周围支支配之表情肌记录整块肌肉的复合动作电位（compound muscle action potential，CAP）来判断周围性面神经损伤程度的电生理学诊断方法，最早由 Esslen 命名并首先用于面神经临床，May 认为称其为诱发肌电图（EEMG）更恰当，因为动作电位仍从肌肉获得，其原理与 MST 原理相似，其测定结果基于肌纤维对电刺激神经的收缩反应。Silverstein 及 Gordon 等支持这一观点，而一些日本学者及国内则多用 ENoG，其本质无明显差别。

近年来面神经功能电测试中，ENoG 在国内外学者中最受青睐，其原因是它较 NET 及 MST 对面神经损伤程度的判定及预后估计更精确，诸多学者的研究证明了这一点。

6）运动传导潜伏时（MCLT）及运动传导潜速率（MCLV）测定：一般是用 0.1 ~ 1.0 ms 脉冲方波电流刺激面神经干，在面神经支配的相应肌肉处诱发出电位，自刺激开始至记录到诱发电位时神经传导所需时间称为运动传导潜伏时（MCLT），而 MCLV 则为刺激点与接触点间神经长度与传导时间的比值，实际测定中误差大于 MCLV，意义基本相同。MCLT 的延迟或消失是面神经损伤的客观指标。由于 MCLT 延长，意味着神经纤维传导速度减慢，神经纤维传导速度与神经轴索病变程度有关，所以潜伏期测定可以提示面瘫预后。

（三）治疗

关于面神经损伤后的治疗，主要有手术及非手术治疗两大系统，其中非手术治疗以药物及物理治疗为主，药物治疗除以前传统的神经营养药物及皮质类固醇类药物的应用外，近十年来迅速发展的神经生长因子（neural growth factor，NGF）已广泛应用于临床，物理疗法中功能训练显得更为有效，我国则更多应用中草药制剂及针灸治疗。这些非手术治疗手段在暂时性面瘫及创伤性面瘫的急性期应用较多，但对其疗效评价及适应证选择尚缺乏更深入系统的研究。

1. 神经功能的自然恢复　关于创伤性面瘫的治疗及功能恢复问题，早在 20 世纪 50 年代末 Martin 与 Helsper 就报道过腮腺切除术中面神经损伤病例，术后面神经功能有一定程度自发恢复。James 等又通过动物实验证明了对侧面神经交叉支配的面瘫自发恢复学说，Norris 也曾报告 4 例切除一段面神经未经任何治疗自然恢复的患者，并认为与其面部肌肉强迫性运动有关。Conley 等提出面神经自然恢复的可能机制有：术区面神经再生，对侧神经交叉支配，三叉神经支配，咀嚼动作，以及舌咽神经与面神经的交互作用，不明的神经通路或上述诸种可能性的联合作用。面神经损伤后自然恢复的机制学说较多，经过近 40 年的研究和探讨，尚无为大家共同接受的学说，尤其对于与面神经有联系而起作用的中枢神经核通路问题还有待于进一步探讨。

2. 非手术治疗

（1）药物治疗

1）激素类药物：在伤后或手术后 3 天内应使用激素类药物，以减少渗出及水肿，有利神经恢复。一般常规给予地塞米松 10 mg 静滴。

2）神经营养药：可给予维生素 B_{12} 及维生素 B_1 等神经营养药物，常规用药量，一般采用肌注，10 天一个疗程，共用 3 个疗程。也可采用离子导入的方法局部给药。

3）神经生长因子（NGF）：目前疗效尚不肯定，但已有临床应用的报道，可以全身用药，也可神经损伤局部用药。

（2）物理疗法

1）表情肌功能训练：适用于神经损伤后各期，损伤后 2 周至 3 个月内尤为重要。

2）离子导入：常在神经损伤后早期（1 ~ 3 个月）应用，能促进神经功能的恢复。

A. 维生素导入：维生素 B_{12} 500 mg、维生素 B_1 100 mg 直流电阳极导入，采用双极表面电极，电流 0.1 mA，时间 20 min。每日 1 次，每疗程 10 次，两疗程间隔 1 周。

B. 碘离子（I^-）导入：与上不同在于 I^-从阴极导入，余条件均同维生素导入。

以上离子导入均可配合以超短波、微波或红外线等治疗，每次 10 min，每日 1 次。

3）神经电刺激：一般在神经损伤后中晚期（6 个月以后）应用，主要用多功能电刺激及失神经理疗处方，每次 30 min，每日 1 次，10 次一疗程，共两个疗程，每疗程间隔 1 周。

对于肿瘤或肿瘤术后面神经损伤患者理疗慎用，以防止促进瘤细胞生长或扩散。

3. 手术治疗　自 1932 年 Ballance 及 Duel 使周围神经修复术规范化以来，近 20 余年许多新技术应用于面神经外科领域，面神经与其他邻近部位的运动神经吻合术（面 - 副神经吻合术、面 - 舌咽神经吻合术、面 - 舌神经吻合术及面 - 舌下神经吻合术等）、神经移植术、血管化神经移植术、跨面神经移植术、血管化游离肌肉移植术及血管神经化游离肌肉移植术已广泛应用于面神经外科领域，并获得良好效果。但对其疗效及功能评价的研究资料却很有限，至今尚无统一的标准。

（四）影响预后的因素

周围神经受损后，无论其自然恢复过程还是治疗后恢复过程均受诸多因素影响，归纳起来有以下几方面：

1. 损伤的性质及程度　据 May 等的研究，Ⅲ度以内的损伤其临床开始恢复时间及所能恢复到的程度都远较Ⅳ、Ⅴ度损伤要早且彻底，一般认为神经内膜管是否连续是判断神经功能能否完全恢复的一项指标。复合性损伤，如神经严重摩擦伤、过度的牵拉伤对神经损害程度均较单一损伤为重，临床多难以恢复或恢复时间延长。山口良二认为，如面神经神经纤维一半以上无变性，行神经修复后短期内可望完全恢复。神经切断吻合后，虽其再生良好，但神经肌肉却达不到完全正常的功能。神经受牵拉时，如半数以上神经纤维未变性，则其功能可于短期内恢复。

2. 损伤的部位　有研究认为损伤越近中枢端，其功能越难以恢复，原因是越近中枢，神经成分越复杂，越易发生错位愈合。

3. 年龄　日本学者研究认为，除儿童外，面神经受损后其功能很难完全恢复正常，50 岁以上患者尤为困难。

其他影响神经功能恢复的因素还包括损伤与修复相隔时间长短、损伤神经修复的准确性以及神经受损长度及是否伴有其他全身性疾患等。

三、贝尔麻痹 Bell' s palsy

贝尔麻痹系指临床上不能肯定病因的不伴有其他特征或症状的单纯性周围性面神经麻痹。最早由 Charles Bell 于 1821 年描述，稍后神经学家 William Gowers 以 Bell 的名字命名了该病，从而使其成为面神经疾患领域最常见、最受关注的疾患之一。文献报道美国的发病率为平均 25/10 万人口，欧洲为 20 /10 万人口，日本为 30/10 万人口。我国 1986 年有统计表明为 10.28/10 万人口，较新的统计资料为 49.77/10 万人口。地理分布上，长江以北发病率偏高，中老年多见，女性多见，农村患者多于城市。一般发病多在春末夏初和夏末秋初，病因尚不明确。虽然本病 71% ~ 90% 可以自然或通过积极、有效的治疗完全恢复，但还有 10% ~ 25% 的患者会遗留不同程度的面神经功能障碍。

（一）病因及病理

贝尔面瘫传统的病因和发病学观点认为主要是由于外界因素，如寒冷、病毒感染及机体的应激状态引起面神经不同部位供血小动脉痉挛，从而造成面神经因缺血而水肿，进一步又使血管受压导致缺血加重，因而产生面神经麻痹或瘫痪。也有学者提出中枢病变学说及遗传因素可能是其致病因素。

在口腔颌面外科就诊的患者则多以外界因素为主，其可能的主要致病因素有：

（1）较传统的观点认为外环境因素如寒冷刺激等可导致面神经血运障碍，进一步引发面瘫。

（2）自从 McCormick 于 1972 年提出人类单纯疱疹病毒感染可能与该病有关以来，病毒感染在贝尔面瘫致病因素中成为最受关注的因素之一，截至目前认为可能相关的病毒感染包括 I 型单纯疱疹病毒、巨细胞病毒、带状疱疹病毒、EB 病毒、柯萨奇病毒、人类免疫缺陷病毒等，其中以单纯疱疹病毒最多见。

（3）解剖因素：首先面神经在内耳一直走行于曲折而狭窄的骨管内，并且在内耳道及膝状神经节之间的迷路段，缺乏神经外膜和神经外周组织，神经内膜和蛛网膜组织也很少，因此神经在此段最易损伤而导致水肿；其次，近来对血管内血液内皮素（内皮素 -1，endothelin-1，ET-1）的研究表明在贝尔面瘫患者血液中 ET-1 的水平也明显高于正常人。

（4）机体的应激因素：长期以来有学者认为贝尔面瘫患者中，机体处于疲劳及应激状态的居多，因此认为机体的应激状态可能是其发病因素之一。

贝尔麻痹的病理变化主要为面神经水肿，髓鞘或轴突有不同程度的变性，以在茎乳孔和面神经管内的部分尤为显著。有时乳突和面神经管的骨细胞也有变性。

（二）临床表现

发病突然，发病前一般无先觉症状，常在晨起时发现有面瘫症状，多单侧发生，仅个别为双侧发生。多见于青壮年，男性多于女性。发病后进展迅速，可于数小时内或 1 ~ 2 日内达到面瘫最大程度。临床均表现为完全性面瘫症状：患侧口角下垂，上下唇因口轮匝肌瘫痪而不能紧密闭合，故发生饮水漏水、不能鼓腮及吹气等功能障碍。上下眼睑不能闭合的原因是眼轮匝肌瘫痪后，失去了受动眼神经支配的上睑提肌保持平衡协调的随意动作，致睑裂扩大、闭合不全、露出结膜；用力紧闭时，则眼球转向外上方，此称为贝尔征（Bell sign）；由于不能闭眼，故易患结膜炎。在下结膜囊内，常有泪液积滞或溢出，这种泪液运行障碍，一般是由于泪囊肌瘫痪与结膜炎等原因所引起。前额皱纹消失与不能皱眉是贝尔面瘫或周围性面瘫的重要临床表现，也是与中枢性面瘫鉴别的主要依据。

表情肌的瘫痪症状，特别在功能状态时更为突出，因此，评价效果或恢复程度的标准，也必须在功能状态下进行。

临床表现取决于病变的部位：首先如果病变在茎乳孔附近，则表现为完全性面瘫；其次如果病变部位更高，在鼓索及镫骨肌之间，除完全面瘫表现外还可有味觉异常或丧失及唾液腺分泌障碍；如波及支配镫骨肌的神经分支，可能会出现听觉过敏；病变波及膝状神经节，可能会出现外耳道疱疹，并有耳廓及外耳道感觉迟钝及剧痛；如果病变波及经过膝状神经节的岩浅大神经，还可能出现泪液分泌障碍；病变在脑桥与膝状神经节之间，感觉与分泌功能障碍一般较轻；如波及听神经可有耳鸣眩晕。

（三）诊断及鉴别诊断

贝尔面瘫的诊断并不困难，但为了确定神经损伤的部位、程度、预后和手术疗法的适应证等，各种新技术、新方法层出不穷。

对贝尔面瘫的外周神经功能检查类似一般的周围性面瘫的方法，无外乎面神经功能的评价分级及神经电诊断技术的应用。目前认为对面神经的神经兴奋性试验（NET）、最大刺激试验（MST）和面神经电图（ENoG）或诱发肌电图（EEMG）等几项检查手段有较大的实用价值，有利于预测其预后。特别是近年来ENoG在贝尔面瘫患者的损伤程度判断和预后评价方面备受重视。其次还有用于损伤定位辅助诊断的味觉试验、听觉试验以及泪液试验（Schirmer test）等方法也为临床常用的检查手段。

味觉检查：伸舌用纱布固定，擦干唾液后，以棉签蘸糖水或盐水涂于患侧的舌前2/3，嘱病员对有无味觉以手示意，但不要用语言回答，以免糖（盐）水沾至健侧而影响检查结果。

听觉检查：主要是检查镫骨肌的功能状态。以听音叉（256 Hz）、马表音等方法，分别对患侧与健侧进行由远至近的比较，以了解患侧听觉有无改变。听觉的改变是由于镫骨肌神经麻痹后，失去了与鼓膜张肌神经（由三叉神经支配）的协调平衡，于是使镫骨对前庭窗的振幅减小，造成低音性过敏或听觉增强。

泪液检查：亦称Schirmer试验。目的在于观察膝状神经节是否受损。用滤纸两条（每条为0.5 cm × 5 cm），一端在2 mm处弯折。将两纸条分别安置在两侧下眼睑结膜囊内做泪量测定。正常时，在5 min末的滤纸沾泪长度（湿长度）在10 mm以上。由于个体差异湿长度可以变动，但左右眼基本相等。为防止出现可能的湿长度增加的偏差，故必须在放置滤纸条的同时，迅速将两眼所积滞的泪液吸干。

根据味觉、听觉及泪液检查结果，还可以明确面神经损害部位，从而作出相应的损害定位诊断：

（1）茎乳孔以外：面瘫。

（2）鼓索及镫骨肌神经节之间：面瘫 + 味觉丧失 + 唾液腺分泌障碍。

（3）镫骨肌与膝状神经节之间：面瘫 + 味觉丧失 + 唾液腺分泌障碍 + 听觉改变。

（4）膝状神经节：面瘫 + 味觉丧失 + 唾液腺、泪腺分泌障碍 + 听觉改变。

（5）脑桥与膝状神经节之间：除面瘫外，感觉与分泌功能障碍一般均较轻；如损害影响听神经，尚可发生耳鸣、眩晕。

（6）核性损害：面瘫 + 轻度感觉与分泌障碍，但往往影响展神经核而发生该神经的麻痹，若损害累及皮质延髓束可发生对侧偏瘫。

根据上述症状及相应的检查手段，贝尔面瘫的诊断并不困难，但还应注意与核上性面神经麻痹、核性面神经麻痹、小脑脑桥角病变，以及一些影响面神经功能的综合征如亨特（Hunt）综合征、麦克森（Melkersson）综合征等相鉴别，当然还应注意与听神经瘤、中耳炎以及创伤性面神经损伤相鉴别。

（四）治疗

根据贝尔面瘫的自然发展过程，可将其分为3个阶段即急性期、缓解期及后遗症状期进行不同的治疗。

发病急性期（1 ~ 2周）的治疗原则应是改善面部血液循环，促使面部水肿、炎症消退，以免面神经进一步受损，使其功能早日恢复。具体治疗方法：

1. 大剂量激素冲击疗法　发病前3天，可每天给予地塞米松10 mg静脉滴注，再继续给予泼尼松口服，每天3次，每次10 mg，2 ~ 3天后逐渐减量至10天停药。

2. 配合以扩血管药物　水杨酸钠0.3 ~ 0.6 g，每日3次口服。

3. 配合以神经营养药物　维生素B_1 100 mg、维生素B_{12} 500 mg肌内注射，每日1次。或在1周后用维生素B组行相关穴位注射。

4. 辅助以抗病毒治疗　对于明显有病毒感染因素存在病例，应使用利巴韦林及金刚烷胺等抗病毒药物；对于可疑有病毒感染病例应给予中药抗病毒制剂，如板蓝根冲剂等。

5．理疗 可用红外线、超短波治疗。注意在发病初期禁用热敷及强的刺激理疗。

6．针灸治疗 长期以来系统的针灸治疗一直是治疗贝尔面瘫的常用方法，但需注意在急性期也不主张对茎乳孔区域行此治疗，在缓解期针灸治疗一直具有其独特的效果。

发病后即应注意保护患眼，给予眼药。并应注意该期不宜给予过强的针刺或电针疗法，以免导致继发性面肌痉挛。另外对贝尔面瘫的早期手术治疗应取慎重态度，据中外文献报道，迄今都还是与自然恢复的比例不相上下。

缓解期（3 周 ~ 2 年）的治疗原则应是尽快使神经传导功能恢复和加强面部表情肌功能的训练。具体治疗方法可参照创伤性周围性面瘫的治疗方法。可配合应用一些肌肉兴奋剂，如新斯的明、呋喃硫胺及加兰他敏等。

后遗症状期即面瘫症状不再有好转或出现连带运动、面肌抽搐或痉挛等并发症，该期的治疗原则主要是对症治疗，即对后遗面部畸形的康复性矫治。方法参见永久性面瘫的治疗。

（五）预后

贝尔面瘫大多数预后良好，其预后与其病情的严重程度，治疗是否及时、恰当，以及患者的年龄等因素有关。多数患者可在 2 ~ 3 个月内完全恢复。症状轻者可无神经变性，2 ~ 3 周即开始恢复，1 ~ 2 个月即可恢复正常；有神经变性者，常需 3 ~ 6 个月才能恢复，这类患者面肌功能训练对预后影响很大；严重者恢复时间很长甚至不能完全恢复。因此发病急性期的治疗措施及缓解期的肌肉功能训练对预后影响较大。

四、面肌痉挛 Facial spasm

面肌痉挛亦称半面痉挛（hemifacial spasm，HFS）为阵发性不规则半侧面神经支配面部表情肌的部分或全部的不自主抽搐或痉挛。可分为原发性和继发性面肌痉挛，前者又称特发性半面痉挛（idiopathic hemifacial spasm，IHFS），后者又称为症状性面肌痉挛。

（一）病因

原发性面肌痉挛的病因目前尚不十分清楚，可能是在面神经传导通路上的某些部位存在病理性刺激所引起，有中枢学说和周围学说两种假说。中枢学说也叫核团学说，主要指有人认为是面神经核或核上部受刺激或失控引起；而更多的人则支持周围病变学说，认为是颅内周围面神经干受压迫致使面神经脱髓鞘变引起。其他可能的病因包括动脉硬化和高血压病变。少数病例属于各种原因所致面神经麻痹的后遗症。

（二）临床表现

该病多发于中、老年患者，女性多于男性。起病缓慢，无自愈性。痉挛为突发、阵发，有节律，不能控制，可持续几秒至十几分钟，多发于一侧，双侧发病者极少见。当精神紧张或疲倦时加重，睡眠时停止发作。疾病早期抽搐多从下睑开始，呈间歇性，以后逐渐扩展至同侧其他表情肌。少数可伴有疼痛，个别有头痛、患侧耳鸣、同侧舌前味觉改变等症状。神经系统检查一般无阳性体征，晚期可有表情肌轻度瘫痪。该病无缓解期，疾病呈缓慢进展，额肌少受累，颈阔肌可受累。

（三）诊断及鉴别诊断

根据病史及临床表现，诊断面肌痉挛一般无困难，面肌痉挛者可有肌纤维震颤，肌电图可有纤颤电位，而无脑电图异常。面肌痉挛应注意与癔症性眼睑痉挛、习惯性眼睑痉挛、三叉神经痛的痛性抽搐及小脑脑桥角部位的肿瘤、炎症或面神经瘤、颅脑损伤等相鉴别。有时还应与舞蹈病及手足徐动症相鉴别。癔症性痉挛多见于女性，常有癔症的其他症状，并且其肌电图无改变，而习惯性面肌痉挛则多见于儿童或青壮年，与舞蹈病相似，均为双侧发病，后者还伴有四肢及躯干的不自主动作，较易于鉴别。

（五）治疗

由于原发性面肌痉挛病因不明，目前仍缺少理想的治疗方法。目前临床常用的治疗方法类似于三叉神经痛的治疗方法，包括镇静药及抗癫痫药物的应用；神经营养药物的应用；超声及钙离子导入等物理疗法；中医、中药及针灸治疗等也有报道，效果均不理想。对以上效果不好的可用局部或面神经主干封闭的疗法，如还不能解决问题则考虑采用射频温控热凝术使面神经变性，该法同三叉神经痛治疗，使神经失活后会出现面瘫等并发症，应注意把握适应证和术后护理。目前对手术治疗面肌痉挛的争议较大，早期采用的面神经绞榨术、切断术及与其他神经吻合术等已弃用，较新的颅内微血管减压术则因手术太大，一般患者很难接受，且远期疗效尚待进一步证实。

近年来肉毒素在治疗半面痉挛及眼睑痉挛中获得良好效果。肉毒素是由肉毒杆菌在生长繁殖过程中所分泌的一种神经外毒素。血清学特性具有 7 种亚型，自从 1989 年 A 型肉毒杆菌在美国正式用于临床以来，它越来越受到重视。目前，国内外已将 A 型肉毒素局部注射作为治疗半面痉挛的最佳治疗方案。肉毒素的作用机制是能够抑制周围运动神经末梢突触前膜乙酰胆碱释放导致所支配肌肉松弛性麻痹，近年来被广泛应用于眼睑痉挛、面肌痉挛等病例的治疗，以及一些 12 岁以上的斜视患者。在面肌痉挛治疗中主要的后遗症状为类似早期面瘫的表现，其次是应向患者交代肉毒素治疗有效期常在 3 ～ 6 个月，有复发倾向。

临床案例

男，35 岁。主因晨起刷牙时发现左侧口角漏水就诊。

现病史：晨起刷牙时发现左侧口角漏水，即刻照镜子发现左口角下垂，左眼不能完全闭合，即来我院就诊。近来工作强度大，经常加班，睡眠不足。有口干史，无耳鸣、眩晕史。

既往无类似病史，否认高血压及颅脑病变史。

初步检查发现：左侧额纹消失，不能抬眉，不能鼓腮，耸鼻无力。进一步检查发现左侧舌前 2/3 味觉迟钝，听力检查双侧对称。Schirmer 试验双侧泪液分泌均正常、对称。

问题： 1. 该患者临床诊断是什么？
2. 如何与中枢性面瘫相鉴别？
3. 试判断该患者面神经损害发生的部位可能在何部位。

链接：
案例分析

（蔡志刚）

参考文献

1. 陈敏学，杨驰，邱蔚六．三叉神经痛和半侧面肌抽搐的病因研究与治疗新进展．中华口腔医学杂志，2004, 39(2):173-174.
2. 郭红军，王虎山．舌咽神经痛的病因与显微手术治疗．立体定向和功能性神经外科杂志，2011, 24(1):15-17.
3. Jeffrey P. Okeson（美）. 贝氏口颌面痛：口颌面痛的临床处置．6 版．陈永进，赵铱民，张昊主译．北京：人民军医出版社，2010:74-82.
4. 王翰章．中华口腔颌面外科学（上、中、下卷）. 北京：人民卫生出版社，2001:3262-3279.
5. Robert G. Grossman，Christopher M. Loftus，eds. 神经外科学．2 版．王任直主译．北京：人民卫生出版，2002:351-358.
6. 俞光岩，顾晓明，蔡志刚．周围性面瘫．北京：人民卫生出版社，2005.
7. 张震康，俞光岩，徐韬．实用口腔科学．4 版．北京：人民卫生出版社，2016:402-4158.
8. Baechli H, Gratzl O. Microvascular decompression in trigeminal neuralgia with no vascular compression. Eur Surg Res, 2007, 39(1):51-57.
9. Bo Lin, Xuguang Lu, Xinli Zhai, et al. Use of sensory and motor action potentials to identify the position of trigeminal nerve divisions for radiofrequency thermocoagulation. J Neurosurg, 2014, 121(6):1497-1503.
10. Headache Classification Subcommittee of the International Headache society. International Classification of Headache Disorders: 2nd Edition. Cephalalgia, 2004, 24(Suppl 1): 9-160
11. Headache Classification Committee of the International Headache Society (IHS). The International Classification of Headache Disorders, 3rd edition. Cephalalgia, 2018, 38(1):1-211.
12. May M, Schaitkin BM. The Facial Nerve. May's Second Edition. New York:Thieme Inc., 2000.
13. Antonini G, Di Pasquale A, Cruccu G, et al. Magnetic resonance imaging contribution for diagnosing symptomatic neurovascular contact in classical trigeminal neuralgia: a blinded case-control study and meta-analysis. Pain, 2014, 155(8):1464-1471.
14. Todd D Rozen. Trigeminal neuralgia and glossopharyngeal neuralgia. Neurologic clinics, 2004, 22(1):185-206.
15. Seddon HJ. Three types of nerve injury. Brain, 1943, 66(4):237.
16. Sunderland S. A classification of nerve injury. //Sunderland S. Nerve injuries and their repair a critical appraisal, 3rd ed. London:Churchill Livingstone, 1991, 211- 232.
17. Zhigang Cai, Guangyan Yu, Daquan Ma, et al. Experimental Study on the Traumatic Facial Nerve Injury. Journal of Larynology and Otology, 1998, 112(3):243-245
18. Maarbjerg S, Di Stefano G, Bendtsen L, et al. Trigeminal neuralgia - diagnosis and treatment. Cephalalgia, 2017, 37(7):648-657.

Definition and Terminology

Trigeminal neuralgia： A disorder characterized by recurrent unilateral brief electric shock-like pains, abrupt in onset and termination, limited to the distribution of one or more divisions of the trigeminal nerve and triggered by innocuous stimuli. It may develop without apparent cause or be a result of another diagnosed disorder. Additionally, there may be concomitant continuous pain of moderate intensity within the distribution(s) of the affected nerve division(s).

Previously used terms: Tic douloureux, primary trigeminal neuralgia.

Glossopharyngeal neuralgia： A disorder characterised by unilateral brief stabbing pain, abrupt in onset and termination, in the distributions not only of the glossopharyngeal nerve but also of the auricular and pharyngeal branches of the vagus nerve. Pain is experienced in the ear, base of the tongue, tonsillar fossa and/or beneath the angle of the jaw. It is commonly provoked by swallowing, talking or coughing and may remit and relapse in the fashion of trigeminal neuralgia.

Previously used term: Vagoglossopharyngeal neuralgia.

Traumatic facial nerve injury： The most common cause of facial paralysis is trauma（to the variety accidents), surgical trauma (the most common cases were secondary to acoustic neuroma resection) and iatrogenic trauma (the common injury take place in otologic surgical procedures and salivary surgical procedures)。

Bell's palsy: It has the other name-idiopathic palsy. Bell's palsy is an unilateral weakness or paralysis of the face due to acute peripheral facial nerve dysfunction, with no readily identifiable cause. Certain features of the disorder are relatively constant: ① peripheral facial nerve dysfunction with diffuse involvement of all branches, ② acute, progressive course reaching maximal clinical weakness or paralysis within 3 weeks or less from onset, ③ spontaneous recovery of some degree of function within 6 months.

Hemifacial spasm: It is unilateral hyperactivity of the facial nerve characterized by the onset of mild, intermittent spasms in the orbicularis oculi muscle that gradually increase in severity and frequency and spread downward to include all the muscles of facial expression including the platysma. Mild muscular weakness may develop and progress, and although pain is not common symptom, patient with the tonus phenomenon may develop and aching discomfort.Individuals with HFS frequently have no symptoms of other cranial nerve dysfunction, and because the problem is often confused with a nervous habit spasm or "tic", HFS sufferers are frequently sent for psychiatric help. This disorder can become socially, psychologically, and economically.

第十一章 先天性唇腭裂和面裂

Congenital Cleft Lip/Palate and Facial Cleft

唇 / 腭裂（cleft lip and /or palate）是口腔颌面部最常见的出生缺陷，是一组由遗传因素与环境因素共同作用，导致胚胎发育过程中面突和腭突组织发育不全或发育受阻而引起的先天畸形。唇裂及腭裂通常称为口裂（oral cleft）畸形，与面裂（facial cleft）畸形一同被称为口面裂（oralfacial cleft），本章中将重点讲述唇、腭裂的有关问题，简要提及一些面裂畸形。

第一节 流行病学及发病因素

Etiology and Epidemiology

提　要

本节简述了唇腭裂的流行病学情况，从遗传学及环境的角度阐述了与唇腭裂有关的发病因素。从遗传特征的角度，唇腭裂可以分为 4 类：非综合征性唇裂或唇腭裂、非综合征性腭裂、综合征性唇裂或唇腭裂以及综合征性腭裂，不同类型的畸形其遗传方式及特征不同。环境因素主要与母亲怀孕前 3 个月是否服用某些药物，营养状况，如叶酸及相关维生素缺乏、有无病毒感染以及是否患有某些疾病有关。在怀孕期间避免病毒感染，避免滥用药，以及在医生的指导下服用叶酸可以降低发生唇腭裂的风险性。

一、唇腭裂的流行病学 Epidemiology of cleft lip and palate

我国出生缺陷监测中心成立于 20 世纪 80 年代后期，于 1989 年第一次公布了中国唇腭裂流行病学调查，通过收集统计自 1986 年 10 月至 1987 年 9 月，全国 29 个省市 945 所医院监测的 1 243 284 例围产儿（妊娠 28 周至出生后 7 天）中，检出唇腭裂 2265 例，发生率为 1.82‰。与国际公认的唇腭裂发生率为 1/700 ~ 1/500 基本相符。根据中国出生缺陷监测数据显示，近 20 年来唇腭裂一直位于我国出生缺陷发生率的前 3 位。

唇腭裂按受累解剖结构可分为单纯唇裂（cleft lip, CL）、单纯腭裂（cleft palate, CP）和唇裂合并腭裂（cleft lip with cleft palate, CLP）。CL 和 CLP 由于流行病学特征以及胚胎发育起源上的相似性，常被归为一类，称为唇裂合并或不合并腭裂（cleft lip with or without cleft palate, CL/P）。唇腭裂根据是否并发其他系统器官畸形或生长发育异常，可分为：非综合征性（non-syndromic）唇裂或唇腭裂、非综合征性腭裂和综合征性（syndromic）唇裂或唇腭裂及综合征性腭裂。在临床报道中，非综合征性 CL/P 患者占大多数，但在 CP 患者中，综合征性患者高达 60%。

既往流行病学研究显示，非综合征性唇腭裂的流行病学分布特征上具有较明显的种族差异。亚洲人群的发生率显著高于其他种族，高加索人群的发生率其次，非洲人群发生率最低。中国人群的发生率仅次于美洲印第安人和日本，在中国人群中的发病情况也存在地区差异。总体来说，农村地区发生率高于城市地区，贵州、宁夏地区的发生率高于其他地区。根据地理位置表现出由沿海地区、内陆地区、偏远地区依次递增的趋势。

唇腭裂的流行病学分布特征还存在性别差异，CL/P 患者中男女比约为（1.5 ~ 2）：1，CPO（cleft palate only）患者中男女比约为 1 ：2。此外，单侧唇腭裂多于双侧唇腭裂，单侧唇腭裂患者中左侧多于右侧。

唇腭裂发生率受到多种因素的影响，除不同人种、不同性别外，还可能与婴儿出生的不同季节、不同裂类型、婴儿出生时父母年龄、不同地区、调查的不同时间以及家族史等因素有关，但无明确结论。多年来流行病学专家一直在努力针对出生缺陷发生率进行记录和统计，正确的流行病学统计数字对于制订公共卫生服务计划，寻找病因，研究预防措施非常重要。但是以下因素影响了流行病学统计的准确性，如口裂畸形的异种性（heterogeneity），收集数据时统一标准的缺乏以及口裂分类在国际间的缺乏或不能进行比较等。

由于唇腭裂的病因不十分清楚，对于唇腭裂的预防目前尚没有特别有效的方法，在怀孕期间避免病毒感染，避免滥用药，以及在医生的指导下服用叶酸可以降低唇腭裂发生的风险性。

二、唇腭裂与遗传 Genetics of cleft lip and palate

唇腭裂发病呈现家族聚集性，既往研究表明 CL/P 患者亲属的再发风险是一般人群的 20~30 倍。毫无疑义，遗传因素在唇腭裂及面裂中扮演着极其重要的作用。双生子研究和家系研究均表明遗传因素在其发病中起着重要的作用，唇腭裂的遗传度为 70% 以上。双生子研究显示同卵双胞胎患病率远远高于异卵双胞胎，CL/P 组为 50%，CP 组为 33%。

长期以来，非综合征性唇裂或唇腭裂的遗传特征符合多因素阈值模式，即遗传的易感因素与环境因素相叠加而超过相应的阈值后即发生唇腭裂。随分子遗传学的广泛深入研究，特别是全基因组关联研究技术的广泛应用，目前已报道 50 多个候选基因与唇腭裂发病高度关联，其中包括位于 1p22 位置的 *ARHGAP29* 基因，位于 1p36 的 *PAX7* 基因，位于 1q32 的 *IRF6* 基因，位于 9q22.33 的 *FOXE1* 基因，位于 10q25 的 *VAX1* 基因，位于 13q31 的 *SPRY2* 基因等等。并提出主要基因效应理论，认为唇腭裂发病与多个基因相关联，但每个个体遗传模式符合单一主要基因控制的常染色体隐性遗传模式，其他次要基因对发病存在修饰作用。随着二代测序技术（next generation sequenceing，NGS）的应用，不仅可以识别 DNA 区域的单核苷酸多态性，还可以阐明 DNA 甲基化状态，在探索非综合征性唇腭裂遗传因素中将发挥更大作用。

综合征性唇腭裂常因染色体结构或数目异常或单基因突变所致。染色体异常包括缺失、复制、倒转、异位等，可能会自然发生，也可能由物理及化学因子诱导而产生。如唇腭裂中最常见的腭 - 心 - 面综合征，与 22q11.2 缺失相关，13 三体综合征系环境因素诱发所致。相关目前已知的单基因突变的口面裂综合征常见的有范德伍德综合征（Van der Woude syndrome），与位于 1q32~41 区域的 *IRF6* 基因缺失有关，Gorlin 综合征与位于 9q22.3 位点的 *PTCH* 基因突变有关，均符合常染色显性遗传模式。单基因突变引起的综合征，符合孟德尔遗传模式，依据致病基因所在的染色体和显性、隐性关系，可为常染色体显性遗传，也可为常染色体隐性遗传。目前已有报道的与口面裂相关的综合征近 400 种，并非全部综合征性唇腭裂都由遗传因素，也有部分是因胚胎环境因素造成的，其后代不具有遗传性。

综合征性腭裂占所有不完全腭裂的 60%，其致病原因同综合征性唇裂或唇腭裂。已报道的伴发腭裂的综合征超过 100 种，典型的综合征包括：腭—心—面综合征（velocardiofacial syndrome）、口—面—指综合征 I 型（orofaciodigital syndrome type I）、Robin 序列征、施提克勒综合征（Stickler syndrome）以及日本歌舞伎综合征（Kabuki syndrome）。

三、唇腭裂与环境 Environmental risk factors and cleft lip and palate

母体环境对胚胎面部发育存在重要影响，对唇腭裂或口面裂起到十分重要的作用。母体环境包括物理环境和化学环境两方面因素。如羊膜内羊水过少，十分容易造成下颌骨过小，从而造成舌后坠、继发腭裂形成，这是 Pierre Robin 序列征的重要原因之一。羊膜囊内出血或羊膜带形成则可能是导致第一、二鳃弓综合征和羊膜带阻断征的直接原因。

怀孕前 3 个月期间母体服用多种药物，如抗癫痫类药物苯妥英钠（benzodiazepines）、皮质类固醇激素（corticosteroids）以及阿莫西林等抗生素药物等可以增加唇 / 腭裂畸形发生的风险性。怀孕母亲吸烟（cigarette smoking）、过量饮酒（alcohol）以及过度饮用咖啡（caffeine）可能会增加唇腭裂的发生风险。妊娠前 3 个月内母体感染风疹病毒、疱疹病毒、巨细胞病毒以及弓形虫等微生物感染也可能增加唇腭裂的发生风险。此外，孕妇所处生活环境中的一些有害物质暴露也可能增加唇腭裂的发生风险，如辐射职业暴露、杀虫剂（pesticides）等有机溶剂（organic solvents）暴露。

四、唇腭裂与营养 Maternal nutrition and cleft lip and palate

孕期维生素补充对胎儿的正常生长发育发挥重要作用。早在 20 世纪 60 年代，就已经注意到怀孕母体的营养与神经管畸形（neural tube defects，NTDs）的关系，其中引起了对叶酸（folic acid）极大的兴趣。现已证明叶酸可参与体内 DNA 甲基化过程，叶酸供给不足可导致 DNA 甲基化水平降低，影响细胞的发育和分化，进而影响胚胎的形态发育。此外，母体内高同型半胱氨酸水平与出生缺陷密切相关，同无神经管畸形婴儿的母亲相比，有神经管畸形婴儿的母体血浆中的同型半胱氨酸总体水平升高，说明存在叶酸和维生素 B_{12} 代谢障碍。同型半胱氨酸的主要分解途径与胱硫醚 β- 合成酶以及维生素 B_6 有关。多项研究表明，母体孕期适量补充叶酸和复合维生素，不仅可以显著降低神经管畸形的发生，也会显著降低唇腭裂的发生。

动物实验证实的其他营养因素还包括：维生素 A、维生素 B_2、植物生物碱等。人群调查结果表明某些维生素缺乏可使唇腭裂发病率升高。

（朱洪平　马　莲）

第二节　唇腭裂的胚胎学发生和分类
Embryology and Classification of Cleft Lip and Palate

提　要

本节对唇腭的胚胎发生和唇腭裂的胚胎学发生以及分类进行了简单明了的叙述。口腔在受精卵第 14 天开始发育，唇在胚胎第 6 周左右形成，而腭在胚胎第 9 周左右形成，唇腭裂的发生是由于各种环境或遗传因素造成的面突融合障碍。唇腭裂畸形的分类尚无国际统一标准，唇腭裂的分类应反映部位，类型以及程度。

一、原始腭的形成与唇裂的发生 Formation of the primary palate and cleft lip

原始腭是上唇和总体腭形成的关键，它的胚胎形成是面中正常发育的基础。在受精卵发育至第 14 天时，胚胎盘的头端出现的前索板（prechordal plate），就是将来的口腔（stomodeum）部位。

在受精卵发育至 4 周时，出现了口腔的前身——口室（stomodeal chamber），位于前肠（foregut）的末端，由 5 个突起围成中央凹陷，这 5 个突起是上方的单一的额鼻突（frontonasal prominence），两侧的上颌突（maxillary prominences）和下方成对的下颌突（mandibular prominences），而在受精卵发育至 5 周时有中鼻突和侧鼻突发育。图 11-1 为受孕后 4 ~ 7 周的胚胎面部发育。

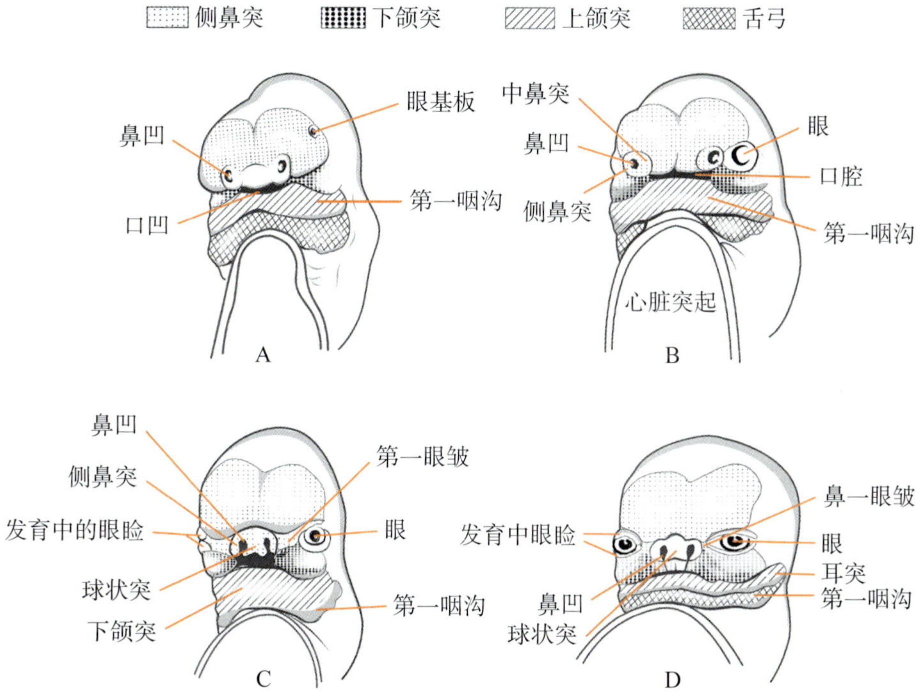

图 11-1　受孕后 4 ~ 7 周胚胎面部发育示意图

A. 胚胎 4 周　B. 胚胎 5 周　C. 胚胎 6 周　D. 胚胎 7 周

这些突起的形成是神经嵴外胚层间充质（mesenchyme）的迁移、分裂及增殖的结果。外胚层间充质来源于原始中脑（mesencephalon）和后脑（rhombencephalon）。中胚层也参与了面突的间充质形成。

神经嵴组织的最终归宿受基因的调节，这些基因控制颌面部形成过程中细胞的迁移、生长、分化以及凋亡，在口面裂中也起到了重要作用。

上唇的形成是额鼻突的中鼻突与上颌突的融合，双侧中鼻突（median nasal prominence）的融合形成了包括唇结节的唇的中央部分，并提供了原始腭（primary palate）也称作前颌骨的基底，中鼻突在外侧同上颌突在胚胎 8 周左右完成融合，形成完整的唇。面部各突起间在特定时间不能正常融合则产生包括唇裂在内的各种面裂畸形（图 11-2）。

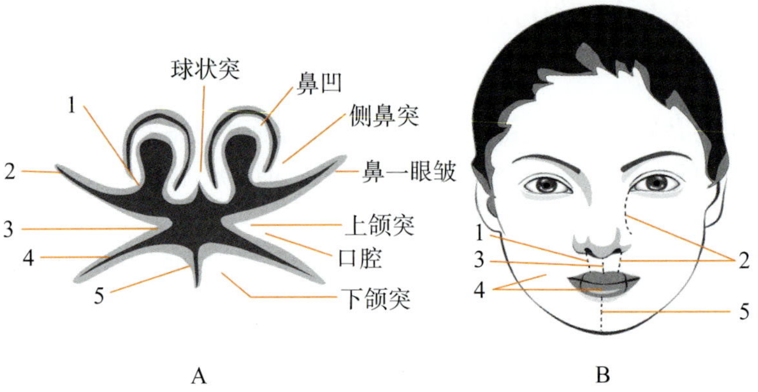

图 11-2 胚胎时期唇形成的示意图

A. 各突起融合示意 B. 可能发生裂畸形的部位

A 及 B 图中的数字示意：1. 单侧或双侧唇裂 2. 单侧面裂 3. 唇正中裂 4. 小口或大口畸形 5. 下颌正中裂

二、腭的形成与腭裂的发生 Palatohgenesis and cleft palate

腭的形成实质是继发腭（secondary palate）的关闭，继发腭是相对原始腭而言，它的形成是在原始腭出现之后。

继发腭由 3 部分组成，即上颌突向口腔内突起的一对侧腭突（lateral palatal processes）和从额鼻突前部衍化而来的原始腭。在起初，由于舌占据了绝大部分口室的空间，使这 3 部分相距很远，直到胚胎第 8 周时，双侧的腭板（palatal shelf）才发生明显的位置改变，由垂直位变为水平位，为相互融合做准备。双侧腭板由垂直位变为水平位仅需要数小时，继而发生侧腭突间、继发腭与原始腭间以及鼻中隔与继发腭鼻腔面的上皮融合，至胚胎第 9 周左右完成。图 11-3 显示了胚胎 7 周和 12 周时的正中冠状切面。

腭的 3 部分的顺利融合取决于腭板的运动和生长、下颌骨的生长以及舌的下降等过程的协调进行。环境或基因因素影响上述任何一个环节均可使融合不能发生而导致各种类型腭裂（图 11-4）。垂直的鼻中隔可以同左侧腭板或右侧腭板融合，或者同腭板根本不发生融合（图 11-5）。

三、唇腭裂的分类 Classification of cleft lip and palate

唇腭裂的分类应全面反映唇腭裂畸形的胚胎发育特点以及畸形的形态特点，准确地反映部位（左、右）、程度（完全、不完全）以及类型（唇裂、腭裂或唇腭裂）。唇腭裂畸形的国际统一分类在临床的诊断、治疗以及研究中都有非常重要的意义，但目前仍缺乏一种在国际间广泛接受的唇腭裂分类法。

系统的准确的唇腭裂分类旨在全面反映唇腭裂畸形的胚胎发育特点以及畸形的形态特点，目前唇腭裂分类方法复杂多样，将其归类为以下三种类型的分类方法。

描述分类是基于解剖学、形态学或胚胎学上将唇腭裂直接描述进行分类。1931 年 Victor Veau 基于解剖学将唇腭裂分为四种形态：Ⅰ. 软腭裂；Ⅱ. 软硬腭裂，可达切牙孔；Ⅲ. 单侧软硬腭裂，伴随牙槽嵴裂；Ⅳ. 双侧软硬腭裂，伴随牙槽嵴裂。Kernahan 和 Stark 基于胚胎组织学，认为切牙孔是原发腭与继发腭之间的分界点。首次提出把胚胎组织学作为分类的基础，是以后各种衍化分类的基础。分类如下：Ⅰ. 原发腭裂，单侧、双侧和正中裂；Ⅱ. 继发腭裂，单侧、双侧和正中裂；Ⅲ. 兼有原发腭和继发腭裂，单侧、双侧和正中裂。

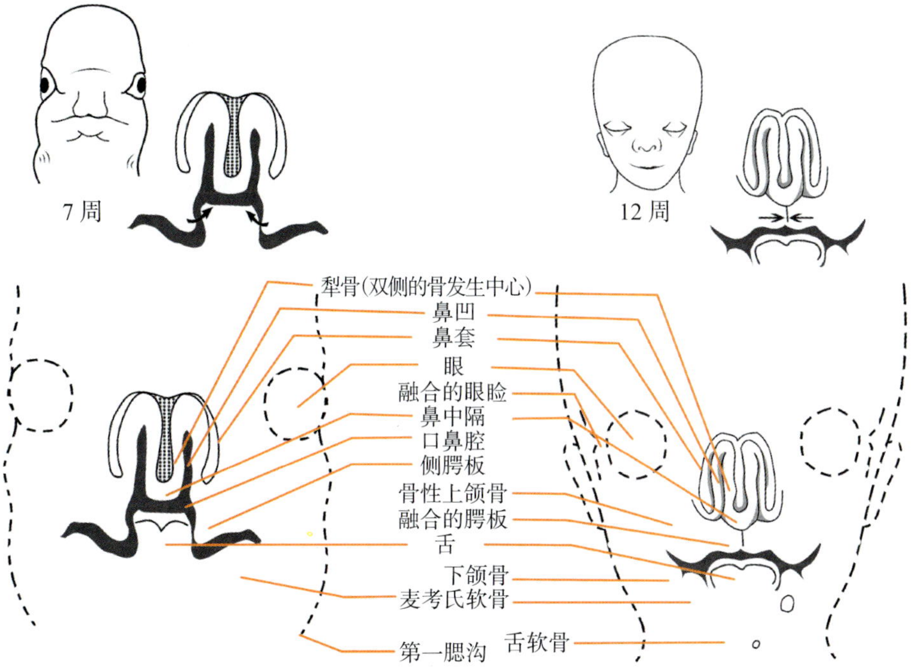

图 11-3　胚胎 7 周和 12 周时的正中冠状切面示意图

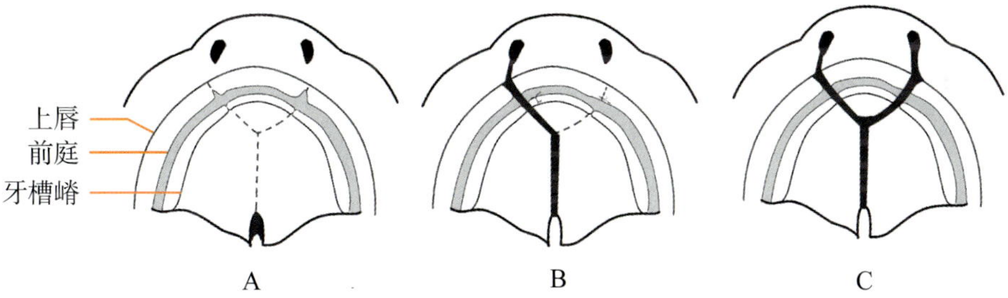

图 11-4　不同腭裂的示意图

A．腭垂裂　B．单侧完全性唇腭裂　C．双侧完全性唇腭裂

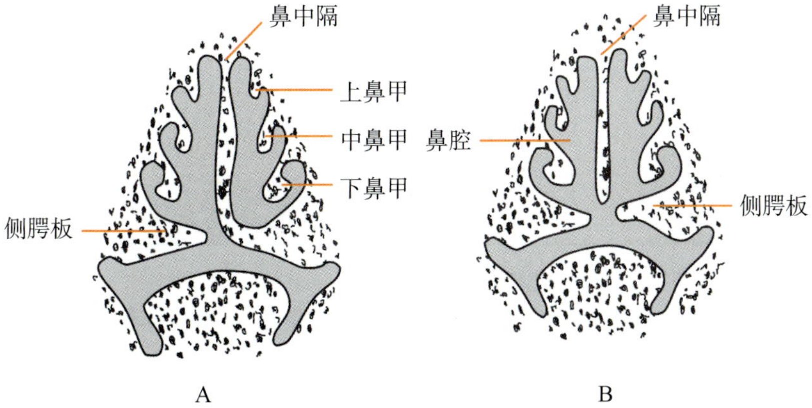

图 11-5　单侧及双侧腭裂鼻中隔与腭板融合示意图

A．单侧腭裂的冠状切面，口腔与一侧鼻腔相通　B．双侧腭裂的冠状切面，口腔与双侧鼻腔相通

象形分类用图示的方式代表唇腭裂畸形程度。1971 年 Kernahan 提出唇腭类“Y”形分类法。用切牙孔一个小圆代表，小圆作为一个分界点位于原发腭和继发腭之间。每个左、右分支分为三个部分分别代表唇、牙槽嵴以及牙槽嵴到切牙孔之间的区域。Y 的主干同样分为三个部分以数字分别代表硬腭，软腭（9）。

数字分类是使用数字或字母等方法表示唇腭裂畸形，1993 年 Schwartz 等以 Kernahan 的分类理念为基础并加以改进，开发了一个三位数字系统 RPL 系统来记录裂畸形解剖异常的位置和数量。Kernahan 的 1、2 和 3 用 RPL 系统的第一个数字表示（R），7、8 和 9 是由第二个数字表示（P）和 4、5、6 是由第三个数字表示（L）。每个数字用数字 1 到 3 表示，与前后向参与到裂形成的解剖结构数目相一致。

链接：彩图案例（腭裂骨畸形）

目前所有的分类均依据临床表现，但随着 CT 的广泛应用，有学者发现 70% 的腭裂患者的骨畸形与软组织裂畸形的形态及程度不符，腭裂的这个特点发现对于临床治疗以及致病基因的寻找意义重大，但迄今为止所有分类方法均不能表达出这一特点，应该寻找新的分类方法反映腭裂的这一特点。表 11-1 列出分类方法从临床应用的角度出发，包括了临床上常见的各种裂畸形类型，方便于临床诊断，是目前北京大学口腔医院唇腭裂中心主要应用的分类方法。

表 11–1 唇腭裂的临床分类法（文字描述与度结合）

唇裂
单侧（左侧或右侧）
微型裂（隐裂）
Ⅰ度（唇红缘及上唇下 1/2 裂开）
Ⅱ度（上唇全部裂开，鼻底未完全裂开）
Ⅲ度（上唇全部裂开，牙槽突裂开）
双侧
微型裂（隐裂）
Ⅰ度（同单侧定义）
Ⅱ度（同单侧定义）
Ⅲ度（同单侧定义）
腭裂
隐裂
腭垂裂
Ⅰ度（软腭裂未累及硬腭）
Ⅱ度浅（软腭及硬腭后份）
Ⅱ度深（软腭及切牙孔后的全部硬腭）
Ⅲ度（硬软腭全部及牙槽嵴，单侧或双侧）
唇腭裂
单侧（左侧或右侧）
双侧

说明：（1）应分别按唇裂及腭裂的诊断标准进行唇腭裂类型的诊断

（2）带有上皮索条（Simonart's band）的唇腭裂应按Ⅲ度唇腭裂诊断，并指出上皮条索

进展与趋势

腭裂分类的思考

既往腭裂的分类方法主要基于临床观察，对于不完全腭裂根据观察到的口内上腭软组织裂隙最前端的位置以及肉眼可见的宽度来判断裂开的严重程度。随着近年来的手术临床发现硬腭骨板缺损的宽度、长度对软腭肌肉附着的影响对于腭裂关闭的张力尤为关键，也决定采取的手术步骤，并且对术后的语音效果的康复影响也不同。同时，多数不全腭裂的患者软组织畸形程度与骨组织畸形的程度存在或多或少的不一致。因此单纯根据软组织畸形的程度对腭裂分类无法全面的描述畸形的严重程度，对手术治疗的指导也不够全面。而且腭裂患者裂隙的严重程度是连续变化的，简单地将腭裂分为3度也无法涵盖所有类型的腭裂。未来为了全面地反应裂隙的严重程度，从而更好地指导临床治疗，或许应综合软硬组织畸形的情况对腭裂进行分类，结合计算机编码设计相应的程序，期待能够结合人工智能综合分析畸形特点，制定手术方案、语音治疗计划等。

（马　莲）

第三节　唇　裂
Cleft Lip

提　要

本节阐述了唇裂的解剖及功能异常要点，重点阐述了与修复有关的上唇形态特点。介绍了基本的单侧唇裂修复方法，如 Millard Ⅰ、Millard Ⅱ和 Tennison 方法以及双侧唇裂的基本修复方法。比较详细地介绍了术前准备和术后护理的注意事项。对于唇裂术后的继发畸形类型也进行了简要的描述。

一、唇裂的解剖 Anatomy of cleft lip

单侧唇裂（unilateral cleft lip）患侧的上唇形态及表面标志点（图 11-6）与健侧相比有如下特点：①患侧唇峰点一分为二；②与健侧相连的患侧部分唇峰点较健侧高，且唇高较健侧短；③患侧的独立部分唇峰点解剖位置不明显；④患侧裂隙两侧的人中嵴解剖特征不明显。

单侧唇裂患侧的上唇肌肉解剖（图 11-7）与健侧的上唇肌肉解剖相比有如下特点：①患侧口轮匝肌（orbicularis oris）完全或部分不连续；②患侧口轮匝肌的附着异常；③走行异常。

单侧唇裂患侧的鼻部形态（图 11-6）同健侧相比有如下特点：①鼻底（nasal floor）不连续，鼻孔（nostril）横径过大；②鼻底嵴的正常解剖形态丧失；③鼻底无骨组织支持；④鼻小柱（columella nasi）及鼻中隔（nasal septum）偏向健侧；⑤鼻端偏向健侧；⑥鼻翼塌陷。

虽然单侧唇裂的程度不同，可以从完全性唇裂到微型唇裂（microform）也称上唇隐裂（submucosa cleft lip）（图 11-8），但与完全性唇裂畸形比较，其鼻畸形的特点相似。

双侧唇裂形态（图 11-9）与正常上唇（图 11-10）相比有如下特点：①双侧的唇峰点丧失，

分别一分为二；②双侧人中嵴解剖结构特点丧失；③前唇的唇高严重不足；④唇峰至唇谷的距离不定。

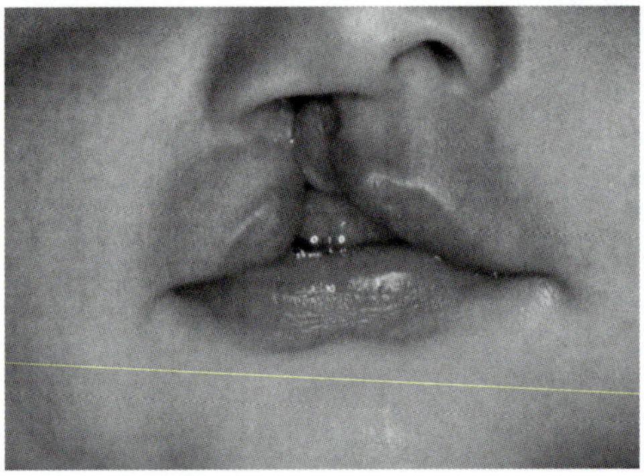

图 11-6　单侧唇裂照片，显示单侧唇裂的上唇形态

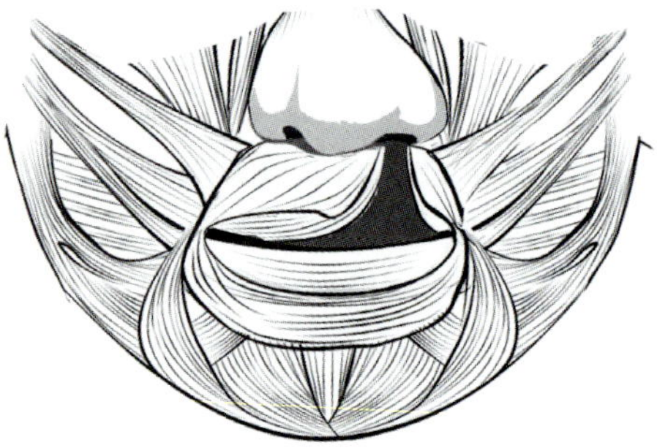

图 11-7　单侧唇裂上唇肌肉解剖示意图

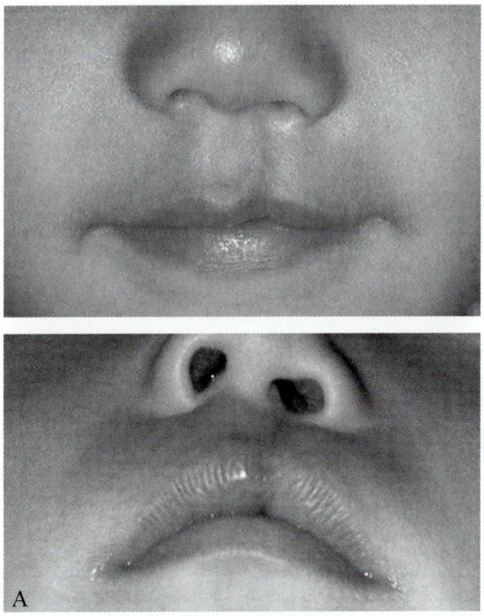

A

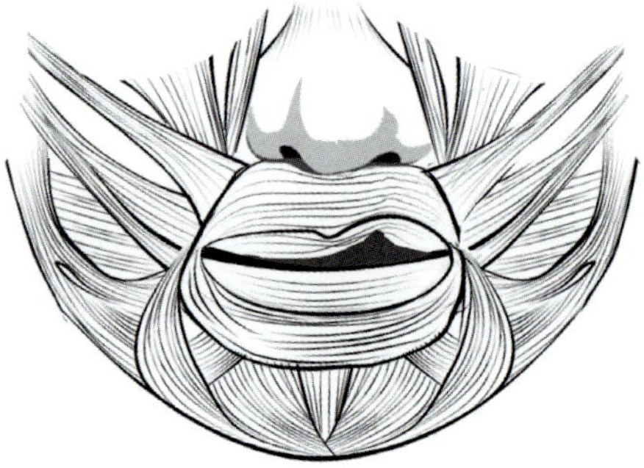

B

图 11-8　单侧上唇隐裂

A．患者照片　B．肌肉走行

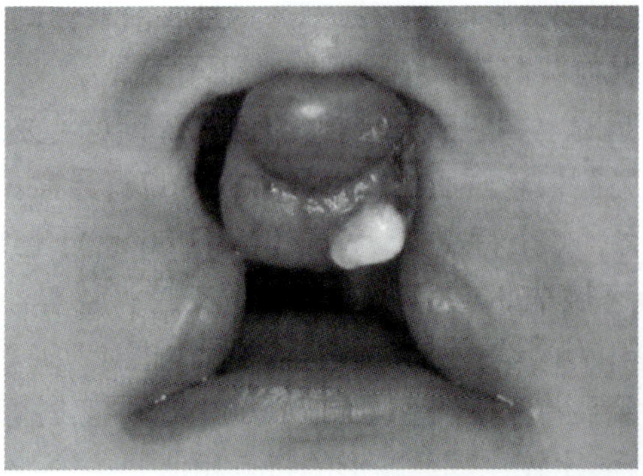

图 11-9　双侧唇裂形态照片

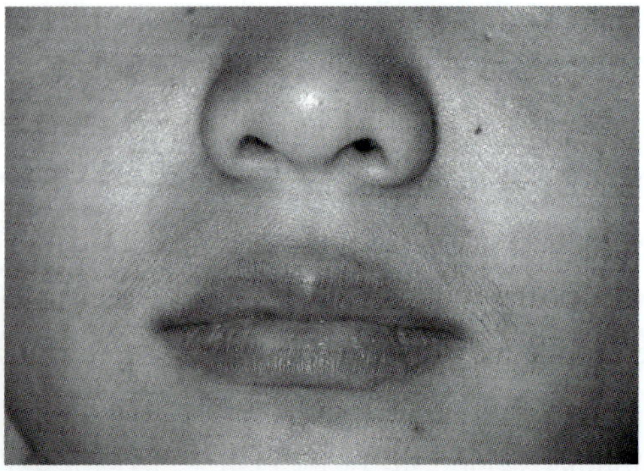

图 11-10　正常上唇形态示意图

双侧唇裂上唇肌肉解剖（图 11-12）与正常上唇（图 11-13）相比有如下特点：①上唇双侧口轮匝肌完全不连续；②双侧口轮匝肌的附着异常；③前唇内无肌纤维的组织结构，组织量严重不足。

双侧唇裂鼻部形态（图 11-9）同正常鼻部形态（图 11-11）相比有如下特点：①双侧鼻底不连续，鼻孔过大；②鼻小柱过短，随前颌骨的突出程度而加重；③双侧鼻底无骨组织支持；④正常鼻尖的解剖特点丧失。

由于唇裂的解剖结构异常导致部分唇功能的丧失，如吸吮、发音以及接吻等功能障碍。

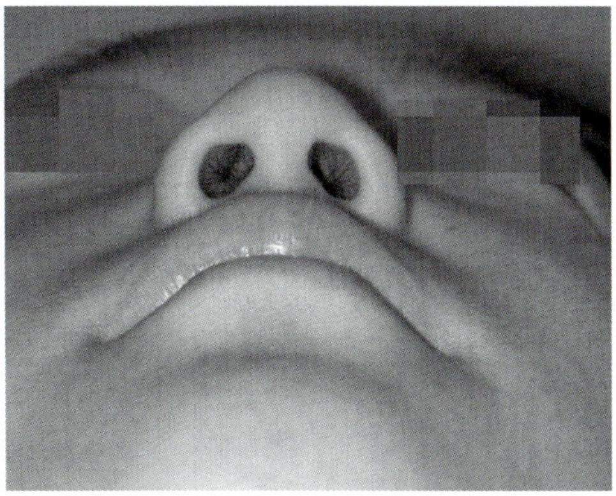

图 11-11 正常鼻部形态示意图

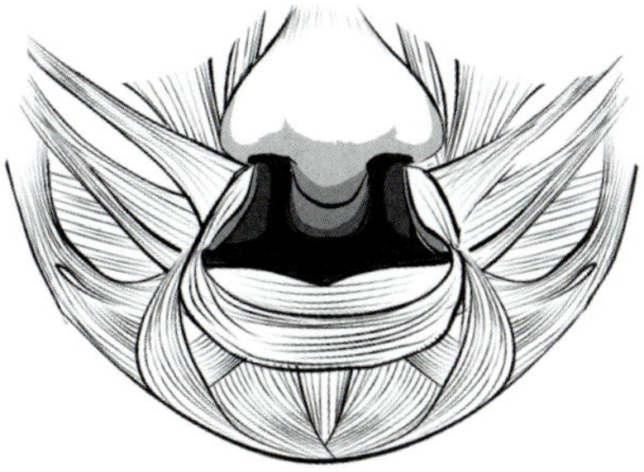

图 11-12 双侧唇裂上唇肌肉解剖

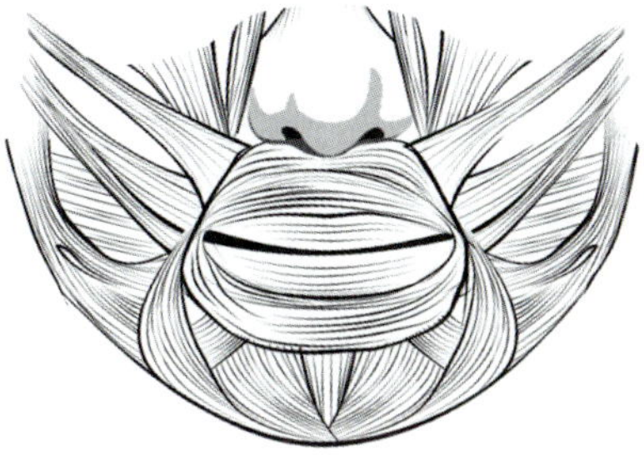

图 11-13 正常上唇肌肉解剖示意图

二、唇裂手术的术前准备及术后护理 Pre-operation and post-operation care for cleft lip patients

1. 唇裂修复手术的目的 包括：①恢复正常上唇形态，单侧唇裂的患者要使修复后的患侧同正常侧对称，双侧唇裂的患者不仅要两侧对称，而且要尽量符合正常的上唇解剖形态；②恢复口轮匝肌的连续性，使上唇在行使功能时具有正常形态；③尽量恢复患侧鼻部的正常解剖形态；④对于初次修复手术不能完全矫正的畸形，要为下一次继发畸形矫治留有余地。

2. 唇裂手术的适应证、禁忌证以及患儿的术前准备及术后护理 唇裂修复术（cheiloplasty or cheilorrhaphy）属择期手术类，无绝对的手术适应证和禁忌证，最大的手术风险来自麻醉。只要患儿的全身情况可耐受全麻插管麻醉及手术创伤的打击，即可进行唇裂修复术。多年来被广泛接受并采用的“患儿三个十”的标准，至今仍可以作为唇裂手术适应证选择的参考，即：体重达 10 斤，血红蛋白 10 g/L 以上，手术时间至少为患儿出生后 10 周。手术应避开患儿身体抵抗力下降的时间阶段，如感冒发烧、接种后 1 星期内、患病毒感染等。对于唇裂伴有其他先天畸形的患儿，特别是伴有先天性心脏病的患儿，进行唇裂修复术要慎重，首先进行必要的特殊检查，同相关学科会诊，共同制订治疗方案。对于化验指标异常的患儿也应慎重进行手术，首先要查找原因，进行专科对症治疗，待异常指标正常或接近正常后再行手术。而手术局部区域组织的炎症或近期的外伤也不能使手术如期进行。

唇裂患儿的术前准备包括：①患儿家长的心理准备。术前要同家长充分沟通，交代围手术期及术后 24 h 可能出现的情况，以及术后的手术效果。②改变患儿进食方法，但不是必需的准备工作。因唇裂修复术后的短期内（术后至拆线的 5 天时间）需要减少唇部的运动，最好由母乳或奶嘴喂养改为勺喂。③手部运动的束缚。需准备限制手运动的束缚带或夹板，以免患儿的手抓伤口。④血化验、肺部及心脏的 X 线检查。⑤患儿术前的资料记录。⑥术前的即刻准备，包括术前 6 h 禁食水、术前抗生素的给予等。

唇裂患儿的术后护理（postoperative care）包括：①麻醉恢复期的护理，该阶段一般为术后 4 ~ 6 h，主要监测各项生命指征，而局部的护理只是沾除伤口的渗血。②患儿清醒后及时进食，以牛奶及清水为主。③唇部伤口的减张。对于不完全唇裂，或裂隙不大的完全性唇裂，减张似乎不是非常重要的问题；但是对于裂隙宽的患儿或双侧完全性唇裂的患儿，则需要进行适当的减张。除唇弓减张方法外（现已较少应用），主要应用减张胶条，但应及时观察是否有皮肤过敏现象。④唇部伤口的局部清洁。术后的伤口应在术后 24 ~ 48 h 进行清洁，不宜过早。如伤口无明显渗血，分泌物不多，不需进行特殊清洗。⑤全身抗生素的应用。在无特殊情况下（如先天性心脏病，感染性疾病），抗菌性应用不超过术后 24 h。⑥伤口局部药物应用。伤口局部可以应用抗菌及除瘢痕的药物。⑦拆线时间一般为术后 5 天，对于手术年龄稍大患儿或裂隙过宽、张力过大的患儿也可间断拆线或 6 天拆线。拆线一般在全麻下进行。

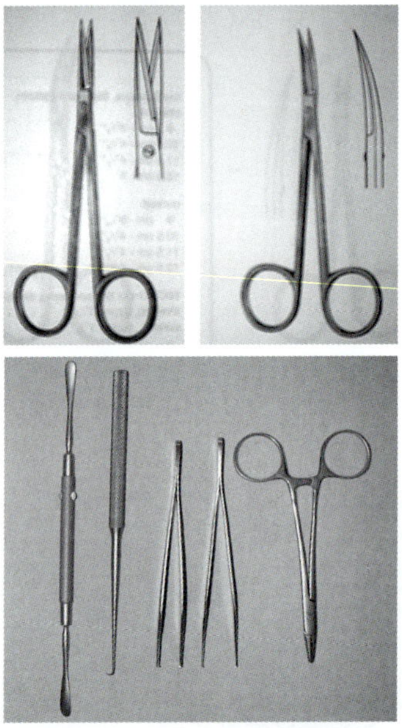

图 11-14　唇裂修复术的基本手术器械

3. 唇裂修复的基本手术器械　唇裂修复的手术器械与一些整形手术器械类同，主要包括牵引、切开、分离及缝合的器械（图 11-14）。

4. 唇裂修复术的麻醉，患儿的体位以及术者体位　唇裂修复术的麻醉可以采用基础麻醉加局麻的方法，也可以采用全麻的方法，而后者更为安全，已被广泛使用。患儿的体位为仰卧位，术者在患者的右侧，也可以在患者的上方（图 11-15）。器械护士位置遵主刀医生要求。

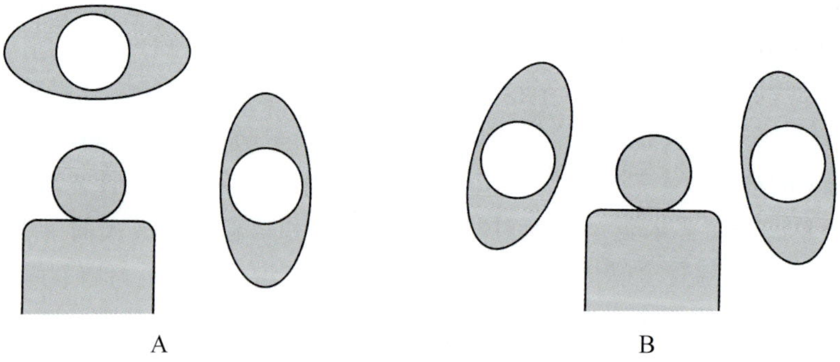

图 11-15　患儿的手术体位及术者的位置
A. 术者在患儿的头部上方　B. 术者在患儿的右侧

三、唇裂手术的基本方法 Basic techniques of cleft lip repairing

最基本的修复原则就是尽量保留正常组织和人中结构，为唇畸形的再次矫正创造好的条件。

1. 单侧唇裂　较常用的有以下 3 种方法：

（1）直线缝合修复（Rose-Thompson）：是简单易行的修复方法，其切口瘢痕与人中嵴位置相同，在鼻底及唇峰可精确定点，操作简单，但牺牲组织较多，直线瘢痕的收缩可造成患侧上唇过短。一般适用于 I 度唇裂或隐性唇裂。图 11-16 为 Rose-Thompson 的定点及缝合后示意图。

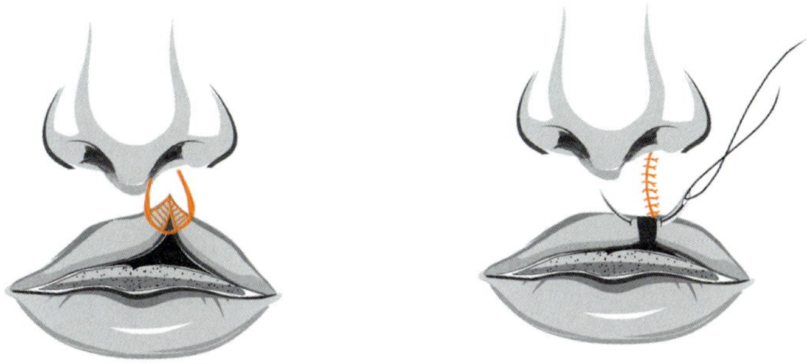

A　　B

图 11-16　Rose-Thompson 直线缝合法示意图

A．定点及切口划线，切线呈弧形　B．手术缝合后示意图

切开时视唇裂的程度决定全层切开还是保留黏膜层，创缘分 3 层缝合（如果是全层切开）。黏膜及肌层可用 5/0 Vicryl 可吸收线，皮肤可用 6/0 Prolin。图 11-17 为应用直线缝合法修复唇裂的实例。

（2）上三角瓣缝合修复（Millard Ⅰ和 Millard Ⅱ）：上三角瓣缝合法（也称旋转推进法，Millard Ⅰ式或 Millard Ⅱ式法），是在唇裂修复术中应用最广泛的方法。基本原理是在裂隙缘的两侧分别形成两个三角瓣，互相旋转移位后缝合，健侧的小三角瓣旋转移位后位于白唇上方的鼻底处（图 11-18）。上三角瓣缝合修复的优点是切除组织少，鼻小柱及鼻翼畸形矫正效

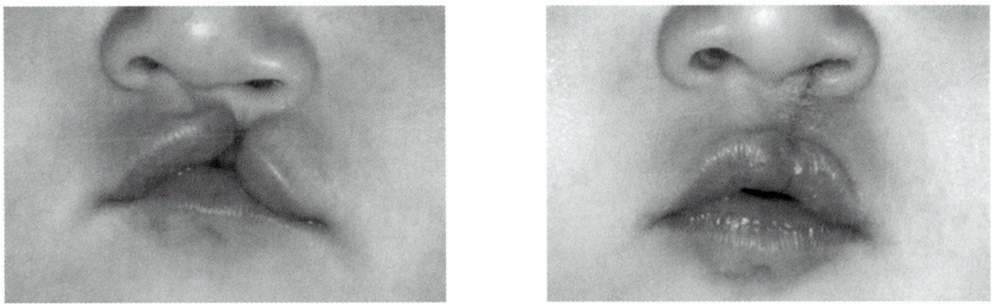

A　　B

图 11-17　应用直线缝合法修复唇裂的实例显示

A．术前　B．术后

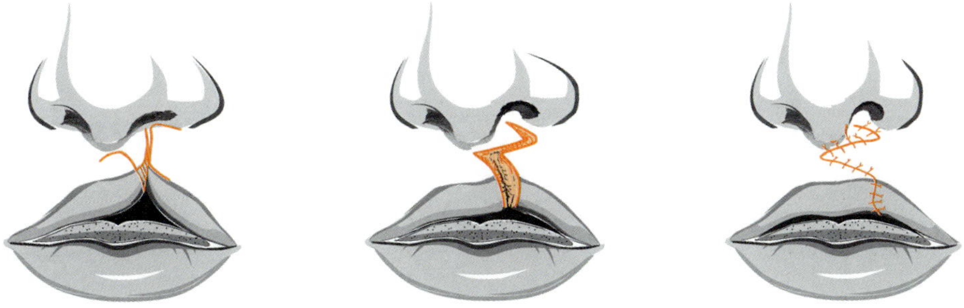

A　　B　　C

图 11-18　上三角瓣缝合修复方法（Millard Ⅰ式）示意图

A．定点及划线　B．切开　C．缝合完成

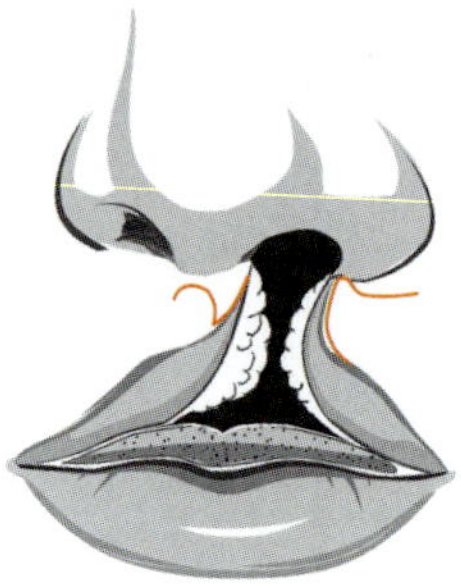

图 11-19　Millard Ⅱ式定点示意图

果较好，鼻底封闭好，并能形成近似正常的人中嵴及唇弓。此方法灵活性较大，需要相当的临床经验。本方法突出的不足之处是如掌握不好或经验不足时，易导致患侧的鼻孔过小和患侧唇长度不足。

为克服上述方法的不足，Millard 本人提出改进方案，设计了 Millard Ⅱ手术修复方法。同 Millard Ⅰ式相比较，主要区别在于健侧小三角瓣的下边末端产生向下的回切，使患侧的唇高得到进一步的延长（图 11-19）。图 11-20 为应用上三角瓣缝合法修复唇裂的实例。

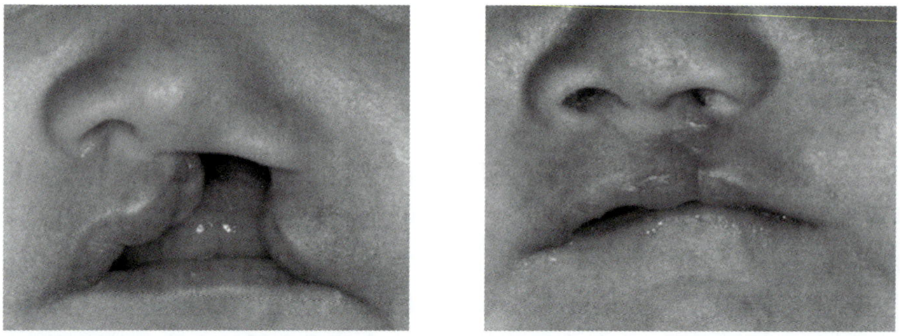

A　　B

图 11-20　应用上三角瓣法修复唇裂的实例显示

A. 术前　B. 术后

（3）下三角瓣缝合修复（tennison）：下三角瓣修复方法的基本原理是在患侧裂缘直线切口的下方形成小的定点向中线向上的小三角瓣并将其同健侧裂缘下方在增加唇高过程中形成的三角间隙对位缝合（图 11-21，11-22）。下三角瓣的优点是定点准确，可有效延长患侧的唇高，术后瘢痕收缩不明显，但是此方法在修复鼻底，矫正患侧鼻翼偏斜畸形方面不够理想；切口破坏了患侧人中嵴的解剖结构，远期效果可表现患侧上唇过长且二期手术难以矫正。

2. 双侧唇裂的修复　双侧唇裂修复要按正常鼻唇的解剖标志使双侧鼻唇对称。双侧唇裂的修复方法也有许多，但是基本的方法有如下两种：

（1）前唇原长修复法：此方法目前应用较为普遍，定点明确，将术后的瘢痕范围缩减至最小，但鼻外形恢复以及鼻底修复的效果不尽如人意，但后期有多种方法再整形。图 11-23 及图 11-24 为前唇原长修复双侧唇裂示意图以及病例显示。

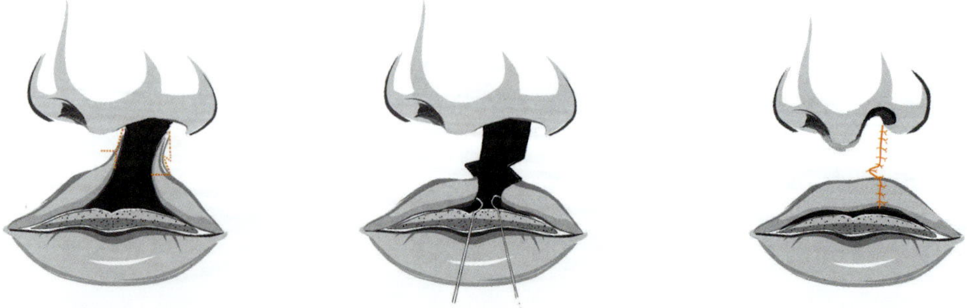

A　　B　　C

图 11-21　下三角瓣修复法示意图

A. 定点及划线　B. 缝合后示意　C. 缝合完成

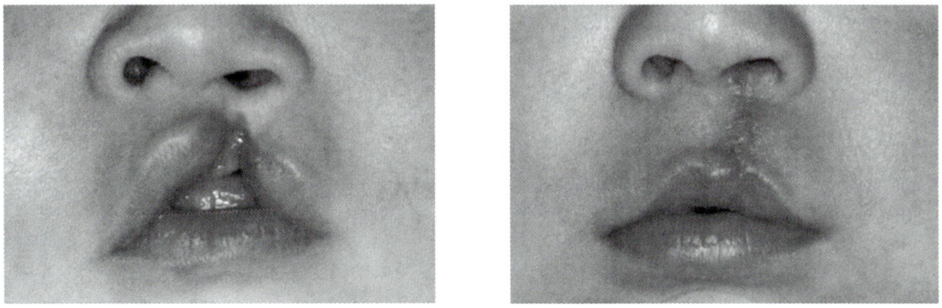

A　　B

图 11-22　应用下三角瓣法修复唇裂的实例显示

A. 术前　B. 术后

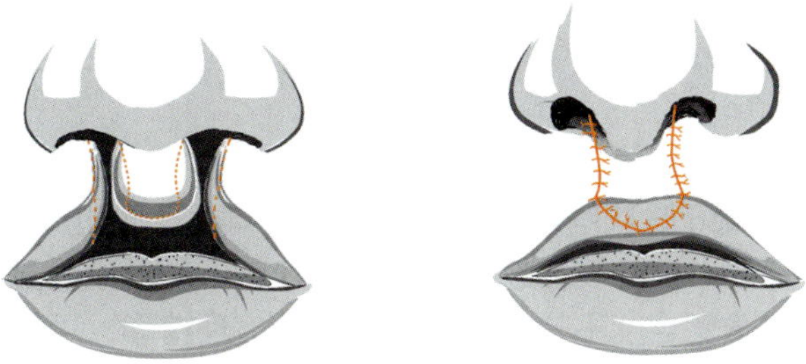

A　　B

图 11-23　前唇原长修复法示意图

A. 定点划线　B. 缝合后示意

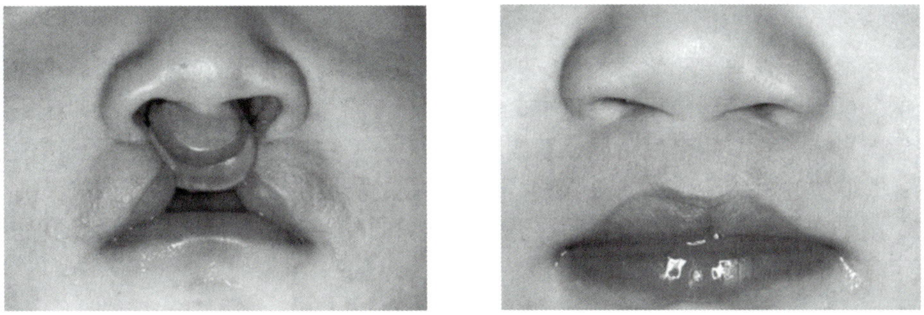

A　　B

图 11-24　应用前唇原长修复双侧唇裂的实例显示

A. 术前　B. 术后

（2）前唇加长修复法：加长法又称矩形瓣法或 Barsky 法，为典型的早期术式。原理是应用两侧唇的矩形瓣在前唇下方相对缝合增加上唇的高度（图 11-25）。此方法的缺点较突出，如上唇过长过紧、人中形态差等，对于这种修复方法应当慎用。继发畸形通常需要应用 Abbe 瓣（Abbe's flap）进行矫正。

对于双侧唇裂前颌骨明显突出的婴幼儿，尽量不行前颌骨的截骨术，因为应用此方法手术后前颌骨很难自行同骨性鼻中隔愈合，影响前颌的稳定，并影响上颌骨的生长发育。

以上为唇裂修复基本的手术方法，因每位患者唇裂的具体情况不同，可以将基本的手术方法联合使用形成个性化修复。成功的修复手术应达到以下标准：①皮肤、肌肉及黏膜精确地对位；② 唇红缘对称连续；③上唇轻度外翻；④瘢痕轻微；⑤双侧鼻孔对称；⑥鼻翼基底的位置对称；⑦恢复人中、红白唇嵴及唇珠的解剖形态。

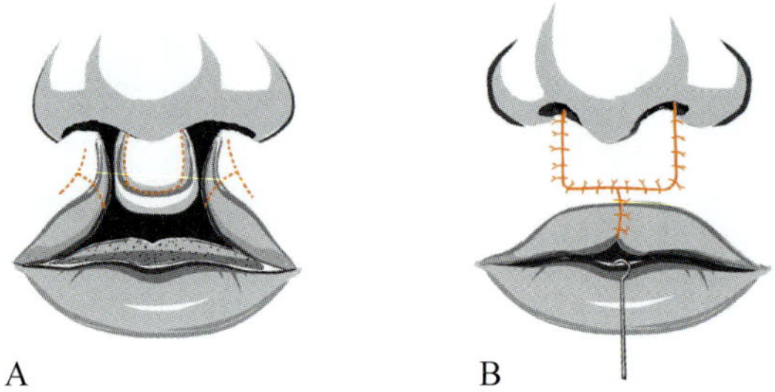

图 11-25 前唇加长修复法示意图
A. 定点划线 B. 缝合后示意

四、唇裂术后继发畸形 Secondary deformity

链接：彩图案例（唇腭裂术后唇继发畸形）

唇裂术后继发畸形可有多种类型，每一种畸形都有其产生的原因，其中包括：手术技术、手术方法及原发畸形的严重程度等。了解畸形产生的原因对预防及矫正继发畸形都有重要的临床意义。

唇裂的手术可以从三部分评价：红唇部分、白唇部分和鼻。红唇的畸形可以有：患侧红唇过厚、患侧红唇过薄、患侧红唇口哨畸形、患侧唇峰至口角距离过短及“丘比特”弓不连续。红唇的修复灵活性强，需要丰富的临床经验。但由于红唇不易形成明显瘢痕，因此只要有足够的红唇组织，继发畸形的修复难度不是很大。白唇最易出现畸形，可以表现为：患侧唇高不足或过长、患侧瘢痕过大、患侧白唇组织丰满度不足以及上唇行使功能时肌肉不连续等，其继发畸形的产生源于适应证选择不当或未进行口轮匝肌成形等原因，而患者的畸形程度也明显影响白唇的修复效果。白唇的继发畸形矫正一般来说需要重新切开皮肤及肌层，将肌肉对位缝合，切除皮肤的瘢痕，并根据畸形的特点进行矫正。鼻畸形是唇裂术后发生率最高的，包括患侧鼻孔过大、鼻小柱过度偏于健侧、患侧鼻孔过小、患侧鼻底过度塌陷以及鼻翼基底的位置过高或过低。

双侧唇裂继发畸形与单侧唇裂类似，但大部分畸形以对称的形式出现，而鼻小柱的畸形是十分突出的问题。红唇畸形包括：唇正中口哨畸形、红唇过紧、红唇过厚以及“丘比特”弓不连续。白唇畸形包括：双侧瘢痕明显、双侧唇高不对称、白唇过长以及口轮匝肌错位愈合。鼻畸形包括：鼻小柱过短、鼻底过宽和鼻底塌陷。唇裂的鼻唇继发畸形的修复方法灵活，时间不定。总的原则是在骨组织的畸形矫正后再进行软组织的畸形矫正，行原发畸形修复是为二期畸形矫正奠定有利的基础。

（马 莲）

第四节 其他面裂
Facial Cleft

提 要

本节就面裂的分类以及其他常见面裂进行了描述。面裂的分类有3种：美国唇腭裂协会分类、Van der Meulen 分类法和 Tessier 裂分类法。面裂的种类虽然很多，但除唇腭裂外，常见的为上、下唇正中裂，面横裂和面斜裂。本节就这三种畸形的特点和修复以及面裂修复的原则进行了较详细的叙述。

面裂包括口面裂和颅面裂，属先天发育性畸形，手术治疗是主要的方法，但随生长发育变化也需要进行序列治疗。

一、面裂的分类 Classification of facial cleft

面裂有以下 3 种分类方法：

1. 美国唇腭裂协会分类　1962 年美国唇腭裂协会根据面部的解剖结构对颅面裂（craniofacial cleft）进行分类，主要为 4 大类：下颌裂、鼻 - 眼裂、口 - 眼裂和耳裂。该分类忽视了骨结构的异常，现在很少使用。

2. Van der Meulen 分类法　此分类法是根据人类胚胎面部发育顺序进行的。分为脑 - 颅发育不全、脑面发育不全、颅面发育不全以及其他起源的颅面发育不全。

3. Tessier 裂分类法　Tessier 于 1976 年提出了该分类法后以其名命名而称为 Tessier 分类法（Tessier classification）（图 11-26），并被广泛接受。

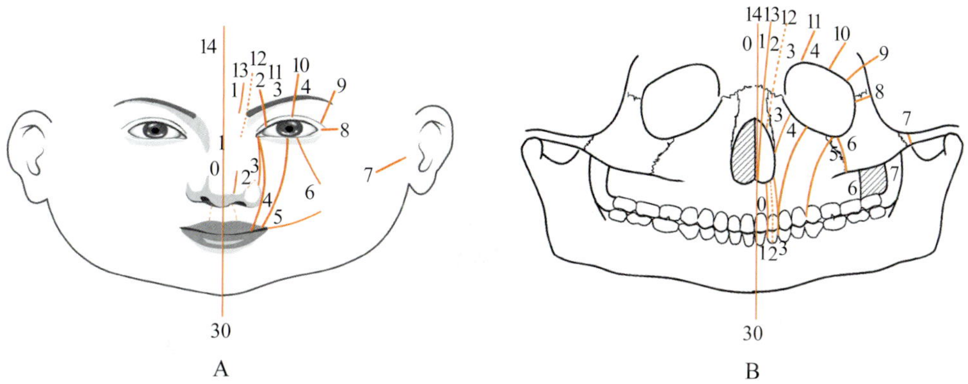

图 11-26　Tessier 的颅面裂分类示意图

该图是对与面裂有关的颅面畸形进行了描述性的解剖分类，围绕眶周进行了 15 个区域的划分，以矢状位中线为参考线，以下眼睑作为赤道以数字表明裂的位置。A．软组织分类位置　B．骨组织分类位置

在颅面裂畸形中，骨及软组织均被累及，但程度不一。从矢状中线至眶下孔，软组织的累及较骨组织严重，从眶下孔至颧骨，骨组织累及较软组织严重，耳的累及除外。几种典型的颅面裂包括：正中面发育不全（median facial dysraphia）；额鼻发育不全（frontonasal dysplasia）；第一、二鳃弓综合征（first and second branchial arch syndromes）和下颌骨 - 面骨发育不全综合征（Treacher Collins syndromes），当然还包括唇腭裂、唇正中裂（midline cleft lip）、面横裂（facial transversaly cleft）和面斜裂（facial oblique cleft）等。

二、几种常见的面裂畸形及修复 Deformity of facial cleft and correction

1. 唇正中裂　唇正中裂在 Tessier 分类中为“0”号裂。

由于胚胎 6 周时两个球状突或两个下颌骨部分全部未融合或未发育所致，不常见。可表现为上唇或下唇正中部裂开，不同类型裂开程度轻重不一。上唇正中裂常伴有鼻裂（图 11-27），偶可见鼻小柱前牙胚、前唇及唇系带均缺损，鼻中隔缺损，偶可见双重鼻。严重的下唇正中裂可表现为下唇、下颌骨、口底及舌均裂开。

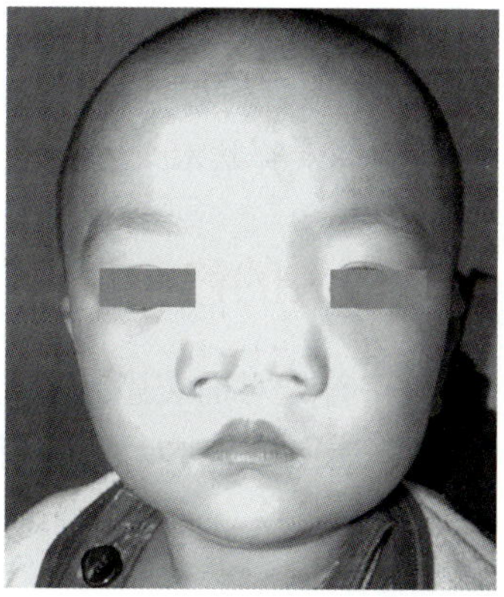

图 11-27　面正中裂伴上唇正中裂，上唇正中裂修复术后

唇正中裂的治疗可根据裂的程度进行分期或一期修复手术。为防止术后唇中部形成直线瘢痕挛缩，一般按“Z”成形术原则

行对偶三角瓣移位缝合修复。对于全层裂畸形的患者应行全层切开，全层修复，重要的解剖结构一定要对位缝合。严重的裂可分期修复。

2. 面横裂 面横裂在 Tessier 分类中为“7”号裂。

由于胚胎时期的上、下颌突发育障碍所致的部分或全部未融合，可为单侧或双侧，程度不一。程度较轻仅累及口角者也称为口角裂，如裂隙超过颊部嚼肌前缘者称面横裂（图 11-28）。面横裂可以单独发生，也可以作为第一、二鳃弓综合征的畸形之一。

修复时期的选择与唇裂相同，早期修复可以使面颊畸形早期矫正。手术修复中确定口角的正确位置非常重要，单侧裂可以以健侧口角位置为标准定位。双侧裂的口角位置的确定可利用口角外侧水平线同经眼裂中、外三分之一的垂线的交点来确定。手术应全层切开，分 3 层缝合。裂隙较长的畸形可做两个附加切口形成对偶三角瓣，避免术后的直线瘢痕挛缩。在定点及修复过程中应避免裂隙侧的口角过低。

3. 面斜裂 面斜裂为胚胎时期侧鼻突和上颌突上部未融合所致，其程度及位置有不同，Tessier 分类法将面斜裂分为 3，4，5，6 号裂。3 号裂为鼻眶裂，其骨性裂位于侧切牙经梨状孔向上；4 号裂的骨性裂位于侧切牙与尖牙之间，在梨状孔外侧与眶下孔内侧之间，终止于眶下缘与眶底内侧部，梨状孔完整（图 11-29）。5 号裂极少见，其骨性裂位于尖牙与前磨牙之间，上行经眶下孔外侧至眶下缘和眶底中 1/3 处。6 号裂为颧骨上颌骨裂，由于覆盖表面的软组织萎缩，从口角至下眼睑外侧呈沟状，下眼睑外 1/3 外翻。

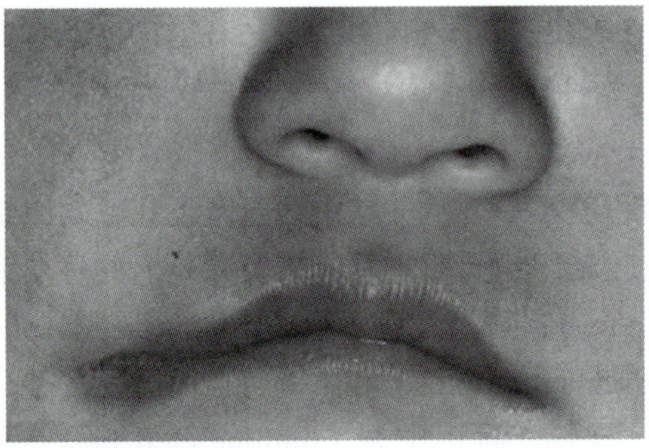

图 11-28 右侧面横裂

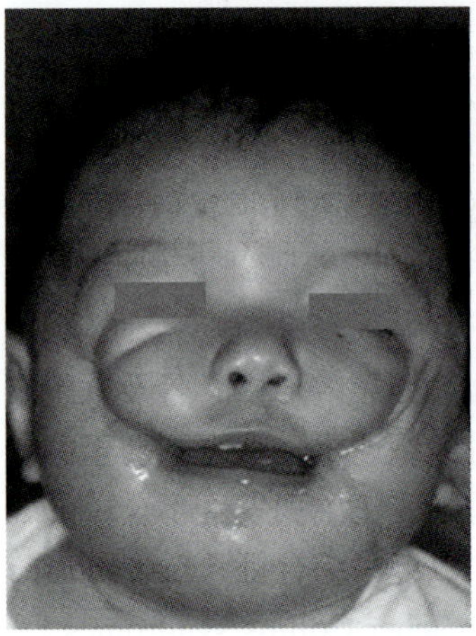

图 11-29 面斜裂，Tessier 分类为“5”号裂

手术修复应根据畸形程度不同而做具体设计，一般采用“V-Y”改形术、局部旋转皮瓣或“Z”成形术等基本术式。修复时应注意泪腺的功能。手术常需要分期进行。

三、面裂的修复原则 Principles of facial cleft repairing

1. 首先对面裂患者进行全身检查，治疗威胁生命的全身性疾病。面裂软组织缺损的修复时间取决于影响功能和解剖整体的严重程度。新生儿期在生理上处于不稳定期，或者有其他威胁生命的畸形。当婴儿生长一段时间后，既可以更好地耐受手术，同时在技术上较易操作，其弹性随着生长而增加。

2. 在修复之前对缺损的部位、特点要有足够的认识及全面的评价，从皮肤开始，至肌层及黏膜衬里，然后是骨支持组织。累及所有上述组织的畸形必须按层次进行修复。

3. 充分利用所有的剩余正常软组织恢复面部软组织“外套性”功能，软组织正常功能的恢复有利于骨骼的生长发育。必须注意到瘢痕对生长发育的限制，并尽量避免瘢痕。

4. 尽可能完全保留或恢复具有明显解剖标志的结构，如唇红缘、内眦、睫毛缘等部位，保持泪腺引流通畅，保留所有耳部结构和眶内容物。

5. 沿修复线减张，尚有组织缺损时应用其他组织进行修补，主要应用方法有两种：“Z”成形术和旋转皮瓣。近年来皮肤扩张器的应用为修复严重的组织缺损的面裂带来希望，但应用至幼小的婴儿有一定的困难。

（罗 奕 马 莲）

第五节 腭 裂
Cleft Palate

提 要

本节将腭部的正常解剖生理与腭裂畸形进行比较性论述，包括肌肉的起始走行、血液供应神经分布及支配等。对于腭裂修复的手术器械、术前准备和术后护理等进行阐述，具体描述了基本的修复方法——兰氏修复法，最后对于腭裂修复术的并发症也做了较为详细的阐述。

腭裂是口面裂的一种，可以与唇裂同时发生，也可以单独发生或作为综合征的表现之一。腭裂的治疗以手术修复为主，但术后的语音训练和生长发育问题也是不容忽视的。

一、正常腭部的解剖生理 Anatomy and physiology of palate

正常的腭部解剖结构分为硬腭（hard palate）和软腭（soft palate），硬腭位于口腔的前部，约占全腭部的2/3，而软腭位于硬腭的后方，口腔的后部。口腔内的硬腭和软腭将口腔（oral cavity）和鼻腔（nasal cavity）分隔，使食物不进入鼻腔，鼻腔的分泌物也不能进入口腔，而软腭的运动可以有效地控制鼻腔气流，使口腔与鼻腔彻底分割，对吞咽（swallow）及发音（speech）功能起到关键的作用。图 11-30 为腭部的表面解剖标志的示意图。

硬腭由上颌骨的腭突和腭骨的水平板组成（图 11-31），上颌骨腭突的前方和侧方为牙槽突（alveolar），硬腭以切牙孔为界分为前部的原发腭（primary palate）和后部的继发腭（secondary palate）。后鼻嵴及翼钩是腭部重要的骨性标志并有重要的遗传研究意义及临床意义。正常发育的后鼻嵴的形态同腭垂，后鼻嵴未发育或相应部位呈“V”缺损可能预示有导致腭裂的基因的变异。翼钩是腭帆张肌中间转折附着部位，也是翼钩翼内肌间隙的内侧边界，腭裂手术中对翼钩的处理是重要的步骤之一。硬腭表面有黏膜覆盖，黏膜由一层致密的结缔组织与骨紧密相连，这层致密的结缔组织与覆盖在表面的腭黏膜一起称作黏骨膜（mucoperiosteum）。黏骨膜中有无数唾液腺。硬腭前部的血液供应来自上颌动脉的蝶腭支，它通过切牙管出切牙孔同静脉及神经一起形成鼻腭血管神经束；大部分硬腭的血液供应来自上颌动脉的腭大动脉分支，该分支通过翼腭管下降出腭大孔向前形成腭前动脉（腭大动脉），同静脉及神经一起形成腭大血管神经束，这对动脉穿出腭大孔后走行于上颌第三磨牙的内侧向前，仅发出几个小支向后至软腭。腭中及腭后神经由腭小孔穿出向后负责部分软腭的血液供应（图 11-32）。腭升动脉、咽升动脉和扁桃体动脉也发出分支供应软腭。硬腭的感觉是由三叉神经上颌支的蝶腭神经和腭大神经的分支来管理的。

软腭由肌肉及其表面覆盖的黏膜组成。软腭前部经结缔组织（称腭腱膜）与硬腭后缘相连，软腭后部游离。软腭由 5 对肌肉组成，它们分别是腭帆提肌、腭帆张肌、舌腭肌、咽腭肌和腭垂肌（图 11-33）。

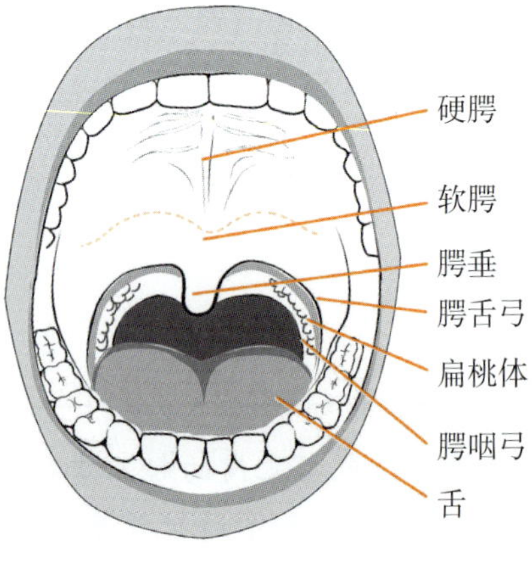

图 11-30　正常腭的体表解剖标志

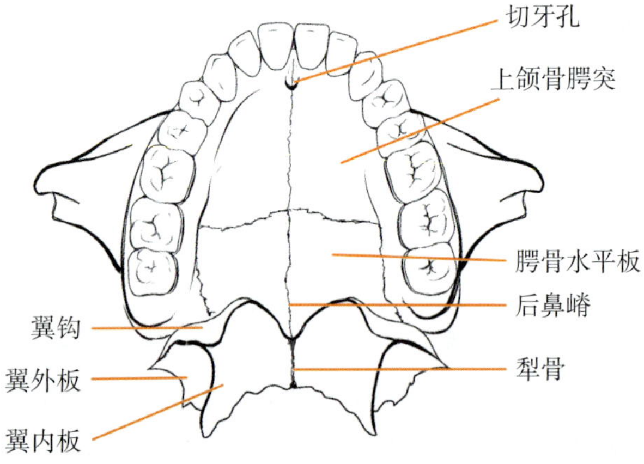

图 11-31　正常骨性腭形态及骨性标志

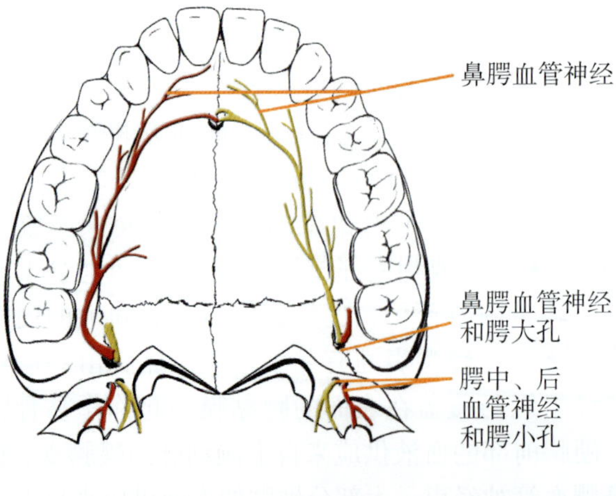

图 11-32　腭部血液供应的血管走行的水平观

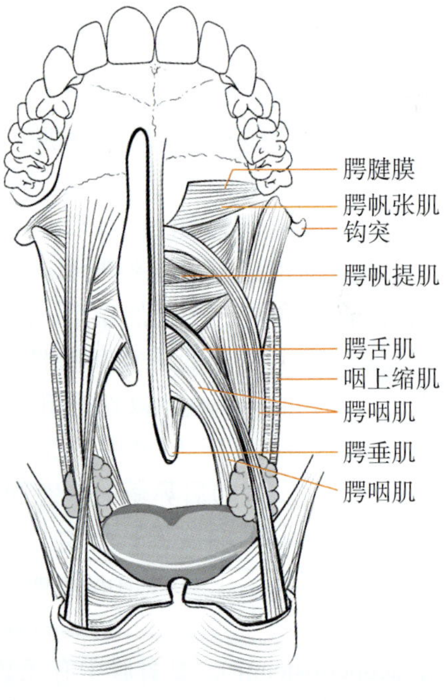

图 11-33　软腭肌肉的分布，右侧为正常侧

腭舌肌（palatopharyngeus muscle）是软腭口腔面最表面的肌肉，此肌肉起于腭中线，呈横向旋转放散状向外下至舌外侧缘，形成扁桃体前柱。腭咽肌（palatoglossus muscle）是软腭咽腔面最表面的肌肉，此肌肉在咽腔的部分多于软腭的部分，形成扁桃体窝后柱，其肌肉呈放散状向上进入软腭。应用此肌肉可进行腭咽肌瓣成形术。舌腭肌和咽腭肌的正常功能是使软腭向下，帮助咽侧壁向内运动。腭垂肌（musculus uvulae）在咽腭肌的深面，肌纤维沿软腭中线呈纵向走行，向后进入腭垂，其功能是使腭垂向上向前。腭帆提肌（levator veli palatini muscle）是软腭的最大肌肉，起于颅底岩骨的尖部，沿咽鼓管软骨的内侧，呈放散状向前、向下，在近软腭的中间部分进入软腭，位于腭垂肌与咽腭肌前份之间。此肌肉收缩可抬高软腭，使软腭向后上运动，使咽鼓管的咽口开放。腭帆张肌（tensor veli palatini muscle）广泛起源于翼内板蝶骨的舟状凹和咽鼓管软骨的外侧，于翼内肌及翼内板之间的前方向下至翼钩，肌纤维与翼钩突纤维性粘连，然后肌纤维放散向内，以直角进入腭部，在与硬腭后缘附着的同时，与对侧的同名肌肉在中线融合。此肌肉也有开放咽鼓管的功能。软腭肌肉除腭帆张肌外由迷走神经支配，腭帆张肌的神经支配为三叉神经的下颌支。

腭腱膜（velar aponeurosis membrane）是腭部重要的筋膜系统的组织。筋膜是肌肉的产物，它们互相融合交错，形成了网状支持组织。筋膜与肌肉和骨之间有形态学、组织学和种系发生及发育方面的联系。腭腱膜由原始的腭咽肌衍化而来，从种系发育上位于咀嚼区和腭咽区之间，是骨（硬腭后缘）与软组织（软腭肌肉）之间的连接部，是腭部肌肉前方附着的部位。

二、腭裂腭部的解剖生理 Anatomy and physiology of cleft palate

1. 硬腭畸形　硬腭的畸形程度因腭裂程度的不同而不同。单侧完全性腭裂（unilateral complete cleft palate，UCP）表现为腭部自后向前全部裂开，绝大部分情况下与唇裂同时存在。鼻中隔与健侧硬腭相连（图 11-34）。健侧硬腭周围及后部都与正常腭部相似，但中线部分较正常腭部短而高拱。患侧硬腭及上颌骨体积较健侧小。患侧腭大孔及腭小孔位置常较健侧前移，鼻腭孔裂开不完整，鼻腭神经血管束的主要部分在健侧。鼻中隔发育较差。

双侧完全性腭裂（bilateral complete cleft palate，BCP）主要表现在两侧腭突均不与鼻中隔相连，只有前颌骨连接于鼻中隔，前颌骨常呈明显前突，常伴有双侧唇裂（图 11-35），鼻中隔完全暴露于口腔内，鼻中隔发育差。

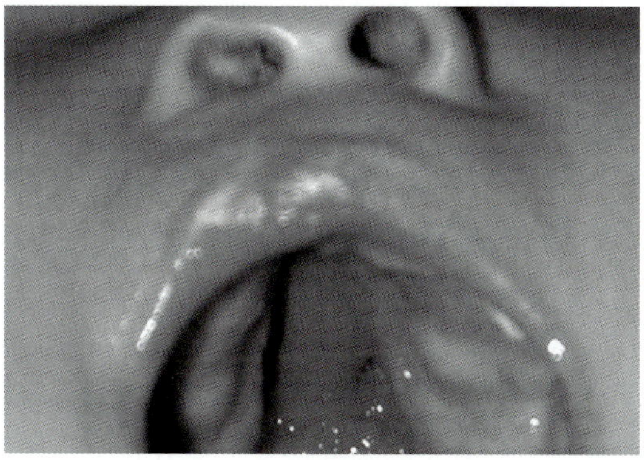

图 11-34　单侧完全性腭裂

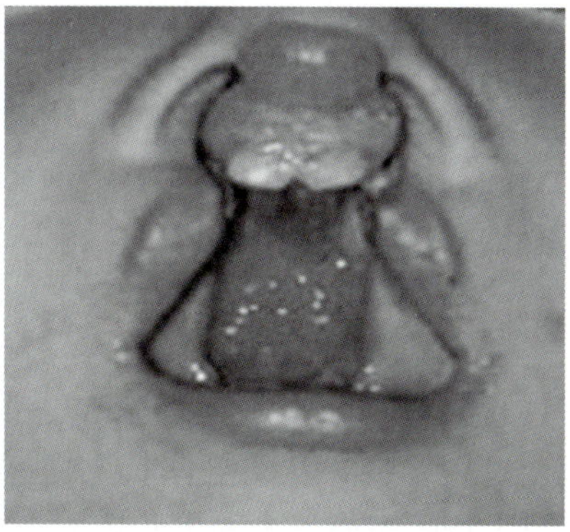

图 11-35　双侧完全性腭裂

不完全腭裂（incomplete cleft palate，ICP）的硬腭后部呈不同程度的裂开，硬腭的裂开可以向前直至切牙孔，鼻中隔暴露于口腔（图 11-36A）；硬腭后缘可以完整或呈凹陷畸形，主要表现在软腭裂或腭隐裂的患者（图 11-36B）。其他的解剖结构同正常腭部类似。

2. 软腭畸形　随腭裂类型的差异，软腭形态畸形有不同。完全性单侧和双侧腭裂以及硬软腭裂的软腭全部裂开，而单纯的软腭裂黏膜及肌肉可部分裂开，腭隐裂的软腭黏膜可以完整而两侧肌肉在中线不连接（图 11-37）。

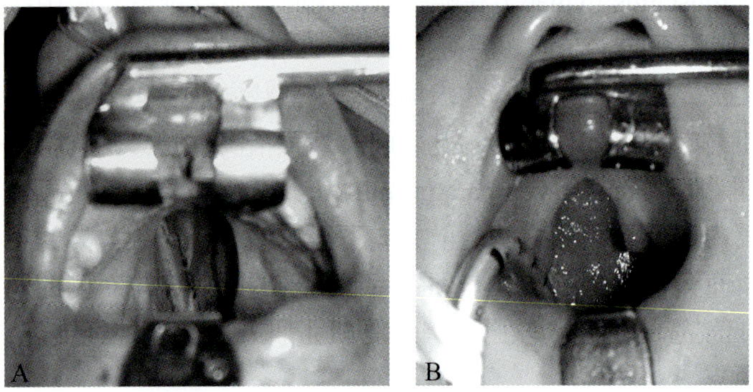

图 11-36　不完全腭裂的腭部畸形

A. 硬软腭裂，裂隙至切牙孔　B. 软腭裂

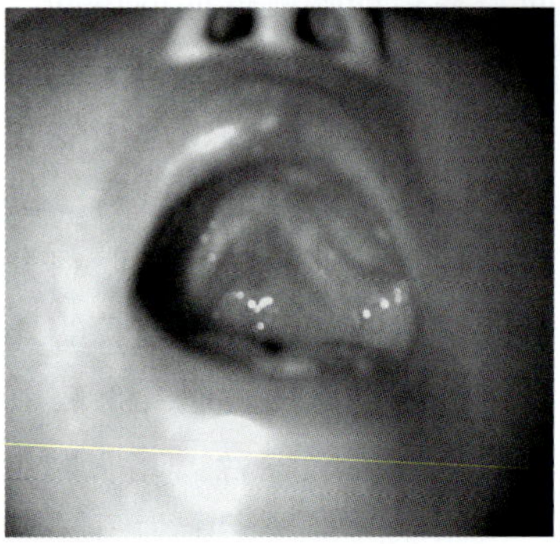

图 11-37　腭隐裂的软腭畸形

腭裂的腭帆提肌、腭舌肌及腭咽肌有一定程度的失用性萎缩，导致腭舌弓及腭咽弓过短。

腭帆提肌起点同正常人，而止点前移，由于中线未融合，双侧腭帆提肌不能形成吊带。该肌的后外束在止点处与同侧腭咽肌腭垂肌融合，前内束附着于薄弱的腭腱膜外侧，部分纤维与软腭的其他肌肉一起附着于鼻后嵴，并沿裂隙向前伸延至裂隙前端，形成裂缘的肌肉层。该肌是完成腭咽闭合的主要肌肉，在腭裂时由于止点前移，两侧不能融合形成吊带而影响发音功能。因此，在行腭裂手术时不仅将裂隙封闭，而且要彻底游离腭帆提肌的止点，使其后推复位并与对侧肌肉对位缝合，以达到完好的腭咽闭合。

腭帆张肌的起点及走行同正常人，但肌肉在中线不相连，由于前部缺乏腭腱膜，该肌同腭帆提肌的部分肌束以及腭咽肌和腭垂肌融合形成“腭裂肌束”腭板中线两侧的骨裂隙缘。

腭咽肌发育正常，在中线不连接，与腭帆提肌、腭帆张肌、腭垂肌纤维相混合，附着于硬腭后缘至翼钩之间的粗糙骨面，并沿裂缘镶嵌延伸，与覆盖其上的黏膜紧密相连。

舌腭肌束大小正常，腭垂肌发育差，难以单独解剖分离。

腭裂患侧的腭部动脉的起点及走行均与正常人相同，在完全性腭裂患者两侧腭大动脉、腭升动脉被裂隙所隔，不能在中线部位吻合。又由于软腭肌肉附着点前移，咽升动脉穿入软腭的部位前移。在患侧腭大动脉不能与鼻腭动脉吻合，双侧完全性腭裂患者两侧腭大动脉均不能在切牙孔处与鼻腭动脉吻合。

三、腭裂修复术的术前准备及术后护理 Preoperation prepare and postoperation care for cleft palate surgery

1. 腭裂修复术的适应证、禁忌证、术前准备和术后护理　腭裂修复术属于择期手术，也就是说，需要在患儿的身体状况良好可耐受全麻时进行手术。除全麻的一般适应证和禁忌证外，对于行腭裂修复术的患儿还要全面了解以下情况。①患儿的肺部情况，要在患儿肺部无感染的情况下进行；②患儿的气道情况，在一些有综合征和序列征的患儿，腭裂常伴有小下颌畸形，为全麻插管以及全麻术后管理造成一定的困难，如果要进行腭裂修复术，一定要对气道的情况有充分了解，并充分准备应对措施；③患儿是否患有先天性心脏病，腭裂伴有先天性心脏病的比例比单纯先天性心脏病的患病率要高，对于严重的先天性心脏病患者，须先治疗心脏疾病；④患儿的营养状况及血红蛋白指数，对于营养状况差或血红蛋白过低的患儿应慎重。

腭裂修复术的术前准备除常规全麻气管插管的准备外，需要有患儿的面像、腭部情况的照片和模型记录，患儿的资料需入数据库。而腭裂修复术的术后护理在防治复裂中更为重要。术后护理的重要环节包括注意饮食方式、种类和防止患儿的哭闹。腭裂修复术后半个月流食，半个月半流食，而后可改为普食；婴幼儿的腭裂患儿术后一定避免奶瓶喂养一个月；尽量避免因静脉输液或肌内注射引起的患儿哭闹；同患儿家长确定术后的复查时间以及语音评价和语音训练时间。术后常规使用抗生素预防感染。口内伤口缝合使用可吸收线者不拆线，术后 2 ~ 3 天可以出院。如果口内伤口缝合使用丝线应在术后两周拆线，如无缝线反应也可不拆线。

2. 腭裂手术常用器械　腭裂手术的常用器械同唇裂修复术略有不同，合适有效的腭裂开口器是保证腭裂修复术顺利进行的重要环节（图 11-38），手术器械要适合于口内操作。图 11-39 为腭裂修复术的主要手术器械。

3. 腭裂手术的麻醉及体位　腭裂手术的麻醉方法为全麻插管，一般为口插。患者的体位为仰卧位，头后枕平面与手术台平面呈 50° ~ 60°，必要时可将患者的肩部垫起。术者为头位，即站患者的头上方（图 11-40）。

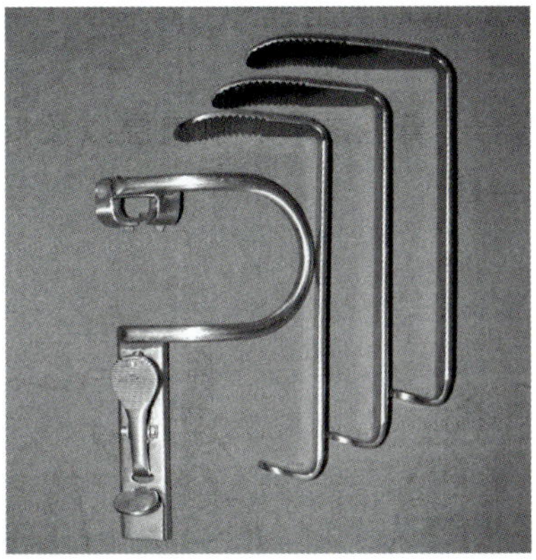

A

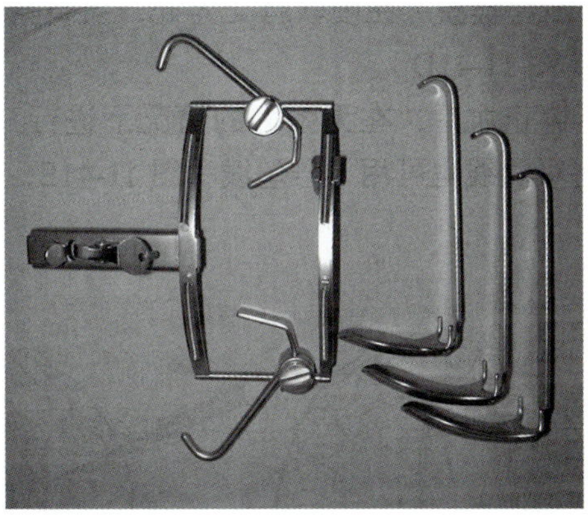

B

图 11-38　腭裂开口器

A. 一般腭裂开口器　B. 多功能腭裂开口器，适用于牙齿尚未萌出的婴幼儿患者以及前牙缺失的患者

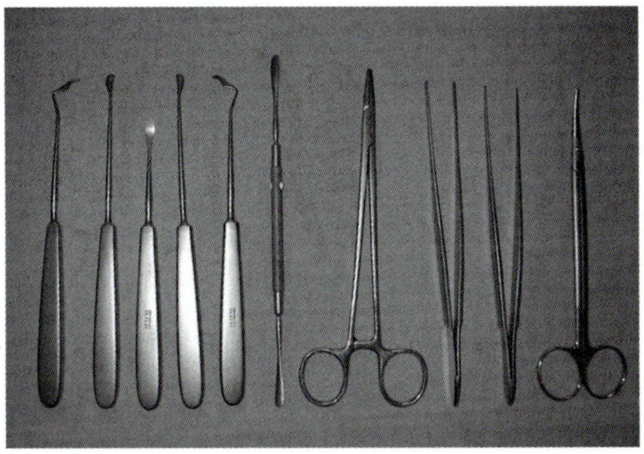

图 11-39　应用于腭裂修复术的主要器械

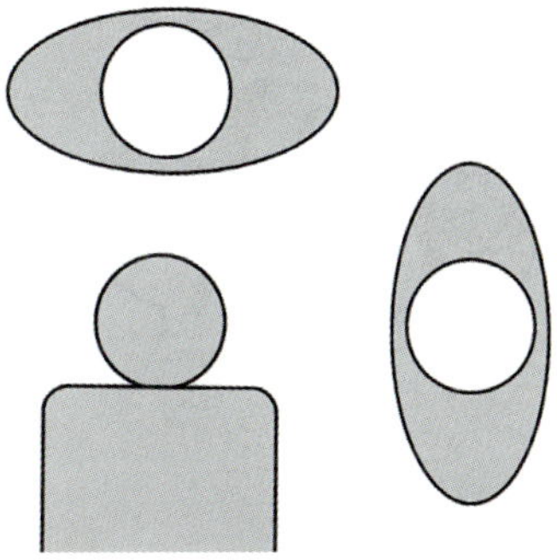

图 11-40　行腭裂修复术时患者的体位及术者的位置

四、腭裂手术的基本方法 Procedures of cleft palate operation

腭裂修复的目的是封闭口鼻腔的裂隙，恢复软腭的长度及功能，恢复正常的腭咽闭合功能。目前，普遍应用的仍是简单的改良兰氏腭裂修复术（Langenbeck palatoplasty）。其手术原

理是制作裂隙两侧的双蒂瓣，使其向中间移位，将两瓣在中线缝合后封闭腭部的裂隙。下面就手术步骤进行简单介绍（图 11-41）。

1. 面部常规消毒，铺巾。上开口器。

2. 口腔内冲洗、消毒。

3. 局部注射麻醉药物　通常应用 1% 利多卡因，必要时可加入肾上腺素以达到更好的止血效果。

4. 制作松弛切口　在腭部黏膜上，距两侧牙龈缘 2 ~ 4 mm 处自前（通常自单尖牙）向后，绕上颌结节，继续向后外方约 10 mm。硬腭切口深达骨面（图 11-41A）。

5. 裂隙切口　自裂隙前端沿裂缘中间至腭垂尖端纵行切开硬腭处的黏骨膜及软腭处的黏膜，深达肌层。

6. 游离黏骨膜瓣　用骨膜剥离子由松弛切口插入，掀起口腔侧黏膜骨膜瓣（图 11-41B），松解腭大血管神经束。在上颌结节后方推断翼钩（图 11-41C），使腭帆张肌减张。

7. 分离鼻腔黏膜　将剥离器鼻腔插入，做广泛分离，松解鼻腔两侧黏膜使其可在中线对位缝合，尽量消灭鼻腔侧创面。

8. 剪断腭腱膜　在硬软腭交界处，从裂隙切口向外剪断腭腱膜和“腭裂肌”与硬腭裂隙缘的附着（图 11-41D）。

9. 压迫止血后，在无张力的情况下进行三层缝合（鼻腔黏膜、肌肉层以及口腔黏膜），可用 4/0 可吸收线也可用 1 号丝线（图 11-41E，图 11-41F）。

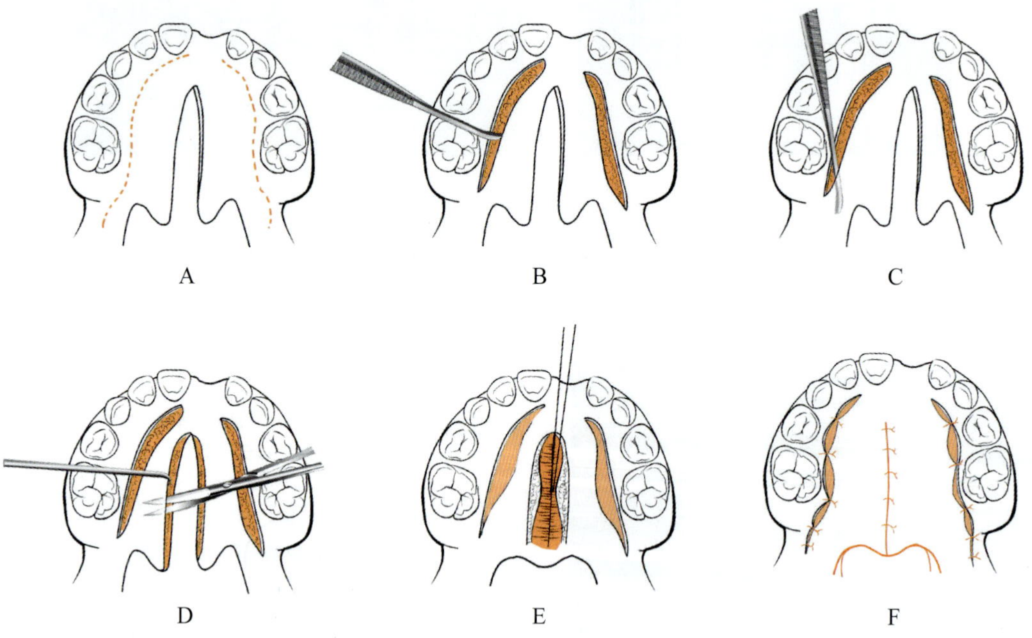

图 11-41　腭裂修复术的基本手术步骤

10. 术毕，两侧松弛切口暴露，如无活泼出血，不需填塞，如确实需要止血，可以在松弛切口内放置明胶海绵，但应将松弛切口做无张力的拉拢缝合，防止明胶海绵脱落。

除上述的改良兰氏手术方法外，还有许多其他的方法延长软腭如：软腭裂后推术（push back），软腭的反向双“Z”成形术（double Z plasty）等（图 11-42，图 11-43），但疗效因患者及术者而异，有些手术方法过于复杂，且影响颌骨的生长发育，并不提倡应用所有患者。

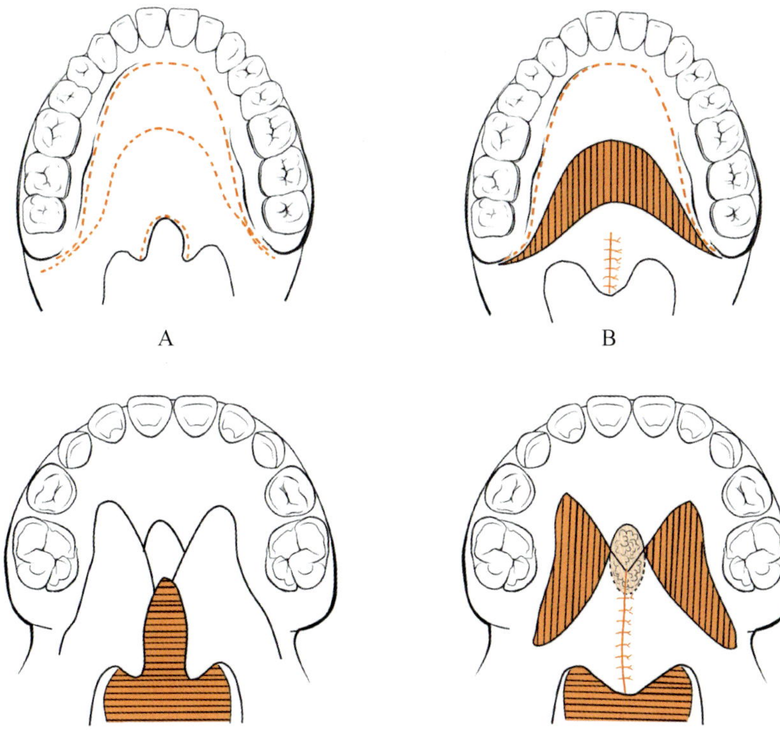

图 11-42　软腭后推腭裂修复术

A．B．单瓣后推术　　C．D．二瓣后推术

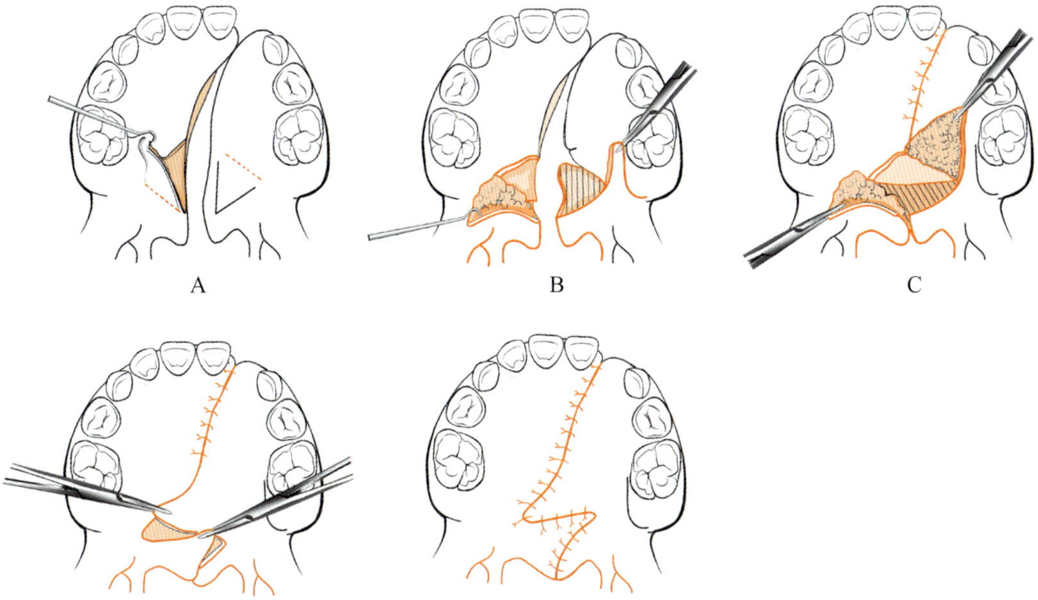

图 11-43　反向双“Z”腭裂修复术

A．形成口腔黏膜的“Z”形瓣　B．形成与口腔黏膜方向相反的鼻腔“Z”形瓣

C．D．鼻腔及口腔面“Z”形瓣对位　E．缝合完毕

五、腭裂术后并发症及处理 Complications of cleft palate operation and management

下面列出常见的腭裂术后的短期和长期并发症及处理原则。

1. 喉头水肿　少见，但属危重的并发症，可导致呼吸道梗阻而威胁生命，通常发生在全麻拔管后 6 h 内，主要是由于气管插管对声门的刺激所致。在术后围手术期必须密切观察，可用适量激素进行预防，必要时需做气管切开。

2. 术后出血　大部分患者在全麻苏醒期有少量渗血或唾液中带血，可不进行特殊处理。作为术后并发症的出血是指在短期内有大量血液流出或被吞咽，腭裂术后出血并不多见，分为术后即刻出血或延期出血。术后即刻出血主要是由于术中止血不完善，或患儿过度哭闹。出血的部位常见于切口前端的鼻腭血管或黏骨膜瓣边缘，也可来自断裂的腭大血管或腭大血管的分支，鼻腔侧创面也是常见的出血部位。而延期出血则多因术后感染或血液系统性疾病。止血的方法以压迫止血为主，对于全身系统疾病造成的出血应给予全身治疗，如患者不合作或出血部位止血困难可在全麻下检查出血部位并止血。

3. 术后腭部穿孔或复裂　发生部位常见于硬软腭裂交界处，也可发生在腭垂。发生时间一般在术后 7 天左右。发生腭瘘（palatal fistula）的原因有很多，主要原因如下：两侧黏骨膜瓣减张不够，在有张力下缝合；患儿喂养方式不正确，口内负压增加；术后伤口感染；过早食硬食物或外伤等。发现腭瘘后不需要立即修复，小的腭瘘如果发生在低年龄的患者可能自愈，对于经久不愈的裂孔需要待 6 个月后再行手术修复。

4. 腭咽闭合不全　为长期并发症，与腭裂类型及手术技术有关。如果需要进行咽成形术应该在学龄前进行，或者腭裂术后一年。

5. 上颌骨发育不足　腭裂患者上颌骨发育不足的发生率为非唇腭裂人群的 10 倍，为多种原因所致，包括：遗传因素（畸形本身所致），手术损伤，手术方法等，有关治疗详见第十二章。

（马　莲）

第六节　唇腭裂的牙槽嵴植骨
Alveolar Bone Grafting on Cleft Lip and Palate Deformity

提　要

本节阐述了唇腭裂的牙槽突裂畸形对患者的影响，植骨术的目的，受骨区及供骨区的手术操作要点，植骨床骨面的充分暴露以及软组织黏膜瓣的充分游离是手术成功的关键。本节还就植骨术前的准备、术后处理以及相应的并发症发生及处理进行了简要的叙述。对于植骨术后正确的评价是保证序列治疗继续进行的关键，本节还就术后的评价标准进行了描述。

一、唇腭裂的牙槽嵴裂畸形及牙槽突植骨的目的 Aim of alveolar bone grafting on cleft lip and palate deformity

牙槽嵴裂（alveolar cleft）作为一种先天性畸形是完全性唇腭裂的一部分，也可以同唇裂并发。牙槽嵴裂在与唇裂同时发生时，根据其裂的程度可分为完全性、不完全性和隐性，同唇裂的程度有关。

唇腭裂的牙槽嵴裂可导致唇腭裂患者的口鼻腔前庭瘘，患侧乳牙滞留、侧切牙畸形或缺如、恒牙阻萌或错位萌出，患侧鼻底丧失骨支持而显示鼻底塌陷畸形，上颌骨连续性的丧失影响正畸治疗以及外科正颌手术的治疗效果。图 11-44，图 11-45，图 11-46 显示了牙槽嵴裂的骨畸形解剖以及由牙槽嵴裂引起的各种畸形。

牙槽突重建的目的：①关闭口鼻腔前庭瘘；②重建牙槽突的完整性，使正畸及外科正颌达到最佳的效果；③矫正患侧鼻底及鼻翼基底的塌陷畸形；④增加上颌骨的稳定性，在双侧唇腭裂患侧尤为重要，为外科正颌奠定基础。图 11-47 为植骨前后鼻底变化，图 11-48 为植骨及正畸治疗前后的病例显示，图 11-49 为植骨及正畸前后的 X 线片显示。

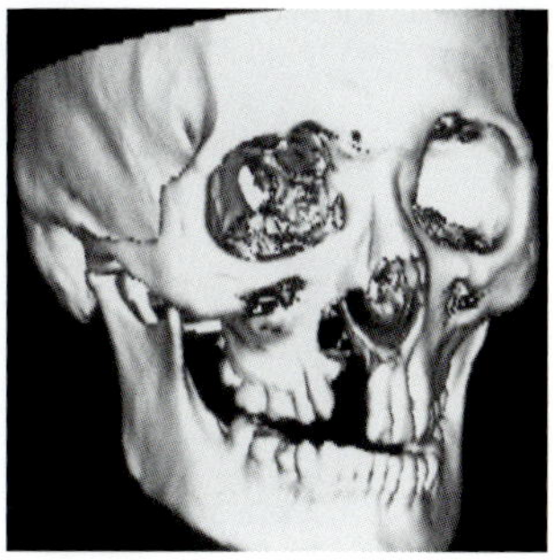

图 11-44　CT 片示唇腭裂牙槽嵴裂的颌骨畸形

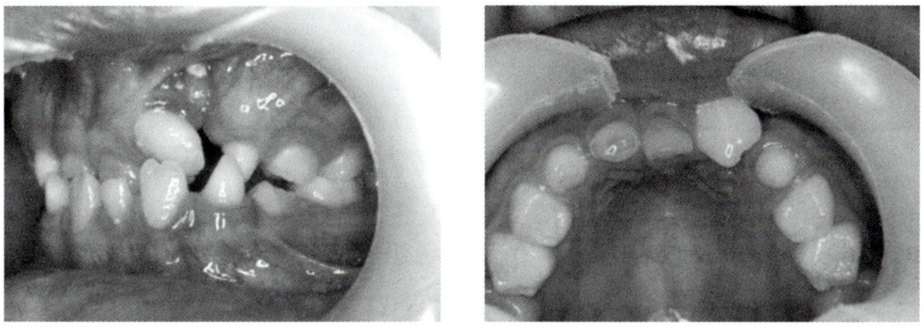

A　　B

图 11-45　患侧裂隙部位恒牙错位萌出

A. 侧位合像　B. 开口上腭像

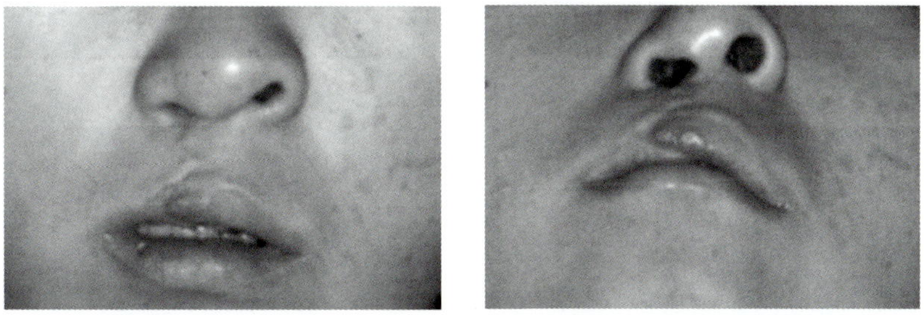

A　　B

图 11-46　患侧鼻翼基底塌陷畸形

A. 正位鼻唇像　B. 仰头位像

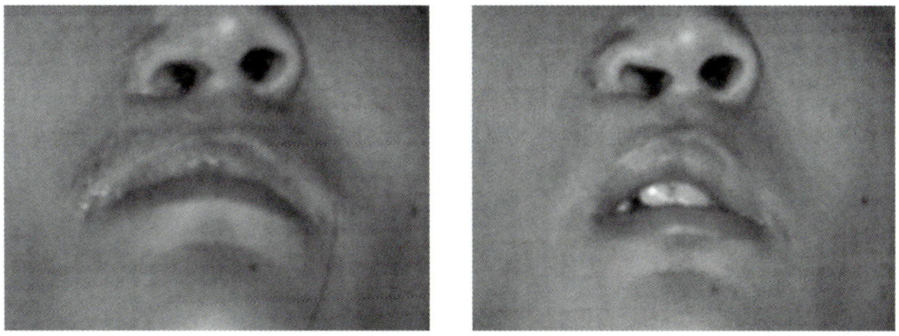

A　　B

图 11-47　齿槽嵴裂植骨对鼻底形态的改善

A. 植骨前，见右侧鼻底塌陷　B. 植骨后，可见鼻底塌陷的改善

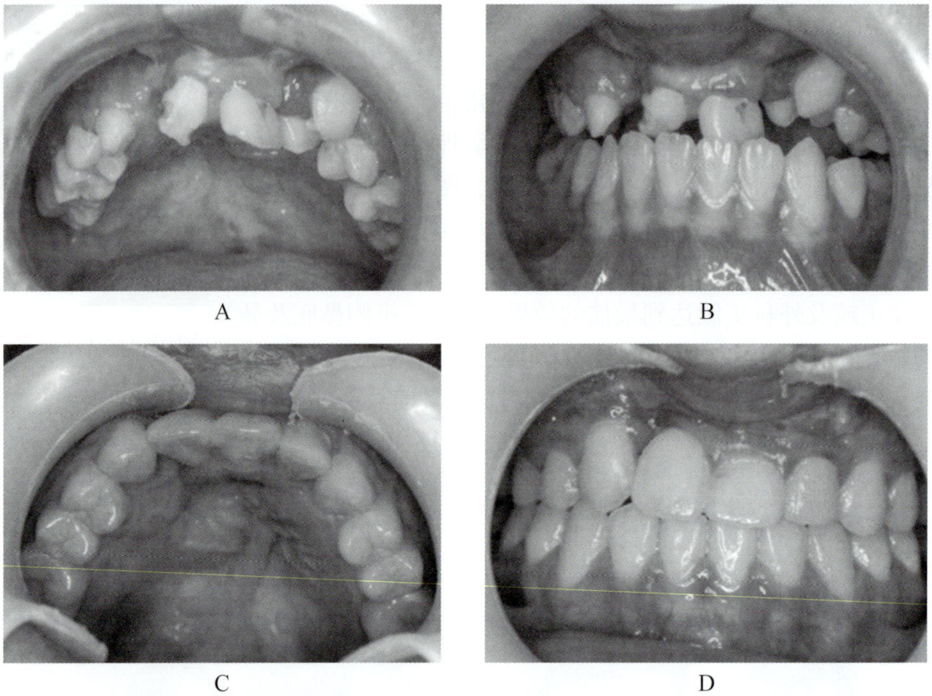

图 11-48　齿槽嵴裂植骨及正畸治疗前后对比

A．B．治疗前的腭部像及正面合像　C．D．齿槽嵴裂植骨及正畸治疗完成的腭部像及正面合像

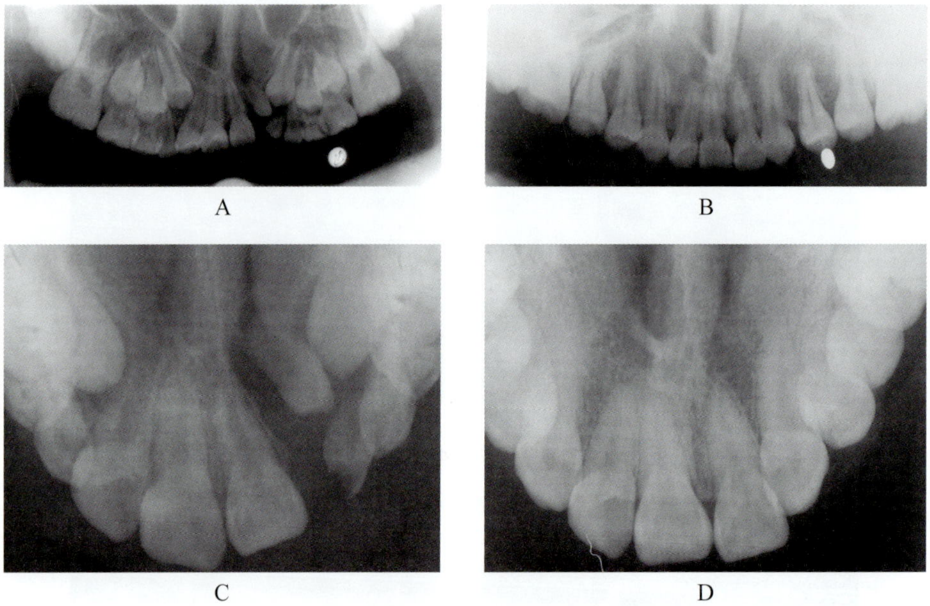

图 11-49　牙槽突植骨术前及术后以及正畸后 X 线片显示

A．治疗前上颌体腔 X 线片　B．治疗后上颌体腔 X 线片　C．治疗前上颌前部咬合片　D．治疗后上颌前部咬合片

二、牙槽嵴裂植骨术的适应证及术前准备 Indications of alveolar bone grafting and preoperation prepare

任何类型的唇裂伴有牙槽嵴裂以及唇腭裂的牙槽嵴裂均适合行植骨修复手术，手术可以在任何年龄段进行，但是从成功率、外科手术操作的难易性以及修复所要达到的目的来看，混

合牙列期是最合适的年龄阶段，而植骨的最佳时间则由患者的年龄及裂隙侧尖牙的牙龄共同决定，即患者的年龄应在 9 ~ 12 岁，裂隙侧恒尖牙尚未萌出，牙根形成 1/2 ~ 3/4。

在进行牙槽嵴裂植骨术时，患者应采用全麻，除全麻以及外科手术术前常规的准备外，还需对以下几个方面进行特殊准备：

1. 术前 X 线片拍照　植骨前需要全口曲面断层、上颌体腔片以及以患侧尖牙为中心的上颌前部咬合片，以了解整体牙齿发育水平、患侧恒尖牙位置以及牙根发育情况、与邻牙的关系等。拍照时间不应超过术前 1 个月。

2. 植骨区滞留乳牙、多生牙、畸形牙以及错位牙的处理　应与唇腭裂治疗组的正畸医生共同讨论决定。如需要拔牙，可在植骨前两周进行，或在植骨的同时进行。

3. 改善口腔卫生及牙周情况　是预防术后感染的重要措施，术前 1 周避免戴用义齿、义托和活动矫治器。术前牙周洁治。

4. 术前正畸　并不是所有植骨患者都需要术前正畸，只有恒牙萌出在植骨区，影响手术视野及操作的情况下可以通过正畸对牙齿的位置进行调整，保证手术的顺利进行。

5. 术前研究模型及照片的记录　术前研究模型取上、下颌的保存模型即可，照片记录主要应包括正位、侧位及仰头位面像以及正位、侧𬌗像和开口上腭位。

三、牙槽嵴裂植骨的手术操作 Operation procedures of alveolar bone grafting

牙槽嵴裂植骨手术根据裂类型不同，手术年龄不同，手术区域的条件不同而难易程度不同，但总的原则是最大程度保留黏骨膜组织，植骨床内的骨面充分暴露，严密封闭植骨床。

（一）植骨区

1. 黏膜瓣切口的设计　图 11-50 为唇颊黏骨膜及腭侧黏骨膜瓣的设计。切口沿口腔前庭瘘周缘以及近中和远中的牙龈缘切开，切口延伸的长度视口腔前庭瘘大小而定。

2. 植骨床形成　植骨床形成后应是四面锥体的形状，其锥体的顶指向后方，锥体的上面为鼻腔底的黏膜骨膜瓣，锥体的下面是腭黏骨膜瓣，锥体的内面是软骨及骨性鼻中隔，锥体的外面是上颌骨的鼻面。完整植骨床形成的关键是切断并分离鼻腔黏膜和口腔黏膜（图 11-51，图 11-52）。

3. 创口关闭　充分松解唇颊黏骨膜瓣，在无任何张力的情况覆盖植骨区也是植骨成功的关键（图 11-53，图 11-54）。

（二）供骨区

自体骨移植修复牙槽嵴裂的常用供区是髂骨（iliac）的骨松质（marrow），其他的供区还包括颅骨、下颌骨颏区及下颌角等。

下面简述以髂骨为供骨区，取出骨松质的手术操作。

1. 软组织及骨组织切口　软组织切口设计与传统髂骨取骨术的软组织切口设计的方向不同，传统髂骨取骨的皮肤切口与髂嵴平行，而牙槽嵴

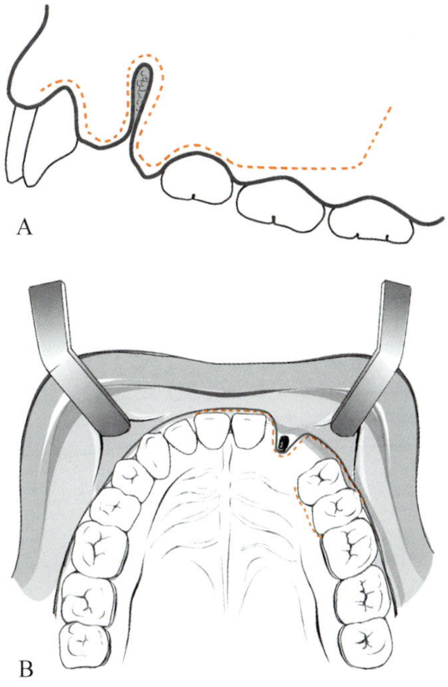

图 11-50　牙槽突植骨黏骨膜瓣切口设计示意图
A．唇颊黏骨膜瓣的设计　B．腭侧黏骨膜设计

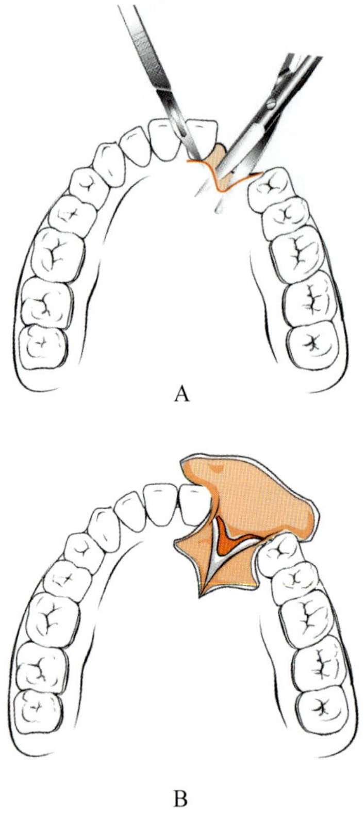

图 11-51　切断并分离鼻腔黏膜和口腔黏膜

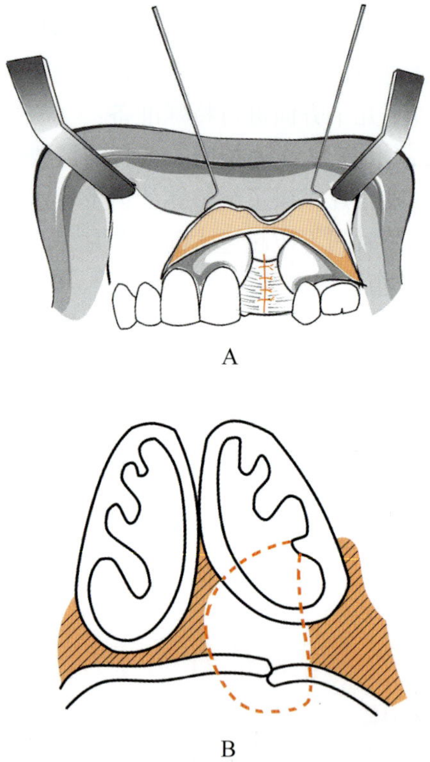

图 11-52　植骨床的形成

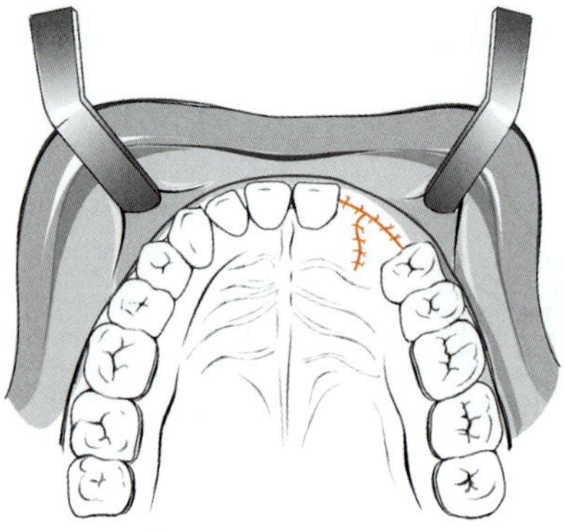

图 11-53　创口关闭后腭面观

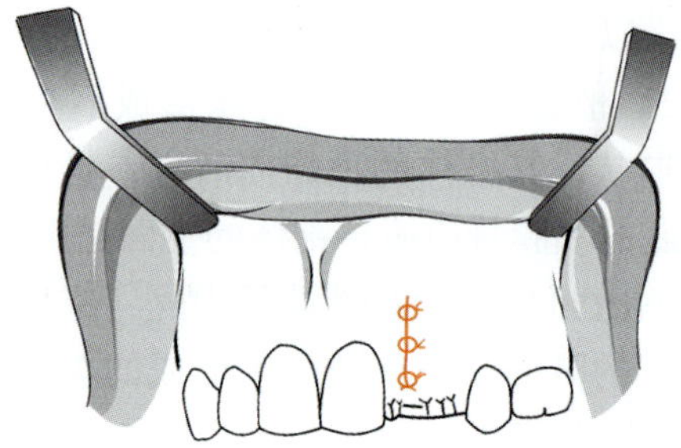

图 11-54　创口关闭后正面观

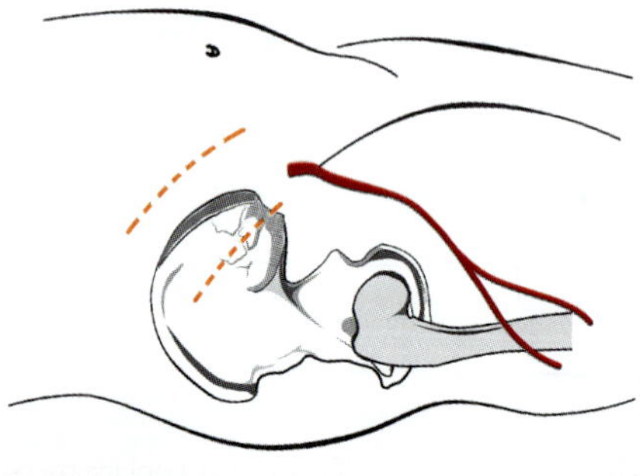

图 11-55　髂骨取骨术的皮肤切口示意图

裂的髂骨取骨的皮肤切口与皮纹走行一致，与髂嵴交叉（图 11-55）。骨皮质的切口为沿髂嵴的“工字形”开窗切口（图 11-56）。

切开皮肤后，在皮下深筋膜层，肌肉的表面做较广泛的分离，在髂嵴（ilic crest）开窗时使骨瓣的蒂有骨膜及软组织相连，其下方切口距髂前上棘至少 2 cm。暴露骨松质（图 11-57）。

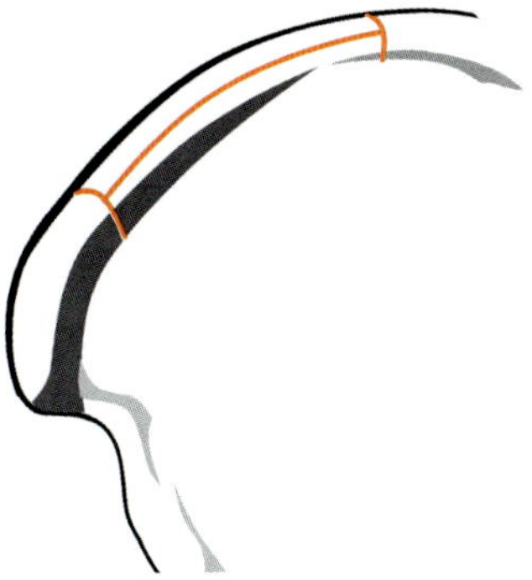

图 11-56 髂骨取骨术的骨皮质切口

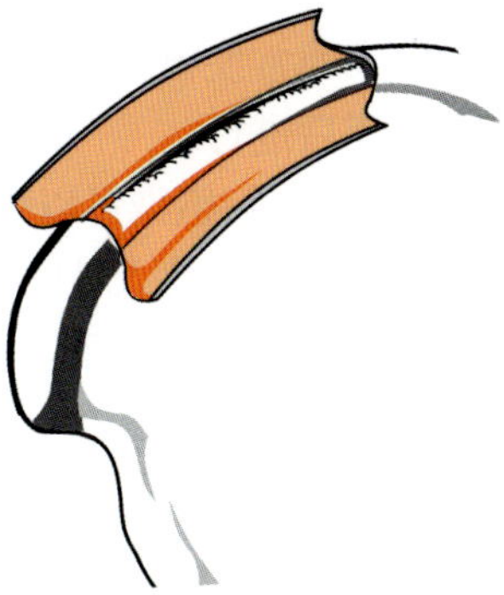

图 11-57 髂骨开窗后骨松质暴露

2. 松质骨的取出 骨松质暴露后，可用小弯骨凿或大号牙挺，用手施力挖出骨松质，取骨过程中注意保留两侧的骨皮质，沿髂骨的弯度走行，谨防器械穿透内侧骨皮质，损伤肌肉或内脏。松质骨取出后放入小容器中待用。

3. 伤口关闭 在关闭伤口之前，仔细检查骨髓腔中是否有活动性出血。止血后，首先用4号丝线关闭开窗的髂骨嵴伤口，恢复髂嵴原形，继而关闭皮下及皮肤。

牙槽嵴裂区域的植入物除自体骨外，人工材料也是可采用的另外一种方法。可以免除髂骨部取骨给患者带来的痛苦。但是人工材料植入的最大不足之处是牙齿不能从植入区萌出，正畸时也不能将牙齿移动至植入区。

四、牙槽嵴裂植骨术的术后护理及术后并发症 Complications and postoperation care of alveolar bone grafting

牙槽嵴裂植骨术术后的护理除常规外，有如下特殊要点：

1. 饮食 全麻完全清醒后即可进少量水。术后1个星期流食，1个星期半流食，然后可改为普食。

2. 抗生素的应用 为预防感染，术后5天静脉点滴应用抗生素，后改口服抗生素2 ~ 3天。

3. 局部清洁 术后24 h可开始口内清洁，每天1 ~ 2次由护理人员进行，患者同时应用漱口水自行清洁。

4. 早期活动 在患者体力可承受的情况下，尽早下床活动。

5. 患者出院日期的确定 无特殊情况，髂骨伤口术后7天拆线，患者可出院。如果应用可吸收线关闭口内伤口，则不需要拆线，如用丝线缝合则至少要术后两周拆线。也可不拆线，待自行脱落。

牙槽突植骨术术后并发症分为即刻并发症及远期并发症：

1. 出血、疼痛、肿胀 同其他外科术后一样，可以出现出血、疼痛及肿胀的即刻并发症。出血的部位主要在颊黏骨膜瓣松弛切口，可加压止血，必要时缝合止血。疼痛主要发生在供骨区，可用止痛药缓解疼痛。肿胀主要发生在面部的术区，术后3天开始消退。对于肿胀严重的患者可应用激素减轻症状。

2. 受骨区伤口裂开 主要是由于受骨区的软组织黏膜瓣张力过大，一般发生在术后7 ~ 10天，如有裂开发生，应用保守的方法处理，减少唇颊运动，保持口腔清洁，继续服用抗生素，一般情况下伤口可自行愈合或缩小。

3. 术后感染 很少发生术后的急性感染，慢性感染主要发生在术后3 ~ 4周，表现为鼻内及口内异味，植入骨排出，有脓血性分泌物。对于术后感染的处理仍以保守为主，仅取出暴露的死骨；必要时可用碘仿纱条覆盖伤口；口服抗生素；口内清洁。一般在术后2个月左右彻底愈合。术后感染通常使植入骨部分丧失，牙槽嵴达不到理想的高度。对于需要二次手术的患者，应在至少半年后进行。

4. 植入骨吸收　除感染可以引起植入骨吸收外，缺乏功能性刺激、手术年龄过大以及不适当的手术操作也可造成植入骨的吸收，一般发生在术后3个月左右。有极特殊不明原因的骨吸收可能与自身免疫有一定关系。对于植入骨严重吸收的病例，待牙槽嵴高度稳定后，需要进行二次植骨手术。

5. 受区尖牙阻萌及牙根外吸收　由于术中的牙胚损伤、牙齿萌出区无附着龈存在、植入体不当等造成，可以通过外科助萌或结合正畸来治疗。

五、牙槽突植骨术后的效果评价 Outcome evaluation after alveolar bone grafting

牙槽嵴裂植骨术后通常复查的时间应为术后1个月、3个月和6个月，复查内容主要以临床检查及X线片为主。术后1个月可以不拍X线片，以临床检查为主，确定软组织的愈合情况以及是否有慢性感染存在，如发现有慢性感染存在，早期及时处理。术后3个月复查时需要拍X线片，观察骨愈合情况，如果需要可以开始正畸治疗。术后6个月时，植骨区的植入骨已经趋于稳定，可以确定愈合后的骨量，如果需要可以进行外科正颌手术。对于在9 ~ 12岁尖牙尚未萌出的患者，可待尖牙萌出后再进行下一步的治疗安排。

对于植入区的牙槽嵴结构及形态的评价是植骨成功与否的最重要的指标。图11-58显示目前北京大学口腔医院唇腭裂中心应用的评价标准。

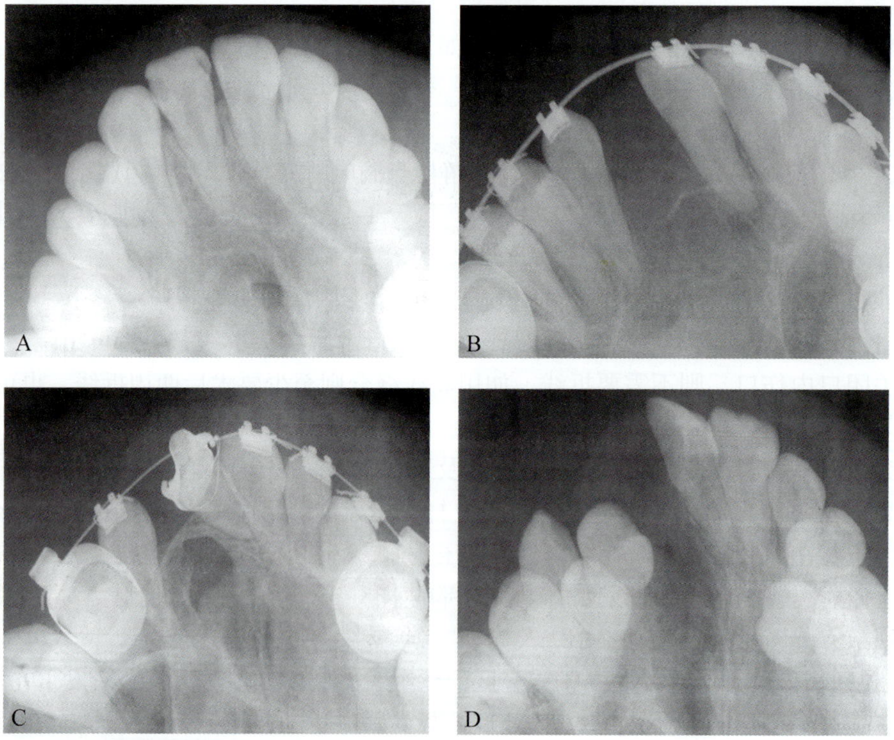

图11-58　牙槽嵴植骨术术后效果评价

A. Ⅰ型，完全成功　B. Ⅱ型，基本成功，可进行正畸治疗

C. Ⅲ型，临床失败，仅有骨桥相连，不能继续进行正畸治疗　D. Ⅳ型，植骨失败

牙槽突植骨的术后评价除上述的对于植入区牙槽嵴结构及形态评价外，尖牙向植骨区的移动、植骨区萌出牙齿的牙周评价、植骨部位唇颊沟的深度、口鼻腔瘘和口腔前庭瘘关闭情况以及患侧鼻翼基底塌陷畸形矫正的程度等也包括在内。

（马　莲　朱洪平）

第七节　腭咽闭合和腭裂术后腭咽闭合不全
Velopharyngeal Closure and Velopharyngeal Incompetence after Cleft Palate Repairing

提　要

本节对腭咽腔的解剖及生理功能进行了较详细的描写，对于腭咽闭合功能的评价以及对腭裂术后腭咽闭合功能不全的原因及治疗做了简略的论述。腭咽闭合功能的评价主要是通过主观评价及客观评价进行的，头颅侧位 X 线片和纤维鼻咽镜是主要的客观检查方法。腭咽闭合不全的治疗以手术为主，部分患者可进行“语音球”以及语音训练的治疗。

腭裂在手术修复后仍然有一定数量的患者发音不清，腭咽闭合不全是重要的原因之一。因此对于腭咽闭合的机制和腭咽闭合不全引起发音不清的机制的了解对于恢复腭裂术后的正常语音有重要意义。

一、腭咽腔的解剖与生理功能 Anatomy and physiology of velopharynx cavity

咽部上起颅底，下端相当于第 6 颈椎下缘或杯状软骨的高度与食管相接，是上口大，下口小，前后径短，左右径长的肌性管状通道。咽的前壁自上而下分别通入鼻腔、口腔和喉腔。后方为椎前筋膜，在两侧有颈部重要的血管和神经。咽部是进食及呼吸空气的必经之地，咽部的异常在临床上可以表现为吞咽、呼吸及发音障碍。按咽部与口、鼻、喉腔相连通的位置依次可分为鼻咽、口咽及喉咽 3 部分（图 11-59）。

鼻咽部也称为上咽部，位于蝶骨体和枕骨基底部下方，第 1、2 颈椎前方，前以鼻后孔为界与鼻腔相通，下界平至腭帆水平；口咽部也称中咽部，上方与鼻腔相通，下界平至会厌上缘平面以上，第 2、3 颈椎的前方；喉咽部也称下咽部，位于 4 ~ 6 颈椎前方，上起会厌软骨上缘，下至环状软骨下缘，紧接食管，前壁为会厌。

咽腔的重要体表解剖标志包括咽扁桃体、咽鼓管咽口、鼻咽峡、咽峡、腭舌弓、腭咽弓、扁桃体窝、扁桃体等（图 11-60）。

咽扁桃体是鼻咽部后上壁黏膜下的淋巴组织，它在胚胎第 4 个月时发生，至 6 ~ 8 岁时开始萎缩，10 岁左右完全退化。在儿童时可出现咽扁桃体异常增大成为增殖体或腺样体，过度肥大的增殖体可阻塞咽鼓管咽口引起中耳引流不畅，也可以引起开口呼吸。当增殖体过度肥大引起临床症状时，需要行增殖体切除术（或刮除术），但在腭裂患儿行增殖体刮除术应慎重，以免引起或加重腭咽闭合不全。

咽鼓管咽口位于鼻咽部的侧壁，鼻甲后方约 1 cm 处，为三角形漏斗状开口。咽鼓管是鼻

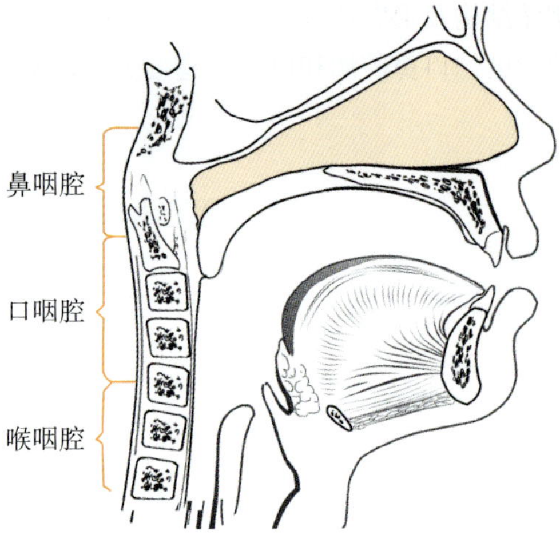

图 11-59　咽腔部位的划分示意图

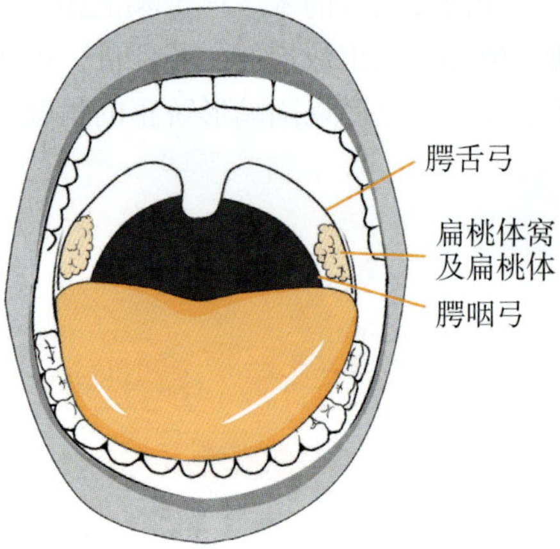

图 11-60　咽腔后部示意图

咽部通至中耳的管道，腭帆提肌和腭帆张肌的运动影响咽鼓管的开闭。在腭裂患者，由于腭帆提肌和腭帆张肌的解剖异常导致咽鼓管的咽口开放和关闭的功能异常，进而使中耳的引流不畅而导致一些腭裂患者产生中耳疾患，听力受损。

鼻咽峡由软腭的鼻腔面及后缘与咽后壁及咽侧壁组成，形成鼻咽腔的底部。在静止时鼻咽峡呈开放状态，在吞咽和发音时多呈闭合状态。吞咽时，以腭咽肌收缩为主，使软腭向后向下运动，将口鼻腔分隔，防止食物反流鼻腔。发口辅音时，以腭帆提肌收缩为主，使软腭向后向上运动，将口鼻腔分隔，使气流从口腔呼出。当腭裂患者存在腭咽闭合不全时，则可形成鼻漏气致发音不清。

腭舌弓及腭咽弓内分别为舌腭肌和咽腭肌，这两对肌肉是腭帆提肌的拮抗肌，当它们收缩时，通过使软腭向后下运动以及提高舌根和咽壁使咽腔缩小，在腭舌弓及腭咽弓过短的情况下可导致咽腔过小、发音不清以及发音时腭咽闭合不全。

二、咽部肌群 Pharyngeal muscles

咽部肌肉分为3组：咽缩肌组、提咽肌以及软腭的肌肉。

咽缩肌组由咽上、咽中及咽下缩肌组成，三块肌肉依次作覆瓦状排列（图 11-61）。

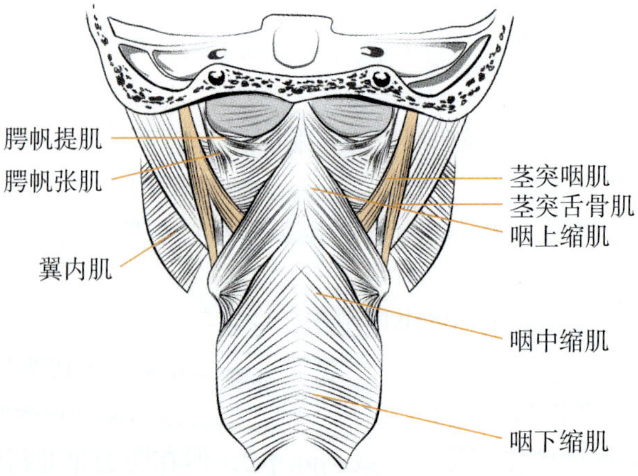

图 11-61　咽缩肌组走行示意图，后面观

咽上缩肌（superior constrictor）为一四方形薄片状肌肉，起自翼突内侧板下部及翼钩、翼突下颌缝、下颌骨内侧面、下颌舌骨肌的后部以及舌根的侧面，水平走行，先位于咽侧壁、后壁，在正中缝与对侧同名肌会合，在 3 个咽缩肌中位于最深层。咽上缩肌在吞咽及说话时均有收缩，在说话时的作用更大，动作快且动作时间长。

咽中缩肌（middle constrictor）起自舌骨小角、大角、茎突舌骨韧带，纤维呈扇形，其上部纤维向上遮盖部分咽上缩肌，下部纤维向下被咽下缩肌覆盖，在正中线与对侧同名肌会合。

咽下缩肌（inferior constrictor）是 3 个缩肌中较强的一块，并覆盖咽中缩肌的大部分。起自甲状软骨及环状软骨外侧，呈扁形止于正中线。

咽中及咽下缩肌位置低，主要功能为吞咽，不参与腭咽闭合。

三对咽缩肌由舌咽神经和迷走神经咽支支配。

咽提肌组主要由茎突咽肌（stylopharyngeus）、腭咽肌及咽鼓管咽肌（salpingopharyngeus）组成。

咽部的肌肉还包括软腭的肌肉。

三、发音时腭咽闭合功能的评价 Evaluation of velopharyngeal function during speaking

发音时需要腭咽闭合（velopharyngeal closure），即软腭向后上运动，抬高至硬腭水平或以上向后向上在第一颈椎水平及以上与咽后壁接近并接触形成腭咽闭合，将鼻腔及口腔彻底分开，在整个过程中咽侧壁也参与了闭合，参与发音。腭咽闭合的肌肉有腭帆提肌、腭帆张肌、咽上缩肌及参与组成咽侧壁的肌肉，任何原因引起软腭过短、运动不良、咽侧壁运动不良等都可以引起发音时腭咽闭合不全（velopharyngeal incompetence，VPI）。

腭咽闭合功能的评价从两方面进行：主观评价及客观评价。主观评价（subjective evaluation）是指通过听觉的判听（perceptual test），以计分的方法判断；客观评价（objective evaluation）是利用仪器通过对解剖形态的观察或生理功能的测定判断。

1．主观评价 过高鼻音（hypernasality）及鼻漏气（nasal air emission）的评价是对腭咽闭合功能主观评价的主要内容，为分级评价，通常分 3 级：0 级——不存在过高鼻音或不存在鼻漏气；1 级——元音存在轻度过高鼻音或辅音存在轻度鼻漏气；2 级——元音存在重度过高鼻音或辅音存在严重鼻漏气。

主观评价还对其他由于腭咽闭合不全引起的异常情况进行评价，如：代偿性发音、鼻湍流音、面部表情评价等。

2．客观评价 主要应用静态及动态 X 线片、鼻咽纤维镜、鼻音计、口鼻腔气流压力测定等，还有一些方法也可以用来评价腭咽闭合功能，如肌电图、CT 和 MRI 等。每一种检查方法都有各自的优点和缺点，没有一种单一的方法可以得出全面的结论。

（1）头颅侧位 X 线平片（lateral skull X ray film）：是一种简单、应用广泛、应用时间较长的方法，为了对软腭的运动功能进行评价，在拍静止平片的基础上还要加拍发元音的 X 线片，所发元音一般选择 /i/，图 11-62 和图 11-63 为头颅侧位 X 线片，示正常腭咽闭合和腭咽闭合不全。

单独使用此技术评价腭咽闭合是不全面的，因为该技术只从单一矢状面反映发单元音 /i/ 时的状态，有时有假阳性或假阴性出现。

（2）鼻咽纤维镜（nasoendoscopy）：是另外一种直接观察的检查手段，它不仅可以对腭咽部的形态和功能进行检查评价，指导手术方法的选择和治疗方案的确定，而且是反馈治疗的手段。应用鼻咽纤维镜对于腭咽部进行观察只限于水平方向，在静止状态下可观察到增殖

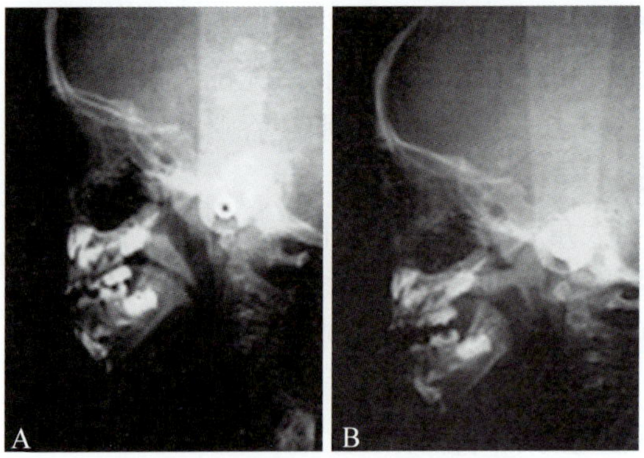

图 11-62　X 线头颅侧位片
A. 静止位　B. 发 / i / 音 显示腭咽闭合完全

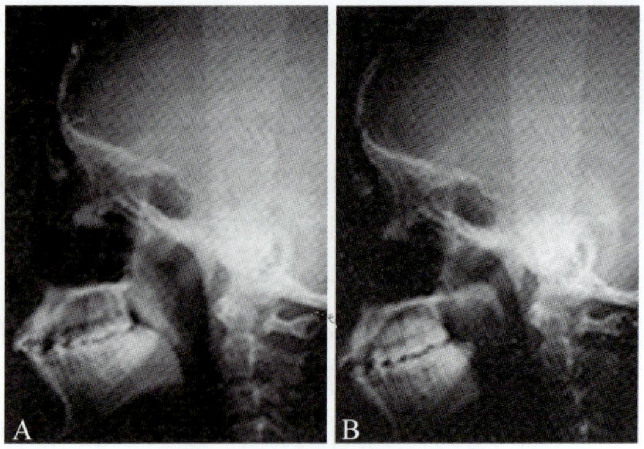

图 11-63　X 线头颅侧位片
A. 静止位　B. 发 /i/ 音 显示腭咽闭合不全

体的大小、软腭形态是否对称、是否有咽扁桃体的存在；运动状态下可观察到腭咽闭合是否完全、腭咽闭合的类型、软腭及咽侧壁运动程度；如果腭咽闭合不完全，可观察腭咽开口的大小及位置。

应用鼻咽纤维镜观察正常人群的腭咽闭合，可以分为 4 种闭合类型：冠状闭合（coronal closure）、环状闭合（circle closure）、有派氏垫参与的环状闭合以及矢状闭合（segittal closure），正常人群中以冠状闭合为主。图 11-64 显示了正常人群不同腭咽闭合类型。

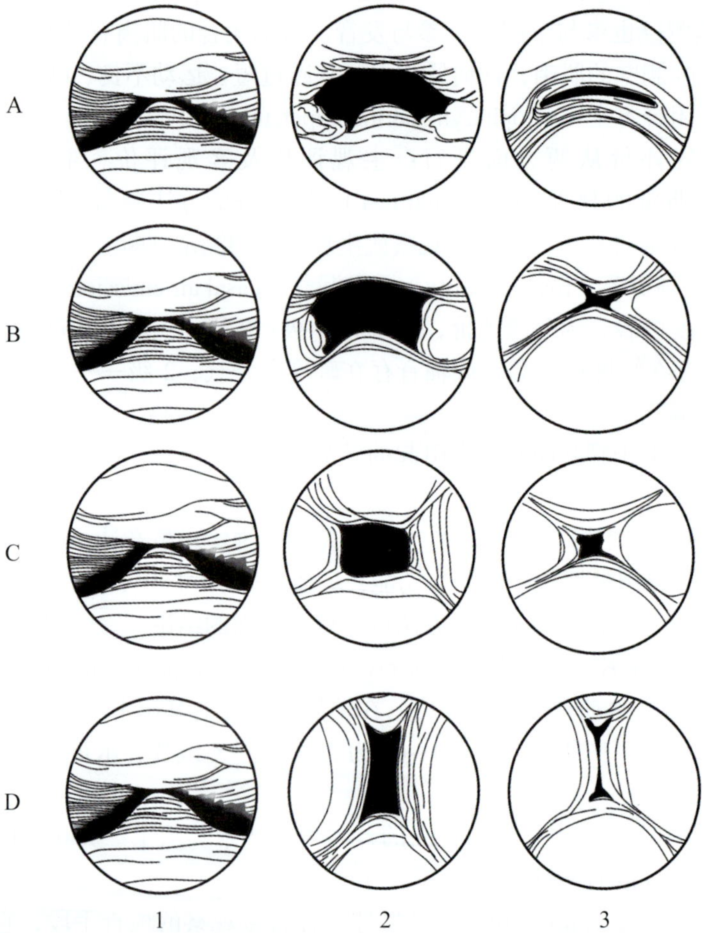

图 11-64　不同腭咽闭合类型示意图
A. 冠状闭合　B. 环状闭合　C. 有派氏垫参与的环状闭合
D. 矢状闭合　1. 为四种闭合类型的静止状态　2. 为闭合的中间过程　3. 四种闭合类型的完全闭合

腭裂术后腭咽闭合不全的鼻咽纤维镜观察有各种表现，对其评价主要从闭合程度、闭合类型、运动类型等方面进行。图 11-65 为不同程度的腭咽闭合不全。

视频：
鼻咽纤维镜录像（腭咽闭合完全）

视频：
鼻咽纤维镜录像（腭咽闭合不全）

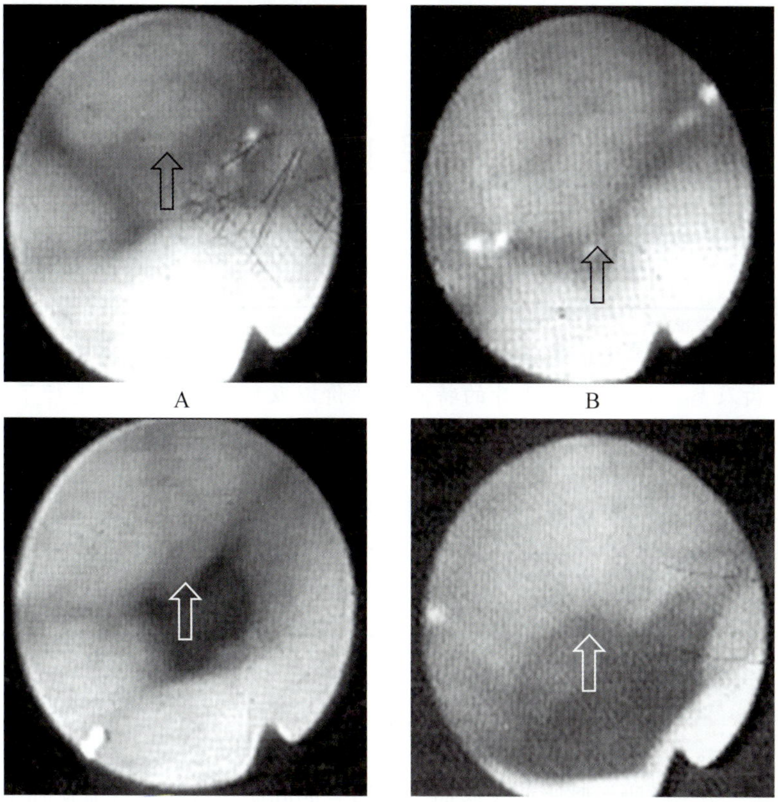

图 11-65　完全腭咽闭合和不同程度腭咽闭合不全

箭头所指为软腭。与箭头相对方向为咽后壁，两侧为咽侧壁；

A．C．中度腭咽闭合不全　B．边缘性腭咽闭合不全　D．重度腭咽闭合不全

（3）鼻音计（nasometer）：是近年开始应用于评价腭裂语音的较新的方法，通过分析声音共振能量——声能的输出，反映出发音者发音时的鼻音化程度。鼻音计是间接地反映腭咽闭合情况的仪器，同 X 线片及鼻咽纤维镜相比，是非侵入性检查，对身体无任何伤害，无接受检查的年龄限制。同时可以应用鼻音计进行反馈性的语音训练。

链接：
鼻音计

四、腭裂术后腭咽闭合不全的治疗 Management of velopharyngeal incompetence

腭裂术后腭咽闭合不全的原因有很多，主要是软腭过短、软腭肌肉运动不良、咽腔过大、咽侧壁运动不良。而造成上述解剖结构及功能异常的原因既有患者本身条件的因素，也有进行腭裂修复术时手术操作技巧的问题。腭裂术后腭咽闭合不全的治疗主要分 3 方面：手术治疗、矫形修复治疗和语音训练。

1．手术治疗　手术治疗是首选的方法，手术方法基本分为：咽后壁瓣手术（posterior pharyngeal flap），腭咽肌瓣成形术（muscle transfer）；咽后壁增高术（posterior pharyngeal augmentation）以及延长软腭手术（soft palate lengthening）。不同手术方法的选择取决于腭咽闭合的特点。

2．矫形修复治疗　应用矫形修复技术为宽大腭咽腔、软腭及咽侧壁运动差的患者制作

"语音球"（speech bulb），机械地将口咽腔和鼻咽腔分开。

3. 语音训练　主要适用于具有腭咽闭合的功能但不能很好运用的患者，以及边缘性腭咽闭合的患者，反馈治疗（biofeedback）是首选的语音训练方法。

（罗　奕　马　莲）

第八节　腭裂语音的特点及语音治疗
Cleft Palate Speech and Speech Therapy

提　要

本节对于发音器官及普通话特点进行了简单的描述，最主要的发音器官为口腔内的舌、腭、齿及唇。对于腭裂语音的特点、评价以及腭裂语音治疗进行了较详细的叙述。腭裂语音以过高鼻音、鼻漏气以及代偿性发音为特点。语音训练主要矫正不良的发音习惯，而器质性的腭咽闭合不全仍需手术解决。

腭裂由于鼻腔及口腔相通，造成腭咽闭合不全，引起发音不清，是语音障碍的一种表现。其主要特点是过高鼻音、鼻漏气和代偿性发音。语音治疗是纠正代偿性发音的主要方法。

一、发音器官 Organs of articulation

声音的产生开始于呼吸。呼吸肌（腹肌、膈肌、肋间肌）收缩，气流从肺中呼出并通过声门，当声带内收时，引起呼出的空气振动，产生了声音并可以听到。当声带外展时，空气通过声门无阻碍。

空气通过声门后进入上声道（咽腔、口腔、鼻腔）。在上声道，由各发音器官（articulator）（图 11-66）的运动控制了气流的方向，使气流得以加工，未使声带振动的气流形成辅音，由于上声道不断变化的形态产生不同的共振腔，使声带振动的气流形成元音。

上声道（upper voice trike）分为咽腔、口腔和鼻腔，咽腔分为喉咽腔、口咽腔和鼻咽腔，口腔分为口腔前部、口腔中部和口腔后部。图 11-67 为上声道区域划分的模拟示意图。

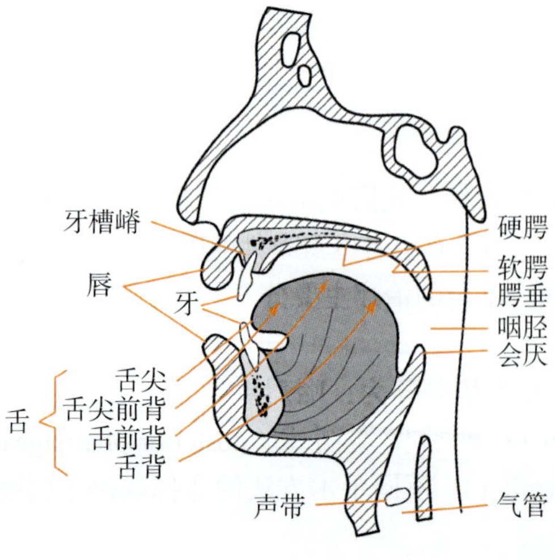

图 11-66　发音器官示意图

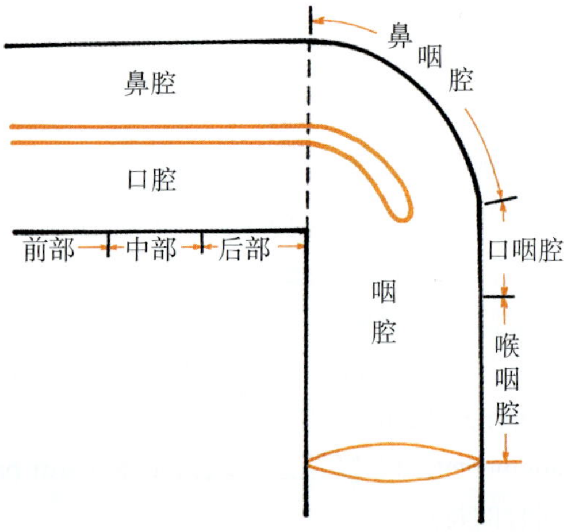

图 11-67　上声道分部示意图

在口腔中起决定性作用的发音器官为舌。舌的形态及位置变化既可改变口腔咽腔形态，通过共鸣腔的变化而引起声音共振的变化，也起到控制气流方向及气流量的作用。

二、普通话特点 Features of putonghua

语音的最小单位为音素，根据气流通过声门的方式和在上声道内加工形式不同，音素分为元音（vowel）和辅音（consonant），在汉语语音学中一个汉字音称作一个音节，一个汉字音节可由 1 ~ 5 个因素组成。

元音的特点为有声带振动，舌位及唇形的不同决定了元音的不同，在发元音时无发音器官间的接触，声谱中无噪声的成分，有特定共振峰型。一个特定的元音形成取决于 3 个因素：①软腭的位置；②口唇的形状；③舌抬高的部位和抬高程度等。辅音的特点为无声带振动或仅有轻微振动，不同的音取决于发音器官间相对位置变化和互相接触，声谱通常以噪声的形式出现，无共振峰型。决定一个辅音的主要因素在于发音部位（articulation placement）及发音方式（articulation manner）。

以北京话为基础的汉语普通话中共有 12 个元音，6 个单元音，6 个双元音，图 11-68 为汉语单元音图。

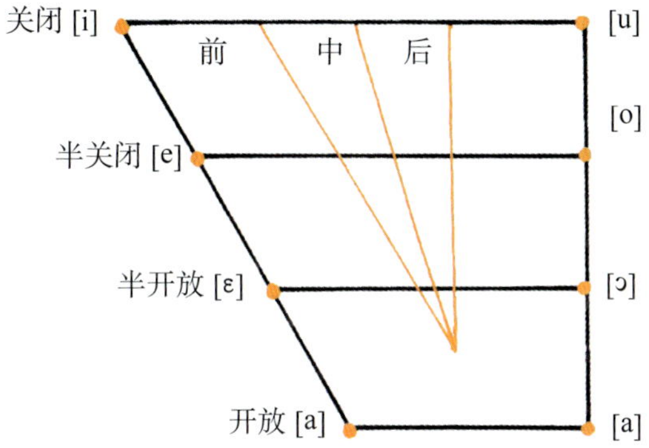

图 11-68　汉语普通话单元音发音部位示意图

图中 4 个水平线代表开口的程度以及舌抬高的程度不同

以北京话为基础的汉语普通话中共有辅音 21 个，辅音的分类是根据发音部位和发音方式进行的（表 11-2）。图 11-69 为各类辅音的发音部位示意图。

表 11-2　普通话辅音分类

				发音部位						
				双唇音	唇齿音	舌尖音	舌尖中音	舌尖后音	舌前背音	舌根音
发音方式	口腔辅音	塞音	送气	p			t			k
			不送气	b			d			g
		擦音			f	s		sh	x	h
		塞擦音	送气			c		ch	q	
			不送气			z		zh	j	
		边音					l	r		
	鼻辅音			m			n			ng

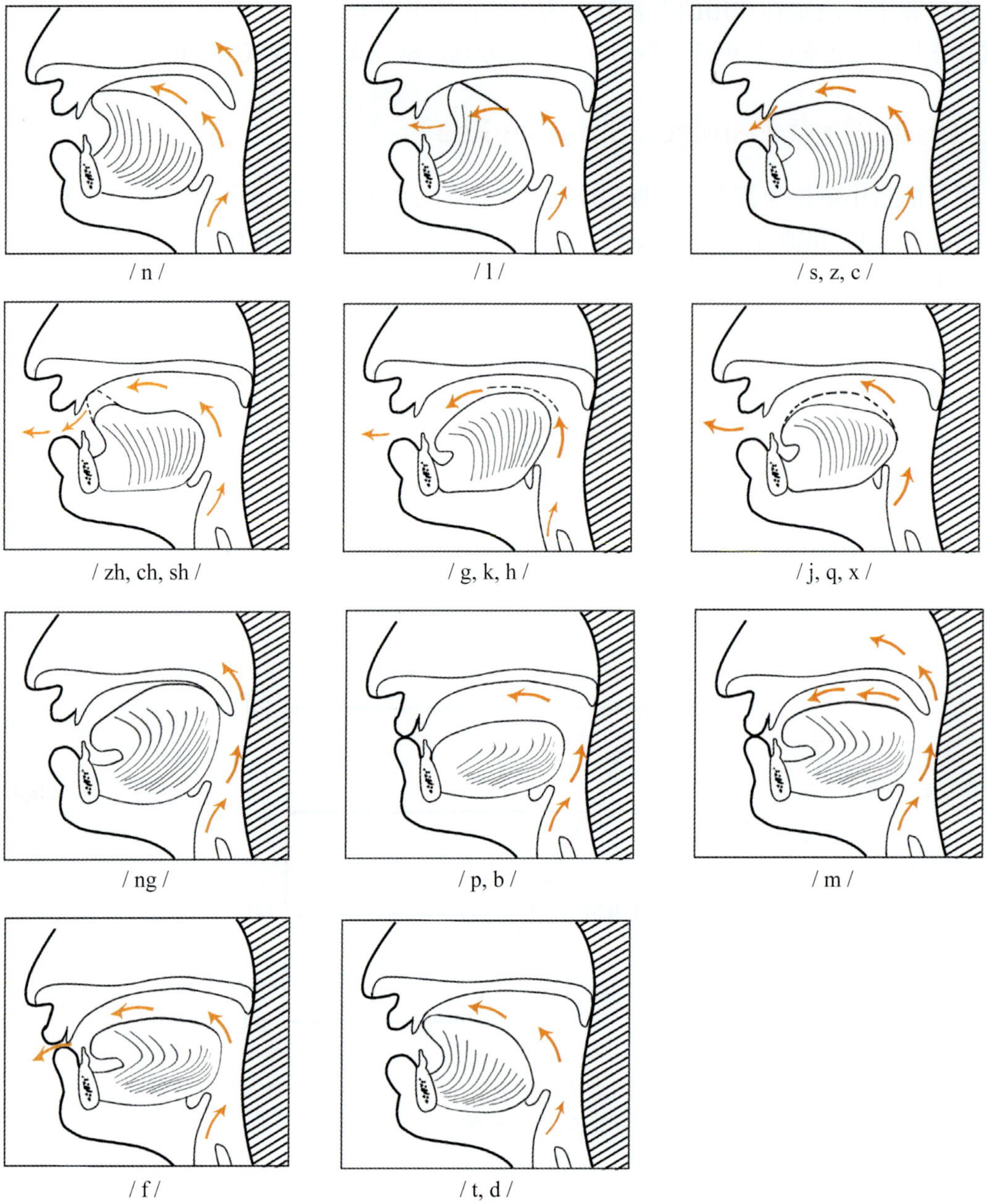

图 11-69　汉语普通话各类辅音发音部位示意图
每张示意图的下方标出了所发的辅音。图中的箭头表明气流的方向

汉语的表示方法为拼音（PinYin），由于汉语语系的独特特点，当用国际音标（international phonetic alphabet，IPA）表示汉语普通话的发音时，有一些混淆的现象出现，应当引起注意。

汉语拼音按音素在音节中的位置分为声母及韵母，声母在前，韵母在后，大部分的声母由辅音来承担，大部分的韵母由元音来承担。

三、腭裂语音的特点 Features of cleft palate speech

在正常语音产生过程中，腭咽瓣（图 11-70）控制口鼻腔的连通，当发口腔辅音时，腭咽瓣关闭，使口腔内得到足够的空气压力和气流，发元音时由腭咽瓣控制口鼻腔共振（oral-nasal resonance）平衡。在汉语或英语中，口辅音和元音的产生几乎不带或很少带有鼻腔气流（nasal airflow）或鼻腔共振。

腭裂畸形对语音产生的直接影响主要是由于鼻口腔相通和腭咽闭合不全所造成的。

腭裂语音的特点主要为以下 4 方面：

1．过高鼻音（hypernasality）　过高鼻音发生在元音或浊辅音时，经过声带的声波同时进入鼻腔和口腔，引起鼻、口腔同时共振，使声波的共振异常。大部分情况下，过高鼻音是由于说话过程中腭咽闭合不全引起，但也可以发生在存在有口鼻腔瘘的患者。其他因素也可影响共振。

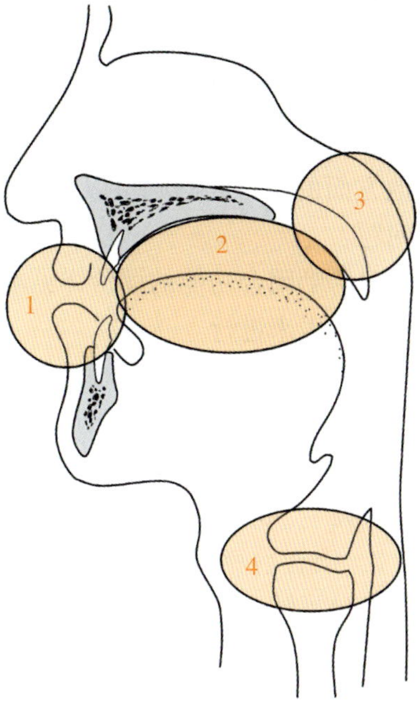

图 11-70　声道中控制气流的正常部位

1．唇部瓣　2．舌部瓣　3．腭咽瓣　4．声门瓣

音频：过高鼻音录音

过高鼻音属于声音共振异常中的一种，可能出现的其他几种形式还有：过低鼻音、鼻音缺乏、混合性异常。最常见的共振异常为过高鼻音。

2．鼻漏气（nasal emission）　鼻漏气发生在辅音中的擦音和塞擦音，是指在发口腔辅音时有气流从鼻腔释放，这种气流在经过鼻腔时可通过仪器被监测到，有时可被听到。鼻漏气的产生通常是由于腭咽闭合不全引起，可以是结构性的也可以是功能性的，有时可以由口鼻腔瘘引起。

鼻漏气可以持续存在，也可出现在个别辅音中。鼻漏气和过高鼻音通常共同存在并互相联系，但不能通过判定其一的存在而确定另一个的存在，它们各自都可以单独存在。

3．代偿性发音（compensatory articulation）　腭咽代偿性发音错误通常由于腭裂闭合不全所致。由于在发音过程中有腭咽闭合不全的存在，患者总是下意识地在气流通过腭咽口进入鼻腔前阻塞气流或使气道缩窄使之产生摩擦。与正常辅音的产生相比，代偿性辅音的形成位置更近于口腔后部和上声道的下部，主要依靠舌后部及咽中缩肌的运动缩小咽腔，声带的完全闭合，喉、会厌和舌根的异常运动。代偿性发音主要为声门停顿音（glottal stop）和咽擦音（pharyngeal fractive）。因为代偿性发音并不需要有腭咽闭合的存在，所以代偿性发音的出现影响正常的腭咽闭合。

音频：腭裂代偿性发音录音

由于辅音的发音对于口腔的发音器官的结构和功能非常敏感，对于唇腭裂患者来说，除上述的因腭咽闭合不全造成的代偿性发音外，造成其他发音错误的原因还包括：唇瘢痕、前牙位置异常、上颌骨发育不全、错颌畸形、口鼻腔瘘以及听力问题等。发音位置的错误多于发音方法的错误。

四、腭裂的语音治疗 Speech therapy of cleft palate speech

由腭裂畸形造成的语音问题是儿童及成人语音障碍中的一部分，因此对于腭裂畸形造成的语音问题的语音训练应遵循广义的语音训练的原则。对腭裂患儿语音治疗的目的是：预防、治疗及协助治疗发音异常，建立与年龄相当的语音产生形式。对唇腭裂患者可能产生的特有的语音缺陷来说，要纠正由腭咽闭合不全造成的代偿性发音、去除其他不正确的错误发音及鼻音化发音。

虽然腭裂语音可以随异常解剖结构的纠正而改进或自然消失这一事实已被承认，但这一事实的实现是有条件的，语音治疗在改进腭裂语音中的积极作用已经得到充分肯定。腭裂患者术后语音治疗的成功取决于对发音器官的功能和发音错误的正确判断。

1. 腭裂语音治疗适应证的选择　对于腭裂患者，语音治疗适应证主要取决于对腭咽闭合功能和语音清晰度和错误性质的评价，对于器质性腭咽闭合不全的患者要通过手术解决，而其他方面的发音问题则可以试图通过语音训练来解决，有时需要手术和语音训练配合共同解决问题。

对腭咽闭合功能的评价详见本章第7节，对于腭裂语音评价可以通过会话内容、标准句以及腭裂字表来进行。

腭裂字表是在对讲普通话的腭裂患者发音字表结果上结合腭咽闭合情况选出对腭咽闭合功能敏感的30个字组合而成的（表11-3），通过音试听的方法以百分比的形式表示结果。

评价结果的临床意义：86%以上为正常，70% ~ 86%为基本正常，50% ~ 70%为中度异常，30% ~ 50%为明显异常，30%以下为严重异常。

2. 语音治疗的基本方法　在任何疾病的语音训练前，必须对患者的病史、手术史等有关情况充分了解，对语音的发育及现状有完整的评价，明确诊断，确定语音训练的目的。

表11-3　汉语腭裂语音字表

bei	bu	bi	bo	bei	bai
gu	gui	gei	gai	ge	gou
dou	die	dai	du	di	de
zou	zao	zai	ze	zi	zu
xu	xie	xiu	xiao	xue	xi

腭裂字表正确率计算公式：

$$\frac{\text{念对字总数}}{\text{所念腭裂字表总数（30）}} \times 100\%$$

（1）发音器官的机械运动训练：包括唇肌训练、舌运动功能练习和腭咽闭合功能的训练。

（2）音素、音节的基本训练：首先进行单元音及单辅音的训练，建立单音的正确发音位置及方法；然后应用拼音法、诱导法、归类法以及看图识字练习单音节及双音节词组；当患者能正确发出以各种辅音形成的词组后，可根据不同类型的单字词组设计简短歌谣，将已学会的发音技巧用于歌谣练习中，以巩固所形成的正确发音模式。

（3）反馈治疗：反馈治疗（feedback）是借助一定的设备或电子仪器对发音活动进行监视，并及时将所测得的生理、形态变化信息，利用视、听、触觉反馈于患者，使患者在某种程度上自我调节控制发音器官的功能，以达到矫正不良发音习惯，恢复语音功能的目的。所用的方法包括镜子实验、听觉反馈治疗、触觉反馈治疗以及应用各种仪器。

3. 语音治疗的类型及原则　语音训练可分为常规语音训练和强化语音训练，个体训练和集体训练。

常规语音训练指每周训练1 ~ 2次，每次30 min到60 min，训练6 ~ 12个月，这是最常用的训练方法。强化语音训练指每天训练1 ~ 2次，每次30 ~ 60 min，训练6 ~ 8周，这种训练用于治疗目的单一、明确，可通过短期集中方法解决语音异常的病例；个体训练是语音训练最常用的方法，根据不同患者的不同诊断、不同特点制订不同的治疗方案；而集体训练则是在训练的初期将具有同样发音错误的年龄相仿的患儿集中进行训练，每组可有5 ~ 7名患者。这种训练的优点在于节省时间，患者间互相交流，提高较快。

由于患者的情况千变万化，语音训练的方法内容及时间要因人而异，但要遵循语音训练的原则。首先根据患者的不同年龄及语龄制订语音训练计划；训练应由简单到复杂，也就是说，由音素到音节到词组到句子；在练习音素时从双唇音到舌背音到舌面前音；从鼻音到塞音到擦音到塞擦音；同时必须与患者交朋友，得到患者的信任和家长的配合，坚持治疗，并在不同阶段进行评价，随时更正治疗计划。

（马　莲）

第九节　与唇腭裂有关的综合征
Syndromes Related with Cleft Lip and Palate

提　要

本节就常见的同唇腭裂有关的综合征及序列征进行了详细的描述，包括：Pierre Robin 序列征，腭 - 心 - 面综合征，Van der Woude 综合征以及 Kabuki 综合征。

综合征（syndrome），又称征候群，是一组体征和症状同时或先后出现而构成的一种疾病，包括变形征（deformity）、序列征（sequence）、阻断征（disruption）、联合征（association）等多种形式。目前已知的与头颈部相关的综合征有 1500 余种，与口面裂相关的综合征近 400 种。下面着重介绍几种常见或知名的以唇腭裂为主要表现型的综合征。

一、Pierre Robin 序列征 Pierre Robin sequence

临床常称为皮罗序列征，由 Pierre Robin 于 1923 年首先命名，以小颌畸形、腭裂和舌后坠三联征为基础（图 11-71）。此征可单独存在，其构成比大约为 40%，也可作为多种综合征的部分表现而存在，约占 25%，剩余的 35% 有多发畸形。此征的病因有多种，羊水过少导致外源性下颌骨畸形、神经性肌张力下降引起下颌骨运动不足、生长不足引起的内源性下颌骨发育不足、结缔组织紊乱而引起的内源性下颌骨发育不足以及结缔组织不能跨越腭部等原因均可造成 Pierre Robin 序列征。此征的出生发生率为 1/3000 ～ 1/2000。

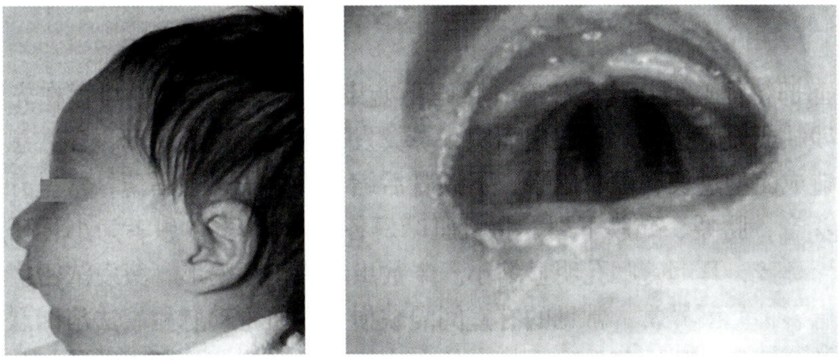

A　　　　B

图 11-71　Pierre Robin 序列征

A．侧面照片，显示小下颌　B．U 形腭裂

（摘自：Piterson-Falzone 等主编，Cleft Palate Speech，Mosby）

出生时下颌骨小且双侧对称性后缩。部分患者出生后下颌骨有快速生长态势，4 ~ 6 岁时侧貌可接近正常。58%~90% 有腭裂，腭裂宽度常较一般腭裂患者大，并多为倒“U”或倒“V”形裂。无腭裂患者也会存在腭部形态异常。患儿因舌后坠，出生时就存在明显的吸气相呼吸困难，表现有发绀、呼吸费力、胸骨和肋骨间隙凹陷等。有些患者因舌控制能力不足，存在喂养困难。大部分患者存在全身生长不足，单纯由呼吸不畅而引起的，可随通气情况改善而改善。30% 患者存在喉骨软化，吸气时有明显喘鸣音，喂奶时容易反流。在早期死亡的病婴中，15% ~ 25%有先天性心脏病。

注意新生儿期的喂养和呼吸管理。对于轻度通气障碍的患者，通过改变体位为侧卧或俯卧可予改善症状，严重者可以使用持续增压呼吸设备辅助，必要时可考虑舌唇粘连手术、下颌骨牵引延长术、气管切开术。只有当呼吸功能无明显障碍时，方考虑腭部裂隙关闭手术。

二、腭 - 心 - 面综合征 Velo-cardio-facial syndrome

Shprintzen 等在 1978 年报道一种典型面型、学习困难、过高鼻音、心血管异常、下颌后缩的综合征，因此，该综合征又称作 Shprintzen 综合征（图 11-72）。该综合征的遗传类型为常染色体显性遗传，在存活的新生儿中发生概率约为 1/5000，在腭裂患者中发生率为 8% 左右。在不明原因的腭咽闭合不全的患者中约 37% 是此征患者。业已证明此征的发生与 22 号染色体长臂 11.2 位点缺失有关，因此又称为 22q11.2 缺失综合征。这种缺失在母系来源的基因中更多见，75% 的遗传来自于母亲。

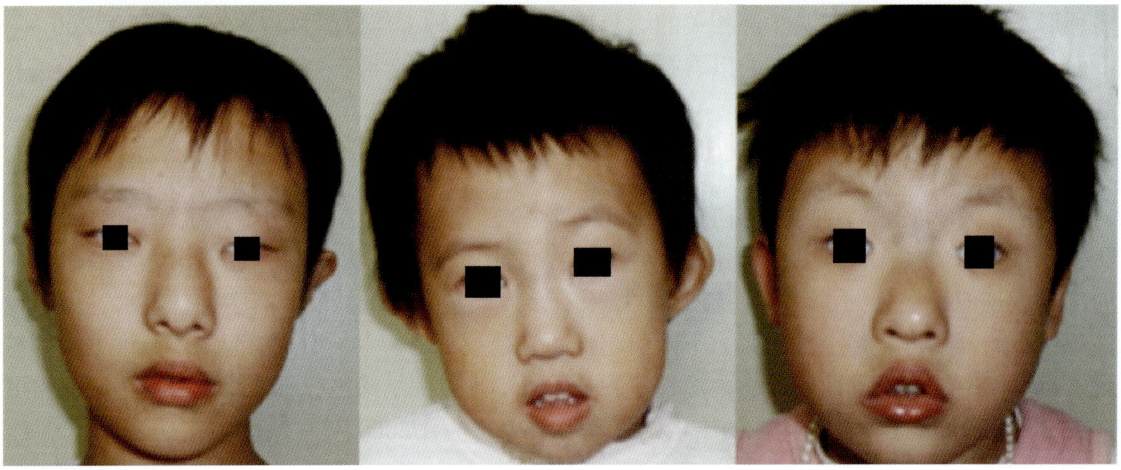

图 11-72 腭 - 心 - 面综合征

此征患者面部特征典型：睑裂狭窄，伴眶下蓝染或“过敏发光”，可存在先天性角膜边缘混浊环视网膜残缺或血管扭曲。鼻根扁而宽，鼻翼发育不良，鼻腔狭窄，多数患者因上颌骨垂直高度过长而造成面型过长，颧骨扁平，下颌骨后缩，人中长，上唇薄，常呈开口状态。所有患者均有过高鼻音，腭裂、黏膜下裂、腭帆肌麻痹各占 1/3。多数患者为小耳畸形或耳轮轻度增厚，有传导性耳聋，耳咽管咽孔明显缩小。半数患者为小颅畸形，头发浓密。

多数患者有多种心脏异常，常见的有室间隔缺损、右位主动脉弓、法洛四联症和左锁骨下动脉异常等。部分患者的咽后壁上出现扩大的向中线移位和扭曲的颈内动脉。还常有脐疝或腹股沟疝，脊柱侧弯，手指细长，呈圆锥形，指可过度伸展。腺样体、扁桃体常缺如或过小，少数患者的胸腺存在缺如或过小。

所有患者均存在学习困难，发育轻度迟缓，语言发育缓慢。有轻至中度智力障碍。此征患儿的性格有其特征性，感情平淡，社会交往能力差，难于抑制冲动而采取极端行为，易激动和害羞。在青春期和成年后易患精神疾病。在婴幼儿时期，常见肌张力过低和上呼吸道疾病。约1/3患者生长迟缓，身材矮小。此征婴儿一半患有阻塞性睡眠呼吸暂停。

通过典型面部表现，腭裂或先天性腭咽闭合不全（由腭咽弓、腭舌弓过短引起），伴发先心病三方面表现基本可确立诊断。使用高裂解片段和 FISH 技术检测 22q11.2 缺失则可明确诊断。

通过腭裂修复手术和（或）咽成形术恢复腭咽闭合功能来改善患者的语音功能是常用的方法。手术前检查需要特别注意咽后壁是否存在异常搏动的血管。同时要注意患者是否存在腭咽部肌肉运动能力低下的问题，这些因素都会影响治疗效果。

上图3位患者有共同的面部特征：睑裂狭窄，鼻根扁而宽，鼻翼发育不良，鼻腔狭窄，多数患者因上颌骨垂直高度过长而造成面型过长，颧骨扁平，下颌骨后缩，人中长，上唇薄，常呈开口状态。

三、唇裂和（或）腭裂 - 下唇旁正中瘘 Van der Woude syndrome

1845年 Demarquay 首先报道唇腭裂带有下唇瘘的现象。Van der Woude 于1954年对此征进行了系统的总结并因此命名。此征在白种人群中的发病率为1/100 000 ~ 1/35 000，在面裂患者中的发生率约占2%，是一种常染色体显性遗传，大约为90%的外显率，表达方式可不同，综合征主要表现一般局限在口腔及面部，全身其他部位很少累及。此征与1q32-41缺失有关。30% ~ 50%患者是由于新的基因突变而致。

一般来说，在下唇唇红部位可见凹陷的瘘口，常常对称（图11-73），但也可见不对称或单发瘘。约33%患者下唇瘘伴有唇裂或唇腭裂，33%有瘘无裂，33%患者下唇瘘伴有单纯腭裂或腭隐裂。少数患者存在马蹄性内翻足畸形，第3、4指并指畸形，睑缘粘连，副乳头，先天性心脏病等异常。

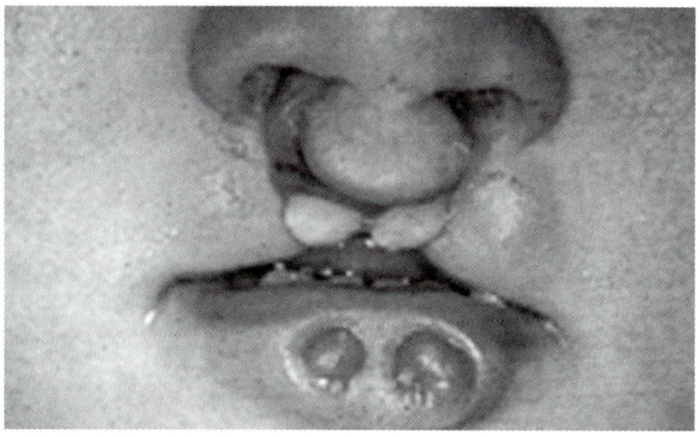

图11-73　Van der Woude 综合征患者，显示双侧唇裂以及下唇瘘

下唇凹陷还可发生于腘窝翼状胬肉综合征、伴无神经节细胞的巨结肠和唇腭裂病征等，这些疾病与此征有本质的区别。

此征患者的唇腭裂修复遵循唇腭裂序列治疗原则。下唇瘘可在唇裂修复同期或单独手术切除，要求全面切除瘘管黏膜，修整唇外形。

四、"歌舞伎化妆"综合征 Kabuki Make-up Syndrome

此征由日本学者 Niikawa 等和 Kuroki 等分别于1981年报道。因面型似日本歌舞剧场中的演员化妆面容而得名。此征患者轻度至中度精神迟钝，出生后进行性生长迟缓，此征患者均为散发，无性别倾向。在日本的发生率约为1/32 000。在澳大利亚和新西兰地区的发生率约为1/86 000。

患者有典型的面部特征，睑裂长，下睑外1/3外翻，眉毛呈弓状向外侧逐渐稀少，睫毛长而密，部分患者蓝色巩膜，半数以上患者斜视和内眦赘皮（图11-74）。多数患者的鼻宽大，鼻尖扁平，鼻中隔短。耳廓突出呈大叶状，对耳轮发育不良，耳屏前有内陷。半数患者伴有唇裂、唇腭裂或单纯腭裂。常伴有牙间隙增宽，小下颌，中耳炎，听力易丧失。其他常见畸形还有身材矮小，第5指短缩，脊柱侧弯，髋关节脱位，多种先天性心脏病，各种肋骨畸形，隐性脊柱裂等。

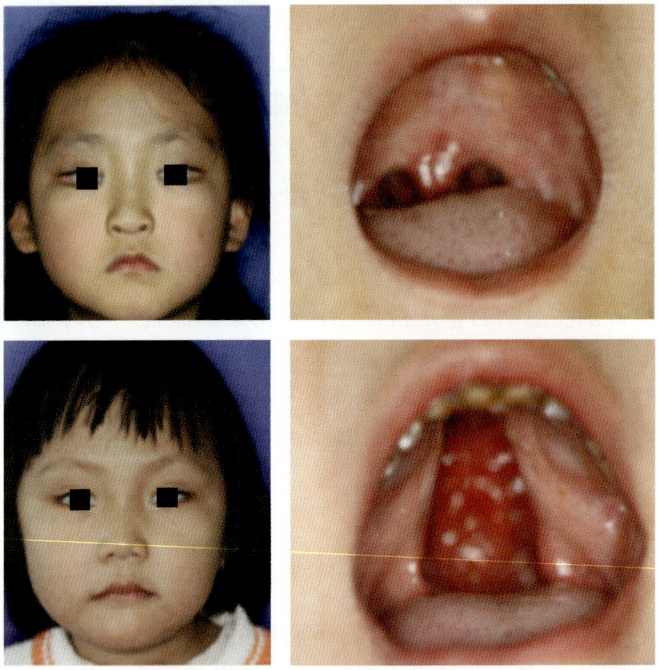

图 11-74 “歌舞伎化妆”综合征

患者有典型的面部特征：睑裂长，下睑外 1/3 外翻，眉毛呈弓状向外侧逐渐稀少，睫毛长而密

对此征的诊断主要依靠临床表现特征，长睑裂、下睑外侧外翻、眉毛宽且呈拱形、鼻小柱过短、鼻尖塌陷、耳突且呈杯状、发育迟缓且智力障碍等是其主要诊断标准。因存在不同程度的语音 - 语言发育迟缓，学习能力不足，腭裂治疗时应加以特别注意。

其他伴有唇腭裂的综合征还有更多，如胎儿酒精综合征（fetal alcohol Syndrome）、Nager 综合征、Apert 综合征、Treacher Collins 综合征、EEC 综合征等。综合征患者在口腔颌面部以及全身表现有其特殊性，了解综合征的知识，对于全面认识疾病、制定综合治疗方案提高治疗效果、更好判断疾病预后均有重要价值。

（朱洪平　马　莲）

第十节　唇腭裂序列治疗

Multidisciplinary Treatment for Cleft Lip and Palate

提　要

本节对唇腭裂序列治疗的概念、内容以及专家序列和时间序列进行了较详细的论述，特别对序列治疗时间及程序制订的原则进行了详尽的叙述。

由于唇腭裂畸形对患者造成的影响是随生长发育而出现的，患儿在不同年龄时期出现相应的独特问题，因而相关的治疗应是循序渐进的，而不是某个手术或某个阶段可以完成的。唇腭裂的序列治疗（multidisciplinary）是指由相关专家组成的治疗组对唇腭裂患儿不同时期的状况作评价和诊断，制定切实可行的治疗方案并予以实施。

一、唇腭裂治疗组专家组成和作用 Members of cleft lip and palate team and function

在 1995 年《美国腭裂 - 颅面协会会员指南》中已经列出 300 多个国内或国际的治疗中心，唇腭裂治疗组的成员至少应包括：外科医生（口腔颌面外科或成形外科）、正畸医生以及语音语言治疗专家。而完整的治疗组或治疗中心除上述的三方面专家外还应包括：耳鼻喉科专家、矫形修复专家、妇产科及儿科专家、社会学及心理学专家和遗传学专家等，各方面的专家在序列治疗中发挥各自的作用。

1. 颌面、成形外科医生（oral and maxillofacial surgeon）在首次与患儿父母接触时介绍治疗方法和时间；完成唇腭裂修复术以及牙槽突植骨手术，在需要时完成咽成形、鼻唇继发畸形矫正以及外科正颌手术；与其他组员一起，随访患者，评估手术效果，研究适宜的手术方法和修复时间。

2. 口腔正畸专家（orthodentist）进行各阶段的正畸治疗，配合牙槽突植骨前后以及外科正颌前后的正畸治疗，同其他组员一起对唇腭裂患者的生长发育特点以及各影响因素进行研究。

3. 语音病理学专家以及语音治疗师（speech pathologist）向患儿的父母指出由腭裂带来的发音问题以及治疗的过程及方法；腭裂术后指导父母通过语音游戏使患儿建立正确的简单发音动作；定期评价患儿的发音情况以及腭咽闭合功能情况；评价患儿的语言功能及学习能力；同外科医生一起讨论咽成形手术的必要性及手术方法，进行传统性或反馈性语音治疗。

4. 耳鼻喉科专家（ENT specialist）定期检查中耳及听力情况，配合治疗中耳疾患；对患有中耳炎者行鼓膜开窗引流术。

5. 口腔矫形修复医生（prothodentist）负责缺失牙的修复，赝复体的制作，配合语音训练制作语音矫治器。

6. 社会学、心理学专家（socialist and psychologist）为患者争取医疗保险或筹集治疗资金赞助；调整父母及家庭成员对患儿的态度；不断调整学龄前后、青少年期间以及择业及婚恋时期的心理变化，帮助改善由不良心理造成的不良行为模式。

7. 儿科及妇产科医生（pediatrics and accoucheur）是最早发现和接触患儿及家属者，做好安慰及解释工作，及时同治疗组联系是首要的工作。另外，对患儿进行全身体格评价，检查是否有全身伴随的其他先天性疾病并提供有关治疗方面的参考意见，对患儿的喂养提供指导，评价患儿生长发育情况。

8. 遗传学专家（genetics）研究唇腭裂的疾病本质，对有家族史的患儿家庭帮助推测后代发病的风险性，同家族的其他成员一起做好咨询解释工作。

二、唇腭裂序列治疗的内容 Concept of multi disciplinary treatment for cleft lip and palate

不同类型的唇腭裂存在的问题不同，其序列治疗的内容也有所不同。以单侧或双侧完全性唇腭裂为典型裂畸形，相应的序列治疗的内容应包括手术治疗、不同阶段的各种评价以及各种非手术的辅助治疗（图 11-75）。

对于单纯性唇裂，可能伴有或不伴有牙槽突裂，但存在语音问题的可能性则很小，因此在序列治疗方面，鼻唇的继发畸形的矫治是最主要方面。单纯性腭裂则不存在鼻唇继发畸形的问题，而语音问题是关键。图 11-75 列出了序列治疗的全部内容，但并不是所有唇裂、腭裂或唇腭裂必须进行每一内容，要根据每一个体的特点有针对性地进行。

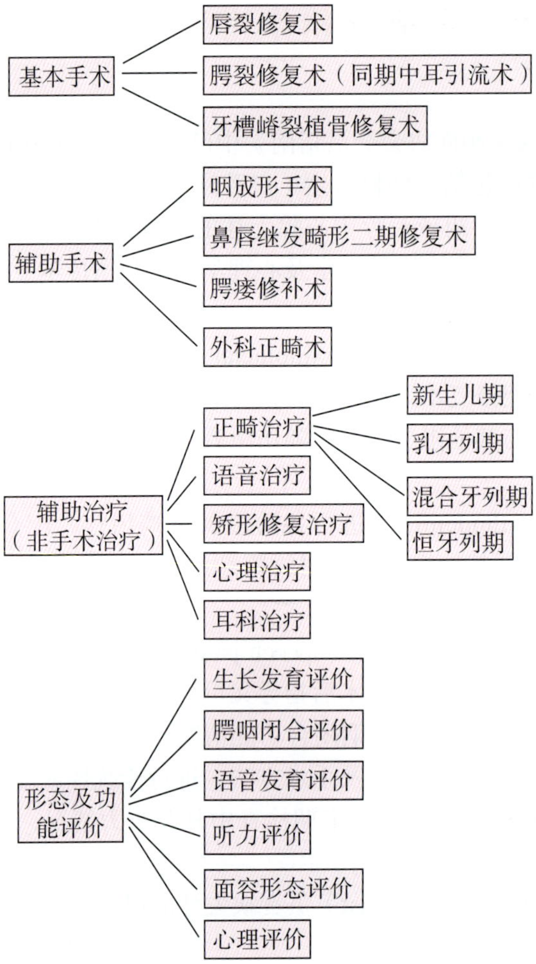

图 11-75 唇腭裂序列治疗内容框图

三、唇腭裂治疗的时间序列及原则 Principle and time table for multidisciplinany treatment

不同治疗中心，不同患者的病情及背景决定了序列治疗时间计划的灵活性，但应遵守下列的序列治疗原则：①腭裂手术应在语音开始发育前完成；②完整的语音及腭咽闭合功能评价应在语音发育完成以后进行；③如果需要咽成形手术，应在腭咽闭合功能评价之后，学龄前进行；④软组织继发畸形修复应在骨组织畸形矫治完成后进行；⑤腭瘘及唇继发畸形二期修复应尽量与其他手术合并进行；⑥外科正颌手术应在生长发育基本完成后进行；⑦如需放置中耳引流管，应与腭裂修复术同期进行；⑧对于在序列治疗过程的中间时段初次就诊的唇腭裂患者，应按序列治疗的时间及内容要求对以往未进行的项目进行一次性补充性治疗；⑨序列治疗的实施及完成与计算机管理不可分割，统一的数据库建立是进行序列治疗的关键。

各治疗中心的治疗程序及时间均略有不同，下面介绍的是北京大学口腔医院唇腭裂治疗中心对完全性唇腭裂序列治疗的时间及程序。

唇腭裂患儿出生：登记及序列治疗的宣传，患儿家长的心理安慰。

3 ~ 6 个月	唇裂修复术
8 ~ 12 个月	腭裂修复术
4 ~ 5 岁	语音、腭咽闭合功能评价
	语音训练或咽成形手术

7.5 ~ 8 岁	生长发育评价 植骨前必要的正畸准备
9 ~ 11 岁	牙槽突裂植骨修复术 必要的正畸治疗
12 ~ 13 岁	必要时鼻唇继发畸形修复术
15 ~ 16 岁	需要时外科正颌治疗
16 岁以上	需要时鼻唇继发畸形矫正术

链接：彩图案例（完全性唇腭裂）

链接：病例介绍

进展与趋势

唇腭裂序列治疗的个性化

唇腭裂的序列治疗除了常规的基本手术治疗、辅助手术治疗和非手术治疗之外，有些患者还需要接受非常规序列治疗的其他基本手术或非手术治疗。这些不是所有的唇腭裂患者都需要，但是在临床中由于畸形本身的特点、患者自身条件以及社会、经济、医疗等多种因素导致一些特殊的患者需要接受一些非常规的序列治疗流程，比如临床上在双侧完全性唇裂和（或）腭裂相对常见的前颌骨过长畸形的矫治。

双侧完全性唇腭裂患者，由于双侧上唇、腭部完全裂开，造成前颌骨与两侧上颌骨不连接，由于前颌骨本身与鼻中隔、犁骨相连，作为上颌骨向前下生长发育的动力之一，犁骨与前颌骨的生长会推动前颌骨与表面的前唇组织、鼻小柱组织一起向前方突出造成畸形。如果没有及时通过唇裂手术修复口轮匝肌，前颌骨脱离了两侧上颌骨以及两侧上唇对其向前生长的限制，这种畸形尤为明显。过于突出的前颌骨会导致前唇过于上翘，与两侧侧唇的垂直距离过大，唇裂手术难度增加。部分患者需要接受术前正畸甚至前颌骨截骨手术后方能进行唇裂修复。此外，部分患者虽然经过唇裂修复，但前颌骨向前下生长过度，导致与两侧牙槽嵴垂直距离过大，无法完成牙槽嵴植骨的手术，也需要将前颌骨截断后退，待其愈合后再行牙槽嵴植骨的手术。此类手术截骨后由于术野限制，仅有少数患者能够使用常规的接骨板进行固定，根据患者年龄、前颌骨的厚度及宽度不同可选择矢状劈开后退后穿双侧皮质骨螺钉固位或垂直截骨后退后牙弓夹板＋咬合导板结扎固位。咬合导板术后酌情固定 2 ~ 4 周，牙弓夹板继续固定至术后 3 个月。钛板钛钉半年后可酌情取出以免影响生长发育及后续治疗。前颌骨截骨年龄视序列治疗的步骤需求而定。

参考文献

1. 马大权，俞光岩．手术创新与意外处理．吉林：吉林科学技术出版社，2000.
2. 周侠，马莲．腭裂软硬组织畸形程度的不一致性观察，中华口腔医学杂志，2014,49（12）：724-727.
3. 张震康，樊明文，傅民魁．现代口腔医学（上、下册）．北京：科学出版社，2003.
4. 王光和．唇腭裂的序列治疗．北京：人民卫生出版社，1995.
5. 张震康，邱蔚六，皮昕．口腔颌面外科临床解剖学．山东：山东科学技术出版社，2001.
6. 郑麟蕃，张震康，俞光岩．实用口腔医学．2 版，北京：人民卫生出版社，1999.
7. Charles J. Epstein，Robert P.Erickson，Anthony Wynshaw-Bonis. Inborn errors of development the molecular basis of clinical disorders of morphogenesis. London: Oxford university press. 2004.
8. Diego F. Wyszynski. Cleft lip and palate from origin to treatment.London: Oxford university press, 2002.
9. Douglas M. Auderson.Dorland's illustrated Medical Dictionary. 29th edition, W.B. phliadelphia: Saunders

company, 2000.
10. Elizabeth A. martin concise colour medical Dictionary. 3rd edition, London: Oxford university press 2002.
11. John E. Bernthal, Nicholas W. Bankson Articulation and Phonological Disorders. 4th, Boston: Allyn and Bacon, 1998.
12. Mark P. Mooney, Michael I. Siegel. Understanding craniofacial anomalies. Hoboken: Wiley-liss, 2002.
13. Peterson Falzone, Hardin Jones. Rarnell cleft palate speech. 3rd . St. louis: Mosby, 2001.
14. Timothy A. Turvey, Katherine W.L. Vig, Raymond J. Fonseca. Facial clefts and craniosynostosis principles and management. Philadelphia: W.B. Saunders Company, 1996.
15. Allori AC, Mulliken JB, Meara JG, et al. Classification of Cleft Lip/Palate: Then and Now. Cleft Palate Craniofac J, 2017, 54(2):175-88.
16. M S R. Classification of Cleft Lip and Cleft Palate-a Review. annals and essences of dentistry, 2011, 3(2):82-94.
17. Schwartz S, Kapala JT, Rajchgot H, et al. Accurate and systematic numerical recording system for the identification of various types of lip and maxillary clefts (RPL system). Cleft Palate Craniofac J. 1993, 30:330-332
18. S.Ren, L.Ma, X.Zhou, et al. Bony defect of palate and vomer in submucous cleft palate patient. Int.J.Oral Maxillofac.Surg, 2015,44:63-66.

Definition and Terminology

Folic acid（pteroylglutamic acid）: A B vitamin that is important in the synthesis of nucleic acids. The metabolic role of folic acid is interdependent with that of vitamin B_{12}（both are required by rapidly dividing cells）and a deficiency of one may lead to deficiency of the other. A deficiency of folic acid results in the condition of megaloblastic anaemia. Good sources of folic acid are liver, yeast extract, and green leafy vegetables.

Genetic: The science of inheritance. It attempts to explain the differences and similarities between related organisms and the ways in which characters are passed from parents to their offspring.

Epidemiology: The study of the occurrence, distribution, and control of infectious and noninfectious diseases in populations, which is a basic part of public health medicine. Originally restricted to the study of epidemic infectious diseases, such as smallpox and cholera, it now covers as forms of disease that relate to the environment and ways of life.It thus includes the study of the links between smoking and cancer, and diet and coronary disease, as well as communicable diseases.

Etiology（aetiology）: The study or science for the causes of disease. the cause of a specific disease.

Stomodeum: the site of the embryonic mouth, marked by a depression lined with ectoderm from which the teeth develop. The membrane separating it from the foregrt breads down by the end of the first month of pregnancy.

Foregut: the front part of the embryonic gut, which gives rise to the oesophagus（gullet）. stomach, and part of the small intestine（from which the liver and pancreas develop）.

Neural crest: the two bands of ectodermal tissue that flank the neural plate of the early embryo. Cells of the neural crest migrate throughout the embryo and develop into sensory nerve cells and peripheral nerve cells of the autonomic nervous system.

Primary palate: the keystone to the upper lip and anterior portion of the definitive palate. Its embryogenesis is fundamental to normal development of the midface, and its maldevelopment has profound clinical and sociological consequences upon breathing, suckling, swallowing, mastication, osculation, speech, and facial physiognomy.

Secondary palate: forming after the appearance of the primary palate, constitutes both the floow of the nasal cavities and the roof of the mouth.The secondary palate is comprised of the anterior hard and the posterior soft palate and is an essential component of normal respiration, mastication, deglutition, and speech.Three elements make up the secondary definitive palate: the two lateral palatal processes projecting into the stomodeum from the maxillary prominences and the primary palate derived anteriorly from the frontonasal prominence.

Cleft lip: Congenital deformity of the upper lip which varies from a notching to complete division of the lip; the alveolar process and palate may or may not be involved. Syn: chiloschisis; harelip; labial cleft.

Millard lip repair (rotation advancement): Millard originally described the rotation advancement method, commonly known as Millard's repair. This technique uses a downward rotation of the superiorly displaced medial lip segment with advancement of the lateral lip segment medially into the defect created below the nose.

Tennison lip repair (triangular flaps): This is the second most common method of lip repair which is the interdigitation of triangular flaps (basically a Z-plasty technique) for reconstruction of the lip. The tennison-Randall technique uses a single inferiorly based triangular flap on the lateral side of the cleft, which is inserted into an incision on the medial side of the lower portion of the lip.

Orbicularis oris muscle: This is the principal muscle of the lips and acts as a sphincter with the fibers encircling the oral orifice within the substance of the lips.The superficial layer of this muscle arises from the deep surface of the skin and passes obliquely to insert into the mucous membrane lining the inner surface of the lips.The fibers of the deep layer arise form the maxilla above and the mandible below. The nerve supple to these muscles is the buccal and marginal mandibular brances of the facial nerve.

Tessier Classification: In 1973, Tessier presented a classification of craniofacial clefts. It is the most complet and unique system because it is based on the extensive personal experience of one investigator rather than on a collection of examples from the literature. In this classification, the clefts are numbered from 0-14 and follow consistent well-defined "time zones." The eyelids and orbits define the primary axis of this functional system by dividing the face into upper and lower hemispheres. This enables the terminology to remain uniform and the characterizations to be detailed. In addition, the classification links the clinical topographic observations with underlying skeletal deformity malformation seen during a surgical intervention. This correlation of the clenical surface appearance with the skeletal findings enhances the utility of this system for the surgeon.

Midline cleft lip: Midline cleft lip is classified as No.0 using Tessier classification. The medline cleft lip present either as a widening or duplication of the midline structures.The cleft often involves the entire vertical dimension of the lip, but it can be as mild as a vermilion notch.The maxillary labial frenulum is frequently duplicated, with a wide diastema between the central incisors.The nose is ofter bifid, with a broad columella and a wide midline furrow.

Facial transversal cleft (Macrostomia): Facial transversal cleft is classfied as No.7 cleft using Tessier classification, which is the most lateral of all the facia clefts.There is typically a soft tissue furrow running from the oral commissure to the preauricular region.The expression varies from a broadening of the oral commissure to a complete fissure extending toward the external ear.The cleft, however, rarely extends beyond the anterior border of the masseter.

Facial oblique cleft: Facial oblique cleft is also called No.5 cleft according to Tessier classication.The cleft of the lip is located just medial to the lateral commissure.The No.5 cleft progresses up the cheek, creating a soft tissue deficit.The nose is usually short, and the alar base is superiorly rotated. The cleft terminates at the lateral aspect of the lower eyelid. The alveolar cleft is located lateral to the canine, usually between the premolars. The cleft progresses lateral to the infraorbital nerve, through the maxillary sinus, and terminates in the inferolateral aspect of the orbital rim and floor.

Palatoplasty（palatorrhaphy）: Surgery on the palate. There are several kinds of palatoplasty, such as Langenbeck technique, two flaps push back, and Furlow technique.

Levator veli palatini: The levator veli palatini originates from the lower surface of the petrous portion of the temporal bone and from the medial cartilaginous surface of the auditory tube. It descends in a frontomedial direction to insert into the upper surface of the palatal aponeurosis and to blend together with levator fibers from the opposite side.The paired levator muscles form a muscular sling that serves to raise the velum upward and backward to contact the posterior wall of the pharynx during speech and nonspeech activities such as blowing. Inadequate function of the levator will likely result in velopharyngeal inadequacy.

Tensor veli palatini: the ribbon-shaped tensor veli palatini originates from the base of the medial pteryoid plate of the sphenoid bone and the lateral sides of the membranous and cartilaginous portions of the auditory（Eustachian）tube.The muscle becomes narrow and tendinous as it travels downward around the hamulus of the sphenoid bone where it takes on a fan-like appearance and becomes the palatine aponeurosis.During contraction, the tensor opens the auditory tube, permitting equalization of middle ear air pressure with atmospheric pressure. Abnormal function of the tensor contributes to inadequate auditory tube opening, which may lead to accumulation of middle ear fluid and cause middle ear infection.

Musculus uvulae: the musculus uvulae lies along the midline of the dorsalsurface of the velum and has been described as a paired muscle. It originates just lateral to the midline of the palatal aponeurosis posterior to the hard palate and anterior to the insertion of the levator.It extends posteriorly over the levator bundles to converge with fibers of the musculus uvulae of the opposite side and insert into the mucous membrance of the uvula. This muscle is thought to contribute to the shape of the dorsal surface of the velum during function.

Palatoglossus: the palatoglossus extends from the oral surface of the soft palate to the side of the tongue. The two palatoglossus muscles form the anterior pillars of the fauces.They serve to pull the tongue upward and backward and to constrict the faucial pillars.

Palatopharyngeus: the two palatopharyngeus muscles form the posterior pillars of the fauces. Each arises from the pharyngeal wall and the side of the soft palate and reach the midline of the soft palate between the levator and tensor muscles. Palatopharyngeus functions include adduction of the posterior pillars, constriction of the pharyngeal isthmus, narrowing of the velopharyngeal orifice, raising of the larynx, and lowering of the pharynx.

Velar aponeurosis: a fibrous connective tissue that extends from the hard palate to the free border of the soft palate.The anteriormost fibers insert into the posterior border of the hard palate, whereas the more posterior fibers insert into the palatine aponeurosis of the opposite side.The aponeurosis serves as a firm structure to which other muscles attach and against which they pull.

Alveolar bone grafting: using of bone harvested from other parts of the body（usually from the cranium or the iliac crest）to fill in the alveolar clefts.

Bone marrow: The tissue contained within the internal cavities of the bones. At birth, these cavities are filled entirely with blood-forming myeloid tissue (red marrow) but in later life the marrow in the limb bones is replaced by fat (yellow marrow).

Ilium: The haunch bone: a wide bone forming the upper part of each side of the hip bone, There is a concave depression on the inside of the pelvis; The right iliac fossa provides space for the vermiform appendix.

Superior constrictor: The superior constrictor muscle arises from the velum, medial pterygoid plate and hamulus, pterygomandibular raphe, mylohyoid line and adjacent alveolar processes of the mandible, and the sides of the tongue. It inserts into the median pharyngeal raphe. The superior constrictor may contribute to medial movement of the lateral walls and anterior movement of the posterior pharyngeal wall.The superior constrictor may also contribute to movement of the velum, tongue, hyoid bone, and larynx and to the formation fo Passavant's ridge.

Middle constrictor: The fan-shaped middle constrictor muscle extends from the median pharyngeal raphe to insert into the hyoid bone and stylohyoid ligament.This muscle overlaps the lower portion of the superior constrictor muscle and, in turn, is overlapped by the inferior constrictor muscle.It is thought to constrict the pharyngx during deglutition and to move the hyoid bone posteriorly.

Inferior constrictor: The inferior constrictor muscle consists of thyropharyngeal and cricopharyngeal portions. It extends from the median pharyngeal raphe to the thyroid and cricoid cartilages of the larynx.The inferior constrictor contributes to constriction of the pharynx in deglutition and to movement of the larynx upward and backward.

Stylopharyngeus: The stylopharyngeus muscle extends from the styloid process downward between the superior and middle constrictor muscles into the lateral pharyngeal wall. It attaches to the thyroid cartilage of the larynx and is thought to raise and widen the pharynx.

Salpingopharyngeus: The highly variable salpingopharyngeus muscle is not always identified at dissection and may not even be present in some people.It arises from the torus tubarius at the opening of the Eustachian tube and descends to join the palatopharyngeal fibers in the lateral pharyngeal wall.It may contribute tomotion of the lateral pharyngeal wall in a manner similar to that in which the musculus uvulus may contribute to velar extension. Its location is compatible with influence on the Eustachian tube.

Pharyngoplasty: A generic term applied to many different procedures for improving velopharyngeal closure by altering the physical structures of the pharynx and sometimes the velum.

Pharyngeal flap: A designation for several different procedures that are themselves forms of "pharyngoplasty" usually involving some type of tissue bridge between the velum and the posterior pharyngeal wall.

Velopharyngeal closure: Closing, by the velum and pharynx, of the nasal cavity from the oral cavity, thus directing air through the mouth rather than through the nose.

Velopharyngeal incompetence (VPI): Inability to achieve adequate separation of the nasal cavity from the oral cavity by velar and pharyngeal action, although the structures appear normal; tends to result in excessive nasal resonance.

Oral-nasal resonance: Oral-nasal resonance is the balance of oral and nasal acoustic energies. It is achieved by the appropriate coupling or isolation of the nasal cavity from the remainder of the vocal tract during speech by movements of the velopharyngeal valve.

Hypernasality： Hypernasality is the quality perceived by the listener caused by inappropriate nasal coupling with the vocal tract during speech. It is most easily perceived on vowel sounds.

Nasal air emission： Nasal air emission is most easily perceived on the unvoiced consonants. Nasal air emission may be inardible in patients with patent nasal caviies.

Vowel： The voiced speech sound resulting from the unrestricted passage of the air stream through the mouth or nasal cavity without audible friction or stoppage.It is described in terms of（a）relative position of the tongue in the mouth：front，central back；（b）relative height of the tongue in the mouth：high，mid，low；and（c）relative shape of the lips：spread，rounded，unrounded.

Consonante： Conventional speech sound made，with（voiced）or without（voiceless）vocal fold vibration，by certain successive contractions of the arviculatory muscles which modify，interrupt，or obstruct the expired air stream so that its pressure is raised.

Syndrome： Syndrome is used in clinical genetics to refer to a constellation of anomalies that co-occur，presumably due to a common underlying etiology that may or may not be genetic. For example，there are a number of named syndromes that are due to teratogenic exposures. However，in the orofacial cleft literature，sometimes syndrome is used in the clinical genetics sense，but sometimes it is used to describe only familial or geneitic forms of orofacial clefts.

Sequence： The multiple malformation derive from a single initiation event, which could have many different causes.

Association： The malformation occur in a nonrandom manner but are not considered to represent either a syndrome or a sequence.

Pierre Robin sequence： In 1923，a French stomatologist，Pierre Robin，described a combination of micrognathia，glossoptosis（retracted and elevated tongue），and respiratory distress in a series of babies，Robin later reported infants with these findings who also had cleft palate. This group of findings came to be associated with Robin's name.

The micrognathia in Robin sequence can have many different carses，which illustrates the heterogeneous etiology and pathogenesis of the sequence. Shprintzen grouped these carses as genetic syndromes.Chromosomal syndromes，treatogenic influences，mechanically induced factors，and "multifactorial contributions."

The cleft palate in Robin sequence is usually described as being U shaped，but v-shaped clefts as well as submuscous clefts have also been described.

The feeding difficulties in Robin infants are often reported to be proportional to the severity of the airway problems.

Von der woude syndrome： The syndrome combines paramedian pits or conical elevations on the lower lip with various forms of clefting.Although the syndrome carries the name of the pediatrician who described a set of patients in 1954，it was actually first described by Demarquay more than 100 years earlier.Expression of the syndrome varies significantly from one affected individual to another：（1）the clefts can be unilateral or bilateral cleft lip and palate，clefts of the primary palate only，or bilateral cleft lip and palate，clefts of the primary palate only，or clefts of the secondary palate only，including submucous Clefts and obvir ous defects such as a bifid uvula or occult submucous cleft；（2）the lip defects may be found on the inner or gingival surface of the lip rather than on the vermilion，or they may be asymmetrically sited；（3）some individuals may have only the lip defects，without any type of cleft；and，in contrast；（4）some members of an affected family may have a cleft but no lip pits.Van der Woude syndrome is an autosomal dominant syndrome，carrying a 50% recurrence risk.The gene has been mapped to chromosome 1.

Velocardiofacial syndrome： The syndrome is an autosomal dominant condition，with about 75% of the cases showing a microdeletion of genetic material on the long arm of chromosome 22.According to Shprintzen et al.（1978），the facial features of velocardiofacial syndrome include a vertically long face with a broad nasal root，narrow alar base，lattened malar region，narrow and downward-slanted palapebral fissures，abundant scalp hair，and retruded mandible.Goldberg et al.（1993）further documented the extensive list of findings in 120 patients：learning disabilities（99%），cleft palate（98%），pharyngeal hypotonia（90%），lymphoid tissue hypoplasia（90%），cardiac anomalies（85%），retrognathia（80%）.

Kabuki syndrome： This syndrome also called Niikawa-Kuroki syndrome，was described in 1981，by Niikawa et al and Kuroki et al characterized by mild to moderate mental retardation, postnatal progressive growth retardation, and strikingly unusual facies reminiscent of the make-up used in Kabuki theatre. An estimate of frequency in Japan is 1 per 32,000 liveborn. The minimal criteria for diagnosis: long palpebral fissures with eversion of the lateral portion of the lower lid, broad arched eyebrows with lateral sparseness, short columella with depressed nasal tip, prominent or cupped ears, and developmental delay or mental retardation. The gene loci is still unclear.

Multidisciplinary team： Multidisciplinary team are work unit in which a unmber of varied professionals are involoved in a treatment situation. They form a loose collection of specialists treating various sspects of a patinet' s clustered problems without constructing mutually agreed- on plans.

Cleft palate team： The cleft palate team may be defined as a team of professionals who provide coordinated and interdisciplinary evaluation and treatment to patients with cleft lip and/ or cleft palate. As a minimum a cleft palate team' s professional group would include an actively involved surgeron，pediatric dentist or orthodontist，primary care physician，and speech- language pathologist.

第十二章 牙颌面畸形

Oral and Maxillofacial Deformities

牙颌面畸形（oral and maxillofacial deformities）是指由于颌骨发育异常所引起的颌骨在结构上、形态上的异常，上、下颌骨之间以及颌骨与颅面其他骨骼之间的关系异常和随之伴发的𬌗关系及口颌系统功能的异常与颜面形态的异常。以研究和诊治牙颌面畸形为主要内容的学科称为正颌外科学（orthognathic surgery），它是口腔颌面外科学的一个重要分支学科，但常常需要多学科联合诊治。

早在 1849 年，Hullihen 对一位幼年时下面部和颈部因烧伤后瘢痕挛缩所致的下颌牙槽部前突伴反𬌗畸形的妇女进行治疗时，用骨锯在下颌前部牙槽骨部截除一楔状骨块，将下颌前牙骨块向上向后移动来矫正下颌前突伴反𬌗畸形，这是现代医学文献中记载的最早的颌骨整形术。在此后的近一个世纪的时间里，虽然有很多学者和外科医生进行了探索，发明、改进了许多手术方法，以矫治牙颌面畸形，但限于当时科学技术与医学水平，牙颌面畸形的矫治效果都不甚理想，治疗水平进展缓慢。直到 20 世纪 50 年代的后期，随着麻醉学、外科学基础、应用解剖学、X 线头影测量技术的发展和应用以及特殊手术器械的发明和使用，才使得牙颌面畸形的外科矫治，即正颌外科学有了飞速的进展。1957 年 Trauner 和 Obwegeser 首次报告了采用口内入路完成的下颌升支矢状劈开截骨术（sagittal split ramus osteotomy）矫正下颌骨的畸形，这是正颌外科发展史上著名的经典术式，是下颌骨整形术历史上突破性的进展，这一术式的广泛应用标志着外科手术矫治牙颌面畸形进入了新的阶段。20 世纪 70 年代，由于 Bell 等众多学者揭示了颌骨截骨术后血流动力学变化的规律，在颌骨及颌周组织血供系统的应用解剖方面取得了突破性的成果，进一步奠定了现代正颌外科学的生物学基础，为正颌外科手术提供了科学的依据和成功的保证，使正颌外科手术的成功不再局限于个人的经验。外科手术矫治颌骨畸形与正畸学治疗牙齿错𬌗畸形结合，使现代正颌外科学矫治牙颌面畸形的效果更趋完美，开辟了牙颌面畸形矫治达到功能与形态相结合的新时期。近二三十年来随着科学技术的发展，计算机数字化虚拟技术以及 3D 打印技术在临床上得到了推广普及，为牙颌面畸形的诊断、分析、治疗设计和手术的精准实施以及研究工作提供更加有力的技术保障手段，整体提高了正颌外科的研究和临床治疗水平。

第一节 病因与临床分类

Pathogenesis and Clinical Classification

提　要

颅面结构的发育主要决定于遗传基因，出生前后的环境因素对生长发育亦有一定影响。牙颌面畸形的病因包括遗传因素、胚胎发育障碍、系统性疾病、口腔不良习惯以及局部的创伤、炎症和肿瘤等因素。牙颌面畸形分为颅面先天发育异常综合征、颌骨发育性畸形和后天获得性畸形三大类，其中颌骨发育性畸形是正颌外科的主要治疗对象。北京大学口腔医院正颌外科中心提出的牙颌面畸形分类如下：①颌骨前后方向畸形，包括上颌前突、上颌后缩、下颌前突、下颌后缩、上颌前突伴下颌后缩、上颌后缩伴下颌前突、双突颌畸形和单纯颏后缩；②颌骨垂直方向畸形，包括长面综合征、短面综合征和下颌角肥大伴嚼肌肥大；③颌骨左右侧方向畸形包括单侧下颌偏斜畸形、半侧颜面过小畸形、半侧颜面肥大畸形和单侧下颌髁突肥大或骨瘤；④牙殆畸形包括前牙开殆、前牙反殆、后牙开殆以及后牙锁殆。

一、病因 Pathogenesis

牙颌面畸形可以单独存在，也可与身体其他部位的疾病相伴发，即各种综合征在牙颌面部的表现。颅面结构复杂，可受多种遗传基因影响，虽然遗传基因在决定牙颌面形态方面起重要作用，但出生前后的环境或功能因素亦不容忽视，有些畸形的形成可能是多种因素共同作用的结果。

（一）遗传因素

面部形态具有种族及家族的特点。出生时面型已基本确定，虽然可以受到环境的影响，但基本型由遗传基因所控制。骨性的牙颌畸形亦可由遗传因素（Hereditary）而致，常见的骨性下颌前突，上颌前突下颌后缩，长面综合征，短面综合征等正颌外科的适应证均可由遗传因素而致。个体遗传的表现形式可有以下几种：

1. 重复表现　即亲代的一些颅面特征在子代表现出来。
2. 断续表现　即一代颅面特征在数代之间断续地表现出来，可以表现为隔代遗传等。
3. 变化表现　亲代与子代之间畸形传代，但子代的畸形表现可与亲代不同，而实际上其基因是与亲代相关的。

（二）胚胎发育障碍

颌面发育畸形的一个重要先天因素是胚胎发育异常（Embryonic abnormal development）。在胚胎发育过程中，受到某些致畸因素的作用，造成组织、细胞和细胞成分的障碍进而引起异常的发育。致畸因素可能有：①突变；②染色体畸变；③有丝分裂的抑制和细胞的死亡；④正常核酸合成的偏离和功能失常；⑤机械因素；⑥胚胎发育期感染。如常见的唇腭裂或面裂就是在胚胎发育的第 6 ~ 7 周时，面部各突起未能正常联合而致的先天性畸形。腭裂患者常伴有上颌骨发育不足，下颌骨相对前突的颌骨畸形，需借助于正颌外科方法来矫治其骨性畸形。

（三）系统性疾病

儿童时期的某些急性和慢性系统性疾病（Systemic diseases）可致颌面部的发育畸形，最常见的是佝偻病及垂体性巨大症。佝偻病是一种常见的由维生素 D 摄入不足而致的婴幼儿慢性营养不良性疾病，可致钙磷代谢障碍，钙不能正常沉积于骨骼生长部位而致骨骼变形，导致软化的额骨、枕骨、顶骨均外落而造成方颅，而后可出现颌骨发育畸形，主要表现为上颌弓狭窄，腭盖高拱，前牙拥挤，前突开殆。长期佝偻病状态下，由于颌骨骨质疏松，支持力减低，而嚼肌、翼内肌与颌舌骨肌、颏舌骨肌、二腹肌的牵引点不同，同时佝偻病时下颌韧带松弛使其处于不能闭合状态，而使下颌骨前部向下弯曲，下颌角增大，下颌平面变陡，下颌体增长，下颌升支高度不足，形成严重的下颌畸形。

垂体性巨大症是在骨骺融合前体内产生过量的生长激素，使骨骺端发育异常，身高远远超过正常范围，称为垂体性巨大畸形症，患者多患垂体前叶嗜酸性细胞瘤或不染色腺瘤。牙颌畸形可表现为上、下牙弓全牙弓反殆，牙间隙增大，下颌增大并前突畸形。

（四）口腔不良习惯

口腔不良习惯（oral bad habits）在儿童时期常造成殆畸形，如在牙颌面生长发育过程中，不良习惯不能得到及时解除，则可以由其造成的殆畸形继发其他功能障碍，造成复杂的颌骨畸形。如儿童的吮指不良习惯，开始时可因拇指含在上下牙弓之间，牙受压力而呈局部圆形小殆畸形，在作吸吮动作时，两颊收缩使牙弓狭窄、腭盖高拱，上前牙前突开唇露齿。若不良习惯不能及时破除则可造成继发性殆畸形，并且因上前牙前突，下唇将蜷缩于上切牙之后而造成唇肌功能失调致使下颌后缩，上颌相对更前突，上前牙牙轴唇倾等畸形。这类因不良习惯发展而成的颌骨畸形多需要进行正畸与正颌外科手术的联合矫治。

（五）口腔颌面部创伤

在婴幼儿或青少年时期，由于创伤造成上颌或下颌的骨折而影响颌骨的正常发育造成面部的畸形。如颞下颌关节创伤后引起一侧下颌关节强直，患侧髁突的软骨和髁突骨皮质受到破坏，患侧下颌骨的发育受到影响，造成患侧下颌体积明显缩小，发生面部不对称畸形。

（六）肿瘤

造成颌骨畸形的常见肿瘤为髁突骨软骨瘤，X线片中显示一侧下颌髁突体积明显增大，髁颈变粗、变长，咬合平面倾斜，颏部明显偏向对侧，造成颜面不对称畸形。

二、临床分类 Clinical classification

为了使牙颌面畸形患者得到合理的治疗，有必要对畸形进行分类，以便针对各类畸形的特点设计相应的矫治方案，目前临床上大致将牙颌面畸形分为三类。

（一）颅面先天育异常综合征

1. 尖头并指综合征（Apert syndrome） 为常染色体显性遗传。颅面特征为颅缝过早融合呈尖头畸形，枕骨平坦，前额高陡。面中1/3发育不全，下颌相对前突。鼻背扁平，眼距增宽，突眼，睑裂下斜，牙弓呈V形，牙列拥挤不齐，牙槽突隆起，磨牙为Ⅲ类殆，前牙殆，单侧或双侧后牙殆，牙萌出迟缓或额外牙。存在对称性手和脚的畸形，指、趾融合，常累及2、3、4指、趾。

2. 颅面骨发育不全综合征（Crouzon syndrome） 常染色体显性遗传。主要表现为颅缝早闭，上颌骨、颧骨发育不全，眼眶容积小，显得眼球明显外突，侧貌呈面中三分之一明显后缩，且常合并下颌骨前突，上唇短而下唇下垂，鼻尖尖而下垂。口腔表现腭盖高拱狭窄，上颌牙列拥挤不齐，V形牙弓及磨牙Ⅲ类殆。

3. 眼睑-颧骨-下颌发育不全综合征（Treacher-Collins syndrome） 为最常见的合并下颌骨及面部发育不全的综合征，常染色体显性遗传。面部畸形明显，眼裂下垂，下睑下斜，下睑无睫毛，外眦向下倾斜，颧骨体发育不全或缺如，与颧弓不愈合。下颌骨发育不足，下颌角圆钝，升支短小，髁突及喙突扁平或发育不全。下颌下缘凹陷，角前切迹明显。由于上颌骨发育不足，腭盖高或伴腭裂，常有殆畸形。牙发育不良，移位，牙间隙增宽，也可存在开殆。患者颅骨发育基本正常。

4. 第一、二鳃弓综合征（Goldenhar syndrome） 又称为半侧颜面发育不全（hemifacial

microsomia），颜面畸形明显，畸形不仅包括自第一、二鳃弓发育而来的组织，还包括非第一、二鳃弓发育而来的颞骨始基。常为单侧畸形，右侧较多，偶有双侧受累。患侧眼裂低于对侧且向外下倾斜。外耳道、外耳、中耳、听骨可发生畸形而致传导性耳聋。颞骨、颧骨、颧弓小而扁平，上颌骨窄小，下颌升支及髁突有轻重不等的畸形，如形态短小甚至颞下颌关节缺如。咀嚼肌及面部表情肌及腮腺有不同程度的发育不足。可发生不同程度的大口畸形及附耳畸形。

（二）发育性颌骨畸形

正颌外科治疗的对象主要是发育性颌骨畸形（developmental deformitise of jaws）患者，此类畸形目前尚无统一的分类标准。有作者曾试以 Angle 𬌗分类对颌骨畸形进行分类，由于 Angle 分类主要是针对牙 - 牙槽突畸形，而颌骨畸形是骨性畸形，即上、下颌骨与颅底之间的位置不协调。虽然许多患者同时也存在𬌗畸形，但这种𬌗畸形是由于颌骨位置不正常引起的，而且面部软组织畸形也比单纯牙 - 牙槽突畸形严重。理想的疾病分类应可指导治疗方案的选择，北京大学口腔医院正颌外科中心对牙颌面畸形的分类如下：

1．颌骨前后方向畸形

上颌前突（maxillary protrusion）

上颌后缩（maxillary deficiency）

下颌前突（mandibular protrusion）

下颌后缩（mandibular deficiency）

上颌前突伴下颌后缩（maxillary protrusion and mandibular deficiency）

上颌后缩伴下颌前突（maxillary deficiency and mandibular protrusion）

双突颌畸形（bimaxillary dentoalveolar protrusion）

单纯颏后缩（chin deficiency）

单纯颏前突（chin protrusion）

2．颌骨垂直方向畸形

长面综合征（long face symdrome）

　伴开𬌗畸形（with openbite）

　不伴开𬌗畸形（without open bite）

短面综合征（short face symdrome）

　长升支（with long ramus）

　短升支（with short ramus）

下颌角肥大伴嚼肌肥大（prominent mandibular angles and masseter muscle hypertrophy）

3．颌骨左右侧方向畸形

单侧下颌偏斜畸形（unilateral mandibular deviation）

半侧颜面发育不全畸形（hemifacial microsomia）

半侧颜面肥大畸形（hemifacial hyperplasia）

单侧下颌髁状突肥大或骨瘤（unilateral condylar hyperplasia or unilateral cnodylar osteochondroma）

颏不对称畸形（chin asymmetry）

4．𬌗畸形

前牙开𬌗（anterior open bite）

前牙反𬌗（anterior cross bite）

后牙开𬌗（posterior open bite）

后牙锁𬌗（posterior closed bite）

颜面左右不对称畸形多是由于下颌不对称畸形引起的，可波及上颌骨、颧骨、颧弓及至眼平面，可由一侧下颌骨发育不足或发育过度引起。不对称畸形的治疗往往是复杂而困难的。

（三）后天获得性畸形

上、下颌骨肿瘤切除术后，大量的骨质缺损可造成严重畸形；上、下颌骨骨折后骨块错位愈合或骨缺损亦可造成颜面畸形；各种原因的颞下颌关节强直（temporomandibular joint ankylosis）继发的颌面畸形等称为颌面部获得性畸形。

第二节　临床检查与诊断
Physical Examination and Diagnosis

提　要

本节详细地介绍了对牙颌面畸形患者进行系统全面的病史询问和临床检查的方法以及内容。病史询问应包括主诉、家族史、医学治疗史、不良习惯、社会心理因素、生长发育情况等。应作全身系统检查，除外全身手术禁忌证。作颌面部的专科检查，以准确评价患者牙颌面畸形的程度。本节介绍了临床上常用的 X 线头影测量的方法、测量项目及其正常值。将患者个体的测量值与正常值进行比较分析，结合临床检查的结果，即可对患者的畸形作出正确的诊断，并可分析出造成畸形的机制、畸形的部位和程度，进而制订出合理的治疗方案。

一、临床检查 Physical examination

（一）临床病史采集

1. 主诉　患者的主诉常常反映了患者对自身疾病的一种认识和理解。容貌不佳要求矫正是最常见的主诉，也有的患者以发音或咀嚼食物困难就诊；或因牙列不齐造成口腔疾病就诊。主诉的多样性，使外科手术的设计也不尽相同。

2. 家族史　面型存在强烈的多基因遗传特征。在询问病史时应该仔细了解患者家族中畸形的发病情况，如父母、兄弟姐妹及其他近亲是否有类似的畸形发生。同时需注意是否存在其他的遗传性疾病。

3. 治疗史　全身健康状况影响着牙颌面的发育。在询问病史时应详细了解患者既往就医情况、过敏史、输血史、慢性疾病史，与健康有关的个人习惯，如吸烟史、创伤史等。

4. 不良习惯　口腔不良习惯如在儿童期不能得到及时解除，可以导致复杂、严重的牙颌面畸形。常见的不良习惯有吮指、伸舌、口呼吸、偏侧咀嚼等。

5. 社会心理因素　牙颌面畸形具有功能性和心理性两方面的因素，在制订矫治计划时应予考虑。由畸形产生的心理压力与牙颌面畸形的实际严重程度往往不成比例。畸形明显的患者，对外来的反映有一定的思想准备；而畸形相对不明显的患者，往往对外来刺激比较敏感，要求矫治的愿望、要求及所描述的畸形程度与实际情况不相符合，对此类患者应谨慎处理。

6. 生长发育情况　尚处于生长发育期的患者，其畸形是不稳定的，若在此期进行正颌外科矫治，术后随着颌骨的继续生长发育有可能导致畸形的复发。一般正颌外科手术矫治的时间选择在青春期后。

（二）全身检查及实验室检查

全身检查的重点应放在心血管、肺及肝、肾功能检查上。

正颌外科手术属择期手术，术前需对患者的全身系统进行必要的检查。肺部及呼吸系统可以通过望、触、扣、听等临床检查方法及拍摄 X 线胸片进行检查。慢性肺部疾患对正颌外科手术来说不是绝对禁忌证，但必须结合手术的性质、时间长短及患者的肺功能状况综合考虑。术前必须行常规循环系统检查，以排除心血管系统疾病的存在。高血压患者手术时出血多，造成手术视野不清楚，影响手术操作，延长手术时间。即使术中采用控制性低血压麻醉，也难有效地控制出血。所以手术前应充分了解患者的血压情况。一般认为在收缩压超过 160 mmHg，舒张压超过 100 mmHg 时，应考虑在高血压病得到控制后再行手术治疗。常规的术前实验室检查应包括血、尿、便常规，出凝血时间，血小板计数等，以及反映肝肾功能的各项检查（如转氨酶、尿素氮、HBsAg、TTT 等）。特别是对有出血倾向或有肝病病史的患者应做进一步的实验室检查，必要时请有关专科医生会诊。

（三）口腔颌面外科——正颌外科专科检查

1. 颌面部临床检查　检查时请患者保持站立或坐位，挺胸平视前方，头颈部肌肉放松，使头部保持自然位置。检查的重点是颜面各结构间的对称性和比例关系，特别是面下 1/3 之各结构间的协调与对称性以及牙齿、咬合关系、颞下颌关节状态等。

（1）正面观察：面部可分成上、中、下三部分，从发际正中至眉间点为面上份；自眉间点至鼻下点为面中份；自鼻下点至颏下点为面下份。正常情况下，面上、中、下三份的高度大致相等（图 12-1）。

面上 1/3：除严重的颅面畸形外，面上 1/3 的畸形少见。

面中 1/3：检查的重点是眼、鼻、颧部以及耳廓等颜面结构是否存在异常，两侧结构是否对称。

面下 1/3：应检查上下唇结构，唇齿关系、鼻唇角以及颏部突度和颏唇沟是否和谐等。应检查上唇自然松弛状态时的唇齿关系，正常情况下上中切牙切缘应在上唇唇红下显露 2 ~ 3 mm。这是决定上颌骨垂直方向上、下移动时的一个重要标志。

面部的对称性检查：可设想连接眉间点、鼻尖点及颏中点的一条线为面部正中线。比较颜面两侧结构的对称性。对称性检查包括颜面各结构左右两侧在前后、左右、高低三维方向上的对称与否。正常面部左、中、右五份宽度基本相等（图 12-1）。

（2）侧面观察：主要观察颜面结构前后方向和垂直方向的位置及比例关系。应分别就头颅、上颌骨、下颌骨之间的位置关系，鼻唇颏三个主要结构的相互关系进行分析研究。鼻唇的

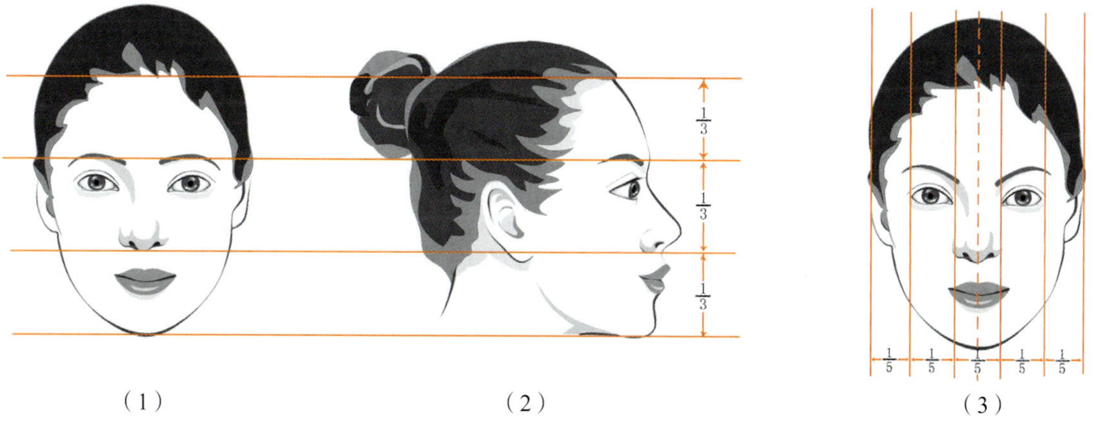

图 12-1　颌面部比例示意图

位置关系，一般鼻唇角的角度为90°～110°，上中切牙切缘一般在上唇下2～3 mm，上唇高度（鼻下点至上唇下缘）与唇颏高度（下唇上缘至颏下点）之比为1：（1.7～2）。下颌角的大小反映了下颌平面的陡峭程度，过大时下颌平面过陡，侧面轮廓不良，正常下颌角的角度为120°，下颌平面角为27°左右。

（3）殆检查：术后能恢复正常的咀嚼功能是正颌外科的主要治疗目的之一。术前应仔细检查患者的咬合关系，牙弓形态是否正常，上下牙弓是否协调；牙列是否排列整齐，是否具有正常殆曲线，以确定是否需要术前及术后正畸治疗。牙列检查中的另一个重要问题是对下颌阻生齿的检查及处理，如有阻生齿存在，一般情况下，在术前或术前正畸之前应予拔除。

（4）颞下颌关节检查：包括开口度、开口形、关节有无疼痛、弹响及其他杂音。许多牙颌面畸形患者伴有颞下颌关节紊乱病，应予仔细检查和记录。

2．颌骨X线片检查　颌骨X线摄片是确定诊断和治疗计划的重要临床检查资料。一般需拍摄头颅定位正位片、侧位片，全颌曲面体层片，必要时还需拍摄颞下颌关节片、手腕骨片以及颌骨的CT片。检查颌骨的形态，骨质的密度，以及是否存在其他影响手术的病变。

3．临床殆像、面像以及模型资料的采集

（1）面像及咬合像：术前应给患者拍摄正位、左、右侧位面像，正位、左右侧殆像。颜面不对称畸形患者需加照仰头位、侧斜位以及记录咬合平面倾斜角度的面像。观察患者颜面软组织正、侧貌的形态、比例关系、对称性以及牙列与咬合关系。

（2）牙列模型：旨在获得患者的牙、牙槽突、龈颊沟、唇颊系带和腭盖等的准确情况。除记录模型外，还用于模型研究、制作唇弓及戴环和模型外科分析。要求模型准确，牙列部分完整无气泡。

二、X线头影测量分析 Cephalometric analysis

X线头影测量分析（cephalometric analysis）是通过在X线头颅定位片描迹图上，标定一些公认的牙、颌、颅面结构解剖标志点，然后对由这些点组成的角、线进行测量分析，从而了解牙、颌、颅面软硬组织结构关系，使对牙、颌、颅面的临床检查、诊断，由定性化表面形态认识深入到骨骼结构及软组织结构内部定量化确定。

（一）X线头影测量的应用

1．颅面生长发育的研究　一方面可通过对各个年龄段的个体作X线头影测量分析，从横向研究颅面生长发育；另一方面也可应用其对个体的不同时期进行测量分析，纵向研究颅面生长发育。通过颅面生长发育的X线头影测量研究，了解颅面生长发育机制、快速生长期的年龄、性别的差异，以及对颅面生长发育的预测。

2．牙、颌、颅面畸形的诊断分析　通过X线头影测量对牙颌面畸形的个体进行测量分析，可了解畸形的机制、主要性质及部位，确定是骨骼性畸形还是牙性畸形，以利于对畸形作出正确的诊断。

3．确定诊断及矫治方案设计　通过X线头影测量，分析患者的牙颌面软硬组织结构关系，了解畸形的主要机制，以确定正确的诊断。据此确定手术的部位，选择手术的方法以及需要移动或切除颌骨的骨量，并可进行术后面形预测分析，提高诊断及矫治水平。

（二）X线头影测量方法

头颅X线头影测量有侧位测量和后前位测量，侧位X线头影测量可显示颅面的前后向和垂直向关系，后前位X线头影测量反映的是颅面左右侧对称性、面中线结构位置和面部宽度等情况。X线头影测量的方法可参考《口腔正畸学》的有关章节，本节主要介绍正颌外科临床常用的测量分析方法。

1. 头颅侧位 X 线头影测量

（1）测量标志点：理想的标志点（cephalometric landmark）应该是易于定位的解剖标志，在生长发育过程中应相对稳定。标志点的可靠性还取决于头颅 X 线片的质量以及描图者的经验。头影测量标志点可分为两类，一类是解剖性标志点，是面颅骨的一些解剖结构；另一类是引伸的标志点，通过头影图上解剖标志点的引伸而得。如两个测量平面相交的点。测量标志点见图 12-2。

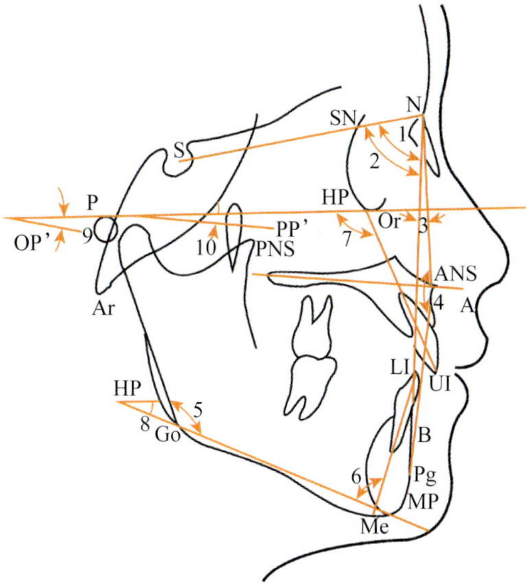

图 12-2 正颌外科头颅侧位常用测量标志点

①颅部标志点：

蝶鞍中心点（S. Sella）：蝶鞍影像的中心，位于正中矢状平面上。

鼻根点（N. Nasion）：鼻额缝的最前点。面部与颅部的结合处，位于正中矢状平面上。

耳点（P. Porion）：外耳道的最上点，是构成 Frankfort 平面的标志点之一。头影测量上常以定位仪之耳塞影像最上点为代表，称为机械耳点。但也有学者使用外耳道影像之最上点为代表，称为解剖耳点。

颅底点（Ba. Basion）：枕骨大孔前缘中点。位于正中矢状平面上，常作为后颅底的标志。

Bolton 点：枕骨髁突后切迹最凹点，是划分颅、颌的交界点之一。

②上颌标志点：

眶点（Or. Orbitale）：眶下缘最低点。此点为构成 Frankfort 平面的标志点之一。通常 X 线片上显示左右两个眶缘的影像不重合，故常选用两点之间的中点作为眶点。

前鼻棘点（ANS. Anterior nasalspine）：前鼻棘点尖部。常作为确定腭平面的两标志点之一。位于正中矢状平面上。

后鼻棘点（PNS. Posterior nasalspine）：硬腭后部骨棘之尖。位于正中矢状平面上，在 X 线片上与翼上颌裂点上下对应，为确定腭平面的两标志点之一。

翼上颌裂点（Ptm. Pterygomaxillary fissure）：翼上颌裂轮廓之最下点。

上牙槽座点（A. Subspinale）：前鼻棘与牙槽缘间之骨部最凹点，位于正中矢状平面上。

上中切牙点（UI. Upperincisor）：上中切牙切缘点。

上颌第一磨牙点（U6. Upper first molar）：上颌第一磨牙近中颊尖点。

③下颌标志点：

关节点（Ar. Articulare）：颅底下缘与下颌髁颈后缘之交点。

下颌角点（Go. Gonion）：下颌角的后下点。下颌平面和下颌升支后缘切线交角的角平分线与下颌角的交点。

下中切牙点（LI. Lower incisor）：下中切牙切缘点。

下牙槽座点（B. Supramental）：下牙槽缘点与颏前点间之骨部最凹点，位于正中矢状平面上。

下颌第一磨牙点（L6. Lower first molar）：下颌第一磨牙近中颊尖点。

颏前点（Pg. Pogonion）：颏部最突点。

颏下点（Me. Menton）：颏部最下点。

颏顶点（Gn. Gnathion）：颏前点与颏下点之中点。

④侧貌软组织标志点

额点（Gs. Glabella Of soft tissue）：额部之最前点。

软组织鼻根点（Ns. Nasion of soft tissue）：与硬组织鼻根点相对应在鼻根部相对凹陷的点。

鼻尖点（Prn. Pronasale）：鼻部最突点。

鼻小柱点（Cm.Columella）：鼻小柱之最前点。

鼻下点（Sn. Subnasale）：鼻小柱与上唇之交点，反映上唇基底部的位置。

上唇突点（U1）：上唇之最突点。下唇突点（L1）：下唇之最突点。颏唇沟点（Si）：颏唇沟最凹点。

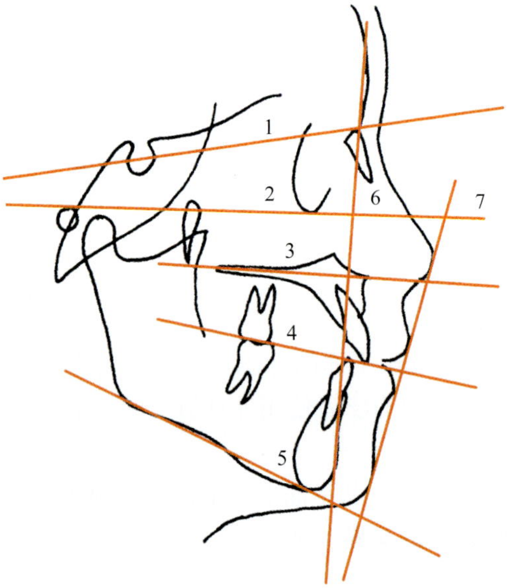

图 12-3 正颌外科头颅侧位常用测量平面

1. 前颅底平面（SN） 2. 眶耳平面（FH） 3. 腭平面（PP） 4. 𬌗平面（OP） 5. 下颌平面（MP） 6. 面平面（NP） 7. 审美平面（EP）

软组织颏前点（Pgs. Pogonion of soft tissue）：颏部软组织最前点。

软组织颏顶点（Gns. Gnathion of soft tissue）：蝶鞍中心点与颏顶点连线之延长线与颏部软组织外形轮廓的交点。

软组织颏下点（Mes. Menton of soft tissue）：软组织颏部最下点。

颈点（C. Cervical point）：软组织颏下区与颈部相交的最凹点。

（2）头影测量平面

①基准平面：基准平面在X线头影测量中作为相对稳定的平面，由此平面与各测量标志点及其他测量平面间构成角度、线距、比例等测量项目。目前最常用的基准平面为前颅底平面、眶耳平面和Bolton平面，见图12-3。

前颅底平面（SN. SN plane）：由蝶鞍中心点与鼻根点之连线组成，在颅部的矢状平面上，反映前颅底的前后范围。

眶耳平面（FH. Frankfort horizontal plane）：由耳点与眶点连线构成。在正常头位时，眶耳平面与地面平行。

Bolton平面：由Bolton点、鼻根点连线构成。

②硬组织测量平面：

腭平面（ANS-PNS. Palatal plane，PP）：后鼻棘与前鼻棘的连线。

𬌗平面（OP.Occlusal plane）：平面一般有两种确定方法。一种是以第一恒磨牙的咬𬌗中点与上下切牙间的中点（𬌗或𬌗的1/2处）的连线；另一种是自然的或功能𬌗平面，由均分后牙接触点而得，此方法形成𬌗平面不使用切牙的任何标志点。

下颌平面（MP. Mandibular plane）：下颌平面的确定方法有三种：一是通过颏下点与下颌角下缘相切的线，二是下颌下缘最低部的切线，三是下颌角点与颏顶点间的连线（Go-Gn）。

面平面（NP. Facial plane）：骨性鼻根点与骨性颏前点间的连线。

③软组织测量平面：

软组织面平面（Facial plane of soft tissue）软组织鼻根点与软组织颏前点的连线。

审美平面（EP. Esthetic plane）：鼻尖点至软组织颏前点的连线。

H平面：上唇突点至软组织颏前点连线。

（3）正颌外科常用的测量项目

①硬组织角度（图 12-4）：

SNA 角：反映上颌骨对颅底的位置关系。

SNB 角：反映下颌骨对颅底的位置关系。

ANB 角：反映上下颌骨间的位置关系。

NAPg 角：反映面上中下部的相互位置关系。

Ar-Go-Me 角：反映下颌角的大小。

L1-MP 角：下中切牙长轴与下颌平面（MP）所形成的夹角，反映下中切牙倾斜程度。

U1-HP 角：上中切牙长轴与水平面间的夹角，反映上中切牙的倾斜程度。

MP-HP 角：下颌平面与水平面所形成的夹角，反映下颌骨的倾斜程度。

OP-HP 角：𬌗平面与水平面所形成的夹角，反𬌗平面的倾斜程度。

PP-HP 角：ANS-PNS 连线所形成的平面与水平面的夹角，反映腭平面的倾斜程度。

LI-Si-Pgs：颏唇沟角，反映颏唇沟形态。

②硬组织线距（图 12-5）：

N-Me：硬组织全面高，反映硬组织面部高度。

N-ANS：硬组织上面高，反映硬组织上面部高度。

ANS-Me：硬组织下面高，反映硬组织下面部高度。

ANS-U1：反映硬组织上颌前部高度。

U1-Me：反映硬组织下颌前部高度。

U1-PP：上中切牙切端至腭平面垂直距离。

U6-PP：上颌第一磨牙近中颊尖到腭平面的垂直距离，反映上颌后部高度。

L1-MP：下中切牙切端至下颌平面的垂直距离。

L6-MP：下颌第一磨牙近中颊尖到下颌平面的垂直距离。

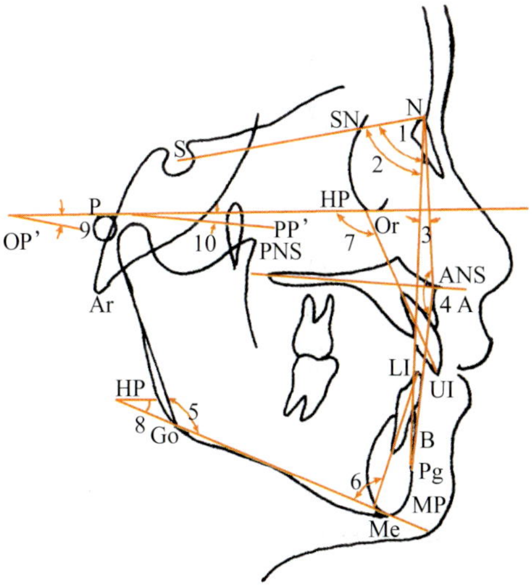

图 12-4　头颅侧位常用测量项目一：硬组织角度

1. SNA 角　2. SNB 角　3. ANB 角　4. NAPg 角　5. Ar-Go-Me 角　6. L1-MP 角　7. U1-HP 角　8. MP-HP 角　9. OP-HP 角　10. PP-HP 角

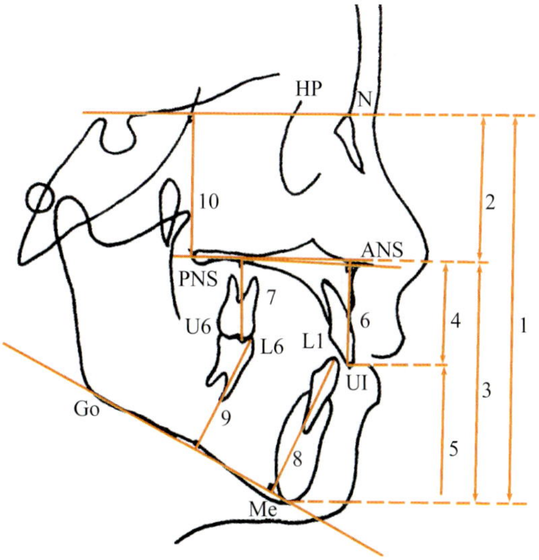

图 12-5　头颅侧位常用测量项目二：硬组织线距

1. N-Me　2. N-ANS　3. ANS-Me　4. ANS-U1　5. U1- Me　6. U1-PP　7. U6-PP　8. L1-MP　9. L6-MP　10. PNS-HP

③软组织角度（图 12-6，图 12-7）：

Gs-Sn-Pgs：面型角，反映软组织额部、面中部及面下部的相互位置关系。

Sn-Gns-C：颏颈角，反映面下及颏颈间的关系。

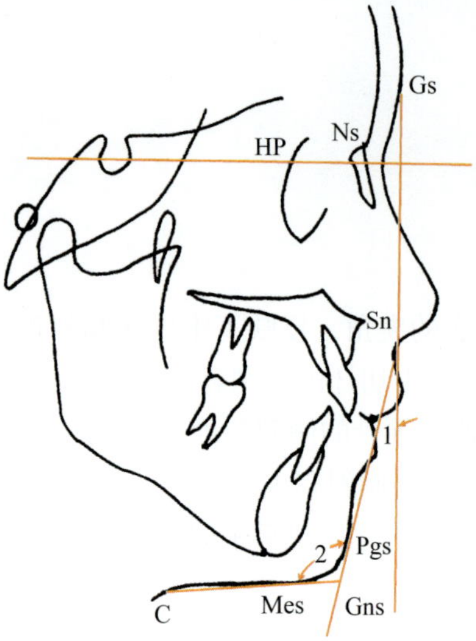

图 12-6 头颅侧位常用测量项目三：软组织角度（一）

1．Gs-Sn-Pgs 2．Sn-Gns-C

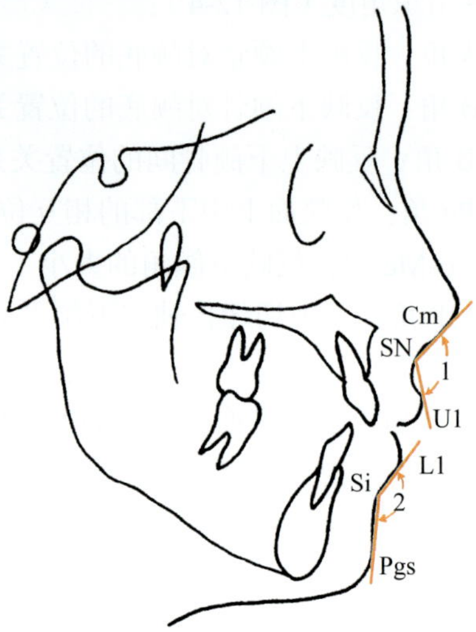

图 12-7 头颅侧位常用测量项目三：软组织角度（二）

1．Cm-Sn-U1 2．L1-Si-Pgs

Cm-Sn-U1：鼻唇角，反映上唇及鼻底的位置关系。

L1-Si-Pgs：颏唇角，反映颏及下唇的位置关系。

④软组织线距（图 12-8，图 12-9）：

Gs-Mes：软组织全面部高度。

Gs-Sn：软组织上面部高度。

Sn-Mes：软组织下面部高度。

Sn-Stoms：上唇高度。

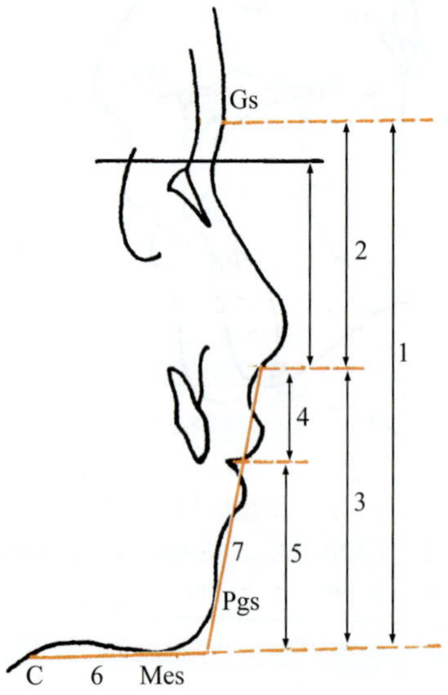

图 12-8 头颅侧位常用测量项目四：软组织线距（一）

1．Gs-Mes 2．Gs-Sn 3．Sn-Mes 4．Sn-Stoms 5．Stoms-Mes 6．C-Gns 7．Sn-Gns

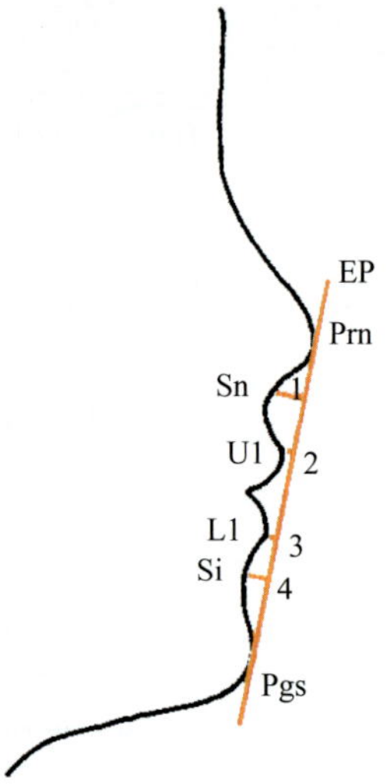

图 12-9 头颅侧位常用测量项目四：软组织线距（二）

1. Sn-EP 2．U1-EP 3．L1-EP 4．Si-EP

Stoms-Mes：下唇颏高度。
Stoms-UI：反映唇齿关系。
Sn-EP：鼻下点到审美平面的距离。
U1-EP：上唇最突点到审美平面的距离。
L1-EP：下唇最突点到审美平面的距离。
Si-EP：颏唇沟点到审美平面的距离。
正颌外科常用侧面部分测量项目正常值范围（表 12-1-12-2）。

表 12-1 正颌外科侧位 X 线头影测量常用软硬组织项目：角度正常值范围 （单位：°）

硬组织			软组织		
测量项目	男	女	测量项目	男	女
SNA	82.99±3.05	82.02±3.29	Gs-Sn-Pgs	9.80±3.00	9.83±3.19
SNB	80.17±3.06	78.72±3.16	Sn-Gns-C	115.28±20.93	123.86±15.00
ANB	2.82±1.84	3.30±1.90	Cm-Sn-UI	100.38±8.24	97.93±8.24
NAPg	1.65±4.97	2.43±6.34	LI-Si-Pgs	128.64±10.18	130.00±8.31
Ar-Go-Me	122.84±5.86	123.97±4.55			
1-MP	92.14±5.05	92.26±5.57			
1-HP	110.88±6.51	109.48±5.84			
MP-HP	24.64±5.09	27.14±4.44			
OP-HP	7.85±5.03	9.87±4.14			
PP-HP	2.80±1.94	2.68±2.02			

表 12-2 正颌外科侧位 X 线头影测量常用软硬组织项目：线距正常值范围 （单位：mm）

硬组织			软组织		
测量项目	男	女	测量项目	男	女
N-Me	136.90±5.52	124.52±5.01	Gs-Mes	158.27±6.05	144.49±5.42
N-ANS	60.90±3.00	60.90±2.34	Gs-Sn	79.43±3.35	74.80±2.79
ANS-Me	75.99±4.17	68.02±3.99	Sn-Mes	78.84±4.63	69.70±4.39
ANS-UI	33.24±2.34	30.65±2.40	Sn-Stoms	24.94±2.18	21.49±2.37
UI-Me	42.76±2.77	37.65±2.44	Stoms-Mes	53.90±6.52	48.21±2.98
UI-PP	33.29±2.37	30.67±2.40	C-Cns	53.52±6.52	53.84±5.69
U6-PP	28.04±2.77	24.65±2.02	Sn-Gns	77.35±4.83	69.58±4.92
LI-MP	46.74±2.86	41.75±2.19	Stoms-UI	3.17±1.70	3.40±1.64
L6-MP	38.31±2.45	33.89±1.92	Ns-Sn	66.90±3.09	63.05±2.62
PNS-HP	60.68±3.51	55.89±2.69	Sn-EP	10.53±1.59	10.22±1.37
			UI-EP	1.90±1.83	2.63±1.99
			LI-EP	1.19±1.76	1.06±1.75
			Si-EP	5.98±1.59	5.27±1.20

2. 头颅正位 X 线头影测量　随着现代正颌外科技术的进步，大量颜面不对称畸形患者寻求治疗，需要全面分析患者的颅面特征以及三维空间的生长发育规律。用于正颌外科临床的头影测量分析多为侧位 X 线头影测量分析，这显然是不够的。对于各种面部不对称畸形，侧位 X 线头影测量难以提供全面临床分析依据。因此，北京大学口腔医院正颌外科中心建立了后前位 X 线头影测量分析系统，获得了满意的应用效果。

（1）建立 x、y 坐标系：选择左右颧突上缘点的连线作为 x 轴；以过鸡冠中心点的 x 轴的垂线作为 y 轴；两条线的交点为 x、y 坐标原点（图 12-10）。

（2）测量标志点：包括有如下测量标志点：鸡冠中心点（the central point of crista galli，CG），左、右侧颧突点（the left and right zygomatic process point，LZP，RZP），左、右侧髁突上点（the superior point of left and right condyle，SLC，SRC），左、右侧髁突外侧点（the lateral point of leftand right condyle，LLC，LRC），左、右侧乳突点（the point of left and right mastoid process，LMP，RMP），左、右上齿槽突点（the point of alveolar of left and right maxilla，ALM，AEM），左、右上磨牙点（the point of second molar of 1eft and right maxilla，SMLM，SMRM），上中切牙中点（the central point of maxillar yincisors，CMXI），下中切牙中点（the central point of mandibular incisors，CMD I），左、右侧下颌角点（the gonial point of 1eft and right mandible，GLM，GRM），颏点（the mental point，MP）。见图 12-10。

（3）测量标志点在坐标系中的位置和线距测量：见图 12-11。后前位 X 线头影测量常用测量标志点 X、Y 坐标值和线距测量正常值范围（表 12-3-12-4）。

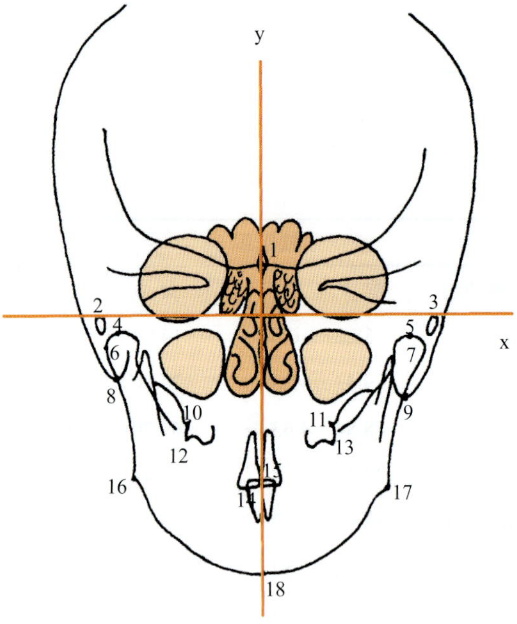

图 12-10　头颅正位常用测量标志点

1. CG　2. LZP　3. RZP　4. SLC　5. SRC
6. LLC　7. LRC　8. LMP　9. RMP　10. ALM
11. ARM　12. SMLM　13. SMRM　14. CMXl
15. CMDl　16. GLM　17. GRM　18. MP

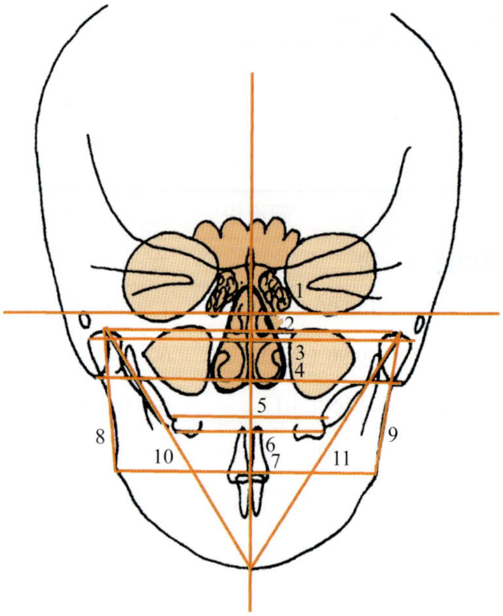

图 12-11　头颅正位常用测量项目：线距

1. LZP-RZP　2. SLC-SRC　3. LLC-LRC
4. LMP-RMP　5. ALM-ARM　6. SMLM-SMRM
7. GLM-GRM　8. SLC-GLM　9. SRC-GRM
10. SLC-MP　11. SRC-MP

表 12-3　正颌外科后前位 X 线头影测量常用测量标志点 X、Y 坐标值（单位：mm）

测量标志点		男		女		t 值	p 值
		均值	标准差	均值	标准差		
鸡冠中心点	X	0.00	0.00	0.00	0.00		
	Y	23.32	3.83	22.60	3.72	0.9631	> 0.05
左颧突点	X	-74.76	2.45	-69.22	2.41	11.3984	< 0.01
	Y	0.00	0.00	0.00	0.00		
右颧突点	X	74.60	3.31	69.59	2.91	8.1075	< 0.01
	Y	0.00	0.00	0.00	0.00		
	Y	-8.33	2.82	-7.14	2.22	2.3530	< 0.05
右髁突上点	X	61.53	4.09	56.91	3.42	6.1307	< 0.01
	Y	-7.47	2.27	-7.05	2.37	0.8354	> 0.05
左髁突外侧点	X	-68.79	3.48	-63.72	2.76	0.0860	< 0.01
	Y	-15.22	3.67	-12.91	2.63	3.6145	< 0.01
右髁突外侧点	X	69.96	3.23	64.96	3.42	7.5716	< 0.01
	Y	-13.71	3.27	-12.00	2.72	2.6386	< 0.01
左乳突点	X	-60.52	5.12	-57.27	3.02	3.8645	< 0.01
	Y	-30.86	4.84	-26.59	4.43	4.6038	< 0.01
右乳突点	X	61.29	5.38	58.34	3.13	3.3495	< 0.01
	Y	-30.73	5.30	26.41	4.47	4.4116	< 0.01
左上齿槽突点	X	-35.96	1.95	-33.45	1.85	6.6137	< 0.01
	Y	-45.40	4.43	-41.74	3.92	4.3867	< 0.01
右上齿槽突点	X	36.02	1.86	33.65	2.31	5.6467	< 0.01
	Y	-44.69	3.41	-40.53	3.68	5.8534	< 0.01
左上磨牙点	X	-34.48	2.61	-31.29	2.30	6.4868	< 0.01
	Y	-54.12	4.21	-49.44	3.95	5.7383	< 0.01
右上磨牙点	X	34.05	2.32	31.28	2.55	5.6825	< 0.01
	Y	-54.22	3.55	-48.46	4.33	7.2648	< 0.01
上中切牙中点	X	-0.31	1.48	-0.22	1.45	0.3086	> 0.05
	Y	-66.09	3.95	-61.11	4.11	5.9497	< 0.01
下中切牙中点	X	0.06	1.39	0.15	1.47	0.3070	> 0.05
	Y	-63.47	3.78	-58.81	4.43	5.7306	< 0.01
左下颌角点	X	-56.95	4.02	-52.25	3.22	6.5408	< 0.01
	Y	-76.47	4.89	-68.40	4.50	8.5896	< 0.01
右下颌角点	X	56.88	3.18	52.71	3.15	6.5832	< 0.01
	Y	-76.36	4.58	-68.42	5.43	7.9126	< 0.01
颏点	X	-0.49	1.83	0.05	1.62	1.5750	> 0.05

表 12-4　正颌外科后前位 X 线头影测量常用项目：线距正常值范围 （单位：mm）

测量项目	男		女		t 值	p 值
	均值	标准差	均值	标准差		
左右颧突间距	149.41	4.94	138.81	4.79	10.8951	＜0.01
左右髁突上点距	122.79	6.18	113.40	5.27	8.1776	＜0.01
左右髁突外侧点距	138.79	5.58	128.71	5.21	9.3322	＜0.01
左右乳突距	121.83	9.62	115.63	4.77	4.0862	＜0.01
上牙弓宽度	68.58	4.11	62.62	3.87	7.4705	＜ 0.01
下颌角间距	113.86	6.00	105.00	5.49	7.7064	＜ 0.01
左侧升支高度	68.35	4.50	61.48	3.85	8.2077	＜ 0.01
右侧升支高度	69.18	4.22	61.59	4.68	8.5208	＜ 0.01
左髁突颏点间距	116.63	5.16	106.23	5.12	10.1194	＜ 0.01
右髁突颏点间距	115.20	4.78	105.95	4.91	9.5459	＜ 0.01

（4）非对称率的计算：正位 X 线头影测量主要是用来揭示面部左右相应结构的对称性情况、面部中线结构标志点与面中线的重合情况和面部结构的宽度的情况。

面部结构非对称率的计算公式：

$$Q = (G - K) / G \times 100\%$$

Q 代表对称率，G 为两个对应点至面中线距离绝对值较大的值，K 代表绝对值较小的值。

非对称率越小，表示两个对应点的对称性越好，非对称率为零表示完全对称；反之非对称率越大则对称性越小。当非对称率≤ 10% 时，一般认为面部两个对应结构点是对称的。正颌外科后前位 X 线头影测量常用标志点正常人群非对称率情况参看（表 12-5）。

表 12-5　正颌外科常用后前位 X 线头影测量标志点正常人群非对称率情况

测量标志点	男			女		
	左	右	非对称率 %	左	右	非对称率 %
髁突上点	61.23	61.53	0.49	56.48	56.91	0.76
髁突外侧点	68.79	69.96	1.67	63.72	64.96	1.49
乳突点	60.52	61.29	1.26	57.27	58.34	1.83
上齿槽突点	35.96	36.02	0.17	33.45	33.65	0.59
上磨牙点	34.48	34.05	1.25	31.29	31.28	0.03
下颌角点	56.95	56.88	0.12	52.25	52.71	0.87

通过以上各项内容的测量，可以分析出牙颌面软硬组织结构间的关系，将测量的结果与正常均值进行比较分析后，即可分析出患者牙颌面畸形的机制，结合临床检查从而明确诊断，确定治疗方案。例如，一位前牙𬌗的患者来求治，经过临床检查和 X 线头影测量分析，如果 SNA 角和 SNB 角均在正常范围中，则患者的𬌗为牙性𬌗畸形，行正畸治疗即可；如果 SNA 角正常而 SNB 角明显大于正常，则患者为下颌前突畸形；SNA 角小于正常值而 SNB 角正常，则患者的反𬌗是由于上颌后缩畸形造成的；如果 SNA 角小于正常值而 SNB 角大于正常值，那

么患者的牙列反殆是由下颌前突伴上颌后缩畸形造成的。临床上需要根据其造成畸形的不同的机制，设计相应的正颌外科治疗计划。

第三节　矫治方案设计
Design of Surgical Corrective Procedures

提　要

X 线头影测量、术后效果预测以及模型外科是正颌外科术前设计的必不可少的步骤。只有认真完成这些步骤，才有可能理想地恢复患者的面型，精确地建立术后咬合关系。本节详细介绍了这些步骤的操作过程和方法，在此基础上设计恰当的治疗方案。

一、矫治方案设计的基本原则 Basic principles of treatment

1. 正确的诊断是矫治设计的基本前提，如诊断错误将导致设计错误。

2. 根据畸形表现、严重程度，选择适当的手术方式。例如下颌后缩畸形的矫治，理想的手术方式则是选用口内入路的升支矢状劈开截骨术。

3. 兼顾容貌美学要求，增加必要的辅助手术，以达到鼻唇颏关系的完美协调。

4. 结合患者的容貌审美要求和其家族容貌特征。例如，有的双颌前突畸形患者，希望双唇不过于回缩以免显得苍老，有的患者希望脸形窄长而不至于太宽大等，都应在矫治设计时予以考虑。

二、术前、术后的正畸治疗 Preoperative and postoperative orthodontic therapy

1. 手术前后正畸治疗的工作内容包括：①排齐牙列；②适当调整横殆曲线和纵殆曲线的曲度；③关闭牙列中的散在间隙或将散在间隙集中于特定位置便于外科医生用牙槽突部位的手术关闭之；④上、下前牙的去代偿矫正以及个别牙齿牙轴方向的调整。⑤调整上下牙弓形态使之相协调，左右两侧的牙弓形态尽可能对称等。

2. 手术前后正畸治疗的目的是：①减少术中牙骨段分块的机会，降低手术的难度，减小手术创伤，缩短手术时间；②建立良好的咬合关系，提高矫治效果，增加术后牙骨段的稳定性，减少术后畸形复发程度。

详细内容请参考《口腔正畸学》的有关章节。

三、正颌外科术后面型预测分析 Visual treatment objective for orthognathic surgery

面型预测分析（visual treatment objective，VTO），通过 X 线头影测量分析得知畸形的机制，初步确定手术部位后，可使用 VTO 分析技术来进一步确定颌骨的牙骨段所需移动的方向、距离及截骨的量，以保证手术能够定量化进行。同时通过 VTO 法，可预测术后的面型侧貌，得到一个可视化的术后面型预测效果，便于对手术方案的效果进行预判和进行适当的调整。

（一）预测分析的意义

正颌外科主要是通过外科手术和与术前、术后正畸相结合的治疗方法对牙颌面畸形进行矫治。需恢复口颌系统的功能，并同时矫正牙颌面部的畸形，使功能和形态达到统一协调。手术要求十分精细和准确，而这种要求是很难在手术过程中决定和完成的，因此术前必须对其畸形机制、术式、截骨部位、骨段移动方向、距离，咬合关系等进行预测分析并确定各项数据，制做殆板才能保证手术的效果。

（二）预测分析的内容

1．术式和截骨部位的确定　预测术式及截骨部位的关键是通过 X 线头影测量对牙颌面畸形机制的分析，确定各种手术的程式，目前正颌外科的手术方式已经成熟，有单颌的，双颌的，颏部的和根尖下骨段的各种术式等。

2．截骨量及骨段移动方向的预测　当术式和截骨部位确定后，则需进一步预测为达到治疗目的需截骨的量及牙骨段移动的方向和移动的距离。

3．术殆关系的预测　正颌外科矫治中，恢复口颌系统功能的基础是建立良好殆关系。良好殆关系的确定，一方面是通过术前正畸的辅助；另一方面是随骨块移动获得良好的颌骨位置关系的同时，取得良好殆接触关系。因此在预测骨块移动的同时也必须预测殆关系的情况。

4．软组织侧貌的预测　软组织面型的矫正是正颌外科矫治中的一个重要目标。软组织侧貌改变的基础来自牙颌位置的变化。因而在预测术后牙颌的位置变化后，根据软硬组织移动的比例关系，可相应预测到术后软组织侧貌的变化。

（三）面型预测分析的方法和步骤

面型预测分析的方法和步骤见图 12-12。

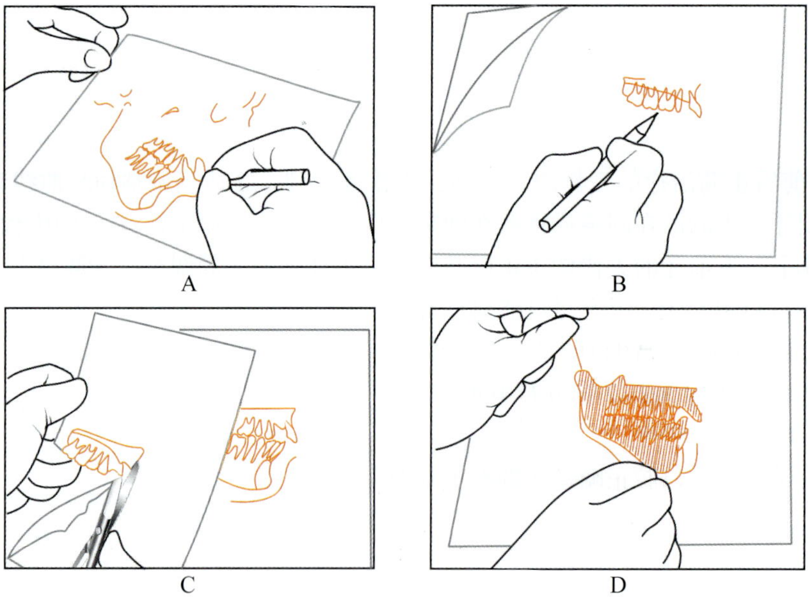

图 12-12　VTO 技术的操作步骤

A．在硫酸纸上描绘带有头颅软硬组织结构的 X 线头影图　B．在另一张硫酸纸上描绘带牙齿的上、下颌模板　C．剪裁模板　D．根据治疗设计将模板在另一张头影图上移动，直至与正常值接近，即获得最终的术后面型预测图

1．通过 X 线头影测量对反映颌骨、牙齿、牙弓的大小及位置关系的各项测量值与正常值进行对比分析，对牙颌面畸形的形成机制、异常部位及严重程度作出判断。据此确定手术方

式、术中截骨的位置及颌骨移动距离和方向等。

2．描绘两张带有头颅软硬组织结构的 X 线侧位头影图，将其中一张的上、下颌（包括牙齿）分别剪裁下来作为模板（template）。

3．按照分析确定的手术术式、截骨部位，将剪裁下来的颌骨模板在另一张头影图上作移动，直至其位置关系与正常值接近或一致，即为术中颌骨移动后的位置。

4．根据软组织随骨组织移动的比例关系，确定软组织侧貌改变。例如上切牙移动与红唇移动的比为 1 ∶ 0.7，骨性颏部与软组织颏部的移动比为 1 ∶ 1，最终得出术后的面型预测图。

5．进一步分析预测后的各部结构的比例关系，加以必要的修正并和患者进行商榷，直到满意为止。

计算机辅助的二维 VTO 方法大致同上所述，将患者定位 X 线头颅侧位片导入计算机软件中，计算机可自动定点，根据需求进行测量分析，按术中截骨位置模拟形成上下颌牙骨段和颏部骨段，移动骨段位置，使相应测量值趋于正常范围，根据上述软硬组织移动比例预测术后软组织侧貌形态。

四、模型外科 Model surgery

模型外科（model surgery）是根据临床检查、X 线头影测量分析及术后面型预测（VTO）的结果，将转移到殆架上的石膏模型截断、拼对，模拟术中截骨的位置和牙骨段的移动方向和距离，最终取得良好的颌骨位置关系和咬合关系的设计过程。

（一）模型外科在正颌外科中的重要意义

模型外科是正颌外科术前设计的重要组成部分，所有需要改变咬合关系的正颌外科手术，在术前设计时都必须进行模型外科的设计，才能保证术后颌骨位置，咬合关系达到设计要求。

1．通过模型外科可获得三维空间的立体概念，观察垂直向、前后向及左右向的问题，弥补 X 线头影测量分析的不足。

2．借以指导外科手术中截骨部位、截骨量以及牙骨段移动的方向和距离。

3．显示上、下牙弓的协调性及颌间关系的调整方法。

4．拼对出具有良好形态和功能的上、下牙列咬合关系。

5．在完成模型外科后的咬合模型上制作咬合导板和唇弓，手术中以此作为导板引导牙骨段达设计位置，唇弓用于后颌间固定装置。

（二）模型外科的操作方法

1．取印模制作石膏模型　用弹性印模材取上、下颌印模，印模要求准确、完整取出牙列、牙槽及硬腭、前庭等结构。灌制石膏模型，要求模型表面光滑，牙面不应有气泡和缺损。用蜡片作正中咬合记录。

2．选殆架　模型外科使用殆架（articulator）应该是半解剖式的，可配合进行面弓转移操作。某些简单的单颌外科手术，可选用非解剖殆架。

3．面弓转移　只有保证将上、下颌的真实的空间位置关系转移到殆架上，才能表现出畸形的所在。面弓转移可基本保证上颌模型的准确的三维位置，通过咬合关系记录，也能真实地反映下颌的空间位置关系，这样就满足了模型外科的要求（图 12-13）。

4．安装上下颌模型，借助面弓转移先将上颌模型用石膏固定于殆架上，再通过咬合蜡记录将下颌模型也固定殆架上（图 12-14）。

5．作参考线及测量　石膏完全干透以后，通过在石膏上画水平参考线（referenceline），以及通过每一牙尖向水平参考线画垂直参考线等，并进行相应测量记录，用以判断某些畸形的程度以及手术移动骨段的程度（图 12-15，图 12-16）。

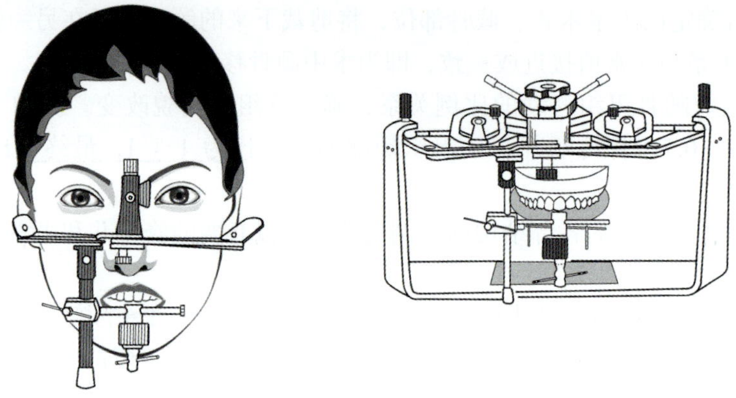

（1）　　（2）

图 12-13　面弓转移

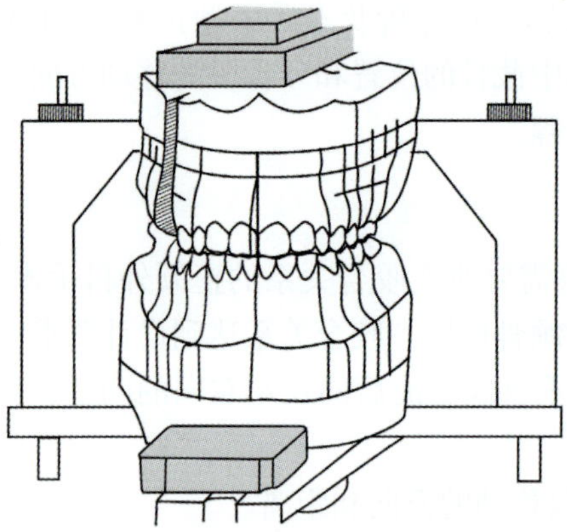

图 12-14　安装上下颌石膏模型

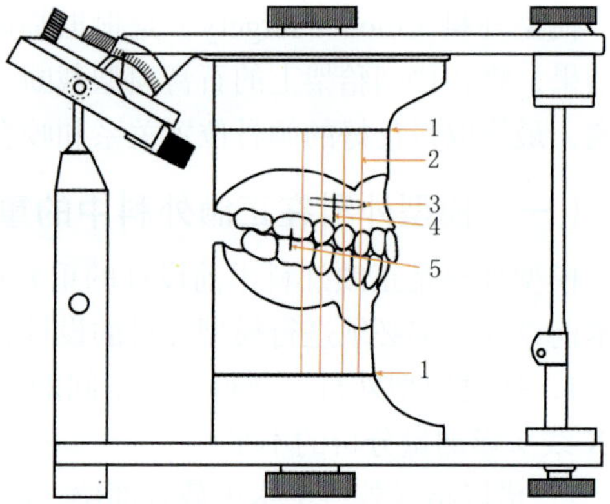

图 12-15　作参考线及测量

1. 水平参考线　2. 过各牙尖的垂直参考线　3. 用于显示骨段间垂直向改变　4. 截骨处与牙轴平行的参考线　5. 用于显示模型拼对后上下牙间关系的变化

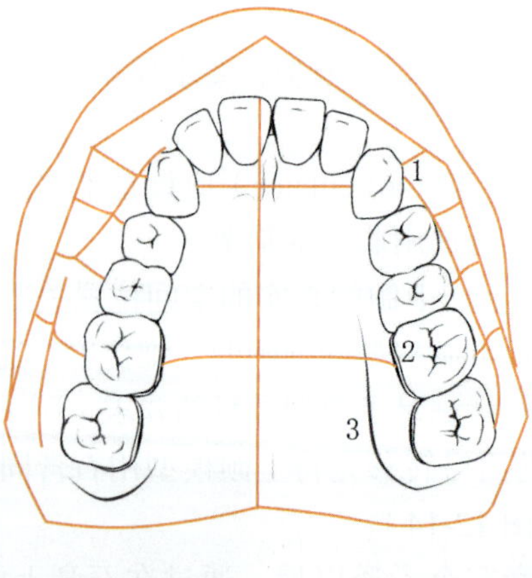

图 12-16　作参考线及测量

6. 切割拼对模型　按照 X 线头影测量分析，VTO 分析结果及可能取得的最好殆关系，切割并拼对模型。在切割和拼对时，应模拟手术的截骨部位和方式，并应兼顾软组织对骨移动的允许程度。模型切割、拼对满意后，用蜡固定模型于殆架上（图 12-17，图 12-18）。

7. 在完成了模型外科的模型上制作咬合导板（occlusal guide plate）及颌间固定装置。

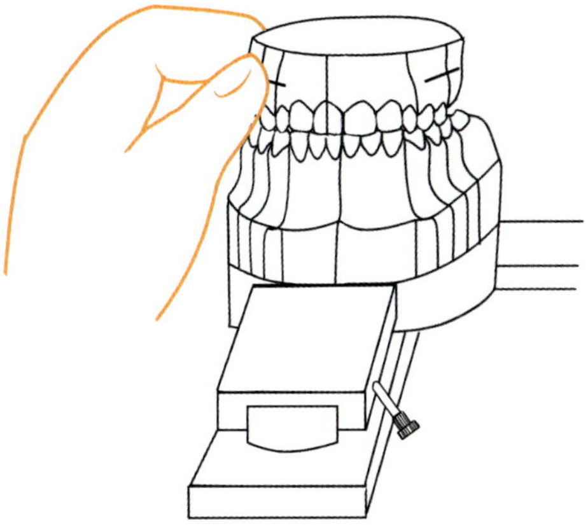

图 12-17　切割拼对模型

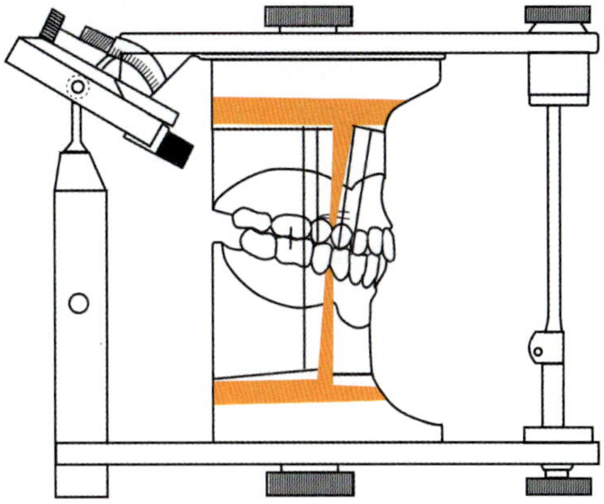

图 12-18　切割拼对模型

第四节　正颌外科常用的手术方法

Common Surgical Procedures of Orthognathic Surgery

提　要

上颌 LeFort Ⅰ型截骨术、双侧下颌升支矢状劈开截骨术和水平截骨颏成形术为现代正颌外科的标准术式。掌握并巧妙搭配这三种基本术式可矫治大多数常见的牙颌面畸形。这三种手术操作复杂，应掌握其适应证，并了解其并发症的预防和处置。

牙颌面畸形多涉及颌骨三维位置关系的畸形，要根据不同的畸形性质和部位选择相应术式。通常需要选择几种术式相结合，作为一个系列组合同期完成，才能使牙颌面畸形的矫治获得满意的效果。

正颌外科手术包括移动颌骨、改变咬合关系的手术，如上颌 LeFort Ⅰ ~ Ⅲ型截骨术、下颌升支或体部截骨术，以及区段性截骨手术等；也有一些是不改变咬合关系，单纯以改善面容为目的的手术，如水平截骨颏成形术、下颌角、咬肌成形术和颧骨成形术等。

本节着重讨论现代正颌外科最常用的术式，包括上颌 LeFort Ⅰ型截骨、下颌升支矢状劈开截骨和水平截骨颏成形术。

一、上颌 LeFort I 型截骨术 Le Fort I maxillary osteotomy

上颌 LeFort Ⅰ型截骨术（Le Fort I maxillary osteotomy）是按照 Rene LeFort 1901 年将上颌骨的骨折分为三个类型中的Ⅰ型骨折线进行截骨，然后移动牙骨段位置，以矫正各类上颌骨畸形的正颌外科手术方法。现代 LeFort Ⅰ型截骨术的概念，包含了按照 LeFort Ⅰ型骨折线的上颌骨截开，和使截开的上颌牙骨段下降折断（downfracture），从而能使该骨段在三维方向上根据术前设计而移动以矫正各类上颌畸形。该术式已成为现代正颌外科必不可少的基本术式之一。

（一）适应证

1. 单纯上颌畸形的矫治　单纯上颌后缩或上颌前突畸形无论伴或不伴有垂直方向异常，上颌不对称畸形，开𬌗畸形。

2. 双颌畸形的矫治　上颌后缩下颌前突畸形，上颌前突下颌后缩畸形，长、短面综合征，各类牙颌面不对称畸形，复杂颅颌面外伤导致的牙颌面畸形等

（二）操作步骤

1. 麻醉　上颌 LeFort Ⅰ型截骨须在经鼻气管插管全身麻醉下进行。因上颌骨血运丰富，术中出血较多，应配合使用控制性低血压术。为减少软组织切开时的出血量，术前常使用 0.5% 利多卡因加 1/100 000 肾上腺素在切口周围局部浸润。

2. 切口　由上颌一侧第一磨牙远中至对侧第一磨牙远中前庭沟底黏膜切口。为减少出血，可使用 15# 小圆刀切开黏膜，其深方的软组织使用电刀切开，直至骨膜完全切开（图 12-19）。

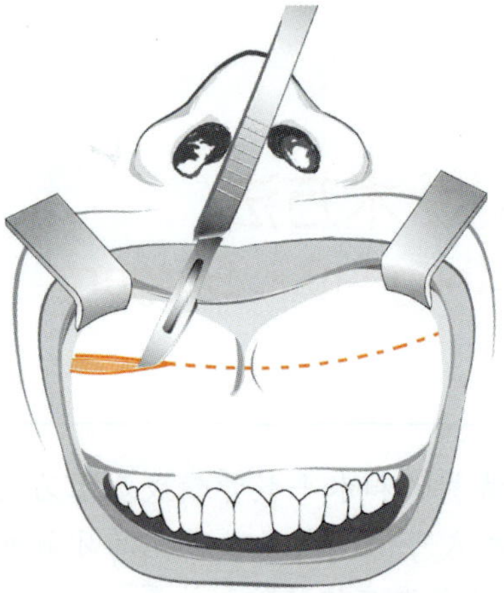

图 12-19　黏骨膜切口

3. 剥离与显露　骨膜切开后，用骨膜剥离器（periosteal elevator）紧贴骨面行骨膜下剥离、暴露上颌骨前、外侧壁，潜行剥离直达翼上颌连结，再剥离双侧鼻底黏骨膜（图 12-20）。

4. 截骨　以尖牙根尖上 5 mm 位置，使用细裂钻标记一点，在同侧第一磨牙处于龈缘上两个牙冠高度标记一点，连接此两点为截骨线，可自一侧梨状孔边缘向后向外，沿标记的截骨线越过尖牙窝和颧牙槽嵴达翼上颌连结的水平截骨线（图 12-21）。用往复锯（reciprocating saw）完成上颌窦前壁、外侧壁、部分后壁和内侧壁的截骨。此时尚有部分上颌窦内侧壁和后壁未断开，可使用薄刃骨凿将其凿开。

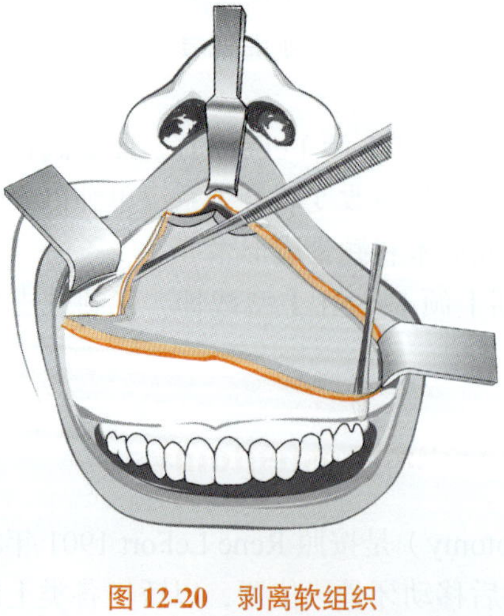

图 12-20　剥离软组织

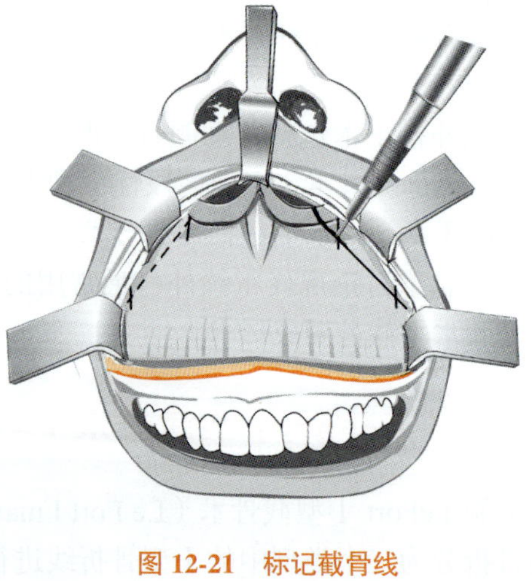

图 12-21　标记截骨线

5．凿断鼻中隔　使用专用的鼻中隔凿，紧贴鼻中隔基底部由前向后完全凿断鼻中隔（图 12-22）。

6．断翼上颌连结　使用专门的弯凿在水平截骨线以下离断翼上颌连结（12-23）。

7．降下折断　完成双侧上颌骨的截骨操作后，上颌牙骨段与其上方的颅面骨结构已充分截开离断，术者将手指压迫于上颌切牙区，借助手指的力量就可将上颌骨段折断并降下。使用专用的上颌把持钳能将其充分松动和游离（图 12-24）。

8．移动和固定　充分游离上颌牙骨段后，根据不同需要使上颌牙骨段向前、向上，亦可向下、向后或向侧方移动。移动后牙骨段就位于中间𬌗板中并行暂时性颌间固定（intermaxillary fixation，IMF）。在梨状孔两侧缘及双侧颧牙槽部位使用微型钛板（microplate）行坚固固定（rigid fixation）（图 12-25）。

9．缝合软组织切口。

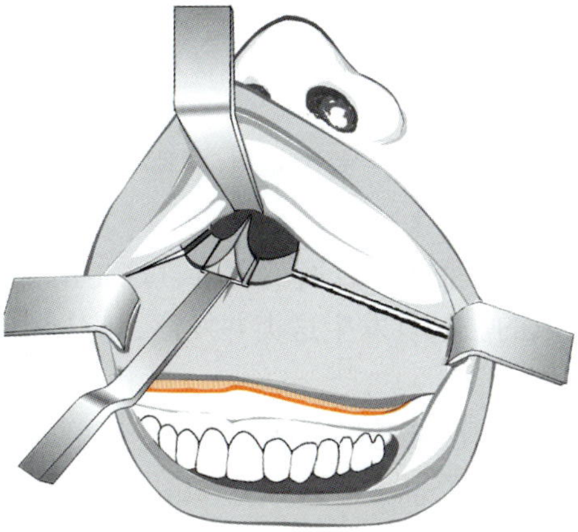

图 12-22　凿断鼻中隔

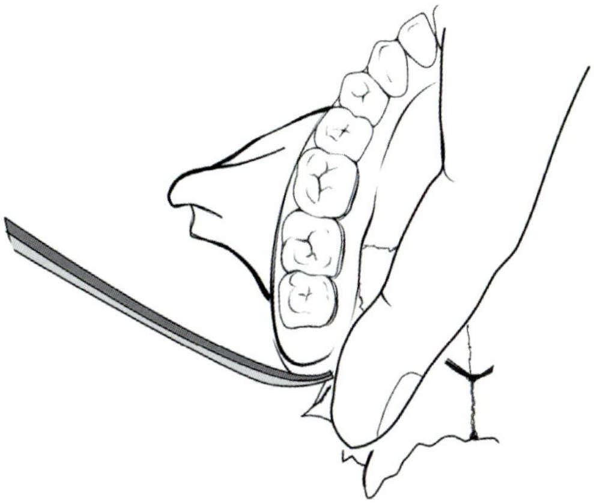

图 12-23　凿断翼上颌连结

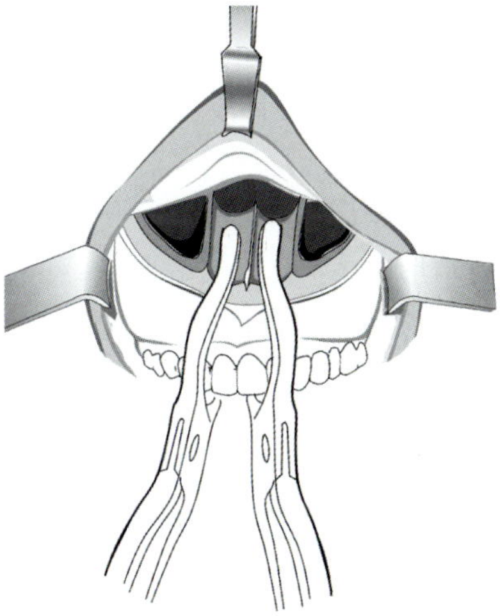

图 12-24　降下折断

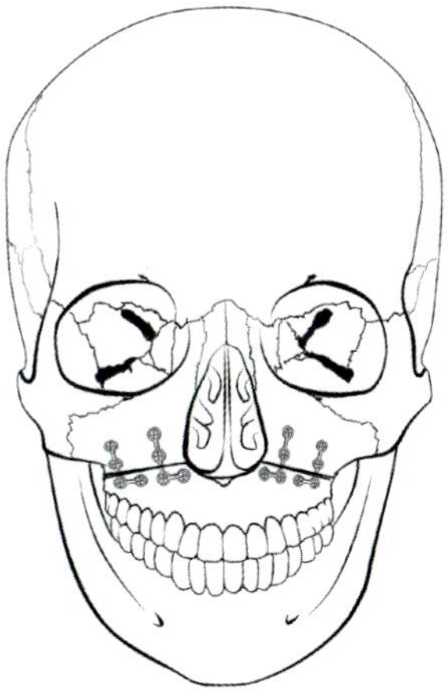

图 12-25　坚固内固定

（三）并发症的预防与处理

1．出血　目前采用的控制性低血压技术能够将术中小血管出血和毛细血管渗血的血量控制在最低限度。较大血管的出血主要发生在上颌结节后方的上牙槽后动脉，上颌窦后壁和内壁交界处的腭降动脉，甚至是翼上颌裂内的上颌动脉。为了避免较大血管损伤导致的术中大出血的发生，手术者应对重要血管的局部解剖有透彻的了解。一旦发生较严重的出血，应尽快完成截骨将牙骨段折断降下显露出血部位，采取结扎或压迫止血，更严重的出血可行颈外动脉结扎术。

2. 骨的延迟愈合与骨坏死　骨段及相应软组织的血运障碍，是延迟愈合和骨坏死发生的主要原因。知名血管的损伤、过多的分块截骨，不适当的剥离与骨段移动以及不良的固定方法等，都可导致血运障碍。骨段的良好愈合还与骨段间是否有好的骨接触有关。手术前后正畸治疗，可避免术中过多的分块截骨；使用坚固内固定方法；截骨间隙内充分植骨；截骨术中动力系统充分冷却；保持腭侧软组织蒂的完整等措施，可防止该并发症的发生。

3. 意外骨折　LeFort Ⅰ型截骨易发生意外骨折的部位包括：上颌窦前外壁，上颌骨水平板和腭骨水平板间，上颌窦后内壁交界处，翼板和（或）颅底骨板等。截骨时充分离断，密切观察，避免折断时使用暴力是预防此并发症发生的主要措施。

4. 感染　LeFort Ⅰ型截骨术后发生感染的情况极为少见。但在一些重度牙周病以及上颌窦慢性炎症患者或存在其他潜在感染因素的情况下，术后可能并发感染。一旦感染，应充分引流。抗感染治疗需选用敏感抗生素。

5. 神经损伤　行 LeFort Ⅰ型截骨术可能损伤眶下神经，术中应小心避免。上牙槽前、中、后神经的损伤较难避免，术前应向患者说明。

6. 鼻中隔变形、鼻翼基底变宽、鼻孔变扁平及上唇变短、红唇变薄等，这是由于术中软组织广泛剥离、上颌骨上移以及术后瘢痕收缩所造成的。一旦发生这类并发症，应行相应手术予以纠正。

7. 鼻泪管损伤　高位 LeFort Ⅰ型截骨时可能发生，应熟悉局部解剖关系，注意避免。

二、下颌升支矢状劈开截骨术 Sagittal split ramus osteotomy

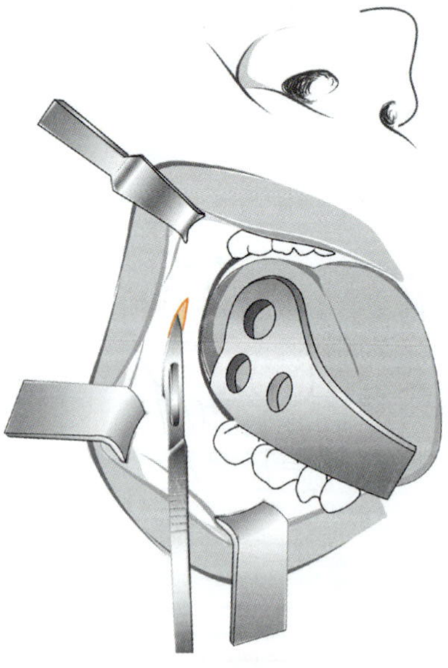

图 12-26　黏骨膜切口

（一）适应证

1. 下颌前突畸形　这类畸形多选择口内入路下颌升支矢状劈开截骨术（sagittal split ramus soteotomy, SSRO），予以矫正。下颌远心骨段后退距离超过 15 mm 者不宜选择 SSRO。

2. 小颌畸形及下颌后缩畸形。

3. 下颌偏斜畸形。

4. 长面综合征与短面综合征。

5. 开𬌗畸形。

（二）操作步骤

1. 麻醉　应在经鼻气管插管全身麻醉下进行。

2. 切口　切口周围可用含 1 ∶ 100 000 肾上腺素的 0.5% 利多卡因浸润注射，自𬌗平面水平到第一磨牙的龈颊沟偏颊侧黏膜上沿升支前缘和外斜线切开黏骨膜（图 12-26）。

3. 剥离、暴露与截骨　由切口暴露升支前缘后，在升支内侧于乙状切迹和下颌小舌间分离显露部分舌侧骨板，使用长裂钻在下颌小舌之上 3 ～ 5 mm 处完成水平骨切开，其深度达骨松质内即可，向后达下颌升支后缘的前方。然后用裂钻或往复锯从水平骨切口前端开始，沿升支前缘稍内侧开始进行矢状骨切开，并逐渐向外至第一、第二磨牙颊侧，完成矢状骨切开。最后在第一、第二磨牙颊侧行垂直于下颌下缘的截骨，完成垂直骨切开（图 12-27，图 12-28，图 12-29）。

4．分开近远心骨段　使用特制微弯形骨凿沿矢状截骨线在下颌体部外板之皮质松质交界处逐渐由前向后劈开近心骨段（proximalsegments）和远心骨段（distalsegments），使用骨刀将近远心骨段完全分开（图 12-30），然后下颌远心牙骨段可前后移动及旋转运动，使上下颌牙列进入终末咬合导板中，行暂时性颌间结扎。

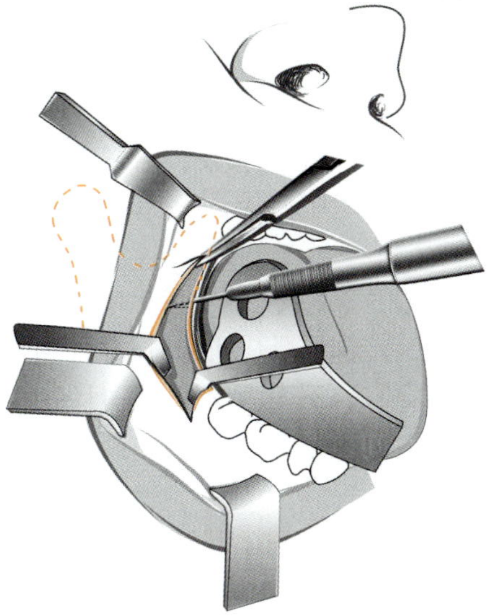

图 12-27　水平截骨

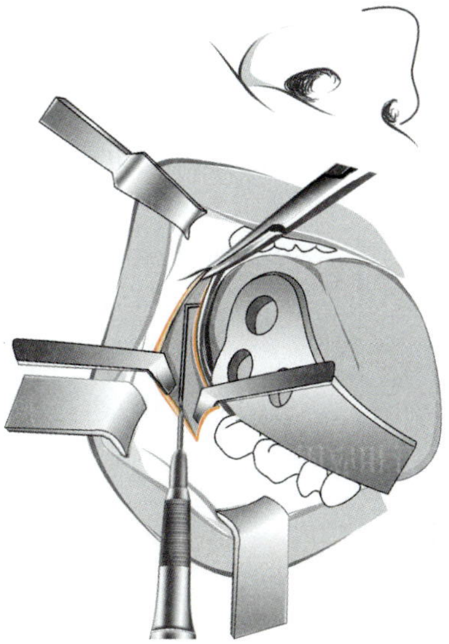

图 12-28　矢状截骨

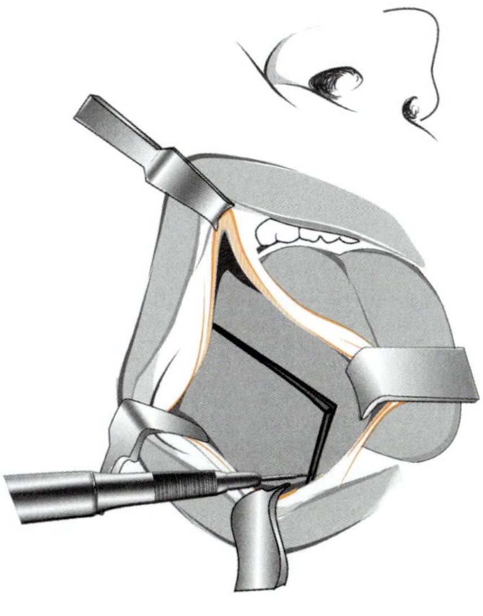

图 12-29　垂直截骨

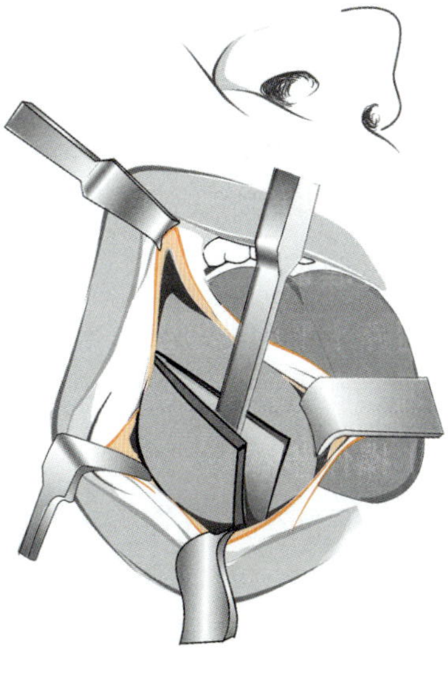

图 12-30　劈裂近远心骨段

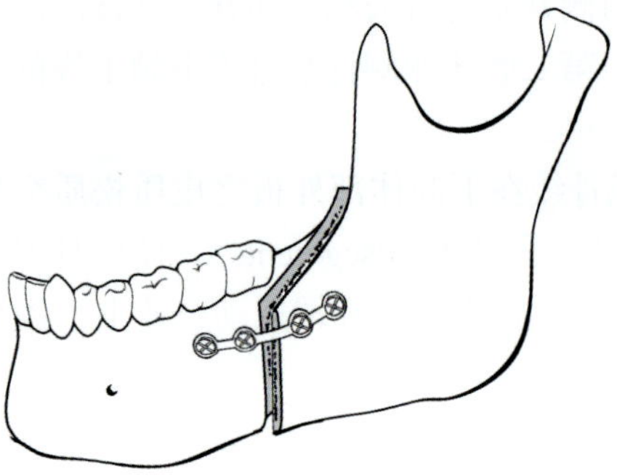

图 12-31 坚固内固定

5. 近远心骨段的固定 使上下颌牙列进入终末咬合导板中，行暂时性颌间结扎。然后应确认髁状突位于颞下颌关节凹内恰当位置，在下颌体外侧垂直骨切开处使用小型钛板（miniplate）行坚固内固定（图 12-31）。

6. 冲洗缝合创口，局部加压包扎。

（三）并发症及其预防和处理

1. 术中出血 术中大出血主因是由于钻、骨凿使用不当所致的上颌动脉、颈外动脉、下牙槽血管以及面后静脉的损伤。切开时颊动静脉切断引起的出血，可电凝或结扎或缝合止血。

2. 神经损伤 SSRO 手术可见下牙槽神经、舌神经以及面神经的损伤，后二者极其罕见。下牙槽神经损伤多发生于术中过分牵引、挤压等。轻柔操作，术中截骨、劈裂时，需注意器械的深度和方向，避免对下牙槽神经血管束的直接损伤。

3. 意外骨折 意外骨折可以发生在近远心骨段的多个部位，文献报告中发生率在 0 ~ 20%。造成意外骨折的最常见原因有：三条截骨线连接不充分，某些部位骨皮质相对较薄，下颌下缘劈开不充分，用暴力强行劈开等。在操作中应注意充分的截骨，不蛮力操作。一旦发生意外骨折，除应行相应固定以外，还应适当延长术后颌间牵引的时间。

三、口内进路水平截骨颏成形 Iintraoral horizontal osteotomy genioplasty

（一）颏与容貌美学

颏作为颜面重要结构之一，是鼻唇颏关系协调的基础，鼻唇颏关系的协调是容貌美的重要标志之一。在生物进化的漫长历史中，人类的进化随着大脑的越来越发达，咀嚼器官的越来越退化，颜面结构发生了一系列变化。最主要的变化是前额越来越突出，双唇越来越后退，同时，颏的轮廓也变得越来越清晰。颏发育不足或短小，不对称常使人感到整个面部的不协调，可影响容貌的协调、匀称与统一。漂亮的颏是容貌美必不可少的，发育良好的颏常被看做是勇敢、刚毅、果断等优良性格的象征。被社会公认的漂亮容貌的颏部标准是：如果将眶耳平面作为水平标志线，过软组织鼻根点和鼻下点分别作一条垂直于水平标志线的垂线。美貌男性的颏前点靠近过软组织鼻下点的垂线；女性颏前点则位于两条垂线之间，靠近软组织鼻根点所划的垂线，正常颏部非对称率小于 10%。

（二）适应证

口内进路水平截骨颏成形术（intraoral horizontal osteotomy genioplasty）可用来矫正颏后缩、颏前突、颏过长、颏过短、颏不对称等各种颏部畸形。

（三）操作步骤

1. 麻醉 可行经鼻气管插管全身麻醉，或行双侧下牙槽神经传导阻滞加局部浸润麻醉。

2. 软组织切口 双侧第一前磨牙之间的前庭沟略偏唇侧切开［图 12-32（1）］，黏膜切开后刀刃稍作倾斜，将一部分肌肉保留在下颌前部外侧骨板上，便于缝合［图 12-32（2）］。切开后达到颏部骨质。剥离暴露颏部骨质。

3. 截骨 截骨线略与殆平面平行，位于颏孔下方约 0.5 cm，使用往复锯或摆动锯完成截骨（图 12-33）。截骨前应先于颏部骨质表面做中线标记，截骨断面活跃出血，可用骨蜡填塞止血。

4. 对位固定 根据术前设计，将颏部骨段作前、后、上、下、左、右各方向的移动达到设计要求以后，可采用钢丝或专用的坚固固定钛板固定（图 12-34）。

5. 缝合 分别将肌层和黏膜对位缝合。

6. 加压包扎 为防止术后血肿和获得较佳的唇外形，应加压至术后两周左右。

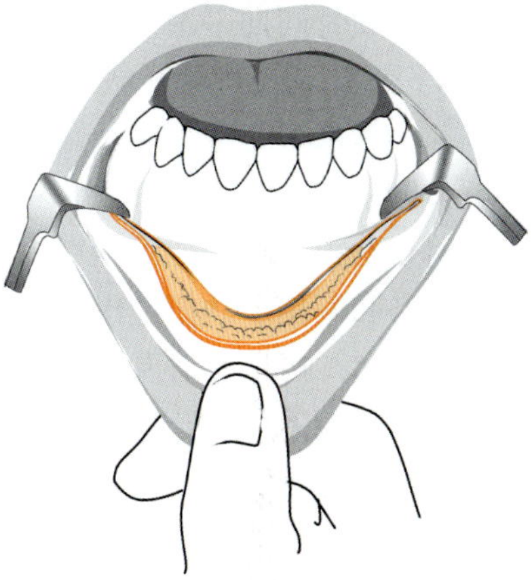

（1）

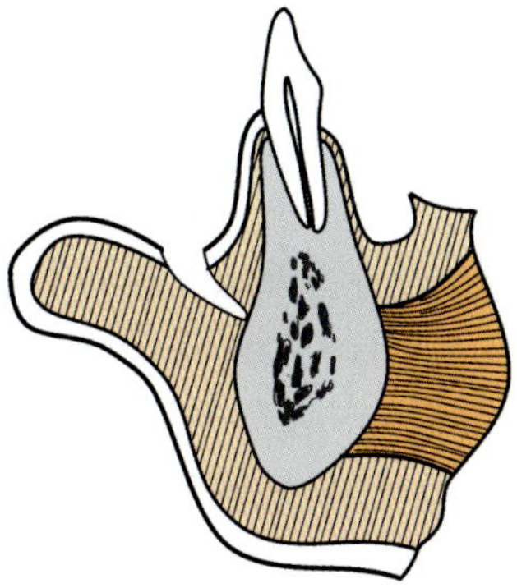

（2）

图 12-32 软组织切口

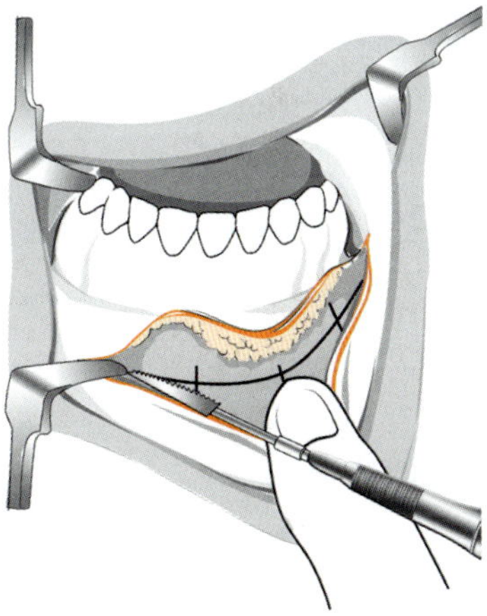

图 12-33 颏水平截骨

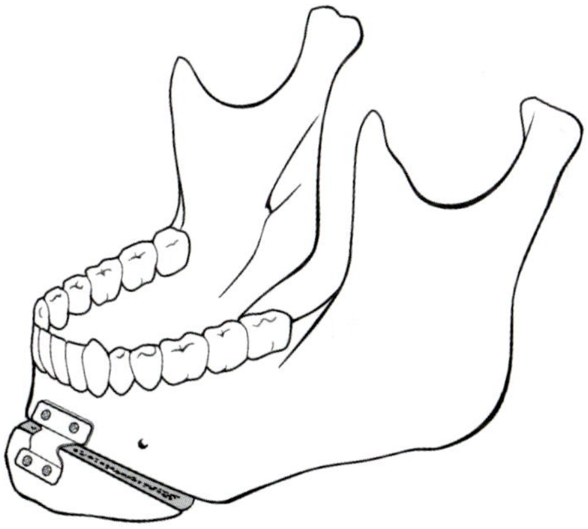

图 12-34 坚固内固定

（四）并发症的预防处理

1. 术中并发症 术中可能有明显的出血，为预防术后血肿的发生，术中应使用骨蜡、明胶海绵等各种止血手段妥善止血。口底软组织出血必要时可行缝扎止血；不适当的牵拉可能会造成颏神经的损伤，截骨线位置过高也可能损坏颏神经。术中应小心保护颏神经；在未完全截开骨段时就强行撬动，可能造成意外骨折，故应将颏部骨质彻底截开，以防止意外骨折。

2. 术后并发症 口腔卫生不良容易造成创口的感染，除严密缝合黏膜创口外，术后应作 2 ~ 3 次 / 日的口腔冲洗。术中完善的止血可避免口底血肿的发生并减小术后感染发生的机会。

3．唇颏部麻木及不适感　为术中牵拉颏神经所致，一般是暂时性的，少数患者可能是持久的。术前应向患者说明，术中轻柔操作，保护颏神经少受损伤是很重要的。

四、双颌手术的操作程序 The procedures of two-jaw surgery

牙颌面畸形患者的表现多种多样，较多的是上下颌骨均存在异常的双颌畸形；部分牙颌面畸形除了表现为颌骨三维空间位置和大小的异常之外，还可能有一些诸如：咬合平面偏斜、上下颌牙弓不协调等表现。因此，绝大多数牙颌面畸形需要上下颌骨同期手术予以矫正。现代正颌外科标准双颌手术包括：上颌 LeFort Ⅰ型截骨术 + 双侧下颌升支矢状劈开截骨术（bilateral sagittal split remus osteotomy，BSSRO）+ 水平截骨颏成形术。其基本的矫治程序如下：

由于双颌手术需要先后截开上下颌骨，使得双颌牙骨段均处于活动状态。单一咬合导板不能将手术前设计准确地实施到术中去，因此需相应地使用双𬌗板技术才能准确实施术前设计方案。该技术在行模型外科设计时，应面弓转移一副上颌模型和两副下颌模型于𬌗架上，然后根据 VTO 分析的初步方案，完成上颌模型的截开、移位和固定，此时上颌模型骨段已位于设计的术后位置，然后再截开、拼对和固定下颌模型，并建立良好的术后咬合关系。在制作𬌗板时，先将已经位于设计位置的上下颌模型放到𬌗架上，制作一个𬌗板，此时为最终的术后咬合关系，故称为终末𬌗板。再将已经拼对好的上颌模型和未截开的另外一副下颌模型安放到𬌗架上再制作一个𬌗板，这个咬合导板称为中间𬌗板。两个咬合导板一起消毒备用。

手术时先行上颌 LeFort Ⅰ型截骨术，在充分活动上颌骨段后，使用中间𬌗板行暂时性颌间结扎。此时用未行手术的下颌骨和中间𬌗板的导引下将上颌骨段确定在设计的术后位置上并行坚固内固定。然后打开颌间结扎，去除中间咬合导板，行 BSSRO，双侧截骨完成后，使用终末𬌗板行颌间结扎，相当于通过已经处于设计位置的上颌骨和终末𬌗板，将下颌骨也确定于术后设计位置，再行下颌的坚固内固定。这样就根据术前设计，完成了双颌手术。然后再根据设计要求完成水平截骨颏成形术，从而完成双颌手术。

计算机辅助设计技术在正颌外科领域的应用请参看第十五章内容。

进展与趋势

数字外科技术在正颌外科领域的应用

数字外科技术已经较为广泛地应用于正颌外科领域，提高了临床诊断、治疗方案设计、手术实施的精度和畸形的矫正效果。临床应用大致步骤如下：

1．颅颌面结构多源数据的获取，如采用 CBCT 或螺旋 CT 获得的颅面骨骼结构数据，结构光扫描模型或口腔内扫面牙列获得的牙和牙列数据，面部三维照相获得面部表面形态、色泽、质地的数据。

2．多源数据的融合处理，将上述多源数据导入相应软件中相互融合建立患者的头颅结构数据模型。

3．记录患者的头颅位姿，目前临床多采用记录患者“自然头位”，并在软件中使患者的头颅数据模型处于与临床同一的“自然头位”状态。

4．在软件三维坐标系中测量分析患者的牙颌面结构，明确诊断和畸形的程度。

5．在软件中采用数字分割技术，形成上下颌牙骨段及颏部骨段数据，模仿术中骨段移动位置，确定手术方案。

6. 设计定位用的咬合导板或定位与固定于一体的定位/固定钛板的数据模型。

7. 三维打印颌骨牙骨段的定位装置（咬合导板）和（或）截骨线定位导板或在数字机床上采用减材制作法制作定位/固定一体的钛板。

8. 实施手术，手术中采用数字方法制作的各种定位装置引导上下颌牙骨段和颏部骨段就位于术前设计位置并行坚固内固定，完成畸形的手术矫正。

第五节 阻塞性睡眠呼吸暂停低通气综合征及其正颌外科治疗

Treatment of Obstructive Sleep Apnea Syndrome with Orthognathic Surgery

提 要

阻塞性睡眠呼吸暂停综合征是一类以睡眠打鼾和日间极度嗜睡为主要表现，并以睡眠中反复发生阻塞性睡眠呼吸暂停和低血氧为主要特征的睡眠呼吸紊乱。上气道狭窄与此类疾患密切相关。正颌外科手术以及颌骨牵引成骨技术能够通过前徙上下颌骨从而改善上气道口径，有效地治疗此类疾患。

一、概述 General introduction

1837 年，英国作家查尔斯·狄更斯（Charles Dickens）在其作品 *The Posthamous Papers of Pickwick Club* 中首次描述了一位名叫 Joe 的红脸、肥胖和极度嗜睡的男孩；1918 年 Willian Osler 开始使用“Pickwicken 综合征”一词描述症状类似的患者；1966 年 Gastant 等开始在 Pickwicken 综合征病例报告中发现了睡眠中反复发生的呼吸间断。1972 年 Guilleminault 最先使用“睡眠呼吸暂停”和“阻塞性睡眠呼吸暂停综合征”定义这一疾患。

睡眠呼吸暂停（sleep apnea）是指睡眠中口鼻气流中断 10 s 以上。睡眠呼吸暂停可以分为三个类型：口鼻气流停止但胸腹呼吸动作存在，称为阻塞性睡眠呼吸暂停（obstructive sleep apnea）；口鼻气流停止同时胸腹呼吸动作亦消失，称为中枢性睡眠呼吸暂停（central sleep apnea）；而混合性睡眠呼吸暂停（mixed sleep opnea），是前述二者按中枢-阻塞呼吸暂停的顺序发生的类型，即睡眠呼吸暂停以中枢性开始，继之以阻塞性呼吸暂停的病理过程。另外还有一种睡眠呼吸紊乱称为低通气（hypopnea），定义为睡眠中潮气量减少 50% 以上，同时伴血氧饱和度下降 4% 以上。睡眠中反复发生以阻塞性睡眠呼吸暂停为主的呼吸紊乱，并引发一系列睡眠中和醒时病理表现者，称为阻塞性睡眠呼吸暂停综合征（obstructive sleep apnea syndrome，OSAS）。目前也称其为阻塞性睡眠呼吸暂停低通气综合征（obstructive sleep apnea hypopnea syndrome，OSAHS）。

由于 OSAS 可能引起包括睡眠中猝死等严重并发症，这种复杂的睡眠呼吸紊乱越来越引起医学界的广泛关注。

随着人们生活水平的提高，对改善睡眠和生活质量的要求亦越来越高。因此，关于 OSAS 的临床和临床基础研究在不断深入地进行中。

OSAS 病因复杂，到目前为止，并未十分明了，比较集中的看法是上气道软组织塌陷和上气道结构异常造成的上气道梗阻的长期作用，导致呼吸中枢的调节机制发生障碍所致。OSAS患者广泛存在着包括鼻甲肥大、鼻中隔偏曲、舌根肥厚、软腭过长、腭盖低平、下颌弓狭窄、下颌后缩和（或）下颌发育不全等解剖结构异常，这些结构异常有的直接造成上气道的狭窄和阻塞，有的是因为其缩小了固有口腔的容积或舌根的位置，间接地导致上气道的狭窄，二者是引起OSAS的重要原因。也就是说，OSAS患者在清醒时就存在上气道狭窄，睡眠中由于体位改变和重力原因，特别是上气道内陷的发生等，可使上气道闭塞，造成了上气道的完全梗阻和呼吸暂停的发生。肥胖和高体重指数（body mass index，BMI）也是OSAS患者重要的致病因素，由于颈周和咽旁过多的脂肪浸润，导致了上气道的狭窄发生。另外，Pierre-Robin序列征、Down综合征和Treacher Collins综合征、甲状腺功能低下和黏液性水肿、肢端肥大症等，均可由于存在小下颌畸形、巨舌症和严重的上气道组织水肿而引发OSAS。

早在1956年，口腔颌面外科医生就已经注意到颞下颌关节强直继发小颌畸形可引起呼吸困难。这是由于关节强直影响了下颌骨的生长，而且长期缺乏咀嚼功能的刺激，引起了严重的小颌畸形所致。

OSAS患者的整夜睡眠中，反复发生的呼吸暂停会引起病理性睡眠间断，与夜间频发的低氧血症、高碳酸血症相叠加，造成了清醒后疲劳感、日间极度嗜睡（excessive daytime sleepiness，EDS）、智力退化、注意力不集中、性格变化、性功能障碍和晨起头痛等一系列症状。

上气道阻塞发生时，血的氧合过程几乎无法发生。血氧减饱和（desaturation）现象十分常见。中等程度OSAS患者其夜间最低血氧饱和度（SaO_2）在75%左右，相当于动静脉血发生了混合。频发的低氧血症可能造成以下病理变化：①气道阻塞造成血氧减饱和；②加大呼吸做功和胸腔负压克服吸气阻力和上气道阻塞，进而引起心血管紊乱；③中枢神经系统继发于上述两点的变化，进一步影响心血管系统。上述病理变化是造成高血压，心律不齐，脑梗死和抽搐发作甚至猝死的病理学基础。

OSAS主要表现包括：

1．睡眠打鼾（snoring） 是OSAS患者就诊的主要原因之一。OSAS患者的鼾声与非OSAS者不同，声音响亮且不均匀，中间常有停顿，即发生了呼吸暂停。

2．极度日间嗜睡 是患者就诊的另一主要原因。其特点是日间发生与所处场合极不相符的无法抗拒的困倦感，且马上入睡甚至猝倒（cataplexy）。极易发生交通事故或工伤，患者求职困难、社会接受性差。OSAS患者在EDS发生后，即使经过一段时间的睡眠，其疲劳感觉仍不能消失，表明睡眠质量低下。

3．睡眠中伴呼吸暂停发生的异常运动 由于呼吸暂停和低氧血症造成的惊醒，睡眠中坐起、四肢类似拍击样震颤和梦游症（somnambulism）。

4．夜间遗尿症（enuresis） 严重的成人OSAS患者中有较高的发生率。

5．晨起头痛 醒后数小时可缓解。

6．性格变化 包括急躁、抑郁、精神错乱或神经过敏、敌视或好斗等。

7．其他 包括病态肥胖（mobideobesity）、性功能障碍（阴茎勃起功能障碍）和食管胃液反流等。

睡眠多导图仪（polysomnography，PSG）监测，目前是诊断OSAS的“金标准（gold standard）”。不仅用于睡眠呼吸紊乱诊断的建立，也可用于评价疗效的定量分析。PSG是通过多个电极和换能器，将源自机体的各种生理信号放大后同步记录于磁盘或记录纸上。这些信号包括脑电图（EEG）、眼电图（EOG）、颏肌电图（EMG）和心电图（ECG），必要时使用Holter心电监测，呼吸运动和膈肌功能由感应性体积描记器（inductive plethysmography）记录，口鼻气流由微变温度计（themister）检知，血氧饱和度（oxygen saturation，SaO_2）以耳或指端脉搏血氧含量计测定。睡眠时按国际标准每30 s标记一次。通过对患者整夜睡眠的监测以及至少 4 h 资料的记录和统计，得出下列结果：

1. 阻塞性、中枢性和混合性睡眠呼吸暂停的次数，以及睡眠呼吸暂停和低通气占睡眠时间的百分比。

2. 呼吸紊乱指数（respiratory disturbance index，RDI）或呼吸暂停低通气指数（apnea hypopnea index，AHI），即：

$$RDI = \frac{\text{睡眠呼吸暂停总次数} + \text{低通气总次数}}{\text{睡眠总时间（分钟）}} \times 60$$

3. 最长呼吸暂停和低通气时间。

4. SaO_2 降至 89% ~ 80%、79% ~ 70%、69% ~ 60%、59% ~ 50% 和 50% 以下的次数和 SaO_2 最低值。

5. 睡眠结构　监测中患者非快动眼睡眠各期和快动眼睡眠所占比例，判断患者睡眠结构的紊乱及其紊乱的程度。

若患者睡眠呼吸紊乱以阻塞性睡眠呼吸暂停为主，RDI $>$ 5，SaO_2 $<$ 85%，即可以诊断 OSAS。最近有学者提出患者还必须存在明显的 EDS，才能诊断为 OSAS，否则即使有上述 PSG 结果也只能诊断为阻塞性睡眠呼吸暂停（obstructive sleep apnea，OSA），不能作出综合征的诊断。OSAS 的诊断一经确立，就应该对患者的上气道进行全面的评估，以确定患者上气道是否存在阻塞，并为可能实施的外科手术术式的选择提供必要的依据。对患者上气道的评估包括临床检查、X 线头影测量分析、头部 CT 和（或）MRI 以及鼻咽纤维内镜检查等。

目前对 OSAS 的治疗大体分为非手术治疗和手术治疗两大类。前者公认有效的是减肥、正畸装置和持续气道正压呼吸（continuous positive airway pressure，CPAP）治疗。其中 CPAP 是最有效的治疗方法。现在外科手术已成为治疗 OSAS 的基本方法之一。手术治疗的目的，是去除或避开上气道阻塞部位，防止上气道软组织塌陷，扩大上气道口径。常用的手术方法包括气管切开术或气管造口术、扁桃体及腺样体切除术、鼻中隔成形术、鼻息肉和鼻甲切除术、悬雍垂腭咽成形术（uvulo palato pharyngo plasty，UPPP），以及许多将新技术用于治疗 OSAS 的外科手术，如：激光、射频和低温等离子等。针对舌根软组织肥大还有舌根软组织成形和舌根悬吊术等。

二、阻塞性睡眠呼吸暂停综合征的正颌外科治疗 Treatment of obstructive sleep apnea syndrome with orthognathic surgery

正颌外科手术通过各种截骨技术，使整体或部分颌骨连同相应的软组织在三维空间上发生定量移动，从而达到改善面形和咀嚼功能的目的。这种相应软组织的变化，也包括附着于颌骨上肌肉的位置、长度、受力角度的变化。正颌外科手术正是通过这种变化，达到改变舌根、舌骨等上气道相关结构的位置，从而扩大上气道，治疗 OSAS。正颌外科手术，特别是近十余年来发展的颌骨牵引成骨（distraction osteogenesis，DO）技术，以其大幅度前徙上下颌骨，开大上气道的显著效果，已经成为公认的治疗 OSAS 最有效的外科手术。正颌外科手术前后移动颌骨对上气道的影响，主要是通过颏舌肌对舌体的牵引，扩大舌根部位的上气道口径。OSAS 患者如果存在软腭过长或舌骨过低等其他问题，需配合其他手术或治疗措施。

正颌外科手术治疗 OSAS 的手术方法包括：

1. 下颌前徙术　Kuo 和 Bear 首先使用下颌前徙术解除下颌骨发育不足患者的 OSAS 症状。下颌前徙术所使用的手术方法，是正颌外科经典的双侧下颌升支矢状劈开截骨术

（BSSRO）。OSAS 患者伴有明显的下颌后缩或小下颌畸形者，是本手术的适应证，但由于咬合关系的限制，往往需要术前术后正畸的配合。

2. 颏前徙术　颏前徙术即将颏部向前移动，但有别于水平截骨颏成形术的颏前移，截骨线设计应高于一般颏成形术截骨线的高度，以保证将整个颏棘前移（图 12-35）。过高的截骨线可能会引起下颌骨正中部位的骨折或下前牙根尖和颏神经损伤。为此，颏前徙术改良为所谓"凸"字形（图 12-36）；以及"抽屉"形颏前徙术（图 12-37）。颏部明显后缩的 OSAS 患者是前两种颏前徙术的适应证；面形基本正常、舌根气道狭窄的 OSAS 患者，是后一种颏前徙术的适应证。颏前徙术前移舌根的量有限，因此只对中轻度 OSAS 有效，由于手术规模不大，常与 UPPP 手术一并完成。

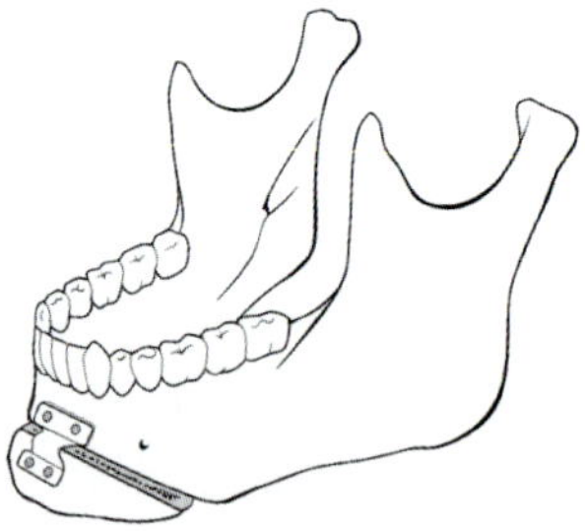

图 12-35　水平截骨颏前徙术

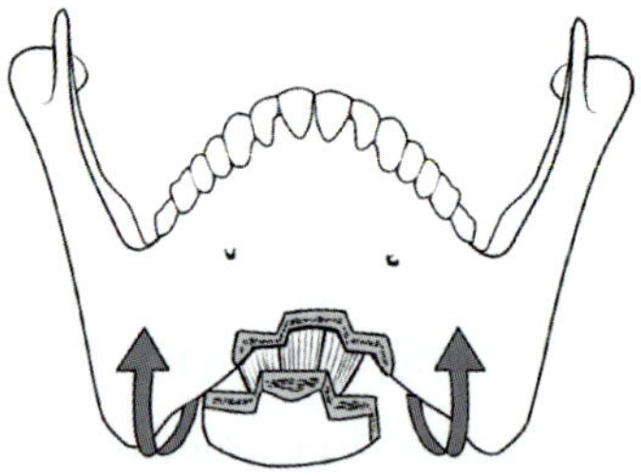

图 12-36　"凸"字形颏前徙术

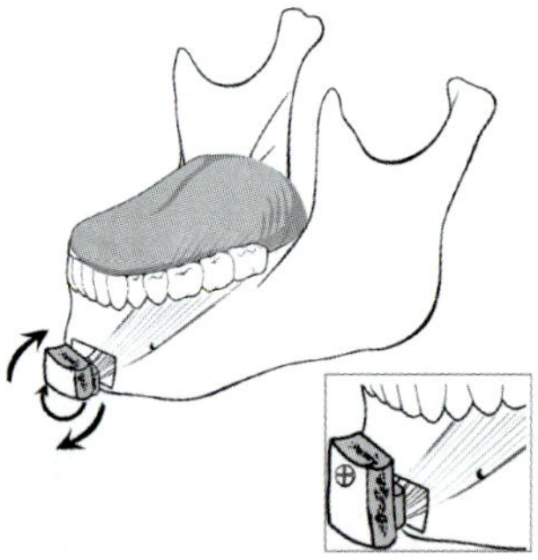

图 12-37　"抽屉"状颏前徙术

3. 颏部前徙和舌骨肌肉切断、悬吊术　1984 年由 Riley 和 Powell 以 inferior sagittal mandibular osteotomy with hyoid myotomy and suspension 的名称首先提出。单纯前徙下颌骨对舌骨位置改变不明显，但舌骨位置与舌位置关系十分密切，而且 OSAS 患者舌骨处于低位和后缩位置者并不少见。手术需要切断所有舌骨下肌群在舌骨上的附着，行颏前徙术后将舌骨悬吊在下颌下缘上，使其与舌根充分向前上方移动，扩大下咽部气道（图 12-38）。

4. 双颌前徙术　采用传统正颌外科手术术式。上颌 LeFort Ⅰ 型截骨术、双侧下颌升支矢状劈开截骨术和颏前徙术，可以较大幅度前移颌骨，扩大上气道，从而有效地治疗 OSAS（图 12-39）。

5. 颌骨牵引成骨技术　上述传统正颌外科手术有着治疗效果精确、手术一次完成等优点，到目前为止，仍然是治疗 OSAS 的主要手术组成。但是，为了保证截骨能顺利愈合，就必须要保持骨接触，下颌骨的前徙幅度受到一定的限制；而且，颌骨前徙幅度越大，由于软组织的限制，术后复发倾向越明显。

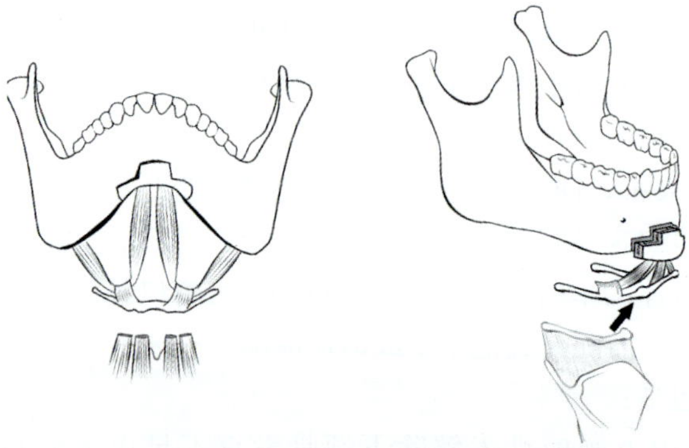

图 12-38　颏部前徙和舌骨肌肉切断、悬吊术

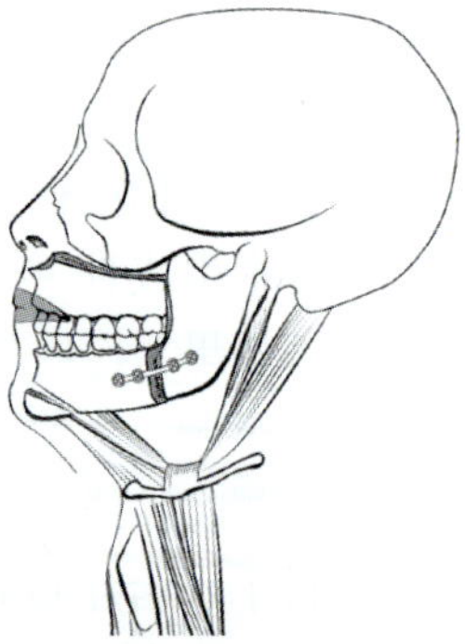

图 12-39　双颌前徙手术

自20世纪90年代DO技术开始用于颌面骨以来，重度小颌畸形合并OSAS病例通过下颌体部和下颌升支DO延长，使下颌骨的远心骨段能够充分前徙，上气道狭窄得到了较充分的矫正，OSAS获得了十分满意的疗效。颌骨DO治疗时骨段逐步被前徙，因此可大幅度充分前徙颌骨；颌骨DO前徙是软硬组织一并延长，术后复发倾向明显减小，充分保证了治疗效果。但是，颌骨DO技术即使经过手术前的精心设计，其术后效果的可预测性仍然不及传统正颌外科手术那样精确，且术后往往需要比较长时间的术后正畸治疗，才能获得满意的咬合关系；牵引器价格昂贵，需要二次手术取出牵引器，亦是其缺点。

（李自力 伊 彪）

临床链接

错殆分类

第1类错殆——中性错殆

上下颌骨及牙弓的近、远中关系正常，磨牙关系为中性关系。即当正中颌位时，上第1恒磨牙的近中颊尖咬合于下第1恒磨牙的近中颊沟内。若全口牙齿无一错位者，称为正常殆，牙列中有错位者，则称为第1类错殆或中性关系。

第1类错殆的表现有牙列拥挤、上牙弓前突、双牙弓前突、前牙反殆、前牙深覆殆、前牙及双尖牙开殆和后牙颊、舌向错位等。

第2类错殆——远中错殆

上下颌骨及牙弓的近、远中关系不调，下牙弓或下颌处于远中位置，磨牙为远中关系。在正中颌位时下颌后退1/4个磨牙或半个双尖牙的距离，即上下第一恒磨牙的近中颊尖相对时，称为轻度远中错殆关系；当下颌再后退，以至于上第一恒磨牙的近中颊尖咬合于下第一恒磨牙与第2双尖牙之间，称为完全的远中错殆关系。

第2类错殆包括2个分类，并各自有其亚类：

第1分类：除磨牙远中错殆关系之外，上前牙唇向倾斜。第2类第1分类的症状可伴有深覆盖、深覆颌和开唇露齿等。

第1分类，亚类：磨牙关系只有一侧为远中错殆关系，另一侧为中性关系。

第2分类：除磨牙远中错殆关系之外，上前牙舌向倾斜。第2类第2分类的症状有内倾型深覆颌。

第2分类，亚类：磨牙关系只有一侧为远中错殆关系，另一侧为中性关系。

参考文献

1. 傅民魁，张震康，张熙恩，等．X线头影测量在外科正畸诊断设计中的应用．中华口腔医学杂志，1986，21：335.
2. 王兴，张震康，高克南，等．中国美貌人群的正位X线头影测量．中华口腔医学杂志，1988，14：195.
3. 王兴，张震康，高克南，等．中国美貌人群的X线测量研究．中华口腔医学杂志，1991，26：3

4. 张震康，张熙恩，傅民魁. 正颌外科学. 北京：人民卫生出版社，1994：13-19，27-95.
5. 王兴，张震康，张熙恩. 正颌外科手术学. 济南：山东科学技术出版社，1999：29-40，52-78.
6. Bell WH，Fonseca RJ，Kennedy JW，et al. Revascularization after total maxillaryosteotomy. J Oral Surg，1975，33：253.
7. Bell WH, Proffit WR, White RP. Surgical correction of dentofacial deformities. Vol Ⅰ，Ⅱ，Ⅲ. Philadelphia：W.B. Saunders Company. 1980.
8. Bell WH，Sinn DP，Finn RA. Cephalometric treatment planning for superior repositioning of maxilla and concomitant mandibular advancement. J Oral Maxillofac Surg，1982，10：42.
9. Ilizarov GA. The tension-stress effect on the genesis and growth of tissues. Part II.The influence effect of the rate and frequency of distraction. Clin Orthop，1989，239：263-285.

Definition and Terminology

Oral and maxillofacial deformity：a distortion or disfigurement of oral and maxillofacial region，maybe congenital，familial，hereditary，acquired，or surgical.

Orthognathic surgery：the science or practice of correcting facial development deformities with altering relationship of dental arches and /or supporting bones，usually accomplished with orthodontic therapy.

Cephalometric analysis：the measurement of the bony and soft tissue structures of the head using standardized lateral and anteroposterior radiography of the head. It is mainly used for assessment of the facial type of a skeleton and the relation of each other，and for diagnosis and treatment design in orthodontic therapy and orthognathic surgery.

Visual treatment objective：a diagnostic and communication aid，consisting of a cephalometric tracing modified to show changes anticipated in the course of growth and treatment.

Model surgery：a positive likeness of dental structures for the purpose of study and treatment planning.

Sleep apnea：sleep apnea is a sleep disorder characterized by abnormal pauses in breathing or instances of abnormally low breathing during sleep. Each pause in breathing，called an apnea，can last from at least ten seconds to minutes，and may occur 5 to 30 times or more an hour. Similarly，each abnormally low breathing event is called a hypopnea.Sleep apnea is often diagnosed with an overnight sleep test called a polysomnogram，or "sleep study" .There are three forms of sleep apnea：central（CSA），obstructive（OSA），and complex or mixed sleep apnea（i.e.a combination of central and obstructive）constituting 0.4%，84% and 15% of cases respectively.In CSA，breathing is interrupted by a lack of respiratory effort；in OSA，breathing is interrupted by a physical block to airflow despite respiratory effort，and snoring is common.

第十三章　颌骨牵引成骨技术

Distraction Osteogenesis for Jaws

第一节　概　　述

General Introduction

提　要

本节简要介绍了牵引成骨以及颌骨牵引成骨技术的发展历史、基本原理、临床应用原则等。俄罗斯矫形外科医生 Ilizarov 20 世纪 50 年代的工作奠定了牵引成骨技术的理论基础。美国整形外科医生 McCarthy 在 20 世纪 90 年代成功地将牵引成骨技术引入口腔颌面部。随着外置式和内置式颌骨牵引器的出现，以及特殊设计的上颌骨和下颌骨牵引器的成功临床应用，颌骨牵引成骨技术成为 20 世纪口腔颌面外科领域具有里程碑意义的新进展。牵引成骨的基本原理是基于张力拉力法则生成新骨，牵引力的稳定性、适当的牵引速度和频率是保证牵引区新骨生成的重要因素。牵引成骨的分子生物学机制研究、计算机技术与牵引成骨技术的结合，以及个性化牵引器定制等是未来的研究方向。

一、简要发展历史 Brief development history

早在 1905 年，意大利学者 Codivilla 就曾成功地尝试过肢体长骨（股骨）的牵引延长，但使其成为一项可以成功应用的临床技术则归功于苏联学者 Ilizarov 在 20 世纪 50 年代所进行的大量实验研究和临床研究工作。他不仅通过实验研究奠定了牵引成骨（distraction osteogenesis，DO）的理论基础，而且通过大量临床研究提出了一系列临床应用的基本原则和技术细节。迄今这些原则仍为世界各国学者在临床应用 DO 时所遵循（图 13-1）。

链接：Ilizarov 下肢长骨 DO 病例

文献记载最早的颌骨 DO 病例是著名德国口腔颌面外科医师 Wassmund 在他 1935 年出版的《口腔外科学》中引用的 Rosenthal 医生 1927 年完成的一例由牙支持式口内弹簧牵引装置所矫治的小下颌畸形病例。1973 年美国学者 Snyder 在一只狗的半侧下颌骨进行了颌骨 DO 的实验研究，成功将下颌骨牵引生成 15 mm 新骨。但是由于颌骨解剖的复杂性以及其对容貌结构的重要性，真正意义上的颌骨 DO 临床应用是在 20 世纪 90 年代以后，1992 年美国著名颅面外科医生 McCarthy 首次报告使用口外牵引器成功完成 4 例儿童患者的下颌骨牵引延长，迅速

链接：McCarthy 下颌骨口外 DO 病例

在国际口腔颌面外科界引起广泛关注（图 13-2）。但是由于口外牵引过程中产生的明显颜面皮肤瘢痕及其可能损伤面神经下颌缘支的风险，使许多学者对采用这一技术心存疑虑。1995 年 McCarthy 在美国，Wangerin 在德国先后设计出了可以通过口内入路安放的下颌骨体部及升支的牵引器，从而开启了内置式颌骨 DO 的新阶段（图 13-3，图 13-4）。

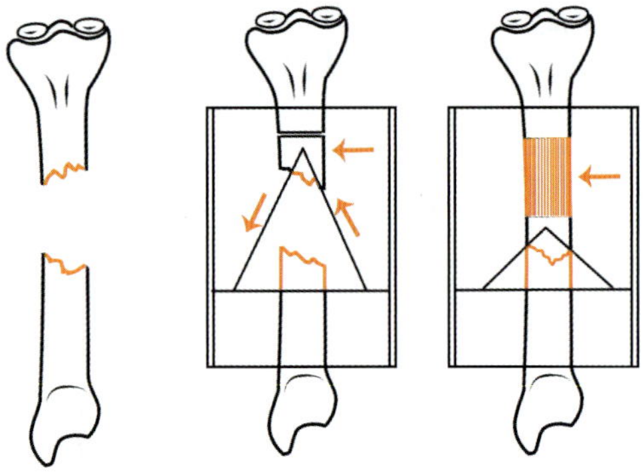

图 13-1 Ilizarov 肢体长骨 DO 示意图

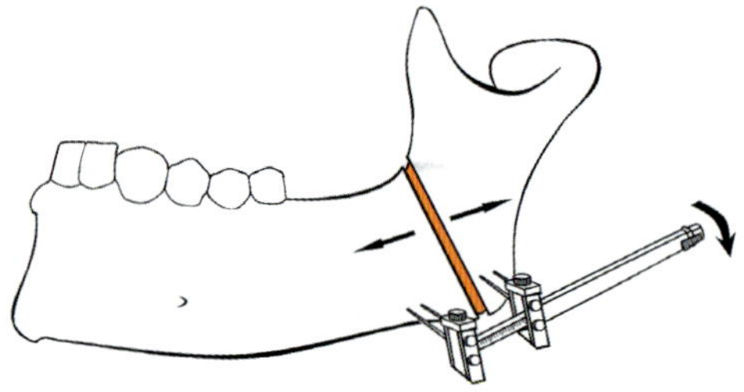

图 13-2 McCarthy 使用的口外下颌骨器及 DO 示意图

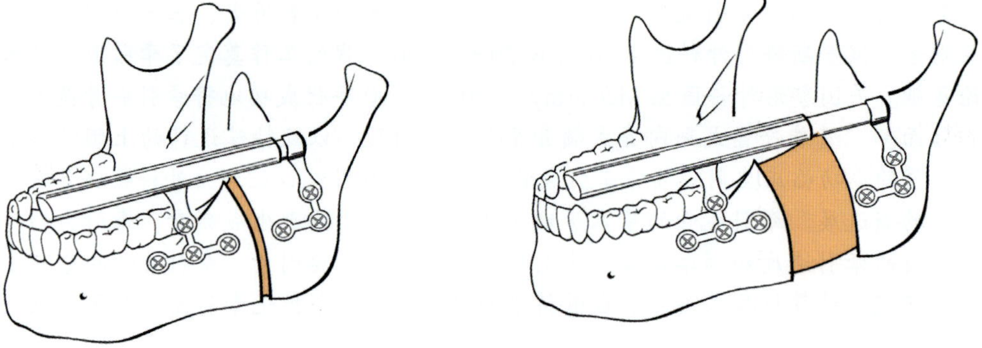

图 13-3 内置式下颌体部牵引器安放（左）及 DO 完成后情况（右）示意图

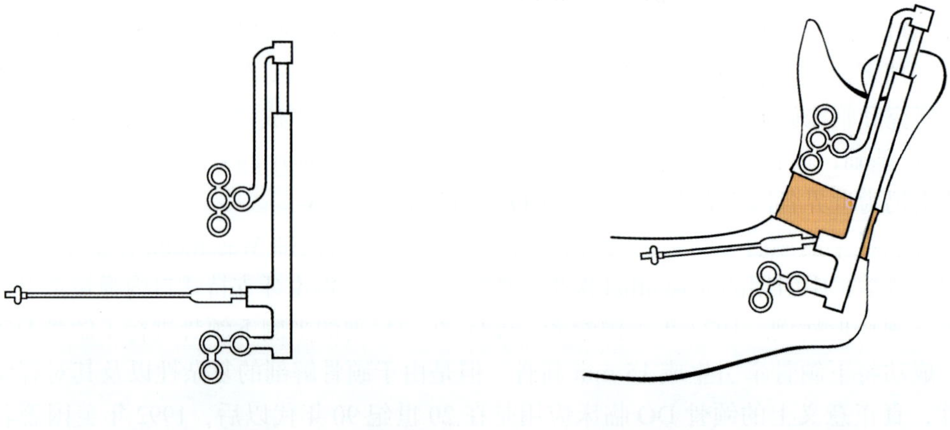

图 13-4 内置式下颌升支牵引器（左）及 DO 完成后情况（右）示意图

1997 年 Polley 和 Figueraoa 报道了采用颅外固定牵引器（rigid external distractor, RED）以颅骨外板为支抗进行上颌骨和面中部 DO 的成功病例（图 13-5）。1998 年 Molina 报道了内置式牵引器矫正上颌骨和面中部发育不足的探索，这类牵引器通常是固定在 Le Fort Ⅰ型截骨线上方的颧突或是颧骨支柱区，截骨线下方可以固定在牙列上，或直接固定在 Le Fort Ⅰ型截骨段上（图 13-6）。目前，RED 较内置式牵引器在上颌骨及面中部的应用更为广泛，因其操作简单，可以进行多方向牵引，并且对上颌骨的前徙具有可靠的效果。而其缺点就是在治疗期间需要特别护理，外露的头架会使患者感觉不适，且对进食及社交生活造成较大影响。

链接：
彩图案例

链接：
唇腭裂继发重度上颌发育不足患者的上颌骨 DO 治疗前后的侧貌及咬合关系

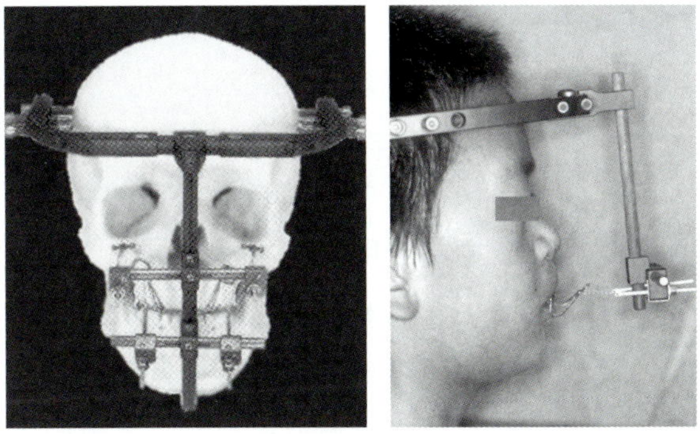

图 13-5 用于上颌骨及面中部 DO 的颅外固定牵引器

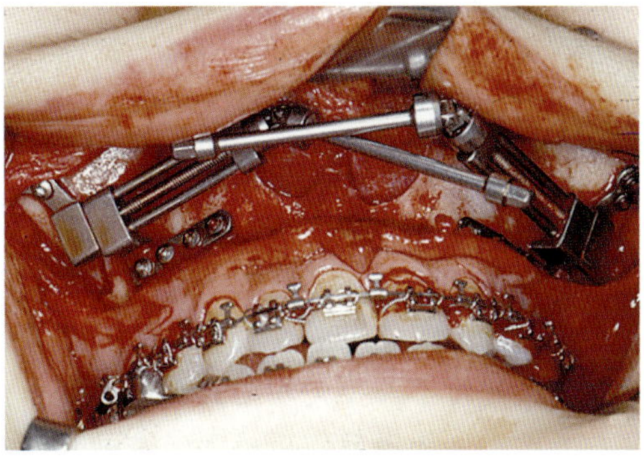

图 13-6 内置式上颌骨牵引器安放固定

颌骨 DO 技术的出现和应用为常规临床技术所难以矫治的诸多复杂牙颌面畸形的矫正开辟了新的思路和途径，被认为是 20 世纪口腔颌面外科领域最重要的新进展，因为它不仅可以矫治严重的骨骼畸形，同时也使伴随的各类软组织（肌肉、血管、神经、皮肤等）得以延长，与常规手术比较，具有手术创伤小，手术并发症少，术后稳定性提高等一系列优点，但也有费用高、治疗时间长，成骨三维形态不易控制等缺点，因此适应证的掌握非常重要。

二、牵引成骨的基本原理 Basic principles of DO

对生物活体组织逐渐施加牵引力可以使其产生张力，而这种张力可以刺激和保持这些活体组织的再生与生长。Ilizarov 将之称为张力拉力法则（law of tension-stress）。在缓慢稳定的牵引力作用下，机体组织成为具有代谢活性的、以增生和细胞生物合成功能被激活为特征的状态。其再生过程取决于适当的血供以及刺激作用力的大小。

对于骨组织，DO 是指通过牵引器，在截开骨皮质的骨段之间施加持续缓慢的作用力（或称张力），促使骨组织和骨周软组织再生，从而在牵开的骨段间隙内形成新骨并导致骨周软组织的同步生长。临床上利用这一原理，不仅可以矫正骨骼畸形，还可以同步矫正伴发的软组织畸形，有利于减少复发，提高各类畸形的矫治效果。

牵引力的稳定性是保证骨牵开间隙内新骨生成的先决条件。骨段间轻微动度的存在将导致大量纤维结缔组织和少量软骨组织生成，从而影响新骨生成。

牵引的速度和频率是保证 DO 新骨生成的另一重要因素。Ilizarov 的研究结论是最佳牵引速度为 1 mm/d，每天至少 4 次牵引，每次牵引 0.25 mm。在每天牵引速度不超过 1 mm 的前提下，牵引次数越多，越有利于新骨生成。牵引速度过快，会产生骨不连接，过慢则有可能出现过早骨愈合，需再次截骨。在颌骨 DO 的临床应用中，多数学者主张每天牵引 1 mm，牵引频率以 3 ~ 4 次为宜。但在血供丰富的上颌骨、儿童患者、给予刺激新骨生成的各类药物或机械刺激等特殊条件下，是否可以适当提高牵引速度，减少牵引频次是许多学者积极探讨的课题。

截开骨皮质不损伤髓质骨并尽可能保留骨膜不被剥离，是肢体长骨DO成功的另一重要条件，因此肢体长骨DO时仅作环形骨皮质切开，注重保持髓质骨不被伤及。但在颌骨DO时，大多数学者采用一侧骨膜下剥离暴露颌骨，然后完成全层截骨，安放牵引器。在颌骨DO技术应用的初期，一些学者提出对成人患者下颌骨应行双侧骨皮质截开，而对儿童患者则仅行单侧（唇颊侧）骨皮质截开，原因是儿童的骨骼结构不像成人那么坚硬，牵开较容易。但根据北京大学口腔医院正颌外科中心的临床观察，儿童患者因骨骼钙化程度较差，不利于牵引器的稳定固定，截骨应更为充分，才能保证牵引器在加力过程中不致松脱，从而顺利完成牵引。

进展与趋势

分子生物学及数字化技术在颌骨DO中的应用

链接：进展与趋势图片

将DO技术引入颌面部的基础及临床应用研究大多是由整形外科医生开始的，他们最早使用了外置式和内置式颌骨牵引器，并且在下颌骨发育不全畸形的矫治中做了大量工作。但是因颅颌面畸形经常涉及的牙齿畸形是整形外科医生不熟悉的，因此这类临床研究报告中较少展示牙齿矫治的效果。口腔颌面外科医生及正畸科医生在这一领域的研究工作弥补了上述不足，使这一技术在牙颌面畸形矫治中的应用日趋完善。

颌骨DO技术的发展历史还不长，需要不断改进与完善。随着各种各样适合于不同畸形矫治、不同颌骨部位的各类牵引器的出现，这一技术在口腔颌面部应用的范围已不断得到拓展。

对DO分子生物学机制的理解，开创了应用新的重组蛋白和基因改良的DO新程式，并最终指导我们制定出促进DO新骨形成的策略。发现新的重组蛋白、转基因技术、微创入路、生物降解牵引装置和确认客观的治疗结束标志，将会通过减少牵引和稳定时间、减少并发症（如纤维性连接）和优化患者的治疗效果，最终促进颌骨DO技术的发展。

目前，DO已经进入了数字外科时代，外科医生能够在计算机上进行术前虚拟设计，术后治疗效果预测，并可在计算机实时导航或模板的引导下实施精确的截骨手术和牵引器安放。术前在3D打印头颅模型上设计截骨线位置、弯制牵引器并制作手术导板可以提高手术精确度，大大减少手术时间。最后，虚拟牵引器的个性化设计和制作，以及其与分子生物学研究成果的结合，将有助于医生和患者更好地达到期望的治疗目标。

第二节　颌骨牵引成骨的临床应用
Clinical Application of DO for Jaws

一、颌骨牵引器 Distraction devices for jaws

（一）牵引器的基本组成

所有的牵引装置基本上都是由固定装置和牵引装置两部分组成。固定装置部分必须确保截骨线两侧骨段间具有良好的稳定性。固定装置又可分为牙支持式和骨支持式。牙支持式是通过黏接带环、唇弓、舌杆等部件将牵引装置固定于牙上，这一方式在牵引成骨过程中常易造成牙移动和骨移动的不等量，发生牙的倾斜移位等缺点，稳定性较差，易复发。骨支持式即通过固定针、螺钉将牵引装置固定于颌骨。这种方式固位牢固稳定、容易获得预期的牵引成骨效果。此外还可利用能产生骨结合的种植体作为固定装置，既可用于骨牵引延长，又可被日后的种植修复所利用。

牵引器的牵引部分一般由螺杆和螺旋轨道组成。按照预定的速度和频率旋转螺杆，牵引装置连同固定于牵引器上的骨段便会沿螺旋轨道移动。在截开骨段间产生张力，刺激骨组织生长，同时骨周围软组织包括皮肤、肌肉、血管、神经同时被牵引延长，达到软硬组织同步延长的目的。

不同种类的牵引器，以上两部分的设计均不同。医生应根据患者的具体情况选择适宜的牵引器。

（二）口外牵引器

1992 — 1995 年，欧美学者均采用口外牵引器矫正颌骨畸形，口外牵引器依靠四根穿过皮肤的固定针将牵引装置固定于颌骨之上，在 DO 过程中牵引器固定针的移动加之暴露于口外面颊的显眼处，不可避免地会形成明显的皮肤瘢痕，影响美观。因此学者们积极研制开发了内置式牵引装置。目前临床应用的大多数牵引装置为内置式牵引器。1997 年 Polley 设计了以颅骨为支抗的颅外固定牵引器用于矫治上颌骨发育不全畸形，目前亦在临床广泛应用。

根据颅外固定牵引器的工作原理，王兴等将其应用于儿童双侧颞下颌关节强直导致的重度小下颌畸形伴阻塞性睡眠呼吸暂停综合征（obstructive sleep apnea syndrome，OSAS）的矫治，获得了良好的临床治疗效果。RED 治疗小下颌畸形的优点是手术操作简便，截骨线的位置和方向的选择灵活；牵引器的安放不受颌骨体积和钙化程度的影响，适用于颌骨体积小、骨密度低、颌骨内存在大量牙胚的儿童青少年重度小下颌畸形患者；术后可根据治疗需要对牵引方向随时进行调整，使牵引治疗更为精确；加大了牵引距离，可用于牵引距离超过 30 mm 的重度小下颌畸形患者的 DO 治疗；牵引器的拆除更为方便。此方法的不足之处是治疗过程中颅骨固定架对患者的生活起居和社会交往造成不便（图 13-7）。

链接：
彩图案例

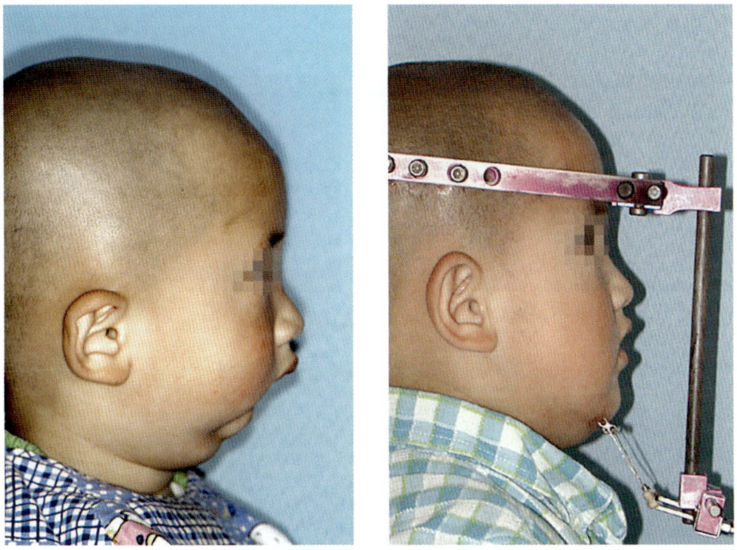

图 13-7　RED 应用于儿童双侧 TMJ 强直导致的重度小下颌畸形
治疗前（左）完成后（右）

（三）内置式牵引器

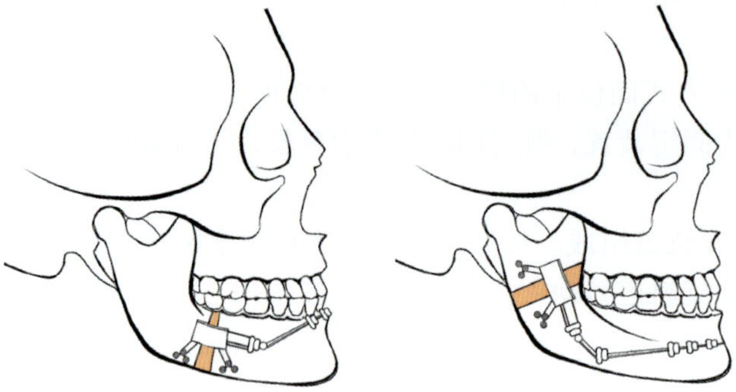

图 13-8 内置式下颌体部（左）及升支（右）牵引器

内置式牵引器避免了口外牵引器的缺憾，它一出现便引起人们的极大兴趣。较早开发内置式牵引器的德国医疗器械公司首先推出了适用于下颌骨体水平向延长的牵引器，随后又设计生产了适用于升支垂直向延长的牵引器。但是左右侧、垂直水平向均为专用牵引器，这给临床医生的应用带来了不便。另一德国公司推出了同样适合于左右侧下颌骨体及两侧升支部延长的牵引器，优点是体积小，缺点是固定孔间距离太小，对医生截骨的准确性要求很高（图 13-8）。近年来各医疗器械厂家均推出了自己设计制作的内置式颌骨牵引器，国内一些厂家也推出了价格相对低廉质量上乘的国产内置式颌骨牵引器以及颅外固定牵引器，为这一技术在中国的推广应用提供了方便（图 13-9）。

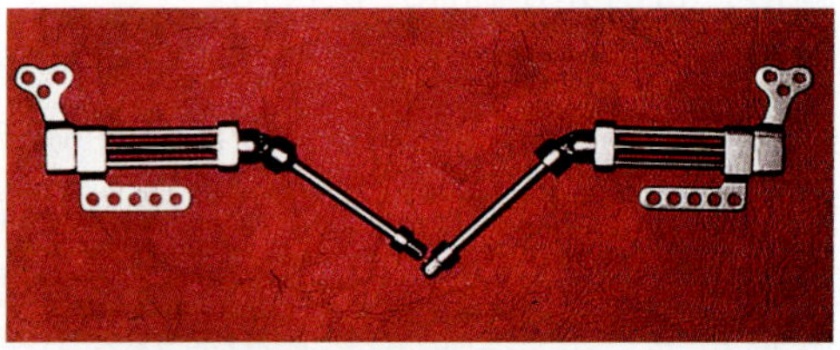

上颌骨牵引器

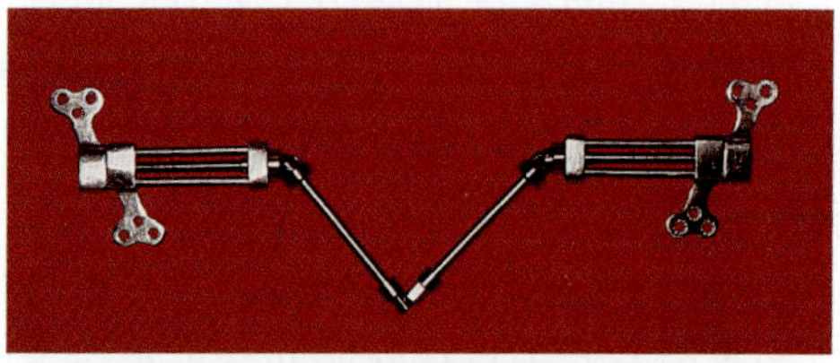

关节成形牵引器

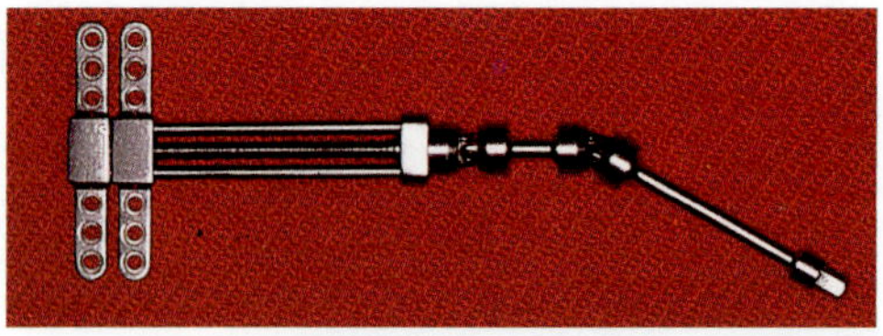

下颌骨体牵引器

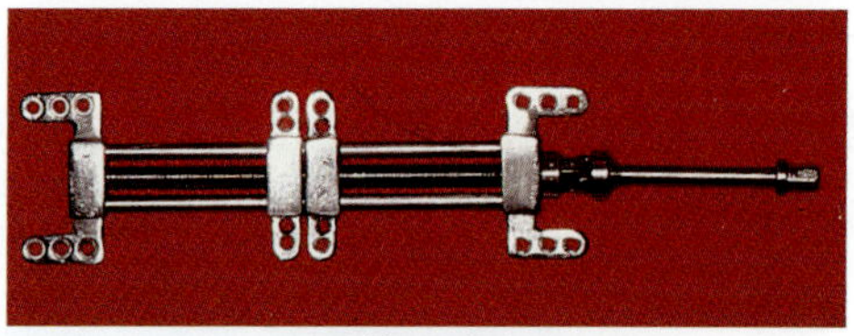

下颌骨体重建牵引器

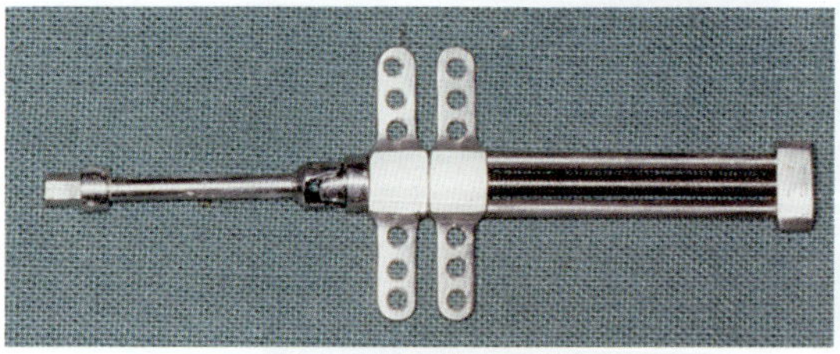

下颌升支重建牵引器

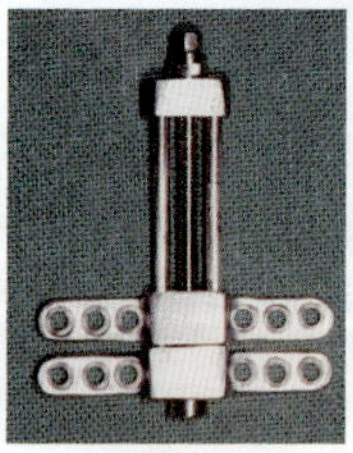

垂直牵引器

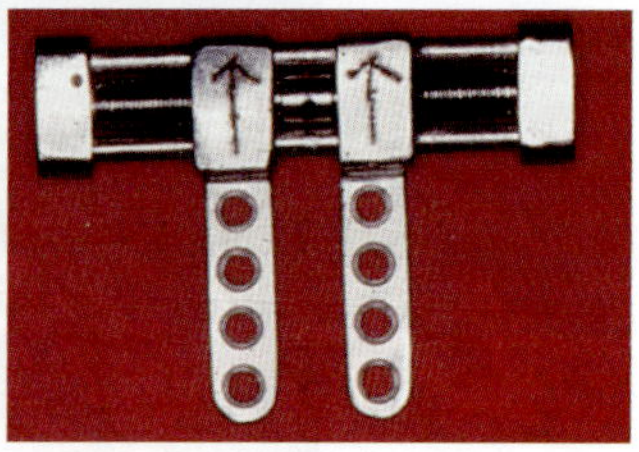

牙弓扩展牵引器

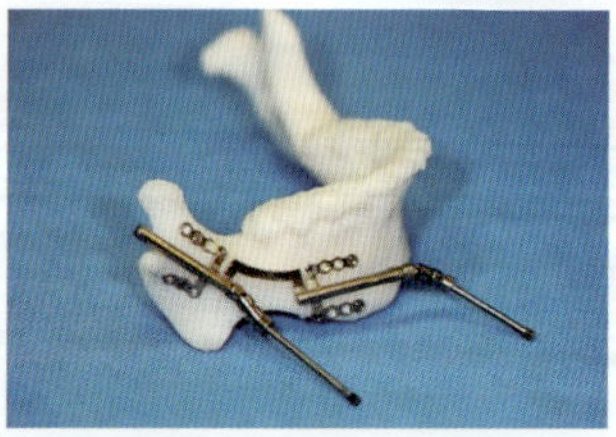

内置式双向牵引器

图 13-9 国产内置式颌骨牵引器

二、颌骨 DO 的临床分期 Clinical staging of DO for jaws

颌骨 DO 技术在临床上从截骨、安放牵引器到完成牵引成骨、拆除牵引器，有三个临床分期：间歇期（latency period），牵引期（distraction period），稳定期（consolidation period）。间歇期是指从安放牵引器到开始牵引的时间。一般为 5 ~ 7 天。根据我们的临床经验，成人患者间歇期应在 7 天左右。儿童患者特别是年龄较小者（4 ~ 6 岁），间歇期可适当缩短，一般为 3 ~ 5 天。

牵引期是指每天按照一定速度和频率进行牵引达到设计牵引幅度所需要的时间。牵引期的长短依据术前设计的牵引幅度而定。如计划牵引 25 mm，牵引期即为 25 天。

稳定期是指从完成牵引后到拆除牵引器的这段时间。为什么需要较长时间的稳定期？这是因为刚刚牵引生成的新骨实际上是还没有钙化、改建的骨基质。稳定期就是在牵引器的稳定固定下让生成的新骨进一步钙化、成熟并在生物力学作用下发生改建。国际上普遍认为上颌骨 DO 的稳定期应在 3 ~ 4 个月，下颌骨应在 2 ~ 3 个月。但是根据北京大学口腔医院正颌外科中心的临床观察，中国患者无论是上颌骨还是下颌骨其稳定期均应适当延长。上颌骨可为 4 ~ 6 个月，下颌骨应为 3 ~ 4 个月。成骨能力较差的老年患者应进一步延长。这可能与国人的饮食习惯和营养状况有关。

三、颌骨 DO 的适应证 Indications of DO for jaws

Ilizarov 总结了 DO 技术应用于肢体长骨的适应证有 17 种之多，几乎包罗了因肢体骨骨髓炎、骨肿瘤切除、发育畸形、外伤等导致的各类骨病及骨缺损、缺失等。在口腔颌面部颌骨 DO 技术的应用也越来越广泛，涉及下颌骨、上颌骨的各种不同类型的发育不全畸形和骨缺损、缺失畸形。如小颌畸形、半侧颜面发育不全综合征，Nager，Crouzen，Robin，Treacher collins 综合征等。

（一）小下颌畸形

各类原因导致的重度小下颌畸形如双侧颞下颌关节强直（TMJ ankylosis）导致的小下颌畸形是选用这一技术矫治的最佳适应证。它可使下颌骨延长达到 20 mm 以上，这不仅可以有效矫治此类患者严重的牙颌面畸形，而且对其伴发的 OSAHS 也具有非常好的治疗效果（图 13-10）。

链接：小下颌畸形患者下颌骨体 DO 矫治

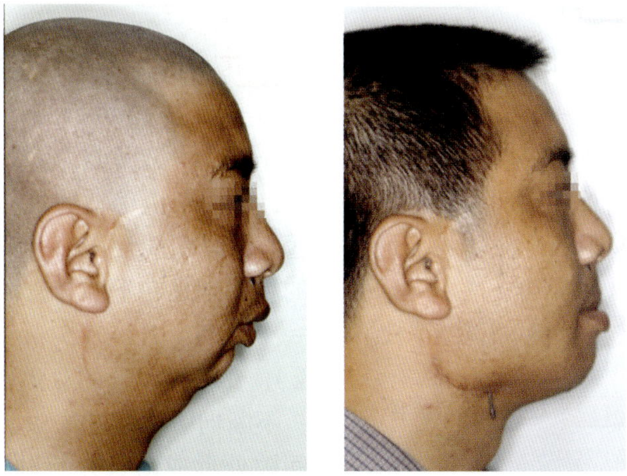

图 13-10　小下颌畸形患者下颌骨体 DO 矫治
治疗前（左）　完成后（右）

（二）半侧颜面发育不全

半侧颜面发育不全是以往临床矫治的一大难题，其颌骨畸形的矫治不仅受到骨骼条件本身的限制，而且伴发的软组织发育不全使手术难度增加，而且常规手术的矫治效果不良，术后容易复发。过去这类畸形的矫治一般都需要等待患者发育停止后方才进行。这对患者的心理发育造成了不良影响。近年来许多学者把下颌骨牵引成骨的焦点放在这类畸形的矫治上，收到了满意的效果。但是目前还缺乏儿童患者早期 DO 矫治后的长期随访研究。DO 矫治后有无复发或与健侧的发育是否同步都有待进一步研究。但是有一点是肯定的，就是早期矫治无疑会大大减轻畸形的程度，有利于患者的心理发育，同时也会给患者成年后的进一步矫治创造更好的条件（图 13-11）。

链接：
彩图案例

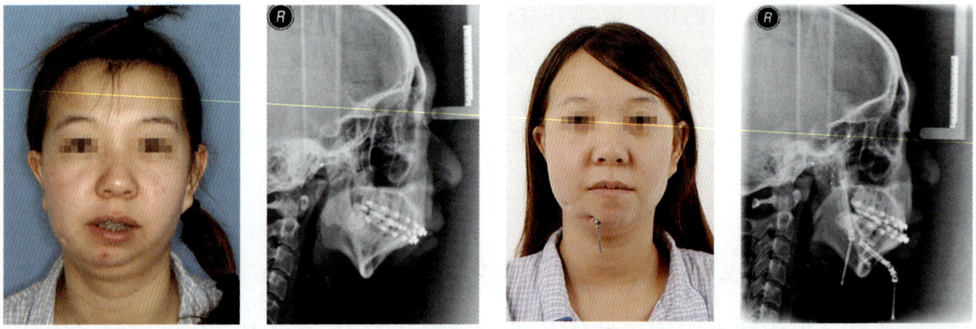

① ② ③ ④

图 13-11　半侧颜面发育不全畸形的 DO 矫治

①②治疗前　③④ DO 完成后

（三）上下颌骨牙弓重度狭窄

上下颌骨牙弓的重度狭窄常常导致牙列的重度拥挤不齐，呈现出牙量、骨量的重度不协调。以往矫治此类畸形主要依靠正畸的牙弓扩展技术和减数拔牙以达到排齐牙列的目的。颌骨 DO 技术应用于上下颌牙弓扩展，不仅避免了常规扩弓的牙倾斜移动从而伴有较高的复发率，而且实现了真正意义上的增加牙弓骨量和快速扩弓。为不拔牙矫治重度牙列拥挤不齐提供了可能。目前已有多家公司推出了专门用于上颌骨和下颌骨牙弓扩展的内置式牵引器。常可使上下颌骨牙弓扩展达 15 mm 以上。

（四）下颌骨缺损、缺失

视频：
牵引成骨

利用 Ilizarov 的“双焦点”（bifocal）“三焦点”（trifocal）DO 原理，治疗下颌骨因肿瘤切除或外伤导致的部分缺失已在临床成功应用。Ilizarov 的“双焦点”原理是针对肢体长骨大段缺失的情况采用在一侧骨断端的上方截开骨皮质，形成牵引移动的骨段，向缺失间隙移动该骨段，使其与原骨段间不断生成新骨而最终与远心骨段断端在压力下愈合。下颌骨缺损、缺失的重建则是在下颌骨骨缺失的一侧或两侧先形成一个或两个长约 1.5 cm 的移动骨段（transport disk），在特殊设计的双焦点或三焦点牵引器作用下，不断向一端或缺失中心移动，并最终于牵开骨间隙处形成新骨并与对侧骨段在压力下愈合，从而达到不用植骨而重建颌骨缺失的目的（图 13-12）。

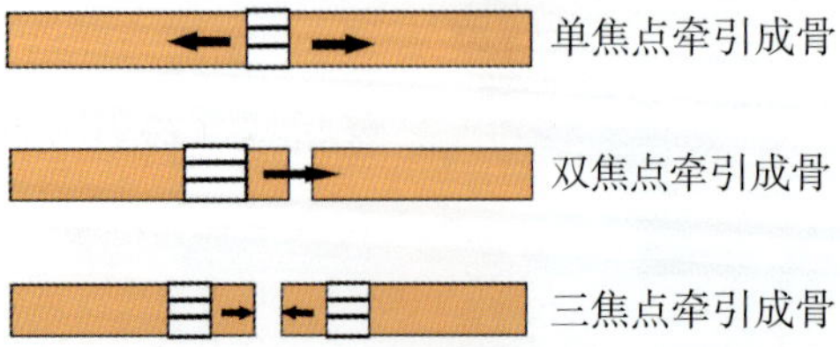

图 13-12　三种不同 DO 方式

链接：
彩图案例

（五）垂直 DO

以往重度的牙槽骨吸收萎缩只有依靠植骨手段重建牙槽骨。特别是希望种植修复牙列缺失的重度的牙槽骨吸收萎缩、缺失患者，重建缺失的牙槽骨恢复牙槽骨的垂直高度已成为一个临床难题。垂直 DO 技术的出现为这一难题的解决提供了简便易行而有效的新手段。近年来临床上不仅有大量成功牵引萎缩的牙槽骨的报告，而且在重建植入的腓骨瓣上也成功实施了垂直 DO，从而使其满足种植修复的需要（图 13-13）。

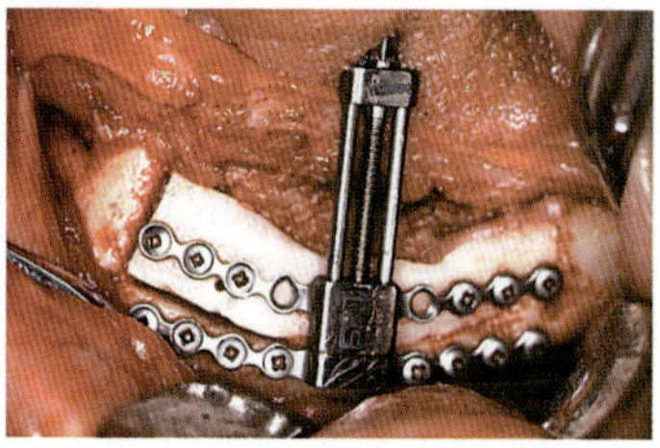

图 13-13　牙槽突垂直 DO

链接：
彩图案例

（六）上颌骨发育不全

上颌骨发育不全是许多颅颌面发育不全综合征的主要临床症状。唇腭裂患者也常继发严重的上颌骨发育不全。常规正颌外科矫治此类畸形因受到颌骨移动幅度的限制，矫治效果常不理想。而且大幅度的移动颌骨后一方面需要大量植骨，另一方面术后复发率较高，同时易加重患者原本存在的腭咽闭合不全，影响患者的语音功能。内置式或颅外固定牵引器的上颌骨 DO 可以使上颌骨前徙达 15 mm 以上。根据北京大学口腔医院正颌外科中心的经验，内置式上颌骨 DO 易于为成人患者所接受，但上颌骨前徙的距离受到限制，过多的前徙还伴有牵引后上颌容易下垂的弊端。颅外固定牵引器因在牵引期间影响患者的社会活动，成人患者不易接受，但是其稳定性好，牵引幅度较少受到限制，且拆除牵引器方便，在儿童患者应用具有良好前景（图 13-14）。

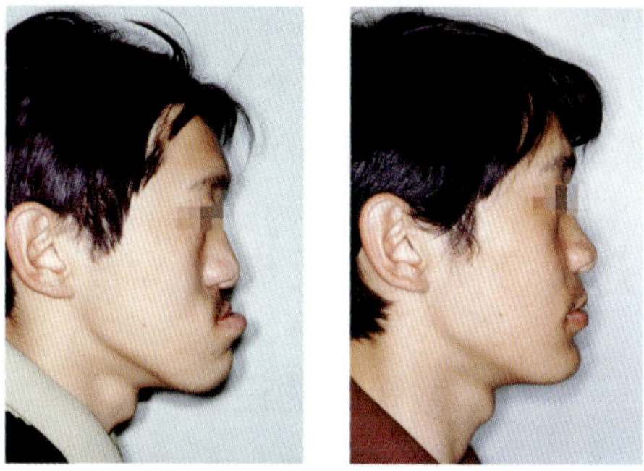

图 13-14　腭裂继发上颌骨发育不全畸形的 DO 矫治

链接：
彩图案例

（七）颞下颌关节强直

长期以来 TMJ 强直的治疗是口腔颌面外科临床的一大难题。它不仅影响患者的一系列口颌系统生理功能，还常常伴发严重的牙颌面畸形，许多患者还伴发不同程度的阻塞性睡眠呼吸暂停综合征。以往的治疗手段大多以解除关节强直、恢复患者的开口功能为目的。即使是仅为此目的，目前临床上多种多样的治疗方法都面临一个共同的难题，那就是复发。1997 年 McCormick 报告采用口外牵引装置治疗 TMJ 强直取得成功。其优点是：①可有效恢复患侧升支的高度，利于患者颜面畸形的矫治；②可在术后 2 ~ 3 天开始强迫性开口训练，降低复发率。1998 年北京大学口腔医院正颌外科中心使用内置式颌骨牵引器治疗 TMJ 强直，其后又设计了专门用于矫治 TMJ 强直的内置式颌骨牵引器，收到了十分满意的效果（图 13-15），目前已成为 TMJ 强直治疗的临床常规手段。

链接：
TMJ 强直患者关节结构的 DO 重建

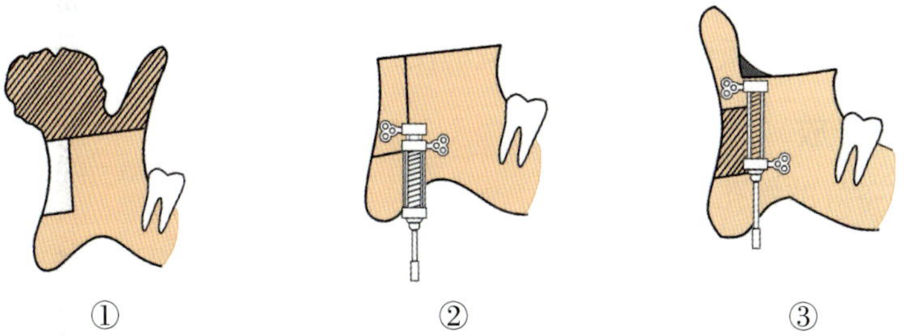

图 13-15　TMJ 的 DO 重建示意图

① DO 前骨球去除及传送盘制备　②牵引器安放及固定（图中牵引器为专门用于 TMJ 重建的内置式牵引器）　③ DO 完成后情况

四、患者的选择 Selection of patients

（一）患者年龄

关于患者年龄的选择，学者们的意见基本一致，即越早越好，因为幼儿具有较强的潜在生长能力，易成骨，矫治效果好，这也是较常规手术治疗颇具优势的地方。但是过小的发育尚不坚固的颌骨常使牵引器安放不易进行。因此，学者们认为 4 岁以后似乎是一个较为适当的年龄。但对于严重影响患儿生命健康和生长发育的畸形，如严重颅面畸形或严重小下颌畸形导致的重度 OSAHS，则应采用特殊设计的牵引器，尽早进行治疗。早期手术的优点如下：颌骨的延长可早期解除其对上颌骨生长发育的限制，有利于上颌骨的正常发育。另外颌面畸形的早期矫正也有利于儿童心理的健康发育等。

（二）为患者选择颌骨 DO 还是选择常规正颌外科治疗

这也是近年来口腔颌面外科界存在争议的一个问题。颌骨 DO 固然具有许多优势，但是其疗程较长、患者负担的费用较高，且需要行第二次手术拆除牵引器则是不争的事实。因此我们认为，凡是一次正颌外科手术可以满意矫治的，即使手术复杂一些，还是应该选择正颌外科，万不可把颌骨 DO 技术当成一种时髦。相反，常规正颌外科难以矫治或矫治效果不好的疑难复杂畸形则选择颌骨 DO 技术矫治。

五、操作程序及方法 Operative procedures and methods

（一）截骨线的设计

术前应在 X 线片上或三维打印头颅模型上仔细设计截骨的部位和截骨线的方向，并根据不同畸形矫治的需要选择合适的牵引器。亦可在计算机上进行 DO 的虚拟设计以及手术导板的 3D 打印。

（二）切口

根据患者年龄的大小、颌骨的大小、牵引器安放部位等选择不同的手术切口。上颌骨 DO、增高牙槽骨高度的垂直 DO、上下牙弓扩展以及成人下颌骨体部 DO 多采用口内黏骨膜切口，也可采用口外切口。儿童的下颌骨 DO 可采用口内或口外下颌下皮肤切口。TMJ 强直的 DO 假关节成形均采用下颌下皮肤切口。牙间截骨时，可采用口内外联合切口。

（三）截骨

截骨前应就牵引器安放位置及方向做出精确准备。首先按术前设计摆放好牵引器，修改牵引器固定臂，使之完全贴合于颌骨的表面形态，然后备好至少 3 个固定螺孔后再开始截骨。

上颌骨截骨多采用 Le Fort Ⅰ型截骨，或 Le Fort Ⅰ型不全截骨。下颌骨截骨无论是在升支部位还是下颌骨体部，除下颌管所在部位仅做颊侧骨皮质截开外，其余部位均做全层骨截开。下颌管所在部位的舌侧骨皮质则依靠轻柔的撬动使其裂开。

（四）牵引器安放

按照截骨前准备好的螺孔固定牵引器。

（五）试牵引

固定好牵引器后行试牵引，对张力过大或截骨不充分的应行补充截骨。

（六）冲洗缝合切口

冲洗并缝合切口。

（七）间歇期

术后应有 3 ～ 7 天的间歇期。儿童患者为 3 ～ 5 天，成人患者 5 ～ 7 天。

（八）牵引期

间歇期后开始牵引。每天 3 ～ 4 次，每次 0.25 ～ 0.4 mm。儿童患者每天可牵引 3 次，每次 0.4 mm，成人患者每天 4 次，每次 0.25 mm。根据患者不同情况，可适当调整牵引速度和频率。但牵引距离每天不超过 1.5 mm。对出现牵拉时疼痛、下唇麻木等症状的，可适当减慢牵引速度，减少牵引频率。牵引期的长短依术前设计的牵引距离而定。

（九）稳定期

完成牵引后，牵引器需原位固定一段时间。中国患者的稳定期应适当延长。上颌骨可为 4 ～ 6 个月，下颌骨应为 3 ～ 4 个月。成骨能力较差的老年患者应进一步延长。

（十）拆除牵引器

稳定期后根据 X 线片观察到的新骨生成改建情况，决定拆除牵引器。根据患者畸形矫治需要，其他矫治手术也可与牵引器拆除同期进行。

（十一）注意事项

1. 要注意选择设计合理、质量可靠的牵引器。
2. 术前应准确设计牵引器安置方向，术中应严格按照术前设计安放牵引器。
3. 下颌骨牵引时的截骨应尽可能保护下牙槽神经血管束不被截断。

六、颌骨 DO 的并发症及其对下牙槽神经及颞下颌关节的影响 Complications of DO for jaws and the influence on mandibular alveolar nerve and TMJ

（一）颌骨 DO 的并发症

1. 皮肤瘢痕　采用口外入路的颌骨 DO 技术不可避免会遗留皮肤瘢痕，影响外观。尤其是外置式颌骨牵引器，因其在牵引延长过程中是在软组织中滑行，会造成明显的条索状瘢痕疙瘩，常需再次手术切除治疗。

2. 感染　牵引器的加力杆必须暴露在外以便于旋转加力，移动牵引骨段，这就造成截骨牵引区与外界存在一个相连的通道，增加了感染机会。而且稳定期牵引器仍需保留 3 个月左右，与外界通道的持续存在，无疑大大增加了感染的风险。为克服此缺点，一是需要研究促进牵引区新骨生成的方法，缩短牵引期和稳定期，另外是采用可灵活拆卸的加力杆，在牵引加力完成后可方便去除，以封闭牵引区与外界相连的通道。当感染发生后，可采用每日局部清洗、换药，必要时全身应用抗生素。如感染持续存在，可考虑早期拆除牵引器，去除感染肉芽组织，采用坚固内固定技术稳定牵引区，保持间隙，以保证新骨顺利生成。

3. 疼痛　牵引期由于持续张力的存在，对周围组织如神经、肌肉等会产生过度牵拉而产生明显疼痛，尤其是在牵引延长 5 mm 以上后，某些患者的疼痛症状会较明显，可给予常规剂量镇痛剂减轻痛苦，如不能缓解，可考虑适当减慢牵引速度。

4. 神经损伤　常见于下颌骨体部 DO 病例。其原因一是在截骨过程中操作不当，直接损伤了下牙槽神经，二是牵引速度过快，对神经的牵拉超出了其生理承受范围，神经出现了不可逆的退行性变。另外，采用下颌下切口时，可能会损伤面神经下颌缘支，造成口角歪斜。

5. 牵引区成骨不良或纤维性愈合　大量临床和实验研究证实，牵引区的稳定是保证新骨生成的重要条件。牵引区的微动会使DO方式由膜内成骨转变为软骨内成骨，延长骨钙化时间。若动度继续增加会使牵引区平行排列的胶原纤维出现扭曲、断裂等，干扰新骨生成，从而导致牵引区成骨不良，甚至出现纤维性愈合和假关节形成。另外，如牵引区存在持续感染，也会破坏局部新骨形成的微环境，导致成骨不良。

6. 咬合错乱　上下颌骨的整体或部分移动必然会导致位于其上的牙齿位置发生变化，改变原有的咬合关系，出现咬合错乱。因此，术前设计治疗方案时必须考虑颌骨DO可能造成的牙齿变化，并与正畸医生会诊，根据患者病情决定术前术后正畸治疗方案。这对于稳定咬合关系，完善治疗效果，减少复发具有重要意义。

7. 牵引器故障　在牵引加力过程中，由于局部阻力过大、牵引器本身设计缺陷、材料应力疲劳、加力操作不当等原因，可能会造成牵引器固定装置出现折断，牵引区回缩，或者牵引杆折断，不能继续加力。若出现以上情况应立即更换牵引器，继续加力至术前设计的位置。

（二）下颌骨DO对下牙槽神经及颞下颌关节的影响

下颌骨DO有可能对下牙槽神经（inferior alveolar nerve，IAN）产生不同程度的影响。牵开区的下牙槽神经有一时性的可逆的脱髓鞘变，并有少量轴突细胞发生变性。王晓霞等使用恒河猴所进行的实验研究表明：牵引完成时牵引区IAN出现退行性变，神经纤维粗细不匀，单位面积轴突计数锐减，髓鞘厚度明显增加。但牵引后6周肿胀及退行性变基本消失，轴突连续性恢复，施万细胞大量增生，脱髓鞘变的神经纤维重新髓鞘化，至牵引12周基本恢复正常。在下颌骨牵引过程中应严格控制牵引的速度与频率，尽可能避免对下牙槽神经产生不可逆性的损伤。在牵引过程中一旦出现下唇颏部麻木应立即减慢牵引速度。

下颌骨DO对TMJ的影响是轻微的，可逆的。牵引侧的髁状突后斜面变平，髁状突软骨层变薄并有新骨沉积、微小骨折及退行性改变。继续固定10周后，髁状突出现修复性改变。临床和实验研究均未见髁状突有缺血性骨坏死的情况发生。单侧延长下颌骨时，延长侧髁状突的体积变大，位置更直立，垂直轴向接近正常，而未延长侧未见有明显异常改变。双侧延长的病例，髁状突体积均增大，形态更趋于对称和直立，从而更接近正常。

（王晓霞　梁　成　王　兴）

参考文献

1. Bell, Guerrero. 颅颌面骨骼牵引成骨 . 王晓霞译 . 北京：人民卫生出版社，2011.
2. 王兴，林野，伊彪，等 . 内置式颌骨牵引成骨的系列临床和实验研究 . 北京大学学报（医学版），2002, 34(5):590-593
3. Ilizarov GA. The tension-stress effect on the genesis and growth of tissues. Part I. The influence of stability of fixation and soft tissue preservation. Clin Orthop Relat Res, 1989, 238:249-281
4. Ilizarov GA. The tension-stress effect on the genesis and growth of tissues. Part II. The influence effect of the rate and frequency of distraction. Clin Orthop Relat Res, 1989, 239:263-285.
5. McCarthy JG, Schreiber J, Karp N, et al. Lengthening the human mandible by gradual distraction. Plast Reconstr Surg, 1992, 89:1-8
6. Wangerin K, Gropp N. Intraoral distraction osteogenesis for lengthening of the horizontal mandibular ramus. International Congress on cranial and facial bone distraction processes. Paris, 1997, 36
7. Polley JW, Figueraoa AA. Management of severe maxillary deficiency in childhood and adolescence through

distraction osteogenesis with and external, adjustable, rigid distraction device. J Craniofac Surg, 1997,8:181-185.
8. Xiao-Xia Wang, Xing Wang, Zi-Li Li. Effect of mandibular distraction osteogenesis on the inferior alveolar nerve: an experimental study in monkeys. Plast Reconstr Surg, 2002, 109(7):2373-2383
9. Xing Wang, Xiao-xia Wang, Chen Liang, et al. Distraction osteogenesis in correction of micrognathia accompying obstructive sleep apnea syndrome. Plast Reconstr Surg, 2003, 112:1549-1557
10. Mohammad MA, Emad A, Saad MA, et al. Strategies of enhancing bone regenerate formation in distraction osteogenesis. Connective Tissue Research, 2018,59(1):1-11
11. Hany HE, El Hadidi YN, Sleem H, et al. Novel technique and step-by-step construction of a computer-guided stent for mandibular distraction osteogenesis. J Craniofac Surg, 2019,30(7):2271-2274.
12. Sabuncuoglu FA, Ersahan S, Amasyali M, et al. Comparison of the Effects of Two Different Analgesics on Bone Regeneration During Mandibular Distraction Osteogenesis. J Craniofac Surg, 2019, Jan; 30(1): e80-e85.

Definition and Terminology

Distraction Osteogenesis，DO: This is a surgical technique which uses tension-stress effect and distraction devices to elongate or broaden the bone by application of special rhythm and direction distraction force on the partly or completely fractured bone to progressively separate it and accelerate the new bone forming in the distraction gap.

Latency Period: The time interval between the application and initiation of the distraction devices.

Distraction Period: The time interval between initiation of the distraction devices and finishing of distraction procedure.

Consolidation Period: The time interval between finishing of distraction procedure and the removal of the distraction devices.

第十四章 口腔颌面部后天性畸形与缺损

Acquired Deformity and Defect in Oral and Maxillofacial Region

第一节 概　论

Conspectus

提　要

口腔颌面部后天性畸形或缺损是指由于原发性疾病或创伤等引起的畸形或组织缺损，常常造成不对称畸形与不规则的组织缺损，导致严重的功能障碍和外貌缺陷。常见的致畸因素包括肿瘤、炎症和创伤。本节详细描述了拟定口腔颌面部后天性畸形和缺损治疗计划时的注意事项。

口腔颌面部获得性畸形或缺损（acquired deformity and defect）是指由于原发性疾病或创伤等引起的畸形或组织缺损，亦称后天性畸形或缺损。由于致病因素的种类与作用程度不同，常常造成不对称畸形与不规则的组织缺损，导致严重的外貌缺陷和功能障碍。因此，如何制定周密的治疗计划，选用合理的整复外科技术以最大限度地恢复其功能和外形，是消除患者精神心理上的痛苦，恢复正常学习、工作及社交活动的基础。

一、致畸因素 Etiology

（一）肿瘤

近年来肿瘤成为颌面部获得性畸形或缺损的主要病因之一。因肿瘤本身造成颌面部畸形多为良性肿瘤，可以是先天性的，如神经纤维瘤病、错构瘤等；少数非先天性病变，如颌骨囊肿、牙源性肿瘤，也可因病灶发展膨隆等因素造成不对称畸形。对于恶性肿瘤来说，多数系由手术切除后导致的不同程度缺损或畸形。除此之外，放射治疗也可导致组织缺损，特别见于放射性骨坏死，或由于放疗而引起发育抑制及组织萎缩。

（二）炎症

软组织的非特异性炎症可导致畸形，但一般不引起组织缺损。颌面部骨的炎症（如放射性骨髓炎、药物性骨髓炎等），由于骨质坏死、溶解和分离排出，常造成不同程度的颌面部畸形。畸形除可因骨质缺损本身引起外，也可因影响颌骨生长发育中心，如儿童期髁突的破坏继发颌骨发育障碍而引起。

特异性炎症，包括梅毒、结核等均可引起颌面部组织缺损和畸形。晚期梅毒的树胶肿可导致腭部穿孔，梅毒可引起下一代的"鞍鼻"畸形。

虽然现在坏疽性口炎已日趋少见，但因其可引起大面积软组织或骨组织坏死，而且常常由于严重的瘢痕挛缩而致牙关紧闭，造成假性颞下颌关节强直，故仍应注意。

（三）创伤

随着我国现代化程度的提高，交通事业的迅速发展，因交通事故而引起的口腔颌面部创伤而导致的畸形与缺损日益增多。其次是生活外伤，尤其是儿童期的跌落伤是造成一侧（或双侧）颞下颌关节损伤，进而出现偏颌（或小颌）畸形的主要原因，有时还可因此出现张口受限，造成真性颞下颌关节强直。

二、诊断与治疗 Diagnosis and treatment

后天性口腔颌面部畸形与缺损的诊断一般比较容易，只要通过详细地问诊与检查，病因多不难明确。明确病因对治疗计划的制订十分重要，如梅毒与结核所致的畸形，必须在治疗病因，且原发疾病基本控制后才可进行手术。

在制订手术计划前，还必须确定是以畸形为主还是以组织缺损为主，因二者在治疗计划的选择上有所不同。术前应检查面部畸形或缺损的部位、范围、深浅、瘢痕的粘连、牵拉情况等，特别应估计外貌缺损与实际缺损之间的差距。应以健侧作为对照，通过测量数据进行比较更为准确；而且除静态对比之外，还应作动态对比观察，如此制订的治疗计划才可获得最佳效果。

在制订口腔颌面部后天性畸形和缺损的治疗计划时，尚应注意以下几点：

（一）患者的健康状态

身体健康，营养良好，是创口愈合的有利条件；反之，患严重贫血、肺结核、糖尿病以及严重的心血管疾病不宜作整复手术。一般情况下，血红蛋白不应低于 90 g/L。严重损伤，特别是伴有大量软组织缺损者，是立即整复的手术适应证。

（二）手术区及供区情况

整复手术关系到外貌与生理功能的恢复，除手术区的畸形与缺损情况外，尚应对面部有无感染及供区组织的质地、色泽及可供利用组织的大小等进行详细检查。

（三）手术时机

整复手术一般为选择性手术，宜选择合适的时机进行。但在处理早期损伤病员时，为了消灭创面及尽早恢复功能的需要，则常常与损伤手术同时进行，并作为急诊手术的组成部分。

整复手术还可分为即刻整复和延期整复两类。即刻整复，常与切除肿瘤同时进行，例如下颌骨切除后同期植骨，即刻行皮瓣游离移植恢复大面积软组织缺损，以及保护重要血管、硬脑膜等。延期整复多用于因损伤、炎症所引起的继发畸形与缺损，以及不适于即刻整复的恶性肿瘤术后缺损的整复。

（四）年龄

对于老年患者或10岁以下儿童，其合作程度及对多次手术的耐受性一般较差，宜尽可能选择时间较短、操作相对简单而效果亦好的方法。如必须在儿童期行器官（耳，鼻）再造时，其形成的器官大小应与正常人相似，因被移植的组织生长发育缓慢，甚或无生长发育能力。

（五）患者的心理准备

整复手术的目的是恢复功能与外形，但在不能兼顾的情况下，应以恢复功能为主，故手术前应将治疗计划，包括手术次数、需要时间、固定方法、饮食要求、预期效果等向患者及家属详细耐心地解释清楚。必要时，术前辅助心理治疗以消除患者的思想顾虑，或对过高而又不能达到的要求予以说明，取得患者合作。此外，整复手术前后应做好形象记录，包括照相、录像以及采取记录模型等，以便日后对照了解或评定治疗效果。

（六）经济条件

整复手术往往不能一次完成，即使能够一次完成的手术也可能存在返工的可能。因此患者的经济条件也是决定整复手术方案和执行的一个必须要考虑的因素。

第二节　组织移植
Tissue Transplantation

提　要

组织移植是治疗口腔颌面部后天畸形或缺损的主要手段，临床上常用的组织移植包括皮肤移植、真皮和脂肪移植、黏膜移植、皮瓣转移、骨移植、神经移植等。本节对各种组织移植的技术要点和临床适应证以及注意事项均有详细阐述，并重点介绍了皮瓣移植和骨移植的分类及特点，在学习中应重点掌握。最后对组织扩张技术的适应证、优缺点、并发症及处理等做了简要的介绍。

一、皮肤移植 Skin graft

皮肤移植是应用最多的自体组织移植方法之一，目前临床上主要采用游离皮片移植。

（一）游离皮片移植

1. 分类与特点　游离皮片移植（free skin graft）可按皮肤的厚度分为三种（图14-1）：

（1）表层皮片：也称刃厚皮片、薄层皮片或Thiersh皮片。包括表皮层和很薄一层真皮最上层的乳头层，厚度在成年人为0.2 ~ 0.25 mm。这种皮片移植后生活力强，抗感染力亦强，适用于多种组织创面。表层皮片的供区一般不会形成增厚的瘢痕，因此在愈合后还可重复切取皮片。缺点是皮片收缩大，极易挛缩，质地脆弱，不耐受外力摩擦与负重，色素沉着严重，在肌腱、肌筋膜面等部位生长后，易产生挛缩性功能障碍。

（2）中厚皮片：也称Blair皮片。包括表皮及一部分真皮层。厚度在成年人为0.35 ~ 0.80 mm，又可分为薄中厚皮片（0.37 ~ 0.5 mm）和厚中厚皮片（0.62 ~ 0.75 mm）。中厚皮片移植后，较表层皮片收缩小，因皮片内含有弹性纤维，故较柔软耐受摩擦，色素沉着也轻微，功能恢复与外表均较佳。

（3）全厚皮片：也称 Wolfe-Krause 皮片，包括表皮及真皮的全层。这种皮片成活后，柔软而富有弹性，活动度大，能耐受摩擦及负重，收缩小，色泽变化也小，特别适合于面部植皮。

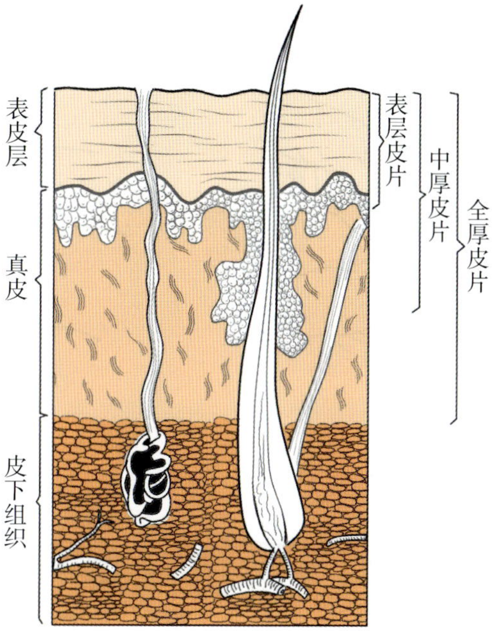

图 14-1　皮肤的解剖及皮肤移植的厚度

近年，保存真皮下血管网的全厚皮片移植已在临床应用，为保存真皮下血管网完整性，被切取的全厚皮片需带一薄层脂肪组织，故也称带脂肪的全厚皮片移植。其主要优点是收缩小，较柔软，适宜于在肌腱或肌纤维暴露处移植；缺点是在皮肤成活后，表面常呈花斑状色素变化，也可能由于脂肪液化，纤维增生而使移植皮片变硬，故有人主张保留的脂肪不宜太厚，以不超过 2 mm 为宜。

2. 适应证　游离皮片移植适用于大面积浅层组织，包括皮肤和黏膜的缺损。一般说来，面颈部植皮多采用全厚或厚中厚皮片；口腔内植皮，一般采用薄中厚皮片；有感染的肉芽创面或骨面，则只能采用表层皮片移植。头皮的全厚皮片因含有毛囊，移植后毛发可以再生，也可用于眉再造等手术。

3. 取皮方法　取皮手术应根据整个手术需要而决定麻醉方法。如供皮区与植皮区面积较小，除小儿患者外，一般可在局麻下进行；较大面积的取皮及植皮手术，则应在全麻下进行。

（1）断层皮片切取法：①滚轴式取皮刀取皮法：采用专用取皮刀，切取皮片的厚度，由调节滚轴两端的调节器来控制。②鼓式取皮机取皮法：鼓式取皮机主要由半圆形的平面鼓、横柄、刀片和调节螺旋组成。它可通过精确调节刀片和鼓面的距离，正确预计和切取所需厚度的皮片，并能很好地保持皮片的完整性，特别适用于大面积取皮。③电动式取皮机取皮法：电动式取皮机是在鼓式取皮机的基础上加以改良，且以电力推动取皮，使用较为方便准确。

供皮区多选择比较宽阔、平坦、少毛发区域的体表，如上臂、大腿内侧等。采用滚轴式取皮刀取皮时，需先垫高取皮区，使之平坦，便于操作。取皮时助手与术者相距 6 ~ 7 cm 用木板分别紧压供皮区的两端，并向相反方向牵拉，使皮肤绷紧。术者另一手持涂液状石蜡的切皮刀倾斜地放在皮肤上，然后开始作拉锯式动作向前斜削皮肤，边切边将木板向后滑动。所取皮片的厚度依据刀片与皮肤表面所构成的角度和刀片对皮肤的压力大小来决定。一般角度愈大，压力愈重，所取皮片愈厚；反之，皮片愈薄。除上述影响因素外，滚轴式取皮刀所取皮片厚度，还可调节滚轴两端的调节器来控制。鼓式取皮机的鼓面涂有胶水或覆盖有胶纸，使之压紧在供皮区上，仍以拉锯式动作切取皮片。电动式切皮机则由机械控制，供皮区涂以液状石蜡，调节好取皮厚度，将切皮机向前推进即可（图 14-2）。

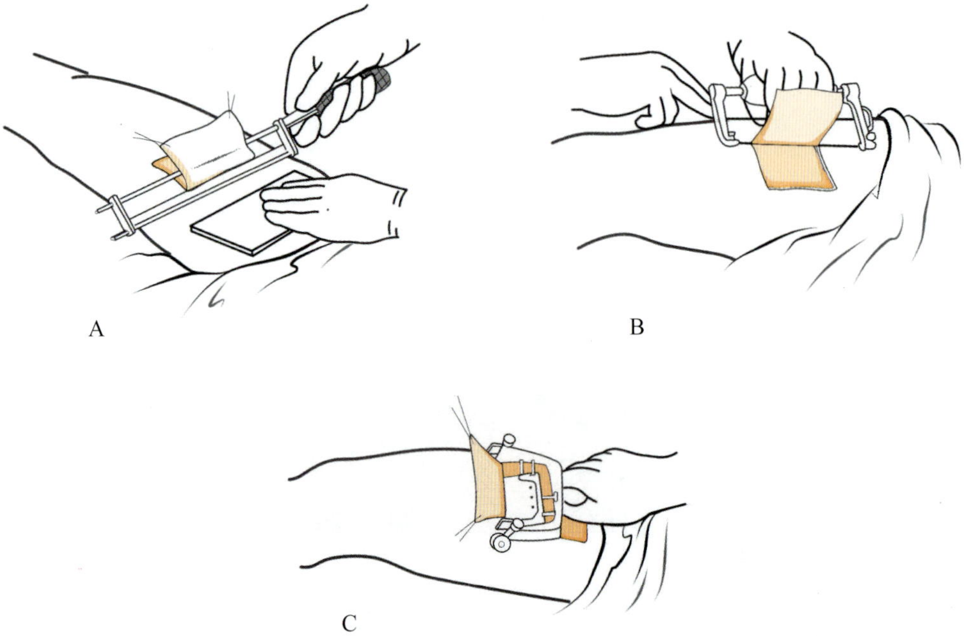

图 14-2　各种取皮法

A．滚轴式取皮刀取皮法　B．鼓式切皮机取皮法　C．电动式切皮机取皮法

（2）全厚皮片切取法：全厚皮片的供区可根据需要选择，行面部全厚皮片移植时，一般以耳后、上臂内侧、锁骨上窝或胸部、腹部皮肤应用较多。欲切取的皮片可根据缺损的形状与大小设计。取下的皮片可用温热生理盐水纱布包裹，略加修整后准备植皮，皮片不应带有脂肪。

4．供皮区的处理　切取断层皮片后，供皮区所遗留的创面，应立即用温热生理盐水纱布压迫止血，然后用无菌的油纱布平铺覆盖，外加数层纱布与棉垫，再用绷带加压包扎。如无感染发生，一般术后不必更换敷料，视供皮厚度，可在 2 ~ 3 周内愈合，敷料自行脱落。术后如发现敷料潮湿发臭，或创面痒疼渗血，可能为创面感染，应及时打开敷料检查，并根据需要采用湿敷、红外线理疗等方法处理，定时更换敷料，直至愈合。

切取全厚皮片后遗留的供区创面一般应行直接对位缝合。

5．受皮区的处理　对于新鲜创面植皮，要求止血彻底，但结扎线头不宜过多。对于感染创面则应在妥善处理后才能植皮。如为肉芽创面，必须表面红润、坚实、无水肿及脓性分泌物，如有水肿，一般在术前应对创面行高渗生理盐水湿敷；感染较严重的肉芽创面，可用次氯酸钠、漂白粉硼酸液或依沙吖啶湿敷，或选用敏感有效的抗菌药物作湿敷；如有不良肉芽增殖的创面，应先将表面增生松软的肉芽组织用刀轻轻刮去，并用生理盐水冲洗，用绷带加压包扎 1 ~ 2 天后再行植皮手术；如为暴露的骨面，应用钻钻孔，使之出血，肉芽生长后才可植皮。

面颈部与口腔前部的植皮固定法均可用打包法，即将皮片平铺于创面上，将创缘缝线留长，然后用碘仿纱条包于油纱布之内覆盖于皮片上，以留线分组结扎加压固定（图 14-3）。

一般在手术后一周左右拆除敷料，面颈部植皮可再继续加压包扎 1 ~ 2 天。口腔内因皮片

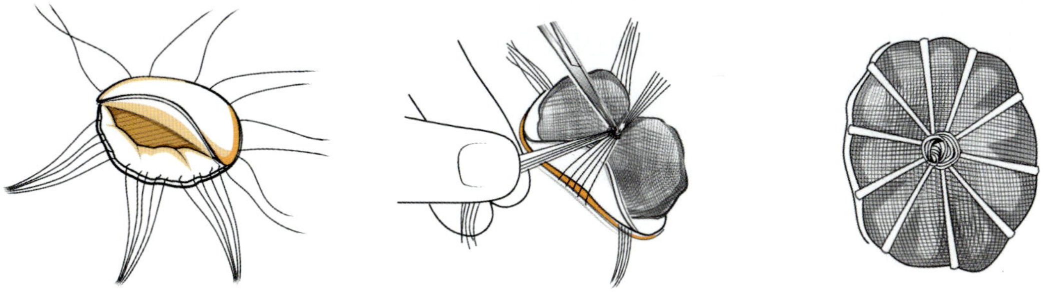

图 14-3　游离皮片移植后打包（反包扎）固定

较薄，此时皮片大部分已成活，应进行张闭口的训练，以防皮片挛缩影响张口，一般应持续训练 3 ～ 6 个月。

6. 皮片移植后的愈合　皮片移植到创面之后数分钟，创面的毛细血管即行扩张，血浆渗出以供应皮片营养，维持皮片存活。血浆中的纤维蛋白可将皮片黏着于创面，并有助于创面新生毛细血管长入皮片内。约 18 h 以后，创面的毛细血管与皮片的毛细血管即可发生吻合，皮片接受创面的血液供应；皮片下少量坏死组织、细菌与血凝块等可被血浆中的白细胞吞噬或溶解运走。因此，从生理上来说，48 ～ 72 h 后，皮片即已基本成活，术后 8 天已有足够的血运。如皮片未能与组织严密接触，或有渗血甚至血肿形成时，则皮片将不生长，并发生坏死，故严格的加压固定和彻底止血，对植皮的成活十分重要。

移植皮片成活后会产生大量纤维结缔组织，数周后皮片因此发生收缩，皮片愈薄，收缩率愈高。因为在皮片与创面之间形成一薄层纤维结缔组织，故在几周内移植后的皮片较一般皮肤为硬；数月后，皮片下逐渐生长一薄层脂肪组织，细胞浸润逐渐消失，此后纤维组织逐渐减少，皮片方渐变软；再过数月后，神经末梢也开始生长，痛、触、冷、热觉也相继恢复，约一年后可恢复正常。在全厚皮片移植后，毛囊与汗腺可发生暂时退化现象，一年左右方可开始逐渐重新生长。

（二）特殊技术

1. 网状植皮　网状皮片是断层皮片的特殊形式，通过网状切皮器械将断层皮片切出多个小孔，再用专用模板进行扩展，从而扩大皮片面积。网状皮片适用于有渗出的肉芽创面，但由于最终外观呈网格状，因此在头颈部应用价值有限。

2. 复合皮片　复合皮片包含两种或两种以上组织，在头颈部多用于修复鼻翼、外耳和眉毛缺损。外耳复合皮片是修复鼻翼缺损的理想供区，其优点是利用相应部位外耳的解剖形态可最大限度恢复鼻翼缺损的轮廓，而且由于含有软骨，可避免术后收缩，修复效果稳定持久。但是由于复合皮片对营养代谢条件要求较高，失败的可能性较大，因此受区多选择血运丰富的外鼻，皮片的长度和宽度限于 1.5 ～ 2.0 cm。

复合皮片移植后具有特殊性变化过程。移植后即刻呈苍白色，6 h 后逐渐转为粉红色，24 h 后加深为青紫色，且可出现不同程度的肿胀。术后 3 ～ 7 天，若组织成活，颜色又转为粉红；若发生坏死，表皮变为痂皮样，或整个移植体变黑、皱缩，最终与创缘分离而脱落。

二、真皮及脂肪移植 Dermis-fat transplantation

真皮移植在临床上常用于矫治颜面部凹陷畸形及颞下颌关节成形术时充填骨间间隙。脂肪移植主要用于整复颌面部凹陷性缺损，恢复面容丰满度，使两侧对称。

临床经验证明，单纯脂肪移植，术后萎缩、吸收严重、感染坏死等并发症发生概率较高，因此目前多以真皮带脂肪或筋膜带脂肪的复合组织移植代替单纯脂肪移植，即使如此，移植后仍有一定程度的吸收。

近年来由于显微外科技术的进步，可行血管吻合血运重建的真皮脂肪，或单纯脂肪移植。其供区多选用腹股沟部，旋髂浅血管和腹壁浅血管均可供吻合。

三、黏膜移植 Mucosa transplantation

黏膜移植分为游离移植和带蒂移植两类。黏膜移植的供区，可选用唇颊部、舌黏膜以及腭部黏膜。由于可切取组织来源有限，故对于范围较大的缺损，可用皮肤移植代替。

（一）游离黏膜移植

游离黏膜移植主要用于表浅的黏膜缺损修复，如龈颊沟加深术、种植体周围角化龈增量等。硬腭黏膜主要为角化上皮构成，可承受咀嚼压力和摩擦力，切取后再生能力强，并发症少，是临床常用的游离黏膜移植的供区。

切取黏膜常在局麻下进行。根据需要可仅切取黏膜层，或同时携带黏膜下结缔组织，但应尽量保留骨膜。受区应修整局部瘢痕、炎性肉芽组织等，保留骨膜，以为移植黏膜提供良好的血运。移植的黏膜尽可能与下方骨膜缝合固定，减少术后动度，可采用打包法固定（图 14-4）。

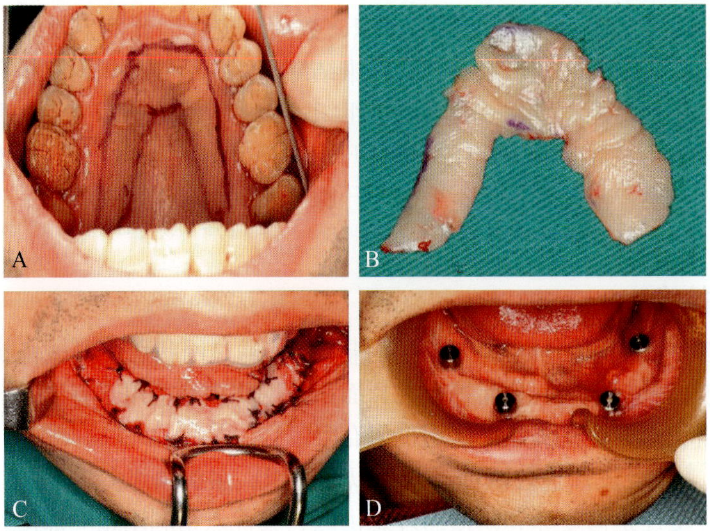

图 14-4 游离腭黏膜移植

A. 标示切取范围 B. 切取腭黏膜 C. 腭黏膜移植固定于下颌缺牙区 D. 移植黏膜成活良好，提供足够的角化龈宽度

（二）带蒂黏膜移植

相对游离黏膜移植，带蒂黏膜移植具有稳定的血运，可携带肌肉、神经，充填缺损并恢复功能。临床上以颊肌黏膜瓣为代表，常用于修复唇舌缺损、腭裂继发畸形、肿瘤术后缺损等。

颊肌黏膜瓣属于轴型组织瓣，其血供主要来自于面动脉的分支，回流可通过颊静脉丛至面静脉、翼丛或上颌静脉。组织瓣的设计应根据缺损部位、范围，以及局部血管解剖等方面综合考虑，主要用于中小面积的缺损修复。制备过程中应注意避免损伤腮腺导管以及深部的面动脉和面神经。组织瓣转移后的缺损常规直接拉拢缝合，术后应注意观察有无张口受限症状。

四、皮瓣移植 Flaps transplantation

皮瓣移植也称皮瓣转移（flap transfer）。皮瓣由皮肤的全厚层和皮下组织所构成。与游离皮片移植不同的是，皮瓣必须有与机体相连的蒂，或行血管吻合重建血循环后供给皮瓣血供和营养，才能保证移植皮瓣的成活。前者称为带蒂皮瓣移植（pedical flap transfer）；后者则称为游离皮瓣移植（free flap transfer），或血循重建或血管化游离皮瓣移植（revascularized or vascularized free flap transfer）。根据需要，皮瓣可同时携带邻近肌肉制备成肌皮瓣。本节主要介绍带蒂皮瓣，游离皮瓣相关内容详见第三节。

（一）皮瓣的分类

根据皮瓣内血管走形和血供支配特点，可将其分为随意皮瓣和轴型皮瓣。

1. 随意皮瓣（random flap） 此类皮瓣不含有知名血管，血供主要来自于真皮和真皮下血管网。故在设计皮瓣时，其长宽比例要受到一定限制。在肢体与躯干部位，长宽比以不大于 1.5 ∶ 1 为安全，不要超过 2 ∶ 1；在面部，由于血液循环丰富，根据实际情况可放宽至（2 ~ 3）∶ 1，在血供特别丰富的部位可达 4 ∶ 1。随意皮瓣目前均属近位带蒂转移，按转移形式可有以下数种：

（1）易位皮瓣（transposition flap）：又名对偶三角瓣或“Z”字成形术，是由皮肤三个切口连接成“Z”字而构成两个相对的三角形皮瓣彼此交换位置后缝合。两皮瓣的侧切口与中切口所形成的角度，一般以 60° 为常用，此时三个切口的长度应基本相等，在两个三角形组织瓣交叉转移换位后，可增加其中轴长度的 75%，从而达到松解瘢痕、恢复功能的目的，故这种皮瓣多用于狭长条索状瘢痕挛缩的松解，也可用于恢复错位组织或器官的正常位置与功能，以及用于长切口的闭合以预防术后瘢痕挛缩（图 14-5）。此外，亦可根据治疗需要考虑作多个附加切口，设置成连续的多“Z”形对偶三角瓣。

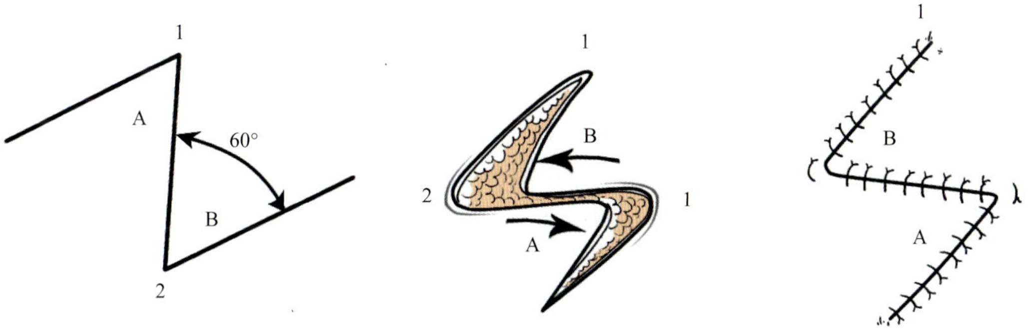

1　　2　　3

图 14-5　“Z”字成形术示意（两瓣均为 60° 时可纵向延长 75%）

（2）滑行皮瓣（sliding flaps）：又名推进皮瓣（advancing flap）。滑行皮瓣带有蒂部。在接近缺损部位设计皮瓣，分离后利用组织的弹性，将其滑行到缺损部位以整复创面（图 14-6）。皮瓣的设计应略大于缺损，因皮瓣形成后略收缩。切取皮下脂肪的厚度，应视缺损处需要而定。

临床上为了增加或缩短某一组织的长度和厚度而常用“V”或“Y”成形术，也属于滑行皮瓣的一种。在皮肤上作“V”形切口，分离三角形皮瓣及两侧皮下组织，利用组织的收缩性，使三角皮瓣后退，再将切口缝成“Y”形，可以使皮肤的长度增加，宽度缩小。反之，在皮肤上作“Y”形切口，分离三角形皮瓣及在直切口两侧行潜行分离，利用组织的弹性，将三角形皮瓣向前推进，把切口缝成“V”形，则可使皮肤长度缩短，宽度增加（图 14-7）。

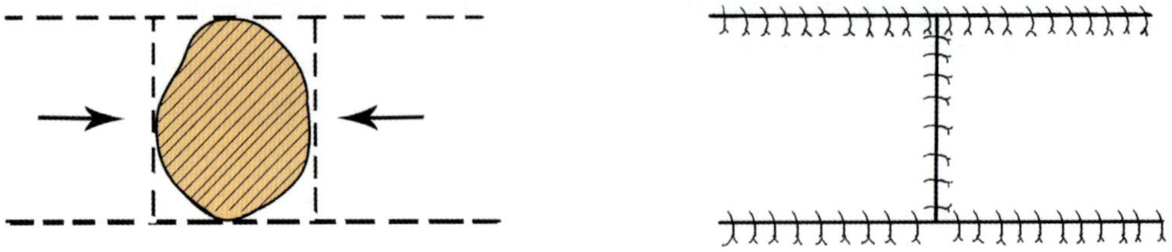

图 14-6　滑行皮瓣

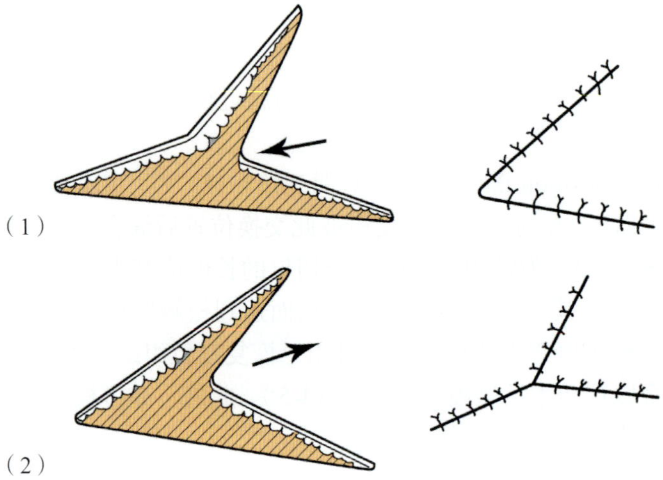

图 14-7　“V”-“Y”成形术

A.“Y”形切开，“V”形缝合　B.“V”形切开，“Y”缝合

（3）旋转皮瓣（rotating flap）：根据缺损附近的皮肤组织形成各种形态的皮瓣，利用旋转的方法以整复缺损称为转移皮瓣，设计时应注意皮瓣的旋转点及旋转半径要足够长，否则仍然不能达到满意整复缺损的目的（图 14-8）。

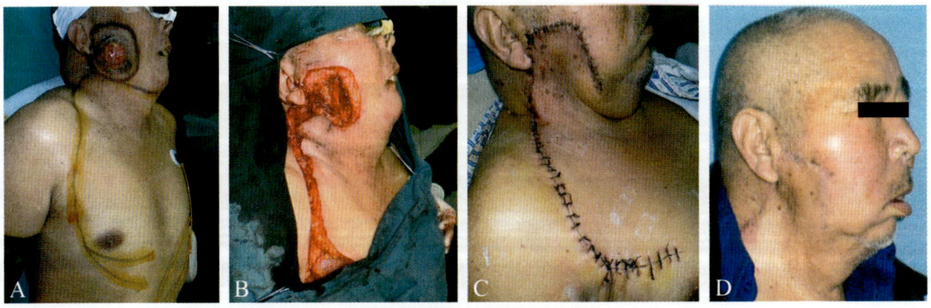

图 14-8　颈 - 胸联合旋转皮瓣修复颊部缺损

A. 腮腺恶性肿瘤切除遗留大面积颊部缺损，设计颈 - 胸联合旋转皮瓣

B. 皮瓣制备完成　C. 皮瓣旋转修复缺损　D. 愈合后修复效果理想

2．轴型皮瓣（axial flap）　又称为动脉皮瓣，是指皮瓣供区内含有轴心动静脉，因此只要在血管的长轴内设计皮瓣，一般可不受长宽比例的限制。上述旋转皮瓣、滑行皮瓣等也都可以采用轴型皮瓣的形式转移。颌面部带蒂轴型皮瓣的供血动脉包括颞浅动脉、滑车上动脉、面动脉等，皮瓣可直接转位或通过皮下及深部组织转移，广泛应用于颌面部各种类型组织缺损的修复。轴型皮瓣通过皮下或深部组织隧道转移时，需要去除隧道内蒂部的表皮；也可仅保留动静脉血管束，以增加皮瓣转移的灵活性（图 14-9）。

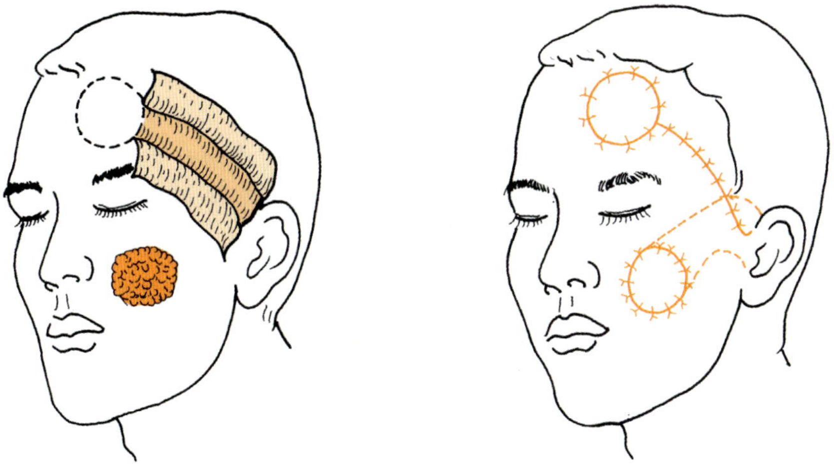

图 14-9　额部皮瓣通过皮下隧道修复面部皮肤缺损

3．穿支皮瓣（perforator flap）　穿支皮瓣是指仅以管径细小的穿支血管（穿动脉和穿静脉）供血的轴型皮瓣，仍属于轴型皮瓣的范畴，是 20 世纪 80 年代随着显微外科发展和临床需求出现的新型皮瓣。其特征是以穿支血管为蒂，术中需解剖分离出直接供养皮瓣的穿支血管蒂而不是主干血管。相比于传统的轴型皮瓣，它具有设计灵活、供区损伤小、受区美观等优点，因此在临床上得到广泛推广应用。

穿支血管由源血管发出，穿经深筋膜为皮肤和皮下组织供血，可分为两类（图 14-10）：

①肌间隔（隙）穿支（septocutaneous perforator）：起自深部主干动脉，经肌间隔（隙）穿过深筋膜到达皮下组织和皮肤，多位于四肢部位。肌间隔（隙）穿支供养的皮瓣称为肌间隔（隙）穿支皮瓣。

②肌皮穿支：（musculocutaneous perforator）：起自主干血管后穿行于深层肌肉发出分支营养周围肌肉组织，继而穿出达到皮下组织和皮肤。切开深筋膜后需解剖深部肌肉方可获得较长较粗的血管蒂。肌皮穿支供养的皮瓣称为肌皮穿支皮瓣。

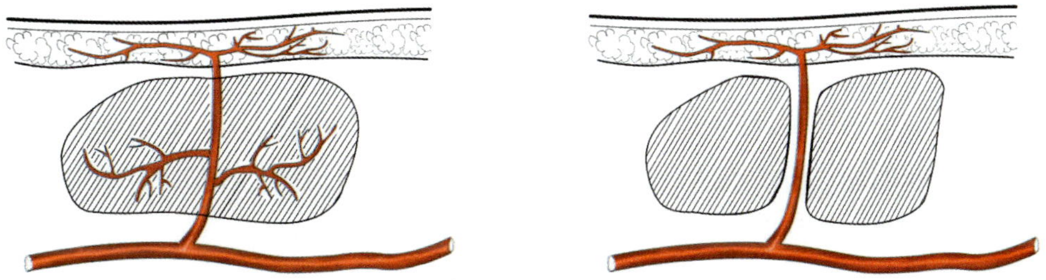

图 14-10　穿支血管的分类

A．肌间隔（隙）穿支　B．肌皮穿支

进展与趋势

穿支血管的定位技术

穿支血管的位置、数目、管径及在组织内的走行都会影响穿支皮瓣的设计和制备。但穿支血管管径细小，解剖变异多，因此对其进行精准的定位有助于优化手术设计，提高成功率。自穿支皮瓣概念提出发展至今，对穿支血管的定位一直是临床研究的热点。目前在临床上可以通过多种影像学及数字化技术对穿支血管进行术前导航定位，乃至实现穿支血管的 3D 可视化。临床常用的定位方法包括：彩色多普勒超声（CDS）、计算机断层扫描血管造影（CTA）、磁共振血管造影（MRA）等，经放射造影剂标识血管后，应用交互式的医学影像控制系统等 3D 可视化软件，可对微细血管自动进行定位、配准和三维重建等数字化处理，便捷地显示穿支血管的源动脉、发出部位、穿支数目、走行方向、穿支血管吻合情况等，从而实现穿支血管的术前导航。而近年来，改良的血管造影剂使得血管的数字化处理技术更加精细化且简便易用，如使用吲哚菁绿作为荧光造影剂，应用近红外荧光成像技术，可在术前和术中达到直视和实时观察穿支血管的走行、分布和吻合情况，进一步提高了穿支皮瓣的应用范围和手术的成功率。

对于颌面部缺损，可通过多普勒仪等手段在创面附近识别穿支血管，并设计“带蒂的穿支螺旋桨皮瓣”（perforator pedicled propeller flap ）。此类皮瓣可以血管蒂为轴进行 90° ~ 180° 旋转，且无需进行显微外科血管吻合。

（二）皮瓣的延迟

皮瓣延迟是指为了皮瓣的安全形成和转移而需进行另外一次或多次手术的过程，其主要目的是增加皮瓣的血液供应，提高组织对缺氧的耐受性，以及阻断部分静脉短路回流。在临床上，主要应用于预制超出轴型血管供血范围的超长、超大型皮瓣，或是存在某些高危因素的皮瓣移植患者，如肥胖、吸烟、放疗史等。此外，还可将知名血管束及肌肉、筋膜等相关组织，或是骨、软骨甚至人工构建的器官支架，植入所需区域，通过再血管化而形成新的轴型皮瓣，以供修复需要。

延迟手术引起去交感神经化，从而大幅度削弱去甲肾上腺素的作用是局部血流增加的机制之一。皮瓣形成后 24 ~ 48 h 内去甲肾上腺素基本释放完毕，待儿茶酚胺的贮量也耗尽时，皮瓣进入相对去交感神经化状态，血管对肾上腺素类药物的敏感性提高，称为肾上腺素高敏状态。

通过延迟手术，皮下网状层血管数量增多。侧支循环的建立和大血管沿长轴的再定向分布是单蒂皮瓣远端血运供应增加的另一重要因素。炎症和轻度缺血造成的血管扩张剂的释放也使皮瓣长轴向血流分布情况得到改善。

不同部位、不同方式进行的皮瓣延迟所需的时间不同，一般认为在一定时间段内延迟时间越长，延迟效果越明显；但是超过一定时间，延迟效果无明显提高。在临床应用中一般在皮瓣延迟术后的 1~3 周进行转移术。

（三）口腔颌面部常用的带蒂皮瓣

1. 胸三角皮瓣（deltopectoral flap） 胸三角皮瓣位于胸上部，由胸廓内动脉的穿支（perforating branches of interal thoracic artery）供应。此皮瓣的皮下组织较薄，皮肤的质地颜色和厚度均和面颈部皮肤类似，是面颈部组织缺损修复的良好供区。

（1）应用解剖：胸三角皮瓣可设计在锁骨下至第4肋间以上的区域，其血供来自胸廓内动脉的穿支。胸廓内动脉在胸骨外缘约1 cm的区域发出肋间支穿肋间肌进入皮下。第2、3肋间穿支较粗，直径可0.8 ~ 1.2 mm，可作为胸三角皮瓣的主要供血动脉。如果需要皮瓣面积较大时，可切取包括三角肌表面皮肤在内的扩大胸三角皮瓣，皮瓣的一端以胸廓内动脉的肋间穿支为蒂，另一端以营养三角肌的旋肱后动脉皮支为蒂（图14-11）。

胸三角皮瓣比较适合于修复面颈部较大范围的皮肤缺损，可转移到颈部、颧颊、口腔内甚至颞部等受区。根据缺损部位和修复要求，可通过延迟手术增加皮瓣的长度，必要时可延长至上臂中份。

关于胸三角皮瓣的解剖层次有两种意见，其一是在深筋膜的浅面进行分离，其二是将深筋膜和胸大肌肌膜与皮瓣一并翻起，以降低损伤皮瓣营养血管的可能。无论采取深筋膜浅层或深层解剖方法，皮瓣内侧解剖界限均为胸骨外侧2 cm，即胸廓内动脉肋间穿支进入皮瓣后约1 cm处。

（2）转移方式：胸三角皮瓣可以以下几种方式转移：

1）皮瓣的远端用于修复缺损，断蒂后其余部分复位至供区。若皮瓣远端与受区接触面积足够大，则可于断蒂时一次完成修复，否则应至少在断蒂后一周再进行修复手术。对于供区创面的处理，目前主张只在剩余皮瓣复位后无法覆盖的区域植皮，其余创面在皮瓣复位前做相应抗感染处理，在断蒂手术中用剩余皮瓣直接覆盖。

2）皮瓣的远端和蒂部同时用于修复全颈部广泛缺损，在这种情况下皮瓣训练成为断蒂手术前不可缺少的步骤，否则近蒂部组织断蒂后容易坏死。皮瓣训练常需持续一周时间。

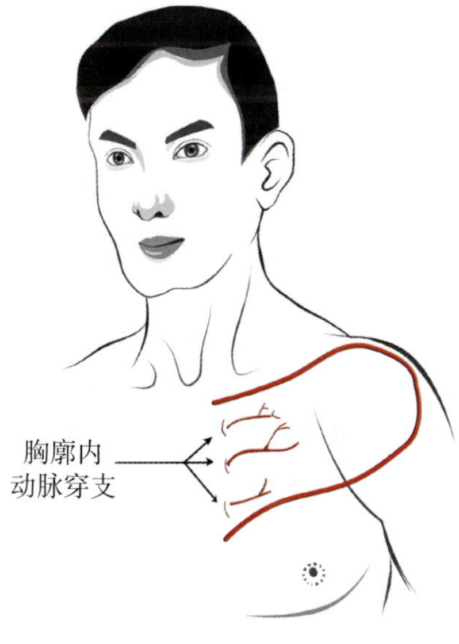

图14-11　胸三角皮瓣：标准设计及其轴形血管－胸廓内动静脉系统及穿支分布

3）间接转移方式。可先将皮瓣远端转移至颌下或耳后，经训练断蒂后最终转移至受区。

胸三角皮瓣供区距面颈部较近，皮瓣色泽质地比较符合面颈部外观要求。血液供应可靠，皮瓣转移较安全。如皮瓣较长，需先行延迟术。在皮瓣制备转移过程中应注意勿损伤轴型血管，勿对皮瓣产生过度扭曲、压迫或牵拉等不利影响。皮瓣用于修复口腔内缺损时尤应注意预防感染。

2. 胸大肌皮瓣（pectoralis major myocutaneous flap） 胸大肌（pectoralis major muscle）位于胸廓前上部，起自胸骨、锁骨、胸锁关节及第 1 至第 6 肋软骨的前面和腹直肌鞘，止于肱骨大结节嵴。胸大肌的血供主要有三个来源，即胸肩峰动脉（thoracoacromial artery）的胸肌支及三角肌支，腋动脉的胸肌支和胸廓内动脉（internal thoracic artery）的前肋间动脉和穿支。此外，胸最上动脉和胸外侧动脉的分支也供应胸大肌，这些血管之间存在广泛的吻合（图 14-12）。

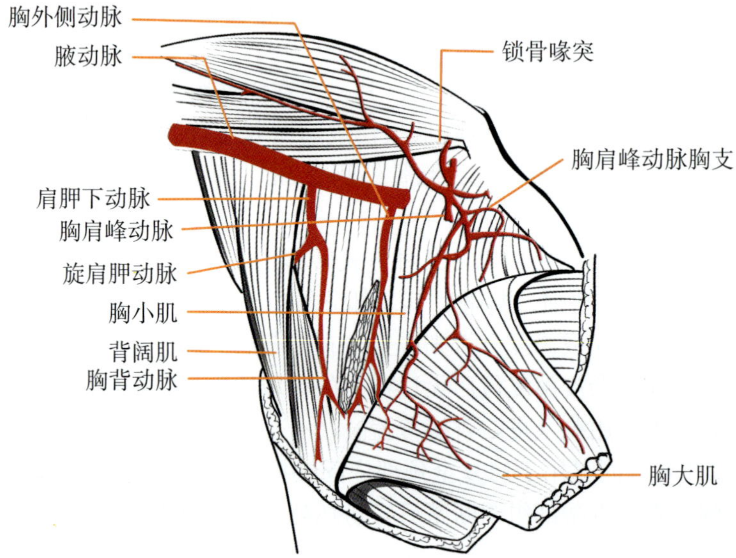

图 14-12 胸大肌的血液供应

胸大肌皮瓣的血供以胸肩峰动脉的胸肌支（pectoral branch of thoracoacromial artery）为主。该血管与胸外侧神经在胸小肌锁骨喙突附着处内侧穿出胸锁筋膜。锁骨喙突内侧 2 ～ 3 cm 是血管神经束进入胸大肌的重要标志点。血管的主干和主要分支并不立即进入肌肉实质内，而是在肌肉深面向内下方走行，沿途发出小支进入肌肉。

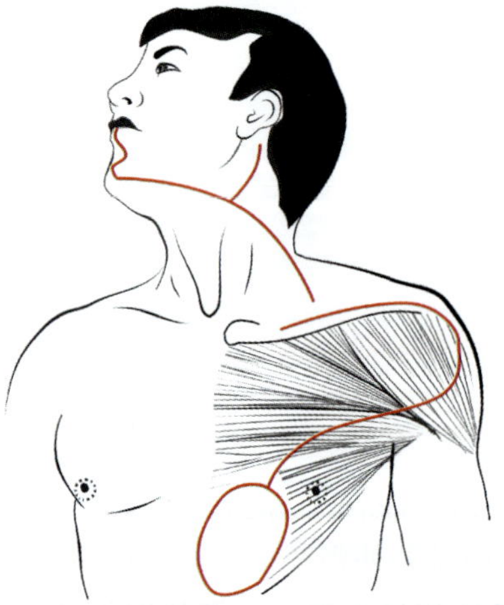

图 14-13 胸大肌皮瓣和胸三角皮瓣同时应用修复口内外缺损的设计

胸大肌复合组织瓣有肌皮瓣和肌蒂岛状瓣两种形式。岛状瓣的皮瓣部分多位于乳头的下方，相当于第 6 肋骨水平。皮瓣范围可大于下方的胸大肌，一般不应超过肌肉边缘的 3 ～ 4 cm，且皮瓣部分应与腹直肌筋膜一并掀起。女性患者由于乳房的存在，特别是乳房形态和大小的差异，在设计皮瓣延长扩大的范围和方向时需要给予特殊考虑。皮瓣主要向内侧而不是向外侧和下方延伸。组织瓣以皮肤肌肉复合蒂形式应用时，相互平行的皮肤切口应以血管为轴，宽度主要由缺损范围决定。肌肉切口基本与皮肤切口一致。如果以肌蒂皮肤岛状瓣形式应用时，首先在相应部位标定皮瓣范围，切口深达肌肉或筋膜。下一步骤是暴露肌蒂并确定血管在肌蒂内。肌蒂一般与皮岛等宽。切断肌肉后将组织瓣自胸壁肋骨肋间肌和胸小肌浅面游离掀起，解剖范围可达锁骨喙突附近（图 14-13）。手术过程中应注意保护血管蒂，尽量避免各种不良因素的影响。供区的继发性缺损，视其宽度及其周围组织移动性等情况可直接拉拢缝合，局部瓣转移或游离植皮覆盖。

胸大肌的主要供应血管位置恒定，易于解剖。因血运丰富，一般不需延迟手术即可形成较大范围的组织瓣。皮瓣的蒂较长，常可在无张力的情况下转移，用于修复口底、咽部、颌下及颈部较广泛的软组织缺损。由于皮瓣组织量大，有利于充填面部凹陷性缺损，消灭无效腔。去除表皮后可形成真皮脂肪肌肉瓣，适用于矫正面颈部大范围凹陷性缺损。

进展与趋势

改良胸大肌皮瓣制备术

传统胸大肌皮瓣制备时存在以下缺点：①皮瓣供血动脉可能存在解剖变异，如仅以胸肩峰动脉的胸肌支为供血动脉，可能导致皮瓣坏死；②皮瓣的肌蒂与皮岛等宽，会因蒂部臃肿而降低皮瓣修复的灵活性。为此在临床上对胸大肌皮瓣的制备进行了改良：①术中血管蒂内同时保留胸肩峰动脉的胸肌支和胸外侧血管的分支，以保障皮瓣的血供；②术中保留胸大肌上部，上方血管蒂部分不带肌肉，只含血管束和筋膜，因此可自锁骨后方穿行，在延长血管蒂长度的同时可受到锁骨保护，增加了皮瓣的修复半径和安全性（图 14-14）。

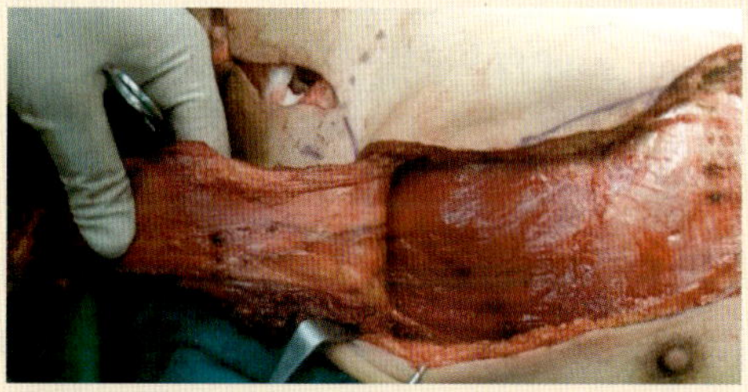

A

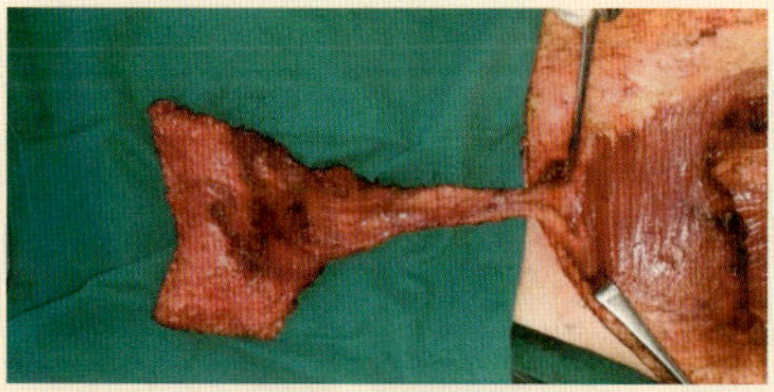

B

图 14-14　改良胸大肌皮瓣的制备

A．传统胸大肌皮瓣：血管蒂部分携带与皮岛等宽的肌肉，较为臃肿

B．保留胸大肌上部，血管蒂上部仅含有血管和筋膜，提高了皮瓣修复的自由度

3．颏下岛状皮瓣（submental island flap）　颏下岛状皮瓣的供血动脉为颏下动脉，为面动脉在颈部的最大分支。颏下动脉起自面动脉的下颌下腺段，走行于下颌下腺与下颌骨之间，沿下颌舌骨肌和下颌下腺表面前行，止于二腹肌前腹的深面或浅面，与对侧同名血管有广泛吻合（图 14-15）。其回流静脉为颏下动脉伴行静脉，可汇入面静脉、面总静脉或颈外静脉。皮瓣血管蒂的设计有三种方式：①以颏下血管为蒂；②切断面动脉发出颏下动脉的远端，以面动脉近

心端带颏下血管为蒂；③切断面动脉发出颏下动脉的近端，以面动脉远心端带颏下血管为蒂，制备逆行皮瓣。后两种方法可适当延长血管蒂长度，扩大旋转范围。

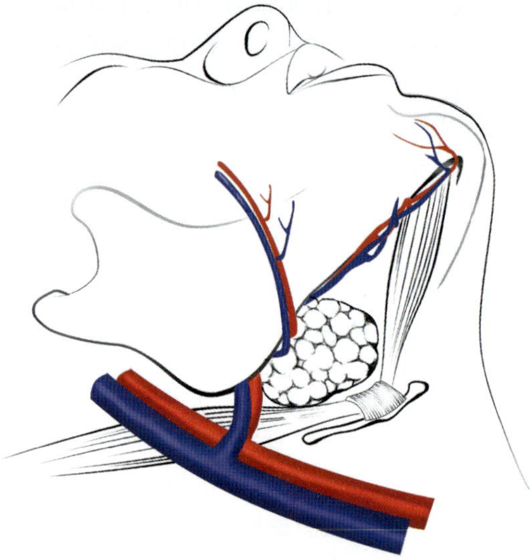

图 14-15 颏下动脉的走行

据文献报道，皮瓣的最大面积可达 18 cm × 7 cm，在此宽度范围内供区创面可直接拉拢缝合。其上界位于下颌骨下缘 1 cm，可自一侧下颌角至另一侧下颌角。制备皮岛时可同时携带二腹肌前腹，用于保护血管蒂的末端。皮瓣制备完成后可通过皮下或口底隧道转移至面部及口腔内缺损处用以修复缺损（图 14-16）。对于恶性肿瘤需行淋巴清扫的患者，术中需送检颏下和下颌下区淋巴结行冰冻检查，如结果为阳性则需放弃颏下皮瓣的制备，改用其他修复方法。如有需要，也可制备游离的颏下岛状皮瓣，通过显微外科技术进行血管吻合，进一步扩大皮瓣修复的适应证。

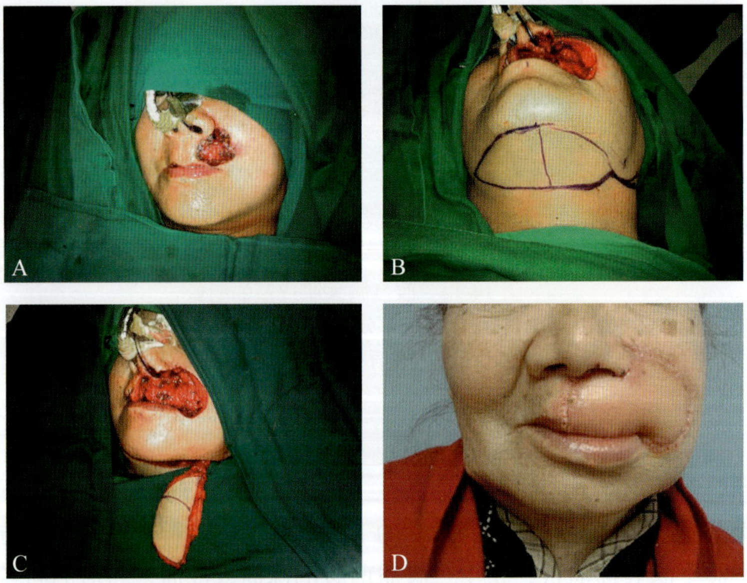

图 14-16 颏下岛状皮瓣修复上唇缺损

A. 上唇肿物 B. 上唇缺损及皮瓣设计 C. 完成皮瓣制备 D. 修复效果

颏下岛状皮瓣的色泽质地与面颈部皮肤相近，血管解剖恒定，可提供可靠的血运，适用于多个解剖部位的中小型缺损修复。但是对于恶性肿瘤患者，需要考虑淋巴结转移的可能，应当慎用。

4. 颞肌筋膜瓣（temporalis myofascial flap）颞肌筋膜瓣为早期用于修复面中部缺损的主要方法之一，也可用于颞颌关节手术后关节盘的修复。但随着多种带蒂皮瓣和游离皮瓣的发展，目前在临床已较为少见，其中多数用于面瘫的矫治（图 14-17）。

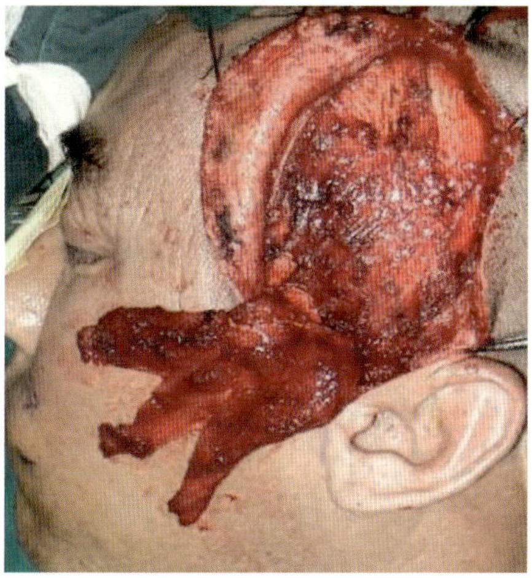

图 14-17　颞肌筋膜瓣悬吊治疗面瘫

颞肌筋膜瓣的血供来自颞浅和颞深血管两套系统，且与耳后动脉、面横动脉、脑膜中动脉等多条动脉间存在吻合支，形成多层次的血管网。组织瓣可单独使用颞肌筋膜，也可同时切取部分或全层颞肌。切开设计可采用头皮内“？”形切口，较为隐蔽；如用于修复面瘫时，则可选择“Y”形切口。对于较肥胖的患者或修复位置偏低者，往往需要去除颧弓，此时应注意避免损伤面神经颞支。在必要时可以截断喙突，用于修复眶底缺损，同时也可减轻术后对张闭口运动和咀嚼的影响。

颞肌筋膜瓣的解剖位置恒定且较为隐蔽，手术操作容易，且术后伤口和供区凹陷畸形均不明显；颞肌由深浅两层筋膜包裹，尤其在整体转位时致密不易损伤肌束。其最主要的缺点是由于颞肌菲薄，可提供的组织量非常有限，不适于修复大型缺损；其次尽管在去除颧弓后可延长一部分长度，但长度仍然有限，无法达到较远处的受区；而颞肌破坏后可以造成不同程度的闭口无力。

五、骨移植 Bone graft

骨移植可用于修复颌骨缺损以恢复咀嚼、语言等功能，也可用于整复凹陷性缺损，从而达到美容的目的。

临床上，上下颌骨缺损常常是骨移植的主要适应证。颧骨、鼻骨、额骨甚至颅骨缺损时，也可借助骨移植以恢复外形。

（一）移植骨来源

一般以自体骨移植为主。骨骼可取自肋骨、髂骨、腓骨及颅骨。异体骨多由骨库贮存，来自异体胸部手术时去除的肋骨或新鲜尸体的下颌骨及肋骨、髂骨。由异体骨移植导致的免疫排斥反应至今未完全解决，一般来说，成功率与远期效果均不及自体骨移植。

近年来诱导成骨的研究为骨缺损修复提供了另一途径。从动物的骨基质中提取的骨诱导活性蛋白 - 骨形成蛋白（BMP）已用于临床，取得了初步效果。此外动物试验证实，陶瓷化异种骨、胎儿冷冻骨或各种异体骨与自体骨复合移植，可大大提高与加快骨的形成。

（二）骨移植的种类与特点

目前骨移植可分为以下四种类型：

1. 单纯游离骨移植　其特点是行整块（或段）移植，包括骨皮质、骨髓，有时还伴以骨膜。这种骨移植必须在受植区无感染的情况下才可进行。有污染的条件下行植骨时（如下颌骨切除后立即植骨），必须妥善封闭、严密缝合口腔黏膜，同时以大量抗生素控制感染，才能获得成功。如受植区有严重的瘢痕、软组织不足或血循欠佳，常不能保证植骨成功，也均被列为单纯游离骨移植术的禁忌证。

单纯游离骨移植后的愈合过程，一般认为系植入骨逐渐吸收，新生骨逐渐长成，即所谓爬行替代学说。骨愈合过程中，在显微镜下可见移植骨处有较多的破骨细胞及成骨细胞聚集；增生的破骨细胞紧附于哈佛管的周围，并不停地吞噬骨组织和再造新的骨组织，直到最后整个植入骨块完全消失，而代之以新的生活的骨组织。

单纯游离骨移植术的优点是简单易行。但有时塑形困难，植骨块可发生部分吸收甚至完全吸收是其缺点。

2. 成形性松质骨移植术　也称松质骨粒及骨髓移植术。其特点是以金属网或涤纶网做成颌骨支架固定于颌骨缺损区，然后取髂骨松质骨及骨髓填入其内，经成骨细胞钙化后，可形成整段骨块。如无特殊反应，支架可留存体内；如出现排斥反应，可再次手术取出支架，但骨质保留而不影响最终效果。

这种植骨法的最大优点是松质骨抗感染力强，易成活；由于支架可任意成形，外形恢复好；操作也比较简单。其缺点是不能用于感染区、瘢痕区，软组织不足时也不宜选用。其愈合机制与单纯游离植骨术基本相同，但其进展快，钙化过程短。

3. 带肌蒂的骨移植术　常用的带蒂骨肌瓣有胸锁乳突肌带锁骨、胸大肌带肋骨、斜方肌带肩胛骨以及颞肌带颅骨等。这种带肌蒂骨移植的目的在于通过肌蒂部的血供来增加骨骼的营养，从而增加移植成功率，减少骨移植后的吸收率。但由于这类移植骨的营养基本来自骨膜，抗感染力不高，有时仍可因继发感染而导致骨坏死或吸收。

其缺点是骨段的长度、转移方向受一定限制，仅适于整复下颌骨体段的中小型缺损。

4. 血管吻合的游离骨移植术（revascularized free bone graft）　也称血管化游离骨移植术（vascularized free bone graft），是应用显微外科技术行血管吻合，血循重建的一种新的骨游离移植技术。这种骨移植术的最大优点是可以不中断骨质的血供，可获得骨的原位早期愈合，而不必经过传统植骨的爬行替代过程。术后核素扫描结果证明，与传统的单纯游离骨移植比较，二者在核素吸收上有显著的差别：后者早期缺乏血供，前者血供十分丰富。从 X 线片上也可以看出血管吻合的移植骨块骨小梁清晰，骨密质呈现明显，这些都证明这种骨移植方法的骨质愈合过程与传统植骨方法有根本不同。由于移植骨本身血供丰富，因此抗感染能力强，在瘢痕区、放疗区，甚至有慢性感染灶区也可移植成功。

临床上目前应用最广泛的是腓动脉供血的腓骨移植和旋髂深动脉供血的髂骨移植。必须指出的是，本法需要的技术条件较高，手术较复杂，应注意掌握适应证。以下情况下应优先选择本法：①存在慢性感染行即刻植骨整复者；②有皮肤和黏膜缺损需同期修复者；③经过大剂量放疗或多次手术、外伤，致受区有广泛瘢痕、血供不良者。

（三）骨移植的注意事项

1. 全身情况必须良好，术前应保持口腔卫生，拔除残根，治疗龋齿，清除牙石。

2. 选择适当的供骨区，骨缺损较少时可考虑就地取材，用健康的邻近下颌骨下缘的骨质整复。下颌骨体部缺损主要选用髂骨；半侧下颌骨或全下颌骨缺损时，目前主要选用腓骨，可进行骨段的切开塑形以适应下颌骨的外形。

3. 移植骨段与颌骨断端固定方法，传统上有骨间固定、颌间固定和口外固定三种，目前随着材料学的进展，骨间坚强内固定技术的应用日益普及。

（四）异体骨的保存和处理

随着免疫学研究的进展，异体骨甚或异种骨的应用日益受到重视。异体骨来源丰富，需要建立相应的骨库来保存异体骨。目前有两种保存方法：一种是用低温冷藏，即在无菌包装下液氮保存；另一种方法是干燥冷冻骨，将骨组织脱水后保存于密闭容器中，再低温保存。低温有助于去除抗原，对异体骨的成活及减少排异十分有利。近年来也有实验研究指出异体骨经脱钙处理后，能去除抗原，同时保留诱导新骨生成的能力。

六、软骨移植 Cartilage transplantation graft

软骨移植在颌面部整复手术中应用也较多，多用于填塞凹陷和修复下颌升支缺损。

（一）软骨来源

多取自体新鲜软骨，也可采用经过无菌处理的冷藏异体软骨。通常用的供骨为肋软骨。在修复小型缺损时，也可用鼻中隔软骨或耳廓软骨。

（二）操作技术

1. 肋软骨切取　可在全麻或局麻下进行。于第 7、8、9 肋软骨汇合处做切口，切开皮肤，分开肌肉与骨膜，露出软骨。按需要量切取适合的软骨块。最后分层缝合切口（图 14-18）。切取软骨时应注意勿穿通胸膜，以免造成气胸。

软骨块取下后，可修剪成适合缺损的形状及大小，然后植入缺损处皮下包埋固定。

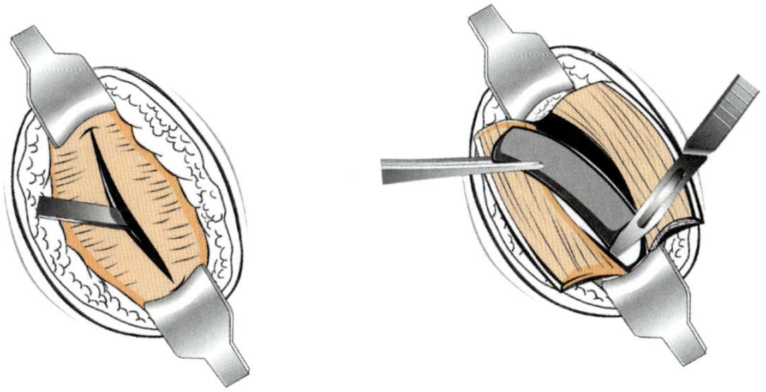

图 14-18　肋软骨切取法

软骨移植后，有时可能发生弯曲变形，移植前如将软骨块放在生理盐水中，煮沸 10 min 后再行移植，则不易变形，但缺点是容易发生吸收。

自体软骨移植后，组织学上一般仅有轻微的细胞反应，并有扩张的毛细血管和结缔组织包绕软骨。异体软骨移植时，应将骨膜去除，甚至将其外层软骨去除，以减轻排斥反应。软骨无骨髓腔，仅富有较多成熟的软骨细胞，故排斥反应比异体骨移植小，因此异体软骨移植的效果也较好。

2. 鼻中隔软骨及耳廓软骨 多适用于鼻部轻度凹陷畸形及鼻翼畸形的修复。

鼻中隔软骨多在局麻下切取，一般取中心部位。组织量较小是其缺点。耳廓软骨可取自耳廓边缘，多为软骨与两面皮肤整体切取，呈“三明治”式的复合组织移植，可用于鼻翼缺损的修复。也可取自耳廓中央区域软骨，自耳廓背面切开皮肤切取。可以单独取软骨，也可与皮肤联合切取，用于鼻背轻度塌陷的整复。如取复合组织移植，大小一般不超过 2 cm。

（三）软骨的保存

自体软骨及异体软骨，均可在无菌条件下，储存于生理盐水或复方氯化钠液中，然后放置在 2 ~ 4 ℃冰箱中备用。一般可保存 2 个月以上；如果保存于液氮中，则保存时间可长达 1 年甚至以上。

七、神经移植 Nerve transplantation

神经移植主要是用自体神经移植修复神经缺损。在颌面部整复手术中，神经移植主要用于肿瘤手术后的面神经缺损的整复，以及舌神经、迷走神经和下牙槽神经的修复，其中又以即刻整复应用最多，因为早期整复，特别是即刻整复，恢复功能的效果较佳。

对早期面瘫可行腓肠神经跨面移植，即将正常侧的神经冲动通过移植的腓肠神经传导至患侧的神经末梢，从而获得面部功能的恢复。对于晚期面瘫，则必须同时行肌瓣移植才能取得一定效果。

移植方法：神经损伤后如果缺损不多，应力争行端端吻合，其效果较好；如缺损过多，不能直接缝合时，则采用自体神经移植。自体神经可取自耳大神经或腓肠神经。前者的优点是邻近颌面部，常不需要另作切口；后者的优点是神经较粗，可分成若干束以备移植吻合。

在神经近心端缺如的情况下（如面神经总干端缺失）也可采用神经转移吻合术，如用副神经或舌下神经与面神经断端吻合术。

在行肌瓣移植整复陈旧性面瘫时，除长神经蒂肌束转移外，一般先行腓肠神经跨面移植；待半年后正常侧神经冲动已能达到患侧时再行肌瓣移植，这样可缩短肌功能的恢复时间，避免肌萎缩。

八、复合移植 Composite transplantation

最早的复合组织游离移植是用耳垂或耳廓复合组织移植以修复鼻缺损，由于不能行血管吻合重建血运，致移植组织的体积十分有限，大小一般不超过 1.5 cm。

带蒂复合组织瓣则以舌瓣和咽后壁瓣最为常用，它们都属于黏膜、肌复合组织瓣。

目前对颌面部大型复合性组织缺损，多应用带蒂的或血运重建的复合组织瓣游离移植一次成功。复合组织瓣可以是肌肉与皮肤同时移植（肌皮瓣），也可以是肌肉、皮肤和骨骼的复合移植（骨肌皮瓣）。还可进行运动或感觉神经的吻合，从而达到重建运动或感觉的目的，即所谓的“功能性重建”。

临床上根据缺损的部位、范围及大小等决定供区的选择。常用的肌皮瓣有颈阔肌皮瓣、胸锁乳突肌皮瓣、胸大肌皮瓣、背阔肌皮瓣、腹直肌皮瓣和股薄肌皮瓣等。常用的骨肌皮瓣有腓骨复合组织瓣和髂骨复合组织瓣等。

九、组织扩张器 Tissue expander

组织扩张技术可用于头颈部多种缺损的修复。如果设计得当，组织扩张技术具备局部、区域以至远位皮瓣的修复作用（图 14-19）。组织扩张技术的突出优点是所提供的皮肤得以维持感觉功能和附属结构，用于修复缺损的皮肤多具备与受区相同或相近的颜色、厚度及附属结构（如毛发）等组织解剖特征。多数情况下，可通过简单的推进转移方式关闭缺损，供区不遗留继发缺损，从而避免了一般皮瓣应用中必须破坏一个区域的结构或外形去修复另一个区域缺损的缺陷。

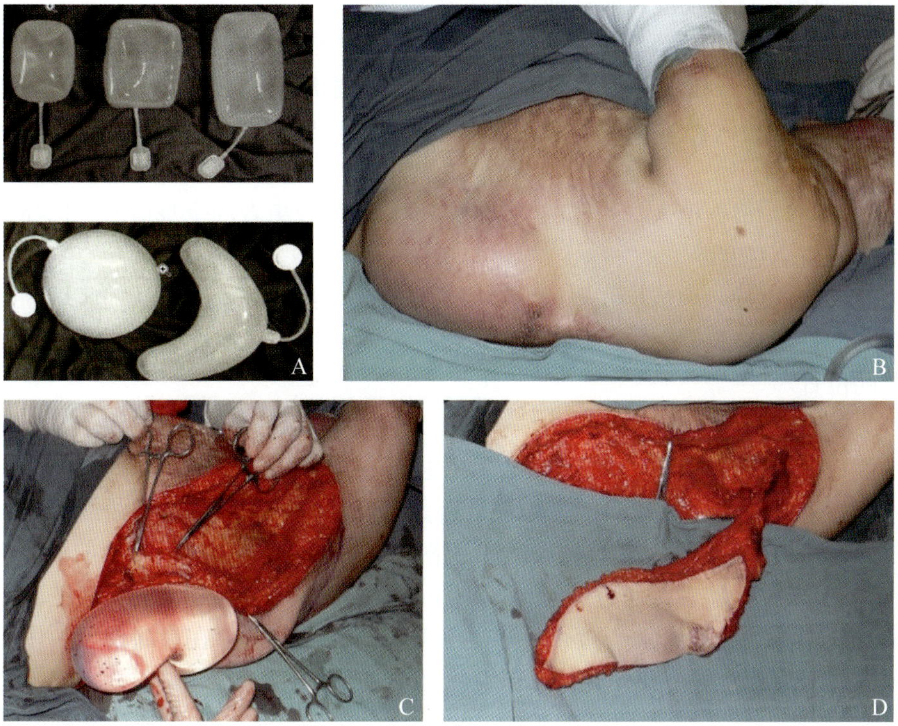

图 14-19 皮肤扩张器的应用

A. 不同类型的扩张器 B. 皮下埋入扩张器，逐步扩张 C. 术中取出扩张器 D. 完成皮瓣制备

由于经过扩张的皮肤局部血运得到改善，不但增加了修复的成功率，而且提高了皮瓣应用的灵活性。必要时同一区域可进行两次或三次重复扩张，以便为达到更理想的修复效果，提供更充分的组织量。

头颈部组织扩张器的主要缺点包括埋植和取出扩张器、完成修复两个外科步骤。另一主要缺点是组织扩张过程中出现难以掩盖的局部畸形，这一点术前应向患者详细说明。

临床链接

皮肤扩张技术临床操作

（一）术前准备

1. 供区部位的选择　经扩张的皮肤应利于进行较简单的局部滑行或旋转皮瓣设计。

2. 扩张器类型的选择　组织扩张器由硅橡胶制成，有不同的类型和规格，容积自数毫升到数千毫升不等。基本可以分为两种类型：一种由扩张部、注射部及两者之间的连接部组成，另一种是扩张部和注射部为一整体。前者在头颈部多用，由于注射部与扩张部分开，不但减少扩张过程中刺破扩张器的可能，而且便于安排注射部的位置，如远离修复区域，甚至可置于体表。

3．埋植扩张器前应预防性使用抗生素。

（二）手术要点

虽然组织扩张技术并不复杂，但的确可使以往常规方法难以完成的缺损修复成为可能。外科医师术前应对缺损部位、范围作出精确判断，以达到最佳修复效果。

1．麻醉　根据植入扩张器的类型、部位、数量及患者的全身情况可选择局部浸润麻醉或全身麻醉。

2．切口设计　埋植扩张器的切口多设计在正常组织与拟修复缺损区域的交界处。若需进行多部位组织扩张技术，须根据修复缺损的局部皮瓣设计要求来安置切口的位置。

3．在进行头皮区域或额部皮肤扩张时，应在帽状筋膜与骨膜之间，作相应范围的潜行分离。在颈部，扩张器可安置在皮下层或颈阔肌下层。剥离范围应以能够顺利置入扩张器为度，即扩张器植入后其基底部应平展，不可扭曲或折叠。扩张器的注射部位应经同一切口植入，通过潜行剥离的“隧道”进入单独的囊腔内。

4．植入扩张器后，通过注射部即刻注入 50 ml 液体，以利消灭无效腔和对植入囊腔压迫止血，并有助于检查扩张器的就位情况和是否存在渗漏现象。用不可吸收缝线分层缝合皮下和皮肤，操作中注意切勿损伤扩张器。

5．扩张器植入两周后开始扩张。以头皮针接 50 ml 注射器经皮肤刺入注射部。注入盐水的量根据表面皮肤张力变化及患者耐受程度而定。一般以扩张器表面皮肤轻微变白为度，然后缓慢回抽致皮肤颜色恢复正常。注入盐水引起的局部疼痛不适感觉常持续 24 ~ 48 h。通常一周扩张两次，如果进行更为快速的扩张，各种并发症的发生机会将随之增加。

6．扩张过程中皮肤逐渐变薄，扩展器周围形成软组织囊，表面皮肤常发生可逆性蓝色或红色改变，有时可见扩张的皮下静脉，需与发绀或感染等并发症加以鉴别。

7．当扩张器表面被扩张的皮肤的弧长相当于缺损宽度的 3 ~ 4 倍时可中止扩张。完成这一过程，在面颈部需 6 ~ 8 周，头皮部约需 12 周。

8．取出扩张器和修复缺损在同一次手术中完成。释放全部或大部分盐水，从原切口或拟形成的皮瓣切口取出扩张器。根据修复缺损的术前设计和术中具体情况，形成带蒂推进或旋转皮瓣。由于扩张后皮肤血运丰富，允许适当修整去薄以更适应被修复区域的形态要求。供区放置负压引流，创面关闭与术后处理同一般皮瓣外科常规。

（三）并发症及处理

皮肤扩张术的并发症较多见，但经过正确的处理多不会对手术效果产生严重的影响。头颈部并发症的发生率因部位而异，以颈部发生率最高（69%），额部次之（50%），头皮区最低（17%）。

1. 皮肤坏死　因伤口裂开、皮肤坏死而扩张器暴露为较常见且较严重并发症，约占并发症中的 30%。造成此种并发症主要有两个原因。首先是置入扩张器的切口过于邻近扩张中心区，在扩张过程中，切口处承受张力过大而裂开。此外，由于持续扩张，扩张器表面的皮肤和软组织囊逐渐变薄也是发生坏死的重要原因。应注意置入扩张器时潜行剥离的层次和范围，以保证表面皮肤的厚度和质量。切勿因操作不当造成覆盖扩张器的软组织形成过于薄弱的区域。应避免在已受到放射性损害的部位置入扩张器。若已发生扩张器的暴露，则不宜继续进行扩张，应立即取出扩张器并进行修复手术。若因组织量不足而难以达到预期修复效果，则可重新设计，在初步修复的同时再次置入扩张器。

2. 扩张器渗漏　扩张器内液体一旦发生渗漏常使扩张术被迫终止。避免发生此类情况主要有两个环节：①术前仔细检查扩张器是否完好无损。尽量选择合适的扩张器，避免术中对连接部位作剪短、重新连接等处理。②置入手术及扩张操作过程中注意勿损坏、刺破扩张器的扩张部、注射部及连接装置。

3. 感染　头颈部血运丰富，皮肤扩张术后感染并不多见。局部红肿、皮温高、剧烈疼痛等为存在感染的明确指征。抗生素应用和引流为有效的对症处理措施。发生严重感染时，应取出扩张器，腔内填塞或引流。

4. 血肿或血清肿　术后即刻至数周内可能出现血肿或血清肿。若在血管瘤病损区周围行皮肤扩张术时，此类并发症的发生率较高。置入扩张器手术过程中应注意彻底止血，并于术后即刻注入适量的生理盐水使扩张器充盈以利压迫止血。术后正确引流是预防血肿或血清肿发生的重要环节。一旦出现血肿或血清肿，多次抽吸是主要治疗措施之一。

5. 疼痛　皮肤扩张术后及注射生理盐水后多数患者产生不适感或轻微疼痛。剧烈疼痛可能与扩张速度过快或局部神经解剖因素有关，并须与感染相鉴别。前额部由于有眶上神经和滑车上神经的丰富分支，常为疼痛的好发部位。

十、器官移植——下颌下腺移植 Organ transplantation—Submandibular gland transplantation

血管化下颌下腺移植到颞部替代泪腺，治疗重症干眼是口腔颌面头颈部自体器官移植的典范。该技术是将下颌下腺连同支配其血运的血管以及导管系统完整转移到颞部，动、静脉与颞部相应血管进行吻合，导管转移到眼睑，用下颌下腺分泌的唾液替代泪液，成为治疗重症干眼的一种有效方法。

十一、全面移植 Face transplantation

全面移植是近几年在组织移植领域的重要进展，即是将同种异体供体的全面部结构整体地转移到受体的相应部位，同名血管和神经进行对位吻合的一种同种异体复合组织移植技术。目前由于其技术复杂，异体器官存在的伦理问题以及术后免疫排斥及大量免疫抑制剂应用后的并发症使得其进展比较缓慢。

第三节 显微外科
Microsurgery

提 要

显微外科手术是指外科医师借助手术显微镜或放大镜，用精细的显微外科器械和缝合材料，对较细小的组织进行精细手术操作的一种外科技术。显微外科技术是现代外科技术中的一项新进展。游离组织瓣移植是目前在口腔颌面部缺损与畸形整复中应用最广泛的手段。本节阐述了显微外科的基本原则和内容，重点介绍口腔颌面部常用的几种游离组织瓣的解剖基础、制备特点、临床适应证以及术后并发症。

一、显微外科的基本原则 Basic principles of microsurgery

显微外科手术是指外科医师借助手术显微镜或放大镜，用精细的显微外科器械和缝合材料，对较细小的组织进行精细手术操作的一种外科技术。

显微外科手术应掌握以下基本原则：

（一）严格掌握适应证

显微外科技术要求高，操作复杂，手术时间长，有一定失败率，需严格掌握适应证。其选择的原则是：

1. 由于显微外科手术要比带蒂皮瓣移植复杂得多，故要求患者的全身情况能够耐受，尤其在肿瘤手术后缺损的即刻整复时要求更高。

2. 能用简单手术达到同样效果者，就不采用复杂的显微外科手术。

3. 选择供区除考虑色泽、质地、厚度与受区相近外，还要考虑尽量避免供区的继发畸形或功能障碍。

一个最佳的手术方案必须是成功率高，受区的功能和外形好，对供区影响小，操作简单，患者痛苦少，费用低，此外还要考虑医院的医疗条件和术者的技术水平。

（二）精良的显微外科技术

精良的显微血管吻合技术是保证显微外科手术成功诸多因素中最重要的环节。显微外科技术一定要有一个正规的训练过程。临床医师在实际临床操作之前，应在动物实验中进行锻炼，特别是手眼的配合。

（三）术中、术后的正确处理

根据口腔颌面部解剖生理特点，除了术中、术后采用抗感染及预防口内感染等多种措施，为组织与器官缺损的整复创造一个优良的条件外，必须重视术中及术后各环节的处理。

1. 保证无张力吻合，吻合口通畅，无损伤。

2. 严密止血，防止血肿形成。

3. 正确安置负压引流管，切勿与血管形成交叉压迫，且引流时负压适量。

4. 禁用凝血剂，术中根据情况给以血管扩张、抗凝及改善循环等药物。

5. 严格颈部制动。

6. 严密观察皮瓣，出现血管危象后要及时（4 ~ 6 h 内）行手术探查。

二、显微外科的基本内容 Basic contents of microsurgery

显微外科的基本内容很多，包括创伤再植、功能重建、修复再造等，都是通过吻合微小血管、神经以及淋巴管等各类微小管道组织而为各种修复重建工作奠定基础。

血管化的游离组织移植包括单一组织移植和复合组织移植。其中单一组织移植包括游离皮瓣、游离肌瓣以及血管化游离骨瓣移植等；复合组织移植则包括两种或两种不同组织结构的血管化游离组织移植。在复合组织移植的基础上还出现了器官的移植。

目前在口腔颌面外科领域各种显微外科技术都有应用，并取得了令人满意的效果，大大提高了口腔颌面部缺损修复水平，使得整复手术得以简化，也大大减轻了患者的经济负担。

目前在口腔颌面部缺损与畸形整复中，用得最多的是显微血管外科和显微神经外科。

（一）显微血管外科

在手术显微镜或放大镜下，对显微小血管（血管外径在 1.1 ~ 3 mm）和显微细小血管（血管外径在 0.6 ~ 1 mm）进行吻合。既可以选择最常用的端端吻合方式（图 14-20），也可以选择端侧吻合（图 14-21）。

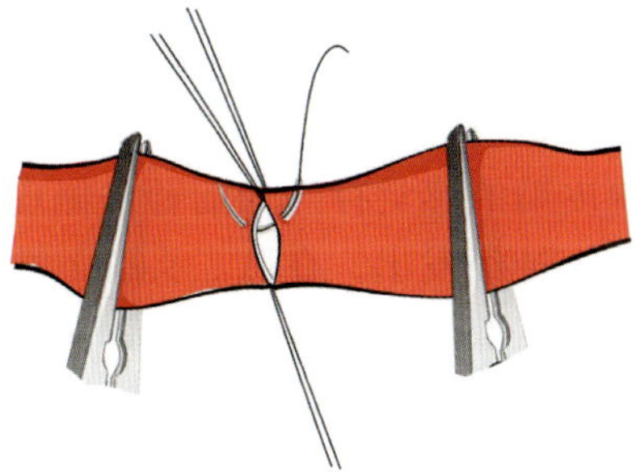

图 14-20　端端吻合

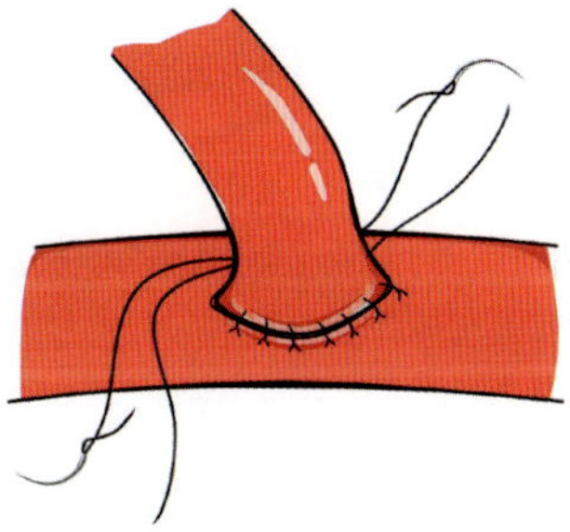

图 14-21　端侧吻合

显微血管吻合的基本要求包括：①吻合口的血管内膜应紧密接触；②没有外膜植入吻合口；③吻合口不产生狭窄；④吻合后血管没有张力。

显微血管吻合时通常先吻合静脉，后吻合动脉；开放血管时通常先开放静脉，后开放动脉。检查吻合口通畅情况时，除观察动脉搏动以外，还应进行静脉通畅试验。

显微血管吻合过程中，通常以肝素和利多卡因盐水冲洗吻合口，防止吻合口血栓形成和血管痉挛；如果吻合过程中或吻合完毕后出现血管痉挛现象，可以局部以 1% ~ 2% 利多卡因或罂粟碱溶液进行浸泡湿敷，也可以用温热盐水纱布进行湿敷，有助于解除痉挛。

显微血管吻合过程中及术后，应注意保暖，建议室温维持在 25 ℃以上。患者需要适度头部制动，避免因为体位移动导致血管扭曲，影响血流通畅。

（二）显微神经外科

在显微镜下行神经吻合比在肉眼下行神经吻合具有视野清晰、对位准确和避免轴突卷曲等优点。由于吻合精确，也提高了神经传导恢复的效果。然而，神经功能恢复的因素是多方面的，其中还包括神经外伤或缺损的程度，手术间隔时间，以及面肌是否已有萎缩，神经是否已有变性等问题在内。一般无论外伤或肿瘤术后缺损，立即吻合或移植的效果最好；局部血供好、瘢痕少，效果较佳；单纯吻合比神经移植效果要好；移植神经短的比长的效果要好。上述因素中，争取即刻在显微镜下吻合又是最主要的。

三、口腔颌面部常用的游离组织瓣 Common free flaps used in oral and maxillofacial regions

按照目前口腔颌面外科临床实践中应用情况，最常应用的显微组织皮瓣是以下四种，软组织修复最常用的是前臂皮瓣和股前外侧皮瓣，骨组织修复最常用的是游离腓骨瓣和游离髂骨瓣。本节重点讲解这四种游离组织皮瓣的基本知识和临床应用。

（一）前臂皮瓣

游离前臂皮瓣（forearm free flap）最早由我国杨果凡于1978年启用，因此又称为“中国皮瓣”。该皮瓣最早应用于四肢瘢痕挛缩的治疗，后很快就应用于头颈部重建，并得以推广。

1. 解剖基础　前臂皮瓣的供养动脉为肱动脉的分支桡动脉（radial artery）。桡动脉行经肘窝时，于桡骨颈稍下方分为桡动脉和尺动脉。桡动脉在前臂上1/3行于旋前圆肌和肱桡肌之间，在前臂中1/3为肱桡肌内侧掩盖，因此前臂上2/3的桡动脉称为掩盖部。前臂下1/3桡动脉走行于肱桡肌肌腱和桡侧腕屈肌之间，位置表浅，仅为皮肤和筋膜覆盖，易于显露，又叫显露部。掩盖部桡动脉的直径为2.8 mm，显露部直径为2.0 mm。

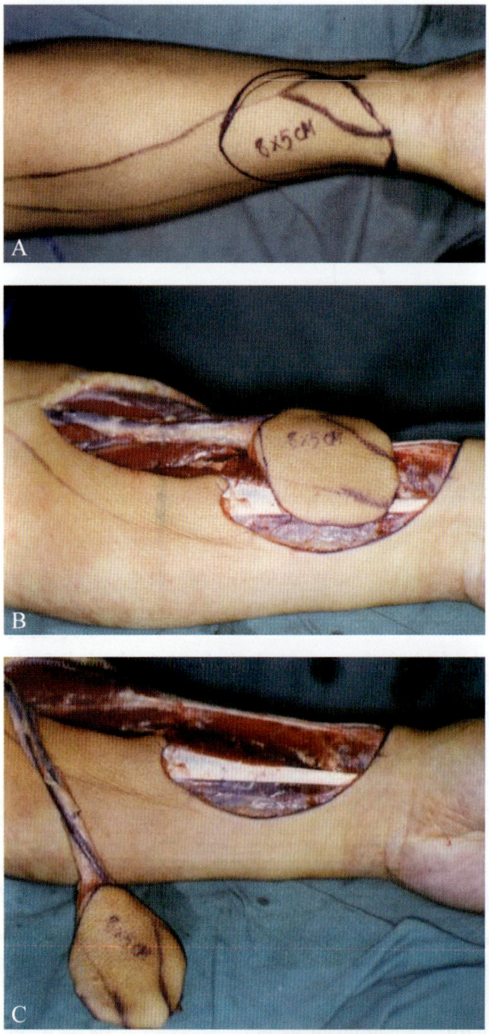

图 14-22　前臂皮瓣

A. 前臂皮瓣术前设计与划线　B. 前臂皮瓣制备中　C. 前臂皮瓣制备完成

前臂皮瓣的静脉回流可通过浅表的头静脉（cephalic vein）或桡动脉伴行静脉。头静脉起于手背桡侧，沿桡动脉的桡侧上行，其直径为2.5 ~ 3.5 mm。桡静脉的直径为1.3 mm。

前臂皮瓣的感觉神经为前臂外侧皮神经。该神经由肌支神经发出，在肱二头肌下端的外缘穿出筋膜，经肘部到前臂外侧皮下，分布于前臂掌面外侧皮肤。桡神经浅支前臂皮瓣可携带此神经，制备成感觉皮瓣。

临床上设计前臂皮瓣时，先标记出桡动脉和头静脉走行，取两者的中点作为皮瓣的纵轴，然后根据术区创面大小和需要，标记皮瓣范围，远端不应超过第一腕横纹。两侧宽度可以达到前臂周径的3/4，桡动脉的主要皮支位于远端1/3段，皮瓣设计尽量包括此段（图14-22）。

2. 术前准备　术前应仔细检查供区的组织厚度，头静脉分布和通畅情况，最重要的是通过Allen试验评价尺动脉对手部的供血。检查者先同时阻断桡动脉和尺动脉的血供，令患者作手掌交替握紧和张开的动作，通过这一机械驱血动作使手掌变白。然后令患者放开手掌并释放压迫尺动脉的手指，手掌将在15 ~ 20 s内变红。如果手掌变红的时间延长，则有可能尺动脉的循环不够充足，应慎用前臂皮瓣。

在少数情况下，如头静脉闭缩、缺失或无回流等，无法用头静脉作皮瓣的回流静脉时，可以利用桡静脉作为皮瓣的回流静脉。虽然桡静脉细小，吻合较头静脉困难，但其作为皮瓣的回流静脉与头静脉一样可靠。

3. 供区处理　大多数文献介绍用中厚皮片覆盖前臂皮瓣切取后的遗留创面，但由于前臂皮瓣切取后有较多肌腱暴露，采用中厚皮片移植后，皮片易与肌膜发生粘连，影响手腕和手指的功能。目前多采用腹部或上臂内侧全厚皮片修复前臂创面，成活后不易与深面肌腱粘连，对功能影响较小。

前臂创面植皮前应彻底止血并用盐水冲洗，以防皮片下积血影响皮片成活。植皮区应适当均匀加压以利于皮片成活，切忌过分加压而造成皮片坏死。

4. 临床应用　前臂皮瓣是口腔颌面部应用最广的游离组织瓣之一，尤其是口腔内缺损的修复，几乎可以用于任何部位的口腔黏膜缺损修复，如舌、颊、牙龈、口底、软腭和咽侧。此外还可以制备不带皮肤而仅有深筋膜和皮下组织的前臂筋膜瓣，用于颅底外科修复脑膜缺损。

5. 优缺点　前臂皮瓣具有许多优点：皮瓣解剖恒定，制备简单；血管口径大，吻合成功率高；皮瓣的血管蒂长，容易到达对侧颈部，避免进行静脉移植；供区远离头颈部，可实施"双组手术"；皮瓣薄而质地优良，是口腔内缺损修复的最佳选择；可制备成感觉皮瓣；还可以携带部分桡骨，用于颌骨重建。

前臂皮瓣最大缺点是牺牲前臂的一根主要供血动脉，因此术前应作 Allen 试验以了解尺动脉对手掌的供血情况。另一缺点是供区无法直接拉拢缝合，需作游离植皮，且对手的感觉和运动功能有一定的影响。

（二）股前外侧皮瓣

游离股前外侧皮瓣（free anterolateral thigh flap）最早由我国宋业光教授于 1984 年报道，此后国内外学者对该皮瓣进行详细的解剖学和临床应用研究，但直到 1993 年日本的 Koshima 首次介绍其在头颈部肿瘤术后缺损修复中的应用。近年来，有关游离股前外侧皮瓣应用于头颈外科领域的报道越来越多，并逐步显示出超越其他皮瓣的优点，成为目前头颈缺损修复常用的皮瓣之一。甚至有学者将其称为"万能皮瓣"，认为其可以用于修复任意类型的头颈部组织缺损。

1. 解剖基础　旋股外侧动脉（lateral circumflex femoral artery）是游离股前外侧皮瓣的主要供血动脉。旋股外侧动脉大多起于股深动脉，少数直接起于股动脉，自腹股沟韧带下 6 ~ 9 cm 发出后，在股直肌深面向外侧走行，分为升支、横支和降支。升支走行于缝匠肌和股外侧肌之间，分布于髂骨的外层骨皮质，横支分布于阔筋膜张肌，降支向下走行于股直肌和股外侧肌之间的肌间隙内，其终末支分布于膝关节附近的股外侧肌。股前外侧皮瓣的血供通常来自旋股外侧动脉的横支或降支的穿支血管（图 14-23）。

旋股外侧动脉降支在肌间隙中可以用作皮瓣血管蒂的长度为 8 ~ 12 cm，其平均直径为 2.5 mm，有两条静脉与其伴行，外径稍粗于动脉，为 2.5 ~ 3.0 mm。

游离股前外侧皮瓣可以制备成感觉皮瓣，其神经支配来自股前外侧皮神经，该神经在髂前上棘前下方 7 ~ 10 cm 处穿出深筋膜，然后分为前后两支，前支在髂 - 髌连线 1 cm 范围内下行，进入股前外侧皮瓣的供区。

游离股前外侧皮瓣制备术前需应用超声多普勒血流仪探测血管穿支情况，根据供区血管情况设计皮瓣。

股前外侧皮瓣供皮面积大，厚度适中，部位隐蔽，血管解剖恒定，口径较大，切取较容易，有可供修复的皮神经，供区可直接吻合（< 12 cm），是目前口腔颌面部修复重建最常应用的皮瓣之一。

2. 优缺点　游离股前外侧皮瓣具有以下优点：供区远离头颈部，可进行双组手术，大大缩短手术时间；皮瓣制备简单；可以获得足够长的血管蒂；血管口径粗大，吻合成功率高；皮瓣可同时携带股外侧肌、股直肌、髂骨阔筋膜等形成复合组织瓣；还可在旋股外侧动脉主干或

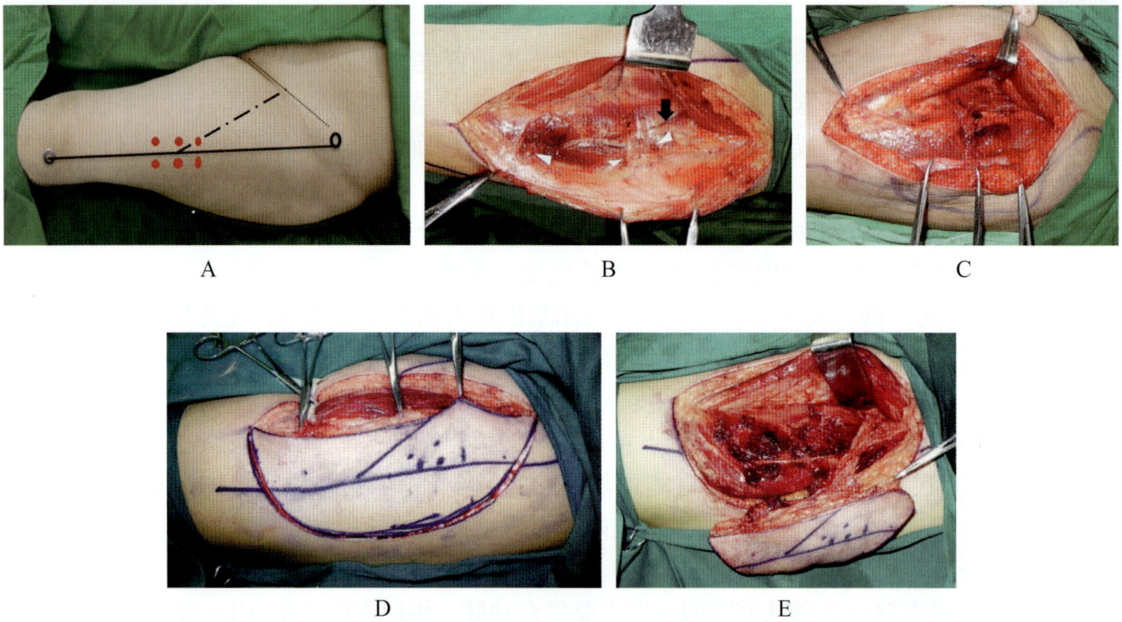

图 14-23　股前外侧皮瓣

A. 股前外侧皮瓣术前设计与划线　B. 术中显露穿支血管
C. 解剖穿支血管　D. 制备皮岛　E. 股前外侧皮瓣制备完成

降支的远端吻合另一组织瓣的血管蒂，组成所谓的旋股外侧动脉系统复合瓣；可获得的皮瓣面积大，可由单一皮肤穿支血管供应 25 cm × 18 cm 的皮肤；该皮瓣质地优良，与前臂皮瓣相比可以提供较为丰富的组织量，也可根据需要通过切除深筋膜或皮下脂肪的方法进行皮瓣减薄，形成所谓的薄型皮瓣；可根据需要制备感觉皮瓣；供区并发症轻微，宽度在 8 cm 以下的皮瓣供区可直接拉拢缝合，且遗留的瘢痕相对较为隐蔽。

游离股前外侧皮瓣的主要缺点是皮肤穿支血管的解剖变异较大，这也是影响该皮瓣应用的主要原因。但绝大多数患者的股前外侧皮肤均有穿支血管。无论穿支血管发自何处（旋股外侧动脉的主干、降支、股深动脉或股动脉），还是它是何种类型（隔皮穿支或肌皮穿支），通过仔细解剖，均可成功制备股前外侧皮瓣。

据 Kimata（1993 年）报道，仅有 5.4% 的患者的股前外侧皮肤既无肌皮穿支，又无隔皮穿支，对于这部分患者无法制备游离股前外侧皮瓣，但可以应用邻近的游离组织瓣，如股前内侧皮瓣、股外侧皮瓣或阔筋膜张肌皮瓣等代替。

（三）腓骨瓣

Taylor 于 1975 年首次成功应用游离腓骨瓣（fibular osseous flap）修复胫骨骨折。陈中伟等 1983 年首次报道腓骨骨皮瓣的应用。最初介绍的游离腓骨瓣均用于修复四肢长骨缺损，直到 1989 年，Hidalgo 才将游离腓骨瓣用于下颌骨节段性切除术后缺损的修复。由于该组织瓣制备简单，血供可靠，且供区远离头颈部，因此在头颈部得到越来越多的应用。

1. 解剖基础　腓动静脉（fibular artery and vein）是腓骨骨皮瓣的主要供应血管。腓动脉从胫后动脉的上份发出后，先在胫骨后肌浅面斜向下外，再沿腓骨内侧缘和拇长屈肌深面向下最后行至外踝的后上方浅出。沿途发出以下分支：肌支，发出至邻近诸肌；腓骨滋养动脉，穿入滋养孔至骨内；弓状动脉，为一系列环绕腓骨的细小分支，供应腓骨骨膜；穿支，发出后经小腿后肌间隔至皮肤。

腓动脉和腓静脉除了供应腓骨的滋养血管和肌肉—骨膜血管外，还发出走行于小腿后肌间隔内的筋膜皮肤穿支供应该区域的皮肤。这一点在利用腓骨复合瓣同时修复下颌骨，皮肤和黏膜的复合缺损时尤为重要。关于小腿后肌间隔附近进入皮肤的穿支目前有多种分类方法。

Wei 则介绍了两种类型的隔皮穿支，一种为整个行程中穿过小腿后肌间隔，另一种则在进入小腿后肌间隔和供应皮肤之前，穿过长屈肌、胫后肌或比目鱼肌。Wei 将后者称为肌皮血管。这些穿支血管是腓骨携带的皮岛的基础。

2. 组织瓣的设计和应用　腓骨瓣可以设计成游离骨瓣或游离骨皮瓣两种方式。小腿外侧的皮肤由腓动脉发出的隔皮穿支或肌皮穿支供血。这些血管的位置变异均沿小腿后肌间隔分布。术前可通过多普勒超声检查确定穿支血管位置，术中皮岛的设计应包含穿支血管。如果切取皮岛过宽，创面不能拉拢缝合，需要局部植皮。

虽然腓骨瓣血管蒂的位置和血管口径均十分恒定，但由于受胫后动脉分叉部位的牵制，血管蒂的长度通常较短，通过切取更为远端的腓骨和皮岛，将血管蒂向远端行骨膜下游游离，并丢弃一段近中骨段，可以达到延长血管蒂的目的。Hidalgo 报道通过这种方法可获得 12 cm 长的血管蒂。

腓骨瓣非常适用于下颌骨节段性缺损的修复。因腓骨可切取长度为 22 ~ 25 cm，使其成为唯一可用于全下颌骨或次全下颌骨缺损修复的供区。腓骨可以通过楔形截骨塑形为适合下颌骨的形态。只要保证骨膜没有受明显损伤，腓骨多段截骨后仍不会影响其远端的血供（图 14-24）。

视频：腓骨肌皮瓣制备术

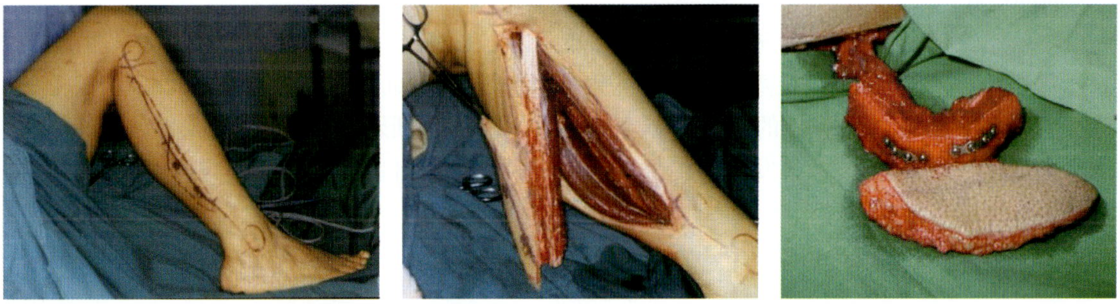

A　　B　　C

图 14-24　腓骨肌皮瓣

A. 腓骨肌皮瓣术前设计与划线　B. 腓骨肌皮瓣制备完成　C. 腓骨肌皮瓣塑形

近年来腓骨瓣修复上颌骨缺损也已经得到了广泛临床应用。与下颌骨缺损修复相似，腓骨瓣可通过截骨塑形为上颌骨的形态。对于腭部黏膜缺损，可以应用腓骨瓣携带的皮岛或趾长屈肌肌袖修复。由于腓骨骨高度有限，只能修复上颌骨牙槽突部分的骨缺损，可以配合钛网等人工植入材料同时修复上颌窦前壁。此外，在修复上颌骨缺损时，需要较长的血管蒂，在制备腓骨瓣时应注意。

当用做颌骨重建时，组织瓣的位置必须使腓骨的血管蒂位于新形成颌骨的舌侧面，皮岛位于腓骨下缘。皮岛还可以绕过腓骨的颊侧而到达口内，并同时覆盖颊侧的固定装置。

腓骨的骨皮质较厚，能很好地接受牙种植体的植入。但是腓骨高度有限，无法像髂骨那样接受较长的种植体。

3. 优缺点　游离腓骨瓣可以提供大长度的颌骨缺损修复，并塑形为需要的各种形状，达到修复面部外形的效果。同时腓骨的优良骨质可以为后期义齿和种植牙修复提供良好基础。复合腓骨组织瓣还可以携带邻近的肌肉和皮肤组织，一次实现多种软硬组织的复合修复。

供区潜在的并发症：腓骨瓣切取后最为严重的并发症是足部缺乏侧支循环，导致足部在腓动脉阻断后出现缺血现象。术前评价有助于避免发生这种潜在风险。

也有学者报道其他供区不适主诉，包括无法忍受寒冷及水肿。功能缺陷包括踇指背屈能力减弱，主要是与腓神经分支损伤或肌肉特别是踇长屈肌的瘢痕收缩有关。少数患者在术后几个月内有步行时的疼痛和无力。肌肉的无力是由于附着于腓骨和骨间膜的肌肉被剥离所致。

过分牵拉或不正确的解剖可导致腓总神经损伤，从而导致患者足内翻畸形和小腿前部、外部以及足背麻木。在解剖开始时仔细定位和显露该神经有助于避免该并发症的发生。为保护腓总神经，还可以在膝关节处保留与远端相同长度的骨段。

腓骨骨皮瓣的皮肤血供存在不确定性。外科医师只有在皮瓣切取后才能确定皮岛血供的可靠性。有5%～10%的病例没有合适的皮岛，因此手术前应有备用皮瓣，尤其是在软组织缺损较大的患者更为重要。

（四）髂骨瓣

髂骨因部位隐蔽，兼有松质骨和皮质骨，取骨后对功能影响不大，因此是传统自体骨移植最常采用的供区。1978年，Taylor首先报道以旋髂浅血管为蒂的游离髂骨瓣（Free iliac crest flap）移植治疗外伤性胫骨合并软组织缺损获得成功。1979年Taylor和Mayou完成各自独立的研究后，确定了旋髂深血管（deep circumflex iliac artery & vein）是髂骨移植更可靠的血管蒂。Taylor的染料注射研究表明，该血管蒂同时供给整个髂骨骨内和骨膜的血供，其范围一直从髂前上棘延伸至骶髂关节。有关研究还表明，旋髂深动脉的穿支血管可穿越三层肌肉供应髂骨表面的皮肤。

1. 解剖基础　旋髂深动脉（deep circumflex iliac artery）在腹股沟韧带头侧1～2 cm处发自髂外动脉的外侧面，包裹在有腹横筋膜和髂筋膜融合而成的筋膜鞘内，在其行程的外侧面，旋髂深动脉沿着髂骨的内板走行于腹内斜肌和髂肌形成的沟内，此沟距离髂骨内板0.4～2.2 cm。在其行程中，发出升支供应腹内斜肌，并发出骨膜和骨内分支到达髂骨内。旋髂深动脉的穿支血管穿过腹壁三层肌肉供应髂嵴表面的皮肤。在髂前上棘后方9～10 cm处，旋髂深动脉终末支也供应皮肤血供（图14-25）。

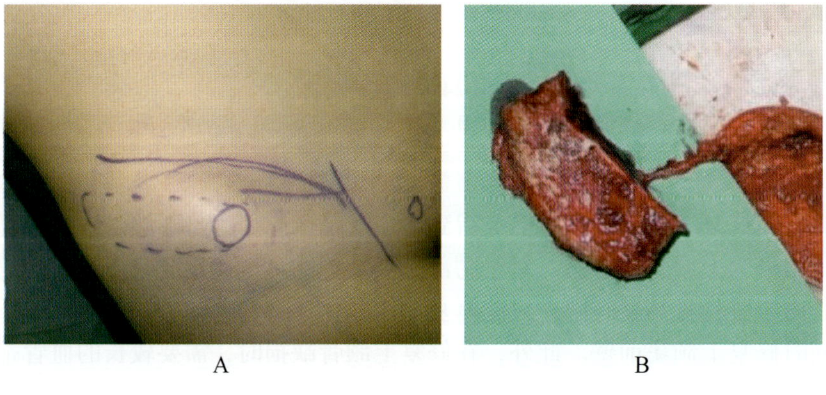

图14-25　髂骨肌皮瓣

A. 髂骨肌皮瓣术前设计与划线　B. 髂骨肌皮瓣制备完成

为保证保留良好的皮肤血管，必须牢记两点：①必须使皮岛包含有3～9根从腹外斜肌穿出的穿支血管。这些穿支的分布区域的延伸范围大约到髂前上棘后方9 cm及髂嵴内侧25 cm处。以髂前上棘与肩胛下角的连线为皮岛的中轴，可以将这些穿支血管的分布区域包含在内。②必须保留通过这些穿支血管的腹外斜肌、腹内斜肌和腹横肌的肌袖。

腹内斜肌位于腹横肌和腹外斜肌之间，起于胸腰筋膜、髂嵴和腹股沟韧带，旋髂深动脉是其主要血供血管。旋髂深动脉的升支较为粗大，直径 1 ~ 2 mm，可分为三种类型：在大约 65% 的病例，升支在距髂前上棘约 1 mm 处发出；在 15% 的病例，升支的起点更为靠近内侧，距髂前上棘 2 ~ 4 mm；其余 20% 的病例，有多个小分支在髂前上棘外侧进入肌肉。因此 80% 的病例其腹内斜肌有一支发自髂前上棘内侧的主要血管供血，对于这类病例，可将腹内斜肌作为一轴形瓣自由地操作，其余 20% 的病例，为保护发自旋髂深动脉的多个细小分支，肌肉必须附着在髂嵴内板上。

股外侧皮神经自骨盆穿出，在髂前上棘内侧走行，于旋髂深动脉和旋髂深静脉的浅面或深面越过，该神经可以通过精细解剖得以保留，也可以切取该神经的一部分用于游离神经移植。

2. 组织瓣的设计和应用　髂骨皮瓣的皮岛通常设计成梭形以利于创口直接拉拢缝合。除了大小和在腹壁上的位置不同外，皮岛的变化很小，但皮岛的设计必须使其有足够的面积以包含足够数量的肌皮穿支血管。由于受髂骨头侧腹外斜肌发出穿支的牵制，皮岛和髂骨之间的关系较为固定。在确保皮岛的下缘包含皮肤穿支血管区域的前提下，可以将皮岛设计得更为朝向腹壁头侧，这样可以增加皮岛和髂骨之间的相对可移动性。

腹内斜肌通常与附着在髂嵴内板的血管蒂一起切取，在 80% 的病例，腹内斜肌的营养血管为单根升支，因此以此血管为蒂，可以游离整块腹内斜肌而成轴型皮瓣。

由于髂骨血供丰富，所取骨块的大小和形状有很大的灵活性，根据受区血管的位置，髂骨可以多种方法就位以改变组织瓣血管蒂的位置。在设计时，必须考虑到髂骨的自然弯曲。根据 Manchester 建立的原则，髂前上棘可以作为新下颌角，通过向髂前下棘延伸截骨线而形成下颌升支和髁突。切取的髂骨块还可以通过截骨进一步塑形，以与下颌联合处的弯曲外形相匹配（图 14-26）。

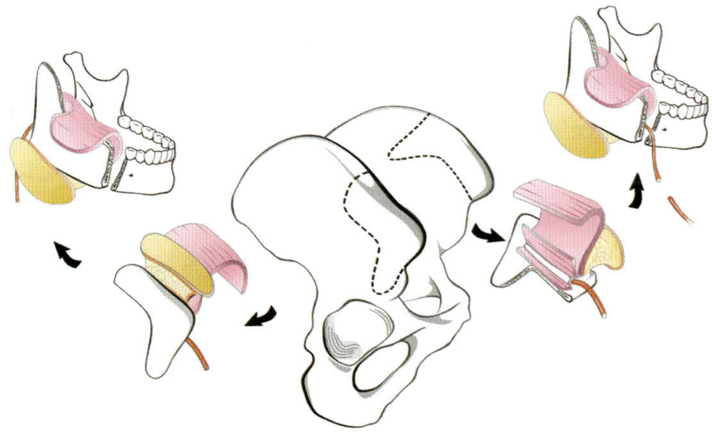

图 14-26　髂骨修复下颌骨

髂骨复合瓣在头颈外科最常见的适应证为下颌骨节段性缺损的修复。可切取的最大长度为 16 cm，能满足大多数缺损修复的需要。髂骨复合瓣软组织部分应用的灵活性很大，在骨皮瓣中，髂嵴用作新的牙槽嵴，皮瓣在口内位于其正常的肌皮位置即髂嵴顶部。与此相反，髂嵴也可用作新下颌骨的下缘，皮岛必须通过新下颌骨的颊侧或舌侧才能到达牙槽嵴顶的上方。

由三部分结构组成的髂骨肌皮瓣为口腔下颌骨的重建提供了充足的三维空间和体积。在 80% 的病例中，腹内斜肌为轴型血供，具有良好的移动性。在大多数病例，腹内斜肌位于口腔中并包裹新下颌骨，或向后转位覆盖咽腔缺损处。可以在肌肉表面移植中厚皮片作一期的前庭沟成形术。该组织瓣对于同时累及口腔黏膜、皮肤和骨缺损的修复十分理想。

髂嵴还可用于硬腭缺损的修复，在植入牙种植体后行功能性牙列修复。

髂骨皮瓣或骨肌皮瓣切取后的供区护理主要为运动功能的恢复。术后第 3 或第 4 天开始作渐进性运动，通常在术后第 7 天作辅助行走，辅助以被动或主动的各种范围的运动练习。在术后第 2 周时作渐进性的行走训练，术后第 3 周可开始爬楼梯。

3. 优缺点　髂骨瓣的血供可靠，可进行简单分块塑形，对于中等（< 7 cm）距离以下的颌骨缺损，可以作为优先选择。由于髂骨瓣可以提供充足的骨量，是二期种植义齿修复的最佳选择。髂骨肌皮瓣可以携带适量肌肉和筋膜，甚至皮岛，同期进行软硬组织缺损的复合修复。

供区可能的并发症：在使用髂骨复合瓣时最大的顾虑是影响了腹壁的坚固性。如果术前有腹壁薄弱或疝存在，则宜选用其他供区，或是术中采用额外的方法作供区创口关闭。如果自体组织不够，应采用人工网片。手术时还应注意保护邻近的重要结构，如股神经和腹内容物，以免造成意外损伤。

四、游离组织瓣新进展——穿支皮瓣 Perforator flap

随着显微外科技术的发展，有些综合治疗效果不佳的皮瓣在临床上的应用日益减少甚至被淘汰，而血供可靠、操作简单、供区隐蔽、切取后对供区损伤小的皮瓣则逐渐受到外科医师们的青睐。无论是医生，还是患者更加重视在保证修复重建效果的同时，减轻供区损伤和并发症。

（一）穿支皮瓣的基本理念

近些年来由于对穿支血管解剖学研究的不断发展，穿支皮瓣的概念和临床应用越来越多地得到关注。所谓穿支皮瓣，是指仅以管径细小的穿支血管（穿动脉和穿静脉）供血的轴型皮瓣。穿支皮瓣仅切取供养皮瓣的穿支血管作为血管蒂进行移植，而保留了皮瓣供区的主要血管和肌肉组织，大大减少了供区的外观和功能损害。穿支皮瓣由于突破了“深筋膜血管网是皮瓣赖以生存必备条件”的传统观念，使皮瓣移植迈向了“自由王国”，实现了以最小的供区损害获得最佳的受区外形和功能，代表着目前皮瓣外科的最新进展。

自由模式游离皮瓣（free-style free flap）应该是穿支皮瓣的延伸和更高阶段。一般来说，穿支皮瓣通常是由较为固定的穿支血管支配的，而自由模式游离皮瓣则可以没有固定的穿支。理论上，只要能够用多普勒在皮肤表面检测到皮肤的供血血管（直径 0.5 ~ 0.8 mm），再沿皮肤的供血血管逆行追踪到一个可以吻合的分支血管，即可形成一个皮瓣。如此皮瓣可以取到很小，很个性化，供区损伤更加轻微。

（二）穿支皮瓣在口腔颌面部的应用和优缺点

穿支皮瓣具有设计灵活、血管蒂长、供区隐蔽且通常可直接关闭等优点。目前口腔颌面头颈外科临床上常用的穿支皮瓣有腹壁下动脉穿支皮瓣（deep inferiorepigastric artery perforator, DIEP）、胸背动脉穿支皮瓣（thoracodorsal artery perforator flap，TAP）、股前外侧穿支皮瓣（anterolateral thigh perforator flap，ALTP）、腓肠内侧动脉穿支皮瓣（medial sural artery perforator flap, MSAP）等。其中以股前外侧穿支皮瓣最具有代表性，应用也最为广泛，甚至有学者称之为“万能皮瓣”。该皮瓣由股前外侧皮瓣演化而来，穿支血管多起自旋股外侧动脉降支，也可起自横支或斜支，穿过股外侧肌或股外侧肌与股直肌之间的肌间隔（或肌间隙）后供养皮肤。穿支皮瓣的缺点包括穿支血管的解剖位置和直径变异较大、穿支血管细小、血管蒂受牵拉易发生血管痉挛等，因此对术者的显微外科技术要求较高。

五、皮瓣监测 Monitoring of flap

游离皮瓣移植后室温应保持在 25 ℃左右，以防血管痉挛；同时应用血管扩张及抗菌药物。头颈部体位应适当制动以免影响静脉回流。术后创口内行负压引流者，其负压压力要适当。压力过大可直接影响静脉回流；压力过小可因积血、积液而间接压迫静脉。

术后 72 h 是皮瓣最容易发生血管危象的时间。动物试验和临床观察均发现，皮瓣危象能否抢救成功，取决于对微循环障碍的早期发现和对受损血管的及早探查，切勿延误时机。临床经验证实，药物治疗作用不大，过多的等待观察降低挽救成功率，最终将导致皮瓣失败。手术后皮瓣监测的目的是及早发现皮瓣灌注受损的征象，目前常用方法仍是临床观察，包括观察皮瓣的颜色、温度、充盈情况、针刺出血情况等。

1. 颜色　皮瓣的颜色应与供区皮肤颜色一致，部分病例术后 1 ~ 2 天内颜色稍显苍白，属正常现象，应结合其他体征加以判断。皮瓣颜色如变暗、发绀，提示静脉淤血（图 14-27）；如为灰白色，提示动脉缺血，应及时探查。

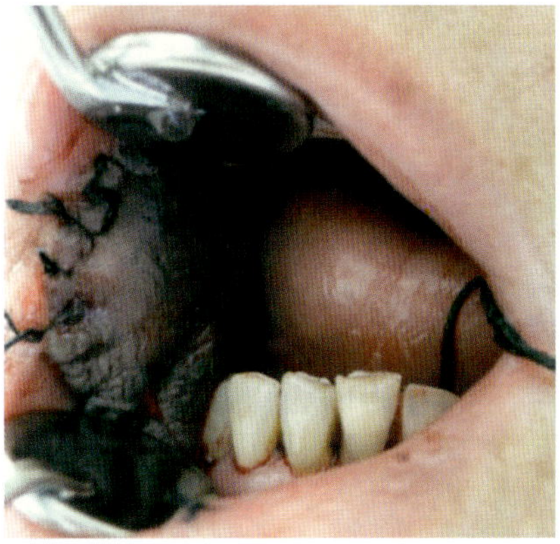
图 14-27　皮瓣术后静脉淤血，呈紫黑色

2. 温度　皮瓣移植后多有局部温度下降的情况，尤其在环境温度较低时，但一般不应低于体温的 3 ~ 6 ℃。皮瓣温度降低时可对皮瓣加以保温处理，可于表面覆盖棉垫，亦可通过外照射加温，保持正常的血循环。如果温度过低，同时伴有颜色的变化（暗紫或灰白），则应及时探查。

3. 皮纹　皮瓣表面应有正常的皮纹皱褶，如果发生血管危象，则皮纹改变，表现为皮瓣肿胀或皱缩。

4. 质地　皮瓣移植后可有轻度的肿胀，但如果出现皮瓣明显肿胀，质地变硬时，则提示血管危象可能，应及时探查。

5. 毛细血管充盈试验　皮瓣危象发生早期，可表现为轻度肿胀或淤血现象，以手指轻压，放开后可见变白的区域再度泛红，泛红的过程越快说明微循环的状态越好。如果再充盈时间过长，超过 5 s，多提示微循环功能很差，抢救成功的可能性较小。充盈过快则反映静脉回流受阻。

6. 针刺出血试验　如果皮瓣颜色苍白，无法判断是否出现动脉栓塞，可采用此法，以 7 号针头刺入皮瓣深达 0.5 cm，并适当捻动针头，拔起后观察针刺点，如有鲜红血液流出，提示动脉血供良好，否则提示动脉危象。

如果皮瓣颜色稍暗，无法判断是否发生静脉栓塞时，亦可用此法，如针刺后流出的血液颜色为暗红色，则应高度警惕静脉危象的可能。

临床监测适用于外露皮瓣，而深埋皮瓣则不能进行临床监测，可采用脉冲多普勒或埋入式激光多普勒进行监测，也可通过检测皮瓣的血氧或组织内代谢产物含量的变化监测其血循环状态。

第四节　各类畸形和缺损的修复
Correction of Different Malformations and Defects

提　要

口腔颌面部的缺损与畸形常因炎症、创伤或肿瘤等引起。除可导致容貌缺陷外，还可引起进食、语音等功能障碍。本节对口腔颌面部常见缺损与畸形，包括唇颊部缺损与畸形、舌缺损、口底缺损、软腭缺损以及上、下颌骨缺损的特点及修复原则做简要的介绍。应重点掌握舌缺损、颊黏膜缺损以及上、下颌骨缺损的修复方法。

一、唇和口角缺损畸形 Malformations and defects of the lips and commissure

唇颊部缺损畸形的修复应掌握“就近原则”，尽量采用同名或邻近组织修复，能用邻近组织瓣修复者，不用远位组织瓣，以期更好地恢复缺损畸形部位的色泽、外观以及其运动功能。

（一）口角歪斜

口角或颊部的瘢痕挛缩可导致口角不在一水平线上，从而造成口角歪斜。因条索状瘢痕引起的口角歪斜的手术方法主要是瘢痕切除，通常采用“Z”成形术（图 14-28）。

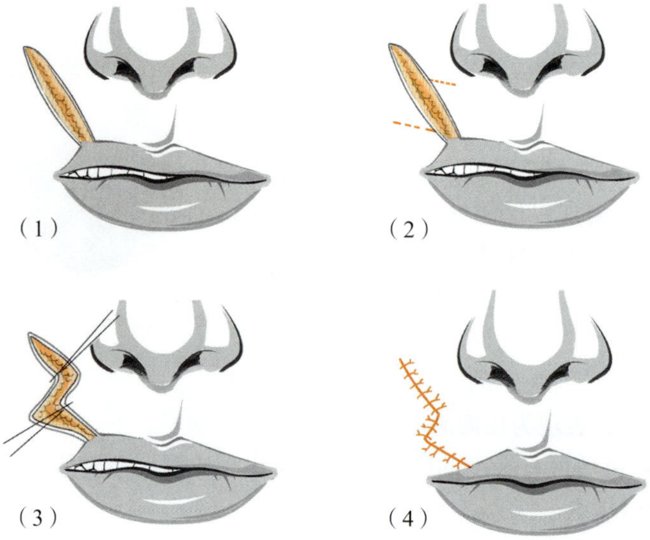

图 14-28 口角索状瘢痕切除，“Z”字成形术

在非条索状瘢痕，也无严重组织缺损情况下，可在唇部及口角邻近组织处行“Z”成形术（图 14-29），将歪斜向上的口角降至与对侧口角平行。如口角歪斜向下，可用同样原则进行手术，但是采用上唇皮瓣转移向下唇以整复之。

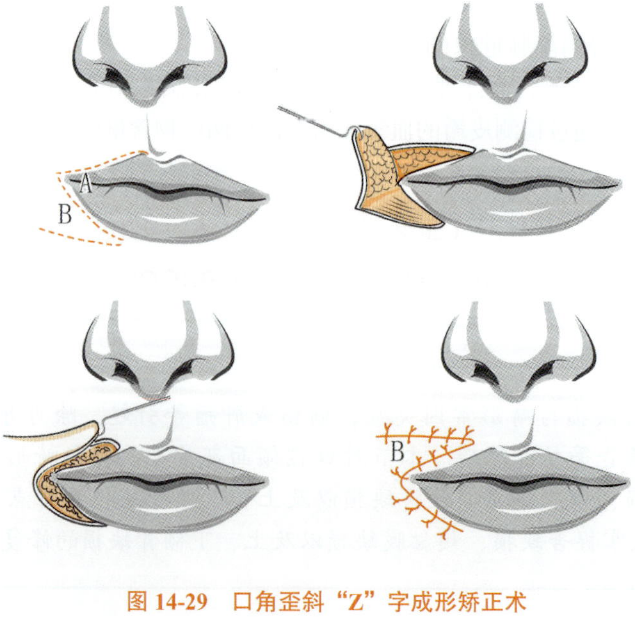

图 14-29 口角歪斜“Z”字成形矫正术

（二）小口畸形

口裂过小，即小口畸形，多发生在严重的灼伤或某些炎性疾病，或者肿瘤切除之后。小口畸形常使患者饮食、语言、咀嚼、表情等生理功能活动受限。

为整复小口畸形，可将畸形侧口角向外延伸，切除表面皮肤、皮下组织，保留肌肉，将内侧黏膜向外翻转同皮肤切口缝合，以延长口裂（图 14-30）。如为单侧畸形，口裂延长的位置可参照健侧；如为双侧畸形，则新口角应在两侧瞳孔垂直线上。

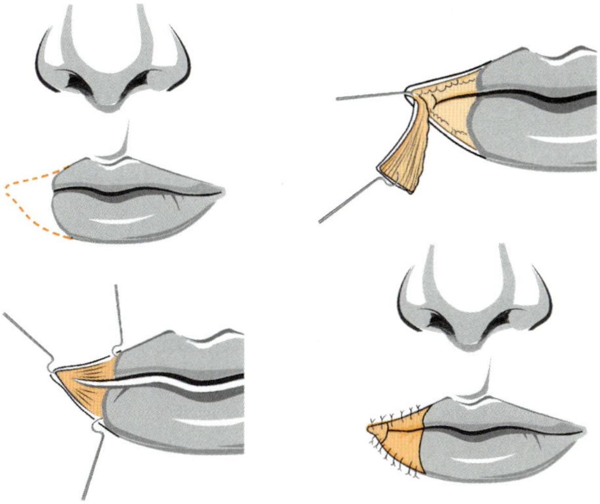

图 14-30　口角开大术

（三）唇外翻或内卷

口周皮肤瘢痕或组织缺损常引起唇外翻，口唇内侧瘢痕或黏膜缺失则常导致唇内卷。唇外翻和唇内卷均可导致牙外露，口唇闭合不全，唾液外溢。

轻度唇外翻或内卷可视瘢痕性状、外翻或内卷的程度和部位分别选用“Z”字成形术（图 14-31）、“V”-“Y”成形术或“Y”-“V”成形术矫正（图 14-32）。条索状瘢痕引起的上唇外翻，则宜选用“S”切开缝合，以便术后瘢痕隐蔽（图 14-33）。

较严重而广泛的唇外翻或内卷时，常需通过瘢痕切除、局部皮瓣或黏膜瓣转移等整复（图 14-34）。颜面部灼伤瘢痕等有时可引起非常严重的唇外翻，这类畸形缺损多需通过游离植皮或游离皮瓣整复。

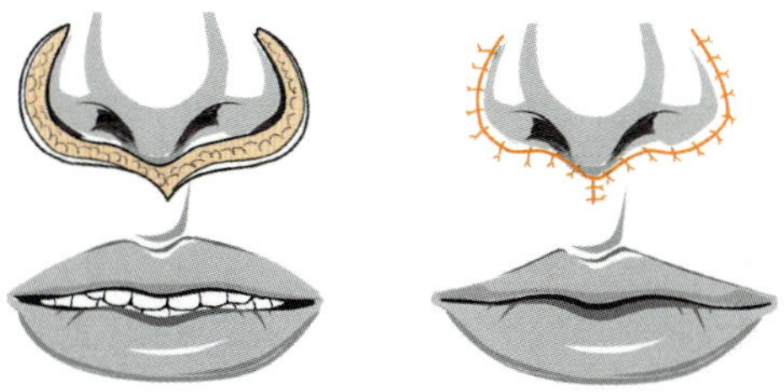

图 14-31　唇外翻“Z”字成形矫正术

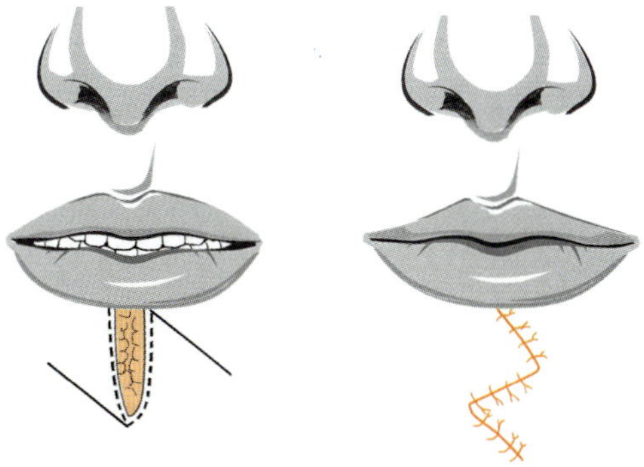

图 14-32　上唇外翻“V”-“Y”成形矫正术

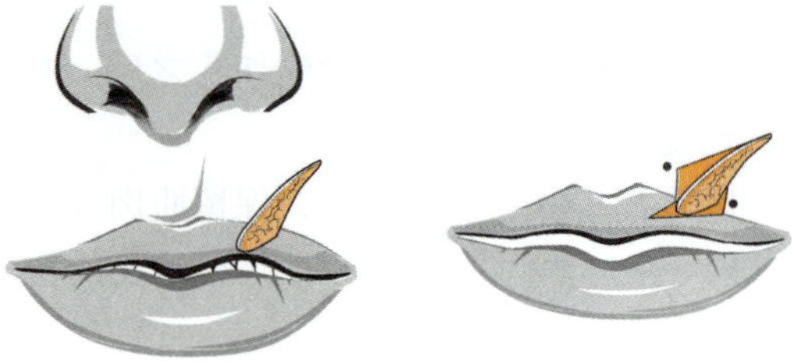

图 14-33　上唇索状瘢痕切除“S”成形术

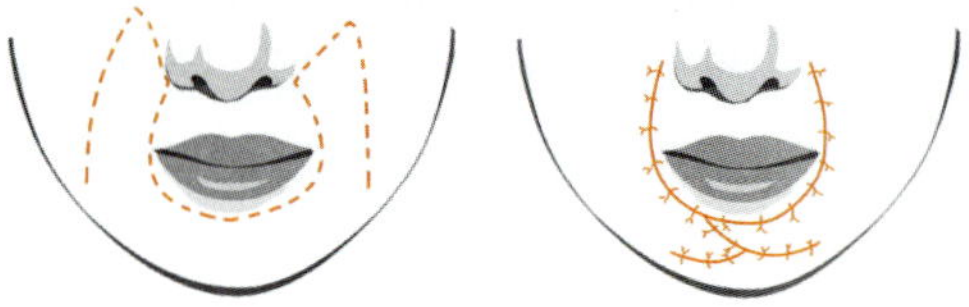

图 14-34　下唇外翻鼻唇沟皮瓣整复术

（四）唇红缺损

唇红缺损多见于颌面部创伤、灼伤以及肿瘤切除术后。唇红缺损可分为部分缺损与全唇红缺损。

部分唇红缺损，其范围不超过上下唇 1/3 者，可利用剩余的唇红形成黏膜瓣，利用黏膜组织弹性推进滑行至缺损部位修复（图 14-35）。部分唇红缺损限于半侧上唇或下唇者，也可选用对侧唇红瓣带蒂转移法。注意黏膜瓣的长宽比例以不超过 3∶1 为宜；转移时蒂部切不可扭曲过大，以免坏死（图 14-36）。全上唇或下唇唇红缺损，或上下口唇唇红均缺损时，则主要靠口唇内侧正常黏膜滑行瓣翻转成形（图 14-37）。

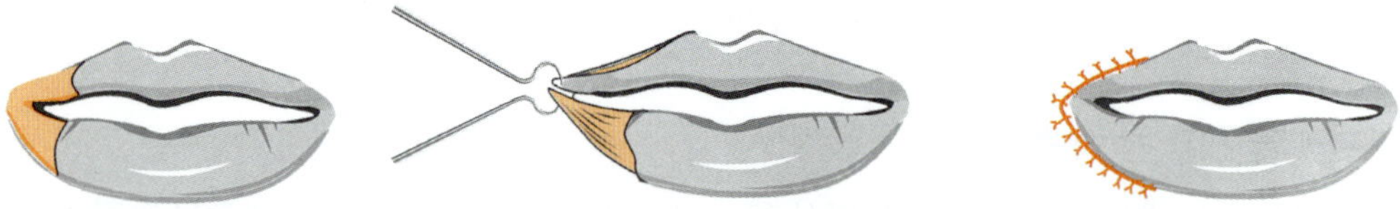

图 14-35　推进黏膜组织瓣修复唇红缺损

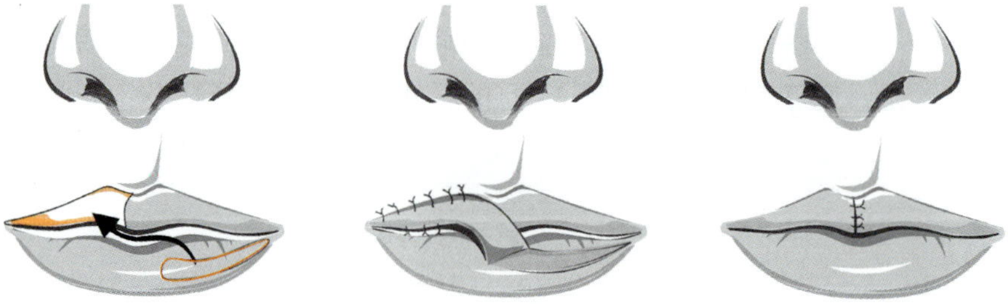

图 14-36　对侧唇黏膜组织修复唇红缺损

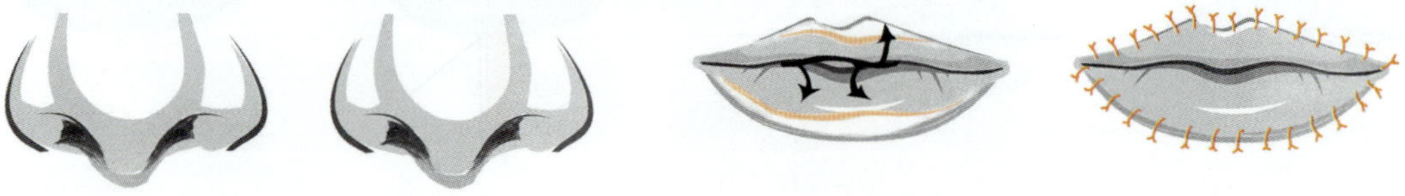

图 14-37　口唇内侧黏膜瓣滑行翻转成形术修复唇红缺损

（五）唇缺损

相较于唇红缺损，这里的唇缺损指唇部全层即洞穿性缺损，包括皮肤、口轮匝肌和黏膜。一方面，唇部尤其是唇红色泽独特；另一方面，唇部肌肉结构复杂，运动功能丰富，因此，无论是从美观还是功能角度考虑，唇缺损的修复均应尽量利用剩余唇组织或对侧唇组织；与此同时，唇颊部组织弹性好、移动性大而且血运丰富，也有利于各种局部皮瓣的转移。

唇缺损修复一般遵循以下原则：唇缺损不超过全唇 1/3 者，利用唇组织良好的弹性及延展性，可将缺损两侧的剩余唇组织直接或经过松解后拉拢缝合。缺损占全唇 1/2 左右时，可选用鼻唇沟组织瓣修复上唇缺损，选用对侧唇组织瓣交叉转移修复上唇或下唇缺损。缺损达全唇 2/3 以上时，可联合使用鼻唇沟组织瓣以及下唇组织瓣交叉转移修复上唇缺损；对于下唇缺损，可通过唇颊组织瓣旋转推进、或称“扇形颊瓣”法修复。

唇的主要血供来源是唇动脉，各种局部组织瓣成形术中需格外注意保护唇动脉。若各种修复术后遗留小口畸形或口角不对称畸形，可参照前文方法留待二期整复。

二、面颊部缺损的修复 Reconstruction of facio-buccal defect

（一）面颊部皮肤缺损

面颊部皮肤缺损以带蒂皮瓣整复最为常用。皮瓣来源以邻近组织（耳前方、颊、颈部等）为宜（图 14-38），也可采用额瓣、颏下岛状瓣等修复。行邻近皮瓣转移时，还必须同时考虑供区所造成的继发性缺损创面的修复，通常可利用潜行分离，附加切口或游离植皮以关闭之。

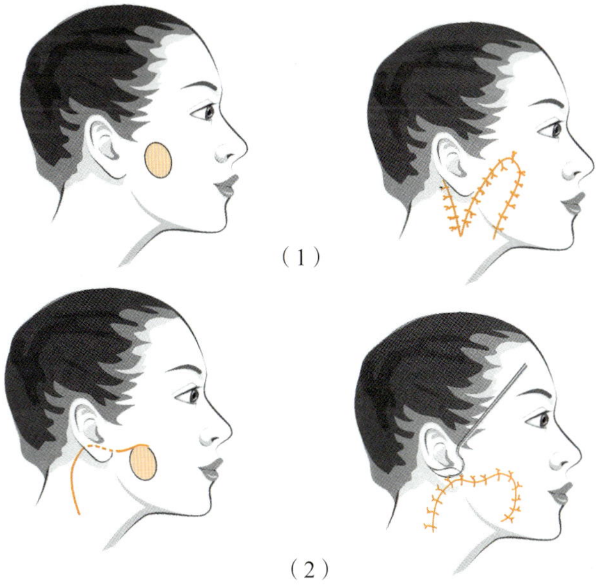

图 14-38　耳后皮瓣修复面颊部皮肤缺损

对于包括皮下组织在内且面积较大的颊部缺损，邻位组织瓣容量不足时，可采用血管吻合的游离皮瓣移植，常用前臂皮瓣或者股前外侧皮瓣。

（二）颊黏膜缺损

颊黏膜缺损整复的方法根据缺损的大小和深度进行选择。

1. 黏膜缺损面积小、表浅未超过肌层者，可采用游离皮片或人工修复材料修复。由于颊部开口肌很薄弱，不足以抵抗术后瘢痕等收缩力，故应严格掌握适应证，以免引起术后张口受限。面积较大，涉及龈颊沟，或累及肌层的缺损不宜采用该方法。较小的表浅缺损也可用邻近的黏膜瓣转移进行修复；位于后颊部者，还可用颊脂垫转移修复。

2. 邻近口角的前颊部小缺损，也可选用蒂在下方的鼻唇沟瓣修复。

3. 同颊部皮肤缺损类似，当黏膜缺损深达肌层且面积较大时，需采用软组织皮瓣转移修复，以游离皮瓣中的前臂皮瓣最为合适，也可酌情使用锁骨上动脉岛状瓣、颞肌筋膜瓣、颏下岛状瓣等带蒂软组织皮瓣或肌皮瓣修复。

（三）面颊部洞穿性缺损

此类缺损需同时修复口内外两层组织。可将一个组织量较大的皮瓣转移至缺损处，折叠后分别修复黏膜和皮肤缺损，折叠部位去除一条表皮，形成创面，使其分别同黏膜和皮肤缝合，封闭洞穿性缺损，以游离股前外侧皮瓣最为常用，也可根据情况选择带蒂皮瓣中的胸大肌皮瓣。随着穿只皮瓣技术的成熟，目前更为理想的修复方法是利用穿支皮瓣的特点，设计分叶式穿只皮瓣，如游离股前外侧皮瓣即可设计成由同一套血管蒂携带两支穿只，分别供应两块皮岛，修复内外侧缺损，其设计、塑形灵活，能够最大程度恢复面颊区的外形。

当面颊部洞穿性缺损涉及口角及部分唇时，可在修复颊部缺损的同时以组织瓣修复唇及口角缺损；也可将剩余唇组织对位缝合，留小口畸形待二期行口角开大术。

三、舌缺损的修复 Reconstruction of lingual defect

舌是口腔最重要的器官之一，舌缺损到一定程度时，必须进行舌再造，以最大限度地恢复舌功能。舌缺损修复的方法应根据缺损大小、部位以及是否伴有软、硬组织缺损等情况，选用不同的组织瓣。

（一）舌体小型缺损

指舌体缺损在 1/3 以内者。由于舌的代偿能力很强，因此一般不必行舌再造术，可直接拉拢缝合。缝合时应将舌缘与舌缘、或舌缘与口底缝合，而不应将舌缘与颊黏膜或颊侧牙龈缝合，以免影响舌的运动以及以后义齿的修复。

（二）舌体中型缺损

指舌体缺损 1/3 ~ 1/2 者。一般选用组织量相对较小的软组织皮瓣或肌皮瓣修复。以游离皮瓣中的前臂皮瓣最为常用，也可选用上臂外侧皮瓣、股薄肌皮瓣等。如果由于某些原因无法进行游离皮瓣修复，带蒂皮瓣中的锁骨上动脉岛状瓣、胸三角皮瓣、颈阔肌皮瓣等可以作为备选皮瓣。

（三）舌体大型缺损

指舌体缺损 2/3 以上者。因组织缺损多，需要提供较大的组织量才能恢复舌的外形和组织量，故宜选用组织量丰富的软组织皮瓣。多数采用游离皮瓣，如股前外侧皮瓣或腹直肌皮瓣。如果由于某些原因无法进行游离皮瓣修复，带蒂皮瓣中的胸大肌皮瓣可以作为备选皮瓣。

（四）舌根部缺损

舌根部缺损也分为部分缺损和全部缺失，如为后者，则舌体部也无法保留，即典型的全舌缺损。对于部分舌根缺损，宜选择薄的肌皮瓣修复，如颈阔肌皮瓣、股薄肌皮瓣等。如为全舌缺损，则以股前外侧皮瓣、腹直肌皮瓣等组织量丰富的皮瓣为首选。

四、口底缺损的修复 Reconstruction of defect of floor of mouth

口底缺损若行直接拉拢缝合或植皮，可因瘢痕收缩，限制舌的运动。除了个别老年人、无牙颌或拟作颌骨方块切除，病灶很小，可以切除后将舌侧缘与牙龈黏膜直接缝合外，其余病例均应采用组织移植以修复口底。

口底缺损修复的方法及组织瓣的选择应根据缺损的大小、部位、颌骨及牙列是否完整等多种因素来考虑。

（一）中小型缺损

对于局限于口底软组织的中小型缺损，可选用组织量相对较小的软组织皮瓣，如锁骨上动脉岛状瓣、胸三角皮瓣等转移修复。也可选用组织量相对较小的游离软组织皮瓣，如前臂皮瓣修复。

（二）大型缺损

较晚期的口底癌切除后形成的较大型缺损，常包括舌腹部的缺损，宜选用前臂皮瓣等血管化游离皮瓣修复，这些皮瓣术后收缩性小，能保持舌体良好的运动状态。当切除肌性口底时，则宜选择组织量较大的皮瓣，如股前外侧皮瓣。当病灶同时侵犯颌骨，口底缺损伴随颌骨节段性缺损时，易选用腓骨肌皮瓣或髂骨肌皮瓣等复合组织皮瓣同时修复颌骨及口底缺损。对于广泛累及口底、颌骨及皮肤的晚期病例，切除后可造成较大范围软组织缺损，甚至口内外相通的洞穿性缺损，首选制备带有大型皮岛的腓骨肌皮瓣等复合组织瓣同时修复软组织及颌骨缺损；如组织量仍显不足，可采用双组游离皮瓣修复缺损；如果由于某些原因无法进行游离皮瓣修复，带蒂皮瓣中的胸大肌皮瓣可以作为备选皮瓣。

五、软腭缺损的修复 Reconstruction of defect of soft palate

软腭有频繁的功能活动，其重建比较复杂和困难，可根据缺损大小选用以下方法：

（一）软腭口腔侧黏膜缺损

可选用带腭大血管蒂的硬腭岛状瓣修复，一般选择一侧岛状瓣，如果硬腭中份的黏膜较厚，可用带有全硬腭或过中线的大部分硬腭的岛状瓣。也可选用蒂在后的舌瓣，旋转后修复软腭近后份的缺损，但需在术后两周左右断蒂，在此期间必须限制舌的活动，避免撕脱。

（二）软腭大型洞穿缺损

如缺损范围不太大而周围条件又好，可用蒂在上的咽后壁瓣修复软腭鼻腔侧黏膜缺损，然后用硬腭岛状瓣或颊部黏膜瓣修复软腭口腔侧黏膜缺损。如局部组织不能用于修复，可用游离前臂皮瓣修复缺损。

六、下颌骨缺损的修复 Reconstruction of mandibular defect

下颌骨位于面中下1/3，是颜面部外形的支撑结构，同时参与咀嚼、吞咽、语音、呼吸等重要生理功能，下颌骨缺损除直接引起患者颜面部的畸形外，还引起咀嚼、吞咽、语音、甚至呼吸功能障碍，从生理、心理两方面给患者造成严重影响，因此下颌骨缺损的修复重建一直是口腔颌面外科最关注的问题之一。

（一）下颌骨缺损修复的目标

理想的下颌骨修复重建应能达到以下目标：①恢复下颌骨的连续性和肌肉附着，重建下颌骨和颞下颌关节的运动功能以及足够的通气道；②恢复下颌骨的对称外形，重建面下1/3的轮廓；③修复牙列，重建良好的咀嚼、吞咽和语音功能。

（二）下颌骨缺损的分类

不同范围和部位的下颌骨缺损，对患者外观和功能影响的差异不一，相应修复重建的方法和要求不同。科学实用的下颌骨缺损分类体系对于指导修复重建、制订临床治疗标准、评估治疗效果等具有重要意义。国内外目前关于下颌骨缺损分类方法较多，但由于存在各种局限性，目前尚未有临床普遍接受的一种分类方法。下面介绍国内外两种较常用的分类系统。

Urken分类：由美国学者Urken等提出，将缺损分为骨、软组织、神经缺损三个部分。其中，骨缺损分为C、R、B、S共4个基本类型：C表示髁突、R表示下颌升支、B表示下颌骨体部、S表示颏部（包括4颗切牙及2颗尖牙在内的下颌前部骨段，若缺损发生在一侧颏部，则表示为SH）。几个节段的不同组合即构成各种下颌骨缺损的亚型，如RB、BSB、BSBRC等。该分类对缺损描述较为全面、细化，但是对临床修复重建的指导作用较弱。

蔡志刚分类：由我国学者蔡志刚提出，将下颌骨分为前部正中（A）、左右下颌体（Bl、Br）、左右升支乙状切迹下（Cl、Cr）和左右升支乙状切迹最低点切线位以上（Dl、Dr）7个解剖区，并按缺损部位分为7类。Ⅰ类：单纯下颌体缺损（B）；Ⅱ类：单侧下颌体及颏部缺损（B+A）；Ⅲ类：双侧下颌及颏部缺损（B+A+B）；Ⅳ类：单纯下颌升支缺损（C或C+D）；Ⅴ类：半侧下颌骨缺损（Ⅰ+Ⅳ或Ⅱ+Ⅳ）；Ⅵ类：复合下颌骨缺损（Ⅲ+Ⅳ）；Ⅶ类：下颌骨方块缺损。该分类方法对临床修复重建的指导作用较佳。

（三）下颌骨缺损修复的方法

1．重建板联合或不联合软组织皮瓣的修复　金属重建钛板用于下颌骨节段性缺损修复的主要目的是连接骨断端，以恢复一定的下颌骨和颞下颌关节的运动功能。其使用简单、固定可靠、创伤相对小，然而远期常难以避免钛板暴露、松脱、折断等问题，美观效果也较差。尽管通过同期行软组织皮瓣移植充分覆盖包裹金属板，可减少后期金属板暴露等风险，但此方法综合了两种技术的缺点（使用异源性材料，手术时间长而复杂），临床很少使用。此外，对于下颌骨前部缺损，大多数学者不赞成使用金属板重建。

目前认为，对于预后不佳的下颌骨缺损患者，在软组织缺损不多而且患者难以耐受显微外科手术时，金属板可以作为下颌骨重建的一种临时选择。

2．非血管化游离骨移植　很多供区，包括髂嵴、肋骨、颅顶骨在内的游离或带蒂骨移植都曾用于下颌骨重建。非血管化骨移植的成功率较低，特别是对放疗后的病例。目前，这种方法只适用于单侧、小范围（不超过5 cm）、无放疗史、无法耐受较大手术者的下颌骨缺损修复。此外，对于不宜接受血管化游离骨瓣移植的低龄儿童患者，也可考虑以非血管化的肋骨游离移植修复下颌骨缺损。

3．血管化游离骨瓣移植　血管化的游离骨瓣移植技术带来了下颌骨缺损修复重建的突破性进展，使得大多数重建手术都能在肿瘤切除的同时一期完成。血运良好的游离骨瓣使得骨断端能够快速愈合，对感染和负荷的抵抗能力强，有利于早期咀嚼功能恢复、外形重建及语言功能改善；其还可携带肌肉或皮肤等软组织，用于同期修复软组织缺损；此外这种有活性的骨组织可作为骨结合性种植体的种植床，以最大限度地提高美观和恢复口颌功能。因此血管化的游离骨皮瓣移植是目前大多数下颌骨缺损的最佳修复重建方法。

常用于下颌骨重建的游离骨皮瓣供区包括腓骨、髂骨、肩胛骨、肋骨和桡骨等，每种皮瓣都有其独特的优缺点。具体皮瓣的选择依赖于多个因素，最重要的是缺损区骨、软组织和皮肤的重建需求，此外供区的可用性和并发症、皮瓣制备的难易性、受区血管情况以及患者的全身情况都可能影响最终的选择。总体来讲，目前在临床中，以血管化腓骨瓣和血管化髂骨瓣应用最为广泛，两者均可制取为复合组织瓣，同时提供骨质和软组织用于缺损修复。除此之外，两者尚各有优缺点。

血管化髂骨移植重建下颌骨的优点包括：①具有天然弯曲度，植入后可较满意恢复下颌骨体外形；②骨量丰富，可提供足够的厚度和高度，有利于种植体植入。主要缺点在于：①供骨长度相对有限，一般难以超过 9 cm，对于缺损范围较大的下颌骨修复无法提供足够的长度；②相对于腓骨而言，不能随意截断塑形；③软组织量相对腓骨瓣不够丰富和可靠；④血管蒂的管径相对较细，对于显微外科技术的要求较高。

血管化腓骨移植重建下颌骨的优点包括：①供骨长度长，可提供最多达 25 cm 的双层皮质骨；②由于其丰富的节段性骨膜供血，可进行多处骨切开和精确的塑形；③血管蒂长、管径粗容易吻合；④如受区需要可携带较大组织量的踇长屈肌以及血供可靠的皮岛用于修复软组织缺损。主要缺点在于腓骨本身的宽度有限，因而常规单层血管化腓骨重建下颌骨后会有颌骨高度不足的问题，尤其对于需要行术后种植修复的患者。解决方法包括腓骨自身折叠、改变腓骨放置位置或采用移植腓骨垂直牵引等方式。

血管化腓骨瓣和血管化髂骨瓣用于下颌骨缺损的修复各有优缺点，总体而言，对于软硬组织缺损范围均相对较小（如颌骨良性肿瘤切除术后），尤其是骨缺损位于牙列区的年轻患者，宜选择血管化髂骨瓣；除此之外，对于目前临床中大多数的颌骨缺损病例，尤其是恶性肿瘤切除后遗留的较大范围的颌骨及软组织复合缺损，仍以血管化腓骨瓣作为修复重建的首选（图 14-39）。

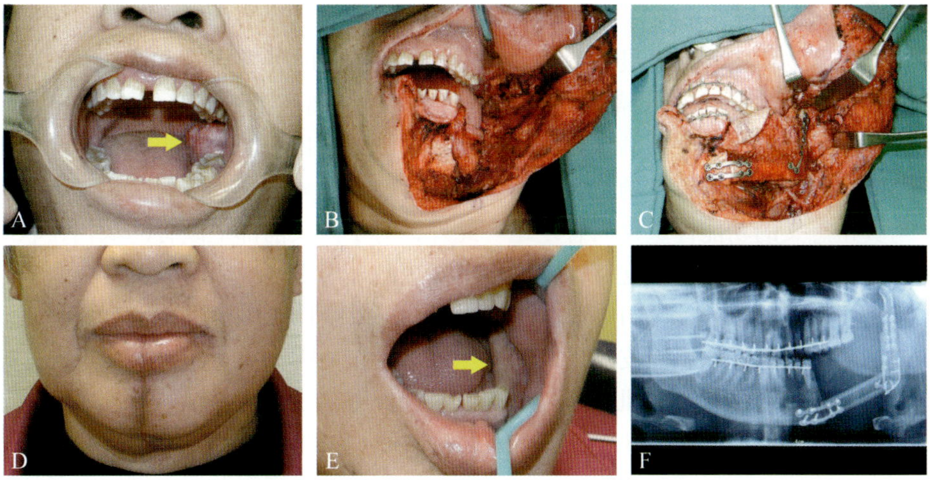

图 14-39

A. 左下颌骨骨肉瘤 B. 肿瘤切除术后遗留下颌骨及软组织缺损 C. 腓骨瓣转移，骨修复下颌骨缺损，皮岛置于口内修复软组织缺损 D. 术后早期面下 1/3 形态对称 E. 口内软组织修复效果良好 F. 下颌骨轮廓修复效果良好

七、上颌骨缺损的修复 Reconstruction of maxillary defect

上颌骨是面中部的骨性基础，参与面中部各个基本结构，如颧上颌复合体、鼻腔以及口颌复合体的构成。由于其多个组成部分复杂的解剖和功能特点，使得上颌骨的修复重建极具挑战性。

（一）上颌骨缺损修复的目标

上颌骨缺损的修复重建应当争取达到下述几个主要目的：①消灭无效腔和口鼻瘘，达到封闭性修复；②恢复咀嚼、语言等基本功能，能完成功能性义齿修复；③为面中份诸多重要结构，如鼻、颊和上唇等提供足够支持；④恢复外部结构的美学特征。

（二）上颌骨缺损的分类

同下颌骨缺损不同的是，上颌骨缺损分类目前普遍采用的是 Brown 分类法，是由英国学者 Brown 等根据上颌骨在垂直和水平面上的各自缺损提出的分类系统。垂直缺损按照一侧上颌骨缺损的情况分为四类，其中按是否存在口鼻瘘区分 1 类和 2 类，按眼眶受侵犯的程度区分 3 类和 4 类。具体而言，1 类指不引起口腔上颌窦瘘的上颌骨缺损；2 类指低位上颌骨切除后牙槽骨和上颌窦壁的缺损，但不累及眶底、眶周或颅底；3 类指高位上颌骨切除术后的包括眶底、眶周及颅底的缺损；4 类指上颌骨根治性切除术后的包括眶内容物和前颅底的缺损。水平缺损根据牙槽骨和腭部的缺损程度分为 3 个亚类：a 亚类为不超过中线且不涉及鼻中隔的单侧牙槽骨及腭部缺损；b 亚类为超过中线并涉及鼻中隔牙槽骨及腭部的缺损；c 亚类为全牙槽骨和腭部的缺损。

（三）上颌骨缺损修复的方法

1. 赝复体修复　历史上，上颌骨修复重建曾经属于颌面部修复医师的领域，采用赝复体进行修复。赝复体由异源性材料如丙烯酸和聚氨甲酸乙酯聚合体等材料制作。大多数情况下，赝复体可用于阻塞腭部缺损，也可用于修复上颌骨、鼻、眶以及眼球的缺损。然而，赝复体缺乏生活组织的基本特征，容易导致放疗性黏膜炎和组织破溃，不能封闭口鼻腔瘘，影响吮吸和语音功能，而且难以保持卫生。因此目前赝复体已不作为上颌骨缺损修复的常用方法。仅对于患者一般情况差、不能耐受较大手术，或者肿瘤恶性程度高、无法彻底切除者，可考虑选用赝复体修复。此外赝复体还可作为最终治疗效果明确以前的临时处理措施。

2. 软组织皮瓣移植　包括带蒂软组织皮瓣和血管化游离软组织皮瓣。

软组织皮瓣用于上颌骨缺损的修复重建，主要起到封闭口鼻腔和口腔上颌窦的作用，能够恢复一定的咀嚼、吞咽、语音等功能。但由于无法有效重建牙槽嵴，因此多数患者术后难以佩戴义齿，与真正意义的功能性重建尚有差距。此外，对于涉及前部上颌骨的缺损，软组织皮瓣无法对鼻和面中份外形提供骨性支持，难以达到理想的外形恢复。

在临床中，对于 Brown 分类中的 2a 类缺损，由于牙槽骨缺损相对少，尤其是不涉及前部上颌骨缺损，因此可选择软组织皮瓣进行修复。鉴于缺损所需组织量较小，可选择带蒂皮瓣中的胸三角皮瓣、颊脂垫瓣以及颞肌筋膜瓣等，也可选择游离皮瓣中的前臂皮瓣等。对于 Brown 分类中的 3 类或 4 类缺损，由于缺损往往累及眶底、眶周、眶内容物甚至颅底，范围大，所需软组织量较大，临床可选择软组织皮瓣进行修复，以充分填充缺损及覆盖创面。多选用组织量丰富的皮瓣，如带蒂皮瓣中的胸大肌皮瓣，游离皮瓣中的股前外侧皮瓣或者腹直肌皮瓣等。

就带蒂皮瓣和游离皮瓣的选择而言，总体来看，带蒂皮瓣手术操作简单，相对安全可靠，但是受血管蒂长度以及组织类型的限制，修复效果常常无法达到预期目的。因此除非受区血管条件不足，上颌骨缺损的软组织皮瓣移植修复应以游离软组织皮瓣为首选。

3. 血管化游离骨瓣移植　同下颌骨缺损一样，对于大多数上颌骨缺损病例而言，血管化游离骨瓣移植亦是目前上颌骨缺损修复重建的最佳方法。最常用的同样为血管化腓骨瓣和血管化髂骨瓣，通过制备成同时包含骨、肌肉和皮肤的复合组织瓣，联合钛网的应用，可以达到较为理想的修复效果。二者用于上颌骨修复重建时，其优缺点同下颌骨修复重建类似，目前临床亦以腓骨瓣最为常用。

同下颌骨不同的是，上颌骨是一个具有“一体四突”的多面体结构，其修复较下颌骨更复杂。上颌骨的重建应当重点关注四个部位：上颌骨下 1/3 或牙槽突、腭部（包括上颌骨腭突以及相应软组织）、上颌窦前壁、眶底。无论是使用腓骨瓣还是髂骨瓣修复上颌骨缺损时，骨摆放的位置均是上颌骨下 1/3 部位，重点修复牙槽突部位的骨形态和结构，为后期义齿修复提供骨支持，并支撑上唇和鼻底形态。其余部位均不强调骨修复：腭部缺损通过皮瓣携带的肌肉等软组织修复，以封闭口鼻腔和口腔上颌窦；眶底和上颌窦前壁均通过钛网来恢复其形态，以避免术后眼球下陷及复视，以及恢复上 2/3 部分上颌骨的轮廓。对于除此之外的缺损，因不涉及外观形态以及重要功能，均通过软组织充填方式修复，重点避免术后死腔形成。如此，基本达到上颌骨修复的四个目标（图 14-40）。

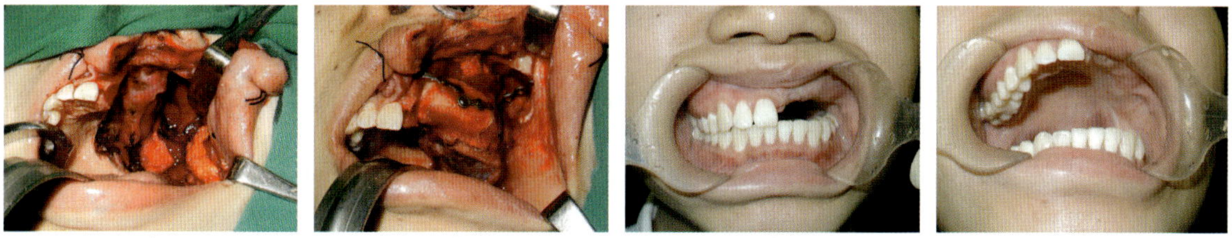

A　　B　　C　　D

图 14-40

A. 左上颌骨肿瘤切除术后，遗留上颌骨及软组织缺损，口鼻腔和口腔上颌窦瘘
B. 腓骨瓣转移，骨修复上颌骨牙槽突部位缺损，肌肉置于口内修复腭部缺损
C. 术后牙槽突形态恢复，上唇及鼻底支撑良好　D. 腭部软组织修复效果良好，口鼻腔完全封闭

临床案例

王某，女性，68 岁，因舌右侧缘溃疡半年来我院门诊就诊。自诉发现舌右侧缘深大溃疡半年，一直未愈合，溃疡渐长大。检查可见舌体右侧缘中部深大溃疡，边缘隆起，基底部向四周及深面浸润明显，舌体运动尚可；触诊病灶整体范围约 3.5 cm，基底浸润深度接近 1 cm（案例图 1）；颈部淋巴结未触及明确异常肿大。医生给予活体组织病理检查，结果回报为“鳞状细胞癌”，遂予以收入院。入院后胸片检查未见明确异常。

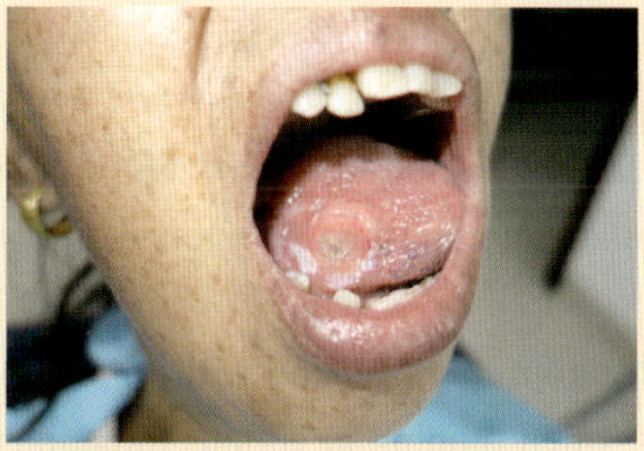

案例图 1　舌右侧缘部位深大溃疡

链接：
案例分析

问题：

1. 王某下一步总体的治疗计划如何考虑？
2. 治疗计划中，对于舌缺损的修复如何考虑？首选方案是什么？需要做哪些备选方案？
3. 就缺损修复手术而言，术后有哪些特殊注意事项？

（蔡志刚　张　雷　王　洋　苏家增　毛　驰）

参考文献

1. 邱蔚六，张震康．口腔颌面外科学．5 版．北京：人民卫生出版社．2003:448-461,469-485.
2. 俞光岩，高岩，孙勇刚．口腔颌面部肿瘤．北京：人民卫生出版社．2002:60-87,94-96.
3. 俞光岩．口腔颌面外科手术精要与并发症．北京：北京大学医学出版社．2011:134-170
4. 毛驰，俞光岩，彭歆，等．上颌骨及面中份缺损的显微外科修复．肿瘤学杂志，2001, 7:136.
5. 蔡志刚，张杰，张建国，等．下颌骨缺损的修复与重建．中国耳鼻咽喉头颈外科，2004, 11:285-287.
6. 彭歆，毛驰，俞光岩，等．应用游离腓骨复合组织瓣行功能性重建上颌骨缺损．北京大学学报（医学版），2011, 43:18-21.
7. Wei FC, Jain V, Celik N. Have we found an ideal soft-tissue flap? An experience with 672 anterolateral thigh flaps. Plast Reconstr Surg, 2002, 109:2219-2226.
8. Peng X, Mao C, Yu GY, et al. Maxillary reconstruction with the free fibula flap. Plast Reconstr Surg, 2005, 115:1562-1569.
9. Zhang B, Li DZ, Xu ZG, et al. Deep inferior epigastric artery perforator free flaps in head and neck reconstruction. Oral Oncol, 2009, 45:116-120.
10. Wong CH, Wei FC. Anterolateral thigh flap. Head Neck, 2010, 1002:529-540.
11. Bak M, Jacobson AS, Buchbinder D, et al. Contemporary reconstruction of the mandible. Oral Oncol, 2010, 46:71-76.
12. Brown JS, Shaw RJ. Reconstruction of the maxilla and midface: introducing a new classification. Lancet Oncol, 2010, 11:1001-1108.
13. Steel BJ, Cope MR. A brief history of vascularized free flaps in the oral and maxillofacial region. J Oral Maxillofac Surg, 2015, 73:786.e1-11.
14. Wolff KD. Perforator flaps: the next step in the reconstructive ladder? Br J Oral Maxillofac Surg. 2015, 53:787-95.

Definition and Terminology

Flap: In reconstructive surgery, one to several associated tissue layers dissected and transferred to a nearby site with an intact blood supply or separated and transplanted to a distant site, with revascularization through anastomoses of recipient and donor arteries and veins, also called surgical flap.

Random flap: A skin flap with its blood supply coming from a number of small and unidentified vessels, often running in various directions, rather than from a single and known main artery with its accompanying veins. Also called random pattern flap.

Sliding flap: A skin flap designed and elevated adjacent to a defect and then, taking advantage of the stretchability of the skin, pulled over the defect and sutured in place. Also called advancement flap, French flap.

Axial flap: A pedicled skin flap which has its blood supplied entirely by a known artery and vein which are in the pedicle and which traverse the flap.

Myocutaneous flap: A flap consisting of a muscle together with all the overlying tissue, including the skin, also called musculocutaneous flap.

Free flap: A skin flap or composite flap having no continuous pedicle or tether between the donor and recipient sites. After being completely elevated, as an island flap, on a long stale of its nourishing artery and vein(s), the base of stale is served and the flap is transferred to the distant recipient sites, where it is revascularized by anastomosing its artery and vein(s) to comparable isolated vessels in the new site. Also called microvascular flap.

第十五章　数字外科技术在口腔颌面外科的应用

Application of Digital Techniques in Oral and Maxillofacial Surgery

第一节　概　述

Conspectus

提　要

数字外科学是数字医学的分支学科，其核心内容是利用数字化手段为术前诊断、手术设计和手术实施提供支持。历经半个世纪的发展，该学科已经形成了较完整的理论和技术体系，其在神经外科、骨科、耳鼻喉科、整形外科及口腔颌面外科等多个领域得到广泛应用。

数字医学（digital medicine）是计算机信息技术与生命科学结合产生的交叉学科，包括一切与医学领域融合并促进生命科学发展的计算机信息技术。数字外科学（digital surgery）又称计算机辅助外科（computer assisted surgery，CAS），是数字医学的分支领域，主要涵盖外科学、计算机图形处理学、精密制造等学科的内容。其核心内容是利用数字化手段为术前诊断、手术设计和手术实施提供支持。

1987 年，Lorensen W.E. 和 Cline H.E. 报道了 Marching Cubes 算法，能够将二维影像数据转换为三维影像，并允许进行三维图像处理；此后计算机辅助设计、制造技术逐步应用于医学领域；20 世纪 90 年代，计算机导航技术用于外科手术；2000 年，达芬奇手术机器人辅助医生完成前列腺癌根治性切除。迄今为止，数字外科学已经形成较完整的理论、技术体系，广泛应用于神经外科、骨科、耳鼻喉科、整形外科及口腔颌面外科等领域。

数字化外科学技术体系实现了虚拟与现实相互转换的技术闭环。通过（computerized tomography，CT）、（magnetic resonance immaging，MRI）、三维扫描等获取手段，将“真实人”转变为“数字人”；在虚拟世界中，借助软件进行诊断、手术规划；设计完成后，采用计算机辅助制造、导航、手术辅助机器人等手段作为信息载体，将虚拟规划的信息传递到手术台上，保证设计信息能够精确地执行在手术中。医学流程与数字化技术存在对应关系（图 15-1）。

数字外科技术体系包括四大支柱技术，即计算机辅助设计（computer assisted design）、计算机辅助制造（computer assisted manufacture）、计算机辅助导航（computer assisted navigation）和手术辅助机器人技术（surgical assisted robotic system）。下节将分别简介。

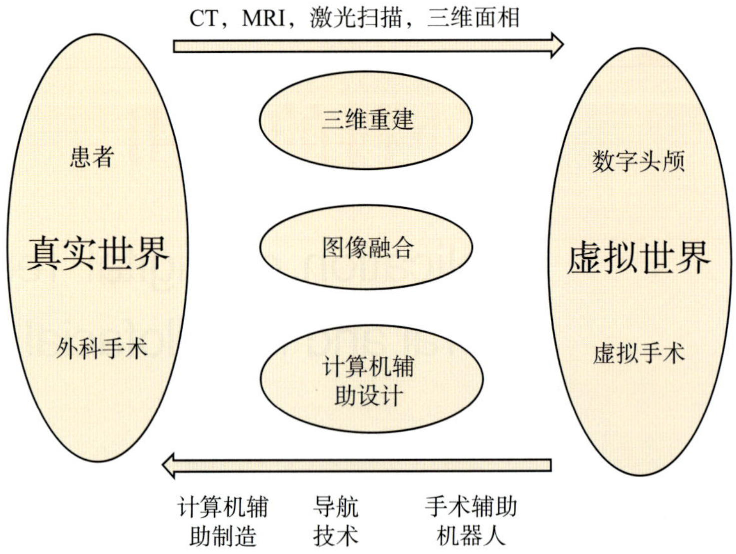

图 15-1　数字化外科技术概貌

第二节　数字化外科的常用技术
Ordinary Techniques of Digital Surgery Technology

提　要

常用的数字化外科技术有计算机辅助设计、计算机辅助制造、计算机导航和手术辅助机器人技术。计算机辅助设计主要是通过三维重建、图像分割、图像融合、镜像技术及数据库等来辅助完成疾病的诊断及外科治疗设计。计算机辅助制造技术是利用计算机通过各种数值控制机床和设备自动完成预设计物件的制造过程，目前常用快速成型技术制作各种高精度的模板、修复体、支架等。导航技术能将术前设计的手术方案通过配准、术中实时显示等手段辅助完成手术，提高手术的精度及安全性。手术辅助机器人则能辅助医生完成比人手更为精准的手术操作，提高手术效率。

一、计算机辅助设计技术 Computer assisted design

1. 三维重建技术（3D reconstruction）　三维重建是指对三维物体建立适合计算机表示和处理的数学模型。它是在虚拟环境下对物体进行处理、操作和分析其性质的基础，也是在计算机中建立表达客观世界的虚拟现实的关键技术。

从计算方法来说，三维重建技术又分为体绘制重建和表面绘制重建。前者在重建时，每一个CT数据的像素点均参与三维模型的组成，图像清晰，层次感强，便于观察和诊断（图15-2）。后者在重建时只有特定阈值下，轮廓表面的像素点参与重建，隐藏了内部信息，数据量小，运算快（图 15-3）。表面绘制重建生成网格数据（.stl 数据），是 CAD/CAM 软件的通用数据格式。

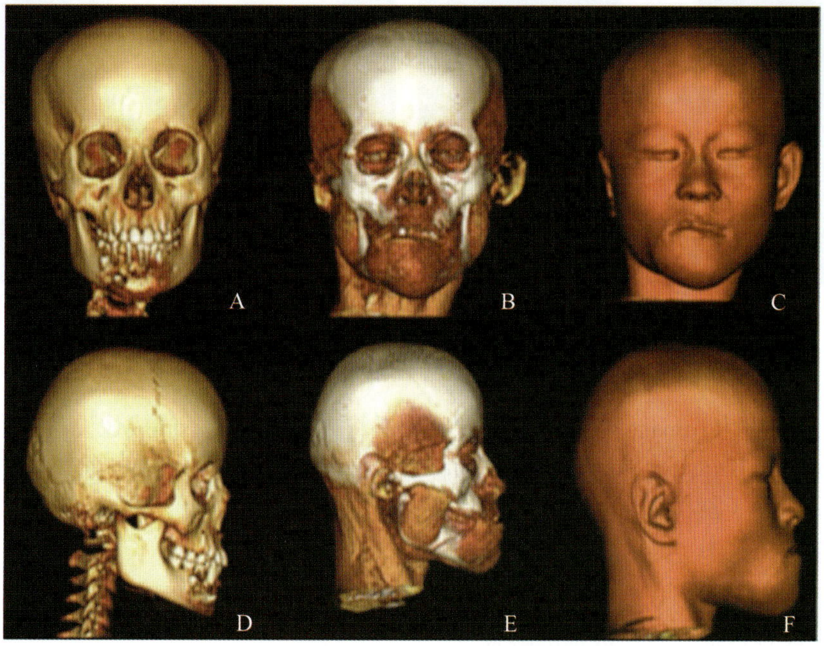

图 15-2　体绘制三维重建

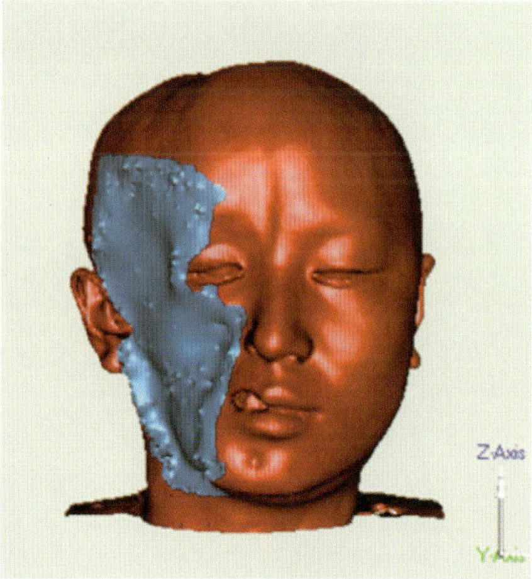

图 15-3　表面绘制重建

2. 图像分割技术（image segmentation）图像分割是根据目标与背景的先验知识，将图像中的目标、背景进行识别、标记，将目标从背景或其他伪目标中分离出来的过程。

从算法上来说，图像分割分为基于边界分割和基于阈值分割两大类。基于阈值分割，是在医生选取特定阈值后，软件将 CT 数据中不满足阈值范围的像素点全部去掉，留下所需要的像素点。这种分割方法速度快、大部分由程序自动完成，重复率高，常用于骨、皮肤等组织的分割，但不能用于阈值接近组织的分割。另一种分割算法为基于区域进行分割，即基于人为设定或计算机自动识别的边界，将数据分为两个或多个部分。如将血管、软组织肿物从 CT 数据中提取出来的过程就是区域分割（图 15-4）。

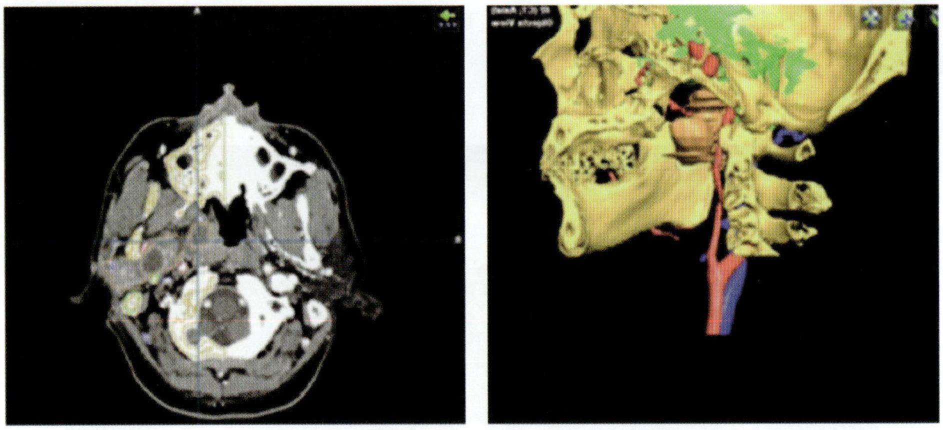

图 15-4　区域分割实例

3. 图像融合技术（image fusion）　图像融合是将来自相同或不同成像设备采集的同一组织或器官的相关图像，经过适当的空间配准和叠加，加以必要的变换处理，使其在空间位置、空间坐标上达到匹配。融合后的图像达到了信息互补，增加了信息量，形成一个综合解剖结构和功能信息的新图像（图 15-5）。

图像融合在手术虚拟规划中应用广泛，常用的融合包括术前术后数据的融合、骨骼牙齿数据融合、皮肤纹理数据与骨骼数据的融合等。

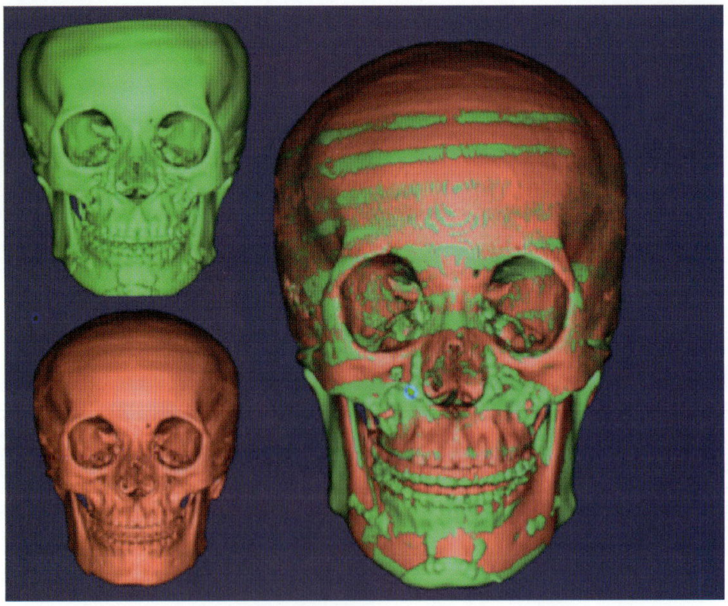

图 15-5　皮肤与 CT 数据的融合

4. 镜像技术（mirror technique）　镜像技术是指基于任意平面，将三维数据进行左右或上下翻转。该技术在临床中具有重要的应用价值。对于半侧缺损或畸形的患者，以正常侧为标准修复患侧形态是手术快速、有效的方法（图 15-6）。

5. 医学图像数据库（medical image database）　数据库是按照数据结构来组织、存储和管理数据的仓库。数据模型是数据库系统的核心和基础，所以通常也按照数据模型的特点将传统数据库系统分成网状数据库、层次数据库和关系数据库三类。数据库在口腔颌面外科的应

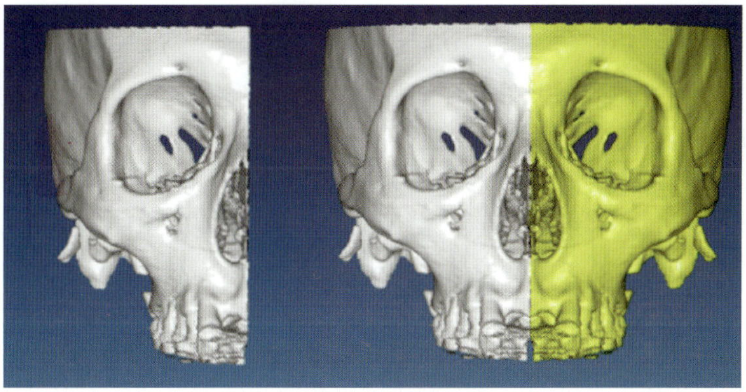

图 15-6　镜像技术

左：健侧颅骨（白色），右：以正中矢状面为镜像轴，将白色颅骨翻转到对侧（黄色），生成左右对称的颅骨结构

用目前主要见于临床信息管理、流行病学研究、临床科研、医学影像存储与传输系统（picture archiving and communication system，PACS）、智能化诊断、精准治疗设计以及专家系统等。

PACS 包含了放射学信息系统，以 DICOM 国际标准作为影像传输通用接口，以高性能服务器、网络及存储设备构成硬件支持平台，以大型关系型数据库作为数据和图像的存储管理工具，以医疗影像的采集、传输、存储和诊断为核心，是集影像采集传输与存储管理、影像诊断查询与报告管理、综合信息管理等综合应用于一体的综合应用系统。它不仅实现了医学影像的存储管理功能，更重要的是实现医学影像的标准化和网络传输，以获得医学影像资源利用的最优化，是医学影像数据库的重要应用。

二、计算机辅助制造技术 Computer assisted manufacture

计算机辅助制造技术是指在机械制造业中，利用电子数字计算机通过各种数值控制机床和设备，自动完成离散产品的加工、装配 、检测和包装等制造过程的技术。

目前在医学工程中最为常用的技术为快速成型技术（rapid prototyping technique，RP），也称为 3D 打印技术。3D 打印技术是国外 20 世纪 80 年代后期发展起来的一门新兴技术，是在计算机的控制下，根据物体的 CAD 模型或 CT 数据，通过材料的精确堆积，制造原型的一种基于离散、堆积成型原理的新的数字化成型技术，集中体现了计算机辅助设计、激光加工、数控和新材料开发等多学科、多技术的综合应用（图 15-7）。

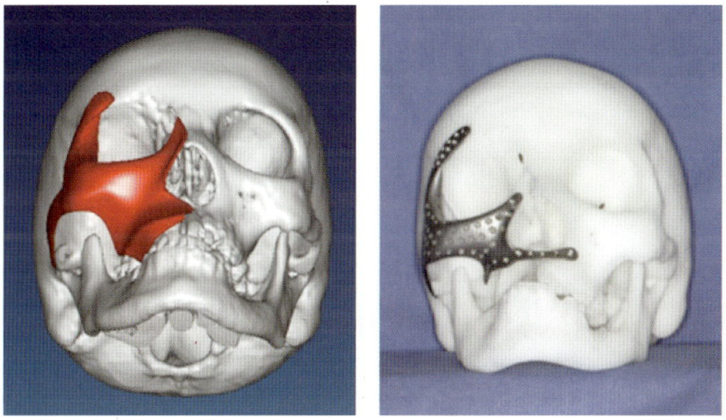

图 15-7　计算机辅助制造技术

左：头颅骨和左侧颧骨、上颌骨缺损修补体的 CAD 设计。

右：通过 RP 加工获得的头颅模型和 RM 获得的个性化钛支架修补体

三、计算机辅助导航技术 Computer assisted navigation system

计算机辅助导航技术是指医生在术前利用医学影像设备和计算机图形学的方法，对患者多模式的图像数据进行三维重建和可视化处理，获得三维模型，制定合理、精确的手术计划，开展术前模拟。在术中通过注册操作，把三维模型与患者的实际体位、空间中手术器械的实时位置统一在一个坐标系下，并利用三维定位系统对手术器械在空间中的位置实时采集并显示，医生通过观察三维模型中手术器械与病变部位的相对位置关系，对患者进行导航手术治疗。

导航辅助手术的优势主要有：①通过手术导航，医生有限的视觉范围得到延伸。通过在外科手术中引入图像的引导，能够有效地提高手术精度、缩短手术时间、减少手术创伤、降低手术风险。②全程数字化的手术导航系统有利于网络传输与数字存储，不但可以进行诊疗全过程记录与回放，还可实现远程手术协作及手术规划仿真与教学。

视频：
导航引导手术的患者、器械注册

计算机辅助导航系统使外科手术迅速、安全、准确，导航系统的数字化、实时化和智能化是未来的发展方向。当然目前手术导航系统仍处在发展阶段，在使用中仍存在很多实际问题，需要结合医生的经验及计算机技术、数字化医学图像设备的进步逐步完善。

目前颅颌面外科手术导航系统一般由计算机工作站、定位装置、示踪装置和显示器组成（图 15-8）。

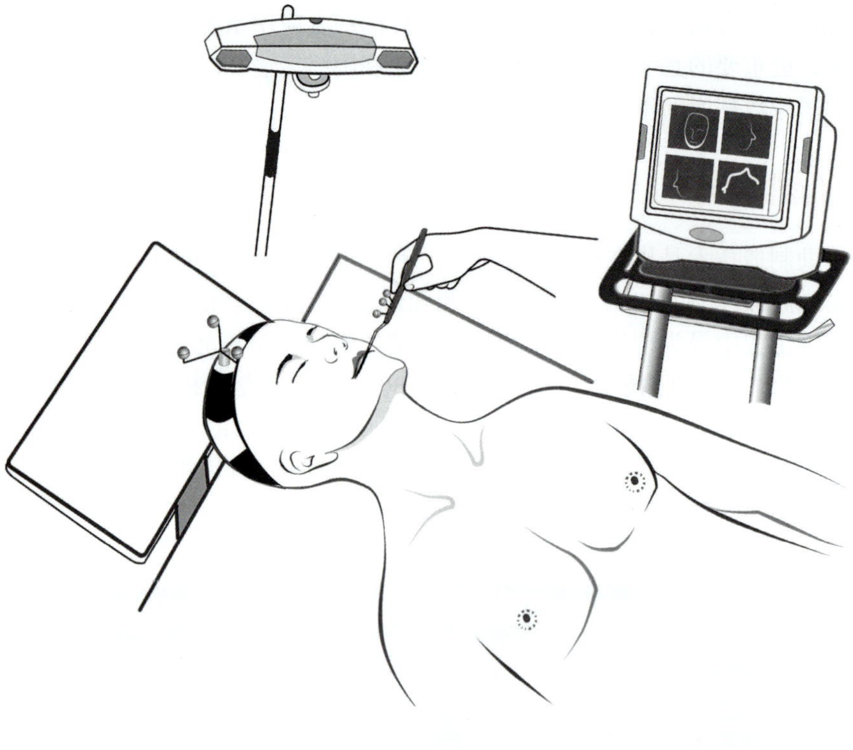

图 15-8　导航系统的组成

四、手术辅助机器人系统 Surgical assisting robotic system

手术辅助机器人与真正的自动化机器人有所区别，它们不能独立进行手术，但是可向手术者提供有用的机械化帮助。目前，这些机器人仍然需要外科医生来操作。这些手术机器人的控制方法是远程控制和语音启动。机器人辅助手术的优势在于机器人能够实现较人手更为精准的手术操作。目前商业化的机器人系统包括达芬奇手术系统、ZEUS 机器人手术系统、YOMI 口腔种植系统和 AESOP 机器人系统。医用机器人的组成主要包括医生控制台、床旁机械臂系统和成像系统三个部分。

五、医学大数据 Medical Big Data

大数据是指资料数量规模巨大到无法在合理时间内整理成能够帮人们决策的资讯。大数据的核心作用是通过数据挖掘实现对未来的预判。随着数字化技术在临床的广泛应用，现代医学也正从传统的“知识储备依赖”向着“数据采集和判断”的方向发展。医疗大数据的应用主要分为四个大方向：①临床决策支持，体现在临床诊疗方面为医生提供疾病早期诊断、个体化治疗、智能用药提醒、不良事件预警等服务。②临床诊疗研究，辅助疾病精准分析、治疗方案效果预判、预后分析、生物标记筛查等。③智能健康管理，满足医疗机构的患者随访、慢病健康管理、疾病延续护理管理等需求。④数据化运营管理，用于医疗服务质量、医疗绩效评价，帮助管理者及时发现问题，并依托数据分析进行科学决策减少医疗机构运营内耗，实现盈利创收。

第三节　数字化外科技术在口腔颌面外科领域的应用实例

Case Presentation of Digital Techniques in Oral and Maxillofacial Surgery

提　要

通过典型手术病例展示，介绍数字化外科常用技术在口腔颌面部缺损修复重建、创伤、正颌外科及面侧深区肿瘤穿刺类手术中的应用情况，包括应用流程及技术要点。

近年来，数字化外科技术在口腔颌面外科领域得到日益广泛的应用，其应用涵盖了口腔颌面部缺损重建、创伤修复、正颌外科、颅底区肿瘤穿刺活检及 ^{125}I 放射性粒子植入治疗恶性肿瘤等各个方面。下面就其主要应用领域予以简介。

一、数字外科技术在颌骨缺损修复重建中的应用 The application of CAS in Maxillopacial Reconstruction

数字化外科技术在颌骨缺损修复重建中的应用可以分为两个主要范畴：计算机辅助术前设计和图像引导导航手术。传统的手术设计及手术过程主要依靠术者的临床经验。修复重建的精度与术者的经验密切相关，但即使是同一术者做相同的手术也很难保证每次手术的精度一致，由于精度不能确保，给进一步的咬合功能重建带来了困难。手术前基于图像处理和可视化技术的三维软件设计切除范围和血管化骨瓣的形态位置；手术中通过图像引导辅助肿瘤、骨瓣塑形和就位，可以解决上述问题，给颌骨修复重建带来了全新的方法。

（一）上颌骨缺损重建

1. 术前设计　将患者 CT 的 DICOM 数据导入计算机，进行三维重建、虚拟截骨、镜像、移植骨段塑形和就位等虚拟操作。根据扩大切除原则，模拟行肿瘤切除，观察缺损的大小和特点。通过镜像技术模拟眼眶和颧骨缺损修复，使用血管化骨瓣根据牙槽突位置来设计缺损修复

视频：
颌骨缺损重建的数字化设计

方案。通过快速成型技术打印三维头模，根据打印的头模预弯制个性化钛网（图 15-9）。通过快速成型打印切割模板，指导术中腓骨瓣制备（图 15-10）。

2．术中引导　将术前设计导入手术导航软件中，手术中根据导航的指引进行上颌骨肿瘤切除（图 15-11）、钛网就位（图 15-12）和血管化骨瓣就位（图 15-13）。通过术后 CT，观察手术效果或对比分析来确定手术实施的精确性（图 15-14）。

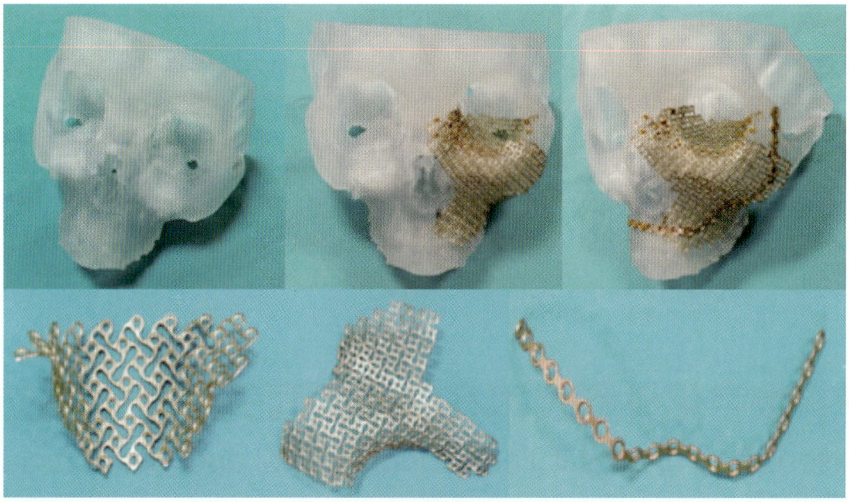

图 15-9　预制钛网及重建钛板

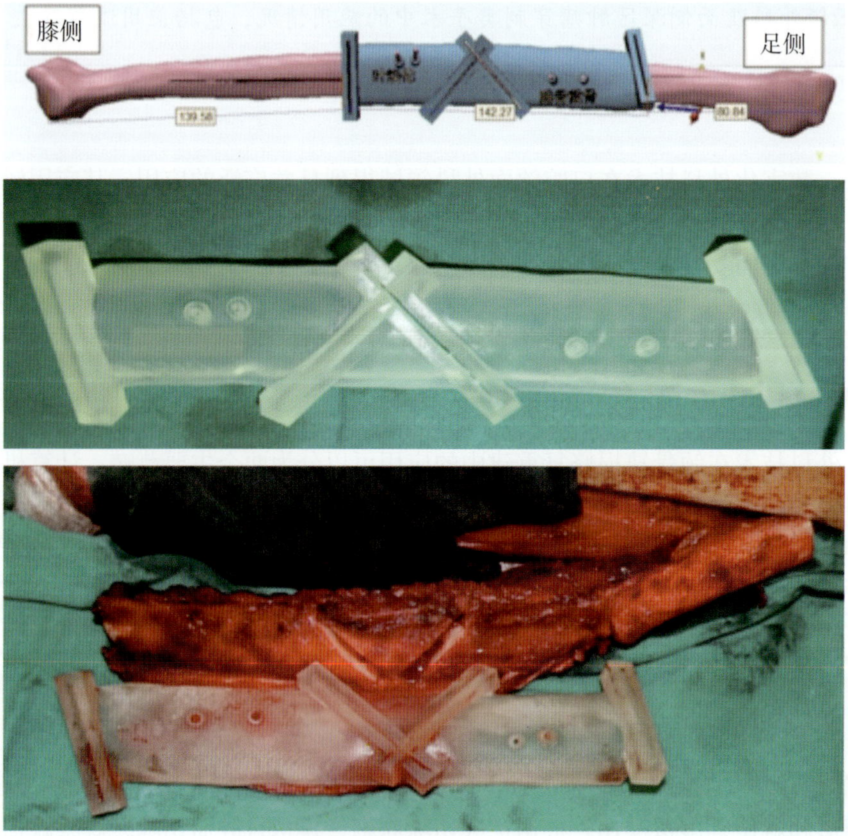

图 15-10　塑形模版的设计和使用

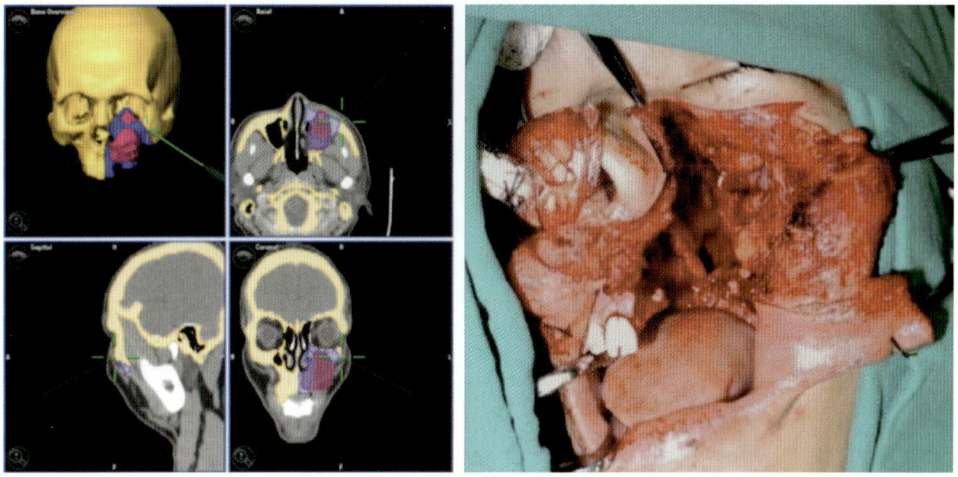

图 15-11　图像引导上颌骨肿瘤扩大切除

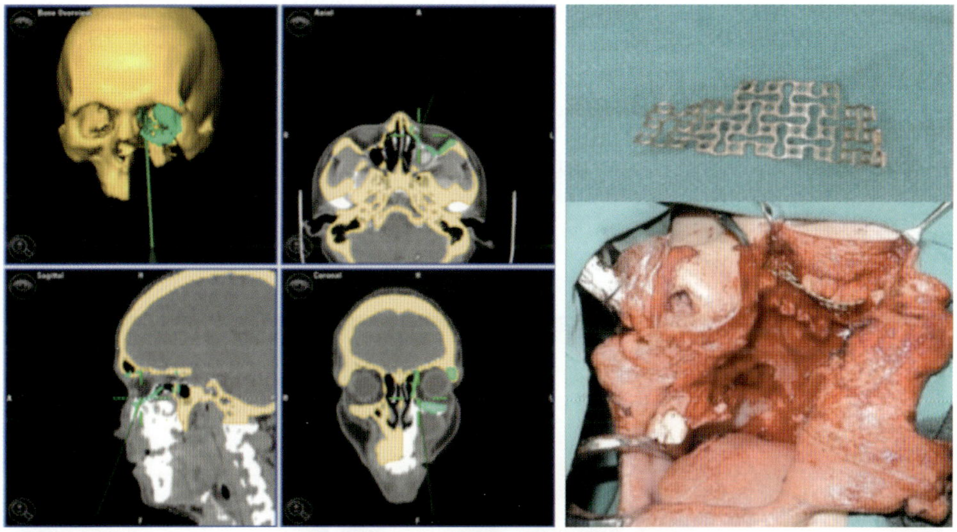

图 15-12　图像引导钛网就位修复眶底

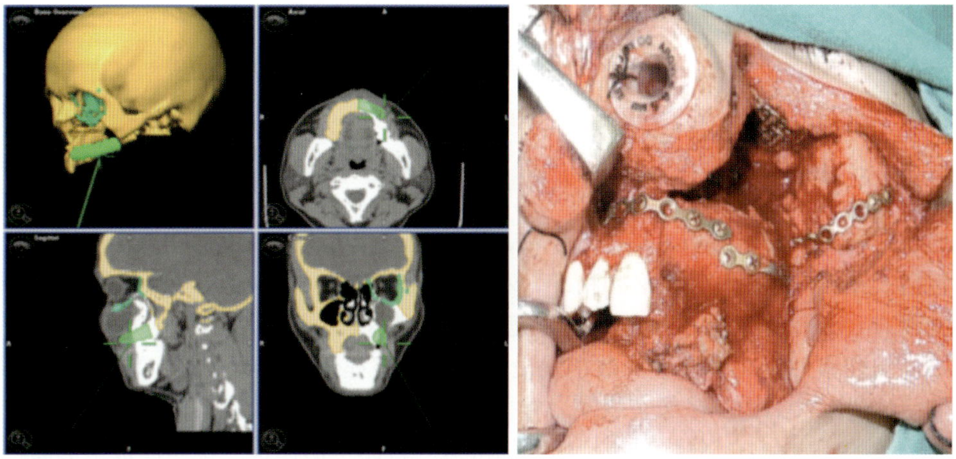

图 15-13　图像引导上颌骨缺损修复时腓骨瓣就位

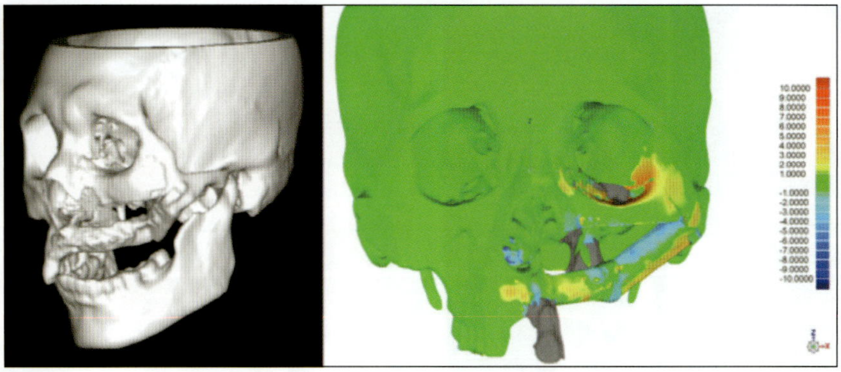

图 15-14 修复效果精度分析

视频：
下颌骨缺损重建的数字化设计

（二）下颌骨缺损重建 Mandibular Reconstruction

1. 术前设计 计算机辅助手术设计时将 DICOM 数据导入计算机，根据需要进行图像三维重建、图像分割、镜像操作、移植骨段塑形和就位等虚拟操作。设计完成后，根据虚拟手术设计方案，利用快速成型技术，打印生成截骨导板、塑形导板和就位导板，用于引导真实手术；并可打印颌骨三维模型，在模型上预先弯制固定用钛板。

2. 术中引导 将术前设计导入手术导航软件中，手术中根据导航的指引进行下颌骨肿瘤切除和血管化骨瓣就位（图 15-15）。通过术后 CT，观察手术效果或对比分析来确定手术实施的精确性。

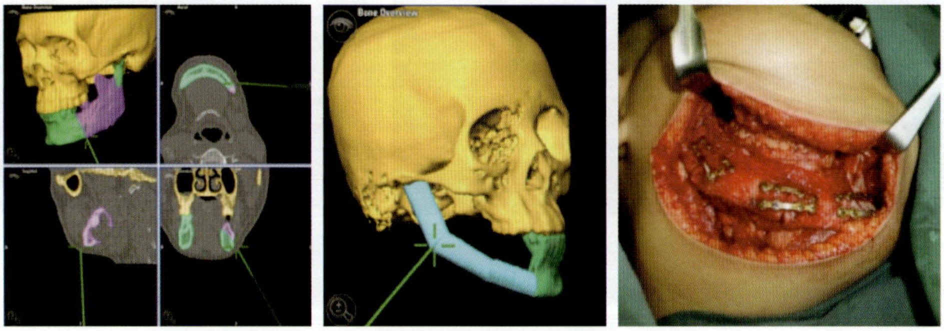

图 15-15 导航引导肿瘤切除及腓骨瓣就位

二、数字化外科技术在眼眶重建中的应用 Application of digital techniques in the orbital reconstruction

眶壁缺损可继发眼球内陷、复视等症状，影响美观和功能，通过眶壁重建手术纠正。手术的难点包括：补片的形态和位置必须精准，术中剥离要避免损伤视神经。传统手术流程中，由于怕损伤视神经，仅凭经验在盲视下无法充分剥离到达缺损区后界，影响术后效果；尽管如此，视神经损伤事件也时有发生。数字化设计及导航流程包括：导入 CT DICOM 数据，三维重建健侧完整的眶壁结构，镜像至患侧。在二维、三维图像上调整镜像图像与缺损边缘骨骼达到最佳吻合（图 15-16A）。分割镜像后的缺损区域，打印塑形模板，按照模板塑形即将填充到眶底的钛网（图 15-16 B）。术中进行眶底剥离时，随时使用探针置于剥离部位，导航工作站可实时显示它与视神经的位置关系。放置钛网时，使用探针置于钛网边界，探测它在术中的位置与设计位置是否吻合（图 15-16 C）。

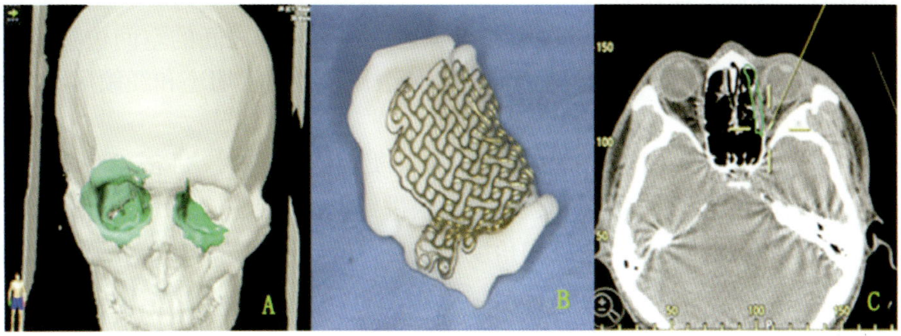

图 15-16　眶壁缺损重建的手术设计及术中导航

三、数字外科技术在放射性 ^{125}I 粒子组织间植入放射治疗中的应用 The application of digital techniques in ^{125}I radiation seeds implantation

放射性 ^{125}I 粒子的精确植入是实现粒子治疗疗效的基础和关键所在，治疗计划系统（Treatment Planning System，TPS）软件设计放射粒子的数量、位置，数字外科技术确保该计划得到精确实施。传统手术流程仅凭医生经验植入放射性粒子，无法保证位置的精确性，从而影响放射性剂量及分布，还可导致出血、血肿等并发症。图像引导粒子植入过程能够规避上述缺点。具体操作步骤为：导入 CT DICOM 数据，在 TPS 系统内，根据肿瘤大小、位置和放射剂量制定粒子植入计划（图 15-17 A），应用 Mimics 软件、Geomagic 软件根据植入计划设计插植针道和模板数据（图 15-17 B），并以 3D 打印制作植入模板；将 STL 格式的模板数据和患者的 CT 数据应用 iplan 软件进行融合生成粒子植入的导航数据；术中先进行面部轮廓注册匹配和模板就位，并进行插植针等植入器械进行注册；进行粒子植入针插植，实时通过工作站图像引导帮助精确植入（图 15-17 C）；将粒子经插植针植入相应的部位完成植入；术后 CT 数据进行植入后的剂量验证（图 15-17 D）。

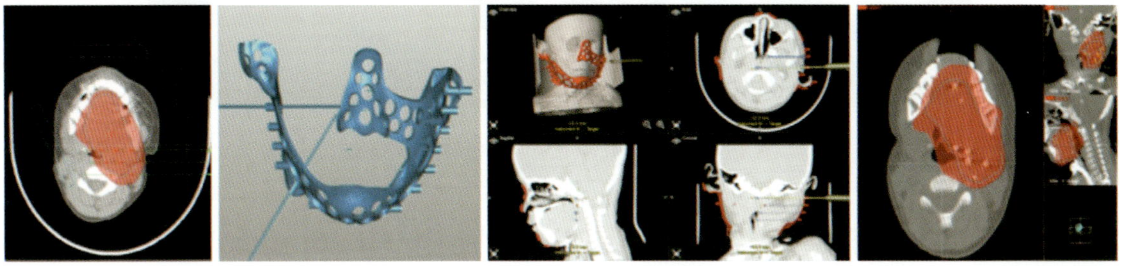

A　B　C　D

图 15-17　^{125}I 放射性粒子植入的手术设计及术中导航

四、数字化外科技术在颅底肿瘤穿刺活检的应用 The application of digital techniques in skull base tumor treatment

与口腔颌面外科相关的颅底区域主要包括咽旁间隙和颞下窝间隙，可统称为咽旁颞下区。

该区位置深在、解剖结构复杂，有重要的血管神经穿行其中。颅底及面侧深区肿瘤，外表无法触及，经皮穿刺活检技术是微创获得病理诊断的方法。但颅底结构复杂，徒手穿刺活检几无可能，唯有在图像引导手术技术的辅助下才能准确、安全、快速获得病理组织。具体流程如下：

1. 术前设计　颅底肿瘤患者行增强CT薄层扫描（层厚＜0.4 mm），于导航设计软件中将肿瘤、颅骨及颈内动脉、颈内静脉进行三维重建，观察三者之间的空间位置关系。设计穿刺路径，避免损伤颈内动脉及颈内静脉，常用穿刺途径为经乙状切迹和经颌后凹两种（图15-18A、B）。

2. 导航引导穿刺　手术同常规局麻手术，术前头部固定头带，进行注册定位，注册包括患者和穿刺针。活检时，先以导航引导，确定皮肤进针点；穿刺进入深部组织后，可通过工作站图像显示实时观察穿刺针的进针深度和角度。按设计的轨迹到达肿瘤与正常组织边界处，判断穿刺针弹射范围安全（图15-18 C），然后穿刺获得标本（图15-18 D）。

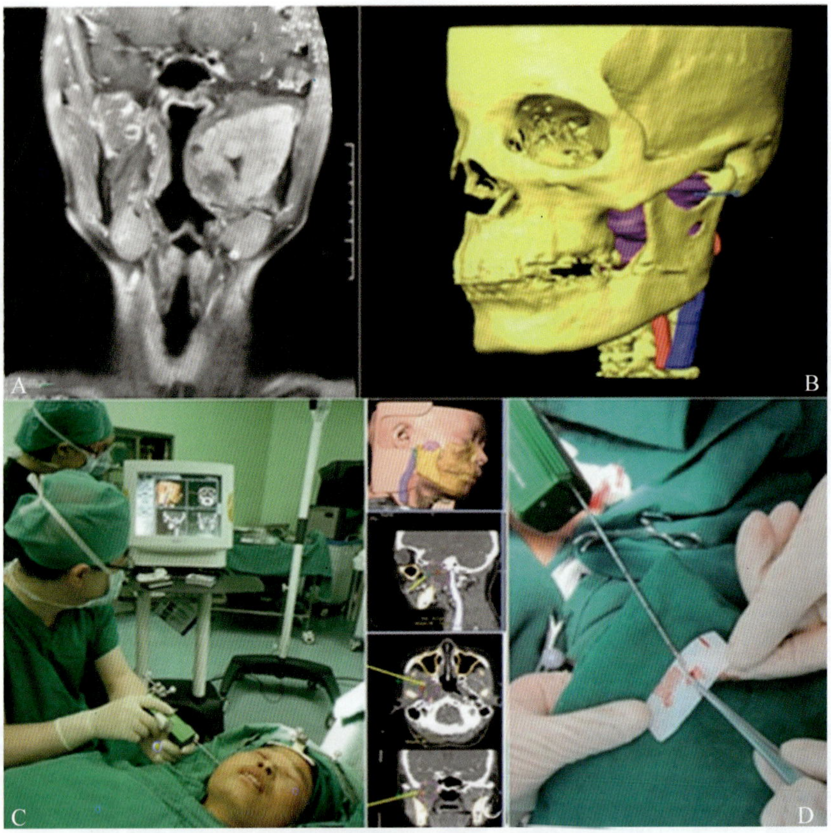

图15-18　导航引导下颅底肿瘤穿刺活检术

五、数字外科技术在正颌外科中的应用 The application of digital technique in orthognathic surgery

正颌外科手术设计的关键在于确定上、下颌骨之间的相互位置关系以及它们相对于颅骨的位置。前者决定患者术后的咬合关系，后者决定术后面部轮廓、形态。传统的正颌外科设计基于模型外科和头影测量进行；对面部形态的关注仅限二维，不够细化，不能充分满足患者对手术效果的美学要求。数字外科技术不仅从三维角度进行术前精确设计和手术模拟，还为手术实施提供了咬合导板等数字手段，以确保正颌手术达到满意效果。具体设计步骤为：①导入CT DICOM数据，面部三维照片，牙齿咬合模型数据，并将它们配准融合在一起。②矫正自然头位。③进行三维头影测量。④虚拟截骨，完成 Le Fort Ⅰ型截骨、BSSRO 和颏成型手术的模拟。⑤根据终末咬合关系确定上、下颌骨远心骨段的相对位置关系；根据面部轮廓的需要移动上下颌骨复合体（maxilla mandible complex. MMC），获得对称、协调的面部轮廓。⑥手术方案确定后，设计术中定位咬合导板（图 15-19A）。⑦通过 3D 打印的方法制作咬合导板（图 15-19B），用于术中引导就位（图 15-19C，D）。

视频：正颌外科手术的数字化设计

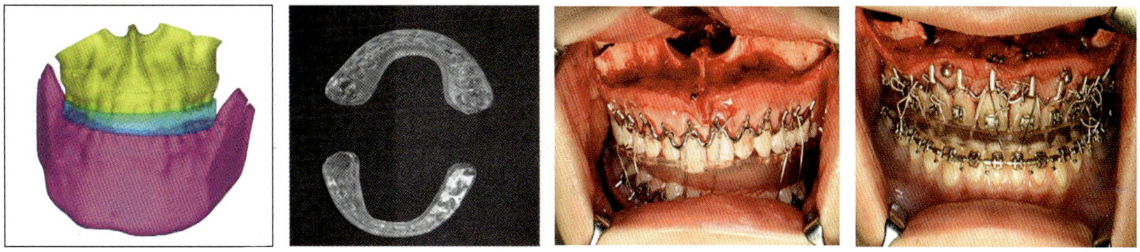

A　B　C　D

图 15-19　数字化咬合导板的设计制作和应用

进展与趋势

手术辅助机器人掀开了数字医疗崭新的技术篇章，也是未来医学发展新的趋势。颅颌面外科手术辅助机器人的工作原理是通过图像定位系统和机器人辅助操作，手术中将骨块或器械送达术前计划的位置，并把持、固定。手术辅助机器人系统的组成分为术前计划、术中导航系统和机械臂三个部分。机械臂的机构特点、自由度完全根据特定手术的要求设计、制造。目前比较通用的形式是由七自由度串联机械臂作为主臂，配合末端执行器来完成手术操作。机器人的控制也分为主动运动，即按照图像引导进行自动路径规划并运动到位；主、从控制，即医生通过控制盒控制机械臂被动运动到指定位置。大多数医疗机械臂都具备两种控制形式。

目前已经进行医学实验和早期临床实验的颅颌面外科手术辅助机器人包括：①颅底及面侧深区穿刺操作机器人，可用于放射性粒子植入、三叉神经射频热凝治疗和肿瘤穿刺活检三种手术操作；②口腔颌面部缺损修复机器人，用于血管化肌、骨瓣移植修复口腔颌面部缺损；③正颌外科机器人，用于正颌外科手术中定位上、下颌骨的位置或拼对咬合关系。

未来，手术辅助机器人系统将突破科研和早期临床应用的技术储备期，进入大规模应用时期，有了机器人的参与，口腔颌面外科的诊疗模式也将发生改变。

（郭传瑸　刘筱菁　王　洋　单小峰　郑　磊）

参考文献

1. 张晓硌，周良辅，毛颖，等．虚拟现实环境下颅底肿瘤术前计划的制定．中国神经精神疾病杂志，2008，(3):135-138.
2. 刘筱菁，贺洋，巩玺，等．计算机导航技术在口腔颌面部创伤整复中的应用．中华口腔医学杂志，2012，47(11):645-650.

3. 段星光，郭传瑸，陈超 . 颅颌面外科辅助手术机器人系统 . 机器人技术与应用 ,2011,7：39-42.
4. Bell R B, Weimer K A, Dierks E J, et al. Computer planning and intraoperative navigation for palatomaxillary and mandibular reconstruction with fibular free flaps. J Oral Maxillofac Surg, 2011,69(3):724-732.
5. Tepper O M, Sorice S, Hershman G N, et al. Use of virtual 3-dimensional surgery in post-traumatic craniomaxillofacial reconstruction. J Oral Maxillofac Surg, 2011,69(3):733-741.
6. An J G, Zhang Y, He Y, et al. Application of 3-D skull models and guide plates in the treatment of unilateral orbitozygomatic deformity after fracture. Zhonghua Zheng Xing Wai Ke Za Zhi, 2011,27(2):81-85.
7. Caskey C F, Hlawitschka M, Qin S, et al. An open environment CT-US fusion for tissue segmentation during interventional guidance. PLoS One, 2011,6(11):e27372.
8. Hassfeld S, Muhling J. Computer assisted oral and maxillofacial surgery--a review and an assessment of technology. Int J Oral Maxillofac Surg, 2001,30(1):2-13.
9. Shaffer D W, Kigin C M, Kaput J J, et al. What is digital medicine? Stud Health Technol Inform, 2002,80:195-204.
10. Metz L N, Burch S M. Computer-Assisted Surgical Planning and Image-Guided Surgical Navigation in Refractory Adult Scoliosis Surgery: Case Report and Review of the Literature. Spine, 2008,33(9):287-292.
11. J. Zhang, J. G. Zhang, T. L. Song, et al. ^{125}I seed implant brachytherapy-assisted surgery with preservation of the facial nerve for treatment of malignant parotid gland tumors. Int J Oral Maxillofac Surg, 2008,37:515-520.
12. Zheng L, Zhang J, Zhang J, et al. Preliminary results of ^{125}I interstitial brachytherapy for locally recurrent parotid gland cancer in previously irradiated patients. Head Neck, 2012,34:1445-1449.
13. Zheng L, Zhang J, Song T, et al. ^{125}I seed implant brachytherapy for the treatment of parotid gland cancers in children and adolescents. Strahlenther Onkol, 2013,189:401-406.
14. Auer T, Hensler E, Eichberger P, et al. 3D-Navigation for interstitial brachytherapy. Strahlenther Onkol, 1998,174:82–88.
15. Bale RJ, Freysinger W, Gunkel AR, et al. Head and neck tumors: fractionated frameless stereotactic interstitial brachytherapy—initial experience. Radiology, 2000,214:591–595.
16. Strassmann G, Kolotas C, Heyd R, et al. Navigation system for interstitial brachytherapy. Radiother Oncol, 2000,56:49–57.
17. Strassmann G, Heyd R, Cabillic-Engenhard R, et al. Accuracy of 3D needle navigation in interstitial brachytherapy in various body regions. Strahlenther Onkol, 2002,178:11;644–647.

Definition and termination

digital medicine: Digital medicine is the combination of medical science and computer science, with the aim to record clinical data, assist medical treatment, facilitate medical education and generate medical knowledge. It is potentially more precise, more effective, more experimental, more widely distributed, and more egalitarian than traditional medical practice.

digital surgery: Digital surgery is a branch of digital medicine. It represents a surgical concept and set of methods, that use computer technology for presurgical planning, and for guiding or performing surgical interventions. CAS is also known as computer aided surgery, computer assisted intervention, image guided surgery and surgical navigation.

computer assisted design (CAD): Computer-sasisted design (CAD) is the use of computer systems to assist in the creation, modification, analysis, or optimization of a design.

computer assisted manufacturing (CAM): It is the use of computer software to control machine tools and related machinery in the manufacturing of workpieces.

rapid prototyping (RP): It is a group of techniques used to quickly fabricate a scale model of a physical part or assembly using three-dimensional computer aided design (CAD) data without mould. Construction of the part or assembly is usually done using 3D printing technology. The first techniques for rapid prototyping became available in the late 1980s and were used to produce models and prototype parts.

computer assisted navigation system (CANS): CANS is a kind of special instruments, which are connected to the navigation system to touch an anatomical position on the patient. This position is simultaneously shown in the images taken from this patient. The surgeon can thus use the instrument to 'navigate' the images of the patient by moving the instrument.

surgical assisting robotic system: It is a term used for correlated actions of a surgeon and a surgical robot (that has been programmed to carry out certain actions during the preoperative planning procedure). A surgical robot is a mechanical device (generally looking like a robotic arm) that is computer controlled. Robotic surgery can be divided into three types, depending on the degree of surgeon interaction during the procedure: supervisory-controlled, telesurgery, and shared-control.

第十六章　口腔颌面部整形美容

Plastic and Esthetic Surgery in Oral and Maxillofacial Region

整形外科（Plastic Surgery）是外科学的一个分支，又称整复外科或成形外科，是用外科手术方法或组织移植的手段，对人体组织、器官的缺损、畸形进行修复和再造的学科。美容外科学（Cosmetic Surgery，Esthetic Surgery）是整形外科的一个分支，又是现代美容医学的重要组成部分，是指对人体正常解剖结构及生理功能进行形态美学修整和再塑造。

第一节　口腔颌面部常用的整形外科技术

Plastic Surgical Techniques in Maxillofacial Specialty

提　要

脂肪抽吸术是将皮下脂肪通过负压抽取的方法取出，达到组织减容效果的手术方法。

自体脂肪注射移植技术是将脂肪抽吸获得的自体脂肪组织，经过洗涤、纯化等处理后通过注射的方式移植到受区，矫正软组织凹陷的手术方法。常用于面部不对称畸形矫正、面部年轻化治疗和凹陷性瘢痕的治疗。

隆鼻术是通过假体或自体肋软骨移植改变鼻形态的手术方法。常用于骨性牙颌面畸形的综合治疗、外伤后鼻修复和医学美容。

一、脂肪抽吸术 Liposuction

简称“吸脂术”，是将皮下脂肪通过负压抽取的方法取出，达到组织减容效果的手术方法。目前常用的手术方式为“肿胀吸脂术”，20 世纪 80 年代由意大利医生 Klein 首先报道。该法将大剂量肾上腺素、利多卡因稀释后在吸脂部位做浸润注射，达到局部扩容和收缩毛细血管的目的，减少出血、脂肪栓塞等并发症风险。

近年来，吸脂术从单纯的机械负压吸脂相继衍生出超声震荡辅助、水动力辅助、半导体光纤辅助和射频辅助等多种技术。相对于全身其他部位而言，面部皮下脂肪菲薄、距表情肌近，神经末梢丰富，临床仍以单纯负压抽吸为主。手术操作时，将含有特定浓度的肾上腺素、利多卡因的生理盐水注入吸脂区域，可以减少出血，让脂肪抽吸更加顺利。术后局部均匀、适度加压，预防血肿，也有利于吸脂区域愈合时的塑形。

皮下脂肪抽吸手术常用于纠正由于皮下脂肪堆积造成的轮廓臃肿或线条不流畅，常见于颏下、下颌下缘、后颊部等部位。位于前颊部口角旁等软组织堆积与颊脂肪垫增生过度或脱垂有关，不能通过皮下脂肪抽吸解决，应采用颊脂垫部分取出术。在实际工作中，两者常结合进行。

吸脂手术时同时进行了浅层脂肪与 SMAS 筋膜的剥离，辅助弹力头套佩戴可达到皮下脂肪层重新附着于上位，愈合过程中纤维组织增生可使面部轮廓更为清晰，皮肤紧致度增加，对于骨性Ⅲ类畸形下颌后退手术后面下 1/3 松弛也具有一定的矫正作用。

【病例展示】面部脂肪堆积脂肪抽吸治疗前后（图 16-1）。

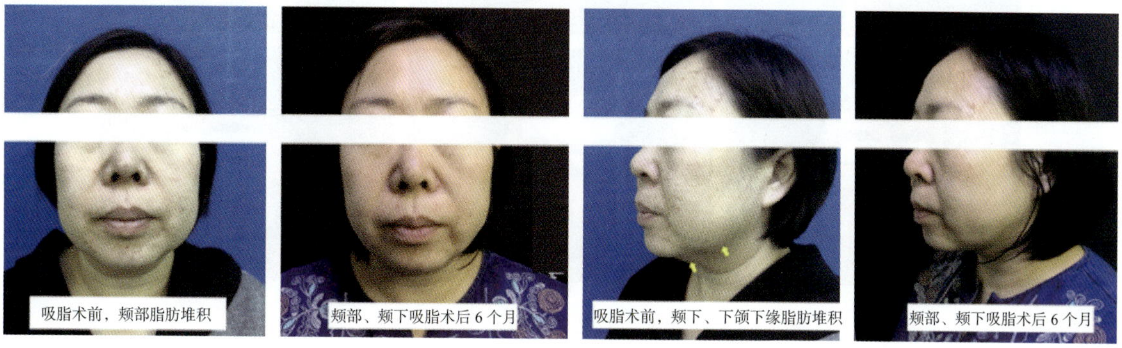

图 16-1 面部脂肪抽吸

脂肪堆积位于双侧颊部、颏下、下颌下区域，吸脂术后 6 个月面部轮廓线条较术前明显改善

二、自体脂肪注射移植术 Pearl Fat Autografts

自体脂肪注射移植技术是将脂肪抽吸获得的自体脂肪组织，经过洗涤、纯化等处理后通过注射的方式移植到受区，矫正软组织凹陷的手术方法。1893 年，Neuber 首先报道了将自身脂肪组织切分成小块填补软组织缺陷的方法，并得出“脂肪块越小，移植效果越好”的结论。1986 年 Ellenbogen 报道将直径 4 ~ 6 mm 的“微小脂肪团块”通过“注射”的方式移植到凹陷区域，是有记载的最早的面部自体脂肪注射移植手术。研究证实，部分脂肪细胞在周围组织毛细血管长入后获得血供而长期存活，其余细胞凋亡后通过淋巴循环代谢。此外，成活率还受到脂肪细胞质量、手术操作和受区血供条件的影响，个体间差异很大，总体成活率在 30% ~ 70%。迄今，自体脂肪注射移植已经广泛用于组织凹陷的填充，面部不对称矫正，近年来也作为面部老化和瘢痕治疗的辅助手段。

手术操作分为自体脂肪抽吸和注射移植两个部分。注射移植应把握小颗粒、多层次、均匀的原则。术后 8 ~ 10 周应避免移植区域受压引起的脂肪吸收。

【临床应用】

1. 面部软组织凹陷 先天畸形、面部老化、外伤、手术、放疗均可导致皮下脂肪流失、萎缩，面部轮廓异常。其中，一些患者在正畸治疗时逐步出现的颞部、颧弓下组织凹陷具有一定代表性，俗称“牙套脸”。

脂肪注射移植术可以直接弥补轮廓凹陷，此外脂肪细胞的营养作用对于放疗后皮肤色素沉着、弹性下降也有治疗作用。对于一些面部老化的求美者，通过额头、颞部、颧骨内侧等面上、中 1/3 美学区域脂肪注射移植增加软组织容积，一方面可对抗组织松弛，另一方面使视觉重心上移，结合鼻唇沟、泪沟的填充，达到面部年轻化的效果。

具体操作时应注意不同区域脂肪存活率的特点，如颞部、鼻唇沟脂肪存活率低，填充时应比实际需要适当增加。眶下、颊部、颏部脂肪存活率相对较高，且过量后不易取出，填充时应尽量保守。

【病例展示】自体脂肪注射移植治疗正畸后面部软组织凹陷（图 16-2）。

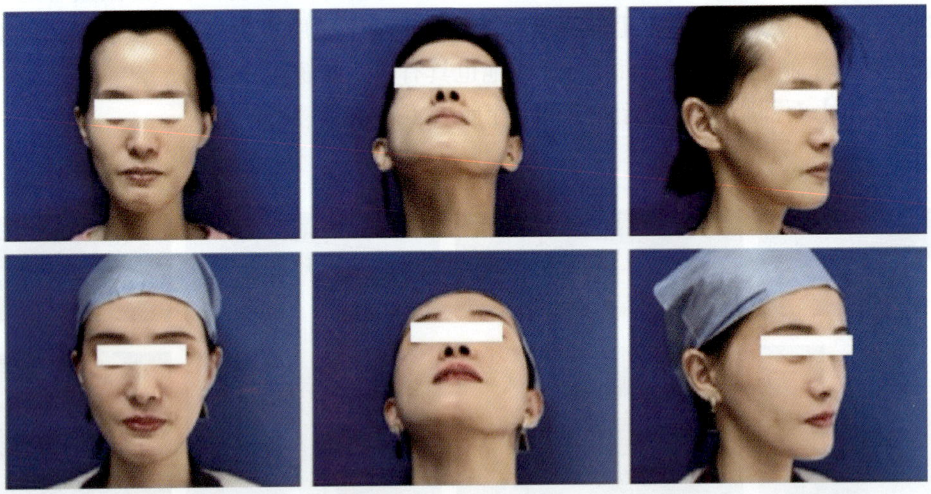

图 16-2　面部软组织凹陷脂肪注射移植治疗前后

上排：正畸治疗后面部软组织凹陷（牙套脸），凹陷区域集中在双侧颞部、颧弓下，凹坑效应向前颊部延伸至口角；下排：术后半年填充效果稳定

2. 特发性面部软组织萎缩（Parry Romberg syndrome）　一种发病隐匿，原因不明，具有自限性的罕见疾病；半侧面部软组织萎缩，累及皮肤及皮下结缔组织，严重的可累及肌肉、软骨和骨组织。病变范围一般不跨越中线，病变与正常组织界限明显，形似刀砍，又名“刀痕征”。

临床治疗时因组织量比纠正单纯面部软组织凹陷需求量大，需分次进行。可通过计算机辅助设计的方法计算达到双侧大致对称所需要的脂肪容积，制定治疗计划。对于皮肤延展性差的严重病例，强行大量移植吸收率高，且容易感染。应本着少量多次的原则，治疗过程中随着皮肤质地好转而逐步增加移植量。

【病例展示】自体脂肪注射移植治疗半侧颜面萎缩（图 16-3）。

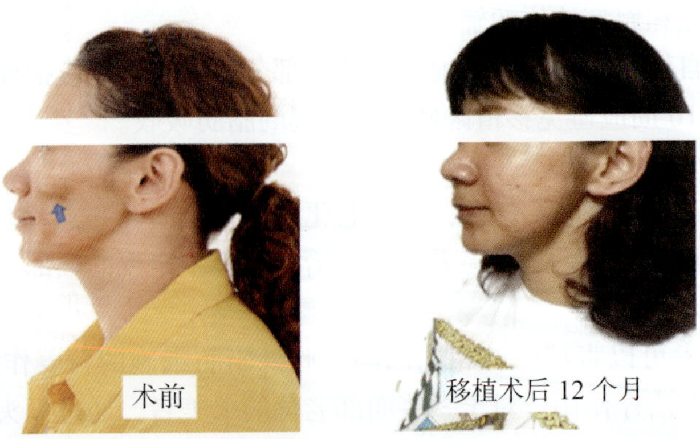

图 16-3　自体脂肪注射移植治疗特发性半侧面部软组织萎缩

左：治疗前，显示左侧颊部软组织凹陷明显，颧骨轮廓突出，下方凹陷明显；右：治疗后 12 个月，颧骨轮廓和凹陷消失，颊部软组织丰满，轮廓流畅

3. 凹陷性瘢痕 原因包括一期缝合时表情肌对位不良、肌肉萎缩、伤口方向与软组织张力线垂直等。瘢痕走行方向多与皮肤张力线垂直，或较长的直线形瘢痕跨越多个美容单元；瘢痕无增宽、隆起、充血等表现；但周围 5 ~ 10 mm 出现不同程度组织下陷，特定表情下可加重；可通过生理盐水皮下注射检查是否有深部粘连。注射后组织可均匀膨胀者表明深部粘连不明显，注水后无法膨胀的地方为粘连处。

脂肪注射移植的层次应包括骨膜浅层、表情肌层次、皮下脂肪层和真皮下。其中真皮下的脂肪注射对解除凹陷最为重要，操作要求也最高。深层次注射采用常规颗粒脂肪；表浅层次注射采用特殊吸脂针获得的小颗粒脂肪使用直径 0.8 mm 的移植针或 10 ml 注射器针头注射。如遇组织粘连，采用 16 G 注射器针头潜行剥离纤维组织，制造间隙后填充脂肪颗粒；如不进行剥离，推注时脂肪颗粒会向周围的低张力区域扩散，注射后凹陷加重；术前肌肉运动时凹陷加深的病例，应在脂肪移植前 1 周注射肉毒毒素抑制肌肉运动。

【病例展示】开放性骨折继发凹陷性瘢痕（图 16-4）。

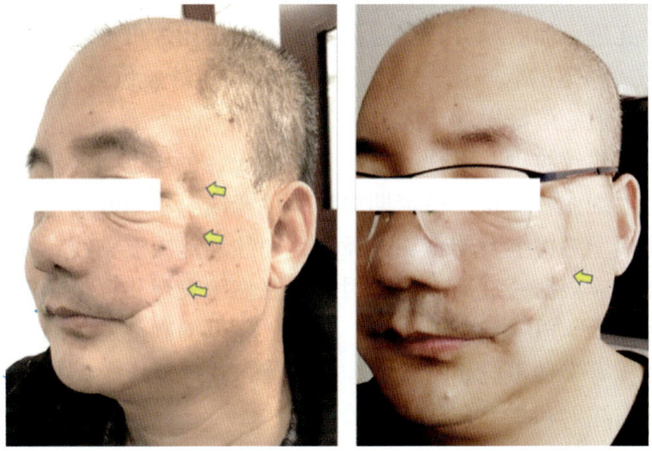

图 16-4 自体脂肪注射治疗凹陷性瘢痕

左：颧骨颧弓开放性骨折遗留凹陷性瘢痕，箭头显示为深部粘连较重的部位 右：自体脂肪填充治疗术后 3 个月；箭头显示局部区域超充后未完全吸收，组织隆起，等待组织进一步改建后可恢复平整。此病例无需二次脂肪充填

三、鼻成形术 Rhinoplasty

鼻整形是最古老的整形美容技术之一，早在公元前 600 年，古印度的 Sushruta 首先利用面颊部皮瓣进行鼻再造，后被称作“印度法”鼻再造。1949 年，Kazanjian 实施首例自体肋软骨移植纠正鞍鼻畸形获得成功；1955 年 Nishihata 实施首例人工假体隆鼻术。隆鼻术在口腔颌面外科常用于骨性牙颌面畸形的综合治疗、外伤后鼻修复和医学美容。各种原因造成的鞍鼻畸形都可以通过鼻成形术纠正。手术前，要全面考虑鼻周围组织的瘢痕情况，肌肉牵拉，软组织量等等。超出软组织容纳能力的鼻假体会导致感染、排异、积液。隆鼻手术可以采用假体或自体肋软骨。假体形态稳定，支撑力较强，塑形更容易，但对软组织的要求比较高，如果瘢痕挛缩明显，软组织量明显不足，采用假体隆鼻穿出风险较高。自体肋软骨隆鼻排异反应小，在覆盖组织质量不佳时并发症的发生率明显低于假体隆鼻。但肋软骨植入后可能发生应力弯曲、吸收等继发改变，远期效果随之发生改变。鼻头成形大多选用耳软骨，或鼻中隔软骨，硬度质地都和天然鼻软骨支架比较接近。

【病例展示】单纯假体隆鼻矫正鞍鼻畸形（图 16-5）

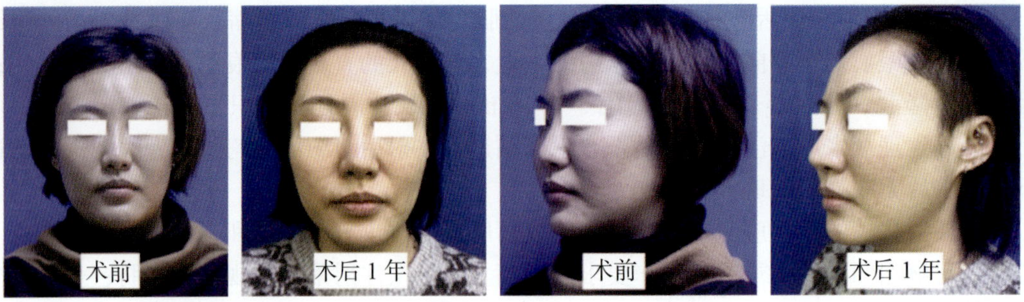

图 16-5　硅胶假体隆鼻

中度鞍鼻畸形，采用单侧鼻前庭切口植入 L 型硅胶假体术后一年和术前对比

四、瘢痕治疗术 Scar treatment

瘢痕是机体对损伤做出的修复反应，用以恢复组织的连续性、增强组织的张力。正常组织愈合过程分为止血、炎症、增生、改建四个时期。增生性瘢痕和瘢痕疙瘩的炎症期明显延长，成纤维细胞分泌胶原亢进，而胶原分解能力下降，组织学切片可见表皮下大量排列紊乱的胶原纤维和弹性纤维分布。瘢痕的影响因素包括遗传倾向、年龄、色素含量、组织活动度等因素。头面部增生性瘢痕和瘢痕疙瘩好发部位为耳垂、耳廓、下颌下缘。

瘢痕表面失去正常皮纹纹理，呈现光滑反光的外观，色泽也随之发生改变。增生期瘢痕呈深色或淡红色，可见毛细血管扩张；稳定期瘢痕颜色偏浅。质地改变包括弹性下降，质地偏韧或硬，感觉迟钝。瘢痕挛缩可继发器官功能障碍，如颏颈部瘢痕粘连导致的下颌运动障碍。瘢痕的治疗个体化很强，应根据瘢痕形成的原因，主要临床表现和解除功能障碍需要总体规划。

瘢痕治疗模式为手术、放射治疗、激光、冷冻、免疫抑制剂、类固醇激素瘢痕内注射、硅酮凝胶涂抹、局部加压等多种手段相结合的综合治疗，治疗反应个体差异大。本文主要介绍激光、类固醇激素瘢痕内注射和手术切除三种治疗方法。

（一）脉冲染料激光治疗

脉冲染料激光（Pulsed Dye Laser，PDL））的波长为 595 nm，为血红蛋白选择性吸收激光，产生的热效应破坏新生的毛细血管，抑制成纤维细胞趋化、增殖，胶原纤维、弹性纤维分泌减少。早期应用 PDL 治疗可以减少瘢痕色素沉着、红斑反应，抑制增生，改善纹理。拆线当天即可治疗，提早抑制毛细血管增生，以即刻出现“紫癜”或“发红”为宜，治疗间隔为 4 ~ 10 周。术后 3 个月内持续治疗，可减轻瘢痕增生的程度。

【病例展示】唇腭裂手术伤口 PDL 治疗（图 16-6）。

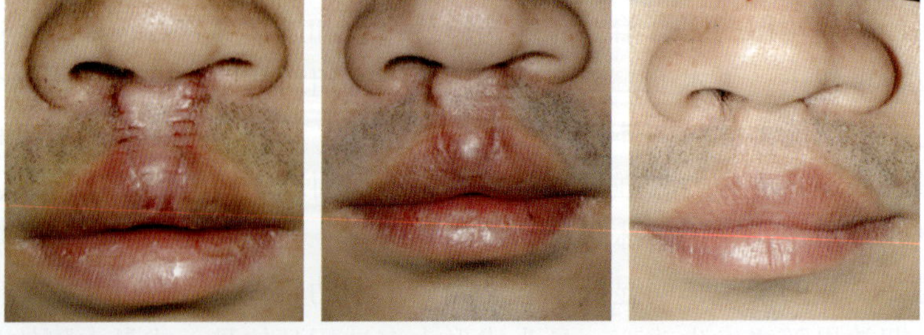

图 16-6　染料激光早期预防瘢痕增生

左侧：治疗前，此时伤口刚刚拆线，可见伤口本身和缝线切割的皮肤损伤；中：单次激光治疗后 1 个月，缝线切割伤口无痕迹，手术伤口色红，微隆起；右：激光治疗 3 次后，伤口平整，无隆起、凹陷，无发红

（二）类固醇瘢痕内注射

类固醇激素能够抑制成纤维细胞增殖，减少胶原纤维合成；通过增加胶原酶合成促进胶原纤维分解；减少胶原纤维的收缩力。类固醇注射既可以对抗超过 3 个月的增生型瘢痕，也可以对新鲜伤口进行预防性注射。注射浓度为（10 ~ 40）mg/ml，根据伤口面积单次注射剂量可在（10 ~ 40）mg 之间，每个月注射 1 ~ 3 次。激素类药物如长期、大量应用可引起库欣反应，儿童患者应根据体重计算最大剂量；成年患者应排除内分泌系统疾病。如伤口长度较长，可结合其他注射药物（肉毒素、维拉帕米、5 氟尿嘧啶）联合应用，减少单个药物的应用剂量，避免并发症。

【病例展示】见图 16-7。

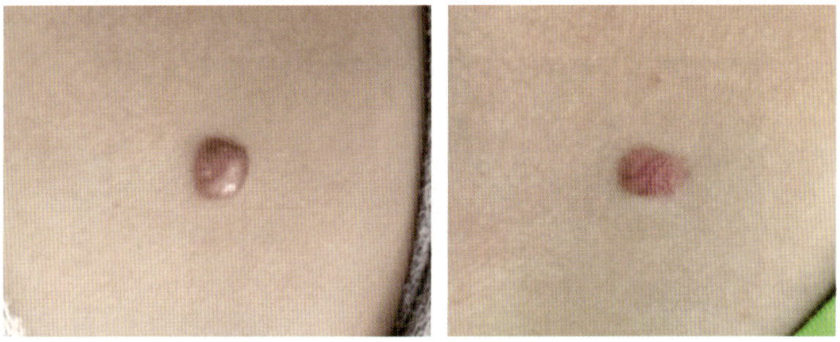

图 16-7　类固醇激素瘢痕内注射

左：胸骨柄处蚊虫叮咬后增生性瘢痕，局部充血，明显高于皮肤；患者痒感明显

右：1% 盐酸曲安奈德瘢痕内注射 1 次后 2 周，增生减退，基本与周围皮肤平齐，无痒感；但毛细血管增生加重

（三）二氧化碳激光治疗

二氧化碳激光（carbon dioxide laser）波长为 10 600nm，水分子在该波长有吸收峰，激光的热效应可以使组织气化、碳化，又称为为“激光里的手术刀”。

二氧化碳激光有连续和点阵剥脱两种。点阵模式通过激光输出探头的电脑程序设计，造成规则均匀的灼烧点，而点与点之间保留正常的表皮，加快了创面愈合速度，减少色沉、渗出、继发感染等并发症发生率。面积较大的瘢痕（如面部痤疮瘢痕或皮瓣坏死后挛缩的创面）选择点阵模式能够增加恢复速度；窄而深的瘢痕（如手术切口瘢痕）则连续消融模式更容易控制深度和能量调节，也避免了周围组织损伤。同一部位两次治疗的时间间隔一般为 3 个月。

【病例展示】二氧化碳点阵治疗痤疮瘢痕和手术瘢痕（图 16-8）。

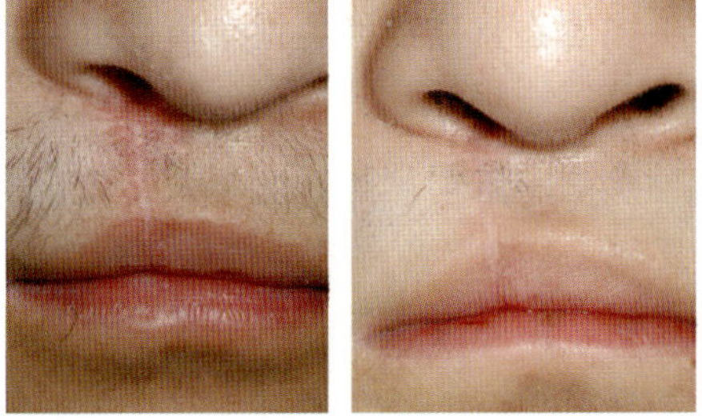

图 16-8　二氧化碳点阵激光治疗晚期瘢痕

左：唇裂术后 3 个月，可见右侧鼻孔下缘皮肤纹理紊乱，轻度隆起，毛细血管扩张

右：二氧化碳点阵激光治疗后 3 个月，右侧鼻孔下缘毛细血管扩张和皮肤隆起得到明显改善

（四）手术切除

手术切除依然是重症瘢痕治疗不可缺少的手段，手术引发新的组织修复过程，引发瘢痕增生的风险较高。需要术者根据瘢痕反复评估手术必要性，伴有中、重度挛缩，引起功能障碍或瘢痕疙瘩和少数严重的增生性瘢痕稳定期可以采用手术治疗，术前要与患者充分沟通风险和手术效果。手术切除可与放射治疗、类固醇注射、激光治疗结合应用。

应根据组织张力和皮肤缺损情况设计邻位皮瓣进行修复。较大的组织缺损可通过扩张皮瓣转移修复。避免简单的切开，重新缝合操作。瘢痕疙瘩切除时也应根据无张力关闭创面的要求适当保留瘢痕的皮肤，只去除内部的纤维增生团块，成为“瘢痕内切除”手术。较长或跨越面部美学区域的瘢痕，缝合时应通过邻位皮瓣或切口改型打破直线，避免愈合时出现瘢痕挛缩。

【病例展示】手术、类固醇激素注射综合治疗耳垂瘢痕疙瘩（图16-9）。

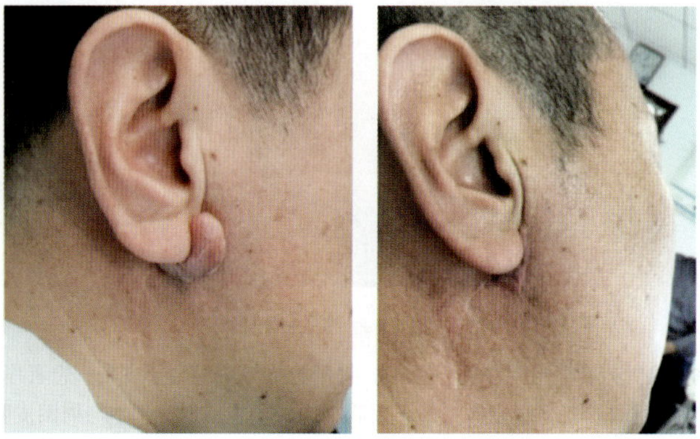

图16-9 瘢痕疙瘩治疗

左：腮腺手术后3个月，伤口接近耳垂处瘢痕疙瘩，伴痒感，伤口其他部位无明显增生

右：瘢痕疙瘩切除术后3个月，伤口轻度隆起，质地稍硬，但无进行性发展

（五）其他辅助性治疗手段

除了必须由医生为主体的专业治疗手段，以患者为主体的持续性治疗也是瘢痕治疗不可或缺的组成部分。它们包括：减张胶布粘贴、弹力头套持续加压、硅酮贴片、硅酮水凝胶以及含有洋葱提取物的祛疤药膏等

进展与趋势

肉毒毒素治疗增生性瘢痕的进展

肉毒毒素的经典用途是：通过抑制神经肌肉接头、降低肌肉收缩力、带来失用性肌萎缩，从而治疗肌肉痉挛性疾病和肌肉肥大。近年来，发现肉毒毒素还能够用于治疗增生性瘢痕。离体细胞实验发现，A型肉毒毒素能够抑制增生性瘢痕中成纤维细胞的分化，减少细胞因子TGF-β_1的分泌，抑制成纤维细胞向肌纤维细胞的分化，从而减少瘢痕增生，抑制收缩反应。在临床研究中，很多随机对照研究结果都证实A型肉毒毒素单独或与类固醇激素联合进行瘢痕内注射能够减少增生性瘢痕、皮肤限制性、痒感；还可用于手术伤口早期的预防性注射。

肉毒毒素注射的浓度以（2.0 ～ 2.5）U/0.1ml 为宜，注射层次为增生瘢痕的瘢痕内或新鲜伤口真皮层。注射频率为 1 ～ 2 个月 / 次不等。根据肉毒毒素治疗瘢痕的机制研究，早期干预效果较好；在成纤维细胞趋化、弹性胶原纤维沉积之前预防性注射，具有更明显的效果。对于晚期瘢痕的治疗，适合与类固醇激素联合使用。后者的作用机制是阻断成纤维细胞增生，减少胶原纤维和网状纤维分泌和沉积，减少纤维收缩等。两者联合应用，降低类固醇激素产生的表皮变薄、皮肤凹陷、色素沉着等副作用。

第二节　口腔颌面外科常用的微整形技术
Common Techniques of Minimal Invasive Esthetic Treatment in Oral and Maxillofacial Surgery

整形美容的治疗方法从传统的以手术为主导的模式转变为手术、微创手术和无创治疗并存的新格局。近年来，微创和无创医学美容治疗又称为“微整形”。本节将介绍口腔颌面外科临床常用的微整形技术。

提　要

肉毒毒素是肉毒杆菌产生的外毒素，在临床中可用于治疗动力性皱纹、瘦脸和纠正软组织动态不对称；玻尿酸学名透明质酸，分为交联型和非交联型，前者支撑效果良好，可用于面部软组织填充，轮廓塑造，后者用于真皮内注射，达到增厚真皮、补水的效果。可吸收线植入面部提升手术，俗称“线雕”，可用于面部提升、面部年轻化。

一、肉毒毒素注射 Botulinum toxin injection

【药物原理】

肉毒毒素是厌氧菌肉毒杆菌释放的一种外毒素，能够特异性地与神经肌肉接头结合，抑制突触小泡中乙酰胆碱的释放，阻断肌肉的收缩功能。肉毒毒素共有 8 个血清型，其中 A 型活性强、作用时间长、临床应用广。肉毒毒素注射可以达到降低肌肉力量，减少腺体分泌，肌肉失用性萎缩等作用，在临床中可广泛应用于抑制动力性皱纹，减少皮脂腺分泌和瘦脸等。

【临床应用】

1. 咬肌肥厚　表现为方脸，下面部宽大，磨牙咬紧时下颌角及下颌升支分布区域触及收缩有力的肌腹。可伴有颞下颌关节疼痛，磨牙损耗过重等表现。可在咬肌下 1/3 肌肉深层散在注射，具体剂量根据肌肉厚度决定，4 周后肌肉发生失用性萎缩，达到理想的塑形效果（图 16-10）。单次注射可维持 4 ～ 8 个月不等，间隔 3 ～ 4 个月，连续注射 3 次可获得永久效果。避免注射剂量过大，或注射位置过高引起的颧弓下软组织凹陷。

2. 露龈笑　静态露齿在正常范围，微笑或大笑暴露过多牙龈。原因为口周上肌群，如颧大肌、颧小肌、提上唇肌、提上唇鼻翼肌等肌肉动力过强导致。可采用适当剂量肉毒毒素进行肌肉分布区域注射，减少肌肉收缩力。单次注射可维持 4 ～ 6 个月，可随着患者笑容习惯的改善获得长期疗效（图 16-11）。

3．表情管理　非病理性嘴唇运动不对称是临床常见的现象。此类患者面神经功能正常，由于面部结构异常或不良习惯造成表情肌口周肌群运动不对称、不协调。多见于青少年不良习惯、牙列拥挤、骨性牙颌面畸形患者。治疗方法为分析嘴唇运动模式的解剖学基础，选取对应表情肌的起止点注射肉毒毒素，辅助表情训练，使口周运动形成新的平衡（图 16-12）。

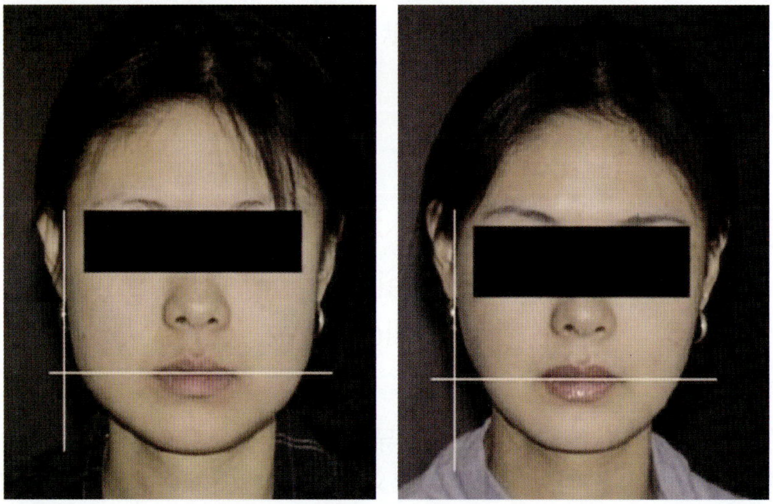

图 16-10　肉毒毒素注射治疗咬肌肥大

左：注射前　右：注射后 1 个月

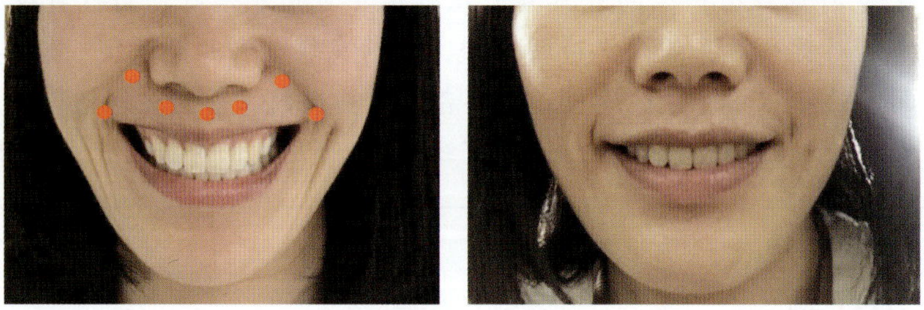

图 16-11　肉毒毒素注射治疗露龈笑

左：注射前，微笑时露牙龈过多，口周动力性皱纹明显；设计注射靶点为双侧提上唇肌、颧大肌、颧小肌　右：注射后 1 周微笑不露牙龈，口周动态皱纹也得到缓解

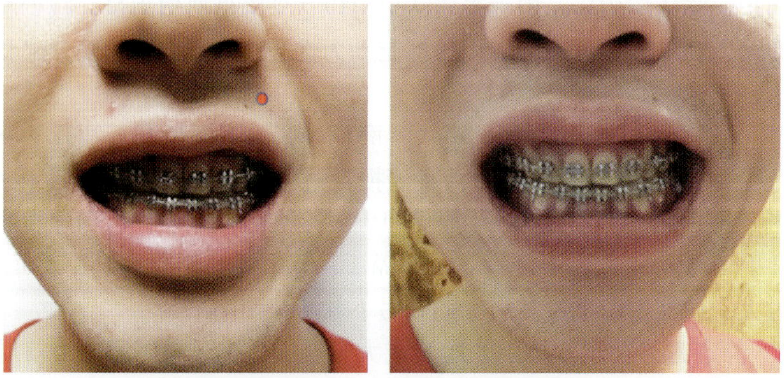

图 16-12　肉毒毒素注射调整上唇动态不对称

左：注射前，左侧唇峰明显高于右侧，注射靶点为提上唇肌

右：注射后 1 周，双侧唇峰动态高度一致

二、玻尿酸注射 Hyaluronic acid injection

玻尿酸学名玻尿酸钠，广泛存在于人体结缔组织细胞外基质中。化学结构是由葡萄醛酸-N-乙酸氨基葡萄糖双糖分子组成的直链高分子多醣，含有大量的羧基和羟基，具有强大的水分子结合能力。分为交联型和非交联型。

【临床应用】

1. 轮廓改善　交联型玻尿酸外观透明、具黏性，呈胶状物，支撑性好，吸收速度慢，注射物进入人体后可被体内透明质酸酶分解，因此是可逆性治疗项目。根据产品交联度，注射部位不同，可维持4～12个月不等。临床可用于面部轮廓缺陷的填充和修正，如鼻部、颏部、颞部、唇部的充填（图16-13）。

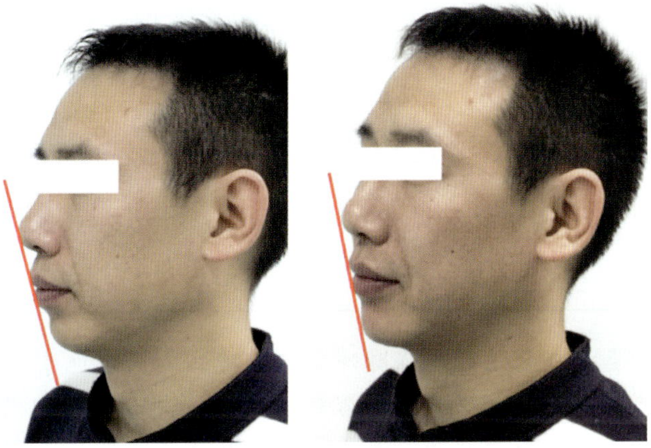

图16-13　玻尿酸注射隆颏
左：注射前　右：注射4 ml交联玻尿酸后

2. 皮肤美容　非交联型透明质酸为略黏稠的液体，透明，流动性好，常用于真皮内注射，发挥其吸水特性，增加真皮厚度，降低敏感性，使皮肤看起来水润、光洁，改善细小皱纹。也可与光电治疗项目结合进行，缓解术后皮肤干燥敏感。

三、可吸收线植入面部提升技术 Facial lift using absorbable suture material

缝线面部提升技术起源于20世纪90年代，苏联医生Marle Sulamanidze首先使用不可吸收的带勾缝线进行面部美容；21世纪初，皮下黄金线植入流行一时，它通过异物刺激使皮下胶原增生，达到提升紧致的目的。近年来出现了可吸收材料制作的线材，如以左旋聚乳酸（PGLA）、对二氧环乙酮（PDO）、聚对二氧环乙酮（PPDO）、左旋丙交酯聚合物等。线材形态也不断增多，包括单向锯齿线、双向锯齿线、提升带、螺旋线、平滑线等。

可吸收线面部年轻化的原理为机械提拉和组织异物反应。组织学研究发现，线体植入后，组织启动了愈合机制，早期可引起白细胞浸润，局部细胞因子（促血小板生长因子、成纤维细胞生长因子、白介素等）趋化；中期，胶原纤维、弹性纤维组织无序增生；晚期为组织改建，即纤维组织沿着异物长轴排列，并且向着包裹异物的方向进行收缩。胶原蛋白增生可以增加真皮组织厚度，弹性蛋白能够提升皮肤弹性；纤维收缩能够达到组织提升，脂肪组织溶解，组织轮廓紧致的作用。该方法具有手术创伤小、恢复期短、效果确切等特点。临床用于纠正轻、中度面部老化、改善软组织轮廓、增加皮肤紧致度等。也可用于面瘫术后等效果维持和加强以及正颌外科术后的软组织冗余的治疗。

【病例展示】可吸收线植入面部提升纠正面瘫后组织下垂（图16-14）。

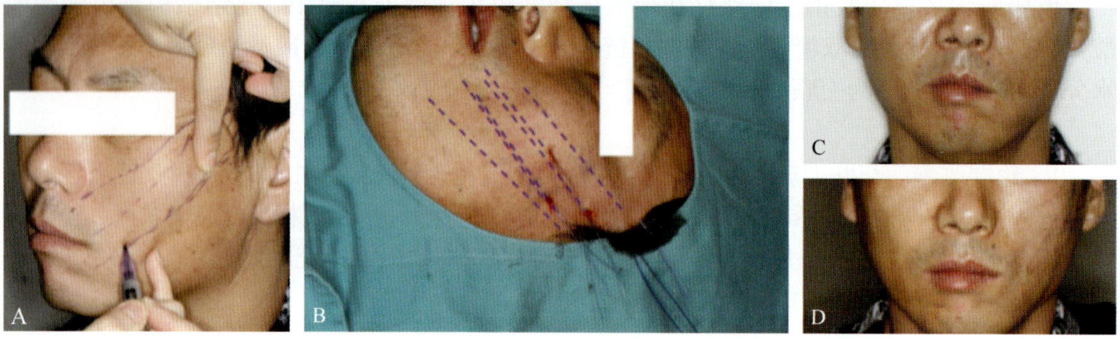

图 16-14 可吸收线植入纠正面瘫后软组织不对称

A. 术前设计 B. 术中植入锯齿线 C．D. 术前、术后即刻对比

第三节 口腔颌面部激光美容
Cosmetic and Laser treatment in Oral Maxillofacial Region

提 要

包括面部色素类疾病的治疗和强脉冲光皮肤美容。面部色素类疾病按照色素来源分为黑色素类、血红蛋白类，前者包括黑痣、雀斑、太田痣、黄褐斑、老年斑、纹身等，后者包括鲜红斑痣、血管痣等。激光治疗皮肤色素病变的原理为“选择性光热作用”，即特定组织对不同波长的光吸收能力不同。应根据色素病变的颜色、深度、组织改变等特点选择不同波长、脉宽的激光进行治疗。

一、面部色素性疾病的激光治疗 Laser treatment of facial pigmental lesions

皮肤的颜色是由细胞内所含有的色素成分及其含量所决定。影响皮肤颜色的生物色素包括：黑素（呈黑褐色），氧合血红蛋白（呈红色），还原血红蛋白（呈蓝色）。其中黑素和血红蛋白是主要影响皮肤颜色的因素，前者包括黑痣、雀斑、太田痣、黄褐斑、老年斑、纹身等，后者包括鲜红斑痣、血管痣等。

采用激光治疗皮肤色素病变，应掌握三大原则。①“选择性光热作用”，即特定组织对不同波长的光吸收能力不同，选对了激光的种类才达到治疗目的。②激光的波长决定了它穿透组织的深度，波长越长，穿透深度越深。比如黑色素在532 nm和1064 nm附近都有吸收峰，但对于太田痣等的深部黑色素病变，532 nm无法穿透，需要选择波长较长的1064 nm的激光进行治疗。③周围组织损伤：当组织靶目标吸收激光能量后温度升高，向周围邻近组织发生热的传导，成为热弛豫，是产生激光治疗副作用的主要原因之一。在能量一定的情况下，时间越短，周围组织损伤越小。

临床医生在治疗具体患者时应根据色素病变的颜色、深度、组织改变等特点选择不同波长、脉宽的激光进行治疗。观察治疗即刻反应至关重要，激光治疗个性化极强，需要医生准确判断，随时调整。

（一）色素痣

【临床表现与诊断】

色素痣（Pigmented Naevus）内容详见“肿瘤章节”。

【色素痣等激光治疗】

1. 二氧化碳激光消融　二氧化碳激光波长超过 1000 nm，组织中的水分子对其具有选择性吸收，组织气化消失，创面自然愈合，无需止血、缝合，是激光器里的“手术刀”。可用于各种层次、各种类型的皮肤、黏膜病变治疗。操作时应注意能量的调节和治疗深度，过浅无法彻底清除痣细胞，否则病灶在 1 ~ 3 个月内可复发，过深治疗后遗留皮肤凹坑。

2. Q 开关 Nd-YAG 激光　波长为 1064 nm，可以被黑色素选择性吸收，痣细胞吸收能量后崩解破坏，色素颗粒外溢，被吞噬细胞吞噬后逐步经表皮排出，从而达到治疗目的。但因为 1064 nm 在组织的穿透深度有限，仅为 700 nm 左右，只用于较小、表浅的交界痣。如初次治疗后复发，表明痣细胞位置深在，二次治疗应采用二氧化碳激光。（图 16-15）

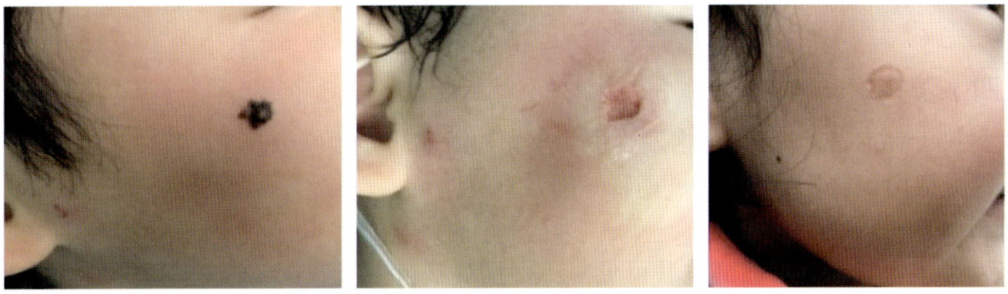

图 16-15　二氧化碳激光切除面部黑痣

左：术前，病损色深，边缘欠规则，周围无卫星灶

中：二氧化碳激光消融切除黑痣，病变达到真皮深层，切除层次达到真皮小柱结构；术后病理汇报“混合痣”

右：切除后 1 个月，创面愈合，略低于皮面，与切除深度有关，6 ~ 8 个月后可通过二氧化碳点阵激光治疗

（二）雀斑

好发于面部，有遗传倾向，可能属于常染色体显性遗传。由于皮肤黑色素细胞内的酪氨酸酶活性增强，在强光线照射下，黑色素合成增多，形成雀斑（Freckle）。

【临床表现与诊断】

刚出生时面部没有，随着生长发育逐渐出现，表现为较多细小斑点，颜色从淡褐色到深褐色不等，以鼻背和颊部居多。在接触较多强烈光线照射的环境下，斑点数量增多、颜色加深。

【临床治疗】

多采用调 Q 短脉冲激光，波长可选择 1064 nm（Nd-YAG），1064 nm 倍频 532 nm 激光，或 755 nm（翠绿宝石激光）。治疗即刻病变出现局部发红，随后色素逐步加深，5 ~ 7 天排出脱落。病灶脱落后，应做好防晒，避免到光线照射强烈的环境，否则容易造成色素沉着。

（三）太田痣

太田痣（Nevus of Ota）由日本学者太田正雄最早报道的，因此得名。

【临床表现与诊断】

在三叉神经Ⅰ、Ⅱ支支配区域内可见斑片状皮损，呈褐色或青灰或紫褐色或黑色。同时或伴有大小不等的斑疹。根据皮损分布位置可分为四型：Ⅰ a 型（轻度眼眶型）、Ⅰ b 型（轻度颧型）、Ⅱ型（中型）、Ⅲ型（重型）、Ⅳ型（双侧型）。太田痣有时伴发并发症，如青光眼、先天性白内障等。

【临床治疗】使用Q开关Nd-YAG激光1064 nm，Q开关755 nm等进行治疗。一般间隔3个月进行一次治疗（图16-16）。

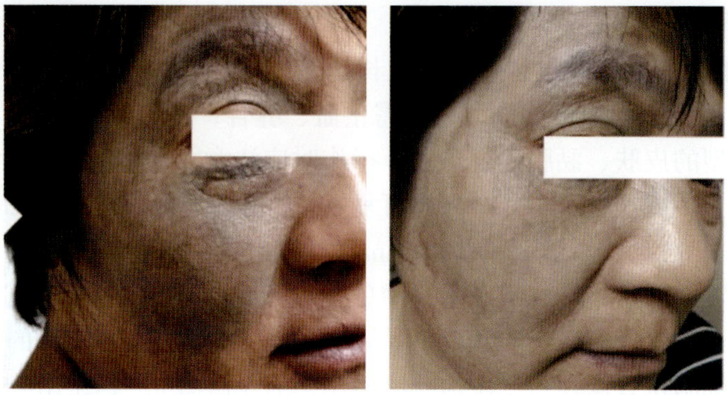

图16-16　激光治疗太田痣
左：治疗前　右：Nd-YAG激光1064 nm治疗3次后

（四）黄褐斑

黄褐斑（Melasma）是一种多发于中青年女性面部的异常色斑改变。具体病因不详，可能与紫外线光损伤、内分泌、遗传、药物等因素有关。

【临床表现与诊断】

多发于中青年女性，面部皮肤可见对称性蝴蝶状色素沉着，无自觉症状。根据皮损的情况，临床上分为四型：面上部型，面下部型，蝶形型和泛发型。根据皮损的深度，黄褐斑亦可分为表皮型、真皮型和混合型。

【临床治疗】

目前无疗效确切，针对性强的治疗方法，一般采用激光、真皮内药物注射相结合的治疗方式。首先做好预防性保护：避免强烈光线的刺激。

1. 激光治疗　治疗以大光斑、低能量为原则。大光斑大小为4 ~ 8 mm，能量密度（2.0 ~ 3.5）J/cm^2，光斑越大，能量密度应该越小。即刻反应为皮肤轻度发红、肿胀，不应出现出血反应。治疗间期一般为一个月，4 ~ 5次为一个治疗周期。

2. 脱色素外用药物　3% ~ 5%氢醌霜，0.05% ~ 0.1%维甲酸，10% ~ 20%壬二酸霜等。可单独也可混合应用。

3. 帮助色素代谢的药物　如3%传明酸软膏、积雪苷、高浓度左旋维生素C精华。

4. 中药治疗　黄褐斑在中医学中被称为肝斑。按照中医理论辨证论治，服用逍遥丸、柴胡疏肝散等。

（五）鲜红斑痣

【临床表现与诊断】

鲜红斑痣（Nevus Flammeus）详见“肿瘤章节”。

【临床治疗】

包括激光治疗，药物注射和手术切除。其中激光是主要治疗手段（图16-17）。

1. 激光治疗　主要有脉冲染料激光、长脉冲Nd-YAG 1064 nm激光和光动力治疗。

脉冲染料激光波长为585 nm和595 nm，血红蛋白在该波长有吸收峰，组织热效应封闭毛细血管，获得红色病损缩小和变浅的效果。其优势是选择性强，但由于波长较短，穿透深度不足，对深部血管病变治疗效果差强人意。

长脉宽 Nd-YAG 1064 nm 因波长较大，穿透力强，更适合较深的病变，长脉宽带来的热效应也可以封闭毛细血管达到治疗目的。目前市场上还出现了将两者结合的设备，提高了对深层毛细血管畸形的破坏能力。

2. 光动力治疗　给患者注射光敏剂（目前主要是血卟啉），使用 400 ~ 600 nm LED 绿色光源持续照射病变部位，病变毛细血管内发生光化学反应、破坏血管内皮细胞，从而达到治疗目的。

3. 药物治疗　可采用平阳霉素、博来霉素、聚桂醇等，作用原理是封闭病灶的毛细血管，代替以纤维组织。用于深层毛细血管病变或巩固激光治疗效果。但应以低浓度、小剂量、深层注射为原则，否则容易导致皮肤溃疡，继发瘢痕挛缩。

4. 手术治疗　晚期的鲜红斑痣局部肥厚、变形，需要通过整形手术加以修复治疗。手术包括全部切除或部分切除肥大的组织，必要时皮片或皮瓣修复。

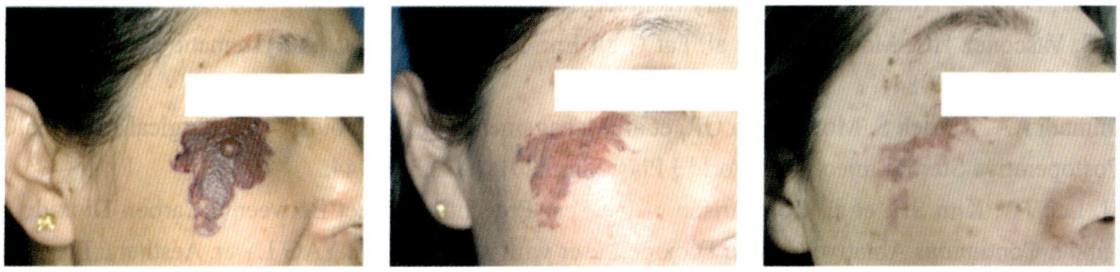

图 16-17　Ⅳ期鲜红斑痣的综合治疗

左：治疗前　中：结节增生区域手术切除后 1 个月　右：残余病灶采用 1064 nm 长脉宽激光治疗 3 次后

二、强脉冲光面部皮肤美容 Intense pulsed light（IPL）cosmetic skin treatment

强脉冲光是以一种强度很高的光源经过聚焦和滤过后形成的一种宽谱光，其本质是一种非相干的普通光而非激光。IPL 的波长多为 500 ~ 1200 nm，属宽波普。治疗色素病变是通过它的光谱覆盖了黑色素、氧化血红蛋白、水等多个吸收峰；改善皮肤松弛、皱纹、毛孔粗大主要利用其生物刺激作用；治疗痤疮主要是利用光化学作用和选择性光热作用。临床常见的治疗项目有“光子嫩肤”“脱毛”“痤疮治疗”等。治疗后无需社交回避，患者接受度高，但单次治疗很难产生显著效果，需要 4 ~ 5 次累计治疗获得改善，治疗前应充分沟通。

【案例展示】IPL 治疗面部痤疮（图 16-18）。

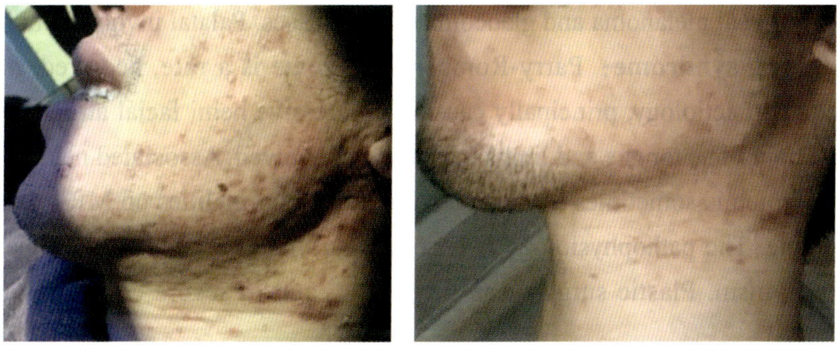

图 16-18　强脉冲光治疗痤疮

左：治疗前　右：强脉冲光治疗 5 次以后

（刘筱菁　骆泉峰）